Martin Gross
咬合のサイエンスとアート

Martin Gross

咬合の
サイエンスとアート

執筆協力

Stefano Gracis
Iñaki Gamborena
Konrad Meyenberg
Arie Shifman
Joseph Nissan

監訳

古谷野　潔

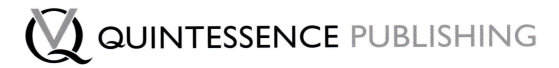

London · Berlin · Chicago · Tokyo · Barcelona · Beijing · Istanbul · Milan
Moscow · New Delhi · Paris · Prague · São Paulo · Seoul · Singapore and Warsaw

表紙にある4枚の写真(デジタルフォトフレーム内)はDr. Mauro Fradeaniの著書『Esthetic Rehabilitation in Fixed Prosthodontics Volume 1 : Esthetic Analysis — A Systematic Approach to Prosthetic Treatment. London : Quintessence, 2004, 237ページ より著者の許可を得て使用した.
本書中のイラストは著者(Martin Gross)による.

QUINTESSENCE PUBLISHING

First published in English language under the title:

The Science and Art of Occlusion and Oral Rehabilitation

©2015 Quintessence Publishing Co, Ltd (United Kingdom)

All rights reserved. This book or any part thereof may not be reproduced, stored in a retrieval system, or transmitted in any form or by any means, electronic, mechanical, photocopying, or otherwise, without prior written permission of the publisher.

はじめに

George Zarb

　健康科学のあらゆる分野におけるパラダイムシフトにおいては，より多くの臨床における客観的データに基づいて判断することが重視され，それゆえ，強固な科学的基盤をもった研究が推奨される傾向にある．歯科医学の分野でも，過去半世紀にわたって同様の変遷があった．オッセオインテグレーション，接着修復材料，咬合がその例として容易に思い浮かぶ．これら3つの領域の変遷は，歯科医学における教育と臨床の双方に大きな影響を与えた．結果として，歯科臨床で古くから行われてきた治療プロトコルの多くが変化を余儀なくされてきた．

　私を含め40～50年前に専門教育を受けた者がかつて交わした咬合に関する論争や経験論は，もはや今日的な話題にはならない．咬合がこのような状況にあることは本書に明確に示されており，はっきりと認めなければならない．学問的には，咬合学は新しい考え方による研究や神経可塑性の理解によって，根拠の乏しい従来の咬合理論や概念から脱却し，咬合は生物学と行動学が複合した複雑な体系であるという認識へと徐々に導かれている．

　咬合学にも科学的手法が適用できることが明白になったため，偏狭的な手法を用いた特殊な治療は排除された．このことは，生命工学および科学技術が未曽有の発展を遂げている現代において歯科臨床を行ううえでの課題であり，必須事項でもある．

　ただし，私を含め，高齢の臨床医による古い治療は，その時代時代で患者の差し迫った要望に応えていたわけで，以前に行われた治療法が決して過小評価されてはならないことは付記しておきたい．われわれは，安全な治療結果が望める科学的根拠に基づいた治療の判断基準もなく，疾患の発症経過に対する理解もない中，目に見える範囲の，また触知できる範囲の咬合を基準にして最善を尽くしたのである．われわれは歯科医師として目に見えるものを治療し，その治療結果を見てきた．そして，われわれが成功したとみなした治療結果は，先入観が入り混じった考察と仮説を補強することしかできなかった．

　しかし，われわれは古い考察や仮説に疑問を呈する新たな情報を受け入れた．すべての咬合理論は，宗派に関係なく，再現性のあるデータ解析に基づき客観的に議論されたうえで，定期的に見直され，再定義される必要がある．

　本書には咬合学の発展の過程が記述されているが，それは科学的には厳密に，そして臨床的には慎重に検討された結果を統合した最良の科学的根拠に基づいて検証されている．咬合状態がわずかにあるいは大きく変化しても，咀嚼機構は驚くべきことにうまく順応するということが基礎分野と行動科学分野の科学者によって示されている．このような臨床的に重要なメッセージが，本書にはしっかりと記述されているということを強調しておきたい．

　本書は，現代における咬合に対する考え方を臨床的視点から詳述し，その一般的な捉え方を解説した信頼すべき書籍である．より多くの読者に本書を思慮深く，そして慎重に楽しんでいただきたい．また本書を臨床医の蔵書として，また歯科大学の推薦図書として広めていくことを謹んで提案したいと思う．そしてなにより，本書の著者が，かくも複雑な情報を賢明かつ見事に纏め上げられたことをお祝いしたい．

George Zarb

監訳者のことば

古谷野　潔

　咬合は歯学のあらゆる分野に渡る重要なテーマであり，古くから興味がもたれてきた．近年では，従来の咬合論や咬合のTMDの病因としての役割に関する科学的根拠は不十分という指摘もなされ，咬合が軽視される傾向もあるようである．しかし，補綴歯科治療，矯正歯科治療，インプラント治療をはじめ，咬合は今日でも歯科臨床に欠かせない重要なテーマである．

　そのような中，『咬合のサイエンスとアート』（原題：The Science and Art of Occlusion and Oral Rehabilitation）が刊行された．本書は咬合に関する広範な内容を網羅した大著であるが，大きく3つの部分からなっている．1つ目は，咬合に関連する解剖，生理，発生，生体力学などの基礎的な部分で，類を見ないほど幅広い内容が詳細に記述されており，咬合を理解するうえで基盤となる知識が整理されている．2つ目は，ガイダンス，ポステリアサポート，臼歯離開などの近代咬合学のコアとなる理論的背景についての記述である．用語，概念の歴史的変遷，そしてエビデンスを十分なページを割いて記述しており，従来の咬合に関する概念を問いなおす内容となっている．3つ目は，実際の臨床における咬合についての記述で，インプラント治療，修復治療，審美補綴治療，歯周組織に問題のある歯列の治療，ブラキシズム，TMDなどが網羅されている．この中で特筆すべき点としては，Ⅰ級咬合に関する原則に加えて，さらにⅡ級，Ⅲ級咬合についても記述されている点がある．また，従来形態的な指標ばかりが強調されがちであった咬合に，形態に対する咀嚼機構の適応という視点を加え，咬合の臨床的側面についての考察を深めている点は興味深い．

　私は，補綴歯科学の教育，研究，臨床に従事して30年以上が経つが，歯科補綴学を専門に選んだそもそものきっかけは咬合であった．その理由は「咬合がよくわからなかった」からである．以来，下顎運動計測や咀嚼筋筋電図による研究などを行い，咬合と補綴治療，咬合と顎関節症，ブラキシズムなどをテーマに取り組んできたが，いまだに道半ばの感がある．今回，監訳の任を務めたが，新たな発見と気づきも多々あった．著者のDr. Grossは20年来の友人であるが，この「咬合」という広大で複雑な内容を根気よく見事に纏め上げた彼の努力に敬意を表するととともに，だからこそ，より多くの臨床医に実際に本書を手にとっていただき，この複雑で広大な内容を学んでいただきたい．読み解くのに長時間を要するだろうが，得るものも大きいはずである．

古谷野　潔

本書の協力者と謝辞

Prof George Zarb
本書「はじめに」ご執筆のご厚意に．

Professor Nitzan Bichacho
本書執筆の着想と進行に対する激励と助力に．

Dr Arie Shifman
アイデア創出における臨床上，知識上のソウルメイトとして．15年以上にわたる臨床コンセプトの作成と，その批評者として．本書で書かれている診断，治療計画部における臨床コンセプト作成の企画者兼パートナーとして．
本書のTMDsと治療計画部の執筆協力に対して．

海外からの招待論文執筆者
Dr Stefano Gracis Milan Italy
Dr Iñaki Gamborena San Sebastian Spain
Dr Konrad Meyenberg Zurich Switzerland
卓越したコンセプトをアドバンス補綴症例に結実させ，際立った審美症例製作およびそのプレゼンテーションを提示され，惜しみなく貢献いただいたことに．

To Professor Joseph Nissan
インプラントの生体力学における生体力学研究の貢献に対して．

To Professor Joel Rak：解剖，人類学講座
Tel Aviv 大学医学部教員

Tel Aviv 大学の zoological mammalian 博物館に

本書中の神経筋肉組織と口腔顔面痛の章のレビューをご担当いただいた Dr Limor Avivi-Arbel に．本書第1部の統計と科学的検証法をレビューしていただいた Dr Danielle Layton に．歴史資料を快く提供していただいた Professor Normal Mohl, Professor D Walter Cohen, Professor Edwin Rozenberg, Professor Avital Koslovsky and co-workers, Professor Carlos Nemkovsky に．資料を提供していただいた Professor Arthur Lewin, Professor Avinoam Jaffe, Professor Ervin Weiss, Professor Esther Gazit, Dr Vidal Serfaty に．

Tel Aviv 大学歯学部および Hebrew 大学エルサレム歯学部の補綴学教室および歯周病学教室の卒業生，外科担当医，スタッフに．本書で示された臨床ケース，臨床材料の製作に携わった歯科技工士の方がたに．外科医の Professor Zwika Artzi, Professor Avital Koslovsky, Professor Shlomo Kalderon に．補綴医の Dr Jenny Chernobelsky, Dr Gil Asafrana, Dr Eran Zenziper, Dr Orly Berman, Dr Oded Gelfan, Dr Benny OzAry, Dr Amin Bukhari, Dr Henrietta Sagui, Dr Dimitry Nerobai, Dr Ilan Priel, Dr Danny Gordon, Dr Gal Rozen and Dr Pnina Segal に．歯科技工士の Mr Baruch Indig, Mr Phillip Segal, Mr Ofer Koenig, Mr Ezra Kendell, Mr Israel Raanan, Mr Dudi Roie, Mr Shlomi Silverstein に．コンピュータアシスタントの Mr Salo Kegan に．本書のレビューを行い，価値あるフィードバックをくださった Dr Barry Marshak, Dr Milka Chesler and Dr Ofir Resnik のご尽力に対して．クインテッセンス出版の本書編集チームである Vicki Williams, Thomas Pricker, Daniel Hecht に．

第1部
科学的手法および統計によって，第1部のレビューと修正をしていただいた Dr Daniel Clayton に．

第3部3章，4章
臨床写真をご提供いただいた Professor Shlomo Kalderon, Dr Amin Bukhari, Dr Ilan Priel, Dr Gal Rozen, Dr Yaron Blasbalg, Dr Jenny Chernobelsky, Dr Oded Ghelfan, Dr Henrietta Sagui, Dr Gil Asafrana, Dr Eitan Barnea に．

第4部
臨床写真をご提供いただいた Dr Jenny Chernobelsky に．

第5部
臨床写真をご提供いただいた Dr Eran Zensiper, Dr Ina Zandel, Dr Oded Ghelfan に．

第7部
歴史的考察部の資料提供をいただいた Professor Avital Koslovsky とそのスタッフ一同に．インプラントの生物力学に関する執筆協力者 Professor Joseph Nissan に．臨床ケースを提供いただいた Professor Avital Koslovsky, Professor Joseph Nissan, Professor Gabriel Chaushu, Dr Beny Oz Ari, Mr Samuel Relu, Dr Oded Gelfan, Dr Ilan Priel, Dr Jenny Chernobelsky に．

第9部
執筆協力者の Dr Arie Shifman に．臨床ケースを提供いただいた Dr Eran Zensiper に．

第10部
臨床写真を提供いただいた Dr Oded Ghelfan, Dr Henrietta Sagui, Dr Gal Rozen に．

第11部
臨床写真を提供いただいた Dr Oded Ghelfan, Dr Danny Gordon, Dr Gil Asafrana, Dr Ilan Priel, Professor Shlomo Kalderon に．

本書の協力者と謝辞

第12部
海外からの協力者で，執筆と臨床ケースを提供いただいた以下の方がたに．
Dr Stefano Gracis, DMD, MSD Milan, Italy
Dr Iñaki Gamborena DMD, MSD, FID San Sebastian, Spain
Dr Konrad Meyenberg DMD Zurich Switzerland
臨床写真を提供いただいた Dr Orly Berman に．

第13部
臨床写真を提供いただいた Dr Oded Ghelfan, Dr Jenny Chernobelsky, Dr Sharon Marku-Cohen, Professor Avinoam Yaffe, Professor Ervin Weiss, Professor Avital Koslovsky, Professor Zvi Arzi, Professor Carlos Nemkovsky に．

第14部
臨床写真を提供いただいた Dr Oded Ghelfan, Dr Gil Asafrana, Dr Henrietta Sagui, Dr Jenny Chernobelsky. Prof Avital Koslovsky, Professor Zvi Artzi, Mr Baruch Indig, Mr Ofer Kenig に．

第15部
Dr Oded Ghelfan, Dr Jenny Chernobelsky, Dr Eran Zenziper, Dr Ina Zandel, Dr Ron Lev, Professor Zvika Arzi, Professor Avital Koslovsky, Dr Benny Oz Ary, Dr Barry Marshak, Professor Shlomo Kalderon, Mr Baruch Indig, Mr Ofer Koenig, Mr Ronen Krauze, Mr Phillip Segal, Mr Salo Kagan に．

第16部
臨床写真を提供いただいた Dr Rafael Himel に．

翻訳者一覧

[監訳者]

古谷野　潔　九州大学大学院歯学研究院口腔機能修復学講座インプラント・義歯補綴学分野

[訳者]

第1部	古谷野　潔／松崎麻貴	九州大学大学院歯学研究院口腔機能修復学講座インプラント・義歯補綴学分野
第2部はじめに	阿部伸一	東京歯科大学解剖学講座
第2部1章	阿部伸一	東京歯科大学解剖学講座
第2部2章	吉田教明／藤村裕治／森田幸子	長崎大学大学院医歯薬学総合研究科歯科矯正学分野
第2部3章	井上富雄／中村史朗	昭和大学歯学部口腔生理学講座
第2部4章	小見山　道／増田　学	日本大学松戸歯学部顎口腔機能治療学講座
第2部5章	山口泰彦	北海道大学大学院歯学研究科口腔機能学講座冠橋義歯補綴学教室
第2部6章	矢谷博文	大阪大学大学院歯学研究科顎口腔機能再建学講座クラウンブリッジ補綴学分野
第2部7章	服部佳功／田中恭恵	東北大学大学院歯学研究科口腔機能形態学講座加齢歯科学分野
第3部1章	佐々木啓一	東北大学大学院歯学研究科口腔機能形態学講座口腔システム補綴学分野
第3部2章	窪木拓男／水口　一／三木春奈	岡山大学大学院医歯薬学総合研究科インプラント再生補綴学分野
第3部3章	佐藤博信／髙江洲　雄	福岡歯科大学咬合修復学講座冠橋義歯学分野
第3部4章	松香芳三／鈴木善貴	徳島大学大学院医歯薬学研究部顎機能咬合再建学分野
第4部	市川哲雄／馬場拓朗／矢儀一智	徳島大学大学院医歯薬学研究部口腔顎顔面補綴学分野
第5部	皆木省吾／沖　和広／兒玉直紀	岡山大学大学院医歯薬学総合研究科咬合・有床義歯補綴学分野
第6部1章	古谷野　潔／桑鶴利香／松本嘉子	九州大学大学院歯学研究院口腔機能修復学講座インプラント・義歯補綴学分野
第6部2章	古谷野　潔／桑鶴利香／松本嘉子	九州大学大学院歯学研究院口腔機能修復学講座インプラント・義歯補綴学分野
第6部3章	古谷野　潔／桑鶴利香／松本嘉子	九州大学大学院歯学研究院口腔機能修復学講座インプラント・義歯補綴学分野
第7部	前田芳信／和田誠大	大阪大学大学院歯学研究科顎口腔機能再建学講座有床義歯補綴学・高齢者歯科学分野
第8部	玉置勝司	神奈川歯科大学大学院歯学研究科口腔機能修復学講座顎咬合機能回復補綴医学分野
第9部	藤澤政紀	明海大学歯学部機能保存回復学講座歯科補綴学分野
第10部	大久保力廣	鶴見大学歯学部有床義歯補綴学講座
第11部	近藤尚知／金村清孝	岩手医科大学歯学部補綴・インプラント学講座
第12部	山﨑長郎／植松厚夫*	原宿デンタルオフィス／* ウエマツ歯科医院
第13部	船越栄次／柴戸和夏穂／明石悠子／武井宣曉／高尾康祐／日高祥吾 周藤　巧／樋口　悠／重永梨紗	船越歯科歯周病研究所
第14部	馬場一美／安部友佳	昭和大学歯学部歯科補綴学講座
第15部	前田芳信／和田誠大	大阪大学大学院歯学研究科顎口腔機能再建学講座有床義歯補綴学・高齢者歯科学分野
第16部	鱒見進一	九州歯科大学歯学部歯学科口腔機能学講座顎口腔欠損再構築学分野

X

Fannyに捧ぐ

目次

第1部	咬合：サイエンスとアート	1

第2部	ヒトの咀嚼システム	13
	1章 進化と比較解剖	15
	2章 成長と発達	31
	3章 神経筋の生理学	43
	4章 口腔顔面痛	63
	5章 咀嚼，嚥下，パラファンクション／ブラキシズム	75
	6章 顎関節症	89
	7章 頭蓋荷重のバイオメカニクス	113

第3部	咬合の基本	127
	1章 咀嚼システムの機能的解剖学と動力学	129
	2章 Ⅰ級咬合の基礎	151
	3章 審美の基本	169
	4章 形態の変異	185

第4部	臼歯部咬合支持	209

第5部	咬合高径	239

第6部	偏心運動時の誘導	263
	1章 偏心運動時の誘導：定義	265
	2章 偏心運動時の誘導：教育的な視点	275
	3章 選択的な偏心運動時の誘導	299

第7部	**インプラントの咬合** 303	
	執筆協力　Joseph Nissan	
第8部	**咬合器** 343	
第9部	**治療計画と診断** 365	
	執筆協力　Arie Shifman	
第10部	**咬合の回復：修復の考慮事項** 383	
第11部	**Ⅱ級とⅢ級および他の不正咬合の修復治療** 405	
第12部	**現代の最先端審美歯科治療** 421	
	執筆協力　Stefano Gracis, Iñaki Gamborena, Konrad Meyenburg	
第13部	**歯周炎罹患歯の修復** 441	
第14部	**重篤な摩耗とブラキシズム** 453	
第15部	**インプラント支持型補綴装置** 477	
第16部	**顎関節症の管理** 511	
	索引 529	

第1部 咬合：サイエンスとアート

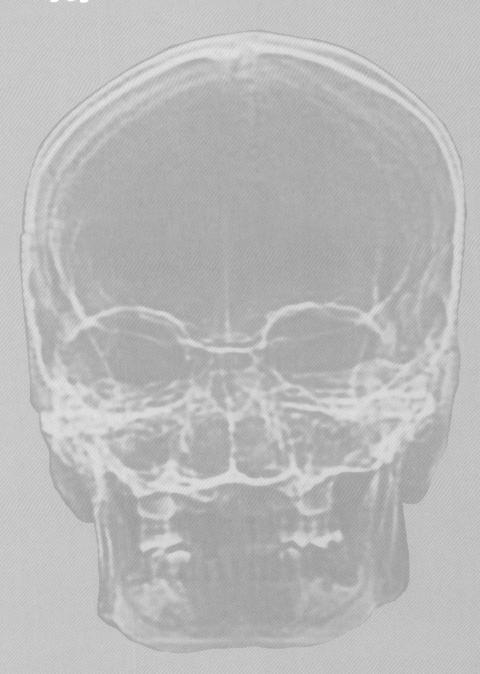

第1部　咬合：サイエンスとアート

目次

- 咬合に関する用語の注意点
- 咬合の概念の発展
- 咬合に対する考え方やパラダイムの変化
- 咬合のサイエンスとアート
- 入手可能な最良のエビデンス：エビデンスの階層
- 研究の種類
- リスクと予知性のスケール
- リスクと因果関係
- 背景にある知識体系
- 複雑な問題の解決策
- 咬合の主要要素：臼歯部咬合支持，咬合高径，偏心運動時の誘導
- 臨床のアート

はじめに

　本書の目的は，臨床的に重要性のある最新の情報を提供することである．本書は，現在の臨床コンセプトの理論的根拠ならびに単独修復からとても複雑な固定性および可撤性の補綴症例までの補綴治療に関するエビデンスに基づく正当な知識をアップデートし，より良いものにしたいと考えている臨床歯科医へ向けたものである．

　本書では，「咬合のサイエンス」をレビューすることに加えて，具体的な症例をとおして現在の臨床コンセプトや術式を示しつつ，「咬合のアート」もレビューする．個々の部・章では，さまざまな臨床例をとおして臨床的意思決定のモデルや治療方針立案について解説する．

咬合についての新しい書籍の必要性

　優秀で経験を積んだ多くの歯科医師は，咬合および咬合と補綴歯科治療との関係について，より深い知識をもち，理解すべきだと考えているものと思われる．咬合というテーマは，インプラントや審美歯科と同様に，多くの歯学部の学部レベルの教育ではしっかりとカバーされていない．認定されたポストグラジュエイトプログラムに参加すれば，咬合の理論や概念に関する文献や背景についてより深い知識を学び，臨床においてさまざまな修復治療に応用できる理論的・臨床的知識の基盤が得られる．こうした咬合に関する知識的な基盤については，多くの生涯研修プログラムでは系統的に扱われてはいないため，多くの臨床医はこれらの知識的な基盤が不足していると感じているのではないだろうか．本書は各部・章で，咬合に関連するさまざまな問題についての正しい理解を提供しようと試みている．

　咬合に関する背景的な知識として文献等のサイエンスを提供し，それらを臨床的疑問や臨床的ジレンマと関係付けることによって，「サイエンス」と「アート」の違いが見えてくるものと思われる．本書は，本稿第1部で提示する一連の臨床的疑問を中心において編集されている．最初の部分では，これらの臨床的疑問と関連する現在の「知識体系」や「エビデンスの基礎」，すなわちサイエンスを紹介する．そして次に，サイエンスとアートを結びつけて現在の治療上の概念や手順を示す．

　歯科医学は「知識体系」を絶えず発展・変化させ，臨床的概念を形成し続けている．その結果，普及した治療法はつねに新しい研究やパラダイム，技術がもたらされることで修正され続けている．だからこそ，治療のリスクや予知性を評価するための知識をアップデートし続ける必要がある．ここでの目標は，本書出版時点での関連知識の状態を反映させて，現在の咬合の概念を説明することである．エビデンスのレベルが改善されれば，概念や考え方も適宜変えていく必要がある．

臨床歯科医学における咬合の見かた

　咬合は歯周病学，審美歯科学，歯科矯正学，インプラント学，新技術，可撤性歯科補綴学，顎関節症という他の関連する分野と切り離して示すことはできない．「サイエンス」および「アート」のいずれの面においても，咬合はこれらの臨床的分野と関連する視点から記述される．

　多くの咬合概念は，窮屈なフォーマットに従っていて，I級咬合モデルと関連する基本的なクライテリアといくつかの例外的事項が示されているが，これらの咬合概念の多くは不十分なものであった．なぜなら，臨床医はこれらの咬合概念の単純化された基本原理のみを認識することになり，すぐにこれらの単純化されすぎたパラダイムの欠点に出くわす．すなわち，実際の臨床では症例固有の状況はこれらの単純化されたモデルに適合せず，無数の「例外の法則」を適用せねばならなくなる．治療計画立案や治療についての目安となる適切なパラメータが示されていないので，しばしばジレンマが生じるが，それゆえにこれらの臨床的ジレンマは臨床的な勘，経験，試行錯誤的アプローチあるいはエキスパートのアドバイスにより解決することになる．本書の目的は，咬合に関するパラダイムを検討し，そのさまざまな不備，例外，曖昧さ，そして結果として生じる臨床的ジレンマを示し，定義することである．経験を積んだ臨床医の臨床例を提示し，臨床的に重要な治療に関する結論を，最良の入手可能なエビデンスと関連させて示すことを目指した．まず，咬合に関する基本的要素をレビューし，その意味および定義を示し，臨床応用に際して混乱を生じさせる定義や概念の問題領域をはっきりと示すことを基本とした．

咬合に関する用語の注意点

> **適切な用語**
>
> 「適切な用語を探求することは，過度に細かなことにこだわることではなく，極めて重要で不可欠なことである．用語はわれわれの精密なツールである．不正確であれば曖昧さを生み，本質的な内容について議論する前に言語的な誤解を取り除くために長時間を浪費することになる」[1]

　咬合に関する用語は，咬合についての記述や現象，そして概念と関連しているので注意を払う必要がある．咬合の意味がはっきりせず，理解し難いため，咬合に関しては多くのバリエーション，矛盾，曖昧さが存在する．意味や解釈のバリエーションについては，基本的には The Glossary of Prosthodontic Terms[2]（米国歯科補綴用語集）に基づいて論議する．

　咬合の分野では，専門用語，頭文字，頭文字語（CTやMRIなどの頭文字を組み合わせた語）の意味ならびに一般的な使用法は重要な要素である．身体的，解剖学的，機能的，非機能的現象は専門用語や頭文字語で表される．しばしば，これらの用語は多くの理由から明快ではない．同じ用語が長年異なる表現で用いられてきたり，身体的現象の説明が定義によって異なっていたりする．意味がわずかに違う用語が長年使用されるうちに，その用語の慣用法が変化する．結果として，古い文章と現在の文章では矛盾する用語が見られることもあり得る．

　専門用語を用いて示された概念は長年の間に変化し，結果として用語の変化がもたらされた．相互に関連する形態，機能，概念についてのパラダイムシフトが生じて，用語の意味，そして診断や治療への正しい適用を明らかにする必要性が生じた．The Glossary of Prosthodontic Terms は，補綴学や咬合学の分野で一般的に使用されている多くの用語を定義する広範囲な用語集である．多数の国の学会によって支持され，国際的に広く読まれている出版物で[2]，数年ごとに改訂・出版され，長年にわたる意味や概念の変化を反映している．一方で多くの不正確な点，矛盾，そして不明確な定義，さらにはしばしば誤りでさえも残されたままとなっている．しかしながら，用語は変化することが当然であり，絶え間なく変化する動的なものであるため，用語についての新しい研究やパラダイムシフトは今後も生じ続けるであろう．本書は用語の曖昧さ，意味の不明快

さ，意味の二重性，説明の誤り，そしてパラダイムシフトを明らかにすることを目指している．取り上げた用語は，明快な定義や理解，そして最終的には臨床的診断や治療のための基盤となる．本書で示された説明や解釈は，今後，時とともに新しい知見や科学がより良い解答と解釈をもたらし，曖昧さが明らかにされるに従い，改変する必要がある．

　本書では，従来の用語に関する記述あるいは概念問題について多くの例を取り上げ，十分に議論する．たとえば「中心咬合位(centric occlusion：CO)」は，「咬頭嵌合(intercuspal contact：IC)」，「咬頭嵌合位(intercuspal contact position：ICP)」，「筋肉位(muscular position)」，「最大咬頭嵌合位(maximum intercuspal position：MIP)」，「最大咬頭嵌合(maximum intercuspation：MI)」などへと変化した．「顎関節症(Temporomandibular Disorders：TMDs)」や「頭蓋下顎障害(Craniomandibular Disorders：CMDs)」という用語は，そのときどきの概念を反映しており，「コステン症候群」，「側頭下顎機能障害(temporomandibular dysfunction)」，「顎関節機能障害(temporomandibular joint dysfunction)」，「下顎機能障害(mandibular dysfunction)」，「筋膜疼痛機能障害(myofascial pain dysfunction)」などの用語が用いられてきた．

　「アンテリアガイダンス(anterior guidance)」という用語は，人によって異なるものを意味する．アンテリアガイダンスは偏心運動時の前歯による誘導を意味する．しかしながら，グループファンクションの場合は，側方運動は前歯・臼歯で誘導されるので，この用語の意味は曖昧になる．臼歯離開咬合(posterior disocclusion)や「相互保護(mutual protection)」といった用語は，それらが治療として最良であると称されると，この用語の意味はさらに曖昧になる．咬合干渉は，定義が困難な用語として悪名が高い．教科書によってメカニズムの説明，すなわち何が何を干渉しているのか，そしてその結果どのようなことが起こりえるのかが異なっている．さらに偏心運動時の単独の臼歯の接触と，容認できる臼歯による誘導あるいは滑走接触との区別は，いまだに少しも明らかにされていない．さらには，「安静位(rest position)」，「臨床的安静位(clinical rest position)」，「生理的安静位(physiologic rest position)」という用語や概念も，時とともに知見が変化し，パラダイムシフトが生じていて，意味が明快でない用語の1つである．このような用語はたくさんあるので，本書では関連があるところで随時取り上げる．同義語があれば，それらも一緒に解説する．新しい用語に対する理解を助けるために，従来の用語と現在用いられている用語を互換的に使用する場合もある．古典的な用語であるブリッジ(bridge)は，現在では固定性部分義歯(fixed partial denture：FPD)であり，最近では固定性補綴装置(fixed dental prosthesis：FDP)とも呼ばれる．このように用語の過去，現在，将来の定義や意味や関連は，それらが治療計画や治療のサイエンスとアートに影響を与えるので，ある程度の重きを置く．

咬合

> 咬合とは The Glossary of Prosthodontic Terms（米国歯科補綴用語集）の第8版(GPT8)で「歯の静的および動的接触関係」[2]と定義されている．これは多くの点で過度に単純化している．より広い文脈で考えると，咬合は相互に関連した無数の因子を含んでいる．これらは顎口腔系と宿主の健康，疾病，形態，機能，機能障害，そして審美に密接に関連している．

　咬合の概念的な定義としては，歯，宿主，咀嚼系の構成要素と心理社会的側面，機能，パラファンクション，機能障害との間の多面的なインターフェイスということができる．

修復歯科学（restorative dentistry）における咬合

　修復歯科学は健康の回復と維持，快適な機能そして歯列の審美性とかかわっている．「修復歯科学」という用語は，概念的には「歯科補綴学」という用語と一致する．この「歯科補綴学」は，GPT8では「歯科補綴学は，生体適合性代替物を用いて歯や歯質あるいは顎顔面組織の欠損と関連する問題をもつ患者の口腔の機能，快適さ，容貌や健康についての診断，治療計画立案，リハビリテーション，メインテナンスを行う専門分野である」[2,3]と定義されている．この定義で専門分野として示されている領域は，この定義が意図したものではないが，残念ながら専門医ではない歯科医師がこれらのすべてを行っている．より広い領域を含む集合的な用語の「歯科再建学(reconstructive dentistry)」も一部では用いられているが，本書では「修復歯科学(restorative dentistry)」という，よりなじみのある従来の用語を用いる．

形態・機能・審美を統合した修復

　形態，機能，審美の修復はいくつかの臨床の分野と関連しており，概念や文献的知識を生涯学び，アップデートする必要がある．咬合はこの複合分野に不可欠な部分であり，関連するすべての分野や要因との関連を考慮しなければならない．咬合はインプラント，審美，歯科補綴学，歯科保存学，歯周病学，歯科矯正学，口腔外科や顎関節症と密接な関連がある．

咬合の役割と重要性の変化

　形態，機能，審美の修復と維持に関する咬合の役割を理解し，定義する必要がある．咬合という問題と関連する知識，概念，重要性は，これまで大きく変化してきたし，今後もおそらく変化し続けるだろう．本書の目的は，歯やインプラント支持の補綴学に関する臨床面に重点を置いて，現在の咬合に関する状況を記述することである．

咬合の概念の発展

　ヒトの歯列や咬合は3,000万年かけて起こった進化過程の産物である（図1-1）．生存戦略をとった脊椎動物，両生類，哺乳類の進化過程における歯列や咬合の変化は，咀嚼機能に密接に関連している．これは食物の獲得と咀嚼のために不可欠で，必要成分をクレブス回路へと運ぶ．歯列や咀嚼機能は草食性，肉食性，雑食性の各段階に適したそれぞれに異なる特有の歯と骨格の形状をもち，哺乳類の進化として雑食性のサルからヒト亜科へ，またホモエレクトスから今日のヒトが有する骨格および咬合形態をもった現代人へと変化してきた．

　歯の疾患や欠損は，現代人に限ったことではない．精製された炭水化物の過度の使用や食物を調理することで歯科疾患が増加したが，先史時代から歯の欠損と欠損歯を代用物で置き換える努力の両方が認められている[4]．欠損歯を修復することができる能力は，木や象牙の義歯の彫刻に始まり，そのときどきに利用可能な技術とともに発展した．全部床義歯は，象牙や硬質ゴムからメチルメタクリレートへと発展した．部分床義歯や固定性修復物もまた金やコバルトクロムの鋳造から，今日利用可能な修復や補綴のさまざまな治療オプションまで発展した．咬合論と咬合器の使用もまた，治療技術の発展と連携して発展してきた（図1-2）．バランスドオクルージョン，ナソロジー，相互保護の概念は，臨床で試され，疑問視された結果，必要な変更が加えられて，今日のエビデンスに基づく治療に適合する形へと発展した．

第1部 咬合：サイエンスとアート

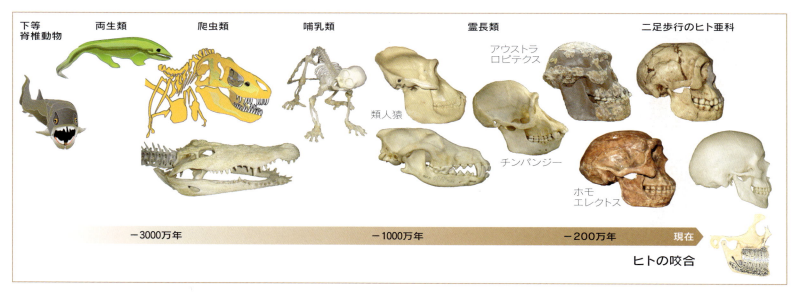

図1-1 ヒトの咬合は，進化の過程で見ると現在の状態にまで進化するのに3,000万年かかっている．

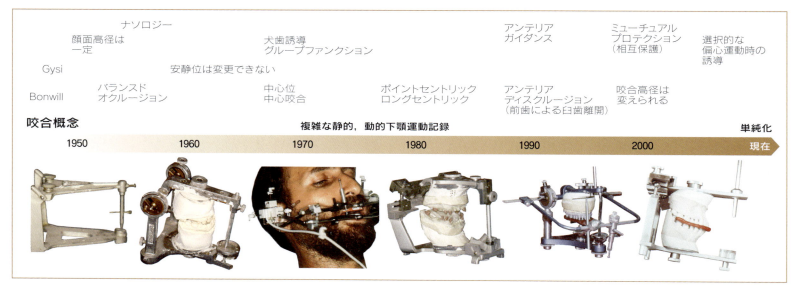

図1-2 咬合のコンセプトは修復技術の発展とともに進化してきた．咬合器は，そのときどきの臨床のアートとサイエンスによって得られた治療コンセプトとともに開発された．

咬合に対する考え方やパラダイムの変化

　咬合に対する考え方は，ここ数十年間でいくつかの変化を経てきた（図1-3）．1960年代や1970年代に咬合は正式な分野へと発展した．臨床哲学，咬合決定因子，隆線と列溝の方向，咬合器，そして理想的咬合のルールから外れると下顎機能障害や咬合性外傷を招くという考え方などが優勢であった．科学的エビデンスが不足していて，オトガイ誘導法 vs 両手誘導法，1歯対1歯咬合 vs 1歯対2歯咬合，犬歯誘導 vs グループファンクションなどについての激しい論争が行われた．咬合器はあらゆる問題の解決策として崇められ，「ナソロジー」のような哲学や概念と結び付けて考えられた．1980年代や1990年代には多くの研究や考え方の変化が起こり，TMDの原因因子としての咬合器と咬合の役割の重要性を軽視する方向へのパラダイムシフトをもたらした．TMDの病因因子としての咬合の役割の重要性は大きく低下し[5]，複雑な咬合器の必要性も減少した．

　過去に「哲学」や「治療概念」といった用語で提唱された考えは，知識が不足していたために証明されてもいないし反証されてもいなかった．今日の透明性が求められる臨床的・学究的雰囲気では「入手可能な最良のエビデンス」，「治療リスク」，「予知性」，「患者中心主義と治療結果」という文脈から，治療概念やパラダイムを再定義する必要がある．明確な診断，治療目的，治療計画を確立するための意思決定プロセスは，今日においては，入手可能な最良のエビデンス（best available evidence：BAE）とエビデンスに基づいた歯科医学（evidence-based dentistry：EBD）[7,8]に照らして再評価される必要がある．

　咬合は歯の静的および動的接触関係として単純に定義できるものではない．咬合は広い文脈で理解されているので，個々の患者の精神的・心理社会的気質を含む顎口腔系という複合体の一部として検討されるべきである．歯と支持組織の欠損した歯列において咬合を修復する目的は明快に定義されるべきであり，形態を審美，機能，快適さと関連付けて修復するよう設計を考慮するべきである．そしてその際には，個々の患者の精神的，知覚的，行動学的，心理社会

研究の種類

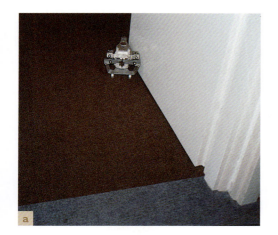
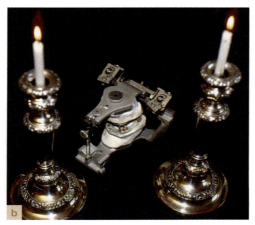
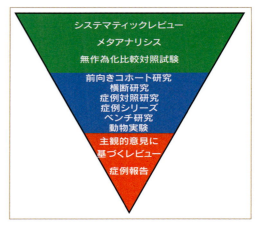

図1-3a, b　a：ドアストッパーとして使われている咬合器．b：咬合器は神秘的な力をもつとされた．

図1-4　エビデンスの階層と入手可能な最良のエビデンス．エビデンスの妥当性の階層がさまざまな研究や文献の相対的な妥当性の順に記載されている．無作為化比較試験（RCTs）のシステマティックレビューがもっともエビデンスレベルが高く，逸話的な症例報告はもっとも低い．

的因子などの臨床的決定因子を最大限に含む必要がある．2000年の世界保健機関の目標は，生涯少なくとも20本の天然歯を維持するというものだが，この目標は，20本の天然歯が維持されていれば満足なレベルの口腔機能が保証されるというシステマティックレビューによって強化されている[9]．

咬合のサイエンスとアート

　臨床歯科医学は，臨床のサイエンスとアートの混合である．多くの臨床の状況では，サイエンスは不十分で決定的ではない．結果として臨床は，容認された診療と手技の複合体として発展してきた．そして，この診療と手技は，可能であれば最良のエビデンスに基づいて，あるいは多くの例では「医療において容認された臨床パラメータ」に基づいている．これが「臨床のアート」として記述されているものかもしれない．

入手可能な最良のエビデンス：エビデンスの階層

　「エビデンスに基づく治療」[6-8]の利点と必要性が強調されるようになったのは，最近のことである．その目的は，臨床における診療の基礎を入手可能な最良の科学的エビデンスにおくことである．

　もし臨床医の意思決定が入手可能な最良のエビデンスに基づかなければならないとしたら，臨床医は入手可能な最良のエビデンスを構成するものが何であるかを認識しなければならない．このためには歯科の文献を継続的にチェックし，読み，内容を吟味することが必要となる．文献はとても広範囲にわたっており絶え間なく増大しているので，これはかなり困難な作業である．忙しい開業医にとって入手できるすべての文献を読むことはほとんど不可能であり，それは大学人でもだんだん不可能になっている．したがって質の高いレビューを信頼し，入手できる多くのエビデンスを批判的に吟味しなくて済むようにすべきである．さらに文献のコンセンサスを，現実の臨床の場においてエビデンスに基づく意思決定ができる実践的なツールへと変化させる方法が必要である．

　より困難なことには，多くの異なるタイプの論文があり，妥当性や臨床的重要性のレベルが論文によって大きくばらついていることである．入手可能な最良のエビデンスの階層が紹介されているので，図1-4に示す．

エビデンスの階層の利点と限界

　エビデンスの階層においては，検討中のテーマや「研究上の疑問」によって，適用できる階層は異なる．また，適切な階層も異なる．特定の研究デザインの選択は，対象とする集団，疾病，あるいは治療と治療結果に依存して行う必要がある．

　図1-4で示した研究の階層は，臨床成績に関する研究と因果関係に関する研究の疑問に対して適用できるモデルである．もし疑問が因果関係に関するものでなければ，その重要性は低くなるかもしれない．さまざまなレビューや解析システムが適応でき，吟味済みのエビデンスの階層についても記述されているが，それは6Sシステムと名づけられているもので，以下に示す範囲にわたっている．
- 研究（Studies）——雑誌に発表された原著論文
- 研究の概要の一覧（Synopses of studies）——エビデンスに基づく抽出雑誌
- 統合（Synthesis）——システマティックレビュー（例：Cochrane Library）
- 統合の概要の一覧（Synopses of syntheses）——オンラインのシステマティックレビュー登録やエビデンスに基づく抽出雑誌
- 要約（Summaries）——エビデンスに基づく臨床ガイドライン，エビデンスに基づく教科書
- 体系（Systems）——コンピュータ化した意思決定サポートシステム

研究の種類

実験的研究（experimental study）

　実験的研究は，変数間の因果関係を調べるために用いられる研究である．通常は結果を確実性の割合で表現し，統計的有意性として記述する．統計的有意性とは，研究結果が正しく，偶発的な誤りではないという確率を述べたものである．有意とされる一般的な水準は，判定を偶然に誤る確率が5％未満（100回のうちで5回未満にしか生じない）とされる．実験的研究には，無作為化と非無作為化がある[15]．

観察研究（observational study）

　観察研究は，分析的で記述的である[15]．観察研究は，介入と結果の間の関連を調査する方法である．無作為化比較対照研究では，被

験者は治療前に治療（介入）群とコントロール群へ無作為に割り当てられる[24].

縦断研究（longitudinal study）または横断研究（cross-setional study）

観察研究は縦断的または横断的である．縦断研究は長年にわたって対象とする集団について経時的にアウトカムを調査する研究で，横断研究はある特定の時点での対象集団を調査する研究である．どちらも観察研究の一種である．

無作為化比較対照研究（randomized controlled clinical trial：RCT）

RCTとは，統計的有意性に対する必要条件を備えた，前向きの無作為化比較対照研究である．適切な検出力があれば，統計的に有意な結果というのは，その結果が偶然起こる可能性（5％や1％といった）はとても小さいことを示している．結果が統計的に有意であるかどうかを記述することには重要な意味がある．信頼区間（通常は95％信頼区間）は，その「結果」の精度がどの程度であるか，また他の同類の集団（患者）とどのように関連するかを解釈するうえで重要である．統計的に有意であれば，その結果が臨床的に重要であることをつねに意味するとは限らないことも知っておくべきである．

前向き研究では，前もって検定するパラメータをコントロールする．対照群を用いることで治療効果と治療されていない対照群の比較が可能になる．治療群や対照群を無作為に選択することによって，治療法，治療群，対照群の選択におけるバイアスをなくすことができる．しかし，治療群にはばらつきがあり，しばしば未知の交絡があるという特性がある．十分な数の患者を用いて無作為化することは，群間の未知の交絡特性を無作為に分布させるのに役立ち，交絡の影響を減らしたり取り除いたりすることが可能となる．

RCTは研究のタイプとしては最良であるといわれているにもかかわらず，重大な制約や欠点がある．まず，研究対象の全員が，同じタイプの治療を必要とする同じ診断カテゴリーに属している必要がある．次に，この集団から治療群と対照群を設置する無作為な選択を行わなければならない．これは治療を必要とする患者を治療しないという重大な倫理的問題を引き起こす．この倫理的問題によって，この種の研究の実施が制約されうる．

縦断研究（longitudinal study）

縦断研究は，長期間にわたって同じ群の観察を繰り返し行う相関調査研究である．縦断研究は前向きあるいは後ろ向きである．縦断研究にはコホート研究や記述研究が含まれる．

コホート研究（cohort study）

コホートとはある1つの群である．統計学では，コホートとは研究対象となる特定の個人や患者などの群である．コホート研究では，共通の特性や特質をもった群をコホートとして抽出し，ある研究期間を設定し，その期間中に一定間隔で調査が行われる．コホート研究は，前向きでも後ろ向きでも行われる[15]．コホート研究は，非無作為化臨床試験である．通常の場合，個人と患者の2群が設定され，一方の群は，研究対象とするある要因をもち，もう一方の群はもたない．この2群について，研究対象とするアウトカムが生じたかどうかが追跡される．研究対象とする要因（暴露因子）として興味をもたれるのはある特定の治療法かもしれない．コホート研究ではオッズ比とリスク比を用いている[15,16,23]．

正常群と異常群の大きなサンプルは，骨格的顎間関係，咬頭嵌合，偏心運動時の誘導のような歯科的特質の分布について重要な情報を与えうる[17-20]．たとえば，大きなサンプルを用いた大規模研究が行われたが，咬合干渉と顎関節症の自覚症状や他覚症状との相関を明らかにすることはできなかった[9,19-21]．コホート研究は関連やリスクファクターを同定することはできるが，因果関係の検出力は実験を行うよりも低い．コホート研究は個人レベルでの繰り返しの観察を行うので，長期間変わらない個人の違いを識別したり，長期間中のイベントを観察したりする面において横断研究よりも高い検出力をもつ．縦断研究では長期的現象と短期的現象を区別する．

オッズ比とリスク比（odds ratio and risk ratio）

オッズ比とリスク比は関連の尺度であり，たとえば病気と健康のように二分されるアウトカムを表すために用いられる[15]．

オッズ比とは，ある事象が起こる可能性に対する起こらない可能性の割合である．オッズ比は，コントロール群で対象としたアウトカムが起こる確率に対する，実験群でそのアウトカムが起こる確率の割合を表すこともある．

リスク比は，暴露群でアウトカムが生じる頻度を非暴露群でアウトカムが生じる頻度で割ったものである．これはある群である事象が起こるリスクと比べて，もう1つの群で同じ事象が起こるリスクの尺度である[15]．

症例シリーズ研究（case series study）

症例シリーズ研究（臨床シリーズとしても知られる）は，研究対象とするアウトカムを伴う一連の患者の報告からなる．コントロール群は伴わない．対象となる患者は，研究対象とする暴露因子もあるかもしれないが，これは必ずしも必要ではない．これは観察研究という種類の研究の1つである．症例シリーズは連続かもしれないし，非連続かもしれない．選択バイアスによって交絡が生じ，観察された相関関係の原因の推定が制限されることになる（訳者注：患者が非連続にサンプリングされた場合，研究者の都合の悪い患者は対象から外し，都合の良い患者だけが対象とされた可能性がある．これが選択バイアスで，都合の良い患者だけを集めて得た結論は信頼性が低い）．

症例シリーズ研究の利点

対照群と無作為化が存在しないにもかかわらず，症例シリーズや個別症例の観察は，日常的な医療や手技の予知性にかかわるエビデンスを提供しており，臨床研究における役割をなお果たしている．将来的には，動的な患者の多様性に関する症例観察は，エビデンスの階層の中で治療経過の予測に関する質的研究として分類される必要があるだろう．症例シリーズの利点は，「臨床医が臨床の現実を理解し，歯科臨床の経験を提示し，将来的に意義を見出す」助けとなるものとされている[27]．

症例対照研究（case-control study）

症例対照研究とは，研究対象とするアウトカムをもつ患者と同じアウトカムをもたない患者を明らかにし，研究対象とする因子への暴露があったかどうかを探求する研究である[16]．

この研究は，一般にまれな疾患を調査するのに用いられる．このような患者について他の研究方法を用いて調査することは，患者数がとても少ないのでかなり困難となる．したがって「アウトカム／病気」が生じたときに患者が同定される．そして患者群と対照群とを（できるだけ完全に）マッチさせ，そしてアウトカムと関連する因子を仮定するためにデータが掘り起こされる．この研究からは仮説のみが生じ，決定的なエビデンスは生じない．しかし，多くの臨床環境では，これが完了できる研究としてはもっとも良い方法である．対照のマッチングの質が結論の質を左右する．症例対照研究ではオッズ比を用いることができる．

横断研究（cross-sectional study）

横断研究は，ある時点において母集団を観察する．これらは記述的で，調査の一形態である．この目的は，結果やリスクファクターという点でその母集団の中で母集団や部分群について説明することである．この研究はある時点における有病率の結果を示す．この形態の研究ではオッズ比，絶対リスク，相対リスク（有病率の割合）を用いることができる[15]．

システマティックレビュー（systematic review），メタアナリシス（meta-analysis）

システマティックレビューは，直接比較が可能な十分に高いエビデンスレベルの出版された臨床アウトカム研究の概要を提供する．資料を集めるために用いた方法は，レビューの質に影響する．データは質的に議論され，高いレベルの統合（synthesis）が提供され，あるいはメタアナリシスによって定量的に結合される．メタアナリシスは，方法論や統計学的解析が同等のレベルの研究結果を結合する方法である．観察期間の長さや治療法が副次的レベルで異なる研究を比較できる．十分な数の基準を満たすRCT研究が手に入る場合，これは利用できるもっとも強い予測結果を得る手段である[25]．しかしながら，今日の歯科医学においてはRCT研究はまれにしかなく，場合によってはコホート研究や症例シリーズ研究が，多くの臨床パラメータに関して妥当な臨床成果の結論を提供する研究として利用されている．

コンセンサスグループ（consensus group）

コンセンサスグループは，選ばれたトピックに関するシステマティックレビューをつくるために学会や研究機関の専門家によって結成されたグループである．エビデンスが不足していれば，このようなグループは専門家の意見（expert opinion）の「コンセンサス」を作るために招集されることもある．RCTが入手できなければ，縦断コホート研究，横断研究，繰り返しの横断研究や症例シリーズ研究が入手できる唯一の，それゆえ入手可能な最良のエビデンスとして評価される[26]．

ベンチ研究（bench study）

ベンチ研究は臨床現場の背景に対する知見を与えることができ，価値がある．実験で用いるアナログや試験モデルが臨床状況と類似しているか，用いられた測定システムが高度で精巧か，そして研究デザインの統計的価値などが，ベンチ研究の制約要因となる．有限要素解析，ひずみゲージ，光弾性解析は，咬合力のひずみ分布に対する有用な知見を与えており，非常に役立っている．

動物実験（animal study）

動物実験は，ヒトからは得られない価値ある組織学的・生理学的情報を与えるので大変役立っている．

動物実験の限界は，結果のヒトへの適用がつねに妥当とは限らず，臨床的治療効果はヒトと実験動物の間で同等ではないかもしれないことである．

症例報告（case report）

症例報告もまた重要な位置を担っている．しかしそれらはある事例である．多数の治療を比較していないので統計的に有意ではなく予知性も不足している．それにもかかわらず新しい治療法が紹介される際には，その治療や技術を用いる際の指標が提示される．これらの症例が蓄積されて患者群が構成され，将来的に後ろ向きまたは前向きの臨床アウトカム試験の基礎となるのである．

リスクと予知性のスケール

これまで述べてきたさまざまな種類の幅広い研究や論文は，いろいろな領域でみることができる．幅広いたくさんの研究を含む領域もあれば，かなり数も少なく粗末な質の研究しかない領域もある．それらが統合されたものが現在の知識体系やBAE（best available evidence）を表している．それぞれの臨床への適用性，有効性，予測可能性は非常に多様である．さらに，このBAEをどのように臨床，個々の症例，そして治療計画に適用するかという点に問題が存在している．考慮すべき有用な方法は，これらの情報の臨床における重要性の観点から分類し，それを数値あるいはビジュアルアナログスケールで表すことである．このスケールによって，BAEのレベルが質と妥当性が高いものから低いものまで設定されている．

ベンチ研究や組織学的研究を実証するメタアナリシスやRCTが多数あれば，その治療はもっとも高い予知性ともっとも低いリスクを示す真にエビデンスに基づいた治療法である．逆に，たまにしか起こらない事例についての症例報告は，エビデンスの基盤に乏しく，リスクはより高く，予知性は低い可能性がある[28]．

ある特定の治療法に関するエビデンス，リスク，予知性のレベルを評価する場合には，これら2つの極端な例の間のリニアスケールが簡略的な臨床的指標となる．このスケールにおける分類の欠点は，それが主観の程度に依存していて，文献の解析や解釈の深さとレベルにも影響されることである．しかしながら，概念，治療，研究の複雑さや幅広い多様性を考慮すれば，ある時点でのBAEという点でリスクや予知性を評価する実用的な手段となるかもしれない．リスクと予知性を高い，やや高い，やや低い，低いで分類したリニアスケールを図1-5と図1-6に示す．

RCTの限界

このスケールは特定の治療の成功について，エビデンスレベルが高ければ，低リスクで高い予知性があることを示唆している．明らかに失敗し禁忌となった治療についての高いエビデンスレベルのシステマティックレビューは，高いリスクがあることについての高いレベルのエビデンスがあることを示す．

エビデンスの有効性のレベルを1から5の5段階で評価する方法もある．5段階とは，1）無作為化対照試験（狭い信頼区間の），2）コホート研究，3）症例対照研究，横断研究や生態学的研究，4）症例報告やケースシリーズ，5）明白な批判的評価のないエキスパートオピニオン，あるいは生理学的研究やベンチ研究あるいは「第一原理」である[16,28]．

咬合の概念の限界は，多くの関連のある臨床的トピック，治療パラメータ，そして手技について，否定できないエビデンスを提供するほど十分にRCT研究が行われていないということである．典型的な一例は，肺がんが喫煙により引き起こされ，これがリスクファクターと考えられているということである．説得力のあるRCTが欠如しているもう1つの例は，飛行機から飛び降りるときにパラシュートを用いることの有効性を示す強固な科学的研究が不足しているということである[29]．

リスクと不確実性の定量化

臨床的意思決定は，リスクと不確実性の評価と定量化を必要とする．治療のリスクが最小であることをはっきり示すのは，その治療が成功したという統計的に有意な高いレベルのエビデンスが存在することである．これらは，科学的な質の高い臨床アウトカム研究（多施設による無作為化対照試験のシステマティックレビュー）から生み出される．逆にいうと，同様の質の高い臨床アウトカム研究が治療の成功率が低いことを示しているのなら，その否定的なアウトカムによって，その治療のリスクが高いことが予測されることになる．この種の否定的なアウトカム研究はまれである．代わりに質の高くない方法を用いると，十分なエビデンスを提供できないために，治療が高いリスクをもつことを間接的に示すことになる．アウトカムを予測するために必要とされる情報と利用できる情報が一致しないことは一般的である．しかし，何らかの選択をする必要性がある場合は，まず利用可能な既存の知識を適用し，残りの不確実な部分に

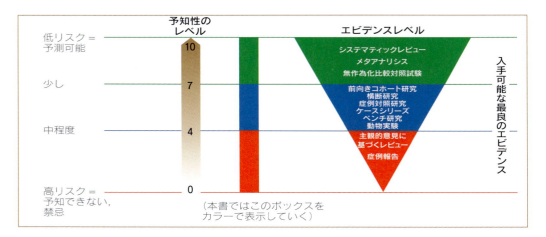

図1-5 リスクと予知性のスケールを段階的にいくつかのレベルに分けて示している．このスケールを適用することによって，現在入手可能な最良のエビデンスが良好な治療結果を生むために有用かどうかを検討することができる．

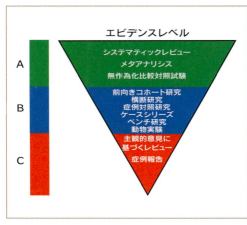

図1-6 さらに単純化したモデル．A）科学的妥当性のレベルが高い（治療の成功の），リスクは低く，予知性は高い．B）科学的妥当性のレベルは中等度，リスクも中等度，予定性も中等度．C）科学的妥当性のレベルは低い，リスクは高く，予定性は低い．

ついては代わりとなるパラメータを適用して意思決定をしなければならない[30-35]（第9部参照）．

リスクと因果関係

リスクファクター vs 原因と結果

特定の健康状態と宿主の関係の多くは多次元的で，通常は単独の因果関係を分離することは不可能である．関連性に関するファクターは，縦断研究によってリスクファクターとして分離される．リスクファクターはある疾病の発生リスクが高くなることと関連する変数である．リスクファクターは相関的で，必ずしも原因となっているとは限らない．相関は原因を意味するのではない．

咬合とTMDの分野では，当初はTMDと因果関係にあると考えられていた多くの咬合因子が，現在ではリスクファクターとみなされている．それは前歯部の水平被蓋が大きいこと，片側性交叉咬合，前歯部開口，中心位から最大咬頭嵌合位への滑走が2mm以上の場合である[19-22]．

リスクファクターと関連性 vs 因果関係

関連性とはある特定の咬合特性が，症状のある集団で特定の割合で存在したり，ある特定の自覚症状や他覚症状と関連して生じたりすることである．因果関係を仮定するためには，関連性は多様な基準を満たさなければならない．必要な関連性の程度が提案されている一方で，因果関係を支持したり異議を唱えたりするのに必要な基準として，関連の強さ，研究内での一貫性，時間的関係，原因と結果の比例関係，仮説の合理性などがある[21-24]．

背景にある知識体系

咬合という問題は，非常に多くの面と相互に関連した要素をもっている．咬合に関する問題の一つひとつが，相互に関連するトピックやサブトピック，それぞれの問題に関連する知識体系，研究，そして多くの文献を含んでいる．この背景にある知識および概念は，変化し更新され続けていて，かなりの多様性があり，そして必ずしも完全な科学的エビデンスで構成されているわけではない．

図1-7に示した咬合に関する知識体系は，相互に関連する多様な分野を含む．これは解剖学，生理学，進化論，進化生物学，遺伝学のような歯科ではなく，医学分野に属する多くの分野も含む．多くの臨床関連分野は古典的な教科書に記述されており，特有の基礎研究，臨床研究，総説論文や症例報告の体系をもっている．さらに新技術が加わり，現在では臨床アウトカム研究は，新技術の提唱者やメーカーの商業的マーケティングの関心によって影響されている[7]．そして，上記のすべてが全体として，臨床概念の発展の基盤となり，臨床の場でも受け入れられてきた．このように，時とともに変化していくので，臨床医は臨床的概念や治療法の基礎となる知識体系の進歩を評価し，遅れないようにアップデートするよう努めなければならない．

複雑な問題の解決策

極度の複雑さに直面したとき，ヒトの知性は多くの難解な要因を，単純なパラダイムや原則へと分解し，処理している．そうすればとりあえず快適ではあるが，それらは必ずしも論理的でないし，応用できないことも多い．

単純な解決策

背景にある知識の複雑さ，自然の多様性，しかし十分な科学が不足しているという複雑な状況に直面したとき，臨床医は極端に単純化された臨床的原理，すなわちⅠ級咬合モデルに基づくパラダイムを用いる傾向にあった．これはしばしば「治療の哲学」と表現されるが，証明されてもいないし，反証されてもいない．これは信念システムに基づいたもので，厳密な科学的試験を受けていない．多くの臨床医が現在もこれに固執している．ミューチュアルプロテクション（相互保護）や偏心運動時の臼歯離開咬合はⅠ級咬合モデルに基づいていて，理想的な治療のパラダイムとして広く用いられている．しかしながら，これらの理想的な咬合状態でないのに無症状で生理的なヒトもたくさんいることを考えると，ディスオクルージョンや相互保護といわれるような概念の普遍性は疑問となる．さらに幅広いさまざまな臨床状況では，この単純な概念モデルでは解決できない．そのため，臨床で遭遇するたくさんの例外的状況において，どのように治療するのが最善かというジレンマが生じる．適切な臨床

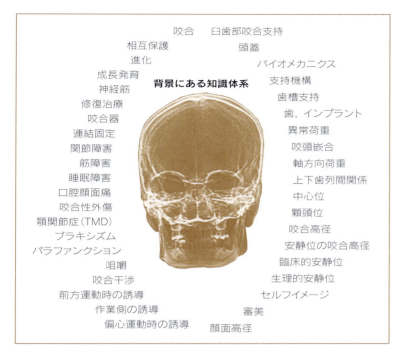

図1-7 咬合という問題の背景にある知識体系．さまざまな領域を含み，また相互に関連する要素を含んでいる．その要素それぞれには大量の研究と文献があり，結果として高度に複雑化している．

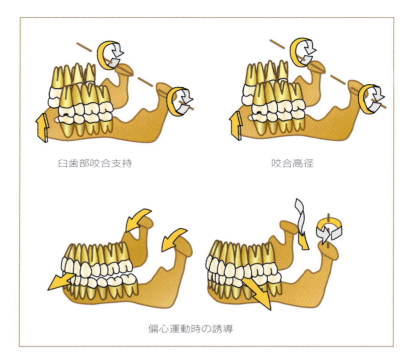

図1-8 咬合は，臼歯部咬合支持，咬合高径，偏心運動時の誘導という3つの主要要素に分けることができる．それぞれの要素にはそれぞれの知識体系があり，最良のエビデンスとパラダイムの変遷に照らして再評価され続けなければならない．それぞれの要素は，別の章，すなわち，臼歯部咬合支持は第4部，咬合高径は第5部，偏心運動時の誘導は第6部で記述する．

ガイドラインや科学的エビデンスもないので，臨床医は症例ごとに個々の臨床的決定因子に応じて解決策を考えなければならない．

複雑な問題の解決策（折衷的）

単純化されすぎたパラダイムの不備に対する学問的アプローチは，複雑にみえる知識体系に組織的な方法で対処し，必要であればパラダイムを再定義することである．全体の構成成分を項目や小項目に分解することによって，それぞれの成分を解析し，研究できるかもしれない．現在の知識の範囲とさまざまな項目や小項目のエビデンスの質を吟味し，それらを統合することによって最良のエビデンスの全体像が作られ，適切な臨床ツールへと変換できるかもしれない．不十分なパラダイムや概念は検証され，修正される．そして代わりの解決策やパラダイムが確立される．入手可能な最良のエビデンスをリスクや予知性の評価に適用することができれば，治療計画や治療法選択の意思決定過程において有益であろう（図1-5，1-6）．

咬合の主要要素：臼歯部咬合支持，咬合高径，偏心運動時の誘導

咬合は，臼歯部咬合支持，咬合高径，偏心運動時の誘導という3つの主要要素に分けることができる（図1-8）．それぞれの要素にはそれぞれの知識体系があり，臨床的概念とパラダイムがある．多くの臨床的概念は，現在の状況にあわせて再評価する必要がある．本書では，それぞれの要素は独立した部・章で定義され扱われている．これらの要素の用語集での定義が変遷し混乱をもたらしているのは，それが概念の変化を反映できていないからだと考えられる．

咬合に関する長年に渡る疑問は，現在の知識や考え方，そして重要性は変遷するという観点から対処されるべきである．以前は論争の的になっていた問題の中には考え方が変化したものもある．たとえば，TMDを予防するために臼歯部咬合支持を確立することの必要性は疑問視されている．中心位で，あるいは中心位のわずかに前方で，あるいはロングセントリックのいずれで咬頭嵌合を回復するかといったことは，もはや重大な論争点ではない．安静位を超えて咬合高径を上げることは，もはや有害とはみなされていない．また，もはや咬合干渉がTMDの病因として重要な役割を果たしているとは考えられていない．アンテリアガイダンスを確立し離開咬合を与える必要性やミューチュアルプロテクション（相互保護）の概念は，疑問視されている．さらに歯科インプラントの出現によって，インプラント支持修復物と天然歯支持修復物によって欠損補綴治療が行われるようになってきたので，それらに関連する咬合原則のいくつかは再評価される必要がある．

臨床のアート

多くの場合，エビデンスに基づくサイエンスは，一般的な臨床的疑問に回答を与えることができない．臨床医は診断上そして治療上の決定の基礎を，いわゆる「臨床のアート」と考えられるものにおかざるを得ない．この「臨床のアート」というものは，適用可能な最良の治療のガイドラインおよび現在のパラダイムに基づいているものと思われる．そして，その現在のパラダイムは，世代，地理的位置，偶然的要因そしてセレンディピティ的な要因などの多様な情報が拾い集められ，形成されたものである．

臨床的判断はいくつかの異なるレベルで行わなければならないだろう．これらは現在の知識体系と関連分野の入手可能な最良のエビデンスの統合，そして現在の概念，パラダイム，現在の治療原則を含まなければならない．評価はリスクの予測レベルに基づいてなされなければならない．そして最終決定は症例ごとに大きく異なる個々の臨床的決定因子に加えて，心理社会的，社会経済的，心理的側面を考慮してインフォームドコンセントが得られた患者と一緒になされなければならない．

顎関節症（TMD）における咬合の役割の重要性が小さくなったにもかかわらず，多様な固定性補綴装置に関連する咬合のトピックは

従来と同等に重要である．長年の臨床的疑問に答えるということになると，たいていの場合，入手可能な最良のエビデンスや伝統的なパラダイムでは，疑問を解決したいという臨床マインドを満足させることはできない．以下のリストは，入手可能な最良のエビデンス（BAE）によって答えられていない現在の臨床的疑問である．これらを解決するためには，現在の臨床のアートとそれが関連するパラダイムに依存しなければならない．これらの疑問はいくつかの部・章（第4部，第5部，第6部1～3章，第8部）の基礎となっている．各部・章では，入手可能な最良の科学，入手可能な最良のパラダイム，そして入手可能な最良の臨床のアートに基づいて，答の提供を試みている．

臨床的疑問

咬合は臼歯部咬合支持，咬合高径，アンテリアガイダンスという3つの基礎的要因から構成されているので，咬合に関する臨床的疑問は3つの部分に分けるのが都合が良い．偏心運動時の誘導を示す用語としての「アンテリアガイダンス」には問題点があるので，本文の中で議論する．そして議論に基づいて「アンテリアガイダンス」の代わりに「偏心運動時の誘導」という用語を用いることにする．

1．臼歯部咬合支持
- 最低限許容できる臼歯部咬合支持の構成要素は？
- 臼歯部咬合支持を確立できる最小限の歯数と接触の数は？
- 臼歯部咬合支持を確立できる最小限のインプラント数と支持骨の量は？
- 許容できる歯と歯あるいは歯とインプラントの歯軸方向の関係は？
- 咬頭嵌合位での咬合接触の要件は？
- 咬頭嵌合位での最適な顆頭と下顎窩の関係ならびに上下顎の関係は？

2．咬合高径（OVD）
- 安静位とは何か？
- 安静位は固定されているのか？
- 重要な1つの安静位は存在するのか？
- OVDが臨床的安静位を超えて増加したら，何が起きるのか？
- OVDを増大したり減少したりしたら，下顎位は適応するのか？
- OVDを変えると下顔面の高さが変化するか？
- OVDは臨床的にどのように決定すべきか？

3．偏心運動時のガイダンス（アンテリアガイダンス）
- 前方運動時に臼歯を離開させるアンテリアガイダンスが必要か？
- 側方運動時に非作業側の歯を離開させるアンテリアガイダンスおよび／またはラテラルガイダンス（側方運動時の誘導）が必要か？
- 咬合干渉を避けるために前方運動時のアンテリアガイダンスおよび／またはラテラルガイダンスが必要か？
- 咬合干渉と顎関節症（TMD）およびパラファンクションとの関係は何か？
- アンテリアディスオクルージョン（前歯による臼歯離開咬合）がない場合，臼歯の接触は咬合干渉なのか，それとも臼歯による誘導なのか？
- アンテリアガイダンスと咀嚼およびブラキシズムとの関係は何か？
- ミューチュアルプロテクション（相互保護）は有効な治療モデルか？
- 誘導の傾斜とカントゥアは関連があるか？
- 平坦な誘導は偏心運動時の負荷を減少させるか？
- サイドシフトは，側方運動時の誘導の咬合接触にどのような意義があるか？
- 連結固定はアンテリアガイダンスにどのような影響を及ぼすか？
- グループファンクションの作業側の接触は，どの程度遠心の歯まで与えるべきか？
- 偏心運動時の誘導は選択的で実用的か？
- 歯とインプラントの相対的配置によって誘導はどのような影響を受けるか？

咬合器
- 関節の決定要因は前歯あるいは臼歯の咬合形態を決定するか？
- どの咬合器を使うべきか？
- 咬合器のどの機能が必要か？

参考文献

1. Anonymous civil servant. Roget's II: The New Thesaurus. Available at: http://content.dictionary.com/help/thesaurus/faq/roget.html Accessed September 2013.
2. The Glossary of prosthodontic terms. J Prosthet Dent 2005;94:10–92.
3. Ash MM. Occlusion: reflections on science and clinical reality. J Prosthet Dent 2003;90:373–384.
4. Guerini V. A History of Dentistry. Philadelphia: Lea and Febiger, 1909.
5. DeBoever JA, Carlsson GE, Klineberg IJ. Need for occlusal therapy and prosthodontic treatment in the management of temporomandibular disorders. Part I. Occlusal interferences and occlusal adjustment. J Oral Rehabil 2000;27:367–379.
6. Jacob RF, Carr AB. Hierarchy of research design used to categorize the "strength of evidence" in answering clinical dental questions. Prosthet Dent 2000;83:137–152.
7. Fitzpatrick B. Evidence-based dentistry – it subdivided: accepted truths, once divided, may lack validity. Int J Prothet Dent 2008;21:358–362.
8. Kalso E, Edwards J, McQuay J, Moore RA. Five easy pieces on evidence-based medicine. Eur J Pain 2001;5:227–230.
9. Gotfredsen K, Walls AWG. What dentition assures oral function? Clin Oral Implants Res 2007;18(suppl 3):34–45.
10. American College of Prosthodontics. Parameters of care for the specialty of prosthodontics. J Prosthodont 2005;14(suppl 1):1–103.
11. Sackett DL, Rosenberg WM, Gray JA, Haynes RB, Richardson WS. Evidence based medicine: what it is and what it isn't. BMJ 1996;312:71–72.
12. Iacono VJ, Cochran DL. State of the science on implant dentistry: a workshop developed using an evidence-based approach. Int J Oral Maxillofac Implants 2007;22(suppl):7–10.
13. DiCenso A, Bayley L, Haynes R. Accessing preappraised evidence: fine-tuning the 5S model into a 6S model. ACP Journal Club 2009;151:JC3-2—JC3-3.
14. Haynes R. Of studies, syntheses, synopses, summaries, and systems: the "5S" evolution of information services for evidence-based health care decisions. ACP Journal Club 2006;145:A8.
15. Grimes DA, Schultz KF. An overview of clinical research: the lay of the land. Lancet 2002;359:57–61.
16. Sackett DL, Straus SE, Richardson WS, Rosenberg W, Haynes RB. Evidence-Based Medicine: How to Practice and Teach EBM, ed 2. Edinburgh: Churchill Livingstone, 2000.
17. Moy PK, Medina D, Shetty V, Aghaloo TL. Dental implant failure rates and associated risk factors. Int J Oral Maxillofac Implants 2005;20:569–577.
18. Bahrami G, Væth M, Kirkevang L-L, Wenzel A, Isidor F. Risk factors for tooth loss in an adult population: a radiographic study. J Clin Periodontol 2008;35:1059–1065.
19. Pullinger AG, Seligman DA. Quantification and validation of predictive values of occlusal variables in temporomandibular disorders using a multifactorial analysis. J Prosthet Dent 2000;83:66–75.
20. Pullinger AG, Seligman DA, Gornbein JA. A multiple logistic regression analysis of the risk and relative odds of temporomandibular disorders as a function of common occlusal features. J Dent Res 1993;72:968–979.
21. Stohler CS. Clinical decision-making in occlusion: A paradigm shift. In: McNeill C (ed). Science and Practice of Occlusion. Chicago: Quintessence Publishing, 1997:294–305.
22. Svensson P, Jadid F, Arima T, Baad-Hansen, Sessle BJ. Relationship between craniofacial pain and bruxism. J Oral Rehabilitation 2008;35:524–547.
23. Dekkers OM, Egger M, Altman DG, Vanderbroucke JP. Distinguishing case reports from cohort studies. Ann Internal Med 2012;156:37–40.
24. Brunnette DM. Critical Thinking: Understanding and Evaluating Dental Research. Chicago: Quintessence Publishing, 2007.
25. Proskin HM, Jeffcoat RL, Catlin A, Cambell J, Jeffcoat MJ. A meta-analytic approach to determine the state of the science on implant dentistry. Int J Oral Maxillofac Implants 2007;22:11–18.
26. Lang NP, Muller F. Epidemiology and oral function associated with tooth loss and prosthetic dental restorations. Consensus report of Working Group 1. Clin Oral Implants Res 2007;18(suppl 3):46–49.
27. Walthers W. On diverse approaches to prosthodontic research: The case series approach to prosthodontic research. Int J Prosthodont 2007;20:373–376.
28. Eckert SE, Choi YG, Sanchez AR, Sreenivas K. Comparison of dental implant systems: Quality of clinical evidence and prediction of 5-year survival. Int J Oral Implants 2005:20:406–415.
29. Smith CG, Pell JP. Parachute use to prevent death and major trauma related to gravitational challenge: Systematic review of randomized controlled trials. BMJ 2003;327:1459–1461.
30. Spring B. Health decision making: lynchpin of evidence-based practice. Med Decis Making 2008;28:866–874.
31. Hubbard DW. How to Measure Anything: Finding the Value of Intangibles in Business. Hoboken, NJ: John Wiley & Sons, 2007.
32. Politser P. Decision analysis and clinical judgment: a re-evaluation. Med Decis Making 1981;1:361–389.
33. Reyna V, Brainerd C. Fuzzy-trace theory and false memory: new frontiers. J Exper Child Psychol 1998;71:194–209.
34. Reyna VF. Physician decision-making and cardiac risk: effects of knowledge, risk perception, risk tolerance, and fuzzy processing. J Exp Psychol Appl 2006;12:179–195.
35. Straszecka E. Combining uncertainty and imprecision in models of medical diagnosis. Inf Sci 2006;176:3026–3059.

第2部 ヒトの咀嚼システム

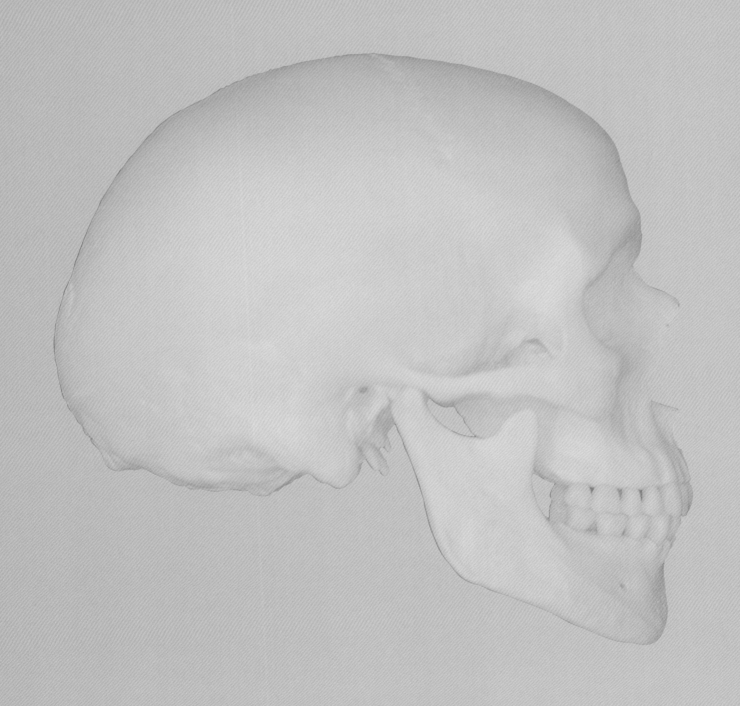

咀嚼システム
はじめに

　第2部では，歯科臨床に関連する咬合の問題を理解するため，必要な知識の背景を解説する．哺乳類における進化の概念は，ホミニン（類人）と現代人における頭蓋が，その形態と歯列の咬合状態を機能的に，さらに合目的に変化させてきたということにある．この進化の過程を理解することは，補綴治療による口腔機能の回復という臨床的な目的を達成するための参考となる．さらに現代人の歯列において，前歯と臼歯が，その形態をそれぞれの役割のために特殊化させ，結果的に相互に保護している．食性の変化など日常の生活に対応するため，合目的に頭蓋と歯性（歯の形態，歯列）を変化させてきた動物の進化の過程を理解することによって，臨床家は患者が回復できる範囲を想像し，その理由を考えることが可能となる．また神経と筋肉の関連に関する知識は，神経伝達，筋機能，異常機能，口腔顎顔面の疼痛を考える際に，どこまで考慮すべきかを示唆してくれる．これは，臨床の方向性を評価する際に有用な考えを導いてくれる．さらに筋電図学的研究は，顎関節症，パラファンクション，ブラキシズム，前歯誘導，そして咬合高径を考える際に参考となる．咀嚼，嚥下，パラファンクション，咬合性外傷のメカニズムに関する理解は，歯列の維持管理，口腔機能の回復のため，歯科医療にとって欠くことのできない知識である．また，顎関節症の複雑さと変化の概念における十分な知識をもつことは，顎顔面の疼痛と神経の可塑性に対する理解，最新の考え方に関する知識とともに必須である．最後に，遺伝学的そして近年の生体力学的な視点からヒト頭蓋骨への補綴学的負荷を考察することは，歯やインプラントによる口腔機能の回復，すなわち咬合機能の再構築とパラファンクションを考えていくうえで，さまざまな示唆を与える．

第2部 1章 進化と比較解剖

目次
- 脊椎動物と脊椎動物の歯の分類
- 哺乳類の進化
- 顎骨と顎関節の発育
- 大臼歯の進化
- 有蹄動物，草食動物
- 霊長類
- 霊長類の顎骨の進化
- 犬歯の特殊化
- 切歯の特殊化
- チンパンジーからホモ・サピエンスまで
- ホミニンの歯

脊椎動物と脊椎動物の歯の分類

　動物界は，門，綱，目，科，属，そして種によって分類されている．その中で現代人は，動物界，脊索動物門，脊椎動物亜門，霊長目，哺乳綱，霊長目，ヒト科，ヒト属，ヒトに位置する（図2-1-1）．
　脊索動物門は，発育の段階で脊索を発現する特徴をもち，脊椎動物亜門は，脊椎という支柱と歯をもつものをいう．脊椎動物は魚，両生類，爬虫類，鳥，そして動物に分かれる．旧式の古生物学では，55,000万年前に生息していた動物が化石として発見されたことが記録されている．魚は古生代において，彼らの軟骨格システムの一部である歯をもった初めての脊椎動物として，55,000万年前に生息が

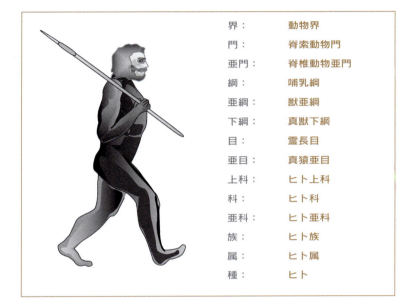

図2-1-1　現代人の分類体系．

確認されている．その歯は小さく円錐形で，それぞれの歯に形態的な違いはなく，隙間なく排列し，食品を口腔に取り込み保持するための機能をもつ．有史前，両生類は35,000万年前に現れた．また爬

表2-1-1　地質時代表[1-7]（百万年前〈my〉）

代	紀	世 大量絶滅	年代	化石
古生代	カンブリア紀 オルドビス紀 シルル紀 デボン紀 石炭紀（350-250my） ペルム紀（270my）	オルドビス紀全滅（440-450my） デボン後期大量絶滅（330-375my） ペルム紀－三畳紀絶滅．シベリア・トラップ火山の噴火． "大絶滅（Great Dying）"（251my）地上の90%の種が絶滅	550my	顎のない魚（510my） 顎をもつ魚（410my） 両生類（350my） 爬虫類 恐竜 哺乳類型爬虫類（シナプシド）
中生代	三畳紀（190-200my） ジュラ紀（136-190my） 白亜紀	三畳紀－ジュラ紀大量絶滅（251my） 白亜紀－第三紀大量絶滅（K-T大量絶滅） 　チチュルブークレーターに小惑星が衝突 　および（または）デカントラップ火成活動（大量絶滅）	220my 120my	初期の哺乳類 汎獣類 恐竜の繁栄 恐竜の絶滅
新生代	第三紀 　哺乳類の時代 　恒温動物の出現，高 　い移動能力の獲得 　脳の巨大化	暁新世（120-65my） 始新世（55my） 漸新世（34my） 中新世（24my） 上新世（5.3my）	65.5my	近代の哺乳類 新獣類 霊長類 類人猿
			7 my	原人 アルディピテクス－カダツバ（5.5my） アウストラロピテクス－アフリカヌス（2.5my）
	第四紀	更新世（1.8my） 　氷河時代	1 my	ホモ・エレクトス（1.75my） ホモ・サピエンス・ネアンデルターレンシス（1.07my） クロマニョン人（30,000年前）
		完新世（10,000年前）		ホモ・サピエンス

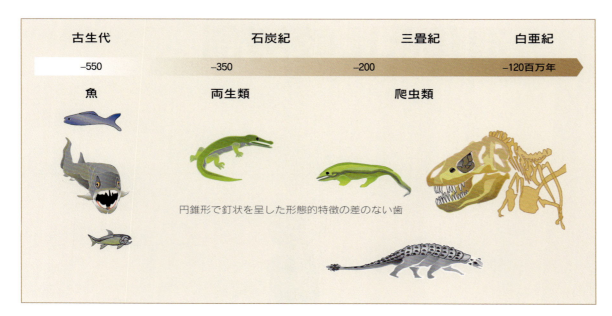

図2-1-2 古生代と三畳紀，すなわち55,000万年前から20,000万年前に魚，両生類，爬虫類が現れた．歯は釘状を呈し，個々の歯に形態的な違いや特徴はなく，隙間なく排列していた．

虫類は，約20,000万年前頃，すなわち古生代末期と中世代最古の三畳紀頃に，初期の哺乳類と同時期に現れた（表2-1-1，図2-1-2）．魚，両生類そして爬虫類は，すべて歯列の中で形態学的大きな差のない，釘の形を呈した歯をもっていた[1-5]．

白亜紀第三紀間絶滅

白亜紀から古第三紀にみられた大量絶滅は，地質学的には6,550万年前頃の短期間にみられた巨大な動物と植物種の絶滅だった．これは「白亜紀第三紀間絶滅（K-T絶滅）」として広く知られ，全世界のさまざまな場所に分布している薄い粘土層によって規定される[6,7]．白亜紀第三紀間絶滅より新しい地層には，恐竜の化石の数はとても少ないが存在する．おそらく本来化石が存在した地層は浸食され，その後の沈積された層の中で，数は少ないが恐竜の化石が保存されたのだろう．白亜紀第三紀間絶滅の理由としては，1つの，またはいくつかの壊滅的な出来事，たとえば大規模な小惑星の衝突，または火山活動の増加などが推測されている．メキシコのユカタン半島におけるチクシュルーブ・クレーターで引き起こされた小惑星の衝突は，白亜紀第三紀間絶滅の根拠の1つとしてもっとも有力視されている．この衝突により巻き上げられた粉塵が太陽の光を遮り暗闇が続き，全地球規模の気温低下，酸性雨などが絶滅の理由として考えられている．太陽光の減少が光合成を妨げ，地球規模の生態と食物連鎖の大規模な崩壊へとつながった．大規模な白亜紀第三紀間絶滅に関する他の有力な説には，白亜紀末期およそ100万年の長い間に及ぶ火山活動が原因との説がある．インドにおいて，台地玄武岩からなる巨大なデカン高原を作ったほどの火山活動であった．これらの多量の噴火の間，硫黄や二酸化炭素の放出が，過酷に環境へ影響を与え絶滅の原因となった可能性もある[6,7]．

哺乳類の進化

およそ65,000万年前の白亜紀第三紀間絶滅（K-T絶滅）の前後に，初めての哺乳類が現れた．それらは小さく，夜行性で，毛深く，温かい血液の流れる有袋類であり，多結節性の歯をもつ哺乳小動物であった．この時代は恐竜によって支配されていた．有袋類や猫，犬，猿のような胎盤動物などの哺乳類には，その後7,000万年の間，進化しなかった[8-10]．恐竜がK-T絶滅の前後で死滅し，哺乳類の進化を許した．

進化：自然界における選択

進化の考え方は，順応する能力が適合した動物が，その環境を生き残り支配する，という過程の中で種を進化させ，子孫の遺伝子の伝搬と生き残りを確保していくというものである．環境の変化は生き残りの戦略の中で，適切な変化を要求する．すなわち，突然変異と自然界の選択が環境変化の過程の中で生じ，現在の動物の姿を形作る[11]．適切な突然変異があり，続いて身体に生き残る素質を身につけていくための期間は，とても長い時間を要する．前提となる成長のための素質は，数千，数百万年の期間で備わっていく[11-15]．生体が生き残るために必要な多くの恒常性の機序と食物の獲得と摂取は，環境の変化に適合するシステムとして第一の必須事項である[14-21]．

必要性への適合：移動，食物の獲得，摂食，嚥下，消化

草木を食すため，彼らに必要な葉，小枝，草，果物を見つけ出すことができるように，手足と移動が必要になった．強い肉食の捕食者達の骨と筋は，走り，飛び上がるため，また弱い獲物を捕らえるために進化した．弱い草食動物達は，彼らを攻撃する者たちよりも早く走り，飛び，登り，泳ぐことによって，捕食者達から逃げる移動のシステムが必要だった．肉食動物の捕食の基本的な戦略は，相手に噛みつくことであった．よって歯の形態と咀嚼のシステムは，葉と草を摘み，または弱い草食動物を捕らえ殺すことによって食物を得るための構造を必要とした．草食動物は草木を摘み，嚥下の準備としての咀嚼を行うため，歯，筋，そして関節が必要だった．そして同時に，肉食動物は骨を砕き，肉を引き裂き，噛み砕いて飲み込むために歯，筋，そして関節が必要だった．嚥下のあと，適切な消化には，草木，小枝，果物を噛み砕くこと，そして摂取した肉や骨，またいくつかのケースでは獲物を丸ごと飲み込む，ということの両者に対応できるシステムが必要だった．雑食性の動物は，草食性と肉食性の両者の消化能力，すなわち適切な神経経路，運動機能，食物連鎖の中での存在，獲得手段，咀嚼機能，食物摂取，そして栄養学的な背景，それらすべてをバランスよく備える必要があった[11-21]．

顎骨と顎関節の進化

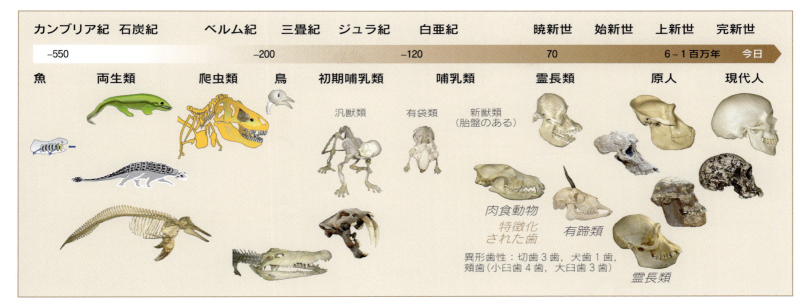

図2-1-3 形態的差のない釘状の形態を呈した歯と方形骨-歯節骨で構成される顎関節を有し，変温動物である魚，両生類，そして爬虫類が，新生代第三紀の暁新世まで繁栄した．白亜紀には，恒温動物である初期の胎盤哺乳類が現れ始めた．そして鱗状骨（側頭骨の一部）-歯骨（下顎骨）で構成される顎関節をもち，生態学的な要求によって進化した植立部位によって特徴的な形態を有する歯をもつ近代の哺乳類へと多様化していった．歯列は乳歯列から永久歯列に変わる二生歯性になり，歯が顎骨の中に歯根膜という結合組織を介して植立する「釘植」という性質をもつようになった．基本的な哺乳類の歯の排列は，要求と種の間でさまざまな様式に変化した（いくつかの文献[1-5]とJ Rak's教授の所蔵標本，およびTel Aviv大学動物標本室を参考に特別に記載された）．

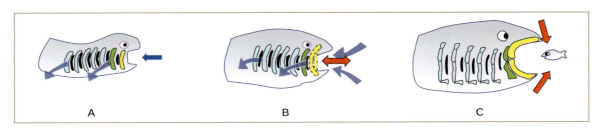

図2-1-4 魚の顎の進化．**A**：原始的な魚には顎がなかった；食物と酸素の入った水は，口腔から鰓弓を通り濾過され，摂取した．第一鰓弓：黄色．第二鰓弓：緑．**B**：第一鰓弓は，鰓からの酸素摂取の効率を向上させるため，頰をより大きく動かすことを目的に，大きく進化していった．**C**：第一鰓弓（顎弓）は，獲物を捕らえる効率を上げるため，蝶番式に動く顎の開閉能力を進化させていった．第二鰓弓（舌骨弓）は，顎骨を支持するために進化していった（いくつかの文献から描画）．

特殊化

　この特殊化の過程は，有史前の魚，両生類，爬虫類にみられる釘状の歯の小さな形態変化を伴いながら，海から陸への移動という環境変化に動物が適合していく形で生じていった．また変温動物である爬虫類は，恐竜が支配していた白亜紀第三紀間絶滅の終わりまで繁栄した．そして，次に恒温動物である胎盤哺乳類の繁栄がみられた．20,000万年前から12,000万年前ごろの初期の哺乳類では，顎骨内で歯の分布を変化させながら進化したことが明らかとなっている．これはジュラ紀前期の汎獣類にみられる．大型恐竜の絶滅によって，肉食，草食，雑食の哺乳類の動物を含む生物全般に，多種多様な進化が始まった．歯の数・種類・形態・配列は，歯列上の位置に従って臼歯・犬歯・前歯，それぞれ特有の形態を呈するようになった．一般的な片側の前歯，犬歯，小臼歯，そして大臼歯の数は，前歯3本，犬歯1本，小臼歯4本，大臼歯4本だった．それぞれの歯の成長の過程には，乳歯から永久歯に一度生え変わる「二生歯性」の性質と，歯が顎骨の中に歯根膜という結合組織を介して植立する「釘植」という2つの性質を含んでいた（図2-1-3）[8,18,19]．

顎骨と顎関節の進化

魚

　顎は初めて現れた魚から，とくに第一鰓弓，第二鰓弓で独特の進化を遂げた．50,000万年前から45,000万年前，現存のメクラウナギやヤツメウナギの祖先など原始的な魚は，顎骨を有していなかった．その頃，口腔内に取り込んだ水分から食物となる粒子を鰓によって濾過し，栄養を摂取していた．それらの鰓は配列され，胎生期に骨や軟骨を誘導し，個体の形態形成にも役立っていた（図2-1-4）．

　鰓弓が現れると，この鰓弓によって頰は動くようになった．そして動かされた頰によって水分を口腔から鰓に通し，酸素を摂取するようになったと考えられている（図2-1-4）．その後，口は大きく広がり，口を開閉させる能力をもった．よって口は，大きな獲物を捕らえることができるようになった．大きくなった顎弓と呼ばれる第一鰓弓は，上顎骨と下顎骨の基盤となった．第二鰓弓（舌骨弓）は，顎弓を支持する形で進化した．サメ・エイなど板鰓亜綱の軟骨魚類は，軟骨の骨格をもっていた．顎弓の下方部分は下顎骨に発育するメッケル軟骨となり，上方部分（口蓋翼突方形軟骨）は上顎骨になる．軟骨魚類の子孫は，今日でもサメ，エイ，ガンギエイなどとして，多くの種として現存する．魚の進化の過程で，舌骨弓は頭蓋の後方に存在する方形骨から下顎角へ向かい広がった．そして下顎骨の機能を補助した（図2-1-5）．硬骨魚において舌骨弓は，方形軟骨

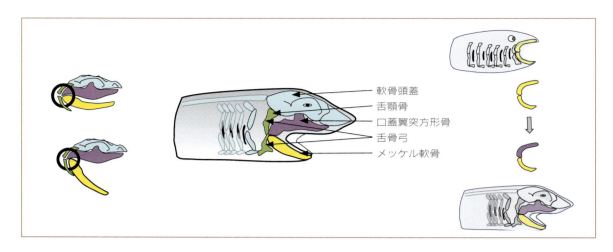

図2-1-5 板鰓亜綱の軟骨魚類は，関節する顎として進化していった．顎弓の上部の形態は，メッケル軟骨として知られる下部と関節する口蓋翼突方形骨となった（いくつかの文献から描画）．

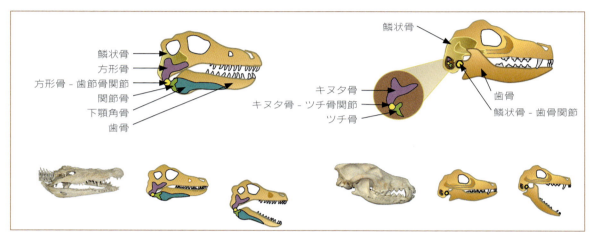

図2-1-6 初期の哺乳類と哺乳類型爬虫類にみられた進化による形態学的変化．爬虫類は，方形骨－歯節骨関節を有していた．ペルム紀後期，哺乳類型爬虫類（図左）と，後期のそして現存する哺乳類（図右）は，方形骨－歯節骨関節を構成する小さな骨を有していた．中耳において聴覚の機能を向上させるため，方形骨はキヌタ骨になり，関節骨はツチ骨に進化した．歯の形態は，すべて同じ釘のような形態を呈していた状態から，それぞれ植立する部位で違う形態的特徴をもった歯（犬の歯のように）に進化した．

を補強するため，上顎骨・下顎骨からは遅れて舌顎骨になった．硬骨骨格をもつ魚は，三畳紀後期に進化した．これらの現存する硬骨類は，顎骨を突出させていき，上顎骨と下顎骨の回転運動などの可動性を増していった[1-3]．

原始的な哺乳類以前の「方形骨－歯節骨」による顎関節

魚，両生類，そして爬虫類は，上部の方形骨の下部の関節骨で構成される同じ原始的な顎の関節を有していた．もっとも初期の哺乳類と哺乳類型爬虫類である単弓類は，顎の関節に下部の顎の後方に存在する小さな骨である関節骨と，上部の顎の後方に存在する小さな骨である方形骨を構成要素としてもっていた．これは，方形骨－歯節骨，哺乳類以前の，または爬虫類様の関節と呼ばれた．これはほとんどの爬虫類，トカゲ，ワニ，そして恐竜の祖先である哺乳類型爬虫類のシナプシドにみられる共有の特徴である．これはまた，これらの爬虫類の子孫や鳥にもみられる構造である（図2-1-6）．歯の構造，配列などは大きく進歩し，他の顎の骨は，関節骨が上部の顎の方形骨と関節するまで小さくなった[1-3, 9, 10]．

哺乳類の方形骨－歯骨関節と中耳

哺乳動物型爬虫類であるキノドン類と後期の哺乳類は，これまでの関節の形態とは異なった強い顎の関節，鱗状骨－歯骨関節を進化の過程で作りあげていった．この関節は，歯を植立させる歯骨（下顎骨）と，同様に上部の歯を植立させる鱗状骨で構成されていた．そしてヒト科と現代人で顎関節に進化した．

キノドン類の哺乳類への進化

キノドン類の歯と咀嚼システムは，進化の過程で変化した．すなわち獲物を捕らえ保持し，その後の嚥下動作全体を一連の機能としてスムーズに行うため，歯の特殊な形態への変化とともに進化した．これらの進化の過程の形態変化は，食物の咀嚼機能をより向上させ，容易で早い消化を可能にした．加えてキノドン類の顎の骨の数は少なくなった．本来の顎の骨は，哺乳類の中耳の骨の一部として，異なった機能を発揮するために進化した．哺乳類の中耳は，胎生期のメッケル軟骨の消失と成獣における下顎と中耳の断裂によって独立する．その主要な特徴は，現存する哺乳類と哺乳類ではない脊椎動物と区別する（図2-1-7）[9]．

聴覚の機能は，脳に音の情報を伝える通信能力の向上によって，彼らの生活を取り巻く環境をより感知できるようになった．キノドン類は，口腔の上部の二次口蓋も進化させた．この変化によって，空気を直接口からではなく，鼻孔から取り入れ口腔の後部へ送ることができるようになり，呼吸と咀嚼を同時に行うことができるようになった．この特徴は，すべての哺乳類がもつ[1-3, 14, 15]．

顎関節と中耳

真獣類（哺乳類）では鱗状骨が，下顎窩，関節結節，そして関節するキヌタ骨とツチ骨をもつ中耳，そしてアブミ骨を含む側頭骨鱗部に進化した．歯骨は，関節する下顎頭をもつ下顎骨に進化した．方形骨と関節骨は，中耳でキヌタ骨とツチ骨に進化した．哺乳類の中耳は，哺乳類以前の顎の骨から進化した．下顎角骨は，鼓膜を支える骨性の鼓室輪に進化した．関節骨と方形骨は，アブミ骨とつながりをもつ，ツチ骨とキヌタ骨に進化した．この3つの骨のつながり

大臼歯の進化

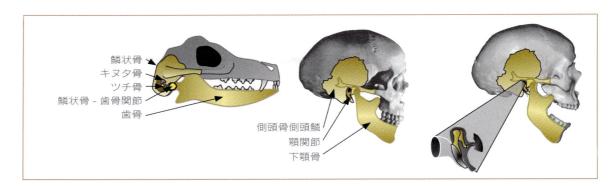

図2-1-7 真獣類(哺乳類)における鱗状骨は下顎窩、関節結節、関節するキヌタ骨とツチ骨、そしてアブミ骨を含む中耳をもつ側頭骨側頭鱗に進化した。歯骨は関節する下顎頭をもつ下顎骨に進化した。

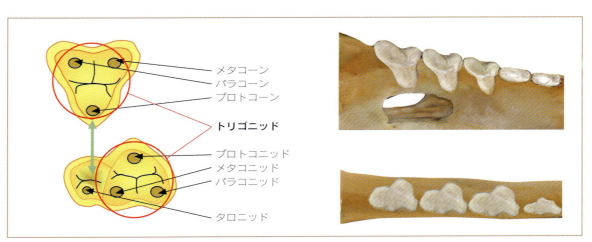

図2-1-8 近代の哺乳類の大臼歯の形態は、絶滅した汎獣類である原始哺乳類の大臼歯にみられた、三咬頭性のトリボスフェニック型臼歯に由来する。上顎臼歯は、頬側にパラコーンとメタコーンからなる2つのコーンをもち、舌側にはプロトコーンをもつ。下顎大臼歯は、頬側にメタコニッドとパラコニッドからなる2つのコーンをもち、舌側にはプロトコニッドの形態を呈する。また下顎大臼歯は、遠心には、プロトコーンと咬み合うタロニッドをもつ。さらに咬頭や突出部が、現存する真獣類哺乳類にはみられるようになった(いくつかの文献より描画)。

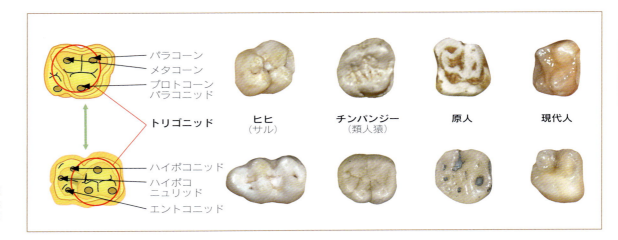

図2-1-9 霊長類にみられる「四辺形」形態。サル、類人猿、原人、現代人は、形態的に大きな差のない咬頭の排列様式を呈する。

は音を増幅する機能を発揮し、聴覚機能を高めた。ヒトの下顎窩と関節結節は、側頭骨鱗部の一部であり、本来は歯骨の一部である下顎骨の一部である下顎頭と顎関節を構成する(図2-1-7)。ヒトの中耳はツチ骨、キヌタ骨、アブミ骨を含む。ツチ骨、キヌタ骨、そしてキヌタ骨-ツチ骨のつながりは、爬虫類の関節骨、方形骨と方形骨-歯節骨関節と一致する(図2-1-6, 2-1-7)[8-10, 14, 15, 18, 19]。

大臼歯の進化

三結節歯(トリボスフェニック型臼歯)

すべての近代の大臼歯は、20,000万年前、三畳紀後期に絶滅した初期の哺乳類である食虫類の歯から進化してきたと考えられている(図2-1-8〜2-1-13)。個々の歯に形態的特徴のない釘状の歯をもつ恐竜の絶滅後、哺乳類が繁殖し多様化していく中で、小さな哺乳類である原始食虫類の最初の咬頭の位置は徐々に進化した。原始食虫類の上顎臼歯は、アンフィコーン(頬側)とプロトコーン(舌側)の2つの円錐形のコーン、または結節を有していた。これが、頬側2咬頭(パラコーン、メタコーン)と舌側のプロトコーンで三角形のトリゴン、またはトリゴニッドを形成し、三結節歯(トリボスフェニック型臼歯)となった。この三結節歯から各哺乳類の複雑な咬頭が生じていった。下顎大臼歯においても基本的には上顎と同様に、頬側のパラコニッド、メタコニッド、舌側のプロトコニッドの三咬頭からなるトリゴニッドの形態を呈する。そしてその遠心には、プロトコーンと咬み合うタロニッドが出現する(図2-1-8)。そして咬頭の形態はさまざまな進化の過程、すなわち哺乳類にみられてきた環境への適応変化、死滅などの環境下で、サル、類人猿、原人、現代人などの霊長類がもつ「四辺形」形態へと変化してきた(図2-1-9)。ペルム紀後期の哺乳類型爬虫類か獣弓類では、近代の犬やオオカミと似た歯の排列をもつイヌ様の歯(サイノドント)をもっていた[1-3, 22-17]。

進化の過程で大臼歯は、支台、抱える、スライスする、切り裂く、破砕するなどの機能を併せもっていった。初期から後期の哺乳類において、食物への要求、食物の獲得、消化機能の戦略などに沿って、その変化は生じていった。そして真獣類である現代哺乳類は、今日現存する多種多様な種を作っていく。その中で、それぞれの時代の環境、地理、生態学的な状態を反映しながら、個々の歯が役割に応じて独自の形態をもつ「異形歯性」という進化の過程において重要な

第2部1章　進化と比較解剖

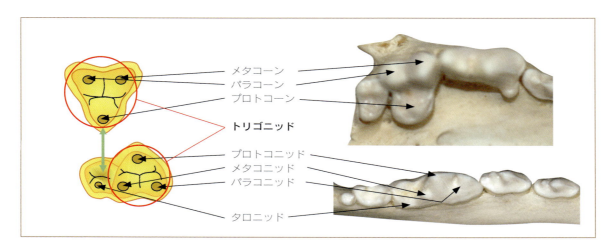

図2-1-10　イヌの大臼歯．上顎第一大臼歯は，トリゴニッド型を呈し，食物を押し砕くのに重要な役割を担う歯で，対合歯の下顎の歯のくぼみであるタロニッドと咬合する．オオカミ，クマ，ハイエナは，獲物を押し砕くための大きな第一大臼歯をもっている．第四小臼歯は，第一大臼歯の近心に位置し，肉を切り裂くため，幅が広くなった歯であり，裂肉歯と呼ばれる．ネコ科の動物であるライオン，レオパード，トラ，ネコなどは，1つの大きな幅広の大きな裂肉歯をもち，小さな小臼歯は存在しない．

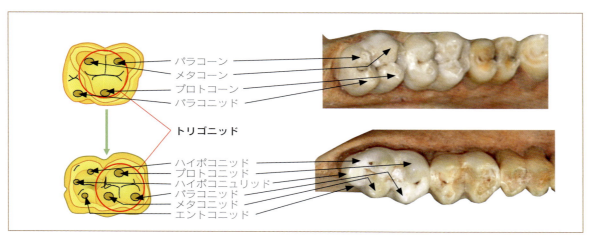

図2-1-11　ヒヒは隆線と咬頭をもつ大臼歯（ヒダ歯）を有し，古くから世界に分布しているサルである．

変化が生じた．この歯の形態の多様化は，捕食して肉を食す肉食類，蹄（ひづめ）のある草食類，主に雑食性である霊長類という現存する主に3種類の群に形態の違いとして現れた[1-3]．

肉食動物の大臼歯，小臼歯の進化

ペルム紀後期の哺乳類型爬虫類（単弓類）は，現代の犬やオオカミと似た歯の形態を有していた．タスマニアンデビルの歯は，典型的なトリボスフェニック型臼歯の形態をもつ（図2-1-8）[22]．肉食動物の歯の形態は，直接トリボスフェニック型に関係する．すなわち消化のために，彼らの獲物の骨や腱を押し砕き，切断することができる臼歯に形態変化していった．犬とオオカミは，トリゴニッドの特徴を有する咬頭の排列をした上顎歯をもつ．そして，3つの大臼歯様の歯，すなわち大きな肉を裂くのに適した裂肉歯と，その近心に4番目の小臼歯に由来する2つの大臼歯をもつ．裂肉歯は，剪断と薄切のためトリゴニッド型の咬頭を含み，対合歯と嵌合させた．対合歯のタロニッドは，トリゴニッドの動きを垂直的に規制した．第一大臼歯は幅が広く，大きなプロトコーンをもち，もっとも大きく，骨を粉砕するために使用し，頬骨弓の基部の下に肉を裂くため位置していた．第二大臼歯は，通常とても小さい（図2-1-10，2-1-15）．現存する第二小臼歯は，小さく咬合には関与しない．

肉食動物

肉食類であるネコ目（肉食目）は，真獣下綱の哺乳類（有胎盤哺乳類）が進化した動物である．彼らは狩りの能力に優れ，捕獲し獲物を消化する能力をもつ肉食類として特化していった．肉食動物は大臼歯または上顎臼歯の形を，獲物の骨や肉を引き裂き，噛み砕き，磨り潰すために変化させていった．小さく，咬合に関与しない小臼歯は，口腔内における食物の輸送に使う．裂肉歯として小臼歯の遠心に存在する第一大臼歯は，大きなプロトコーンをもち，歯の幅が広くなり，骨を噛み砕くことに使う（図2-1-10）．すべての肉食動物は，臼歯部に同様の上顎臼歯を有する．そして最後臼歯の大きさは，有位に小さい．大臼歯は三角形のトリゴニッド型を呈し，食物を噛み砕くために対合歯と嵌合する．舌側咬頭であるプロトコーンは，下顎臼歯のくぼみであるタロニッドと咬合する．イヌとオオカミは，噛み砕くための大きな大臼歯を1つもつが，クマとハイエナはこの大きな歯を2つ以上もつ．イヌとオオカミの第四小臼歯は，肉を裂くのに適した形態を有する．これは獲物を引き裂き，噛み砕くための3つの整列した咬頭（トリゴニッド）をもち，対合歯の小さいタロニッドまで伸長した大きく延長した歯である（図2-1-10，2-1-15）．裂肉歯と第一大臼歯は，上顎で噛み砕く力を効率よく発揮するため，頬骨弓基部の下面に位置する．イヌとオオカミの小臼歯は，他の多くの肉食動物と同様に小さく，バリエーションは少なく，上下の咬合関係からは外れているか，ネコ科のヒョウのようにない場合もある（図2-1-10，2-1-15）．イヌ，ネコ，ヒョウ，クマなどすべての肉食動物は，大きな大臼歯と上方に反った犬歯をもち，似た歯の形態を有している．ネコは1つだけ裂肉歯をもち，ハイエナとクマはより大きな噛み砕くための大臼歯をもち，アザラシとアシカは魚を捉え銜（くわ）えるための鋭く鋭利な大臼歯をもつ（図2-1-14）．犬歯は防備と攻撃，そして獲物を捕らえるために使われる．大きな上顎の犬歯は，獲物の頸部を突き刺すために使うため，大きな口には必要である．顎関節は咬合平面と同じか低い高さに位置し，外れない強い蝶番のような構造をもち，そのため獲物が抵抗をやめるまで噛み続けることができる．肉食動物の切歯は小さく，獲物の骨から肉を裂き，剥ぎ取るへら状の構造をしている（図2-1-21）．

ライオンやヒョウのようなネコ科の動物は本来，肉を切り裂くための2つの裂肉歯をもつが，その近くに痕跡としての小さな大臼歯とその前方の小さな小臼歯を伴う．他の陸上における捕食性の肉食動物，すなわちクマやハイエナなどは，環境と生態への適応の違い

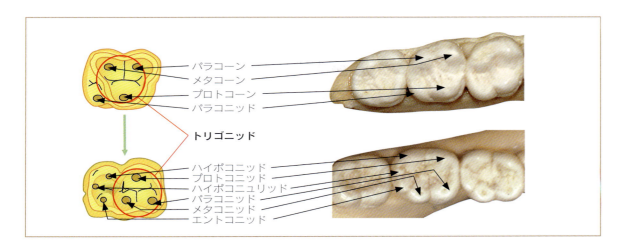

図2-1-12 チンパンジー（類人猿）の方形大臼歯．

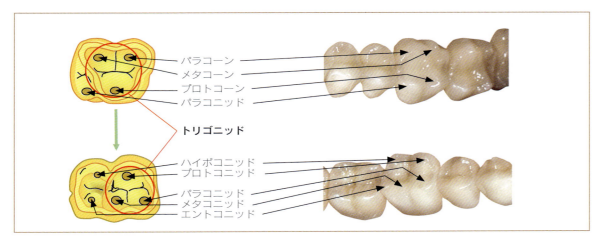

図2-1-13 現代人の方形大臼歯．

により，大臼歯や裂肉歯はさまざまな形態をもつ．

アシカやアザラシは鋭利で獲物を突き刺すことに適した，形態の違う大臼歯や小臼歯をもっていない．鋭利な咬頭は，滑りやすい魚を捉え銜（くわ）えることを容易にするため，海中での捕食者として獲得した特異な形態である．そしてホッキョクグマ（シロクマ）の大臼歯は，地上に生息するヒグマより鋭利な咬頭をもち，この形態は日常アザラシや魚を捕食するために獲得した（図2-1-14）．

肉食動物の頭蓋の形態

肉食動物は大きな頭蓋に大きな脳を入れていることから，特徴的な頭蓋の形態を呈している（図2-1-14, 2-1-15）．彼らは上顎骨の後ろに大きく発達した頬骨弓をもつという，特徴的な頭蓋の形態を呈する．この特徴は，すべての哺乳類と彼らの先祖である哺乳類に似た犬歯類（三畳紀の直立爬虫類）には一般的な構造である．加えて頬骨弓は，獲物を噛んですり潰す咀嚼筋群を他の筋群と分け，下顎運動を円滑に機能させるための大きな空間を確保するという役割を担っている．咬筋は頬骨弓から起始し，下顎骨へ停止する．噛み砕く機能力を向上させるため，起始部である頬骨弓は上顎骨の上方に位置する．側頭筋は頭蓋の側面から起始し，下顎骨筋突起に停止する．側頭筋は，顎関節の軸のトルクの役割を担う[28-32]．肉食動物と草食動物の頭蓋を比較すると，肉食動物の頭蓋には特徴がある．すなわち肉食動物における側頭筋の細断能力は，他の動物より優れているが，その側頭筋からの強い力が筋の起始部に加わり，頭蓋の矢状面に後方から前方に走る稜がみられる．肉食動物の下顎は，上下運動のような垂直軸の動きができるだけで，側方運動はできない．肉食動物の顎関節は，通常咬合平面のちょうど上あたりに位置することから，大きな開口が可能となり，容易に強く噛み切ることもできる（図2-1-14, 2-1-15, 2-1-20, 2-1-21）．イヌ，オオカミ，その他の哺乳類は，下顎の両側性の自由な動きを許容する，自由度のある下顎骨の線維軟骨結合を有している．線維軟骨結合はわずかに動く関節，すなわち近接した骨面が骨間の靭帯によって結合する関節を形成する[30-32]．

草食動物における咬筋の磨り潰す力は，噛み砕く力より重要となる．また草食動物の顎関節は，一般的に咬合平面よりかなり高い位置に存在することにより，歯骨に付着する咬筋が十分機能する空間を作り出している．その咬筋により下顎を側方に大きく動かす力と，食物を前方に突出した上下の歯列の間で磨り潰す力を生み出している（図2-1-14, 2-1-17, 2-1-20）[30]．

食性による形態の特殊化

肉食類は肉食動物，クマやブタなどの雑食動物，ジャイアントパンダのような少数の草食動物を含む．獲物を殺すために利用する大きく弓なりに反った犬歯をもつ肉食類の歯の形態の特徴は，上顎に骨から肉を剥ぎ，消化が容易になるように小さく切る裂肉歯をもつ．イヌの上顎は，骨を噛み砕く裂肉歯の後方に大臼歯をもつが，ネコは裂肉歯の後方に，咀嚼機能には関与しない小さな臼歯をもつ．ネコは骨の内部の骨髄を食べるため，きれいに骨を剥ぐが噛み砕かない．クマやアライグマのような雑食性動物の裂肉歯は，肉食動物の裂肉歯と比べると鋭さがなく，大臼歯の形態に似ている．裂肉歯の形態は，陸上の脊椎動物の食性が鍵となり，その食性に適した形で変化する．これは他の胎盤をもつすべての動物，すなわち草食動物，食虫動物または水生動物にも同じ変化が生じる．

有蹄動物，草食動物

有蹄動物または草食動物は，咬頭が列をなした波形の溝とうねを伴うエナメル質の隆起につながるという，特徴的な形態を有する歯をもつ．これは下顎の水平的な咀嚼運動と，草木の磨り潰しに合目的な構造である（図2-1-16）．有蹄動物は，草の葉食か木の葉食に分かれると思われる．彼らの生態学的な適応の例として，キリンには木の高い位置の葉や小枝まで届く長い首がみられ，木のない大草原や平原で食事をするウシ，ヒツジ，ウマ，サイなどは地上の牧

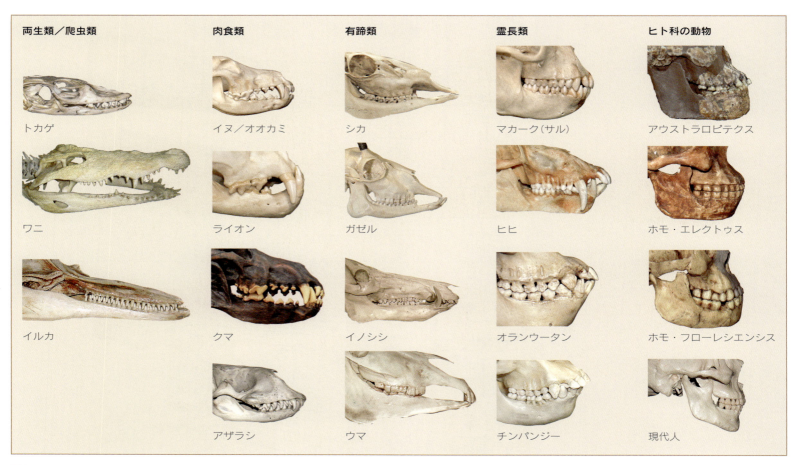

図2-1-14　異なった種の咬合：爬虫類とイルカ，肉食類，有蹄類，霊長類，ヒト科の動物．

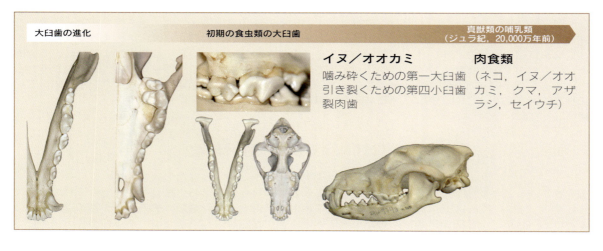

図2-1-15　オオカミの頭蓋，顎骨，歯列．頭蓋と顎骨は，大きな肉食性の特徴を有する．すなわち大きく上下の顎骨を開き開口するのを容易にするため，咬合平面と同じ高さで顎関節は硬く結合している．第一大臼歯はもっとも大きく，骨を砕くために使い，頬骨弓の基部の下に位置する．第一大臼歯がこの位置にあることで，もっとも大きな咬合力を出し，獲物が暴れても頭蓋でその力に抵抗することができる．第四小臼歯は，大きな裂肉歯である．小臼歯と大臼歯は，初期の哺乳類である食虫類の歯の形態，すなわち三結節歯（トリボスフェニック型臼歯）に似ている．小臼歯は小さく咬合には関与せず，食物の運搬のみに使う．ライオンやヒョウなどのいくつかの種では，小臼歯は欠如するか痕跡のみ存在する．

草や低木を食べる．すなわち，食性に沿って消化と栄養吸収のシステムに必要な形態を獲得し，生態系に特徴的に適合していくことは，現存する動物の多様性をみれば明らかである[1-3, 16]．

偶蹄目の哺乳類である有蹄動物は，ウシ，ヒツジ，レイヨウ，シカ，キリン，カバ，ブタ，ラクダ，ラマなどを含み，特徴としてひづめに2つの爪をもち，ウシ亜目である．反芻動物は，2つのステップで消化する（反芻する）が，最初は生のものを食べて嚥下し第一胃の中に運び，次に第一胃から不完全に消化された反芻食塊を口腔内に吐き戻す．

奇蹄目（ウマ目）は，それぞれのひづめに奇数の爪をもち，草原で草木を食べる哺乳類である．彼らは単純な胃をもつが，胃よりむしろ腸，すなわち後腸における発酵という形で，植物のセルロースを消化する．奇蹄類にはウマ，ロバ，シマウマ，バク，サイなどが含まれる（図2-1-16, 2-1-17）．

霊長類

霊長類の生物分類上の目（order）はユーシーリア（真獣類：真正胎盤をもつ動物），すなわち一般的にキツネザル，サル，類人猿，ヒト科の動物，現代人を含むすべての種を含む哺乳類の亜綱の一部である．

霊長類は3つの主要なグループに分かれる．すなわち，原猿類（キツネザル，ショウガラゴ，メガネザルなど），新世界ザル（広鼻下目），旧世界ザル（オナガザル科）の3グループである．新世界ザルはアメリカのみに生息する．進化のうえでは現代人に近い旧世界ザルとゴリラなどの類人猿は，アフリカ，南アジア，中央アジアに生息する．

霊長類はまた，分類上2つの上科に分かれる．すなわち原猿類と真猿類の2グループである．原猿類はすべての原猿，すべての曲鼻猿亜目（キツネザルなど），そしてメガネザルを含む．真猿類はすべてのサル，類人猿（オランウータンなど），ヒトを含む．

新世界ザルと旧世界ザルの一部は，約4,000万年前に現れた．そして約3,000万年前に，主要な直鼻猿亜目系統から3つのグループ

霊長類

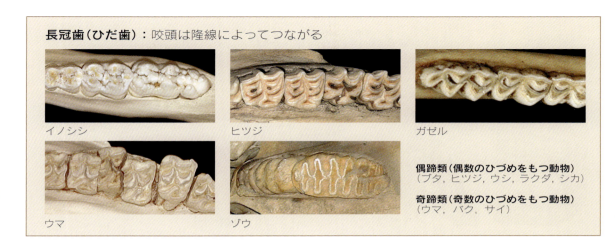

図2-1-16　有蹄類の臼歯．牧草と野菜を食す動物は、歯冠が長く、咬頭につながるひだを有する大臼歯をもち、牧草と野菜を咀嚼し噛みつぶすことが容易な構造となっている．

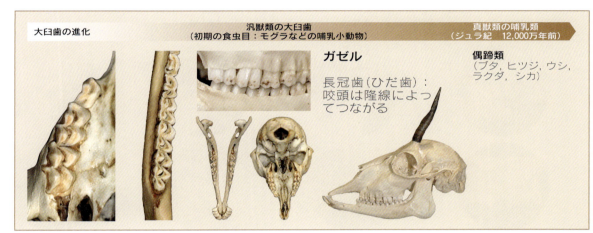

図2-1-17　ガゼルの頭蓋、顎骨、歯列．顎骨は、有蹄類の典型的な形態を呈する．また牧草を食し野菜を細断するため、歯冠は長くひだ状隆起によって咬頭がつながっている．さらに上顎の前歯はなく、下顎前歯は前方に傾斜している．

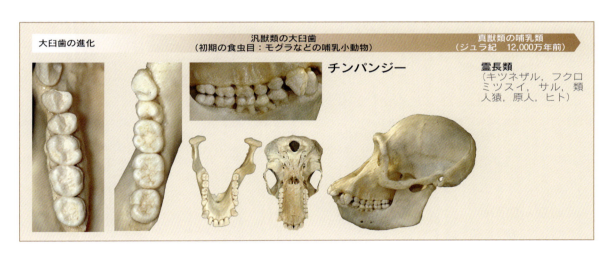

図2-1-18　チンパンジーの頭蓋、顎骨、歯列．チンパンジーは、人に似た大臼歯と小臼歯をもつ類人猿である．上顎の犬歯は大きく、下顎の霊長隙に入り下顎第一小臼歯と互いに咬み合うため、犬歯は歯列に収まることが可能となる．チンパンジーは雑食動物で野菜も肉も食し、個々に、または集団で狩りを行い獲物を得る．

に分かれていく．ひとつのグループはアジアに生息し、2番目のグループはアフリカに生息し、それぞれ旧世界ザル霊長類として進化した．3番目のグループは南アフリカへ移動し、新世界ザルへと進化した．そして類人猿とサルは、ヨーロッパとアジアへ広がっていった（図2-1-18, 2-1-21, 2-1-24）．最初のヒト科の化石は北アフリカで発見され、700万年前にヒト科が現れたことが明らかとなった．現代人は20万年前に現れ、地球上でもっとも優勢な霊長類であり、もっとも優勢な哺乳類となった（図2-1-19, 2-1-24, 2-1-26）[1-3]．

顎関節の進化

爬虫類は、原始的な哺乳類の顎関節にはない安定した角度のある関節をもつ．そして顎運動、食物の獲得手段を、生態学的な大きな環境変化に対応させるため、顎骨、歯、そして顎機能を変化させた[1-3, 29, 30]．さらに哺乳類は食性の変化に伴い、合目的に歯骨または方形骨に存在する顎関節の形態を進化させていった．

肉食動物の顎関節

肉食動物は円筒形で横向きの下顎窩をもち、顎の開閉と大きな開口のみ許容する形態を呈する．円筒形の関節は、獲物が捕食者の犬歯によって捕らえられ暴れる際、顎関節の脱臼を防ぐ構造となっている．肉食動物の側頭筋は咬筋より大きい．顎関節は咬合平面と同じ高さにあるため、大きく開口するために有利となる（図2-1-20, 2-1-21）．イヌ（イヌ科の動物）と他のいくつかの哺乳類は、下顎骨の中央に動きに柔軟に対応できる骨結合をもち、「第三の関節」として機能する[32]．下顎骨には機能時、頬骨と下顎をつなぐ咬筋と内側翼突筋からの牽引力がかかる．その負荷は両側性のものであり、下顎骨の正中部には大きな応力が集中するが、その力を「第三の関節」が、わずかに緩衝しているのである[30-32]．関節円板は、裂肉歯が獲物を切り裂くため、下顎頭の動きを規制する顎関節の靭帯として機能する[32]．

第2部1章　進化と比較解剖

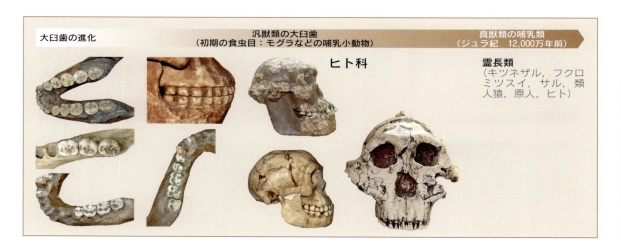

図2-1-19　ヒト科の動物は，極めて現代人と似た歯列の形態を呈する．大臼歯は第三大臼歯へ向かうほど，大きくなる傾向があった．すべてのヒト科の動物では，第一大臼歯，第二大臼歯の上部に頬骨の基部が位置し，臼歯部での咬合力の主要な部位として機能している．ネアンデルタール人の頬骨の基部は，より前方，すなわち犬歯の上部に位置していた．前歯と臼歯は，多くの化石に残っている．明らかに大きな垂直被蓋と水平被蓋が，ホモハビリスと他のヒト属の種にみられた．

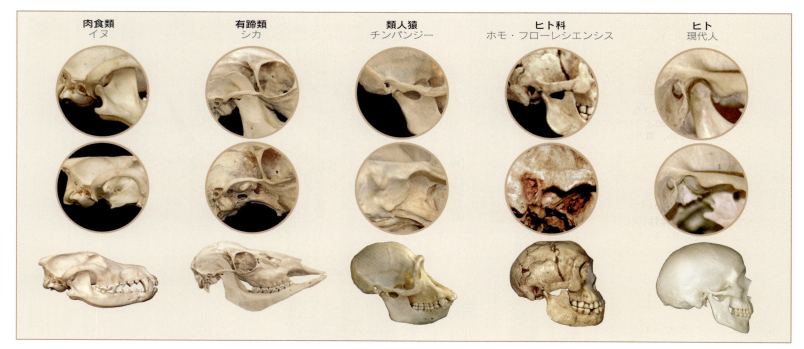

図2-1-20　顎関節の進化．肉食動物の顎関節は特徴的な陥凹をもち，明確に口の前方と後方を開き閉じるという，回転運動のみの蝶番運動を許容し，獲物が倒れるまで強く噛み続けることが可能となる．この肉食動物の顎関節の構造は，捕らえて暴れる獲物が弱るまで，顎関節が外れないことが必要となり獲得した．有蹄類では平坦な顎関節の構造，すなわち小さな下顎頭と大きく平坦な関節窩で構成される．この構造は，牧草や野菜を側方運動により粉砕するのに適している．類人猿は，ヒト科および現代人に似たわずかな傾斜を呈する関節結節，そして平坦な下顎窩をもつ．しかしそれぞれの種の中で，顎関節の形態には自然の多様性をもつ．

草食動物の顎関節

草食動物における顎関節は平面的で，咬合平面より高い位置に存在する．このことにより，効率よく上顎歯が機能する[30]．典型的な草食動物の顎関節の形態は肉食動物と異なり，下顎頭と側頭骨の外形は一致せず，水平的な側方運動を行いやすい構造，すなわち臼摩運動に適した構造を呈している[33]．

霊長類の顎骨の進化

類人猿と旧世界ザル

霊長類の顎関節は，さまざまな食物を食べる雑食性という食性のため，複合的な動きを許容する構造を呈する．顎関節は咬合平面から高い部位に位置し，長い下顎枝によって，なんでも食す雑食という食性に大きな力を発揮する．フルーツを食す新世界ザルは歯と顎骨の形態が，葉を食す葉食獣とは異なる．たとえば葉食獣は主に果物を食す旧世界ザルに属するオナガザルと比べ，小さい前歯とより強固な咀嚼器官，すなわち短く大きな下顎骨と幅広の下顎頭をもっている．さらに葉食獣は，葉を刈り取り粉砕し咀嚼するため，長い咬頭をもつ幅広の大臼歯をもつ．それと比較すると，より果物を好む霊長類の果食獣は，葉を粉砕する必要がないため，あまり発達していない小さな大臼歯と，果物を噛み切るため大きな前歯をもつのが特徴である．中央アフリカに生息するヤマゴリラでは，より果物を食すチンパンジーと比べ下顎枝と下顎頭の形態が，咀嚼機能を強健にするためより長く変化した．下顎頭周囲と下顎頭の幅は，食性に影響を受け形態変化することはなかったが，下顎頭周囲の形態変化と葉食という食性の間に少しの関連性がみられた[34]．

ヒト科

ヒト科では食性の違いによって，顎関節の大きさが変化することを示すいくつかの論拠がある[35]．顎関節の大きさは，紀元前9,000年前から550年に至る約10,000年の間において，遺伝学的に同種の人びとの系統，すなわちネビア，スーダンの人びとの化石を用いて計測された．これらの化石から明らかになった顎関節の形態変化は，狩猟民族から農耕の生活様式へ移行したことを表している．年代と共に顎関節の大きさは小さくなるが，男女の大きさの差も減少した．顎関節の大きさと形態の多様性，および咀嚼器官の縮小は，狩猟と採集生活から農業の生活へ変化したことによると考えられる[36]．比較的小さい血統のアウストラロピテクス・アファレンシスの顎関

切歯の特殊化

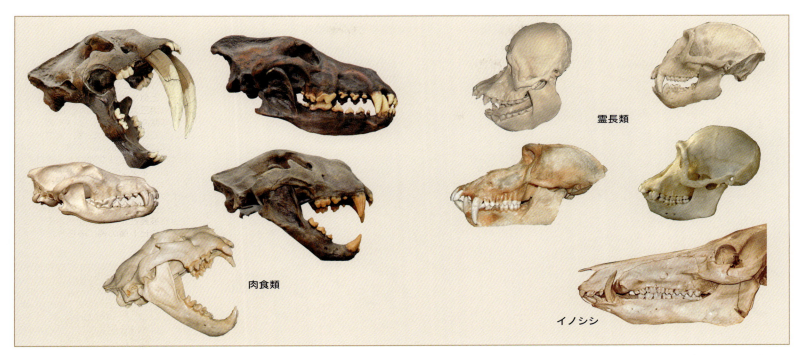

図2-1-21 犬歯は獲物を捕らえ弱らせる道具として，肉食動物では特徴的な形態を呈してきた．肉食動物は咬合平面と同じ高さに，大きな開口ができる関節を必要とした．ヒヒ，類人猿，ブタのような大きな犬歯をもつ雑食動物の歯列は，餌となる木や草を臼歯で磨り潰す構造をもちながら，獲物を得るための攻撃に利用する犬歯を併せもつ．犬歯は，サル，類人猿，ヒト科の動物で小さくなった．

節と歯の大きさは，強いパラントロプス・ロブストスよりも小さく，この形態的な違いは，食性の変化と脳の大きさの減少に関係する（図2-1-19, 2-1-25, 2-1-26）．

犬歯の特殊化

哺乳類にみられる犬歯の形態の特殊化は，陸上の捕食性の多くの肉食類にみられた．もっとも大きい肉食類の犬歯はセイウチのもので，それは戦闘，掘り起こし，移動に使われた．一般的に地上に生息する大型肉食類は，イヌ亜目ではイヌ，オオカミ，クマ，ネコ亜目ではライオン，ヒョウ，ピューマ，そしてジャコウネコ科のハイエナとマングースである．水中に生息する肉食類は，アザラシ，アシカ，セイウチ，イッカクを含む．

セイウチは小さい海の生物を食する．陸上の捕食性の肉食類は，身体の活動に必要な獲物は狩猟によって獲得する．彼らは大きな口を開け，犬歯を使ってまず捕らえ，獲物が死ぬまで動けなくする．

類人猿のバンブーンのような大きな犬歯をもつ雑食類とブタの犬歯は，食料となる木や野菜を食す能力をもつとともに，獲物を捕らえるために，一般的に攻撃的な形態を呈する（図2-1-21）．

ヒト科およびヒトにおける犬歯の形態変化

ヒト科およびヒトにおける犬歯の形態は，類人猿の犬歯に比べ矮小化していった．霊長類の犬歯は，武装そして視覚的な威嚇という2つの目的のため機能する．もっとも大きな犬歯をもつ霊長類，ゴリラと数種のヒヒは基本的に菜食である．彼らは犬歯を，防御と威嚇の道具として利用する．歯を身につけることは，いくつかの種では服従のサインとして，他の種では攻撃のサインとなる．ヒト科の犬歯はすべて小さく，雑食類として狩猟採集による食物獲得と肉や野菜などをまんべんなく食べる食事によって，残存する歯列全体として均一に咬耗していく（図2-1-24）[37]．霊長類の進化とヒト科犬歯の大きさの戦いは，今世紀まで続いている．進化の過程において種の違い，すなわちヒト科と類人の犬歯が選択的に大きいサイズから縮小していったことは疑問とされてきた概念である[37]．この概念に関する論争は，本来の霊長類の犬歯はそれぞれの進化の過程の中で小さくなり，または小さい痕跡となっていった，ということで進んだ．早期ヒト科の犬歯は，更新世中期のものより小さい．犬歯のサイズ縮小の逆の考え方，反対の仮説では「犬歯のサイズは，ヒトにおける犬歯まで大きくなることはなかった．」として記載された．そしてヒト科において，原始的な犬歯の形態の特徴を維持する必要はなかった（図2-1-25）[37]．

切歯の特殊化

切歯は目（order）の間で形態学的特徴が変わる（図2-1-22〜2-1-24）．肉食類は捕らえた獲物の骨から，肉を剥ぎむしり取ることに犬歯を利用するため，犬歯の形態は小さな釘状の形態，まれに鋸状の形態を呈する．

有蹄動物（有蹄類哺乳類）は，口唇，舌，切歯を食物の獲得に使う．ヒツジ，ウィルドビースト（ヌー），ウマ，サイのような菜食動物は本来，地上に生える草木をついばみ食す．ウシやシカなど若葉を食す動物は，木や低木の小枝そして葉を食している．ネズミのような齧（げつ）歯（し）類は，かじり堀削するために前歯を利用する．多くの草や若葉を食す動物には上顎の切歯がなく，へら状で前に傾いた下顎前歯を有している．彼らは下顎切歯を使って，野菜を上顎の歯肉堤まで拾い上げる．ウマやラクダのような他の動物は，咬み合う上下の切歯を有している．たとえばツチブタなど，上下の切歯をまったくもたない哺乳類も稀に存在する．ツチブタは食物摂取のため，舌を切歯部にはめ込んで食物を獲得する（図2-1-22）．ツチブタとは種としては遠いゾウは，特殊化した2番目の切歯である牙（きば）をもつ．牙は極めて長い切歯か犬歯で，閉口時に口から突き出ている．牙を有する哺乳類には，ゾウ，イボイノシシ，セイウチ，イッカクなどが存在する．

霊長類では，果物の皮をむくため（果食獣）に切歯の形態がへら状になり，そして視覚的な先鋭さをもたせ，これら2つの目的で切歯の形態を進化させてきた．果食獣の霊長類は，大臼歯はコミュニケーションのためには発育の必要がなく小さくなり，果物を前歯で分割することに関連して切歯は大きくなる傾向があった（図2-1-23）[38-41]．

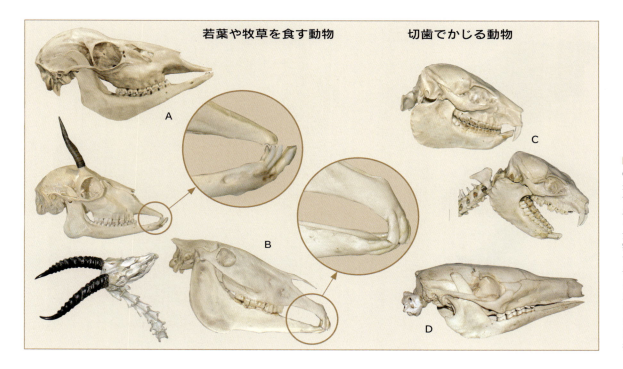

図2-1-22 有蹄類の前歯は食物獲得のために合目的に進化する．もっとも多くの有蹄類は，前方に傾斜した下顎切歯と，しばしば欠如する上顎切歯が欠如した場合の上顎歯槽堤をもち，さらには特徴的な長い鼻を有する．草を食す動物は，草を拾い上げるために上顎歯槽堤と下顎切歯を利用する．そして若葉を食すウシは，木や低木の小枝や葉をついばむため，また咀嚼のために切歯を利用する．齧歯類は，かじるため前傾の切歯をもつ．A：ガゼル，シカ，ヒツジ．B：ウマ．C：齧歯類．D：ツチブタ（前歯がまったくなく，アリ・シロアリを常食とするアフリカ産の夜行性動物）．

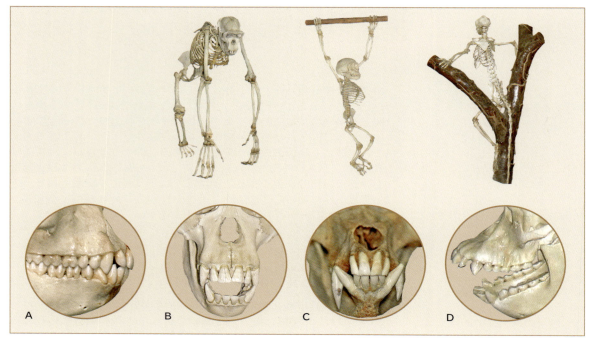

図2-1-23 切歯の形態は，霊長類が木をかじるために進化した．さらに視覚的先鋭さと，木に登る技術を向上させるため，さらには果物の皮をむき分割するため，変化してきた．A：マカーク．B：チンパンジー．C：ヒヒ．D：オランウータン．

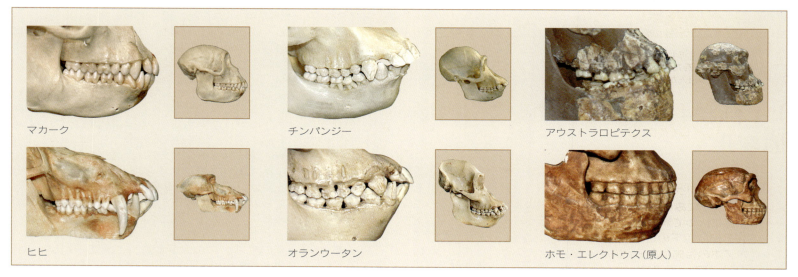

図2-1-24 サル，類人猿，ヒト科における咬合状態．小臼歯と大臼歯の解剖学的構造は，サル，類人猿そしてヒトで類似しているが，犬歯の大きさは進化の過程で小さくなっていった．しかしヒヒだけは後方に反る長い犬歯を有する．一方類人猿は少し犬歯が大きくなり，反対側の歯列に犬歯が収まるための霊長類特有の空隙（霊長空隙）を作った．ヒト科の動物は狩猟採集による食物摂取によって，咬耗した特有の咬合を呈する歯列内に収まる小さな犬歯を有する．

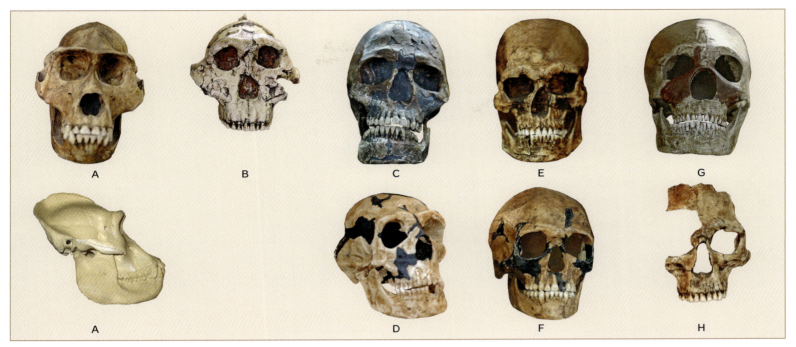

図2-1-25 ヒト科と類人の歯列．進化した類人は，犬歯が小さくなる．初期のアウストラロピテクスは，歯の数が多かった．CからHまでのヒト族の頭蓋を観察すると，歯列には現代人がもつ歯のバリエーションの一般的な並び方に，さほど違いはみられない．**A**：類人猿．**B**：アウストラロピテクス・ボイセイ（200万年前）．**C, E, F, H**：ホモ・サピエンス（ヒト科はすべて大きな類人猿である）．**D, G**：ネアンデルタール人．図2-1-27に類人の分類を示す．

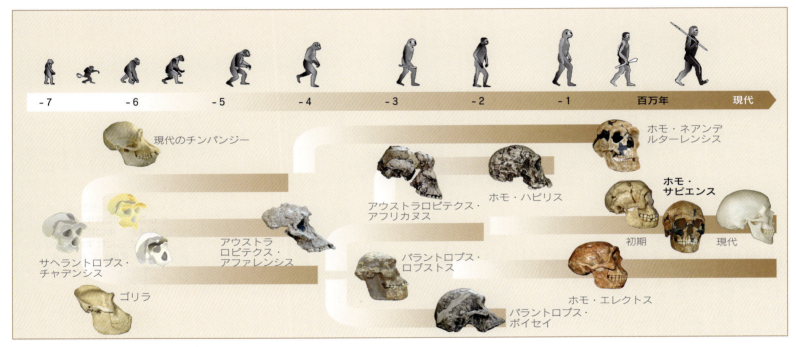

図2-1-26 推論的なホモ・サピエンスの系図．もっとも古く発見された化石は，約700万年前のものである．類人猿から，チンパンジー，そしてアウストラロピテクス・アファレンシスまでをたどった系図で，いくつかの枝がみられる．進化の過程は，連続的に進行するよりむしろ曲折があり，多くの側面をもった経過がある．異なったクレード（共通の祖先から進化した生物群）には，いまだいくつかの議論がある．現代のチンパンジーとゴリラは，対照的にみられる．

チンパンジーからホモ・サピエンスまで

　ある生物の種がクレード（共通の祖先から進化した生物群）か，またはヒトの進化にみられる先祖の木から枝分かれしたものなのか，化石の記録によって想像することができる（図2-1-26）．ヒトの進化に関する議論以下のとおりである．すなわち，ヒトがチンパンジー・ボノボの祖先から分かれ出現したのは，おおよそ600万年前から500万年前で，東アフリカとアフリカサバナ（中央アフリカ）地方と考えられている[42, 43]．顕著なヒト科の特徴は，二足歩行であるということ，犬歯が発達していないという特徴で定義される．320万年前に生息していたと思われるアウストラロピテクス-アファレンシスの骨格，ルーシー[42]（アファール猿人）が発見されて以来，より古いヒト科の化石がチャド，ケニア，エチオピアで発見されてきた．それらの発見は，ヒトがはじめて出現した記録を700万年前まで広げた[44]．

　ヒト科の化石による記録から種の多様性は，ヒトの進化の過程における後期の間に多くが変化していったことがわかる．古人類学者の間では，700万年前から450万年前に現存するわれわれの種の最初の半数が現れたとする説に，まだ論争がみられる．いくつか信じられていることとして，700万年前から300万年前の化石のすべてに，同じ進化の系統的特徴が一致している．またこれらの化石資料は，異なった系統を明らかにしているだけでなく，さらに発見されると思われるヒト科のさらなる多様性を示す可能性までも示唆している[43]．

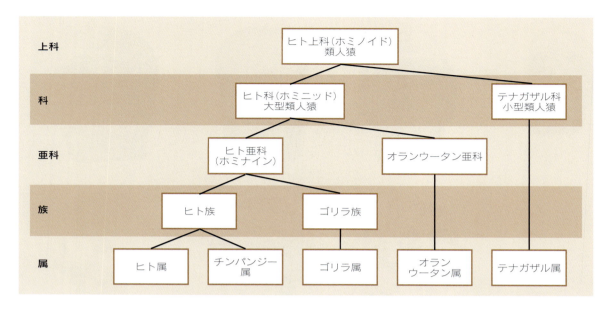

図2-1-27 ヒト上科の系統樹[45-53].

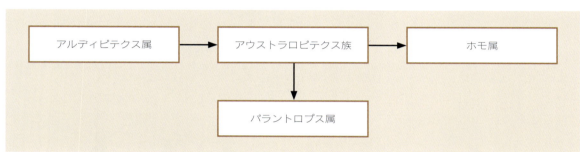

図2-1-28 現行の属のグループ分け．アウストラロピテクス・ロブストスはアウストラロピテクスとは違うグループとして，パラントロプス属に分けられた．

　近年，ヒトは類人猿から進化しチンパンジーから特殊性を受け継いだと考えられている．遺伝子の比較によるとPanとHomoの分岐（チンパンジーとヒトを進化の過程で分けたもの）は，630万年前から540万年前に生じた．最初の分岐は，400万年前に種分化と呼ばれる交雑によって生じた[45,46]．種分化は，新しい生物学的な種を生む進化のプロセスである．

1980年から系統樹が変化（ホミニッドからホミナイン）

　1980年まで，化石人類学者は通常ヒトのさまざまな種に関係する，18世紀の科学者カール・リンネスによって確立されたリニエス（スウェーデンの自然科学者）の系統樹システムを理解していた．
　ヒト上科のヒト科はヒト亜科（ヒトとヒトの祖先）と類人猿（チンパンジー，ゴリラ，オランウータン）を含む．これら伝統的な進化の系統は，形態学的な研究から構築された．しかし分子遺伝学的な研究によって，ヒト上科の系統樹の見直しが行われた（図2-1-27）[45-53]．分子学的研究は，ヒト，チンパンジー，ゴリラは，遺伝学的にお互いとても近く，さらにオランウータンとテナガザルからは遠いことを明らかとした．その後，系統樹は公式化された．ヒト上科は，ヒトを含むすべての類人猿を包含する．ヒト上科は，大型類人猿（ホミニッド）とテナガザルを含む小型類人猿（テナガザル科）の2つに分かれる．ホミニッドは，ヒト亜科とオランウータン亜科に分かれる．ヒト亜科は，ヒト族とゴリラ族に分かれる．ヒト族は，ヒト属とチンパンジー属に分かれる[47,48]．
　ホミニン（類人）は，なぜ以前ホミニッド，すなわち化石人類学者がヒトかヒトの祖先と同意した動物と名付けたか．これはヒト属とチンパンジー属の系統を包含し，ゴリラ属は別系統とした．これらはすべてのホモ属（ホモ・エレクトス，ホモ・エルガステル，ホモ・ゲオルギクス，ホモ・アンテセッサー，ホモ・ネアンデルターレンシス，ホモ・ルドルフエンシス，ホモ・サピエンスなど），すべてのアウストラロピテクス属（アウストラロピテクス・アフリカヌス，アウストラロピテクス・ボイセイなど），そして他の古代の系統であるパラントロプス属とアルディピテクス属を包含する（図2-1-27）[45-53]．
　アウストラロピテクス・ロブストスとアウストラロピテクス・ボンセイは，近年パラントロプス・ロブストスとパラントロプス・ボンセイと名付けられた．ホモ属はアウストラロピテクス属からの系統と考えられてきた（図2-1-27, 2-1-28）[47-51]．オランウータン属は，およそ1,400万年前に3つの系統から新しい種に分化した．ヒト科の祖先は，およそ2,000万年前から1,500万年前にテナガザル科の系統の一部からすでに新しい種に分化した[50,51]．

ホミニンの歯列

　パラントロプス・ロブストス（以前のアウストラロピテクス・ロブストス）は，前歯と臼歯の歯生状態（歯の数，歯列など）が不均衡だった．切歯と犬歯は小さかった．しかし，小臼歯と大臼歯は極めて大きかった．
　アウストラロピテクス・アファレンシスは，現存するゴリラやチンパンジーと歯の微細構造が近似している．初期のヒト属には咬耗がみられた．ヒト族には2咬頭性の小臼歯がみられ，切歯と犬歯の大きさは縮小した．犬歯はへら状の形態になり，大きさを減じた．犬歯が収まる空間は消失した．犬歯の形態は進化し，丸みを帯び弓状を呈する歯列の中に収まった（図2-1-19, 2-1-24, 2-1-25）．
　ホモ・ハビリスにおける切歯はへら状を呈し，大臼歯は小さくなった．ホモ・エレクトスは，咀嚼時食物を磨り潰し，咬頭が磨り減り，強い咬耗を呈した歯を有することが記録されている．これは，特徴のない雑食性の食物を摂取していたために獲得した形態であることが示唆される．ホモ・サピエンスは歯列に空隙がなくなり顎骨は小さくなり，そして第三大臼歯の大きさは小さくなった[53-56]．

参考文献

1. Dechow PC, Carlsson DS. Development of mandibular form: phylogeny, ontogeny and function. In: McNeill C (ed). Science and Practice of Occlusion. Chicago: Quintessence Publishing, 1997.
2. Scott JH, Symons NBB. Introduction to Dental Anatomy. Edinburgh: E & S Livingstone, 1964.
3. Miller WA. Evolution and comparative anatomy of vertebrate masticatory systems. In: Mohl ND, Zarb GA, Carlsson G, Rugh JD (eds). A Textbook of Occlusion. Berlin: Quintessence Publishing, 1988:27–41.
4. Harland WB, Armstrong RL, Cox AV, Craig LE, Smith AG, Smith DG. A Geologic Time Scale 1989. Cambridge: Cambridge University Press, 1990.
5. Timeline of evolution. Time tree of life. Available at: http://www.timetree.org/book.php. Accessed August 2013.
6. Alvarez LW, Alvarez W, Asaro F, Michel HV. Extraterrestrial cause for the cretaceous-tertiary extinction. Science 1980;208:1095–1108.
7. Schulte P, Alegret L, Arenillas I, Arz JA, Barton PJ, Bown PR, et al. The Chicxulub asteroid impact and mass extinction at the Cretaceous-Paleogene boundary. Science 2010;327:1214–1218.
8. Luo ZX. Transformation and diversification in early mammal evolution. Nature 2007;450:1011–1019.
9. Ji Q, Luo ZX, Zhang X, Yuan CX, Xu L. Evolutionary development of the middle ear in Mezozoic therian mammals. Science 2009;326:278–281.
10. Luo ZX, Crompton AW, Sun AL. A new mamaliaform from the early Jurrasic and Evolution of mammalian characteristics. Science 2001;292:1535–1540.
11. Darwin C. The Origin of Species. Ware: Wordsworth Editions, 1998.
12. Prothero DR. Bringing fossils to life: an introduction to paleobiology. Boston: WCB McGraw-Hill, 1998.
13. Hanken J, Thorogood P. Evolution and development of the vertebrate skull: The role of pattern formation Trends Ecol Evol 1993;8:9–15.
14. Ji Q, Luo ZX, Zhang X, Yuan CX, Xu L. Evolutionary development of the middle ear in ezozoic terian mammals. Science 2009;326:278–281.
15. Luo ZX, Crompton AW. Transformation of the quadrate (incus) through the transition from non-mammalian cynodonts to mammals. J Vertebr Paleontol 1994;14:341–374.
16. Laurin M. The evolution of body size, Cope's rule and the origin of amniotes. Syst Biol 2004;53:594–622.
17. Davis DD. Origins of the mammalian feeding mechanism. Am Zool 1961;1:229–241.
18. Smith KK. Comparative patterns of craniofacial development in eutherian and metatherian mammals. Evolution 1997;51:1663–1678.
19. Kemp TS. The Origin and Evolution of Mammals. Oxford: Oxford University Press, 2005.
20. Poole DFG. Evolution of mastication. In: Anderson D, Mathews B (eds). Mastication. Bristol: J Wright Ltd, 1976.
21. Fleagle JG. Primate locomotion and posture. In: Jones S, Martin R, Pilbeam D (eds). The Cambridge Encyclopedia of Human Evolution. Cambridge: Cambridge University Press, 1994.
22. Luo ZX. Transformation and diversification in early mammal evolution. Nature 2007;450:1011–1019.
23. Luo ZX, Cifelli RL, Kielan-Jaworowska Z. Dual origin of tribosphenic mammals. Nature 2001;409:53–57.
24. Luo ZX, Ji Q, Wible JR, Yuan CX. An early Cretaceous tribosphenic mammal and metatherian evolution. Science 2003;302:1934–1940.
25. Martin T, Rauhut OWM. Mandible and dentition of Asfaltomylos patagonicus (Australosphenida, Mammalia) and the evolution of tribosphenic teeth. J Vertebr Paleontol 2005;25:414–425.
26. Lopatin AV, Averianov AO. An aegialodontid upper molar and the evolution of mammal dentition. Science 2006;313:1092.
27. Luo ZX, Ji Q, Yuan CX. Convergent dental adaptations in pseudotribosphenic and tribosphenic mammals. Nature 2007;450:93–97.
28. Radinsky L. Evolution of skull shape in carnivores 1. Representative modern carnivores. Biol J Linn Soc Lond 1981;15:369–388.
29. Bininda-Emonds OR, Cardillo M, Jones KE, MacPhee RDE, Beck RMD, Grenyer R, et al. The delayed rise of present-day mammals. Nature 2007;446:507–512.
30. Noble HW. Comparative functional anatomy of temporomandibular joint. Oral Sci Rev 1973;2:3–28.
31. DuBrul EL. Evolution of the temporomandibular joint. In: Sarnat BG (ed). The temporomandibular joint. Springfield, IL: Charles C Thomas, 1964.
32. Scapino R. The third joint of the canine jaw. J Morphol 2005;116:23–50.
33. Moffett B. The morphogenesis of the temporomandibular joint. Am J Orthod 1966;52:401–415.
34. Taylor AB. A comparative analysis of temporomandibular joint morphology in the African apes. J Hum Evol 2005;48:555–574.
35. Hinton RJ, Carlsson DS. Temporal changes in human temporomandibular joint size and shape. Am J Phys Anropol 1979;50:325–334.
36. Ashton EH, Zuckerman S. The anatomy of the articular fossa (fossa mandibularis) in man and apes. Am J Phys Anthropol 1954;12:29–61.
37. Kinzey WG. Evolution of the human canine tooth. Am Anthropol 1971;73:680–694.
38. Wang Q, Wright B, Smith A, Chalk J, Byron CD. Mechanical impact of incisor loading on the primate midfacial skeleton and its relevance to human evolution. Anat Rec 2010;293:607–617.
39. Ungar PS. Relationship of incisor size to diet and anterior tooth use in sympatric Sumatran anthropoids. Am J Primatol 1999;38:145–156.
40. Taylor AB. Masticatory form and function in the African apes. Am J Phys Anthropol 2002;117:133–156.
41. McCollum MA. Rethinking incisor size and diet in anthropoids: diet, incisor wear and incisor breadth in the African apes. Am J Phys Anthropol 2007;133:986–993.
42. Johanson DC, Edey MA. Lucy: The Beginnings of Humankind. London: Penguin, 1981.
43. Wong K. An ancestor to call our own. Sci Am 2003;288:54–63.
44. Tattersall I. Once we were not alone. Sci Am 2003;13:20–27.
45. Patterson N, Richter DJ, Gnerre S, Lander E, Reich D. Genetic evidence for complex speciation of humans and chimpanzees. Nature 2006;441:1103–1108.
46. Wakely J. Complex speciation of humans and chimpanzees. Nature 2008:
47. Goodman M, Koop BF, Czelusniak J, Fitch DH, Tagle DA, Slightom JL. Molecular phylogeny of the family of apes and humans. Genome 1989;31:316–335.
48. Goodman M, Tagle DA, Fitch DH, Bailey W, Czelusniak J, Koop BF, et al. Primate evolution at the DNA level and a classification of hominoids. J Mol Evol 1990;30:260–266.
49. Wong K. The human pedigree. Sci Am 2009;300:46–49.
50. Mann A, Weiss M. Hominoid phylogeny and taxonomy: a consideration of the molecular and fossil evidence in an historical perspective. Mol Phylogenet Evol 1996;5:169–181.
51. Hedges SB, Kumar S (eds). The TimeTree of Life. Oxford: Oxford University Press, 2009.
52. Hedges SB, Dudley J, Kumar S. TimeTree: a public knowledge-base of divergence times among organisms. Bioinformatics 2006;22:2971–2972.
53. Thorne AG, Wolpoff MH. The multiregional evolution of humans. Sci Am 1992;266:76–79, 82–83.
54. Deter CA. Gradients of occlusal wear in hunter-gatherers and agriculturalists. Am J Phys Anthropol 2009;138:247–254.
55. Ungar P. Dental topography and diets of Australopithecus afarensis and early Homo. J Hum Evol 2004;46:605–622.
56. Molnar S. Tooth wear and culture: a survey of tooth functions among some prehistoric populations. Curr Anthropol 1972;13:511–525.

第2部2章　成長と発達

目次

- ヒト胚の発生
- 鰓弓
- 原始口腔，中咽頭，顔面の発生
- 胎児頭蓋骨と神経感覚器官の成長
- 出生後の成長と発達
- 副鼻腔
- 下顎頭と関節結節
- 正常な歯の萌出過程
- 平衡理論
- 成人期の成長
- 成長の正常範囲

ヒト胚の発生

哺乳類の多くは発生の初期段階が類似しており，ヒト胚は他の哺乳類胚とほとんど区別がつかない．個体発生とは，発生と胚発生過程を指す．多くの種が胚発生の初期段階で類似しているのは，種には共通の進化史があるためである．

異種間での類似した特徴を相同性という．相同性をもつ器官は同一あるいは類似した機能とメカニズムを備えており，これらは進化的に共通の祖先に由来している．ヒトの顎と歯の発生過程を種の進化と比較することで，妊娠初期数週の胚発生と系統発生との関係が明らかになる（図2-2-1, 2-2-2）[1-3]．ここでいう系統発生とは，進化的発生と種の歴史のことである．

ヒトの発生学

無顎類の前方の咽頭弓が，脊椎動物である有顎類の関節のある顎に進化したというのが従来の認識である．これらの構造は神経堤組織，神経堤細胞および外胚葉プラコード細胞の共通の起源に由来する[4,5]．神経細胞は頭部，頭部骨格および神経系の大部分の構造へ分化する．外胚葉神経性プラコードは，感覚器の主要部分へ分化する．ホメオボックス遺伝子は，初期発生および後期発生における生命体全体の分布型をコードしている[6]．これらは，個体設計の発生と生物の形態学における基本である．

発生生物学は，遺伝子が一連の過程を通して構造的特徴の発生を制御することを示した．重要な遺伝子はモルフォゲン（体内に拡散し濃度勾配により細胞の位置情報を与える化学物質）というシグナル伝達因子を産生する．これらは他の遺伝子を刺激して活性化し，その一部は他のモルフォゲンを次々に産生する．ホメオボックス遺伝子は，生物における基本的な体節および前後軸を決定する役割を担っている．ホメオボックス遺伝子は，ショウジョウバエやヒトな

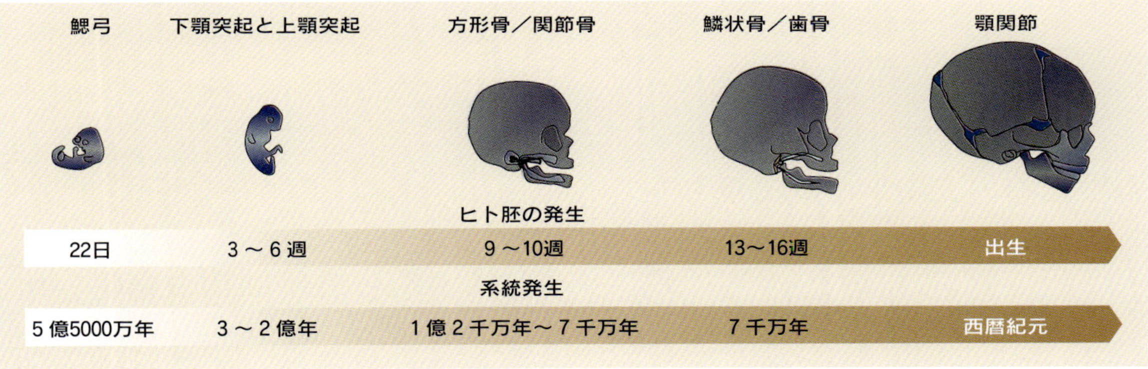

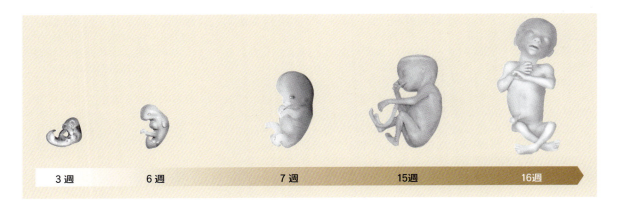

図2-2-1　ヒト胚の発生における顎と顎関節の発生段階．発生段階の比較は古生物学的記録を通じて哺乳類の顎と顎関節の系統発生における遺伝系統を反映している．

図2-2-2　3〜16週の胎児の発達．

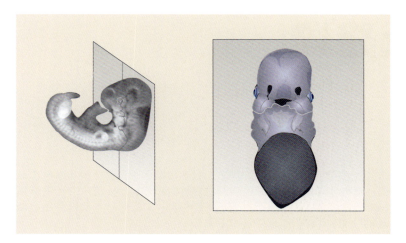

図2-2-3 胎生3～4週のヒト胚の側面像と前頭断．

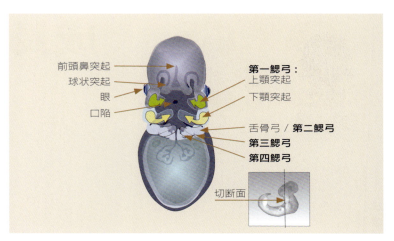

図2-2-4 胎生4週の胚の前頭断．上顎突起および下顎突起は口陥（原始的な口窩）の正中へ向かって移動する．

ど多様な種で見つかっている．同じ分節パターンから生じた共通の発生の構造はミミズ，ショウジョウバエ，脊椎動物およびヒトの脊髄分節で見られる[6]．

相同性

相同的形質は，共通の祖先に由来する生物の特性である．共通する特徴は進化的あるいは発生的に受けつがれる．進化的特徴とは，共通祖先のある構成要素が進化した構造を意味する．進化発生生物学において，進化とは生物の発生過程の進化と理解されている．相同配列の2つのカテゴリーはオルソログとパラログである．相同配列が種分化により生じたならば，それらはオルソログと考えられる．進化の過程において新しい種に分岐する際に種分化が生じる．結果として生じる種の中の単一遺伝子の重複はオルソログと呼ばれる．単一の系統群内で見つかる遺伝子群は，共通祖先由来のオルソログである．

脊椎動物の発生学と系統発生

哺乳類の多くは，発生の初期段階ではホモ・サピエンスと同様に進行する．個体発生（形態形成）の過程は系統発生（進化的発生）と関連させて論じられてきた．個体発生は進化の過程を「繰り返す」という「反復説」の原案は否定され改変された．現在の概念は，発生生物学や進化発生生物学における発生の考え方である．進化発生生物学では，生物間の祖先の関係と発生過程がいかに進化したかを明らかにするために異なる動物の発生過程を比較する．それは胚発生の起源と進化の解明に立ち向かうことである．

今日地球上には約500万〜1億の生物種があると推定されている．形態学的，生化学的，さらに遺伝子配列のデータから得られたエビデンスは地球上のすべての生物が遺伝的に関連があることを示唆しており，生物の系統学的な関係は進化系統樹（生命の樹）によって説明することができる[7]．生命の樹は，生物の系統発生を経時的に変化している生物の系統の歴史として表現している．それは異なる種が系統によって以前の種から生じるとみなしている．微生物から最大の植物や脊椎動物まですべての生物は，生命のすべてをつなぐ系統樹の分岐に沿って遺伝子群の継代によってつながっていると考えられる[4-12]．

鰓弓

胚脳と脊髄は，神経分節と呼ばれる脳脊髄幹に沿って機能的な部分に分けられる．後脳から尾側に広がる各神経分節は，後に特定の構造に分化する体節分節ごとに接している．最初の7つの体節分節は背側に，最初の3つの咽頭弓は腹側に頭蓋底を形成する．第四〜六までの咽頭弓は，体節分節の腹側中胚葉によって形成される[1-3]．

顔面の形態は遺伝的にプログラムされた胚体域の集合によって形成される．顔面は突起または原基と呼ばれる中胚葉性の構造の発生に由来する．

初期の胎児は中胚葉，外胚葉および内胚葉から構成される．中胚葉は骨格筋，骨格，皮膚の真皮，結合組織，泌尿生殖器系，心臓，血液，リンパ細胞および脾臓を形成する．頭頸部構造の発生は妊娠3週から8週の間に生じる．原始椎骨，鰓弓，または鰓の棒に対応する鰓弓の5つの対は，胎生22日目に咽頭前腸の両側に形成される．これらは，分化型の内胚葉の発生学的な基盤と間葉または中胚葉の中間のコアを形成する（図2-2-3〜2-2-5）．これらの鰓弓は，さらに頭頸部の外部構造に分けられる．各鰓弓は外部を覆う外胚葉，内部を覆う外胚葉に裏打ちされた咽頭溝，および内部の内胚葉に裏打ちされた咽頭嚢の3層からなる[1-3]．

脊椎動物の発生：鰓弓

脊椎動物の発生では，鰓弓または咽頭弓は発生中の口陥（原始口腔）の左右側で一連の中胚葉突起として妊娠4，5週で発生する．これらは成長して正中で癒合する（図2-2-3〜2-2-5）．第一鰓弓は最初に形成され，上顎突起が上方から下顎突起が下方から口窩または口陥を包囲する．その後，以降の咽頭弓が下方へ形成される．

各咽頭弓には軟骨稜，筋肉成分，動脈，および脳神経が含まれる．これらのおのおのは外胚葉性上皮で覆われた間葉組織からなる．

脊椎動物の胚には6つの鰓弓（または咽頭弓）がある．ヒトでは，第五鰓弓は一過性で消失する．最初の3つは喉頭の上に構造物を生じ，最後の2つは喉頭と気管を生じる[5-9]．

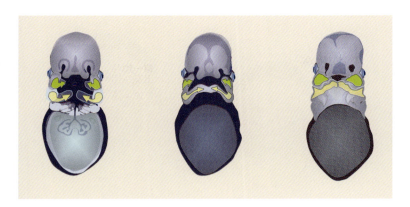

図2-2-5　下顎突起は正中で癒合し，下顎骨を形成する．上顎突起は前頭鼻突起と融合する．

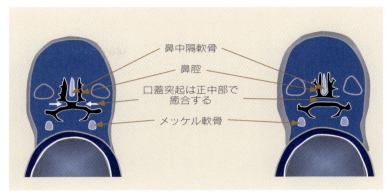

図2-2-6　口蓋突起は正中へ移動して癒合し，口蓋を形成する．鼻腔は骨と置き換えられる鼻胞を形成している軟骨によって囲まれ，篩骨の外側塊と下鼻甲介を形成する．鼻中隔軟骨は篩骨垂直板を上方に形成して前方上顎発達のための成長点として残る．

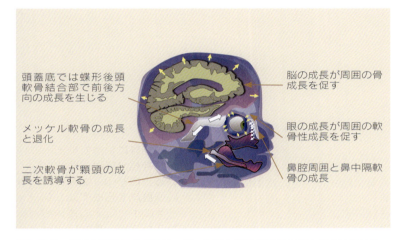

図2-2-7　胎児の頭蓋骨の成長は，脳，眼球と鼻腔の成長と拡大により生じる．頭蓋底における軟骨の成長中心は蝶形後頭間，鼻胞と鼻中隔にあり，下顎骨のメッケル軟骨の退化が二次の軟骨の成長点となる．

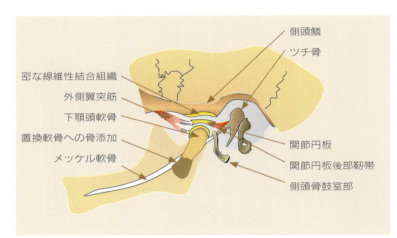

図2-2-8　子宮内での顎関節の発生．前哺乳類の関節はキヌタ・ツチ関節になる．メッケル軟骨の後部は蝶下顎靭帯（くるぶし靭帯）になり，骨化してツチ骨になる．原始的な外側翼突筋付着は発生中の顆頭と側頭鱗の間に残り，関節円板の一部となる．関節円板と顆頭の裏面と側頭鱗は，密な線維性結合組織によって覆われている．

原始口腔，中咽頭，顔面の発生

原基，顔面突起

　第一鰓弓は，胎生期に発生する6つの鰓弓のうちの1つである．それは口陥と第一咽頭溝の間に位置する．顔面は口窩または口陥と呼ばれる窪みの中心領域を囲んでいる5つの原基または突起から発生する（図2-2-4～2-2-6）．これらは頭側に位置する前頭鼻突起と2つの両側の上顎突起および下顎突起である．上顎突起および下顎突起は第一鰓弓に由来する．第一鰓弓は顎弓とも呼ばれ，口陥の側壁と底部を形成する．残りの鰓弓は原始咽頭の側壁と前壁となり，顔面を構成する．

下顎突起

　下顎突起は最初に正中で癒合して最終的に下顎骨と顔面と舌の下部を形成する（図2-2-4, 2-2-5）．第一鰓弓軟骨の背側端はメッケル軟骨と呼ばれる．

メッケル軟骨

　メッケル軟骨は下顎突起の中胚葉で形成され，骨化して中耳のキヌタ骨とツチ骨，前ツチ骨靭帯，蝶下顎靭帯を形成し，最終的に消失する．下顎骨はメッケル軟骨を「テンプレート」として用いて膜内骨化によって形成される．しかしながら，下顎骨はメッケル軟骨の直接的な骨化からは生じない（図2-2-7, 2-2-8）．

　第二鰓弓軟骨の背側面は骨化して中耳のアブミ骨と側頭骨の茎状突起を形成する[1-3, 12-15]．

上顎突起

　上顎突起は拡大して口陥を包囲し，原始口腔を形成する．第一鰓弓は咀嚼筋（側頭筋，咬筋，外側翼突筋，内側翼突筋），顎舌骨筋，顎二腹筋前腹，鼓膜張筋，および口蓋帆張筋となる．第二鰓弓は表情筋となる．

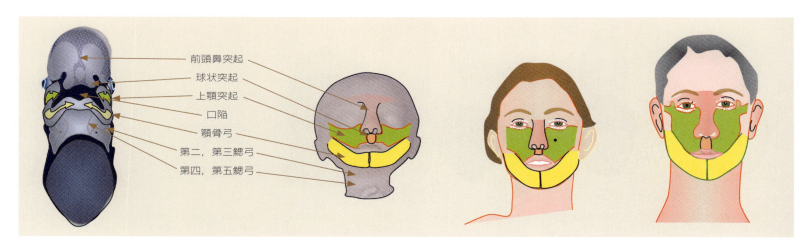

図2-2-9　原始的な突起．上顎突起は眉間で癒合し上顎を形成する（緑色）．球状突起は鼻と上唇の間に眉間を形成する（濃桃色）．下顎突起は正中で癒合し下顎を形成する．

舌は第一から第四鰓弓に由来する．内側鼻突起は互いに接近し1つの球状突起を形成し，やがて鼻尖，鼻柱，赤唇，小帯および口蓋となる．この時，前頭鼻突起は内側へ落ち込み鼻中隔を形成する．眼胞の下の上顎の連続した成長により外側鼻突起と融合する（図2-2-4〜2-2-6, 2-2-9）[1-3, 8, 16, 17]．

口蓋と鼻中隔の発生

口蓋突起は正中へ成長して癒合し，口蓋を形成し口腔と鼻腔を分離する．鼻腔は軟骨性の鼻胞によって包囲され軟骨性の隔壁により隔てられる．鼻胞，鼻中隔の軟骨基質，およびメッケル軟骨は胎児頭蓋骨の軟骨性の足場となり，周囲に骨成長が生じる（図2-2-6, 2-2-7）[16, 17]．

胎児頭蓋骨と神経感覚器官の成長

胎児の頭蓋骨の成長は脳，眼および鼻腔の成長と拡大によって生じる．頭蓋底における軟骨の成長点は蝶形後頭間，鼻中隔，鼻胞および下顎骨のメッケル軟骨にある．骨成長は骨化中心周囲や間葉組織で生じ，周囲の軟組織と共に決まった範囲で成長する．頭蓋底の蝶形後頭間の成長は，前後方向の増大を生じる．脳の成長は周囲の骨形成を促進する．眼の成長は周囲の軟骨成長を促進する．鼻腔や軟骨中隔の周囲も同様に成長する（図2-2-7）[1, 3, 5]．

顎関節の発生

7週でメッケル軟骨はオトガイ部から中耳への軟骨稜となる．これは第一鰓弓を補強するために作用し，後に発達過程の下顎骨と頭蓋の間の蝶番関節として作用する[14, 15, 18]．この蝶番は，前哺乳類の方形骨・関節骨による顎関節と類似している（図2-2-7, 2-2-8）．

12週までに最終的な顎関節の主要な構造が発生すると，メッケル軟骨は消失し，その背面端部は蝶形下顎靭帯，前ツチ骨靭帯となり，骨化してツチ骨を形成する．初期の前哺乳類の方形骨・関節骨による顎関節は，こうして中耳のキヌタ・ツチ関節になる．原始的な関節の形態では，外側翼突筋の腱はメッケル軟骨の後内面に付着する．下顎頭軟骨と側頭鱗が互いに接近すると，翼状靭帯が挿入され，顎関節円板が形成される．顎関節円板と下顎頭と側頭骨の関節面は密な線維性結合組織に包含されるが，他の典型的な荷重負荷関節のような軟骨組織は見られない（図2-2-8）[18-23]．

下顎骨の発生

下顎骨の発生は，膜内骨化と軟骨内骨化の組合せにより生じる．メッケル軟骨は膜内骨化の足場として作用する．下顎体，下顎枝，筋突起，および顆頭は軟骨内骨化によって骨を形成する骨格形成細胞の別々の圧縮から顆頭と同様に作られる．下顎体の末梢皮質領域で骨膜の刺激を介して成長が生じるが，これは顆頭頚部の二次軟骨の特定の軟骨性成長中心の直接性成長による（図2-2-7〜2-2-9）．下顎骨は頭部の成長により前下方へ移動する．頚部の顆頭軟骨は発達中の側頭鱗との関係を維持しつつ後上方へ成長する．連続した発達を示す下顎頭軟骨は大部分が骨に置換される．出生時，若干の軟骨が顆頭の上側面で残っており，密な線維結合組織の関節層で覆われている[13-15, 18-23]．

頭蓋顔面骨格の機能的，発達的領域

発達中の頭蓋骨は，機能と発達において3つの主要な領域をもつ．上部1/3は，硬くて薄い冠状の膜質骨の頭蓋冠で，脳と中枢神経系を収容する．中部1/3は，頭蓋底およびフランクフルト平面（軸眼窩平面）より上の領域で，上顎面，眼および聴力と平衡感覚に関する構造を収容する．下部1/3は，中顔面および下顔面，上顎骨および下顎骨からなり，気道とともに咀嚼，嚥下と摂食の足場を成す（図2-2-10, 2-2-11）．頭蓋と顔面はそれらを含む構造とともに発達する．軟骨基質からの骨構造の胎児発生は，脳，眼および鼻腔

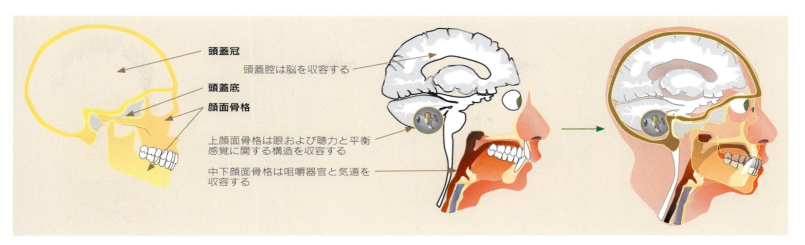

図2-2-10 頭蓋骨は，機能と発達において3つの主要な領域をもつ．上部1/3は硬くて薄い冠状の膜質骨の頭蓋冠で，脳と中枢神経系を収容する．中部1/3は頭蓋底およびフランクフルト平面（軸眼窩平面）より上の領域で，上顎面，眼および聴力と平衡感覚に関する構造を収容する．下部1/3は中顔面および下顔面，上顎骨および下顎骨からなり，気道とともに咀嚼，嚥下と摂食に関与する．

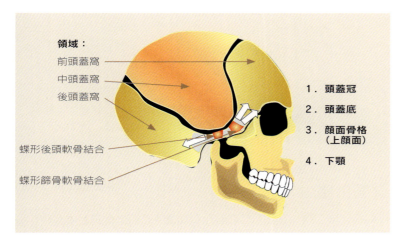

図2-2-11 頭蓋骨の機能と発達における領域．

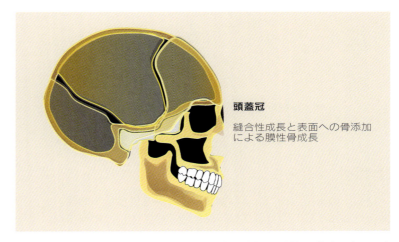

図2-2-12 頭蓋冠の成長．頭蓋冠は主に頭蓋縫合部の骨添加と拡大によって成長し，外側表面への骨添加でも少し成長する．

の神経間充織および機能的要素の拡大に関連している．出生時の構造的な境界は，脳と中枢神経系を収容する膜質骨の頭蓋冠からなる．頭蓋底は頭蓋骨と顔面骨格を隔てている．頭蓋底は蝶形後頭間および蝶形篩骨間の成長点（頭蓋顔面の要素の前後方向の成長を生じる軟骨起源の軟骨結合）を含む．頭蓋底は最終的に副鼻腔を含む複雑な繊細な骨の複合体となり，頭蓋顔面骨格を隔てる．上顎骨と下顎骨は頭蓋底に関連して成長する（図2-2-11〜2-2-18）[23-28]．

出生後の成長と発達

初期の口腔顔面の発達は，組織の非常に急速な成長と分化の段階である．3歳までの間に脳はその成長の約90％に達し，顔面は成人の大きさのほぼ65％に達する．出生から3歳までの間に，口腔は形態と機能を変化させ，無歯顎から20本の乳歯列に変化する．3歳までに第一大臼歯を含むすべての永久歯は形成を開始する[23]．

頭蓋骨の出生後の成長と発達

出生から10歳までの間に，縫合性成長，軟骨性の成長点からの軟骨性成長の組合せによって，また表面への骨添加によって成長が起こる．決定因子は基本的に遺伝子的因子で，さらに機能的因子（とくに筋機能）と密接な相互関係を必要とする．これらはさまざまな機能的基質として生じることを意味する[29,30]．頭蓋顔面骨格の出生後の成長は十代後半まで続く．

頭蓋冠

頭蓋冠は出生後，頭蓋骨縫合における縫合性成長により成長する．また頭蓋冠外表面への骨添加によっても若干成長する．頭蓋の成長の大半は脳の成長により生じる（図2-2-12, 2-2-17, 2-2-18）[24-27]．

頭蓋底

頭蓋底は，頭蓋骨の成長において重要な役割を果たす．それは蝶形後頭軟骨結合と蝶形篩骨軟骨結合における軟骨性成長である．これは前後方向に顔面と頭蓋冠を押すことによって生じる．頭蓋底の成長は主に軟骨性成長と軟骨結合における骨置換の結果である．これらは独立した成長能力を有するが，脳の成長に影響される可能性もある．蝶形骨側頭および頰骨は，顎関節と咀嚼筋の起始の役

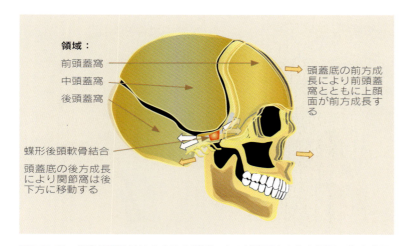

図2-2-13 蝶形後頭軟骨結合の前方誘導による前頭蓋を含む上顔面の前方成長. 頭蓋底の蝶形後頭軟骨結合（赤色）. 成長により関節窩は頭蓋底から後下方へ移動する.

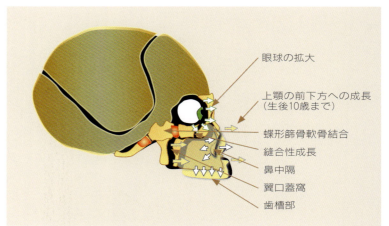

図2-2-14 頭蓋底と前頭蓋からの縫合性成長, 拡大する眼からの圧力, 鼻中隔からの軟骨性成長, 結節での添加, および歯槽部の下方成長による上顎骨の成長.

割として咀嚼と顎運動での役割を果たすために発達する（図2-2-12, 2-2-13）[23-28].

上顎骨

顎骨, 鼻骨, 涙骨, および頬骨からなる上顔面は前頭蓋とともに前方へ成長する. これは蝶形後頭軟骨結合での前方の成長点によって生じる. 上顎骨の前方成長は蝶形篩骨軟骨結合の成長点と縫合性成長と骨表面の直接リモデリングによって生じる. 上顎結節の骨添加はまた歯槽部を前方へ押すとされている[23]. 顔面の成長に伴って上顎骨は前下方へ転位し, 縫合部は新生骨で満される. 前方成長は翼口蓋窩に対して生じる. 発達中の眼球の拡大と鼻腔周囲の側方成長と鼻中隔軟骨からの前方成長はすべて寄与する要素である. 下方成長は歯の萌出に伴い生じる. 咀嚼からの頬骨突起の伸展, 咬合力からの圧縮, およびその他の軟組織に伴う筋機能は10〜12歳の成長時期に相互作用する（図2-2-14）. 出生後に頭蓋顔面の成長により上顎骨が下方へ転位するという過程は, 競合する鼻中隔説とファンクショナルマトリックス説（機能母体説）があり, まだ十分に明らかになっていない[25].

個人の遺伝的運命が乱されることなく完全に発達するならば, 発達と成長の第一の因子は遺伝である. これは骨格関係, 歯関係, 顔面の比率と寸法, および各個人を特徴づける他のすべての顔の特徴における構造的可変性の全範囲によって示されるだろう. 発達と成長の過程の妨害は有害な影響を与え, 広範囲の異常, 症候群, および正常範囲の可変性から外れた異常形態（遺伝子異常）につながるかもしれない. 出生後の機能と成長は相互作用し, 成人期へのさらなる成長と発達において共生的役割を果たす. 機能と遺伝的に支配された過程の相互作用は討議されファンクショナルマトリックス説（機能母体説）が提唱された[25-30].

副鼻腔

副鼻腔の系統発生とその機能は, 「頭蓋顔面生物学の最後のフロンティア」と評されてきた[31-34]. 副鼻腔は, 大部分の陸生・海生哺乳類が有し, またその構造は恐竜にも認められたが, 発生と機能はよくわかっていない. 顔面, 眼窩および副鼻腔の発生の過程を評価するため, 生後発達高次医療機関における0歳から12歳まで患者のCT画像が評価された. 4つの副鼻腔のうち最初に篩骨洞が形成され, 続いて上顎洞, 蝶形骨洞, 前頭洞と形成される. それぞれの副鼻腔はある特定の時期に急速に形成される.

含気化発生

副鼻腔は, 空気を含んだ突起から発生する. この突起は鼻腔から周囲顔面骨格の膜性骨へ上皮および粘膜組織が陥入し生じる. この鼻腔領域の含気発達は, 哺乳類に限らず, 鳥やワニ, また数種の恐竜のような, 鼻腔周辺に空気で満たされた上皮性の憩室を有する多くの脊椎生物でも見られる[31, 35].

副鼻腔は, 上顎骨, 篩骨, 前頭骨, 蝶形骨の中の空気で満たされ繊毛粘膜骨膜で裏打ちされた非対称性の空洞である. これらの空洞は行き止まりの空洞というわけではなく, 頭蓋顔面解剖の外皮構成要素であるが, 副鼻腔の成り立ちと目的は明らかになっていない. 推定される副鼻腔の存在理由について, 構造的理由, 生理的理由, 非機能的理由の3つのカテゴリーに分類される[31-35]. また推定される機能については, 骨容積を最低限に軽量化する, 呼吸機能, 体温調節, 亜酸化窒素交換, 生体機械的な機能などが挙げられる[31].

副鼻腔による頭部構造の内外側の分離

頭蓋底の骨や中顔面の骨格が, 頭蓋顔面の構成要素を内外側に分離しながら副鼻腔が発達する. 上顎洞は, 他の前頭洞, 篩骨洞, 蝶形骨洞と同様, 発育過程で頭蓋顔面構造を内外側に隔てるという点で関連がある. 頭蓋顔面の内側面には, 脳, 眼球, 鼻腔が隣接している.

上顎洞の成長

上顎洞の高さは出生時およそ5mmであり, 成人期に向けて増加する. 上顎洞の高さの成長は, 歯槽骨高の成長と, 眼窩底直下での出生時から成人上顎歯列の完全萌出した位置までの歯の下方への成長移動に密接に関連している. 歯槽骨が成長し歯が前下方へ移動するにつれて, 上顎洞は下行する. 歯の下方移動と上顎洞の垂直的な下方への成長には数年の時間差がある. 生後2年の期間と15〜18歳の期間は, 上顎洞の成長がもっとも旺盛な時期である[8, 32].

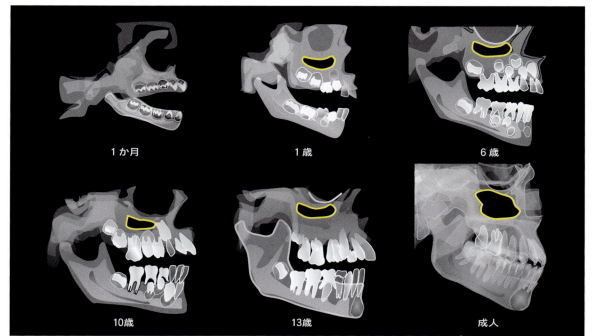

図2-2-15 上顎洞の成長．出生時の上顎洞は極めて小さい（5×7mm）．歯槽が下方へ成長し歯が萌出するにつれ，上顎洞は前後的，垂直的，また側方へも成長する—出生時：5mm高×7mm長；出生時：およそ5～7mm；1歳時：14mm；3歳時：およそ21mm；7歳時：およそ28mm；成人：およそ35mm[8, 31-35]（Scott and Symons[8]の図を再描画）．

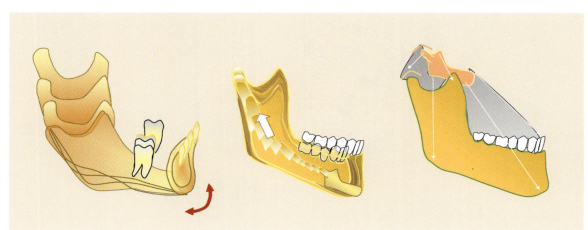

図2-2-16 下顎骨の成長．前下方への成長と前方もしくは後方への回転[42]．

上顎洞の前後長は上顎骨が前方へ成長するにつれて増加し，出生時はおよそ7mm，1歳で14mm（2倍），3歳で21mm（3倍），7歳で28mm（4倍），成人で35mm（5倍）になる．上顎洞の成長は，顔面骨格の中部1/3の他の周囲副鼻腔の成長とも関連している（図2-2-15）[8, 31-35]．

下顎頭と関節結節

　関節結節は，2歳時までに成人期のほぼ半分の大きさまで急速に成長する．遠心斜面に沿った骨添加は，7歳時まで高さが増加しながら上顎切歯と第一大臼歯の萌出とともに起こる．混合歯列期には成長が落ち着き，20歳までに高さがもっとも大きくなる[36]．
　頭蓋骨の検査結果から子供の関節結節は成人より隆起が緩やかである[37]．幼少期から大人にかけて，平坦な下顎頭が急傾斜になるにつれて非作業側接触の頻度が減少するとの報告がある[36-41]．

顎関節の発達と生後の成長

　発達した下顎頭の軟骨は，関節の線維膜直下の顆頭面に存在する．軟骨は機能しないと萎縮するが，機能的な負荷に反応して軟骨としての能力を維持する．軟骨は出生前の下顎や出生後の頭蓋の発達時に活発に働き，軟骨内骨化により下顎頭や下顎頸部の形成が行われる．下顎の他部位は膜内骨化で成長し，筋肉による局所的な刺激により膜内骨化が生じて成長する．関節結節と関節窩も，膜内骨化によって形成される．

頭蓋顔面複合体の生後発達と成長

下顎骨の成長経路

　下顎頭軟骨による上方への成長と筋機能能力による下顎辺縁周囲の膜内骨化骨成形により，下顎骨は前下方へ成長する（図2-2-16）．また下顎角のpterygomasseteric slingを中心に回転しながら成長する（図2-2-18）．下顎骨全体の形態は遺伝的に決定され，局所的

第2部2章　成長と発達

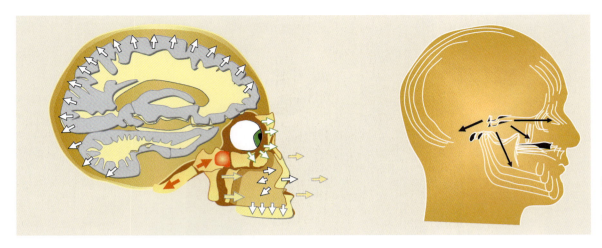

図2-2-17　頭蓋顔面複合体の成長方向．さまざまな成長方向の仮説が立てられてきた．一説では，トルコ鞍周辺領域を中心とした成長が唱えられている[42, 43, 46, 47]．

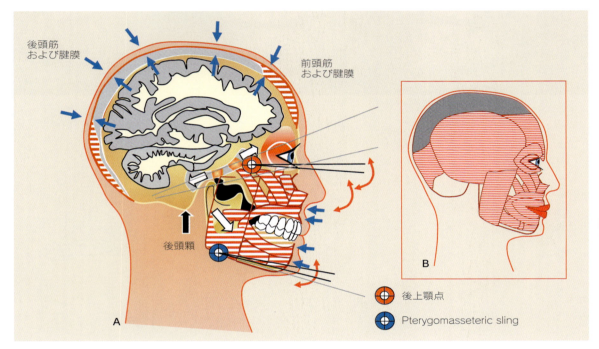

図2-2-18　A：頭蓋顔面成長の腱膜張力モデル：後頭軸顎顔面成長．頭蓋顔面筋膜(CFMAS)による顔面の筋被覆により，蝶形後頭部および上下前後への後期脳成長は影響を受ける．下顎角のpterygomasseteric slingを回転軸とした下顎骨成長回転．後上顎点を中心とした上顎成長回転．淡灰色のラインはそれぞれの顔面平面の成長を示す．B：表在性筋膜(SMAS)[25]．

な悪影響を及ぼす力がなければ，下顎骨の形態は個々の遺伝要因によって決定付けられる．局所的な障害要因は，正常な成長の潜在能力を変化させ，形態変化を生じる．

顔面成長様式と成長中心

　顔面の成長様式についてさまざまな仮説が立てられてきた（図2-2-13，2-2-16～2-2-18）[7, 42-48]．また成長の中心軸もしくは中心域は，トルコ鞍周囲と蝶形篩骨成長点の領域と仮定されてきた[43, 46, 47]．その成長理論には，ファンクショナルマトリックス説（機能母体説）や鼻中隔の影響も含まれている[45]．神経頭蓋膜マトリックスや口腔顔面膜マトリックスなどのそれぞれのファンクショナルマトリックスは，機能に反応して成長するということが提唱されている[28-30]．脳や神経構造の成長により神経頭蓋マトリックスは拡大する．11歳までは脳の成長が主たる力となり頭蓋顔面が成長していく．気道の増大は，口顔面マトリックスの増大を引き起こすと考えられる．鼻中隔は，胎児期と出生後の縫合部が繊維化する4歳まで成長方向を決定する．後期の脳の成長は灰白質形成のピークとしてとらえられており，12歳時の前頭葉と頭頂葉，16歳時の側頭葉で20歳前後の後頭葉となっている．この成長は，それぞれの部位の，前方部と後方部もしくは尾側の腹側方向に起こると考えられている[7, 25]．

頭蓋顔面成長の腱膜張力モデル

　前頭部から後頭部への筋や表在性筋膜(SMAS)により制限される，継続的な脳の成長を基にした頭蓋顔面成長の特殊な理論がある[25]．張力は，前頭部・後頭部から顔面表面への被覆された筋肉，いわゆる筋肉のマスクに沿って下降するように作用し，20歳ぐらいまで顎顔面成長方向を回転し適応させる．局所的な表在性筋膜(SMAS)の影響が集積すると，上下顎骨の発育に大きな影響をおよぼす頭蓋顔面筋膜(CFMAS)が形成される．頭蓋顔面筋膜(CFMAS)の強弱の違いは，時計回りの成長回転方向や反時計回りの成長回転方向というように，上下顎骨の成長回転パターンを変化させるものとして考えることができる[25]．

　この理論は，頭蓋の回転による成長と頭蓋顔面の成長の軸として後頭顆を提唱しており，これらの成長は脳の成長，蝶形後頭部の成長，顔面骨内部の空洞化や頭蓋顔面筋膜(CFMAS)により引き起こされるものである．下顎骨成長の回転軸は，下顎角のpterygomasseteric slingとされてきた．上顎骨成長の回転軸や中心は，後上顎(PM)平面と顔面の最上部さらに前頭蓋底が収束する点とされている（図2-2-18）[25]．後上顎(PM)平面は，中顔面の後方で蝶形骨との接合部との境界に位置し，霊長類においては自然頭位での顔面平面と90°の角度を維持している[47, 48]．

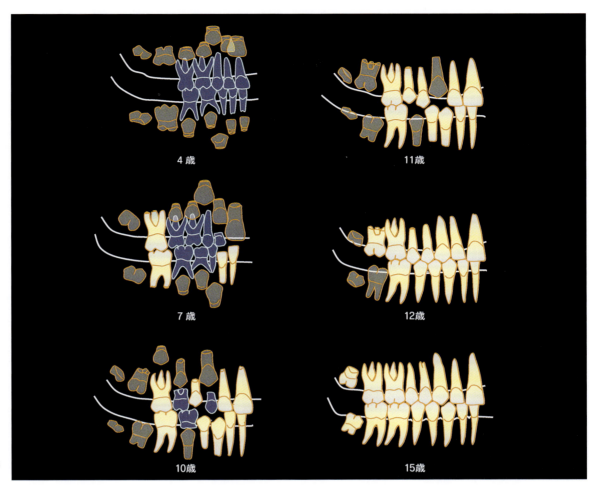

図2-2-19 乳歯から混合歯列さらに永久歯列までの正常な歯の萌出段階.

正常な歯の萌出過程

顔面の成長発育期間に，歯は遺伝的に決められた順序で，経時的に方向性をもって継続的に萌出する．萌出は，以下の6つの段階がある．

1. 歯嚢の成長．
2. 口腔内出現前の萌出スパート．
3. 口腔内出現後の萌出スパート．
4. 若年時の咬合平衡．
5. 思春期の咬合萌出スパート．
6. 成人の咬合平衡（図2-2-19）[49].

歯の萌出過程

歯の萌出過程のメカニズムは，まだ十分にはわかっていない[49-55]．初期の理論では，Hertwigs上皮鞘が新たな歯質の形成を促し，その結果，歯胚が咬合する方向へ形成されていくと説明されている[49,50]．歯嚢は萌出にとって不可欠である．骨の添加と吸収は，歯嚢がなくなるまで続く．犬の小臼歯では，外科的に未萌出歯の歯嚢を除去すると歯が萌出しなくなる[51]．歯嚢を健全な状態で保ち，内部の歯を他の物に置き換えた場合，その置き換えた物が萌出する[52]．骨芽細胞に特有の転写因子Cbfa1（Runx2）は，歯嚢に高レベルで発現しており，歯の萌出制御に重要な役割を果たすと考えられている[55]．

顎骨内での歯の萌出に必要な因子を以下に示す．

- 生理活性のある介在軟組織，歯嚢．
- 形成プログラムを開始するためのシグナル．
- 組織学的な骨の形成過程．
- 破骨細胞形成医子 CSF-1，VEGF，RANK/RANKL/オステオプロテグリン．
- 形成プログラムによる骨形成[50-55]．

最終的な咬頭嵌合位までの継続的な歯の萌出は，萌出力と軟組織介入との連携作用によって生じる．ファンクショナルマトリックスは，この規定された萌出過程に影響を及ぼし，歯が最終的な咬頭嵌合位に達した際は歯の平衡状態を維持するようになる．

平衡理論

歯の萌出に続き，歯のそれぞれの位置関係は力のつり合いのなかで維持される．この位置関係は，口唇，頰，舌，および歯の萌出過程と咬合の相互関係により得られる．安静時の軟組織は，この平衡維持に重要な役割を果たしている[50,56-59]．同様に，歯の萌出力も平衡維持のための役割を担っている．また歯の萌出過程はそこで終わりとはならず，萌出力は歯がその初期の咬合線上に達した後も長く維持される．第一大臼歯と切歯は，最初の咬合接触が起きた後も，垂直的な顎の成長発育と歩調を合わせて，さらに萌出を続けることとなる．歯周線維が傾斜方向に引き延ばされ，機能するための周囲の溝が再形成されるといわれているが，正確なメカニズムは未だ明らかになっていない[50,56-59]．

舌，口唇，萌出力

歯の平衡状態に関与する構成要素は，短時間の過大な咬合力を含む．嚥下時の口唇もしくは舌の圧力も，同様に短時間の過大な力である．会話時には，このような力は短時間でかなり小さい．同様に，安静時もこのような力は長時間であってもかなり小さい．一方で，萌出力は非常に小さい力が長時間に働くものである．歯の平衡状態に関わる一次的な要素は，舌と口唇の安静時圧と歯の萌出力である．舌と口唇の安静時圧は，嚥下時の圧力よりも歯の垂直的な位置関係を維持するのに重要である．これは，他の位置関係にもあてはまる（図2-2-20）[56,57]．

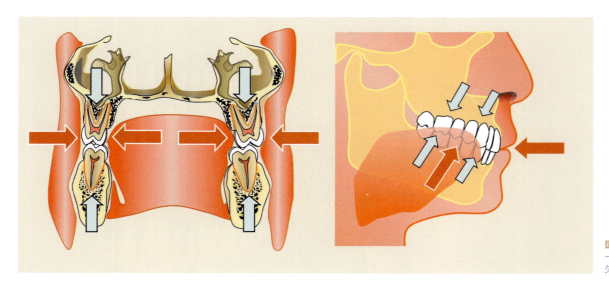

図2-2-20 歯の平衡状態を維持する力．一次的な平衡要素は，安静時の頬と舌（赤矢印）と歯の萌出力（青矢印）である．

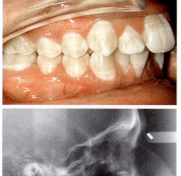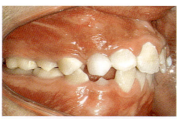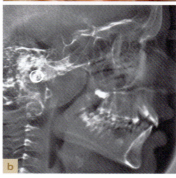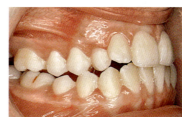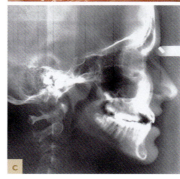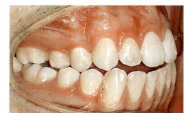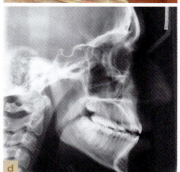

図2-2-21a〜d 前後的骨格関係の形状分類．a：下顎後退 Ⅱ級．b：上下顎関係正常 Ⅰ級．c：下顎前突 Ⅲ級．d：骨格性開咬．

成人期の成長

　顔面の成長は，成人期となってからも潜在的に残っている．前後的変化より垂直的変化が生じることが多く，幅の変化は少ない．これには性差もある．成人期の成長は1年に1mm長の変化であるが，数十年の蓄積の影響は大きい．上下顎の回転は，垂直変化と歯の萌出を伴いながら成人期も続く．男性では，下顎下縁平面角の減少とともに最終的には顎骨の前方回転が起こる．一方，女性では後方回転つまり下顎下縁平面が増加する傾向がみられる．咬合関係の維持は，補償的な現象により成立する．軟組織の変化では，鼻の延長，口唇の平坦化，頤の増大が生じる[60]．

成人期の歯の萌出：代償性萌出

　成人期の歯の萌出は生涯にわたって生じ，対合歯がなくなった場合は，継続的に萌出する．歯とその周辺組織が萌出すると，歯槽骨頂もそれに伴い高位となる．このように，部分的に過剰萌出が起こると，重大な機能的問題と審美的障害が起こる．対合歯がない場合に，萌出する歯としない歯がある理由はいまだ立証されていないが，嚥下時の舌の動きも関係していると考えられる．歯の萌出は，大きな咬耗が起こると，その60%を補償するという報告がある．歯槽頂部の歯根膜線維は，歯の位置を保持するとともに対合がなくなった場合の萌出能力を維持するという点で重大な役割を果たしている[50, 61-63]．

成長の正常範囲

　正常な成長と発達は，通常，骨格的な上下関係（Ⅰ級上下顎関係正常〔70%〕，Ⅱ級下顎後退〔20%〕，Ⅲ級下顎前突〔10%〕）というような割合となっている（図2-2-21）．このような割合は，民族，人種，そしてそれを超えた国際的な研究で見ることができる[64-77]．

　垂直的な顔型として，下顎角が開大している長顔型，下顎角が平坦な短顔型がある．極度の垂直的，前後的，水平的な上下顎の不調和が起こる割合は，より低いが，異常で，通常では見られない状態になることが多い[66-77]．

成長異常

　異常とは正常から著しく逸脱していることであり，小児期や思春期における骨格性や歯性の異常の発生率は，さまざまな多民族・多人種研究において30〜93%と幅広く報告されている[66-77]．異常の分類は，歯の異常というカテゴリーとして，咬合の異常，スペースの異常に分けられている．歯列や咬合の異常には，前後的，垂直的，水平的な問題がある．歯の異常には，叢生や空隙歯列，正中離開や偏位，さらに個々の歯の異常である異所萌出や埋伏過剰歯，先

天欠如歯，転位歯，低位歯，傾斜歯，矮小歯，巨大歯なども含まれる[76]．歯性や骨格性異常の発生原因と経過は，遺伝的要因，発生的要因，もしくは環境的要因による（第3部4章参照）[27, 77-85]．

叢生

一般的に，不正は骨格性か歯性のどちらかである．骨格的な遺伝要因により，歯の大きさに対して歯列が小さすぎれば，結果的に叢生が生じる．

前方成分の力：隣接面の摩耗

歯が前方へ移動するような力や隣接面の摩耗など局所的な因子にも，不正に対する影響力がある．隣接面の摩耗により，歯列弓周長は減少する．隣接面の摩耗によって，臼歯は近心に移動するが，これは歯にかかる前方成分の力の影響により起こると仮定できる．歯にかかる前方成分の力は，臼歯の近心歯軸傾斜の結果として起こると考えられている．歯軸の傾斜と咬頭嵌合時の筋力のベクトルにより，咬合力は歯軸方向と前方向に分散され，前方向の力は隣接面接触点を介して口腔前方部へと向かう[86]．

参考文献

1. Larsen WJ, Sherman LS, Potter SS, Scott WJ. Human Embryology, ed 3. Edinburgh: Churchill Livingstone, 2001.
2. Mohl N, Zarb G, Carlsson G, Rugh J. A Textbook of Occlusion. Chicago: Quintessence Publishing, 1988.
3. Dechow PC, Carlson DS. Development of mandibular form: phylogeny, ontogeny and function. In: McNeill C (ed). Science and Practice of Occlusion. Chicago: Quintessence Publishing, 1997.
4. Smith SC, Gaveson AC, Hall BK. Evidence for a developmental and evolutionary link between placodal ectoderm and neural crest. J Exp Zool 1995;270:292–301.
5. Gans CM, Northcutt RG. Neural crest and the origin of vertebrates: a new head. Science 1983;220:268–274.
6. Garcia-Fernanez J, Holland PW. Archetypal organization of the amphioxus Hox gene cluster. Nature 1994;370:563–566.
7. Timeline of evolution. Time Tree of Life. Available at: http://www.timetree.org/book.php. Accessed August 2013.
8. Scott JH, Symons NBB. Introduction to Dental Anatomy. London: E & S Livingstone, 1964.
9. Langille RM, Hall BK. Developmental processes, developmental sequences and early vertebrate phylogeny. Biol Rev 1989;64:73–91.
10. Crompton AW, Parker P. Evolution of the mammalian masticatory apparatus. Am Sci 1978;66:192–201.
11. Hall BK. Evolutionary issues in craniofacial biology. Cleft Palate J 1990;27:95–100.
12. Forrey P, Janvier P. Evolution of the early vertebrates: recent discoveries provide clues to the relationships between early vertebrates and their modern relatives. Am Sci 1994;82:554–565.
13. Hall BK. Mandibular morphogenesis and craniofacial malformation. J Caniofac Genet Dev Biol 1982;2:309–322.
14. Frommer J, Margolies MR. Contribution of Meckels cartilage to ossification of the mandible in mice. J Dent Res 1971;50:1260–1267.
15. Durkin JF, Heeley JD, Irving JT. The cartilage of the mandibular condyle. In: Melcher AH, Zarb GA (eds). Temporomandibular Joint: Function and Dysfunction I. Oral Science Reviews Vol 2. Copenhagen: Munksgaard, 1973:29–99.
16. Carstens MH. Development of the facial midline. J Craniofac Surg 2002;13:129–187; discussion 188–190.
17. Jeffery N, Spoor F. Ossification and midline shape changes of the human fetal cranial base. Am J Phys Anthropol 2004;123:78–90.
18. Mohl N. The temporomandibular joint. In: Mohl N, Zarb G, Carlsson G, Rugh J (eds). A Textbook of Occlusion. Chicago: Quintessence Publishing, 1988:81–96.
19. Yuodelis RA. The morphogenesis of the human temporomandibular joint and its associated structures. J Dent Res 1966;45:182–191.
20. Moffett B. The morphogenesis of the temporomandibular joint. Am J Orthod 1966;52:401–415.
21. Thilander B, Carlsson GE, Ingervall B. Postnatal development of the human temporomandibular joint. 1. A histological study. Acta Odontol Scand 1976;34:117–126.
22. Enlow DH, Harris DB. A study of the postnatal growth of the human mandible. Am J Orothod Dentofacial Orthop 1964;50:25–50.
23. Ranly DM. Early orofacial development. J Clin Pediatr Dent 1998;22:267–275.
24. Enlow DH. A comparative study of facial growth in Homo and Maccaca. Am J Phys Anthropol 1966;24:293–308.
25. Standerwick RG, Roberts WE. The aponeurotic tension model of craniofacial growth in man. Open Dent J 2009;3:100–113.
26. Ermolenko AE, Perepada EA. The symmetry of man. Acta Biomed 2007;78(Suppl 1):13–20.
27. Markovic MD. At the crossroads of oral facial genetics. Eur J Orthod 1992;14:469–481.
28. Ingervall B, Thilander B. The human spheno-occipital synchondrosis. I. The time of closure appraised macroscopically. Acta Odontol Scand 1972;30:349–356.
29. Moss ML. The functional matrix hypothesis revisited. 1. The role of mechanotransduction. Am J Orthod Dentofacial Orthop 1997;112:8–11.
30. Moss ML. The functional matrix hypothesis revisited. 2. The role of an osseous connected cellular network. Am J Orthod Dentofacial Orthop 1997;112:221–226.
31. Marquez S. The paranasal sinuses: the last frontier in craniofacial biology. Anat Rec (Hoboken) 2008;261:1350–1361.
32. Shah RK, Dhingra JK, Carter BL, Rebeiz EE. Paranasal sinus development: a radiographic study. Laryngoscope 2003;113: 205–209.
33. Laitman JT, Albertine K. The anatomical record inside the head: A history of reporting findings on the skull, paranasal sinuses, and nose. Anat Rec (Hoboken) 2008;291:1343–1345.
34. House EL, Pansky B, Jacobs MS, Wagner BM. Gross structure of the ear, nasal cavity and paranasal sinuses of the chimpanzee. Anat Rec 1966;155:77–88.
35. Rossie JB. The phylogenetic significance of the anthropoid paranasal sinuses. Anat Rec (Hoboken) 2008;291:1485–1498.
36. Katsavaris EG, Dibbets JM. The growth of articular eminence height during craniofacial growth period. Crainio 2001;19:19:13–20.
37. Katsavrias EG. Changes in articular eminence inclination during the craniofacial growth period. Angle Orthod 2002;72:258–264.
38. Angel JL. Factors in temporomandibular joint form. Am J Anat 1948;83:223–246.
39. Dechow PC, Carlson DS. Occlusal forces and craniofacial biomechanics during growth in rhesus monkeys. Am J Phys Anthropol 1990;83:219–237.
40. Glineburg RW, Laskin DM, Blaustein DI. The effects of immobilization on the primate temporomandibular joint: a histologic and histochemical study. J Oral Maxillofac Surg 1982;40:3–8.
41. Stegenga B, de Bont LGM. TMJ growth, adaptive modeling and remodeling compensatory mechanisms. In: Laskin DM, Greene CD, Hylander WL (eds). TMDs: An Evidence-based Approach to diagnosis and Treatment Planning. Chicago: Quintessence Publishing, 2006:53–67.
42. Bjork A. Variations in the growth pattern of the human mandible: longitudinal radiographic study by the implant method. J Dent Res 1963;42:400–411.
43. Ricketts RM. Planning treatment on the basis of the facial pattern and an estimate of its growth. Angle Orthod 1957;27:14–37.
44. Moss ML, Young RW. A functional approach to craniology. Am J Phys Anthropol 1960;18:281–292.
45. Scott JH. The cartilage of the nasal septum: a contribution to the study of facial growth. Br Dent J 1953;95:37–43.
46. Rickets RM. Divine proportion. In: Goldstein RE (ed). Esthetics in Dentistry, Volume 1, ed 2. Hamilton, Ontario: BC Decker, 1998:187–206.
47. Kosky K. Cranial growth centers: facts or fallacies? Am J Orthod 1968;54:566–583.
48. McCarthy RC, Lieberman DE. Posterior maxillary (PM) plane and anterior cranial architecture in primates. Anat Rec 2001;264:247–260.
49. Proffit WR, Fields HW, Sarver DM. Contemporary Orthdontics. St Louis, MO: Mosby, 2007.
50. Steedle JR, Proffit WR. The pattern and control of eruptive tooth movements. Am J Orthod 1985;87:56–66.
51. Cahill DR, Marks SC Jr. Tooth eruption: evidence for the central role of the dental follicle. J Oral Pathol 1980;9:189–200.
52. Marks SC Jr, Cahill DR. Experimental study in the dog of the non-active role of the tooth in the eruptive process. Arch Oral Biol 1984;29:311–322.
53. Wise GE, King GJ. Mechanisms of tooth eruption and orthodontic tooth movement. J Dent Res 2008;87:414–434.
54. Marks SC Jr. The basic and applied biology of tooth eruption. Connect Tissue Res 1995;32:149–157.
55. Wise GE, Frazier-Bowers S, D'Souza RN. Cellular, molecular, and genetic determinants of tooth eruption. Crit Rev Oral Biol Med 2002;13:323–334.
56. Proffit WR. Equilibrium theory revisited: factors influencing position of the teeth. Angle Orthod 1978;48:175–186.
57. Proffit WR. Equilibrium theory reexamined: To what extent do tongue and lip pressures influence tooth position and thereby the occlusion? In: Perryman JH (ed). Oral Physiology and Occlusion. An international symposium. New York: Pergamon, 1978:55–77.
58. Gould MS, Picton DC. A study of pressures exerted by the lips and cheeks on the teeth of subjects with angle's class II division 1, class II division 2 and class 3 malocclusions compared with those of subjects with normal occlusions. Arch Oral Biol 1968;13:527–541.

59. Katona TR, Quian H. A mechanism of noncontinuous supraosseous tooth eruption. Am J Orthod Dentofaial Orthop 2001;120:263–271.
60. Behrents RG. A treatise on the continuum of growth in the aging craniofacial skeleton [thesis]. Ann Arbor: University of Michigan Center for Human Growth and Development, 1985.
61. Newman HN. Attrition, eruption and the periodontium. J Dent Res 1999;78:730–734.
62. Milosevic A. Tooth wear and compensatory eruption. Br Dent J 1998;185:209–210.
63. Craddock HL, Youngson CC, Manogue M, Blance A. Occlusal changes following posterior tooth loss in adults. Part I: a study of clinical parameters associated with the extent and type of supraeruption in unopposed posterior teeth. J Prosthodont 2007;16:485–494.
64. Bjork A. Variability and age changes in overjet and overbite. Am J Orthod 1953;39:779–801.
65. Bjork A, Palling M. Adolescent age changes in sagittal jaw relation, alveolar prognathy and incisor inclination. Acta Odontol Scand 1955;12:201–232.
66. Helm S. Malocclusion in Danish children with adolescent dentition: an epidemiological study. Am J Orthod 1968;54:3352–3366.
67. Scaife RR, Holt JE. Natural occurrence of cuspid guidance. J Prosthet Dent 1969;22:225–229.
68. Helm S. Prevalence of malocclusion in relation to development of the dentition. An epidemiological study of Danish schoolchildren. Acta Odontol Scand 1970;28(Suppl 58):1+.
69. Ingervall B. Development of the occlusion. In: Mohl ND, Zarb GA, Carlsson G, Rugh JD (eds). A Textbook of Occlusion. Chicago: Quintessence Publishing, 1988:43–56.
70. El-Mangoury NH, Mostafa YA. Epidemiologic panorama of dental occlusion. Angle Orthod 1990;60:207–214.
71. Brunelle JA, Bhat M, Lipton JA. Prevalence and distribution of selected occlusal characteristics in the US population, 1988–1991. J Dent Res 1996;75:706–713.
72. Proffit WR, Fields HW Jr, Moray LJ. Prevalence of malocclusion and orthodontic treatment need in the United States: estimates from NHANES III survey. Int J Adult Orthodon Orthognath Surg 1998;13:97–106.
73. Thilander B, Pena L, Infante C, Parada SS, de Mayorga C. Prevalence of malocclusion and orthodontic treatment need in children and adolescents in Bogotá, Colombia. An epidemiologic study related to different stages of dental development. Eur J Orthod 2001;23:153–167.
74. Onyeaso CO. Prevalence of malocclusion among adolescents in Ibadan, Nigeria. Am J Orthod Dentofacial Orthop 2004;126:604–607.
75. Gelgor IE, Karaman AI, Ercan E. Prevalence of malocclusion among adolescents in central Anatolia. Eur J Dent 2007;1:125–131.
76. Bjork A, Krebs A, Solow B. A method for epidemiological registration of malocclusion. Acta Odontologica Scand 1964;22:27–41.
77. Mossey PA. The heritability of malocclusion: part 2. The influence of genetics in malocclusion. Br J Orothod 1999;26:195–203.
78. Logan WHG, Kronfeld R. Development of the human jaws and surrounding structures from birth to the age of fifteen years. J Am Dent Assoc 1933;20:379–427.
79. Pascoe JJ, Hayward JR, Costich ER. Mandibular prognathism: its etiology and a classification. J Oral Surg Anesth Hosp Dent Serv 1960;18:21–24.
80. van der Linden FP. Genetic and environmental factors in dentofacial morphology. Am J Orthod 1966;52:576–583.
81. Watnick SS. Inheritance of craniofacial morphology. Angle Orthod 1972;42:339–351.
82. Peck S, Peck L, Kataja M. Class II Division 2 malocclusion: a heritable pattern of small teeth in well-developed jaws. Angle Orthod 1988;68:9–17.
83. Turner S, Nattrazz C, Sandy JR. The role of soft tissues in the aetiology of malocclusion. Dent Update 1997;24:209–214.
84. Harpending H, Cochran G. Genetic diversity and genetic burden in humans. Infect Genet Evol 2006;6:154–162.
85. Kraus BS, Wise, WJ, Frie RH. Heredity and the craniofacial complex. Am J Orthod 1959;45:172–217.
86. Southard TE, Behrents RG, Tolley EA. The anterior component of occlusal force. Part 2. Relationship with dental alignment. Am J Orthod Dentofacial Orthop 1990;97:41–44.

第2部 3章 神経筋の生理学

目次
- 神経筋機構
- 中枢神経系の構造
- 神経伝達
- 活動電位とその伝導
- 骨格筋の解剖
- 筋収縮と張力の方向
- 筋の組織学
- 神経筋接合部，筋線維の活動電位
- 筋収縮
- 筋内の神経分布
- 計測技術

神経筋機構

　神経筋機構の理解は，この数十年で進歩した．神経経路，シナプス伝達，脊髄と上位脳との機能的共関について，新たな研究手法の開発によって多くの発見があったが，この極めて複雑なシステムの機能やメカニズムの完全な理解にはまだほど遠い．

　歯科補綴の臨床やその関連領域の臨床にとって，神経筋機構の解剖と生理のより詳細な理解は，臨床的に未解明で未解決の問題を解く手がかりとなろう．筋電図(EMG)を臨床や研究に応用することは，神経筋機構の理解の助けとなる．筋電図検査によって，安静時筋電図，下顎位，前歯誘導にかかわる神経筋機構，アンテリアディスクルージョン（前歯による臼歯離開）の防御機構について臨床的な評価が可能である．咬合の変化に対する咀嚼機能の適応，パラファンクション，ブラキシズム，顎関節症(TMD)の関連疾患などの診断や治療法については，すべて筋電図検査が有用である．疼痛の末梢及び中枢の感作および変調を考慮に入れることは，口腔顔面痛や筋膜痛の病態および疼痛の生物心理社会学的な要因の理解に有用である[1,2]．

筋，心理的要因，機能，パラファンクション

　神経・筋，歯列，顎関節(TMJ)と心理的要因との間の機能的関係を考慮することは，歯の欠損や口腔機能の喪失の治療やTMDの理解に役立つ．脳は，感覚運動系を介して（種々の）機能を協調させ制御する．感覚運動系の一部は，その求心性経路，遠心性経路や中枢神経経路が明らかになっている[1-3]．固有受容器，触覚受容器と痛覚受容器からの感覚情報は，脊髄神経や三叉神経などの一次感覚神経と，さらに介在ニューロンを介して脊髄，中脳，視床と大脳皮質に伝えられる．運動中枢や運動パターン発生器を介する中枢神経系(CNS)から筋に至る運動指令の神経路は明らかにされており，顎機能は随意性，反射性，周期性の運動を担う神経筋機構によって説明される．

　ストレス，情動，気分といった心理的要因が運動機能，順応，口腔顔面痛に影響することが，より認識されるようになった．この点は，パラファンクション，ブラキシズム，咬合性外傷，治療期間の長期化，TMDにおいて臨床的に重要であるとみなされている（図2-3-1）[3-6]．

感覚受容器

　感覚受容器は歯根膜，歯肉，骨膜，口腔軟組織，筋，腱，関節組織に認められる．これらの受容器は呼吸，飲水，摂食，嚥下，会話といった口腔機能を全般的に促進するフィードバック情報を提供する．感覚受容器には，味蕾，冷／温受容器および歯根膜，腱，筋の位置や動きを感知する受容器（固有受容器）がある．ゴルジ腱器官，ルフィニ小体，伸張反射受容器（訳者注：筋紡錘）は，位置や動きの固有感覚情報を伝え，末梢では脊髄反射を誘発し，小脳や高次脳でさらに情報処理が行われる．口腔顔面痛の発現メカニズムについての現在の概念では，末梢性と中枢性の感作，変調，侵害性の感覚情報に対する知覚性と情動性の応答の相互関係がお互いに作用しあうことが強調されている（図2-3-2）[1-11]．

中枢神経系の構造

　ヒトの脳には約1,000億個のニューロンと100兆のシナプス結合がある．肉眼解剖学的な構造，神経経路，相互作用と機能の場は，脊髄と脳を構成する主要な解剖学的部位にある．

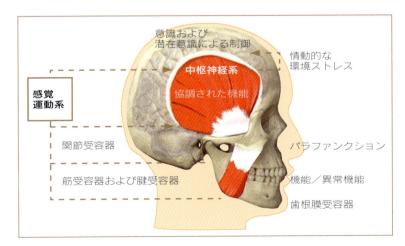

図2-3-1　顎の機能とパラファンクションは，意識による制御と意識下の制御の複雑な相互作用によって遂行され制御される．この制御は感覚運動系を介して情動や環境ストレスの影響を受ける．顎の機能には，随意的，反射，周期的なものがある．

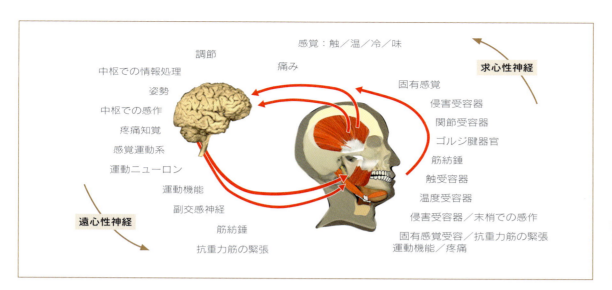

図2-3-2 求心性ニューロンは触覚，固有感覚（位置・運動），侵害刺激の情報を中枢神経系に伝える．中枢での情報処理の後，運動神経は運動指令を筋に伝える．

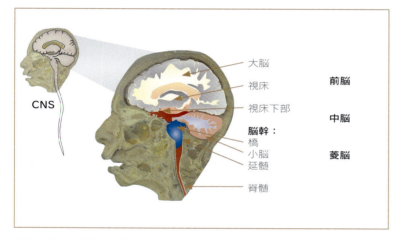

図2-3-3 中枢神経系（CNS）は，脳と脊髄を含む．脳は，後脳，中脳，前脳で構成される．後脳は，延髄，橋，小脳（訳者注：脳幹に分類されないことのほうが多い）を含む．中脳は，視床下部，下垂体，扁桃体を含む．一方，前脳は基底核を含む大脳と視床やその他の構造物を含む．中脳と後脳は脳幹を構成する．

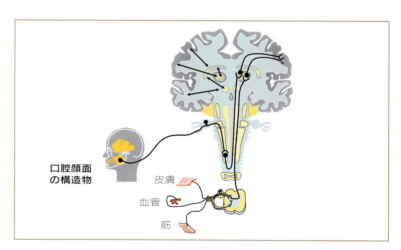

図2-3-4 歯，関節，咀嚼筋からの感覚情報は，一次求心性線維を介して三叉神経感覚根を通り三叉神経主感覚核，三叉神経脊髄路核に至る．さらに上行性感覚路を介して視床，大脳皮質に至る．三叉神経の枝である眼神経，上顎神経，下顎神経は，それぞれの神経線維の細胞体が存在する三叉神経節を通り，三叉神経脊髄路核内において受容野に特異的な部位で二次感覚ニューロンとシナプス結合をする（Okeson[1]より再描画）．

脳の構造

脳は前脳，中脳，後脳に分かれる．中脳と菱脳は脳幹を構成し，延髄を介して脊髄に続く（図2-3-3）．

延髄

延髄は脊髄と脳のさまざまな部分を連絡する上行路と下行路を含む．延髄は心拍数や血管径を調節している循環中枢，呼吸中枢を含み，第XII，第XI，第X，第IX，第VIII脳神経が延髄から出る．

橋

橋から三叉神経（V），外転神経（VI），顔面神経（VII），前庭神経（VIII）が出る．また橋は呼吸中枢を含む．

中脳は視覚や聴覚の反射中枢を含み，動眼神経（III），滑車神経（IV）が出る．

脊髄

脊髄は菱脳の下から始まり，腰椎まで達する．脳と脊髄は灰白質と白質で構成される．脊髄の灰白質は前角と後角からなり，ニューロンの細胞体とシナプスを含み，有髄の上行性神経路と下行性神経路で構成される白質で囲まれている．上行性神経路は，皮膚や骨格

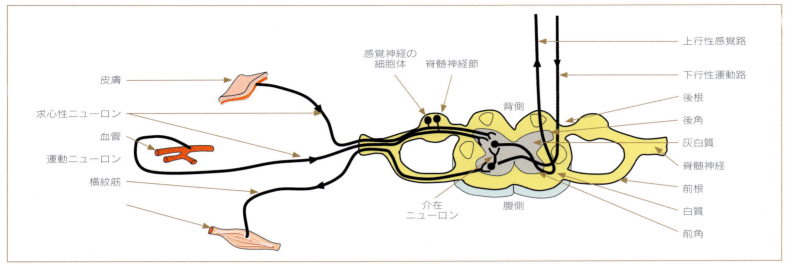

図2-3-5 脊髄の横断面. 一次求心性神経は脊髄神経, 後根を経由して灰白質の後角に至る. それらの神経は脊髄反射弓の介在ニューロンあるいは上位脳での情報処理にかかわる上行性感覚路のニューロンにシナプス結合する. 脊髄反射の反射弓は, 前角から前根を経由して脊髄外に出て骨格筋に至る遠心性ニューロン, 遠心性ニューロンにシナプス結合する介在ニューロン, 介在ニューロンにシナプス結合する一次感覚ニューロンで構成される.

筋, 腱, 関節, 内臓の感覚受容器からの感覚情報を伝える感覚ニューロンを含む. 下行性神経路は, 遠心性の指令を骨格筋, 平滑筋, 心筋, 分泌腺に伝える. 脊髄の機能には反射があり, 反射弓が脊髄に限られる反射や, さらに中脳や大脳皮質といった上位脳が関与する反射がある(図2-3-4〜2-3-6).

脊髄神経:体性求心性神経, 内臓求心性神経, 遠心性神経

脊髄神経は31対あり, それぞれ後根と前根をもつ. それぞれの脊髄神経は体性求心性ニューロン, 内臓求心性ニューロン, 遠心性ニューロンを含む. 感覚(求心性)神経は後根に入り, その細胞体は後根神経節にある. 遠心性神経は前根から出て, 筋あるいは内臓に至る(図2-3-4, 2-3-5).

体性求心性ニューロン

体性求心性ニューロンは, 皮膚, 骨格筋, 腱, 関節の感覚受容器に発生するインパルスを伝える感覚ニューロンである. 外受容器と呼ばれる感覚受容器の働きで, 末梢の触, 温度, 圧, 痛みの感覚が生じる. 骨格筋, 腱, 関節の感覚受容器は身体の位置や動きの情報を提供し, 固有受容器と呼ばれる. 固有受容器には筋紡錘やゴルジ腱器官がある. 体性求心性ニューロンは単極性ニューロンで, 後根を経由して脊髄に入り, ニューロンの細胞体は後根神経節にある. 歯, 顎関節, 咀嚼筋からの感覚情報は, 一次求心性ニューロンを介して三叉神経(V)の感覚根を通り, 三叉神経主感覚核と三叉神経脊髄路核に至る.

体性遠心性ニューロン

体性遠心性ニューロンは, 脊髄や脳幹からインパルスを骨格筋に伝える運動ニューロンである. 同ニューロンは, 脊髄あるいは脳幹の灰白質内に細胞体を有する多極細胞である. 体性遠心性ニューロンは脊髄神経の前根あるいは脳幹の運動根を通って脊髄あるいは脳幹から離れる(図2-3-4, 2-3-5).

反射

反射は, 内因性および外因性の刺激に対する神経応答で, 自動的

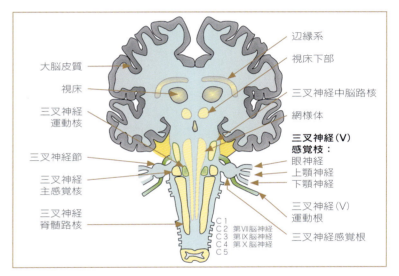

図2-3-6 感覚路と運動路, および三叉神経感覚枝と三叉神経運動根に関連する脳と脳幹の構造(Okeson[1]より再描画).

かつ迅速に起こり意識による制御とは独立している. 反射は, 時間経過の速い機能やホメオスタシスの維持にかかわっている. 反射は, 単純な単シナプス経路, あるいはより複雑な複数の介在ニューロンからなる多シナプス経路で構成される(図2-3-5).

単純な反射弓

単純な反射弓では, 感覚受容器が刺激を受容し, 脊髄神経節に細胞体がある一次求心性ニューロンがその情報を伝える. 一次求心性神経は脊髄の介在ニューロンとシナプス結合し, さらに情報処理がなされたり, 遠心性ニューロンと直接シナプスを形成したりする. 遠心性ニューロンは, 活動電位を筋や腺組織などの効果器に伝え, 必要な応答を起こす(図2-3-5)[1, 2, 4, 6, 12-14].

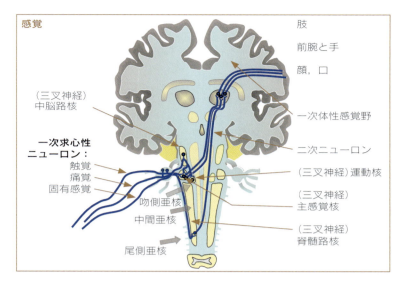

図2-3-7 一次求心性ニューロン(PAN)は，触覚受容器，痛覚受容器，固有受容器からの情報を中枢に送る．固有感覚情報を伝える一次求心性ニューロンは，三叉神経中脳路核を経由して三叉神経主感覚核のニューロンとシナプスし，さらに視床や大脳皮質感覚野に情報を送る．触覚情報は，一次求心性ニューロンを介して主感覚核の二次ニューロンに伝えられる．痛覚情報を伝える一次求心性ニューロンは，三叉神経脊髄路核の二次ニューロンとシナプスし，さらに上位脳で情報処理がなされる(Okeson[1]より再描画)．

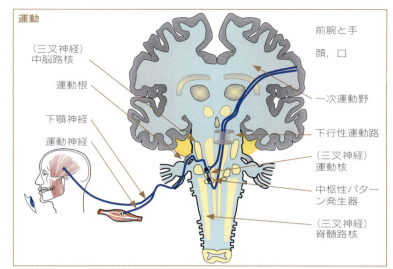

図2-3-8 下行性運動経路．大脳皮質からの運動指令は，下行性運動路を通って三叉神経運動核，咀嚼のパターン形成器に伝えられ，三叉神経運動根を経由して脳幹から出る(Okeson[1]と他の文献より再描画)．

脳幹とその機能

脳幹は脳の下部に位置し，中脳，橋，延髄を含み，脊髄に続く．脳幹には3つの主要な構成要素と機能がある．
1. 上行性，下行性の感覚路および運動路を内在する．
2. 主要な脳神経が出入りし，その神経路を含む．
3. 循環系，呼吸，痛覚感受性，覚醒度，意識などの機能の統合と調節を行う．咀嚼と嚥下のパターン形成回路を含む中枢性パターン形成器(CPG)を含む(図2-3-5～2-3-7)[1,2,4,6,15,16]．

上行性，下行性の神経路および神経束

脳幹は身体各部と大脳や小脳との間で情報の受渡しをする神経路として機能する．脳幹は上行性の感覚路と下行性の運動路を含む．口腔顔面領域からの上行性の感覚情報は三叉神経，三叉神経主感覚核，三叉神経脊髄路核，三叉神経毛体，三叉神経視床路を通って伝えられる．上行性感覚路には，痛覚や温度感覚を伝える脊髄視床路と，触，圧，固有感覚を伝える後索がある(図2-3-7)[1-6]．

脳幹は，顔面や頚部の運動と感覚を司る脳神経を有する．脳幹から，三叉神経(V)と他の脳神経(IIIからXII)の主要な運動性と感覚性の神経根が出入りし，口腔顔面，頭頚部の構造物に分布する．

生命維持機能の調節

脳幹は脊髄の上端から延髄，橋，中脳，視床下部に至る網様体を含む．網様体は，循環中枢と呼吸中枢を含み，意識，覚醒，睡眠の調節にかかわる．脳幹は，リズミカルな運動機能の遂行にかかわるCPGを含み，CPGは随意制御と独立し自動的に機能することができる．咀嚼のCPGは，運動中枢の近傍に存在する(図2-3-8)(訳者注：咀嚼のCPGの存在部位は不明である)．

中枢性パターン発生器

CPGは，感覚入力や中枢性の入力なしにリズミカルな定型的な運動出力を形成することができる神経回路である．CPGは歩行，呼吸，嚥下，咀嚼のような自動的な運動を担っている．CPGは，感覚ニューロン，運動ニューロン，介在ニューロンとそれらの相互作用を介して，当該の運動にかかわるすべての筋群の活動を極めて複雑に促通あるいは抑制することで，多くの筋群の活動を統合していると考えられる．

咀嚼のパターン発生器

咀嚼のCPGは，口腔，筋，関節からの感覚フィードバックによって内因性のリズミカルな神経活動のパターンを調節し，咀嚼を制御する．運動パターンは食物の物理的特性の影響を受け，年齢によって変化する．咀嚼のCPGは橋と延髄に存在するニューロンの複合体によって構成される．咀嚼のCPGは高次脳，とくに大脳の感覚運動皮質の下外側部と感覚受容器からの入力を受ける．CPGは，内因性のリズム形成機能をもった中核のニューロン群と口腔や筋紡錘からの感覚入力を受けるニューロン群で構成される(訳者注：CPG回路の詳細は不明である)．CPGは，下顎，舌，表情筋の運動ニューロンの活動を制御するほか，反射回路の調節も行う．

嚥下のパターン発生器

嚥下は，25対以上の口腔，咽頭，喉頭，食道の筋が，口腔咽頭相とそれに続く食道の一次蠕動運動において協調して収縮する運動である．嚥下は延髄に存在する嚥下のCPGによって制御され，CPG回路は脳幹の数個の運動核と，孤束核の"dorsal swallowing group (DSG)"および延髄腹外側の"ventral swallowing group (VSG)"に位置する2種類の主要な介在ニューロン群で構成される．DSGのニューロン群は嚥下のパターン形成を担う．VSGのニューロン群は，嚥下の運動指令をさまざまな運動ニューロンプールの細胞に伝える．

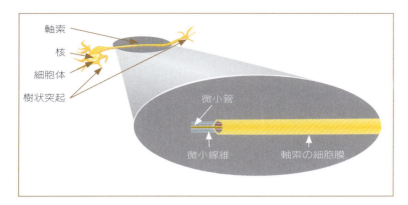

図2-3-9 無髄の神経は細胞体，軸索，樹状突起で構成される．細胞体は核を含む．軸索は，神経インパルスを伝導し，その長さは数ミリ〜1メートルまでさまざまである．細胞体から軸索が出るところを軸索起始部（初節）といい，この部位でインパルスが発生する．樹状突起は細胞体から伸びる．軸索は細胞膜で覆われ，微小管と微小線維を含む．

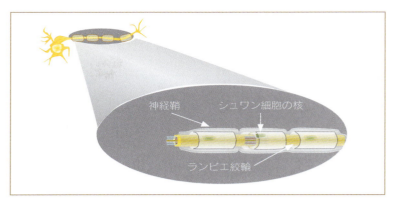

図2-3-10 末梢神経系と中枢神経系の白質の大部分の神経は，有髄神経である．有髄神経の軸索は，末梢神経ではシュワン細胞，中枢神経では希突起膠細胞でできたミエリン鞘で規則的に覆われて絶縁される．それぞれのミエリン鞘の間にはランビエ絞輪と呼ばれる隙間があり，軸索が露出している．有髄線維は神経鞘と呼ばれる膜で覆われる．

他のCPGのように，嚥下のCPGの機能は末梢性および中枢性の入力によって調節され，嚥下する食塊の大きさに対応して嚥下の運動パターンが調節される[1-6, 11, 12]．

視床下部

視床下部は視床の下で脳幹の上に位置する．視床下部は，代謝過程，自律神経系の制御，内分泌，体温調節，飢餓，渇き，疲労，怒り，概日周期，闘争・逃走反応，性欲に関与する．視床下部は，ストレスに反応し副腎皮質刺激ホルモン放出ホルモン（CRH）を放出する．CRHは下垂体に達し副腎皮質刺激ホルモン（ACTH）を放出させ，ACTHは副腎皮質からコルチゾール（ストレスホルモン）を放出させて闘争・逃走反応を起こす．

小脳

小脳は，知覚，運動制御，姿勢や身体のバランスの調節に重要な役割を果たす．小脳は，身体各部の位置に関する固有感覚情報を統合して大脳皮質運動野に送り，運動学習，身体のバランス，微細な運動の調節に関与する．また，小脳は注意，言語，言語情報を含む音声処理，筋知覚の認識機能にも役立つ．

大脳

大脳は大脳皮質，大脳白質，基底核からなる．大脳は，認知や意志に関与する．大脳の右半球と左半球は異なった機能をもち，特定の運動指令の形成や感覚情報処理に関与する特定の部位がある．最新の脳神経磁場イメージング（訳者注：MRI）やその他の新たな計測技術によって，思考，記憶，情動，社会心理的行動に特異的に関連する新たな脳部位が見出されている．

複雑な末梢の感覚情報は，中脳や視床を介して大脳皮質に送られ，知覚や認知がなされる．神経路，可塑性を有する協調機構およびさまざまな脳部位の間の複雑な相互作用は，行動，社会的相互作用，思考，会話，その他すべての人間の行動を多面的に進めることに役立つ．

随意運動は，前頭葉の一次運動野や補足運動野によって制御される．上位運動ニューロンは脳幹，脊髄に直接あるいは介在ニューロンを介して軸索を送り，骨格筋を支配する末梢の運動ニューロンとシナプス結合する．

求心性ニューロンおよび遠心性ニューロンは，31対の脊髄神経根や12対の脳神経根を経由して脊髄や脳幹に出入りする．三叉神経根は中脳の上部にあり，3本の太い感覚根と1本の運動根を有する（図2-3-6）．

神経伝達

神経系の解剖とニューロン

神経系は数十億もの神経細胞（ニューロン）と神経膠細胞で構成されている．触，圧，音，光，味などの感覚刺激に対して，それぞれの刺激に特化した感覚受容器が反応し神経応答を形成する．神経細胞はインパルスを伝導し，他の神経細胞や筋細胞などの他の種類の細胞との間で情報をやり取りする．

ニューロンの核は細胞内に存在する．樹状突起と軸索は細胞から伸びて，さまざまな長さや太さのものがある．シナプス後電位は樹状突起から細胞体まで伝播し，軸索起始部（初節）でインパルスが発生すると，軸索はインパルスを細胞体から遠く離れたところまで伝導する．

ニューロンは，軸索，細胞体，神経終末，樹状突起を有する．軸索は有髄あるいは無髄のものがある．シナプス伝達は，シナプス前細胞の軸索終末からの化学伝達物質の放出，電気シナプスにおけるシナプス前細胞の電位変化によってシナプス後細胞が刺激されることで生じる．軸索は，神経鞘と呼ばれる膜で覆われる（図2-3-5，2-3-9，2-3-10）．

神経細胞膜

神経細胞の膜は疎水性であり，電荷をもった分子（イオン）の拡散を制限することで膜電位として知られる膜内外の電位差を形成している（図2-3-11）．電位（電位差）は，ボルトと同義語である．膜電位は，ボルトを単位として計測され，表記される．

膜電位

電位は電場による単位電荷の位置エネルギーをさす．電位はボルトが単位で，2点間の電位の差は電位差と呼ばれる．ナトリウムイ

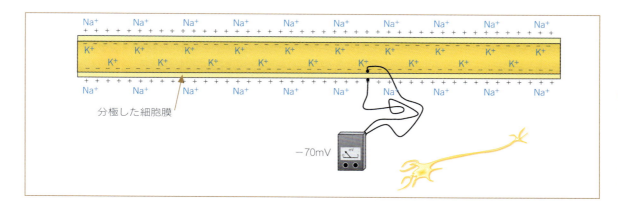

図2-3-11 静止状態にある無髄神経の軸索．膜は分極し静止電位にある．分極が起こるのは，電荷をもったNa^+とK^+の分布が細胞膜内外で不均衡なためである．この時の膜電位はおおよそ－70mV（細胞外を基準とした膜内の電位）．膜が刺激されていないか，活動電位が発生していない時に静止電位となる．

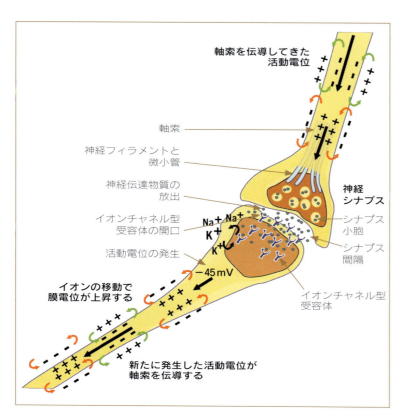

図2-3-12 神経のシナプス．シナプス前ニューロンの軸索末端に到達した活動電位はシナプス小胞を刺激して神経伝達物質を放出させる．伝達物質はシナプス間隙を横切しシナプス後細胞の受容体と結合する．伝達物質の結合によりイオンチャネルが開口し，ナトリウムイオンとカリウムイオンが細胞膜を横切って出入りすることで，シナプス後細胞に脱分極が起こり，軸索初節の膜電位を上げる．この脱分極（単独または周囲の樹状突起の脱分極が加重されたもの）によって軸索初節の電位が－45mVに達すれば新たな活動電位が発生し，軸索を伝導していく．（訳者注：図で示されているシナプスは，シナプス前終末とシナプス後細胞の軸索に比べてシナプス後細胞の細胞体の大きさが極端に小さい．図にはシナプス後細胞に樹状突起の記載があるが，図には樹状突起はまったくない．図に書かれているシナプスは，しいて挙げれば哺乳類の聴覚系"Calyx of Held"の巨大シナプスに似ているが，それでもシナプス後細胞の細胞体に比べて軸索が太すぎることに留意されたい）

細胞膜は非透過性または半透過性である．細胞膜を横切るイオンの出入りは細胞膜の種々の機構によって制御される．細胞内外のNa^+とK^+の分布の状態と，これらのイオンの膜を横切る移動は，いくつかの生物学的機能にかかわる．これらの機能によりインパルス（活動電位）が発生し，インパルスは神経線維や筋線維を伝導する．さらに，エネルギー伝達，グルコース取り込み，細胞の栄養素の移動や細胞の体積の調節にも関与する．

イオンチャネルと受動輸送

ニューロンや筋細胞の膜には，膜の内側から外側，あるいは外側から内側へイオンを通過させるイオンチャネルがある．イオンチャネルは細孔をもつタンパク質で，あるイオンに対して選択的に透過性をもつ．ナトリウムチャネルはナトリウムイオンに対して，カリウムチャネルはカリウムイオンに対して選択的に透過性をもつ．多くのイオンチャネルは開閉式で，細胞内外の電位差とイオン濃度差によって生じる駆動力によって，イオンはチャネルを受動的に通過する（図2-3-11，2-3-14）．

イオンチャネルの活性化

活動電位の発生にかかわる「イオンチャネル」は，電位依存性である．電位依存性のチャネルは膜電位の変化に応じて開閉する．他のタイプのチャネルは化学物質，温度，圧，光の変化によって活性化（開口）する．リガンド依存性チャネルは別の種類のチャネルで，神経伝達物質のような複雑な分子（リガンド）の結合に応答して開閉する．感覚受容器のイオンチャネルは，光，温度，触，圧などの感覚刺激によって活性化する．

イオンチャネルの開閉

生体の電気信号は，通常，1価のイオンであるNa^+とK^+が，イオンに特異的なゲートすなわち複雑なタンパク分子からなるイオンチャネルを介して，膜の一方から反対側へ透過することによって発生する．イオンチャネルでは，特殊な開始機構によってイオンの流入や流出が始まる．ごく少数のイオンの透過やわずかな電位変化による刺激でNa^+とK^+のゲートが開く．インパルスの伝導は，Na^+とK^+が軸索の細胞膜の一方から反対側へそれぞれNa^+チャネルとK^+チャネルを経由して移動することで生じる．筋細胞膜（筋線維鞘）も，同様のイオンチャネルを介するイオンの出入りによってインパルスが筋線維内に伝導する．筋細胞膜の脱分極は，筋小胞体からのカルシウムイオンの放出を促し，筋収縮メカニズムを開始させる．

細胞膜の分極と脱分極

神経系全体で，細胞内外のNa^+とK^+の濃度差とこれらのイオンが細胞膜を横切って移動することがインパルスの伝導の基本的

オン（Na^+）とカリウムイオン（K^+）の細胞内外の濃度差は，細胞膜内外の電位差すなわち膜電位を生む．

静止膜電位

正常な細胞で，無刺激で平衡状態にある膜電位のことを静止電位（約－70mV）という（図2-3-11）．静止状態の時，膜は他のイオンに比べてK^+の透過性が高く，静止電位はK^+の平衡電位に近い．活動電位が生じている間はNa^+に対する透過性が優位となり，膜電位はNa^+の平衡電位に近い＋30mVまで上昇する．

活動電位とその伝導

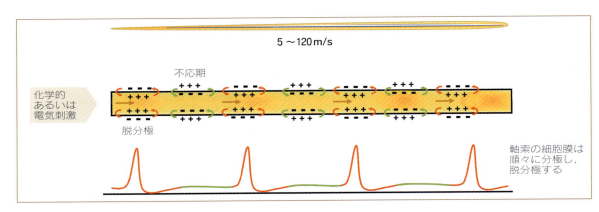

図2-3-13 神経線維上でのインパルスの移動．化学的あるいは電気刺激を神経の一端に加えると，脱分極に続いて再分極（一部は不応期）が起きる過程が細胞膜に生じ，軸索の上を順々に進んでいく．この過程では，Na$^+$の細胞内への流入とそれに続くK$^+$の流出が起こって活動電位（赤色）が発生する．活動電位による脱分極の後，ただちに再分極が起こって静止膜電位に戻るが，活動電位の発生後しばらくは不応期（緑）となる．活動電位はこの過程を繰り返して神経線維を伝導していく．
（訳者注：図は，軸索の左端に刺激を加えて活動電位を起こし，活動電位が軸索を伝導していく様子を示す意図である．しかし，時間的要素と空間的要素が同時に図に盛り込まれていて，実際にはあり得ない図になっている．中段の軸索の図は，活動電位が左から右に移動していき，脱分極部分〔赤色〕が左から右に移動し，そのすぐ後に続いて不応期〔緑〕が左から右に移動していく意図と考えられる．下の活動電位波形の図は，中断の軸索の図に対応するとすれば，活動電位波形が左右方向に鏡像でないといけないことに留意されたい）

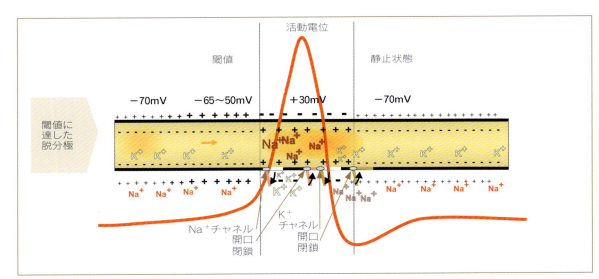

図2-3-14 神経線維を伝導している活動電位．電気的あるいは化学シナプスを介する刺激によって膜電位が静止時の－70mVから閾値の－65から－50mVに上がると，Na$^+$チャネルのゲートが開く．Na$^+$が細胞内に流入すると膜電位が急速に上昇する．活動電位の頂点は（赤で示す波形の頂点）は＋30mVに達する．その後Na$^+$チャネルの別のゲートが閉じてNa$^+$の流入が止まり，K$^+$チャネルのゲートが開いてK$^+$が細胞外へ流出することで膜電位が元に戻る．多くのニューロンで，膜電位は活動電位の後に一過性に静止電位よりも負になる．
（訳者注：軸索の図は，活動電位が左から右方向へ伝導していく時のある瞬間の状態を表しているが，活動電位波形（赤）は左右方向に逆の鏡像として誤って描かれている）

なメカニズムである．活動電位の発生による脱分極と再分極が，120m/s（メートル毎秒）の速さで神経線維上を移動することによって，インパルスの伝導が起こる（図2-3-12，2-3-13）．筋細胞では，同様の過程によって筋収縮が開始されるので，インパルスの伝導は，歩行，すべての反射，周期的な骨格筋や内臓筋の活動の開始にかかわる．

シナプス伝達と脱分極

活動電位は，細胞体の近傍にある軸索初節で発生する．活動電位が発生し軸索を伝導していくためには，軸索初節の膜電位が閾値を越える必要がある．軸索初節の脱分極は興奮性のシナプス後電位によって生じる．シナプス前ニューロンの活動電位がその軸索末端に到達すると，シナプス小胞からの神経伝達物質の放出を促す．伝達物質分子はシナプス間隙を横切りシナプス後細胞の受容体と結合する．受容体には，イオンチャネルを直接開口させるイオンチャネル型受容体がある．受容体に伝達物質が結合すると，イオンチャネルが開口し，細胞膜を横切ってNa$^+$とK$^+$が出入りする．これによって膜電位が変化する．伝達物質の結合によって膜電位が上がる（脱分極）場合は興奮性のシナプス伝達といい，膜電位が下がる（過分極）場合は抑制性のシナプス伝達という．シナプス伝達によって細胞体に生じた脱分極は，減衰しながら軸索初節に達し，軸索初節での閾値を超えれば新たな活動電位が引き起こされる．一般的に，1つのニューロン上の異なったシナプスで複数の興奮性シナプス伝達が起きると，これらのシナプス後電位は加算され（空間的加重），閾値を越えれば新たな活動電位が発生する．空間的加重は隣接した樹状突起のシナプスで認められる（図2-3-12）．

活動電位とその伝導

インパルスが起こると細胞膜の電位がごく短時間で脱分極した後に再分極し，インパルスは神経細胞上を移動していく[19-21]．インパルスは，細胞膜内外の電荷が急激に変化することで生じる．神経細胞の膜電位が急激に脱分極した後，再分極し静止膜電位に戻ることを活動電位という．この過程は，イオンが膜を横切って移動することで開始される（図2-3-13，2-3-14）．

活動電位波形は，軸索の細胞膜の脱分極相と再分極相から構成される．神経インパルスは，活動電位のパルス状の波形として軸索の膜上を移動していく．軸索の静止膜電位は，膜外に比べて負で，－70mVである．活動電位が軸索上の1点を通過する時，その点の電位はNa$^+$チャネルのゲートが開くと1ms以内に静止膜電位から＋30mVに上昇し，その後－70mVに戻る．活動電位は軸索上を迅速に移動し，その伝導速度は最大120m/s（224mph）に達する[19-21]．

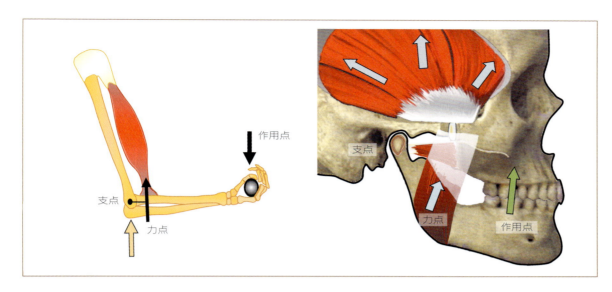

図2-3-15 骨を動かす時に働く横紋筋である骨格筋は，通常，関節をまたいで起始と停止が別々の骨に付着する．筋の収縮によって，関節が支点となり作用点にかかる負荷に対抗する力が，筋の骨への付着部（力点）にかかる．筋の収縮時に骨（作用点）が動かなければ等尺性収縮で，骨が動けば等張性収縮となる．

活動電位の開始

シナプス入力等によって十分に大きな脱分極が加わると，軸索初節に活動電位が誘発される．

軸索初節のナトリウムチャネルが開口する閾値（閾膜電位）に達する脱分極が起こると，ナトリウムイオンが細胞内に流入し活動電位が発生する．活動電位が発生する閾膜電位まで電位を上げるのに必要な最小の刺激のことを閾値刺激という．閾値刺激は膜電位を−55から−65mV，すなわち静止電位の−70mVに比べて5〜15mV電位が高い電位に上昇させる．

活動電位のピークと再分極相

電位依存性のナトリウムチャネルが一気に開くと，ナトリウムイオンが急激に細胞内に流入し，軸索内の電位が正，軸索外が負になり脱分極が起こる（図2-3-13, 2-3-14）．いったん活動電位が起きはじめると活動電位は最大の振幅まで達し，閾値以下の刺激だと活動電位はまったく生じない．

内向き電流の発生によってこの急激な電位変化を起こすナトリウムチャネルは，膜電位の急激な上昇の後，不活性化する．また，膜電位の上昇は電位依存性カリウムチャネルを開口させて，カリウムイオンが流出する．このために，膜電位は急激に静止膜電位に戻る．これによって膜が再分極して，活動電位の再分極相が生じる．通常，軸索上の活動電位の持続時間はわずか数ms（ミリ秒）である．

不応期

活動電位の再分極相で膜電位が静止レベルまで戻っても，再分極相で開いたカリウムチャネルがまだ開いているために膜電位が一過性に静止膜電位よりも低下する．これを後過分極電位といい，カリウムチャネルの透過性が元に戻るまで続く．活動電位の発生後はナトリウムチャネルはすぐに元の平衡状態に戻らず開きにくい状態になっており，カリウムチャネルの開口の継続と相まって次の活動電位の発生が起こりにくくなる．この期間を不応期といい，活動電位が起こった直後は次の活動電位は生じることができない．不応期は，活動電位が軸索を一方向にしか伝導しないことに役立っている．

興奮の伝導

活動電位の発生部位が軸索に沿って順々に移動していくことで，活動電位は減衰することなく軸索を伝導していく．これは，軸索のある点で活動電位が発生すると付近の軸索の電位が上がり，膜電位が閾値を越えた部位で新たな活動電位が発生し，この過程が繰り返されるからである．無髄神経では，活動電位の発生部位が連続的に軸索上を移動していく．有髄神経では，ミエリン鞘が途切れるランビエ絞輪部のみで活動電位が発生し，活動電位は絞輪部から次の絞輪部へ飛び飛びに移動する．これにより，活動電位の発生部位の移動がより速く確実に起こる．一般的に軸索には枝分かれがあり，活動電位は多くの場合分岐点から双方の軸索分枝に伝導していく．それぞれの分枝の終末に活動電位が到達すると，通常シナプス間隙に神経伝達物質が放出され，シナプス後の組織に情報が伝えられる[19-21]．

骨格筋の解剖

咀嚼筋は骨格筋で横紋筋である．咀嚼筋は腱に連続し，筋の起始と停止の間に発生する張力を骨や関節にかけることで運動を起こす．骨格筋は横紋筋の一種で，通常腱に連続している．筋収縮は，体性運動ニューロンの活動によって随意性あるいは反射性に起こる．骨格筋の一端は，体軸に近い骨に起始し，他端は関節を越えて体軸からより遠い別の骨に停止する．骨は関節を中心に回転し，筋の収縮によってこれらの2つの骨は相対的に動く（図2-3-15）．咀嚼筋は側頭骨などから起始し，腱様結合によって下顎骨に停止する（図2-3-15）．

筋線維の方向，羽状筋

長骨に付着している筋は，筋が収縮する方向（起始から停止の方向）に平行に配列した筋線維をもち，等尺性収縮によって大きな運動を起こす．筋線維の長さも大きいと考えられる．また筋線維は，起始-停止を結ぶ方向に平行あるいは羽のように斜めにも配列される（訳者注：羽状筋）．多くの筋では，すべての筋線維はその筋の起始から停止の方向と同じ方向に並んでいる．羽状筋では，個々の筋線維はその筋の起始から停止の腱を結んだ収縮方向に対してある角度をもって配列している．羽状筋では，筋全体の収縮方向に対して個々の筋線維は斜めの方向に収縮するため，筋全体として縮む長さ

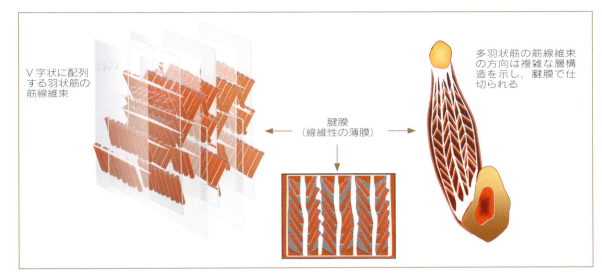

図2-3-16 咀嚼筋（咬筋および側頭筋）は，同じ長さの筋線維束がV字状（くし状）で膜性の線維性組織（腱膜）につながり多層に配列する内部構造をもつ．腱膜は筋の起始から停止までの全長に存在し，筋線維束を挟み込む網目構造をしている．筋線維束の収縮によって，筋の一部または筋全体に存在する腱膜は牽引される．このような筋の構造は，大きな動きはしないが，さまざまな方向に集中した力を発揮する骨に適している．

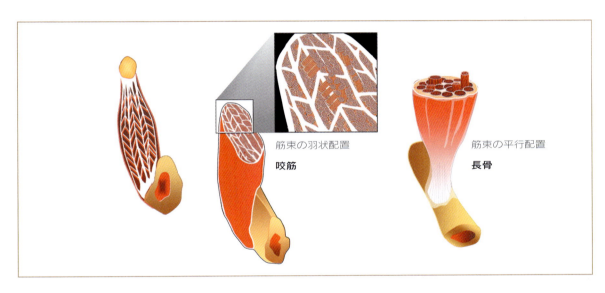

図2-3-17 咬筋と側頭筋の筋束の長さは短く，咬筋では筋束の方向が内外的に傾斜している．長骨に付着する筋や顎二腹筋の筋束の長さはより長く，起始停止方向に沿って並んでいる．

が短くなる．これは同じ体積中により多くの筋線維が存在することを意味し，より大きな収縮力を発揮することになる．羽状筋は通常，筋の長さが短くなることがそれほど重要ではなく，大きな張力の発生がより重要な部位に認められる（図2-3-16, 2-3-20）[22-27]．

筋線維

　咀嚼筋は白筋の特徴をもち，速い一過性の運動に適しているが疲労が速い．咬筋と側頭筋は主として収縮の速い筋線維から構成される．骨格筋は遅筋と速筋から構成される．遅筋は単収縮に要する時間が長く，発生する張力は低いが疲労しにくい．速筋は単収縮に要する時間は短く（収縮が速い），発生する張力は大きいが速く疲労する．咬筋と側頭筋は，収縮率が極めて高く，身体で最大である．両者ともに低閾値の疲労しにくい運動単位から構成されている．また，速筋は，支配する運動神経線維の伝導速度が速く，筋小胞体からのカルシウム放出と取込みが速いという特徴がある．速筋線維は解糖系がよく発達しているため，すばやいエネルギー変換が可能で，遅筋に比べて2〜3倍の速さで収縮して張力を発生することができる[22-27]．

筋内部の筋線維の方向

　咀嚼筋のほとんど，とくに閉口筋の筋線維は，すべての線維の方向が平行な単純な配列をしているのではなく，多層の筋束が腱膜（膜状の線維性組織）によって仕切られている多羽状筋である．線維性隔膜によって仕切られている構造，筋の層状構造，筋線維が筋の長軸方向に対して角度をもって配列する構造によって，同一筋内の異なるコンパートメントが独立して収縮し機能することができる．このことは，すべての閉口筋（咬筋，内側翼突筋，側頭筋）にあてはまる．この筋線維の配列が，同一筋内で部位ごとに異なった収縮を可能にしている．顎筋線維筋は，均質な筋線維群で構成され，概して組織化学的性質からⅠ型あるいはⅡ型の筋線維で構成される点で，他の骨格筋と異なっている．そのほとんどはⅠ型線維で，閉口筋の前方部と深部により多く認められる（図2-3-16）[22-26]．

筋収縮と張力の方向

　羽状構造はより短い収縮単位（筋線維）を多く配置でき，等尺性の収縮により適している．長骨では，より長い収縮単位（筋線維群）が平行に配列しているので，等張性収縮により適している．閉口筋は，筋線維長の短い羽状構造をもち，筋の長軸方向に位置する腱膜を牽引することで，さまざまな方向に等尺性収縮を行うことが可能となる．閉口筋の筋線維は，長軸方向にある結合組織性の腱膜をV字型に横断している．筋束が収縮すると，筋の長軸方向に走る腱膜を筋束が並ぶ方向に牽引する．これにより筋はその長軸方向に収縮する．腱膜の方向，筋線維長，小さな運動単位が支配する領域などは筋の部位によって異なっており，このことが筋内部の収縮単位をさまざまに変えて，筋の長軸方向以外の方向へ張力を発生させること

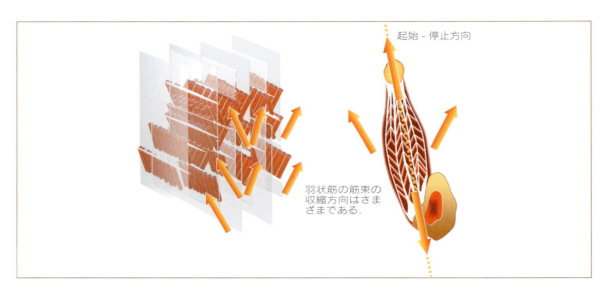

図2-3-18 羽状筋は，筋の長軸方向に張力が発生する他に，筋肉内の部位の違いによってさまざまな方向に収縮力が発生する．

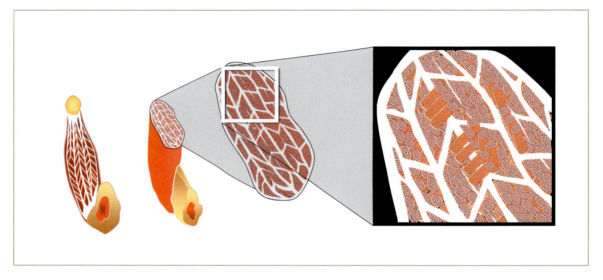

図2-3-19 咬筋の筋束は羽状に配置される．

を可能にしている（図2-3-19）．
　内部の腱の複合的な構造によって，筋は多くの区画に分割される．それぞれの区画は，小さな運動ユニットが支配する部分がその中に存在することで，さらに細分化される[22-27]．

筋の組織学

　筋は主に筋細胞（筋線維）から構成される．筋線維内には，多数の筋原線維がその長軸方向に沿って並んでいる．筋原線維には，その全長にわたって明るく見える明帯と暗く見える暗帯が交互に繰り返して並び，その1周期を筋節という．筋原線維の中には筋フィラメントが平行に並び，横紋を形成している（横紋筋の名称の由来である）．細いフィラメントを構成するアクチンと太いフィラメントを構成するミオシンの相互作用が筋収縮の基本的なメカニズムである．筋線維は集まって束になり筋束を形成する．さらに筋束が線維性の膜でまとめられ，その周囲が筋膜でおおわれてひとつの筋となる（図2-3-18〜2-3-20）[22-26]．

筋線維の構造

　筋線維は細長い円柱状の多核細胞で，核は筋線維鞘（筋細胞膜）の近くに存在する．筋線維の中には筋原線維が並列にぎっしり詰まっている．個々の筋原線維はカルシウムイオンを蓄えた筋小胞体に覆われている．筋原線維は多数の筋節を含み，筋節は長軸方向に沿ってつながって並んでいる．個々の筋原線維の中には，アクチンを含む細いタンパク分子あるいはミオシンを含む太いタンパク分子から構成される多数の筋フィラメントが入っている．
　ひとつの筋節には，細い筋フィラメントが両端から伸び，中央部には太い筋フィラメントが存在する．太いフィラメントは筋節の両端までは伸びていないが，タイチンと呼ばれるタンパク質で両端とつながっている．太いフィラメントと細いフィラメントの配列によって，筋節を構成する暗い部分と明るい部分が筋原線維の全長にわたって交互に並ぶ．この配列が骨格筋の横紋構造を作っている．
　明るい部分はI帯（明帯），暗い部分はA帯（暗帯）と呼ばれる．I帯の中央付近には暗くて細いZ帯が存在する．Z帯は隣り合う2つの筋節の接合部で，隣り合う筋節の細いフィラメントは，この部で多少重なり合っている．このように，筋節は2つのZ帯の間の部位と定義することができる（図2-3-20〜2-3-22）．

神経筋接合部，筋線維の活動電位

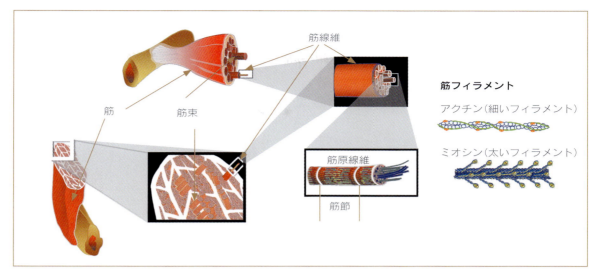

図2-3-20 骨格筋（横紋筋）は，長骨に付着する筋のように筋線維が平行に配列するもの，咬筋のように羽状（くし状）に配列するものがある．筋束の中には多数の筋線維が含まれている．筋束の間には筋紡錘が存在する．筋線維の中には多数の筋原線維が平行に並び，筋原線維の中にはさらに太い筋フィラメントと細い筋フィラメントが入っている．筋原線維は，太い筋フィラメントであるミオシンと細い筋フィラメントであるアクチンという2種のタンパクが組み合わさって構成される．

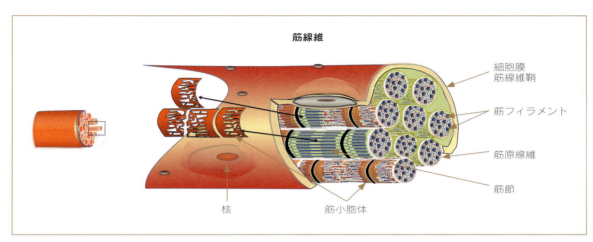

図2-3-21 筋線維は多核の細胞で，核は筋線維鞘（筋細胞膜）の近くに存在する．内部には筋小胞体に囲まれた筋原線維が並列している．筋原線維の中には筋フィラメントが存在する．横行小管系（T管系）は筋細胞膜が筋線維内部に陥入したもので，筋小胞体に接する．

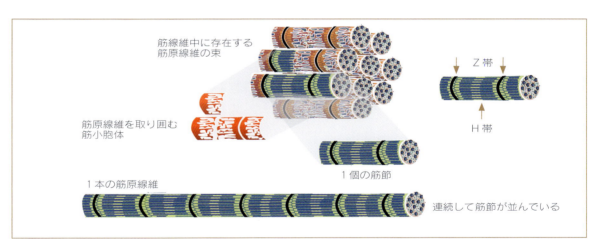

図2-3-22 筋原線維は筋小胞体に囲まれ並列している．筋原線維には暗いリング状のZ帯があり，1つひとつの筋節の境界となっている．筋節の中央には明るい帯状に見える部位（H帯）がある．筋原線維には，筋節が連続してつながって並んでいる．

筋小胞体

　筋小胞体は，筋節ごとに筋原線維を取り囲んでいる．筋小胞体の中には大量のカルシウムイオンが蓄えられており，横行小管系の脱分極によって筋細胞が脱分極するとカルシウムイオンが放出される．これが筋収縮を起こす引き金となる．

筋フィラメント

　筋フィラメントはタンパク分子がフィラメント状により合わさったもので，太いフィラメントと細いフィラメントがある．太いフィラメントはミオシンと呼ばれるタンパク質から構成される．ミオシン分子は主要部分である尾部と側方に突出した頭部からなる．ミオシン頭部との接合部は折れ曲がることができるので，ミオシン頭部は長軸方向に4～7nmの距離の首ふり運動が可能である（図2-3-23～2-3-26）．

神経筋接合部，筋線維の活動電位

　中枢神経系からの信号は，活動電位としてα運動ニューロンの細胞体を経由し，運動神経終末に到達し，運動神経終末は筋線維表面に存在する運動終板の受容体部位とシナプスを形成する（図2-3-27）．
　活動電位が神経終末に到達すると，カルシウムイオンが神経終末

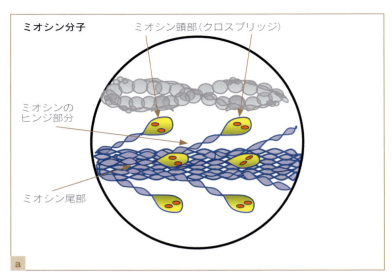
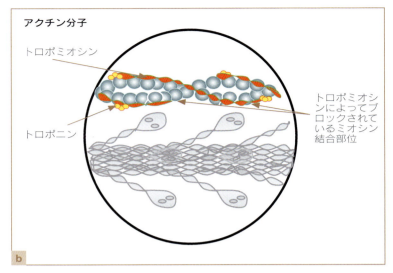

図2-3-23a,b　a：太いフィラメントはミオシンと呼ばれるタンパク質の鎖からなる．ミオシン分子は太いフィラメントの主要部である尾部とそこから伸びる頭部をもっている．ミオシン頭部はクロスブリッジともよばれる．弛緩時にはミオシン頭部はアクチン分子と接触していない．b：細いフィラメントはアクチンとよばれるタンパク質で構成される．トロポミオシンタンパク質の鎖がトロポニンとともにアクチン分子を覆っている．トロポミオシンはアクチンのミオシン結合部位をブロックしている．

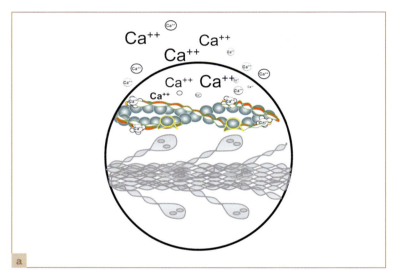
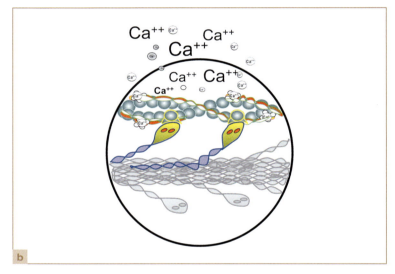

図2-3-24a,b　a：カルシウムイオンがトロポニン分子と結合すると，トロポニンの構造が変わり，トロポミオシンがアクチン上のミオシン結合部位を露出するように移動する．b：ミオシン頭部は露出したミオシン結合部位に結合する．ミオシン頭部はヒンジ部分で回転する．

内に流入し，アセチルコリン（Ach）の放出を誘発する．アセチルコリンは神経筋接合部のシナプス間隙を筋線維の表面に向かって進む．アセチルコリンと特異的に結合する受容体部位にアセチルコリンが結合すると，ナトリウムイオンやカリウムイオンを通すチャネルが開口する．これによって多量のナトリウムイオンの筋線維への流入とカリウムイオンの流出が起こる．筋細胞膜は脱分極し，活動電位が誘発される．活動電位は筋線維内の横行小管系に広がり，筋原線維を取り囲んでいる筋小胞体内に貯蔵されているカルシウムイオンを放出させる（図2-3-27，2-3-28）．

収縮時の筋フィラメントの滑走

アクチンとミオシンはお互いスライドし，筋線維の収縮が生じる．カルシウムイオンは細い筋フィラメントであるアクチン分子を囲んでいるトロポミオシン鎖上のトロポニンに結合する．筋が弛緩した状態では，トロポミオシンはアクチン分子とミオシンとの結合部位をブロックしている．カルシウムイオンの結合により，トロポニンはトロポミオシンを移動させ，ミオシンとの結合部位を開放する．ミオシンのクロスブリッジ頭部は露出したミオシン結合部位と連結橋を形成し，長軸方向に傾斜し細いアクチンを引っ張る（パワーストローク）（図2-3-23〜2-3-25）．

筋節の短縮

ミオシンは強力にアクチンと結合する．アデノシン二リン酸（ADP）と無機リン酸の分解・解離はパワーストロークと密接に関連している．これにより，ミオシンとアクチンはZ帯を互いに引っ張り，筋節とI帯を短縮させる（図2-3-26）．

ミオシン頭部のアクチンからの解放

アデノシン三リン酸（ATP）とミオシンが結合すると，ミオシンはアクチンと解離し，弱い結合状態となる．ミオシンがATPを加水

神経筋接合部，筋線維の活動電位

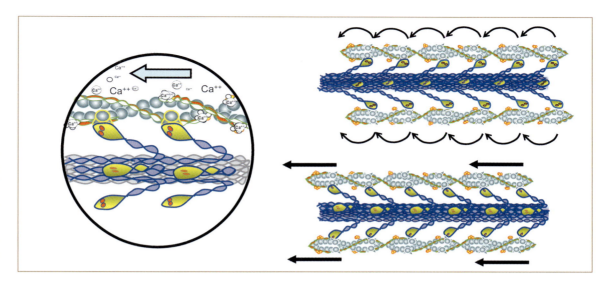

図2-3-25 ミオシン頭部はヒンジ部分で傾斜し，アクチンを4〜7 nmほど長軸方向に移動させることでフィラメント同士をスライドさせる．フィラメントの滑走機構：トロポニンにカルシウムイオンが結合すると，ミオシン頭部がアクチン分子上のミオシン結合部位に連結橋を形成する．ミオシン頭部がヒンジ部で回転し，長軸方向にアクチンを引っ張る．

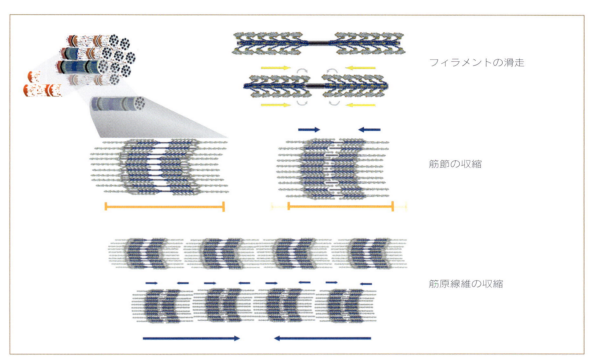

図2-3-26 筋原線維はZ帯によって特徴づけられる筋節をもつ．Z帯とZ帯の間には，筋フィラメントが平行に並んでいる．細いフィラメント（薄青），太いフィラメント（濃青）．中央部の太いフィラメントがM線に向かって細いフィラメントを引っ張ると，筋節が収縮する．連続した筋節の列が収縮すると筋原線維の収縮となる．

分解してエネルギーを得ると，ミオシン頭部が「後ろに引かれる」状態となる．各骨格筋のミオシン頭部は1回のストロークでおよそ7 nm移動する．この移動の大きさはミオシン分子のアイソフォームに依存する．

この過程はATPが利用できる限り，またカルシウムイオンが細いフィラメント上に存在する限り続く．

上記の過程が起こっている間，カルシウムイオンはカルシウムポンプによって筋小胞体の中に能動的に戻される．カルシウムイオンの筋小胞体への能動輸送によって，筋原線維周囲のカルシウムイオンが取り除かれ，さらにトロポニンからカルシウムイオンが除去される．その後，トロポニン-トロポミオシン複合体は，アクチンフィラメント上の結合部位を再び覆いブロックする．ミオシンはアクチンと結合するのを止め，収縮が終わる[28-33]．

筋線維の活動電位

筋線維の活動電位は，シナプス前ニューロンの活動電位が神経筋接合部に到達することで引き起こされる．正常な骨格筋線維の活動電位は，ニューロンでみられる活動電位と同様である．リガンド依存性のチャンネル（アセチルコリン受容体チャネル）が開くことで筋線維の細胞膜である筋鞘が脱分極し，これによって電位依存性ナトリウムチャネルが活性化して活動電位が発生する．ナトリウムチャネルはその後不活性化し，さらに外向きカリウム電流の活性化によって膜が再分極する．活動電位が起こる前の静止膜電位は−90 mVである．筋の活動電位の持続時間はおおよそ2〜4 ms，絶対不応期は1〜3 ms，筋線維を伝わる伝導速度は5 m/sである．横行小管系を伝わった筋膜の活動電位は，筋小胞体からカルシウムイオンを放出させ，さらにそれによってトロポミオシンを動かし，筋収縮を起こす．

筋の活性化と収縮の要約

遠心性神経線維からのシナプス入力によって筋鞘に活動電位が発生し，筋細胞内（筋形質）にカルシウムイオンを放出させる．放出さ

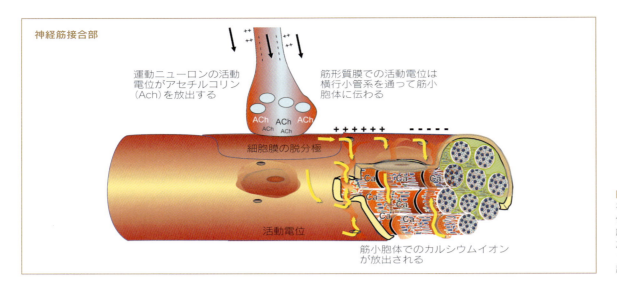

図2-3-27 活動電位は運動ニューロンを経由して筋形質膜とのシナプスまで伝わる．アセチルコリンが放出され，筋形質膜に脱分極が生じる．結果生じた活動電位が横行小管系を通って伝わり，筋小胞体でカルシウムイオンの放出を誘発する．

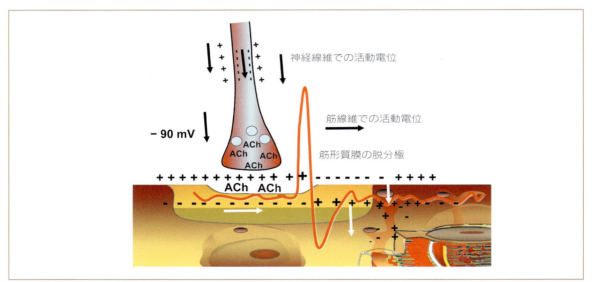

図2-3-28 活動電位は筋線維に発生した脱分極から生じる．この脱分極は，リガンド依存性のチャンネル（アセチルコリン受容体チャネル）が開くことで筋線維の細胞膜である筋鞘が脱分極し，これによって電位依存性ナトリウムチャネルが活性化して活動電位が発生する．ナトリウムチャネルはその後不活性化し，さらに外向きカリウム電流の活性化によって膜が再分極する．活動電位の前の静止膜電位は−90mVで，ニューロンより若干負の値を示す．筋の活動電位はおよそ2〜4ms間続き，絶対不応期はおよそ1〜3msである．伝導速度はおよそ5m/sである．横行小管系を伝わる活動電位は，筋小胞体からカルシウムイオンを放出させ，さらにそれによってトロポミオシンを動かし，筋収縮を可能にする．筋線維の活動電位は，シナプス前ニューロンの活動電位が神経筋接合部に到達することで引き起こされる．

れたカルシウムイオンは，ミオシン頭部のパワーストロークを起こしてアクチンフィラメントの滑走を起こす．これにより筋節が短縮し，筋の張力が発生する（図2-3-26〜2-3-29）．

筋収縮

随意的な筋収縮は大脳皮質に由来する意思や意図の結果として起こる．電気的なインパルス（活動電位）は筋線維を支配する運動ニューロンを経由して伝達される．いくつかの反射では，脊髄反射のフィードバック回路によって筋収縮の指令が脊髄に起こる．歩行，呼吸，咀嚼などは反射性の制御の側面をもつ．筋収縮は意識的にも意識下でも開始することができ，固有感覚のフィードバックによる無意識的な反射によってその後も筋収縮を続けることができる．

固有感覚

固有感覚は体の各部分の相対的位置を感知する感覚である．これは視覚，味覚，嗅覚，触覚，聴覚のような外界を感知する外受容性感覚とは異なり，身体内部の位置や動きを受容する感覚である．固有感覚は身体各部の位置情報を中枢にフィードバックする第三の感覚様式である．それは体が運動指令通りに動いているかどうか，体のさまざまな部分の相対的な位置を感知する感覚である．

固有感覚は中耳の感覚細胞と筋，関節，靱帯に存在する伸展・位置受容器からのインパルスで生じる．この種の感覚には特殊な感覚受容器，すなわち固有受容器が存在する．筋紡錘と腱器官は筋や腱に存在する固有受容器である．ルフィニ終末とファーター・パチニ小体は顎関節に存在する[35-38]．

筋紡錘

筋紡錘は筋線維束の間に存在する．筋紡錘は，錘内筋を有し筋全体に分布する感覚器であり，筋の長さに関する感覚情報を中枢神経系に供給する．下顎挙上筋は比較的高い密度で筋紡錘を含んでいる．とくに咬筋深部，側頭筋前部，内側翼突筋内部に高密度で存在する．筋紡錘は下顎下制筋にはその存在が報告されていない[35, 38-41]．

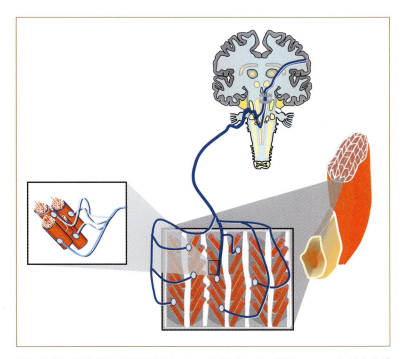

図2-3-29　筋線維束は運動単位によって支配される．運動ニューロンはさまざまな領域から収束性の投射を受ける．それぞれの運動神経線維は分枝し，筋を支配する．筋の収縮は，運動単位の動員数の変化，筋線維の活動電位の発生頻度の変化に基づいて調節される．

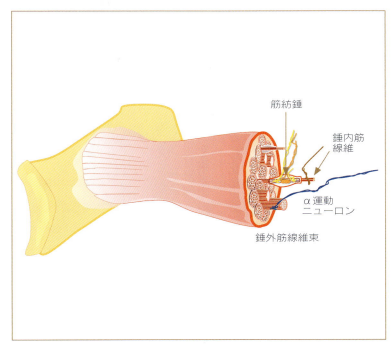

図2-3-30　錘外筋線維は収縮の際に主に活動する筋線維で，α運動ニューロンに支配されている．これらが収縮すると張力が発生し，力学的仕事が行われ運動が促進される．筋紡錘の錘内筋線維は固有受容感覚機能をもち，中枢神経系に筋伸張の程度や速さ，変化率の情報を提供する．錘内筋線維はγ運動ニューロンに支配される．

錘外筋線維と錘内筋線維

錘外筋線維は筋全体を構成する筋線維で，収縮により張力が発生し運動を起こす．錘外筋線維はα運動ニューロンによって支配される．錘内筋線維は筋紡錘を構成する骨格筋線維で，γ運動ニューロンによって支配される．錘内筋線維は，周囲の筋の長さの変化量や変化率を検出する固有受容器である．これらの筋線維はコラーゲンの鞘によって周囲の筋から隔てられている．この鞘は「紡錘」形をしており，中央部が広く端に向かって徐々に細くなる形をしている（直径0.1mm，長さ1mm）．そのため，筋紡錘，錘内，錘外，紡錘運動，という用語が使われる．紡錘運動系とは筋紡錘における錘内筋線維とγ運動ニューロンの複合体を意味する．錘内筋線維には2つのタイプ，核鎖線維と核袋線維がある．核鎖線維は鎖状に並んだ核をもち，3～10本のグループとなって筋紡錘内に分布している．核袋線維は筋紡錘の中央部に多数の核を袋状に含む線維で，その端は筋紡錘の両側から伸びている．筋紡錘はすべての下顎挙上筋に存在するが，外側翼突筋には少ない．顎二腹筋では，筋紡錘はあったとしてもわずかで，伸張反射を欠く[38-41]．

γ運動ニューロンとα運動ニューロン

α運動ニューロンは錘外筋線維を収縮させる運動ニューロンである（図2-3-30, 2-3-31）．γ運動（紡錘運動）ニューロンは筋紡錘の錘内筋線維を収縮させる運動ニューロンである．β（骨格筋紡錘運動）運動線維は錘外筋と錘内筋線維の両方を支配する．これらの運動ニューロンは神経支配と生理学的作用に基づいて静的と動的の2種類に分類される．γ運動ニューロンは筋紡錘の錘内筋の張力レベルを調節することで伸張反射を制御し，それによって筋紡錘周囲の錘外筋の張力を制御している．このメカニズムはα運動ニューロン活動の基底レベルを決定し，動的，静的な状態における筋長の制御に寄与する．γ運動ニューロンは上位中枢や脊髄反射によっても活性化されると考えられている．γ運動ニューロンの活動レベルが上昇すると，静止時の筋緊張（トーヌス）の上昇を起こす．この筋緊張の上昇は，顎関節症でみられる筋膜痛，筋硬直，そして発痛点に関連するといわれている．γ運動線維の活動性の上昇の原因や機能は，顎関節症の病因論において議論の対象となっている[35-38]．

Ia群求心性神経とII群求心性神経

感覚神経の一次終末と二次終末は錘内筋線維の中央部にらせん状に巻きついて分布しており，神経線維先端部の伸展感受性イオンチャネルによって筋紡錘の感覚情報を提供する．周囲の筋が伸張されると，Ia群求心性神経が伸張の大きさやその変化率に応答する．II群求心性神経は伸張の大きさに応答する．Ia群線維とII群線維のなかには脊髄や脳幹で介在ニューロンとシナプスするものもある．介在ニューロンはγ運動ニューロンとシナプスし，筋紡錘の錘内筋線維を支配して錘内筋線維を収縮させる（図2-3-31）．

感覚ニューロンはシナプスを介して長さと速度の情報を上位中枢に伝える．この情報は脳で処理され，体の各部位の位置や方向が感知される．筋紡錘で検知された長さの変化は，筋収縮を調節する際に重要な役割を果たし，望ましくない伸張や主動作筋-拮抗筋の不調和を防ぐ．

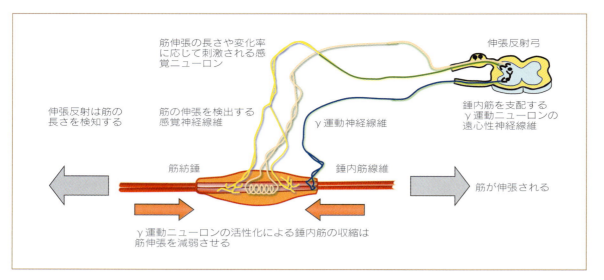

図2-3-31 伸張反射．伸張反射は筋紡錘からの情報を周囲の筋に伝える．筋が伸張すると，筋紡錘が興奮し，Ⅰa群求心性線維が伸張の長さやその変化率，レジスタ長などに応答する．Ⅱ群線維は筋伸張の長さに応答する．Ⅰa群線維とⅡ群線維は脊柱の介在ニューロンとシナプスを形成する．介在ニューロンはγ運動ニューロンとシナプスし，さらにγ運動ニューロンは筋紡錘内の錘内筋を支配して錘内筋線維を収縮させる．このプロセスは筋長，張力，筋緊張を制御する．

伸張反射

　伸張反射は筋の伸張に反応して筋収縮が起こることを指す．伸張反射は単シナプス反射で，これにより筋長が自動的に制御される．筋が伸張されると筋紡錘が伸張し，その求心性神経線維の活動性が増加する．これによってα運動ニューロンの活動性が増加する．その結果として筋は収縮し筋の長さは減少する．α運動ニューロンと同時にγ運動ニューロンが活動すると，筋紡錘の緊張が維持されて筋長が短縮している間の感度を保つことができる[39-42]．

筋内の神経分布

運動単位とその支配領域および分布

　α運動ニューロンとその軸索分枝は複数の筋線維を支配し，支配する筋線維の数は筋の種類や部位で異なる．1個の運動ニューロンとその軸索によって支配される筋線維群をまとめて運動単位と呼ぶ．
　支配される筋線維の数は，筋によってなされる動きの細かさに関連する．眼筋では運動ニューロンに対する筋線維数は比較的少ない．咀嚼筋では1つの運動ニューロンにつき400〜700の筋線維が支配される．一方，大きな四肢筋では1,000以上の筋線維が1つの運動ニューロンに支配される．
　ヒトの咬筋と側頭筋には，それぞれ1,452個と1,331個の運動単位が存在すると報告されている．これらの筋の筋線維数はそれぞれ929,000個と1,247,000個である．運動単位の生理学的断面積は咬筋で0.22mm^2，側頭筋で0.29mm^{2}である[43]．

遅い運動単位（S型運動単位），速い運動単位（F型運動単位）

　運動単位は単収縮の速さによって遅い運動単位（S型），速い運動単位（F型）に分けられ，さらにF型は速く疲労しにくい運動単位，速く疲労しやすい運動単位，中間の性質をもつ運動単位に分類される[43]．

　運動単位の支配領域は四肢筋よりも咀嚼筋のほうが小さく，より限局して運動制御を行う構成となっている．咀嚼筋の運動単位の断面積は値の幅が広く，収縮力の多様性を生み出している．
　遅い運動単位の密度は咀嚼筋の深前部で比較的高い．一方速い運動単位は咀嚼筋浅後部により多くみられる．
　遅い運動単位が高密度に存在する筋の部位は，筋力の精密なコントロールに適しており，速い運動単位が高密度な部位よりも咀嚼中に疲労しにくい．咀嚼筋では四肢筋や体幹筋と比較して収縮力や収縮速度のより細かな変化が可能である．

力の調節

　咀嚼筋の張力の調節は，弱い力の発生の際には運動単位の動員数の変化，強い力の発生の際には筋線維の活動電位の発生頻度の変化に基づいて行われる．
　Hennemanにより見出された運動単位の序列動員の法則は，さまざまな咀嚼筋で報告されている．運動単位の存在部位または種々のタスクに特有な運動単位の活動性が，筋の異なる部位を別々にコントロールするのに役立つ．これによって咀嚼筋は極めて多様な活動を行うことができる[43]．
　運動ニューロンプールはさまざまな脳領域からの収束性入力を受ける．その後運動ニューロンの遠心性線維は分枝して筋線維を支配する．それぞれの分枝は，独立した神経筋コンパートメントを形成する（図2-3-29）．
　脳幹のニューロン，バーストジェネレーターまたは，リズムジェネレーターからの入力や，タスクや刺激で生じる感覚入力によって運動ニューロンプールのさまざまな部位が活性化され，それによって同一の筋の異なった部位が収縮する．咀嚼筋は，静的，動的な運動において，機能的な多様性を示す．すなわち咀嚼筋は，閉口，開口，さまざまな動きに対応する機能的多様性を有している[43-54]．

力の加重，収縮頻度の加重

　神経からのインパルスの振幅は一般的に一定であるのに対し，骨格筋の収縮力はさまざまに変化する．この現象は「力の加重」によって起こる．この力の加重とは個々の単収縮が加算され，全体として

計測技術

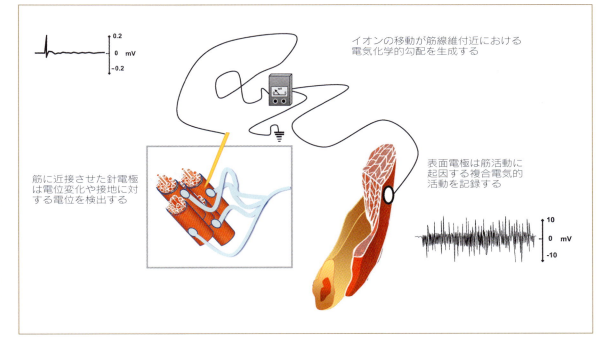

図2-3-32 筋活動の筋電図記録．筋収縮の電気的活動は，筋から発生する電位変化によって形成され，収縮している筋の近傍や離れた部位で記録される．針電極は電位変化を記録することができる．これは主に研究用ツールとして用いられることが多い．表面電極は筋の複合筋電図活動を記録する．この複合筋電図活動は，収縮する複数の運動単位によって生じた電気的エネルギーの総和を表す．

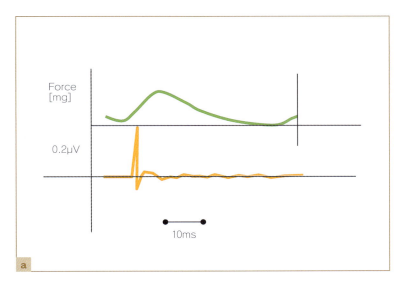

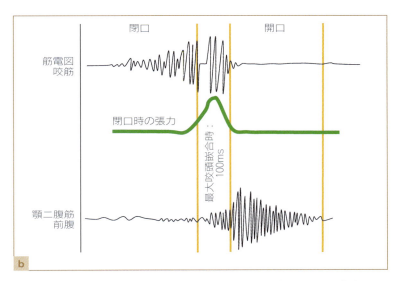

図2-3-33a, b　a：ワイヤ電極を用いて記録した単一運動単位の収縮と活動電位．張力は脱分極後ピークに到達し，その際筋小胞体からのカルシウムイオンの放出，フィラメントの滑走によって最大咬頭嵌合時の筋張力が生じている（複数の資料から再描画）．b：複数の筋線維が収縮すると，複数の活動電位がみられる．それらの複合活動電位の振幅と頻度は筋収縮の大きさに応じて増加する．最大咬頭嵌合時と開口時における下顎挙上筋と下顎下制筋の複合表面筋電図を示す（複数の資料から再描画）．

の筋収縮力が増大することをいう．これには，活動する筋線維の加重と収縮頻度の加重がある．筋線維の数の加重は収縮単位の数とサイズが増加することによって起こり，この現象を複数の筋線維の加重と呼ぶ．収縮頻度の加重は筋線維に送られる活動電位の振動数が増加することによって起こる．（体積や長さよりも）筋の断面積が張力の大きさを決定する．また筋-関節部にかかる力の大きさは力のモーメントによって決定される．

運動単位と筋線維の加重

　弱い運動指令が中枢神経系から伝わった場合，最初により小さな運動単位から刺激される．運動指令の強度が増すと，より多くの運動単位が興奮する．さらに多くの運動単位が活性化すると，筋収縮力は著しく大きくなる．
　骨格筋では，筋収縮力は筋線維に伝えられる活動電位の発射頻度の変化によってコントロールされる．活動電位は筋全体に同時には到達しないので，筋が収縮する時，筋線維のうちのいくつかは収縮

のタイミングがずれる．
　ヒトが可能な限り強く筋を収縮させると，その筋線維のおよそ1/3が一度に発火する．ゴルジ腱器官からのフィードバックや生理学的・心理学的要因によって，筋の緊張がコントロールされ，腱の損傷を防いでいる．すべての筋線維の95％が収縮すると，発生する張力は筋の損傷を引き起こす．

計測技術

筋電図

　筋電図（EMG）記録法とは筋の活動信号を記録し評価する方法である．これは筋電計と呼ばれる装置を用いて行われる．筋電計は筋電図活動と呼ばれる電位変化を記録する．筋電計は収縮時または安静時の筋から発生する電位を検出する．検出された結果はデジタル

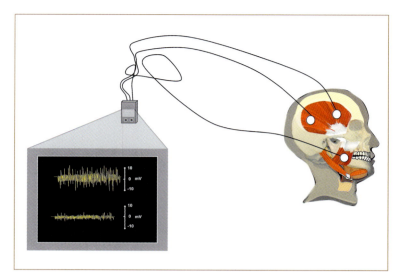

図2-3-34 咬筋と側頭筋前部の表面筋電図は被験者のリラックス状態を知ることができる．数値は被験者の心理的・精神的リラックス度，下顎の緊張度，ストレスの既往，姿勢，眼の開閉などの影響を受けやすい．表面筋電図測定は顎関節症患者の治療に使われる他，下顎安静位，前歯誘導，パラファンクション（ブラキシズム）の研究にも使われる．

または時計目盛の表示画面に映し出される．またはコンピューターに記録され，時間に対する電位のグラフとして印刷される（図2-3-32，2-3-33）．

補綴学分野と顎関節症関連研究における筋電図記録法

表面筋電電極は筋のさまざまな部位に貼付することができ，安静時，筋収縮時の筋活動を記録できる（図2-3-34）．表面電極には単極のものと双極のものとがある．筋電図は筋活動の程度に応じて変化する可聴音として筋活動レベルを記録することもできる．皮膚への表面電極の貼付方向や，位置は記録に影響するため，貼付方法の違いが研究報告における結果のばらつきの原因となる場合がある[54]．

診断・治療ツールとしての筋電記録法

神経・筋の状態を診断するために筋電図記録を適用することに対しては意見が分かれる．市販の機器は安静時または機能時における筋電図を積分値として記録できる[55]．このデータの臨床的妥当性については議論がある[54-58, 70-73]．ポータブルの筋電図装置は睡眠中のブラキシズムによって生じる筋電図活動を記録するために使われている．これを用いると夜間の筋活動の程度やタイミングに関する情報を得ることができる．ディスポーザブルの小型の機器もまた夜間のパラファンクションを記録するのに使われる．表面電極による健常人や顎関節症患者の筋電図記録において，被験者内または被検者間の再現性を調べるため，テンプレートを用いて表面電極を再貼付した研究が報告されている[54]．筋電図は下顎挙上筋の生理学的研究に使われ，顎関節症における機能障害や筋の過緊張や低緊張，筋の不調和，下顎安静位，筋疲労などを調べるために用いられている[57, 58]．市販のシステムは治療のなかの限定した場面で筋電図・運動学的データの取得に用いられることもある[55]．筋電図や運動学的なデータを通して最適な神経筋の状態を定義しようとする試みが続けられているが，臨床への応用や妥当性にはまだ議論の分かれるところである．

療法，生体自己制御および顎関節症における筋障害治療

筋電図は生体自己制御（バイオフィードバック）の分野でも使われる．表面電極からの電気的活動を，筋活動量に従って変化するデジタル画像，時計目盛，可聴音などで患者に知らせる．このように視覚または聴覚のフィードバックを用いると，被験者は自発的に筋をリラックスさせ，効果を見たり聞いたりすることができる．このようなバイオフィードバックは顎関節症患者でみられる筋緊張や共収縮，筋スプリンティングを減少させる際に有効であると考えられる．

安静時筋トーヌス

下顎が安静位にある時，筋の運動単位は重力に対抗して下顎を保持したり安静位を維持したりするために活動している．

安静時の筋トーヌスを表面筋電計で記録すると，姿勢，神経緊張，筋のパラファンクションの既往，被験者の緊張度などの要因によって記録が大きく変動する．安静時の筋トーヌスの記録は顎関節症患者における顎関節症状や筋緊張を軽減させるためのバイオフィードバックのツールとして利用される．また，下顎位や臨床的下顎安静位の研究にも用いられる（第5部参照）．

安静時の姿勢

通常の立位の時，下顎はリラックスした位置をとる．下顎位を決定するメカニズムは意識的・無意識的な筋緊張と感覚-運動系メカニズムからなる．下顎が完全にリラックスすると，睡眠時にみられるように下顎が下がり口が開く．睡眠中に筋緊張は最低となる．通常のリラックスした姿勢では，無意識的な筋緊張が存在する．この時の筋緊張はバイオフィードバックによって最低のベースライン値に下げることもできる．バイオフィードバックに加えて，誘導による筋緊張の緩和と低周波経皮神経刺激（TENS）もまた，筋活動のもっとも低い状態を得るのに使われる（第5部参照）．神経筋歯科学といわれるグループは，低周波TENSによって誘導される下顎位を治療に用いている[55]．

下顎安静位の制御メカニズム

習慣性下顎安静位は主に下顎挙上筋固有の粘弾性と下顎に作用する筋緊張度によって決定される．この筋緊張度は，「筋紡錘を介する短潜時の下顎張反射や皮質を介する長潜時の反射，また中枢神経系の活動」によって決定される[58]．下顎は重力に対抗する伸張反射によってその安静位が能動的に保たれていることを示唆する研究者もいる[59, 60]．臨床的な下顎安静位と生理学的な下顎安静位との関係を表面筋電図で調べた研究が数多く報告されている（第5部参照）[57-66]．

顎の安静時振戦

下顎が安静位近くで保持されると，6Hzの低周波で振動することが観察されている[67-69]．振動の振幅はたいてい非常に小さいため，目視では確認できない．この現象の臨床的意義は不明である．

筋電図の正常値

92名のヒト健常若年成人における咀嚼筋筋電図を安静時，中心咬合位，最大咬頭嵌合位での随意的噛みしめ時に計測した報告がある[70]．安静位での筋電図電位の平均値は，側頭筋前部で1.9mV，咬筋で1.4mV，中心咬合位では，側頭筋前部で6.5mV，咬筋で2.8mVであった．男性の随意的噛みしめ中では，側頭筋前部で181.9mV，咬筋で216.2mV，女性の随意的噛みしめ中では，側頭筋前部で161.7mV，咬筋で156.8mVであった．筋の活動は，安静位での低い

筋電図活動時と中心咬合位では左右非対称的であった[70]．母集団値の正規化を試みた報告もあるが，診断・治療の考え方の違いによって値に相違がみられる傾向にあるようである[55, 71, 72]．

脳波記録法

脳波記録法（EEG）とは，頭皮上に電極をつけて脳に生じる電気活動を記録する方法である．

脳の電気活動はさまざまなレベルの電気的活動によって表される．単一ニューロンからの活動電位は小さいスケールの活動として表される．また，数百万のニューロンの電気活動の総和は，大きいスケールの脳波として記録される．これらの脳波は，頭皮に置いた数十〜数百の電極から記録され，脳波信号（mV）が増幅・デジタル化処理される．得られたデータは睡眠関連疾患やてんかん，認知障害，運動障害，脳腫瘍を調べるのに用いられる．認知神経科学の分野では，知覚・運動機能や注意，記憶，解釈などの高次認知機能を研究するのに脳波記録法が用いられている．

睡眠ポリグラフ検査

睡眠ポリグラフ検査（PSG）は，睡眠研究に用いられる多項目測定検査である．得られた検査記録は睡眠ポリソムノグラムとよばれる．この検査は，睡眠中にみられる生理現象の変化を複数の項目について記録するもので，通常夜間に記録される．睡眠ポリグラフ検査は脳波，眼球運動，筋電図，心電図（ECG），呼吸機能をモニターする．

参考文献

1. Okeson JP. Bell's Orofacial Pains. The Clinical Management of Orofacial Pain, ed 6. Chicago: Quintessence Publishing, 2005.
2. Greenwood LF. The neuromuscular system. In: Mohl ND, Zarb GA, Carlsson GE, Rugh JD. A Textbook of Occlusion. Chicago: Quintessence Publishing, 1988:115–128.
3. Kaas JH. The evolution of the complex sensory and motor systems of the human brain. Brain Res Bull 2008;75:384–390.
4. Sessle BJ. Sensory and motor neurophysiology of the TMJ. In: Laskin DM, Greene C, Hylander WL (eds). Temporomandibular Disorders: An Evidence-based Approach to Diagncsis and Treatment. Chicago: Quintessence Publishing, 2006:69–88.
5. Sessle BJ. Mechanisms of oral somatosensory and motor functions and their clinical correlates. J Oral Rehabil 2006;33:243261.
6. Hannam AG, Sessle BJ. Temporomandibular neurosensory and neuromuscular physiology. In: Zarb G, Carlsson GE, Sessle BJ, Mohl N (eds). Temporomandibular Joint and Masticatory Muscle Disorders. Copenhagen: Munksgaard, 1994:67–100.
7. Sessle BJ. The neural basis of temporomandibular joint and masticatory muscle pain. J Orofac Pain 1999;13:238–245.
8. Sessle BJ, Hg JW. Mechanisms of pain arising from articular tissues. Can J Physiol Pharmacol 1991;69:617–626.
9. Klienberg IJ. Structure and function of temporomandibular joint innervation. Ann R Coll Surg Engl 1971;49:268–288.
10. Trulsson M. Sensory-motor function of human periodontal mechanoreceptors. J Oral Rehabil 2006;33:262–273.
11. Trulsson M, Johansson RS. Encoding of tooth loads by human periodontal afferents and their role in jaw motor control. Prog Neurobiol 1996;49:267–284.
12. Lund JP, Olsson KA. The importance of reflexes and their control during jaw movement. Trends Neurosci 1983;6:458–463.
13. Turker KS. Reflex control of human jaw muscles. Crit Rev Oral Biol Med 2002;13:85–104.
14. Lund JP, Smith AM, Sessle BI, Murakami T. Activity of trigeminal alpha- and gamma-motoneurons and muscle afferents during performance of biting task. J Neurophysiol 1979;42:710–725.
15. Lund JP. Evidence for a central neural pattern generator regulating the chewing cycle. In: Anderson DJ, Matthews B (eds). Mastication: Proceedings of a Symposium on the Clinical and Physiological Aspects of Mastication held at the Medical School, University of Bristol on 14-16 April 1975. Bristol: John Wright and Sons, 1976:204–212.
16. Lund IP. Mastication and its control by the brain stem. Crit Rev Oral Biol Med 1991;2:33–64.
17. Lund JP, Kolta A. Generation of the central masticatory pattern and its modification by sensory feedback. Dysphagia 2006;21:167–174.
18. Yamada Y, Yamamura K, Inoue M. Coordination of cranial motor neurons during mastication. Respir Physiol Neurobiol 2005;147:177–189.
19. Goldin AL. Neuronal channels and receptors. In: Waxman SG. Molecular Neurology. Burlington, MA: Elsevier Academic Press, 2007.
20. Hodgkin A. The ionic basis of electrical activity in nerve and muscle. Biol Rev 1951;26:339–409.
21. Hodgin AL, Huxley AF. A quantitative description of membrane current and its application to conduction and excitation in nerve. J Physiol 1952;117:500–544.
22. Van Eijden TMGI, Korfage JAM, Brugman P. Architecture of the human jaw-closing and jaw-opening muscles. Anat Rec 1997;248:464–474.
23. Hannam AG, McMillan AS. Internal organization in the human jaw muscles. Crit Rev Oral Biol Med 1994;5:55–89.
24. Mao J, Stein RB, Osborn JW. The size and distribution of fiber types in jaw muscles: a review. J Craniomandib Disord 1992;6:192–201.
25. Korfage JAM, Van Eijden TMGI. Regional differences in fibre type composition in the human temporal muscle. J Anat 1999;194:355–362.
26. Benninghoff A, Rollhäuser H. The inner mechanics of pennated muscles. Pflügers Archiv Eur J Physiol 1952;254:527–548.
27. Widmer CG, English AW, Morris-Wiman J. Developmental and functional considerations of masseter muscle partitioning. Arch Oral Biol 2007;52:305–308.
28. Widmer CG, Morris-Wiman JA, Nekula C. Spatial distribution of myosin heavy-chain isoforms in mouse masseter. J Dent Res 2002;81:33–38.
29. Sugi H. Molecular mechanism of ATP-dependent actin-myosin interaction in muscle contraction. Jpn J Physiol 1993;43:435–454.
30. Mitsui T. Induced potential model of muscular contraction mechanism and myosin molecular structure. Adv Biophys 1999;36:107–158.
31. Larsson L, Moss RL. Maximum velocity of shortening in relation to myosin isoform composition in single muscle fibres of human skeletal muscles. J Physiol 1993;472:595–614.
32. Schiaffino S, Reggiani C. Myosin isoforms in mammalian skeletal muscle. J Appl Physiol 1994;77:493–501.
33. Thornell L-E, Billeter R, Eriksson P-O, Ringqvist M. Heterogeneous distribution of myosin in human masticatory muscle fibres as shown by immunocytochemistry. Arch Oral Biol 1984;29:1–5.
34. Hughes BW, Kusner LL, Kaminski HJ. Molecular architecture of the neuromuscular junction. Muscle Nerve 2006;33:445–461.
35. Karlsson UL. The structure and distribution of muscle spindles and tendon organs in the muscles. In: Anderson DJ, Matthews B (eds). Mastication: Proceedings of a Symposium on the Clinical and Physiological Aspects of Mastication held at the Medical School, University of Bristol on 14-16 April 1975. Bristol: John Wright and Sons, 1976.
36. Taylor A. The role of jaw elevator muscle spindles. In: Anderson DJ, Matthews B (eds). Mastication: Proceedings of a Symposium on the Clinical and Physiological Aspects of Mastication held at the Medical School, University of Bristol on 14-16 April 1975. Bristol: John Wright and Sons, 1976.
37. Hulliger M. The mammalian muscle spindle and its central control. Rev Physiol Biochem Pharmacol 1984;101:1–110.
38. Storey A. Temporomandibular joint receptors. In: Anderson DJ, Matthews B (eds). Mastication: Proceedings of a Symposium on the Clinical and Physiological Aspects of Mastication held at the Medical School, University of Bristol on 14-16 April 1975. Bristol: John Wright and Sons, 1976.
39. Jaberzadeh P, Brodin P, Flavel SC, O'Dwyer NJ, Nordstrom MA, Mile TS. Pulsatile control of the human masticatory muscles. J Physiol 2003;547:613–620.
40. Dymtruk RJ. Neuromuscular spindles and depressor masticatory muscles of the monkey. Am J Anat 1974;141:147–154.
41. Lennartsson B. Muscle spindles in the human anterior digastric muscle. Acta Odontol Scand 1979;37:329–333.
42. Poliakov AV, Miles TS. Stretch reflexes in human masseter. J Physiol 1994;476:323–331.
43. VanEijden TMGJ, Turkowski SJJ. Morphology and physiology of masticatory muscle motor units. Crit Rev Oral Biol Med 2001;12:75–91.
44. Miles TS. The control of human motor units. Clin Exp Pharmacol Physiol 1994;21:511–520
45. Buchthal F, Schmalbruch H. Motor unit of mammalian muscle. Physiol Rev 1980;60:90–142.
46. Yemm R. The properties of their motor units,and length-tension relationships of the muscles. In: Anderson DJ, Matthews B (eds). Mastication: Proceedings of a Symposium on the Clinical and Physiological Aspects of Mastication held at the Medical School, University of Bristol on 14-16 April 1975. Bristol: John Wright and Sons, 1976.
47. McMillan AS. Task-related behavior of motor units in the human temporalis muscle. Exp Brain Res 1993;94:336–342.
48. Murray GM, Phanachet I, Klineberg IJ. Electromyographic evidence for functional heterogeneity in the inferior head of the human lateral pterygoid muscle: a preliminary multi-unit study. Clin Neurophysiol 1999;110:944–950.

49. Blanksma NG, Van Eijden TMGJ. Electromyographic heterogeneity in the human temporalis and masseter muscles during static biting, open/close excursions, and chewing. J Dent Res 1995;74:47–52.
50. Blanksma NG, Weijs WA, Van Eijden TMGI. Electromyographic heterogeneity in the human masseter muscle. J Dent Res 1992;71:47–52.
51. Belser UC, Hannam AG. The contribution of the deep fibers of the masseter muscle to selected tooth clenching and chewing tasks. J Prosthet Dent 1986;56:629–635.
52. Hannam AG, Wood W. Medial pterygoid muscle activity during the closing and compressive phases of human mastication. Am J Phys Anthrop 1981;55:359–367.
53. McMillan AS, Hannam AG. Motor-unit territory in the human masseter muscle. Arch Oral Biol 1991;36:435–441.
54. Castroflorio T, Icardi K, Torsello F, Deregibus A, Debernardi C, Bracco P. Reproducibility of surface EMG in the human masseter and anterior temporalis muscle areas. Cranio 2005;23:130–137.
55. Cooper BC. Temporomandibular disorders: a position paper of the International College of Cranio-Mandibular Orthopedics (ICCMO). Cranio 2011;29:237–244.
56. Greene CS. The role of technology in TMD diagnosis. In: Laskin DM, Greene C, Hylander WL (eds). Temporomandibular Disorders: An Evidence-based Approach to Diagnosis and Treatment. Chicago: Quintessence Publishing, 2006:69–88.
57. Castroflorio T, Bracco P, Farina D. Surface electromyography in the assessment of jaw elevator muscles. J Oral Rehabil 2008;35:638–645.
58. Woda A, Pionchon P, Palla S. Regulation of mandibular postures: mechanisms and clinical implications. Crit Rev Oral Biol Med 2001;12:166–178.
59. Møller E. Evidence that the rest position is subject to servocontrol. In: Anderson DJ, Matthews B. Mastication: Proceedings of a Symposium on the Clinical and Physiological Aspects of Mastication held at the Medical School, University of Bristol on 14-16 April 1975. Bristol: John Wright and Sons, 1976:72–80.
60. Goldberg LJ, Derfler B. Relationship among recruitment order, spike amplitude and twitch tension of single motor units in the human masseter muscle. J Neurophysiol 1977;40:879–890.
61. Yemm R, Berry DC. Passive control in mandibular rest position. J Prosthet Dent 1969;22:30–36.
62. Kawamura Y, Kato I, Takata M. Jaw-closing muscle activities with the mandible in rest position. J Dent Res 1967;46:1356.
63. Miles TS. Postural control of the human mandible. Arch Oral Biol 2007;52:347–352.
64. Rugh JD, Drago CJ. Vertical dimension: a study of clinical rest position and jaw muscle activity. J Prosthet Dent 1981;45:438–445.
65. Manns A, Miralles R, Guerrero F. The changes in electrical activity of the postural muscles of the mandible upon varying the vertical dimension. J Prosthet Dent 1981;45:438–445.
66. Gross MD, Ormianer Z, Moshe K, Gazit E. Integrated electromyography of the masseter on incremental opening and closing with audio biofeedback: a study on mandibular posture. Int J Prosthodont 1999;12:419–425.
67. Palla S, Ash MM. Frequency analysis of human jaw tremor at rest. Arch Oral Biol 1979;24:709–718.
68. Jaberzadeh S, Brodin P, Flavel SC, O'Dwyer NJ, Nordstrom MA, Miles TS. Pulsatile control of the human masticatory muscles. J Physiol 2003;547:613–620.
69. Junge D, Rosenberg JR, Halliday DM. Physiological tremor in human jaw-muscle system. Arch Oral Biol 1998;43:45–54.
70. Ferrario VF, Sforza C, Miani A Jr, D'Addona A, Barbini E. Electromyographic activity of human masticatory muscles in normal young people. Statistical evaluation of reference values for clinical applications. J Oral Rehabil 1993;20:271–280.
71. Ferrario VF, Sforza C, Colombo A, Ciusa V. An electromyographic investigation of masticatory muscles symmetry in normo-occlusion subjects. J Oral Rehabil 2000;27:33–40.
72. De Felício CM, Sidequersky FV, Tartaglia GM, Sforza C. Electromyographic standardized indices in healthy Brazilian young adults and data reproducibility. J Oral Rehabil 2009;36:577-583.
73. Hugger A, Hugger S, Schindler HJ. Surface electromyography of the masticatory muscles for application in dental practice. Current evidence and future developments. Int J Comput Dent 2008;11():81-106.

第2部4章 口腔顔面痛

目次
- 頭蓋顔面痛
- 痛み
- 侵害受容
- 末梢性感作
- ゲートコントロール説
- 中枢性感作
- 生物心理社会的モデル
- TMDおよび慢性痛における痛み調節の機能不全

はじめに

口腔顔面痛に関する現時点での概念の理解は，咬合およびその回復，あるいは顎関節症（TMD）やパラファンクションの学習にとって有用である[1]．

体の防御機能の一部である痛みは，疼痛刺激を回避する反射を引き起こし，将来の特殊な有害事象をうまく回避させるための調整行動を補助する．

頭蓋顔面痛

頭蓋顔面痛は，頭蓋，口，顔に影響を及ぼす広い範囲の疼痛状態を含む可能性のある一般的な用語である．

痛みは有害刺激の経験だけではなく，感覚と精神心理学的な特質から構成される経験である[1-3]．

痛み

痛みは，単純に表現すると，有害刺激や身体に対する危害の不快な自覚としての知覚であろう．より広義の意味では，身体的苦痛，主観的解釈，苦悩が組み合わされた事象から構成される（図2-4-1）．

身体的苦痛

身体的経験は，部位，原因，持続時間，強度，特性（鈍い，焼けるような，刺すような）によって特徴づけられる．痛みは急性または慢性である．急性痛は原因となる事象が通常の過程で治癒することによって鎮静する．慢性痛は正常な治癒後も持続する痛みである．痛みは，国際疼痛研究会（International Association for the Study of Pain：IASP）によって「実質的または潜在的な組織損傷に結びつく，あるいはこのような損傷を表す言葉を使って述べられる不快な感覚，情動体験である」[2]と定義づけられた．

苦悩

痛みの苦悩は，精神的な痛み，苦悶，または急性または慢性の痛み刺激に関連した不快な気持ち，感覚や情動に関する個人の経験である．有害であるか有害事象への恐れに関連した個人的な不快感と嫌悪感として表現される[1-3]．

痛みの主観的な解釈の様相

体中に分布する疼痛受容器からの侵害刺激は，中枢神経系（Central Nervous System：CNS）へ伝達され，中枢神経系は侵害刺激を処理し，さまざまな個々の解釈の経験として，認知解釈のために感覚皮質へ伝達する．さまざまな個々の処理過程と主観的解釈の多様性により，もはや痛みは，侵害刺激と脳における侵害刺激信号到達による痛みとの単純かつ直接的な関係とはみなされない．刺激と経験についてさまざまな相互作用があり，同じ侵害刺激に対する反応においても，ある人の表現は他人の表現とはまったく異なるように調整され，異なった反応として表出される．同じ刺激に対しても冷静さを欠くことで劇的な表出となり，他方での苦悶あるいは苦悩する様相と対照的になる可能性がある．この作用について，痛みの心理社会的モデルは，複雑な領域の知覚を通じて，容認された理論的枠組み（パラダイム）になりつつある．疼痛経験の決定因子は，求心性刺激の持続的な入力のみではなく，中枢神経系においてどのような統合と処理が行われたかによる[1-5]．

分類

痛みは，いくつかの異なる方法において，異なるレベルで分類される．これは，質，強度，偶発的な性質，痛み発症時の持続期間のように，患者が述べる直近の表現から得られるパラメータで分類される．そしてさまざまに認識されている頭部と頸部の痛み診断に続いて，既知の疾患や症候群に識別され分類されるであろう．あるいは，生化学による分析や，より研究に基づいたレベルの分析によって分類される．頭や首の痛みは50以上の異なる順列，たとえば歯痛，TMD，筋肉痛，筋・筋膜痛，緊張型頭痛，三叉神経痛，舌咽神経痛，

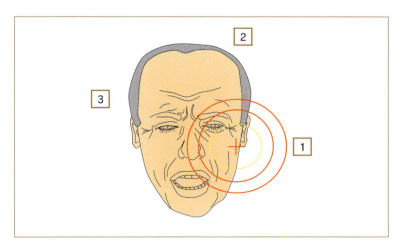

図2-4-1 痛みは，1．侵害受容入力；2．中枢神経系における侵害受容刺激の連続入力に対する統合と処理；そして3．侵害受容入力に対する個々の解釈と表出および疾病行動，の組合せである．したがって，同じ侵害受容入力であっても異なる個人では処理過程と解釈が異なる．

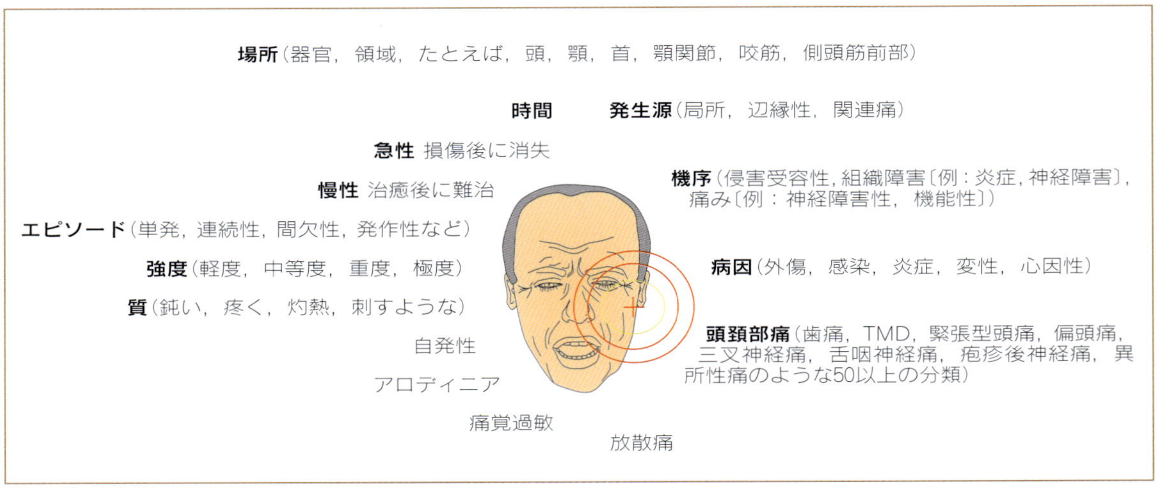

場所（器官，領域，たとえば，頭，顎，首，顎関節，咬筋，側頭筋前部）

時間 **発生源**（局所，辺縁性，関連痛）

急性 損傷後に消失

慢性 治癒後に難治

機序（侵害受容性，組織障害〔例：炎症，神経障害〕，痛み〔例：神経障害性，機能性〕）

エピソード（単発，連続性，間欠性，発作性など）

強度（軽度，中等度，重度，極度）

病因（外傷，感染，炎症，変性，心因性）

質（鈍い，疼く，灼熱，刺すような）

自発性

頭頚部痛（歯痛，TMD，緊張型頭痛，偏頭痛，三叉神経痛，舌咽神経痛，疱疹後神経痛，異所性痛のような50以上の分類）

アロディニア

痛覚過敏　放散痛

図2-4-2　痛みは多くの異なる方法で描写され分類される．それは，機序，位置，原因と部位，病因論，頭頚部痛の型，期間，エピソード，強度，質である．

帯状疱疹後神経痛，または非定型歯痛として分類される．（図2-4-2）[1]．

顎関節症（TMD）に関連した痛み

TMDは，咀嚼システムに関連した障害の総称であり，特異的に関節および筋の症状と関連する．TMDに関連した筋肉の痛みあるいは筋痛（症）は，局所筋痛，放散を伴う筋・筋膜痛，関連痛を伴う筋・筋膜痛，TMDに関連した頭痛，筋痙攣痛，筋炎の痛みを含む．顎関節の痛みは，関節痛として分類され，靱帯痛，関節円板後部痛，関節包痛，関節炎の痛みを含む[1,3,5]．

病因，部位，持続時間，強度による分類

病因による分類は，外傷，炎症，感染，退行性，または心理的な原因を特定するであろう．あるいは，部位の組合せや報告された持続期間，強度，質の内容によって，痛みが分類されるであろう．持続期間は直近の周期性もしくは短期間を超えて生じる偶発的な性質について考慮されるであろう．急性痛や慢性痛も，持続期間により区別される．急性痛は原因となる損傷の治癒で寛解し，慢性痛は治癒後も持続する．激しく痛烈な痛みもまた急性痛と表現されるので，意味の重複も起こりうる．持続期間は，即時的，単一的，連続的，間欠的，発作的とされる．強度は，軽度，中等度，重度，極度とされる．質は，ひりひりする，引っ掻くような，うずくような，拍動性，ずきずきする，灼熱性の，刺すような，突き刺すような，などである[1,6]．

異痛症（アロディニア），痛覚過敏

アロディニアは，通常は痛みを引き起こさない刺激から生じる痛みである．痛覚過敏は，通常痛みを引き起こす刺激に対して反応が増強した状態である．アロディニアと痛覚過敏は，TMDの筋・筋膜痛や顎関節の関節炎を含むいくつかの慢性もしくは難治性疼痛の特徴である[1,2,4]．

機序に基づいた分類

機序に基づく分類は，より正確な診断や，直接的な治療上の試みを補助する点において，これまでのアプローチと組み合わせて有用となる．痛みの機序に基づく分類を以下に示す[4,7]．

- ■ 一過性の痛みの原因である侵害刺激（ピンプリック）．
- ■ 炎症（組織障害）：組織損傷および炎症に対する反応としての痛みと痛みに対する過敏症．
  - ● 一時求心性感作：末梢性感作，非活動性侵害受容器の動員，過剰な神経伝達．
  - ● 中枢神経系介在感作：中枢性感作の動員，加重，増幅，変調．
  - ● 神経系の障害による疼痛（神経障害性）．
  - ● 一次求心性：末梢神経終末以外の侵害受容器軸索および細胞体部位による刺激誘発性活動および自発性の獲得．
  - ● 中枢神経系介在性：中枢性感作，二次性ニューロンの求心路遮断，脱抑制．
- ■ 機能時痛：異常な中枢処理による通常の求心性入力への過敏症，再構成．

感覚受容器

皮膚や筋，関節に認める特殊化した感覚受容器は被包化され，電子領域，化学刺激，湿度，機械的歪み，光，固有感覚，温度に対する特殊受容器を含む．

侵害受容は痛みの知覚と定義され，ラテン語のnocere（危害を加える）から由来している．侵害受容は，感覚受容器，末梢神経，脊柱，脳における有害刺激によるものを含む無意識のニューロン活動である．侵害受容は，意識下の経験による身体的苦痛とはっきり識別するが，多くの場合身体的な原因がある．この活動は侵害受容器から生じる[1,6]．

侵害受容器

末梢組織の自由神経終末は，末梢における痛みの発生源となる．これら自由神経終末の多くは侵害受容器として働き，これは末梢組織からの侵害刺激によって活性化する感覚器官である．これらの活性化により，小径求心性神経線維（Aδ〔デルタ〕またはC）の神経インパルスを産生する．この神経情報は，その処理のために神経線維に沿って脳に伝導される．侵害刺激の部位，質，強度，持続期間が知覚され，同定される[1,6,8,9]．

痛みを登録された受容器は侵害受容器と呼ばれ，体の組織のダメージに反応し，痛みの知覚をもたらす．侵害受容器（痛み受容器とも呼ばれる）は，機械的，温度，化学的変化の特殊な閾値に反応

する感覚受容器である．侵害受容器終末は，無髄で，自由神経終末として体中に分布している．侵害受容器は通常の刺激では感知しない非活動性受容体である．これらは脅威となる刺激が加わった際に活性化する．いったん刺激が加わると，脊髄に沿って脳に信号が伝わる．侵害受容器はさまざまな自律的な反応を引き起こし，また痛みの経験を生じるであろう．

非活動性／不活性侵害受容器

多くの侵害受容器は，実際に損傷が生じなければ，温度，化学，機械的刺激に反応しない．これらは，周囲組織の炎症の発現によってのみ反応を示すことから，非活動性／不活性侵害受容器とされる[9]．

侵害受容

侵害受容（同義語：痛覚，生理的痛み）は，末梢および中枢神経系において，損傷した組織から生じた電気刺激によって生じる求心性の活動である．この活動は，閾値に達した機械，温度，化学変化を感知することができる自由神経終末から発生する．侵害受容器は，刺激が加わると脊髄に沿って大脳皮質に到達する信号に変換する．侵害受容は，さまざまな自律的な反応を引き起こし，自覚的に感じる，あるいは知覚することができる生物において痛みの経験を生じるであろう[1, 4, 6, 9]．

一次求心性感覚ニューロンは，さまざまな伝導速度であるとともに，さまざまな直径のものがある．Aタイプの線維とCタイプの線維に分類される．A線維は有髄で，C線維は無髄である．厚い線維はもっとも素早い刺激を伝導し，薄い線維はもっとも遅い．A線維は4つの直径として分類される．それは，Aα（直径13～20μm，伝導速度70～120m/s〔メートル毎秒〕），Aβ（直径5～13μm，伝導速度40～70m/s），Aγ（直径3～8μm，伝導速度15～40m/s），δ（直径1～5μm，伝導速度5～15m/s）である．Aα，Aβ，Aγ線維は，触覚と固有受容刺激を伝えるが，痛みと関連しない．これらは触覚，圧覚，緊張速度，伸展速度を知覚する筋紡錘，ゴルジ腱紡錘，ルフィニ小体のようにミエリン鞘に被包された特殊な神経終末である．Aδ線維とC線維はもっとも狭く，侵害刺激により活性化される自由無髄神経終末をもつ（表2-4-1）[1, 4, 6, 9]．

直接的に有害な侵害受容刺激：極度の熱，冷音，圧力

AδとC線維の侵害受容ニューロンの侵害受容終末における極度の冷温，化学，又は圧の直接侵害刺激は，即時の疼痛反応とともに，刺激消失後にも継続する鋭痛としての認知の残存を誘発するかもしれない．

末梢組織におけるこれらの侵害受容終末の刺激は活動電位を発生し，CNS（中枢神経系）に向かって伝導される．特殊な閾値を超える刺激を受けた際，神経終末は直接的に刺激される．たとえば，皮膚にぬるま湯をかけたときは気持ち良いが，熱湯がかかると痛く感じる．もし筋収縮に関連し，虚血の時間が延長する場合は，侵害刺激になるかもしれない．侵害受容の求心性終末の感受性は軽度の損傷に伴って増加するかもしれない．神経終末の興奮性の増加は，末梢性感作と呼ばれる[1, 4, 9]．

咀嚼筋と顎関節は，自由神経終末と，筋と関節の刺激に関連する知覚と反射応答の役割を担うとされる筋紡錘，ゴルジ腱紡錘，ルフィニ終末，ファーターパッチーニ小体の特殊終末を含んでいる[1, 4, 6, 9-14]．

末梢性感作

求心性侵害受容終末の感受性は，軽度の損傷に伴って増加するかもしれない．この終末の興奮性の増加は，末梢性感作と呼ばれ，応答性の増加，興奮閾値の低下，求心性深部侵害受容の自発的な活動性で特徴付けられる．これは，痛覚過敏，アロディニア，自発痛の寄与因子である．

閾値となる感受レベルが下がった場合，侵害受容終末は通常痛みの知覚を引き起こさないような刺激によって活性化するかもしれない．末梢で生じる感作が「末梢性感作」であり，それに対して中枢神経系で生じるのが「中枢性感作」である．中枢性感作とともに，末梢性感作は組織における受傷後や罹患後の過敏状態や，疼く痛みを説明できる．

末梢性感作は複数の因子と局所組織障害や炎症の副産物であるメディエーターによって発現する．組織を損傷した刺激と炎症性メディエーターは，血管もしくは免疫性細胞から放出される生成物を含む多くの因子物質および化学性メディエーターを産生するであろう．これらの物質はヒスタミン，カリウム，セロトニン（5-ヒドロキシトリプタミン：5-HT），アセチルコリン，プロスタグランジン，アデノシン三リン酸（ATP）を含む．求心性神経インパルスの伝達は，同じニューロン内の細胞体にある神経ペプチドであるサブスタンスPと，さらなる感作や異所性神経放電と呼ばれる過程を引き起こすカルシトニン遺伝子関連ペプチド（CGRP）を放出させる原因となる．

神経ペプチドと炎症性メディエーターの協同放出は，末梢組織における炎症の古典的サインである腫脹，発赤，熱について，痛みを伴って生じさせる．この過程もまた，神経自身から引き起こされるので，神経原性炎症と呼ばれる（図2-4-3）[1, 4, 6, 9, 10]．

一次求心性ニューロン

感覚刺激は，一次ニューロンと呼ばれる原発性求心性ニューロン（Primary Afferent Neurons：PANs）を通って伝達される．顔から顎にかけての触覚，侵害受容，固有受容の一次ニューロンは，三叉神経のガッセル神経節を通過する．触覚のAβといくつかの固有受容の一次ニューロンは，主感覚核で二次性ニューロンとシナプスを形成する．固有受容のAα，Aγ一次求心性ニューロンは三叉神

表2-4-1 一次感覚求心性ニューロンにはさまざまな伝導速度をもつさまざまな直径のものがある．これはType AとType Cとに分類される．Type A線維は有髄で，Type C線維は無髄である．太い線維はもっとも素早い刺激を伝導し，細い線維はもっとも遅い．Type A線維は直径により，Aα，Aβ，Aγ，Aδに分けられる．

	求心性受容体	求心性ニューロン		
		タイプ	直径（μm）	伝導速度（m/s）
機械的，温度，化学痛	侵害刺激により活性化する	C	0.5-1	0.5-2
機械的，温度痛	自由神経終末	Aδ	1-5	5-15
触覚，固有感覚	特殊被包化受容体，筋紡錘，ゴルジ腱紡錘，ルフィニ小体	Aγ	3-8	15-40
		Aβ	5-13	40-70
		Aα	13-20	70-120

第2部4章 口腔顔面痛

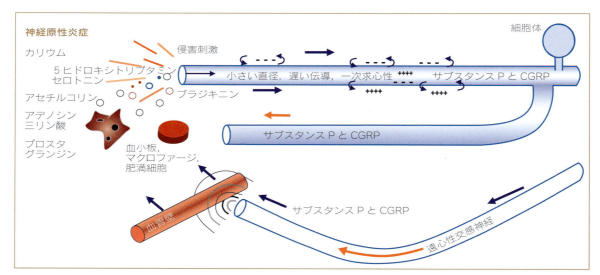

図2-4-3 末梢性神経感作．組織損傷が，自由神経終末の侵害受容性疼痛受容器を感作する化学物質を放出する局所炎症反応の原因となる．これらの化学物質は，活動電位の起動や小径の一次求心性ニューロンに沿った侵害受容性インパルス伝達の原因となる．神経終末膜の刺激閾値を低下させる．5HT：5ヒドロキシトリプタミン；ATP：アデノシン三リン酸；CPRG：カルシトニン遺伝子関連ペプチド．

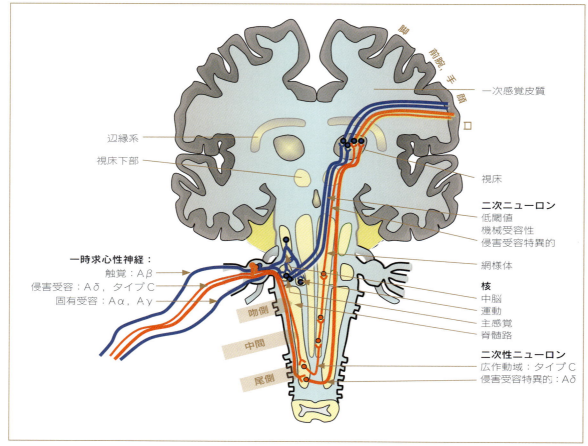

図2-4-4 一次求心性ニューロン（PANs）もしくは一次ニューロン，触覚の一次求心性ニューロンはAβニューロンである．固有受容ニューロンはAα，Aγニューロンで構成されている（青）．侵害受容性ニューロンはAδとCニューロンからなる（赤）．触覚，侵害受容，固有受容PANsは，3タイプの特殊な二次ニューロン（SONs）：（低閾値機械的受容器（LTM），侵害受容性特殊ニューロン（NS）および広作動域ニューロン（WDR））とシナプス形成するために，三叉神経ガッセル神経節を通過する．触覚PANsは主感覚核内でSONsとシナプスを形成し，固有受容体ニューロンは中枢路核と運動核を通過する．侵害受容性ニューロン（赤）は，細胞体をガッセル神経節内に持ち，脊髄路核を通過しSONsと脊髄路核内の尾側亜核でシナプスを形成する（Okeson[1]より再描画）

経の中脳路核と運動核につながる．一次求心性侵害受容ニューロンであるAδ線維とC線維は，自分の細胞体をガッセル神経節内にもち，脊髄路核を通過し，脊髄路核内の尾側亜核の膠様質で二次ニューロンとシナプスを形成する．脊椎路核は3つの区分がある．それは，吻側亜核，中間亜核，尾側亜核である（図2-4-4，2-4-5）．非侵害受容性Aβニューロンもまた，膠様質の尾側亜核を通過する[4, 6, 9, 15, 16]．

二次性求心性ニューロン

一次ニューロンは，3種類の特殊なタイプの二次ニューロン（Second-order neuron：SON）とシナプスを形成する．それは，低閾値機械受容（Low-threshold mechanoreceptive：LTM：光，接触，圧）二次ニューロン，特異的侵害受容（Nociceptive Specific：NS：一次痛）二次ニューロン，広作動域（Wide dynamic range：WDR：二次痛といくつかの機械的刺激）二次ニューロンである．NSニューロンはAδ線維からなり，WDRニューロンはC線維からなる．一次求心性侵害受容器のAδとC線維は，脊髄後根の膠様質で二次ニューロンとシナプスを形成し，尾側亜核でWDRおよびNS二次性ニューロンとそれぞれシナプスを形成する[1, 4, 9, 15-19]．

後角受容側

脊髄一次ニューロンは，脊髄の後角とシナプスを形成する後根神経節において，その細胞体とともに脊髄神経の後根を通って脊髄に入る．後角は，層に分けられた灰白質（ニューロン細胞体が多く集まる領域）の後角投射である（図2-4-4，2-4-5，2-4-6）．尾側亜核は脊柱の後角と一致し，延髄後角とも呼ばれる．三叉神経の侵害受容性求心性神経は，尾側亜核の延髄後角でシナプスを形成する．

ゲートコントロール説

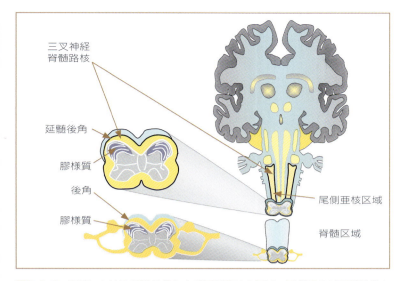

図2-4-5 脊椎における脊髄神経および尾側亜核の区域．尾側亜核は脊髄後角と同質である．灰白質（神経細胞体が多い部分）の後角は層に分かれる（白線）．一次性，二次性シナプスの大半は膠様質と呼ばれる第Ⅱ～Ⅳ層で生じる（青色部）．

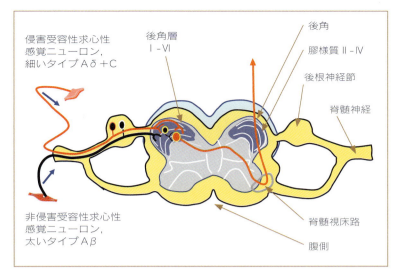

図2-4-6 灰白質の後角は層に分けられる．第Ⅱ～Ⅳ層は膠様質からなる（暗い青）．ここは一次求心性ニューロンが二次ニューロンとシナプスを形成する領域である．二次ニューロンは脊髄視床路と交叉して通過する．また膠様質は，AδおよびC侵害受容性求心性ニューロンと対応する二次ニューロンの間に結合する介在ニューロンに富んでいる．これらの介在ニューロンは促進と抑制の役割をもち，侵害受容刺激の伝導と痛みのコントロールに対して活動的である．非侵害受容性求心性感覚Aβニューロンもまた，この領域で抑制介在ニューロンと二次性侵害受容性ニューロンとシナプスを形成する．これらもまた痛みのコントロールに対して活動的である．これら神経の相互作用は「ゲートコントロール説」で説明されている[1,4,9,10]．

　侵害受容性一次ニューロンは，第一層領域のⅡからⅣにおいてNSやWDR二次ニューロンとシナプスを形成する．ⅡからⅣ層領域は膠様質（SG）と呼ばれる[1,4,9,20,21]．

膠様質（Substantia Gelatinosa：SG）

　膠様質は脊髄および尾側亜核の両方の灰白質内の後角層Ⅱ～Ⅳ層で構成される部位で，ニューロン細胞体が多く集まっている領域（膠様状）である（図2-4-5）．一次，二次ニューロンと介在ニューロン間のシナプス形成の大半は膠様質で生じる．一次ニューロンは直接膠様質内で，より上位の中枢へ刺激を逃す二次ニューロンとシナプスを形成するであろう．加えて，一次ニューロンは，二次ニューロンと結合する介在ニューロンとシナプスを形成する枝をもつ．これらの介在ニューロンは，抑制と促進の役割をもち，侵害受容インパルス伝送と痛みの機序の制御を有効にする（図2-4-4）[1,4,9,18,19]．

ゲートコントロール説

　非侵害受容性Aβニューロンも，膠様質内で抑制介在ニューロンと二次性侵害受容性ニューロンとの両方にシナプスを形成する．これらは疼痛制御の主体的な役割を担っている．ニューロンの相互作用は「ゲートコントロール説」で説明される．図2-4-7～2-4-10に示す．ゲートコントロール説は，体性痛が侵害受容性ニューロンおよび非侵害受容性ニューロンの相互作用で調整されていると主張する．
　非侵害受容性Aβニューロンの活性化は，侵害受容性疼痛線維からのシグナルを減弱し，痛みの知覚を抑制することができる．この過程は，脳の上層へインパルスを伝達するために一次侵害受容求心性神経が二次ニューロンとシナプスを形成する脊髄および延髄後角のⅡ層からⅣ層の膠様質の中で生じる．
　非侵害受容線維は，刺激の伝達における「ゲートを閉める」ことで，間接的に疼痛線維の効果を抑制する．侵害受容性AδとC線維は「ゲートを開ける」ことで，反対の作用をもつ．これらは，直接的に二次ニューロンに作用し，間接的に抑制性介在ニューロン（Inhibitory interneuron：INTN）を経て作用する（図2-4-7～2-4-10）．抑制性介在ニューロンは二次ニューロンを抑制することができ，その結果として伝達を減少もしくは止めることができる．この抑制性介在ニューロンの抑制効果は，侵害受容性C線維と非侵害受容性Aβ線維の接続それぞれによって調整が可能である．
　抑制性介在ニューロンは，非侵害受容性Aβ線維と侵害受容性C線維とに対して，異なる神経伝達物質および受容体化学物質を使って，同じ二次ニューロン上でシナプスを形成する（図2-4-10）．介在ニューロンと接続する侵害受容性求心性神経は，侵害受容伝達の抑制効果を遮る抑制性介在ニューロンを遮断することができる．非侵害受容性ニューロンは，抑制性介在ニューロンを刺激可能であり，二次ニューロンの抑制効果を増強することで侵害受容伝達を遮断する．加えて，高次脳中枢からの下行性線維もまた，二次ニューロン上で抑制性伝達のシナプスを形成するであろう．
　したがって，求心性侵害受容性Aδ，C，非侵害受容性Aβ，下行性抑制性ニューロンの信号発現の相対比に依存して，侵害受容性疼痛伝達の割合は制御される．ゲートコントロール説は，非侵害受容性神経のみを活性化する刺激が，痛みを抑制する方法について説明している．非侵害受容性線維の活性化が侵害受容の発火を抑制するので，疼痛領域をさすった時には，痛みが軽減するように感じられる．この原理は，経皮的神経電気刺激（Transcutaneous Electric Nerve Stimulation：TENS）にも適用されている[1,4,9,22,23]．

尾側亜核からの上行路

　三叉神経からの侵害受容性求心性Aδ線維とC線維は，ガッセル神経節を通過し，脊髄感覚路の尾側亜核膠様質で二次ニューロンとシナプスを形成する．これらはNSおよびWDS二次ニューロンとシナプスを形成する．侵害受容性Aδ線維は，新脊髄視床路を経て，視床に向かってWDRニューロンとシナプスを形成する．インパルスは直接高次中枢を到達し，それゆえ疼痛に関連する．

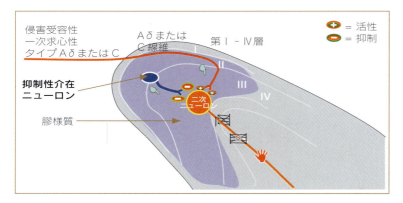

図2-4-7　抑制性介在ニューロン（INTN）は，侵害受容性一次求心性活動を打ち消すことで二次ニューロン（SON：WDRまたはNSニューロン）への伝達を抑制する．十分なINTN抑制は，その効果が求心性活動よりも大きくなると二次ニューロンへの伝達を抑制する[1,4,9,10]．

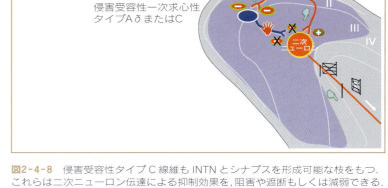

図2-4-8　侵害受容性タイプC線維もINTNとシナプスを形成可能な枝をもつ．これらは二次ニューロン伝達による抑制効果を，阻害や遮断もしくは減弱できる．このことは，一次侵害受容性ニューロン経由のWDRやNS二次ニューロンインパルスの自由な伝達を許容する[1,4,9,10]．

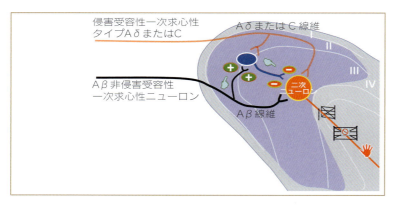

図2-4-9　非侵害受容性タイプAβニューロンも，直接WDRまたはNS二次ニューロンと，そしてINTNsとシナプスを形成するであろう．これらは介在性ニューロンを活性化し，二次ニューロンへの抑制効果を増強することで，侵害受容性伝達をブロックする[1,4,9,10]．

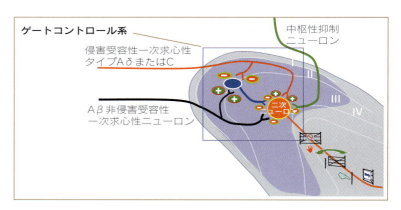

図2-4-10　ゲートコントロール説．非侵害受容性および侵害受容性一次ニューロン，抑制介在ニューロン，そして中枢性の抑制または興奮性効果の相互作用は，後角膠様質中のゲートコントロール系から上行性求心路に向かう二次ニューロンインパルス伝達をコントロールする効果がある．中枢性下行路も，抑制性WDRまたはNS二次ニューロン活動に含まれる．これらすべての要素の相対的な相互作用が，より高次中枢への侵害受容性インパルスの通過に関する抑制あるいは促進を決定する[1,4,9,10]．

速痛

　速痛は，通常機械刺激と温度刺激の痛みであり，早く鋭い痛みとされ，とくに疼痛刺激を認識できる発生源と関連づけられる．刺激は，素早く視床を通り抜け，鋭い機械的もしくは温度の痛みを認知する皮質へと向かう．この際に，回避反射の運動やその他の反応が始まるであろう．

緩徐痛

　C線維の侵害受容性求心性ニューロンは，尾側亜核の膠様質内で旧脊髄視床路上を通るNS二次性ニューロンとシナプスを形成し，多くの調整された介在ニューロンによって影響を受けるとされる中脳路核を通る．これは，「緩徐痛」と呼ばれ，難治性とされる深部の鈍い痛みと関連がある．緩徐に活動する神経ペプチドのサブスタンスPや放散の割合が，緩徐痛の機序と考えられている．インパルスは多数の介在ニューロンを通過して，興奮や抑制の特性をもつ網様体に向かう．ここから，インパルスは視床を通って，認識，想起，反応を司る皮質へ向かう（図2-4-11）[1,4,9,22-24]．

異所痛

　痛みの起源の識別は，痛みの「部位」と呼ばれる場所と痛みの「原因」と呼ばれる場所とで決まる．部位は傷ついた場所で，原因は痛みの「起源」となる場所である．一般的に生じるような部位と原因が同じ場合，「原発痛」とされ，容易に識別できる．原因と部位が違う領域である場合，「関連痛」もしくは「異所痛」と呼ばれ，これは中枢痛，投射痛，関連痛である．中枢痛の原因は脳内にあるが，末梢性に痛みを感じる．脳の障害は末梢性に感じる痛みであり，しばしば三叉神経の支配領域に現れる．投射痛は，侵害刺激に関係する同じ神経に沿った末梢部位に感じる痛みである．この例として，帯状疱疹，発作性神経痛，末梢神経炎，帯状疱疹後神経痛がある．関連痛は，原因から離れた場所で発生する自発痛で，中枢神経系の介在ニューロンの感作が原因である．これは「中枢性感作」の過程の一種とされる（図2-4-11）[1,4,6,9,10]．

三叉神経尾側亜核の侵害受容伝達に関連した神経化学的過程

　延髄後根の侵害受容性，非侵害受容性，介在性，中枢性経路のシナプス伝達における神経伝達物質および受容体が確認されている．

中枢性感作

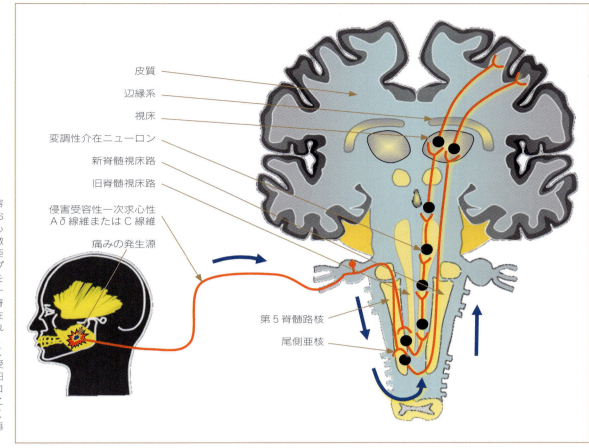

図2-4-11 体性感覚皮質への侵害受容ニューロンの経路．痛みの感受部位において，タイプAδ及びC線維共に求心性侵害受容性一次感覚ニューロンの刺激は，三叉神経感覚脊髄路感覚核の尾側亜核内にある二次介在ニューロンとシナプスを形成するために，ガッセル神経節を通過する．タイプAδ求心性一次ニューロンは，視床および皮質に向けて新脊髄視床路を直接上行するWDR介在ニューロンとシナプスを形成する．これは速痛と関連し，強い痛みとして感じる．タイプC侵害受容性ニューロンは，多くの調節介在ニューロンにより影響を受けると考えられる中脳路核を通過し，旧脊髄視床路を上行するNS介在ニューロンと尾側亜核でシナプスを形成する．これは緩徐痛とされ，慢性で，鈍く，疼く痛みとして感じる[1,10]（Okeson[1]より再描画）．

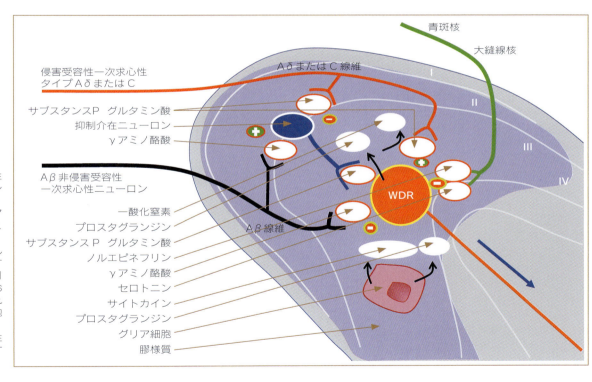

図2-4-12 中枢性感作（神経可塑性）．侵害受容性入力が連続した場合，興奮性神経伝達物質（サブスタンスP，カルシトニン遺伝子関連ペプチド，グルタミン酸，γアミノ酪酸，N-メチル-Dアスパラギン酸）のレベルは上昇する．これらはゆっくりと放散もしくは残存し，より低いレベルの刺激に対してだんだん敏感になり，非侵害受容性入力を収束する二次ニューロンの興奮性レベルを引き上げる．二次ニューロンの処理におけるこの変化は，中枢性感作と呼ばれる．さらに，WDRとグリア細胞は細胞外へプロスタグランジン，一酸化炭素，サイトカインを放出し，領域の感受性レベルの上昇と受容野の拡大に寄与する[1,4,6,9,10]．

侵害受容性求心性シナプスはグルタミン酸（Glu）とサブスタンスP（SP）を放出する．グルタミン酸は，N-メチル-D-アスパラギン酸（NMDA）とα-アミノ-3-ヒドロキシ-5-メチル-4-イソキサゾールプロピオン酸（AMPA）受容体のどちらか一方に結合し，活性化する．一方，SPはニューロキニン1（NK1）受容体と結合し，活性化する．γ-アミノ酪酸（GABA）は非侵害受容性シナプス上で放出される．WDRニューロンはプロスタグランジンと一酸化窒素を細胞外組織に送り出すことができ，周囲のグリア細胞はサイトカインとプロスタグランジンを送り出すだろう．これらはさらにこの部位をさらに敏感にし，長期間の慢性反応を刺激する（図2-4-12）[4,9,10]．

中枢性感作

神経可塑性

中枢性感作は，疼痛と反応性筋応答が亢進された中枢性と辺縁性の事象を伴い，上行性侵害受容性二次ニューロンの増強された興奮性の結果をもたらす過程である[1,4,6,9-12]．神経学的機序の理解は不十分であり，脳幹に向かういくつかのレベルで生じるであろう．最初は脊髄後角の膠様質と延髄尾側後角で生じる．興奮と抑制による上昇性の侵害受容性伝達の次の変化は，「変調」もしくは「変化し

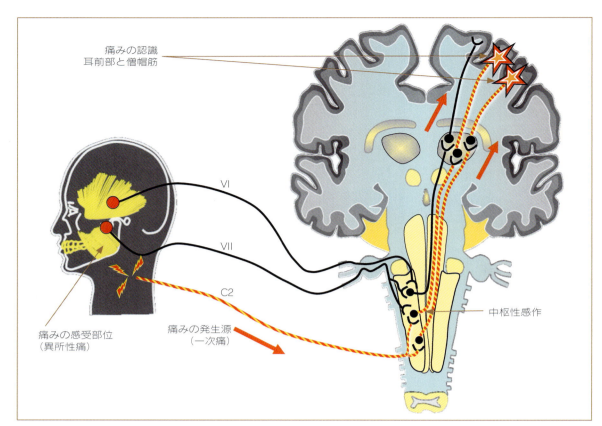

図2-4-13 異所性関連痛．Ⅴ Ⅰ（三叉神経の眼神経），Ⅴ Ⅱ（三叉神経の上顎神経），第2頚神経の収束．僧帽筋における疼痛の一次発生源としての組織損傷は，高次中枢に中継する頚部侵害受容を生じる．脊髄路核の中枢性興奮は，耳前部領域からの近接する求心性神経との収束の原因となり，自体の中枢性興奮状態も誘発する．皮質は，僧帽筋部と同様に，耳前部領域の痛みを知覚する[1]（Okeson[1]より改変）．

た神経処理」として脳内のさまざまな上行性の部位で生じる．インパルス処理の変化は神経可塑性と呼ばれる．神経可塑性は，体の外傷により生じた変化と同様に，行動，環境，そして神経処理変化の結果による中枢性経路とシナプスとの変化に関連する[25-27]．

口腔顔面の侵害受容性求心性神経は尾側亜核内の二次性NSニューロンおよびWDRニューロンとシナプスを形成する．短期間の侵害受容刺激では，正常な尾側亜核での即時伝達と応答，中枢性抑制反応が生じる．一方，連続的に集中した侵害受容刺激では，二次性および介在ニューロンの興奮性神経伝達物質の持続的な生産が生じる．神経伝達物質のレベルは，神経ペプチド，サブスタンスP，カルシトニン遺伝子関連ペプチド（CGRP），ニューロキニンA，ソマトスタチンの増加という形で上昇する．興奮性アミノグルタミン酸とアスパラギン酸はNMDAを活性化し，GABAのレベルを引き上げ，延髄後角ニューロン内の中枢性感作の誘導と維持を活性化する．シナプスの神経伝達による感作に加えて，WDRニューロンとグリア細胞は，領域の感受性のレベルを引き上げ，受容野を広げる一因となるプロスタグランジン，一酸化窒素，サイトカインを細胞外へ送り出す（図2-4-12）[1, 4, 6, 9, 10]．

中枢性感作は，長期に持続する可能性があり，症状が改善されない場合，持続痛の原因となるであろう．この中枢性感作は，別の方法で正常な感覚および運動ニューロンを興奮させ活性化する．

深部疼痛刺激

中枢性感作の二次的に関連するもしくは変調性の影響は，深部体性構造からの持続的に連続した侵害受容性刺激によって誘発される．刺激が持続し長期に及んだ場合，これらは慢性痛として発現し，深部体性痛の原因部位から離れた場所に関連痛を発生させる可能性がある．

変調，変化した神経処理

頭蓋顔面の体性感覚伝達は，脳幹，視床，体性感覚皮質内で変調されるであろう[1, 4, 6, 9-12]．三叉神経脳幹核内の視床，網様体，辺縁系脳皮質からの下降系機序は，NSニューロンやWDRニューロンの伝達を抑制もしくは促進する．これは，個人の受容，認知，情動，内分泌，動機づけのバリエーションによる主観的疼痛経験への影響を通じて，神経ネットワークに供給している．

連続した侵害受容性求心性刺激と関連する中脳の神経可塑性変化，および中枢性の変調による中枢性感作は，求心性感覚ニューロンと遠心性運動ニューロンを活性化することができる．求心性ニューロンに関連する活性化は，異所痛および二次性の痛覚過敏を誘発する可能性がある．遠心性運動ニューロンの活性化は，筋の共収縮や筋拘縮，トリガーポイントの原因となる可能性がある．非侵害受容性低閾値機械受容性求心性AαまたはAβニューロンは，侵害受容性になることができ，アロディニアや二次性の痛覚過敏を誘発する．

関連する異所痛

関連痛は，三叉神経の脊髄路内の中枢性感作によって発生するかもしれない．図2-4-13において，痛みの一次的原因は，頚部の組織障害である．これは，局所頚部末梢性感作とともに，中枢性感作の原因となる尾側亜核内の集中した侵害受容性インパルスを引き起こす．脊髄路核の中枢性興奮は，これもまた中枢性の興奮作用を有する耳介前部からの求心性ニューロンに近接し収束現象を引き起こす．耳介前部からの求心性インパルスは，頚部僧帽筋メッセージとともに皮質に向かって伝達される．皮質において，痛みは耳介前方部領域と頚部僧帽筋からの痛みと知覚される[1]．

異所性関連痛は，疼痛感受部位として感じられ，自発的であろう．疼痛感受部位の刺激は，反応の増強を誘発しない．疼痛発生源への

中枢性感作

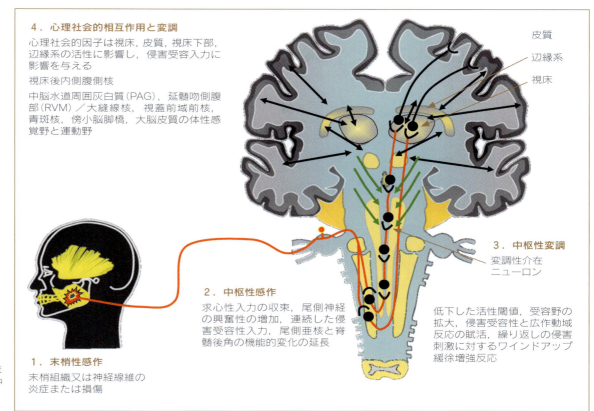

図2-4-14　主な機序と疼痛知覚に含まれるステージ：1．末梢性感作；2．中枢性感作と脳幹処理；3．中枢性変調；4．心理社会的相互作用と変調．

刺激は，疼痛反応を誘発する．疼痛感受部位の麻酔は効果がない．神経路の麻酔は，痛みを止める．関連痛は一般的に，一本の神経根の枝から別の皮膚分節知覚帯に生じる．首より上の関連痛の部位は，疼痛発生源側に留まる（正中を超えない）．これは尾側上（頭蓋に向かって）に感じるが，発生源の下部には生じない．たとえば下顎大臼歯の痛みは，同側の上顎大臼歯に関連痛として感じるであろう．

二次性痛覚過敏

痛覚過敏は，侵害受容器や末梢神経の損傷や興奮によって痛みの感受性が増加した結果である．一次性痛覚過敏は直接損傷組織内から末梢性感作が生じている疼痛感受性である．二次性痛覚過敏は損傷を受けていない組織内に生じる過度の感受状態であり，表層または深部構造で感じるであろう．

表在性の二次性痛覚過敏は皮膚や頭皮，髪，または歯肉で感じる可能性がある．深部性の二次性痛覚過敏は，触診される深部筋領域や歯に感じるであろう．

二次性痛覚過敏は，中枢性感作または逆行性神経原性炎症によって誘発される可能性がある．

二次ニューロンの中枢性感作は，正常な刺激を侵害性と判断する現象を引き起こす．AαやAβニューロンからのシグナルは，アロディニアと呼ばれ，痛みとして感じる可能性がある．

アロディニアは，通常痛みを引き起こさない刺激であり，熱刺激でも機械的刺激でも生じる．これはしばしば傷ついた後の部位で起こる．アロディニアは痛覚過敏（正常に痛みと感じる刺激に対する過剰な反応）とは異なる．

神経原性炎症

中枢性感作とともに，一次求心性ニューロンはニューロペプチドSPを末梢部位に分泌し，局所の神経原性炎症を誘発し，一次侵害受容器の感受性を増加する．限局性の充血領域では，広範囲の痛覚過敏領域が周辺に存在する．

筋の共収縮，防御性筋スプリンティング

三叉神経脊髄路核および中脳における中枢性興奮は，遠心性ニューロンの機能を変化させ，筋活動に影響を与える．通常の遠心性効果は，一定の深部痛に対する影響としての筋の興奮性反射である．これは，筋の共収縮や防御性筋スプリンティングとして生じうる．

トリガーポイントの原因となる中枢性感作

もう一つの中枢性興奮の運動性効果は，筋組織内の痛覚過敏性を有する限局した領域の発生である．ある強度の連続した深部痛入力は，原発痛の部位と分節性に関連した筋の筋膜トリガーポイントのメカニズムを誘発する．これは一般的に咬筋や側頭筋に生じる．すなわちトリガーポイントは原発痛の始まる部位やその近くに頻繁に関連痛を引き起こすだろう．実際のトリガーポイントは徒手的に触診をしない限り痛みはなく，触診を行ったときに局所に拡散痛や関連した筋痛を生じる[5]．

この機序は痛みから始まるかもしれないが，一度トリガーポイントができると効果的な治療で取り除かれない限り活動性もしくは潜在性のものとして残る可能性がある．それゆえ，原発痛の部位やその近くから始まる痛みは，原因となる痛みがなくなった後も長い間持続性もしくは再発性の異所痛兆候として持続するであろう[1, 4, 6, 9-12]．

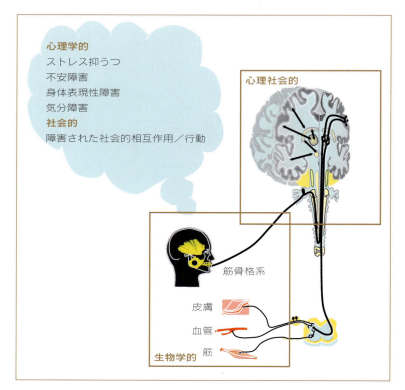

図2-4-15 咀嚼筋系と関連する疾患の生物心理社会モデルの図.「生物的」は,筋,関節,皮膚,筋膜,血管(筋骨格)の末梢性構造から生じる体性感覚侵害受容性入力によって代表される.「心理社会的」は,心理的および社会的関連する知覚,行動,認知,情動の過程に代表される.これらは,高次中枢に向かう上行性侵害受容性入力と相互作用し,視床,皮質,視床下部,そして他の辺縁系の活動性に影響する.いかなる痛みも心理社会因子からの影響なくして知覚されることはない[1,4,8].

疼痛知覚

疼痛知覚に関する主なメカニズムと多くの相互に関連する因子のステージを,図2-4-14に示す.末梢性感作は末梢組織もしくは神経線維の炎症や障害によって始まる.これらの連続した求心性入力は,尾側亜核および脊髄後角において興奮性の増加と長期の機能性変化を生じる尾側感覚核に対して収束する.中枢性感作の過程は,より低い活性閾値,拡大した受容範囲,そしてNSおよびWDRニューロンの反応の増強とともに始まる.侵害受容性ニューロンの特性における神経可塑性変化は,連続した侵害刺激に対する段階的な反応の増強である「ワインドアップ」を引き起こす.加えて,「中枢性変調」は,視床への経路上においていくつかの原因によって変調され上行性刺激として生じる.中枢性変調部位として相互作用に関連する領域は,視床後内側腹側核,中脳水道周囲灰白質,延髄吻側腹部,大縫線核,視蓋前域前核,青斑核,傍小脳脚橋,そして大脳皮質の体性感覚野および運動野を含む[1,4,6,9,10].

生物心理社会的モデル

生物心理社会的モデルは,生物学的かつ心理社会的システムに関連した兆候と顎関節症(TMD)および慢性痛状態の症状との組合せとして知られるようになった(図2-4-15).

これは咀嚼系と関連する疾患の容認された複合的システムのモデルで表現される.生物学的システムは,末梢構造の筋,関節,皮膚筋膜,血管(筋骨格系)生じる体性感覚侵害受容性入力で代表される.心理社会的因子は心理学的と社会的に関連した知覚,行動,認知,そして情動の過程を示す.これらは,視床,皮質,視床下部,および他の辺縁系構造に影響を与え,より高次の中枢系に対する上行性侵害受容性入力と互いに作用する可能性がある.心理社会的な影響なくして痛みは知覚しない.TMDモデルにおいて,生物学的なものは,「Ⅰ軸」,心理社会的なものは「Ⅱ軸」と表現される[8].

ストレスの神経化学

ストレスは,現実もしくは想像上のストレスを引き起こす刺激であるストレッサーに対して反応する体の状態である.急性のストレッサーは短期間で有機体に影響を与え,慢性ストレッサーは長期間に渡って影響を与える.ストレスは個々のコーピング(対処)した能力に従って,「ユーストレス」(正,適応性)と「ディストレス」(負,非適応性)との相互作用を誘発するかもしれない.

ストレッサーの反応において,副腎皮質刺激ホルモン放出ホルモン(CRH)とアルギニンバソプレシンが下垂体門脈系に分泌され,下垂体下部の室傍核(PVN)のニューロンを活性化する.

青斑核や,副腎皮質や橋のノルアドレナリン細胞グループ,合わせてLC/NE系もまた活性化し,警告システムとして作用する自律神経反応と神経内分泌反応を始めるために脳エピネフリンを使用する.

自律神経系はストレスに対して素早く反応する.闘争-逃走反応は交感神経系を優位にし,副交感神経系を抑制する.それにより,心血管,呼吸,胃腸,腎臓,内分泌を変化させる.

視床下部,下垂体腺,副腎腺の相互作用を含む神経内分泌系の主な役割を果たしている視床下部-下垂体-副腎系(HPA)もまた,CRHとAVPの放出により活性化する.

これは,副腎皮質からコルチゾールや他のグルココルチコイドの放出を起こし,脳下垂体から血流内に副腎皮質刺激ホルモン(ACTH)を放出する結果となる.脳もまた,免疫系を抑制し,体内の炎症を減らすためにコルチゾールを使用する.これら副腎皮質ホルモン(コルチコイド)は,ストレスに対する有機体の反応において体全体に含まれ,最終的に抑制フィードバックを経て反応の終了に寄与する[27-32].

顎関節症(TMD)および慢性痛における痛み調節の機能不全

痛みを伴う顎関節症(TMD)とその他の慢性痛状態は,内因性痛み変調機能不全の一部となるであろう.広汎性侵害抑制調節(DNIC)は変化するかもしれない.DNICの反射機序が非効率的になる機能不全は,筋・筋膜TMDや他の慢性痛状態の患者で報告されている.片頭痛や慢性の緊張型頭痛の患者もまた,DNICのような疼痛抑制機序の不足が報告されている.内因性脊髄上位の痛み変調系は,頭痛のような頭蓋顔面痛状態における中枢性感作の発生/もしくは維持に対して寄与するだろう[4,33,34].

疾病素因

遺伝因子は,内因性疼痛変調障害に対する素因である.個人の抗侵害受容系の減弱した効果の原因となるであろう.これは侵害受容入力の中枢性処理における上方制御を必要とする.このCNSの高興奮性の存在下では,過度または突然の筋肉の使用による,外傷,もしくは微小外傷は,持続性疼痛や痛覚過敏を導くであろう.難治性疼痛はストレスレベルを増やす可能性があり,難治性ストレスは普遍化した痛覚過敏を誘発するかもしれない.難治性の疼痛とストレスの両方は,末梢性侵害入力からは独立して,疼痛サイクルを作

成するCNS侵害受容性領域の高興奮性をより増加する結果になるであろう．ホルモンや心理社会的影響を含む補助的因子もまた，慢性TMD痛の発症や維持に影響を与える[4, 33-38]．

参考文献

1. Okeson JP. Bel 's Orofacial Pains: The Clinical Management of Orofacial Pain, ed 6. Chicago: Quintessence Publishing, 2005.
2. Merskey H, Bogduk N (eds). Classification of Chronic Pain. Descriptions of Chronic Pain Syndromes and Definitions of Pain Terms. Seattle: IASP Press, 1994.
3. McNeill C. Temporomandibular disorders: guidelines for classification, assessment, and management. The American Academy of Orofacial Pain. Chicago: Quintessence Publishing, 1993.
4. Svensson P, Jadid F, Arima T, Baad-Hansen L, Sesssle BJ. Relationships between craniofacial pain and bruxism. J Oral Rehabil 2008; 35:524–547.
5. Schiffman E, Ohrbach R, Truelove E, Look J, Anderson G, Goulet JP, et al. Diagnostic Criteria for Temporomandibular Disorders (DC/TMD) for clinical and research applications: recommendations of the International RDC/TMD Consortium Network and Orofacial Pain Special Interest Group. J Oral Facial Pain Headache 2014;28:6–27.
6. Sessle BJ. The neural basis of temporomandibular joint and masticatory muscle pain. J Orofac Pain 1999;13:238–245.
7. Woolf CJ, Bennett GJ, Doherty M, Dubner R, Kidd B, Koltzenburg M et al. Towards a mechanism-based classification of pain? Pain 1998;77:227–229.
8. Dworkin SF. Psychological and psychosocial assessment. In: Laskin DM, Greene C, Hylander WL (eds). Temporomandibular Disorders: An Evidence-based Approach to Diagnosis and Treatment. Chicago: Quintessence Publishing, 2006:203–217.
9. Sessle BJ. Sensory and motor neurophysiology of the TMJ In: Laskin DM, Greene CS, Hylander WL (eds). Temporomandibular Disorders: An Evidence-Based Approach to Diagnosis and Treatment. Chicago: Quintessence Publishing, 2006.
10. Dubner R, Ren K. Persistent orofacial pain. In: Laskin DM, Greene CS, Hylander WL (eds). Temporomandibular Disorders: An Evidence-Based Approach to Diagnosis and Treatment. Chicago: Quintessence Publishing, 2006.
11. Lobbezoo F, van Selms MK, Naeije M. Masticatory muscle pain and disordered jaw motor behaviour: literature review over the past decade. Arch Oral Biol. 2006;51:713–720.
12. Stohler CS. Craniofacial pain and motor function: pathogenesis, clinical correlates, and implications. Crit Rev Oral Biol Med 1999;10:504–518.
13. Sessle BJ, Hu JW. Mechanisms of pain arising from articular tissues. Can J Physiol Pharmacol 1991;69:617–626.
14. Klienberg IJ Structure and function of temporomandibular joint innervation. Ann R Coll Surg Engl 1971;49:268–288.
15. Sessle BJ. Neural mechanisms of oral and facial pain. Otolaryngol Clin North Am 1989;22:1059–1072
16. Gear RW. Neural control of oral behavior and its impact on occlusion. In: McNeill CM (ed) Science and Practice of Occlusion. Chicago: Quintessence Publishing, 1997.
17. Sessle BJ, Hu JW, Amano N, Zhong G. Convergence of cutaneous, tooth pulp, visceral, neck and muscle afferents onto nociceptive and non-nociceptive neurones in trigeminal subnucleus caudalis (medullary dorsal horn) and its implications for referred pain. Pain 1986;27:219–235.
18. Sessle BJ. Mechanisms of oral somatosensory and motor functions and their clinical correlates. J Oral Rehabil 2006;33:243–261.
19. Sessle BJ. Acute and chronic craniofacial pain: brainstem mechanisms of nociceptive transmission and neuroplasticity, and their clinical correlates. Crit Rev Oral Biol Med 2000;11:57–91.
20. Capra NF, Dessem D. Central connections of trigeminal primary afferent neurons topographical and functional considerations. Crit Rev Oral Biol Med 1992;4:1–52.
21. Lund IP. Mastication and its control by the brain stem. CRC Crit Rev Oral Biol Med 1991;2:33–64.
22. Julius D, Basbaum AI. Molecular mechanisms of nociception. Nature 2001;413:203–210.
23. Moayedi M, Davis KD. Theories of pain: from specificity to gate control. J Neurophysiol 2012;109:5-12.
24. Melzack R, Wall PD. Pain mechanisms: a new theory. Science 1965;150;971–979.
25. Pascual-Leone, A, Freitas C, Oberman L, Horvath JC, Halko M, Eldaief M, et al. Characterizing brain cortical plasticity and network dynamics across the age-span in health and disease with TMS-EEG and TMS-fMRI. Brain Topography 2011;24:302–315.
26. Dubner R, Ruda MA. Activity-dependent neuronal plasticity following tissue injury and inflammation. Trends Neurosci 1992;15:96–103.
27. Ren K, Dubner R. Central nervous system plasticity and persistent pain. J Orofac Pain 1991;13:155–163.
28. de Kloet R, Joels E, Holsboer F. Stress and the brain: from adaptation to disease. Nat Rev Neuroscience 2005;6:463–475.
29. Tsigos C, Chrousos GP. Hypothalamic-pituitary-adrenal axis, neuroendocrine factors, and stress. J Psychosom Res 2002;53:865–871.
30. Shin LM, Liberzon I. The neurocircuitry of fear, stress, and anxiety disorders. Neuropsychopharmacology 2010;35:169–191.
31. Raudensky J, Yamamoto BK. Effects of chronic unpredictable stress and methamphetamine on hippocampal glutamate function. Brain Res 2007;1135:129–135.
32. van Winkel R, Stefanis NC, Myvin-Germeys I. Psychosocial stress and psychosis. A review of the neurobiological mechanisms and the evidence for gene-stress interaction. Schizophr Bull 2008;34:1095–1105.
33. Svensson P, Graven-Nielsen T. Craniofacial muscle pain: review of mechanisms and clinical manifestations. J Orofac Pain 2001;15:117–145.
34. Dworkin SF. Psychosocial issues. In: Lund JP, Lavigne GJ, Dubner R, Sessle BJ (eds). Orofacial Pain: From Basic Science to Clinical Management. Chicago: Quintessence Publishing, 2001:115–127.
35. Price DD. Psychological and neural mechanisms of the affective dimension of pain. Science 2000;288:1769–1772.
36. Sandrini G, Rossi P, Milanov I, Serrao M, Cecchini AP, Nappi G. Abnormal modulatory influence of diffuse noxious inhibitory controls in migraine and chronic tension-type headache patients. Cephalalgia 2006;26:782–789.
37. Bragdon EE, Light KC, Costello NL, Sigurdsson A, Bunting S, Bhalang K, et al. Group differences in pain modulation: pain-free women compared to pain-free men and to women with TMD. Pain 2002;96:227–237.
38. Sarlani E, Grace EG, Reynolds MA. TMD pain. Evidence for up-regulated central nociceptive processing in patients with masticatory myofascial pain. J Orofac Pain 2004;18:41–55.

第2部5章 咀嚼，嚥下，パラファンクション／ブラキシズム

目次
- 咬合力
- 咀嚼と嚥下
- パラファンクション，ブラキシズム
- ブラキシズムの有害作用
- ブラキシズムの歯への影響
- パラファンクションが歯の支持組織へ及ぼす影響
- Wolffの原理，Frostの静力学モデル，リモデリング，モデリング，吸収，付着
- 咬合性外傷
- 歯やインプラントへの正常や異常な負荷

咬合力

咀嚼系システムの第一の機能は咀嚼，嚥下の促進である．咀嚼や嚥下は多くの場合下顎，上顎，そして頭蓋の支持組織に少なからぬ応力を生じる．さらに，くいしばり，歯ぎしり，そしてそれらのより強い状態であるブラキシズムにおけるパラファンクショナルな活動はより大きな負荷を生じる．これらの負荷は主に臼歯部咬合支持の役割を果たす小臼歯，大臼歯部，すなわち，切歯，犬歯からなる前方部ではなく歯列の後方部で受け止められる．

歯列の維持や修復作業は，機能，パラファンクション，正常負荷，異常負荷，力の伝達，機能的解剖，歯，インプラント，歯周組織，歯槽骨，顎関節，頭蓋骨の正常，異常反応の過程に関する正しい理解に基づかなくてはならない．

咀嚼と嚥下

咀嚼には前方歯群による咬断と後方歯群による剪断や圧砕が含まれる．平らな咬合面でもある程度噛むことはできるものの，咬頭傾斜や誘導の角度が急になることで，咀嚼や剪断効率はより増加する．咀嚼しやすさや咀嚼能率は残存歯の数の影響を受ける．しかし，対合がある状態で小臼歯が残っている短縮歯列でも十分な場合もある[1-3]．閉口筋によりかなりの力が発揮され，最大咬合力の粉砕力は70〜400kgに及ぶ[4-8]．最初の自発的な咬断，圧搾，食片の粉砕の後，リズミカルで反射的な咀嚼運動が起こり，食塊は系統立ったプロセスにより嚥下に適した形，粘稠度まで細かくされる．

咀嚼

咀嚼は，反射的咀嚼サイクル，すなわち特色のある涙滴状パターンの反復性運動経路からなる（図2-5-1）．

咀嚼サイクルのパターンは，固有で個人差があり，先天的な神経機構と獲得性の神経機構によりコントロールされる．咀嚼サイクルはすべての平面において限界運動範囲内の経路をとり，典型的には前頭面内と矢状面内での下顎の特定の点の動きとして表される．咀嚼は，下顎が作業側から最大咬頭嵌合（MI）へと近づき，咬合相で保持される閉口相と，非作業側へ向かう開口相からなる（図2-5-2）[9-13]．咀嚼サイクルは一般的に「利き手」側，右利き，左利き，と一致する習慣的咀嚼側から始められる[14]．咀嚼サイクルは下顎運動の限界運動範囲の中で起こる．咀嚼初期では硬い食物が咀嚼により減るにつれて，食塊は閉口相において上下対合歯間にとどまるようになる．すなわち，食物が細かく軟化されるにつれて，咬合相はよ

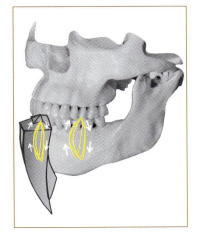

図2-5-1 食物に，嚥下に適した食塊形成のために，圧砕，剪断後，周期的な咀嚼により粉砕され，細かくなっていく．

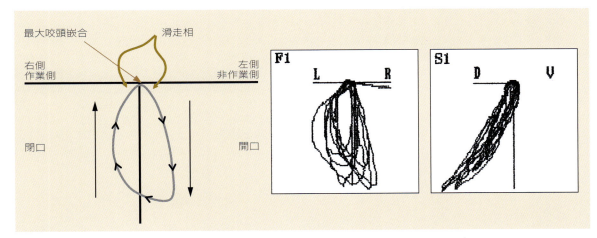

図2-5-2 自動的な運動である咀嚼運動周期の経路は，従来から下顎運動測定器を用いることによって表示することができ，慣例で下顎の特定の点の前頭面と矢状面観で提示される．典型的な前頭面の経路では最大咬頭嵌合（MI）からスタートし，非作業側での小さな接触滑走を伴う非作業側への開口相を伴う．経路は次に作業側へ行きMIに近づき，最終的にMIでの接触に至るまで，作業側での軽く短い滑走接触が閉口の滑走相で起こる．MIでの閉口状態は約40〜200msの短い時間の間で起こり，その後，次の咀嚼周期の非作業側での歯の小さな接触滑走を伴う滑走相と開口相が起こる（Prof. A Yaffeのご厚意による画像）[9, 13]．

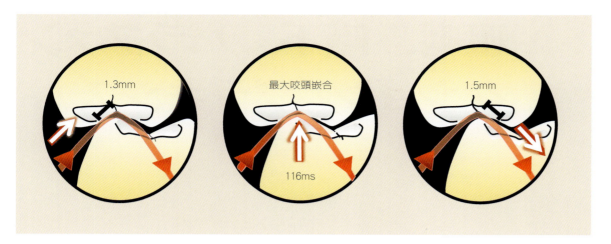

図2-5-3 上昇方向で下顎が作業側から最大咬頭嵌合(MI)に近づくとき，MIの直前の1～1.5mmの誘導の傾斜部分で，短い接触が5回に1回起こる[13]．MIでの閉口状態の後，116ms(40～200ms[9, 13])の閉顎力が発揮される．その後に下顎は非作業側に向かって下降し始め，約1.5mm程度の滑走を伴った接触が非作業側で起こる[12]．

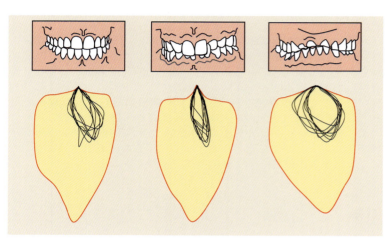

図2-5-4 咀嚼周期の前頭面での経路は，側方や前側方運動に関係する歯の垂直，水平被蓋の状態による上方の経路の形状で特徴づけられる．作業側非作業側の誘導の傾斜は，作業側からのMIへ入り込む角度と非作業側へと離れていく角度を決定する．図左に軽度の垂直，水平被蓋のⅠ級を示す．図中央のように切歯や犬歯での急傾斜で大きな被蓋（過蓋咬合）は垂直的な入出角をもった垂直的な咀嚼ストロークの原因となる．図右の平坦な側方や前側方運動の誘導の傾斜は，平坦な入出角の平で幅広い咀嚼周期の原因となる．

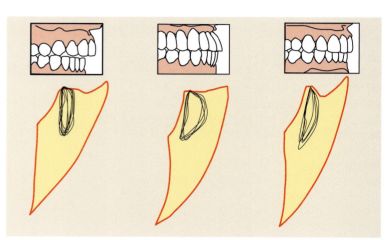

図2-5-5 咀嚼周期の経路の矢状面形状は，前歯の垂直，水平被蓋により決定される．垂直的な咀嚼運動経路を引き起こす垂直被蓋が大きいⅡ級2類（図右，過蓋咬合）よりも，Ⅱ級1類とⅢ級（図左と中央）では，より平坦な経路上方の軌跡を示す．

り多くみられるようになる．閉口相の最終段階のMI時での接触直前では，MI時から1～2mmの作業側において，上下の歯は，短く，瞬間的に接触する．この最終的な誘導面での接触は作業側の誘導の傾斜（前頭面における作業側の誘導）により誘導される[9, 10, 14-16]．この誘導は，作業側の誘導面の接触の全範囲に起こるものではない．MI時の咬合保持は100～150ms（ミリ秒）と非常に短い間で，すぐに開口相が始まる（図2-5-3）．咀嚼時にMIで発揮される平均的な力は最大咬合力の約36％で，23～127kgである[8, 13]．他の文献ではもっと少ない報告もある（表2-5-1）[4-8]．歯はMIを離れ，前頭面観の経路のとおり，非作業側の歯面に誘導される角度で非作業側に向かう．咀嚼サイクルの矢状面内の形態は上顎前歯の口蓋側の表面形態あるいは切歯誘導（インサイザルガイダンス）面により決まる．咬合接触はこの部分でもまた瞬間的で軽度であり，前方運動時の接触範囲全体では起きない．急な垂直被蓋をもったⅡ級2類は垂直的な咀嚼運動経路をとるのに対し，Ⅲ級の平坦な咬合は幅広く，より水平的な咀嚼運動経路のパターンを示す（図2-5-4, 2-5-5）．

1日にMIに閉口する回数は1,800回であった．1咀嚼あたり27kgで，咬頭嵌合位での接触時間は115msであり，1秒あたり3.0kg/sに相当し，1日では5,511kg/sにあたる[12-19]．

嚥下

嚥下が起こるために下顎は上顎に対してしっかりと保持されなければならない．この状態は咬頭嵌合位で522msの時間で30kg程度の力で起こり，咀嚼ストロークの最後の段階の平均より大きい[7, 13]．

正常咬合を有する成人20人において，嚥下の時の力は最大咬合力の41％であったのに対し，咬合相では30kg，683ms（SD：249ms）であった．咬合相の咀嚼力は，最大咬合力の36.2％，27kg，平均194ms［SD：38ms］であった[7, 13]．

Table2-5-1　健常有歯若年者の咬合力の平均的代表値[4-8, 13]

	咬合力
咀嚼	6.8 - 26.7kg
嚥下	30.2kg
最大噛みしめ	70 - 400kg
パラファンクション	70 - 400kg

1日の食事中で記録された嚥下の回数は146回との報告がある．146回は30kg，522msで，嚥下のトータルで1日あたり2,299kg/sであった．咀嚼と嚥下におけるトータルの力 - 時間活動は1日あたり7,800kg/sであった．夜間測定された嚥下の回数は約120回，そのため夜間に起きる嚥下の力は1晩あたり約5,806kg/sとされる[13]．

嚥下のメカニズムは延髄と橋の嚥下中枢により調整される．食塊が舌により口腔の後方へ押し込まれるとき，咽頭の接触感覚受容器への接触により，嚥下反射が引き起こされる[20]．嚥下には，骨格筋（舌）と咽頭や食道の平滑筋の両方を使用する複合的なメカニズムが関係している．自律神経系は，咽頭期や食道期の嚥下のプロセスを調整する（図2-5-6）．

嚥下の各期

正常の嚥下は，口腔での準備期の後の3つの相からなる．

1. 口腔移送期
2. 咽頭期
3. 食道期

口腔移送期

食塊はまず初めに舌の後方に送られる．次に舌の前方が硬口蓋へ向かってもち上がり，そして食塊を中咽頭へ向かって押すように後方へ引き込まれる．舌後方部は茎突舌筋と口蓋舌筋によりもち上げられ，軟口蓋をもち上げ鼻呼吸できないように鼻咽腔を閉鎖する．口腔移送期は自発的で，三叉神経（V），顔面神経（VII），そして舌下神経（VII）が関与する．

咽頭期

咽頭期では，食塊は咽頭から食道へ蠕動運動により移動する．軟口蓋は口蓋帆挙筋の動きにより，鼻咽腔後壁へもち上がる．口蓋咽頭は，小さな食塊しか通過できないように両サイドの咽頭を折り畳み，上咽頭収縮筋により互いに近づく．それから，喉頭，舌骨は挙上され，喉頭蓋へ向かって前方に引っ張られ，咽頭筋が弛緩する．喉頭の入り口を受動的に閉鎖し，声帯も一緒に閉鎖する．咽頭期は反射的にコントロールされ，頭蓋神経のV，X（迷走神経）VI（副神経），VII（舌神経）が関与する．延髄の呼吸中枢は，嚥下に要する極めて短い時間の間，嚥下中枢により直接抑制される．

食道期

上食道括約筋は，食物が通過するように弛緩し，その後，蠕動と下食道括約筋の弛緩同様，さまざまな咽頭の線状の括約筋が，順次食塊を食道から胃へと押す（図2-5-6）．

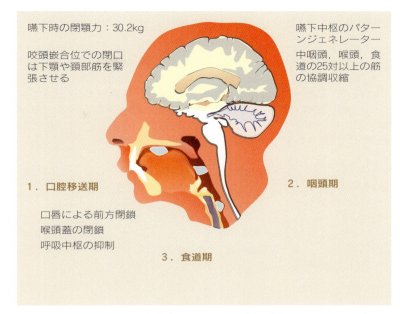

図2-5-6 嚥下は複雑な生体活動であり，延髄と橋の中枢のパターンジェネレーターと複数の筋が協調して関連する3つのステージからなる：1）口腔移送期2）咽頭期3）食道期．嚥下促進と鼻腔や気管への食物の流入防止のために，口唇による前方閉鎖，鼻咽腔閉鎖，喉頭蓋の閉鎖が協調して行われなければならない[20]．咬頭嵌合位での閉口で嚥下中に下顎をしっかり固定するために強い咬合力が発揮される[7, 13]．

パラファンクション，ブラキシズム

パラファンクション，ブラキシズムは，くいしばりや歯ぎしりなどの非機能的活動である．「（咬合の）パラファンクション」と「ブラキシズム」という言葉の意味に関してやや混乱が残されている．「パラファンクション」は歯ぎしりやくいしばりを表す一般的用語として用いられる[21]．「ブラキシズム」は臨床の修復に関する文脈で，もっと重度の歯ぎしりやくいしばり，そしてそれらが歯に及ぼす破壊的効果に関して用いられる．一時的なパラファンクションの軽度で一過性の害のエピソードは一般的で，よく見られる．一方，ブラキシズムという言葉は，過去においては進行した摩耗（wear），歯列の破壊を引き起こす，より持続的かつ重度で，有害なパラファンクションの状態を表していた[21-27]．最近のブラキシズムやTMDの文献では「ブラキシズム」をパラファンクショナルな歯ぎしりやくいしばりの包括的な用語として用いている[28-35]．現在の用語的には，パラファンクションのすべての重症度の範囲を網羅して表すために，軽度，中等度，重度のブラキシズムという表現を用いている．歯ぎしり，くいしばり，覚醒時ブラキシズム，睡眠時ブラキシズム，これらはすべて別個のものと考えられるのだが，ブラキシズムは，これらを包括した用語である[29, 30]．本項では，軽度，中等度，重度ブラキシズムという用語を用いることとする．パラファンクションもまた，一般的同義語として用いる．

持続時間，強さ，周期性

パラファンクション，ブラキシズムは，非機能的なくいしばりや歯ぎしりに関係する行動である．一般集団の90%は，時々，中等度で一過性の歯ぎしりまたはくいしばりを行う．若年成人の91.5%が1か所あるいはそれ以上の歯で明確な摩耗面を有する[22, 29]．持続時間，強さ，周期は個人差が大きい．ブラキシズムには覚醒時ブラキシズム（以前は日中ブラキシズム）と睡眠時ブラキシズム（以前は夜間ブラキシズム）がある．両者は異なる特性と病因をもつと考えられている[23-27]．前述のように，「ブラキシズム」と「パラファンクション」は意味が重複して用いられており，両者とも，一般的には無意識の活動のことを指す．病因はよくわかっていない．現在は，ブラキシズムは末梢性ではなく，中枢性に制御されると考えられている[24, 27]．主な要因は行動的，情動的，物理的ストレスで，心理社会的因子がリスクファクターとして関係するとされる[25-29]．外傷後ストレス障害は，より長いブラキシズム活動を誘発するといわれている[28]．

覚醒時ブラキシズム

覚醒時のパラファンクションは主に歯ぎしりよりも，くいしばりが関係していると考えられている．覚醒時ブラキシズムの発現を測定するのは非常に難しい．睡眠時ブラキシズムは高頻度で歯ぎしりを伴う[27]．情動ストレスは覚醒時のブラキシズムの病因となり得る[23]．しかし，くいしばり，歯ぎしりともに覚醒時にも睡眠時にも起こり得る[29]．

睡眠時ブラキシズム（睡眠随伴症）

米国睡眠障害学会によると，睡眠時ブラキシズムは，歯ぎしりあるいはくいしばりに特徴づけられた睡眠時の定型的な行動異常[30]，または，睡眠随伴症や睡眠時のパラファンクションで，顎のくいしばりか，反復的な相動性の歯ぎしりを伴う顎筋活動とされている[30, 31]．睡眠随伴症は睡眠障害の1つである．睡眠時ブラキシズムは，睡眠時の脳波や眼球活動，筋電図（EMG），心電図（ECG），呼吸機能や努力呼吸を記録する睡眠ポリグラフを用い，睡眠研究室で測定される．

睡眠時ブラキシズムは律動性の顎筋活動を示し，phasic（相動性）（52.5％），tonic（持続性）（11.4％），mixed（混合型）（36.1％）の3つのパターンがある[29]．

睡眠時ブラキシズム，すなわち睡眠関連行動異常症は，1時間に8〜14回起こる睡眠関連微小覚醒の二次性の活動で，律動性の咀嚼筋活動を示し，急速眼球運動（REM）の数分前をピークとし，睡眠期の移行期に関連して起こるとされる[31]．

睡眠周期，微小覚醒，CAP (Cyclic Alternating Pattern)

睡眠周期はノンレムとレム睡眠からなり，1サイクル90〜110分である．1晩の睡眠は3〜5回の周期からなる．ノンレム睡眠はN1，N2，深睡眠のN3の各ステージに分けられる．大部分の睡眠時ブラキシズムのエピソードはノンレムの浅睡眠期にみられる．一方，10％は覚醒と関連してレム期にみられる[31, 32]．

微小覚醒は睡眠期にみられ，3〜10秒の脳波（EEG）の急激な移行と定義され，心拍数と筋緊張度の上昇を伴う（脳波的覚醒）．微小覚醒は若年健常者では睡眠1時間あたり8〜15回繰り返される．睡眠時ブラキシズムはCyclic Alternating Pattern（CAP）中で繰り返される覚醒に関連して発現する．CAPはノンレム睡眠中に20〜60秒ごとに繰り返される．大部分の睡眠時ブラキシズム（SB）エピソードは，CAPと関連して群発して起こる．CAP関連の覚醒は，生体の恒常性維持のためのセンサーとして，また，睡眠時の見張り番として役目を果たす自然な過程とされる[31]．

SBエピソードは，以下の一連の過程で発現する．

- 心臓交感神経活動の亢進
- 脳波の周波数の亢進
- 心拍数の増加
- 開口筋の活動亢進（おそらく下顎の前方移動や軌道の開大のため）
- 呼吸振幅の増加
- 歯ぎしり（TG）を伴うか伴わないSB-RMMA（律動性咀嚼筋活動）の形の筋電図波形の発現

SBに関連する筋電図のパターンはRMMAと呼ばれている．正常者ではRMMAは1時間に1回なのに対し，SB患者では2〜12回発現する[31]．SB-RMMAエピソードの約半数で嚥下活動が観察される．RMMA-TGエピソードの前の数分間では，嚥下は観察されない[31]．

重度の摩耗を有する歯ぎしり患者でも，この活動に気づいていない可能性がある．時々，配偶者が夜間の歯ぎしり音を報告するかもしれない．歯ぎしりの自然経過はさまざまで，周期的，進行性，あるいは自然に終結する場合があり得る．年齢層別発生率は，10〜40歳台で高く，加齢とともに減少する[31-35]．

ブラキシズムで発現する力はかなりの大きさと考えられ，70〜400kgと測定されている．心理的特徴，環境的因子について，重度のブラキサーの単独の原因は特定されていない．パラファンクションが活発化しているかどうかは，エナメル質，ポーセレン，金属の滑沢な摩耗面の存在やある偏心位で咬み合うファセットから診断されることもある．

過去においてはいわゆる咬合異常は重要な病因の1つと考えられてきた[36, 39]．しかし，近年はそのように考えられなくなっている[37, 40-42]．咬合干渉，過蓋咬合のような咬合要素は，パラファンクションの直接的な原因ではないかもしれないが，異常機能活動が生じ，応力が集中する部分にはなり得る．これらの部分や他のグラインディングや噛みしめ部分への高い応力の集中は，重大な摩耗や歯，修復物，歯の支持組織への損傷を引き起こし得る．

ブラキシズムの発生率

パラファンクションの発生率の特定は，診断の困難性により混乱させられる．ブラキシズム診断研究で用いられるもっとも一般的な方法は，インタビューか質問票で対象者にくいしばりや歯ぎしりをしているかを尋ねる方法である．この自己申告による方法は，不正確な方法として有名である．一方，SB研究において睡眠研究室での睡眠ポリグラフ検査はもっとも正確な方法である．配偶者や家族の報告や摩耗面もまたブラキシズム発生の測定法として用いられている．ブラキシズムは，大きさやある時間以上の持続時間で軽度，中等度，重度に分けられ，経時的に変動する．客観的に軽度，中等度，重度を区別するのは難しい．

研究ごとに発生率が異なるのは観察法，対象集団，ブラキシズム研究のタイプの違いのためである．変動範囲は広く，さまざまな国，文化の全体的な対象者層で，6〜91％とされる[29, 33-38]．くいしばり，歯ぎしり，性別，年齢について研究されてきた．さまざまな一般集団を対象とした，質問票とインタビュー[29]を基にした包括的な研究レビュー34のうち，大部分（25/34）で覚醒時のくいしばり（WkCl）と睡眠時の歯ぎしり（SlGr）は3〜20％の発生率であった．34の論文のうちの7論文では発生率20〜45％であった．10の論文の縦断研究ではSlGrとWkClの発生率は19〜25％であった．覚醒時ブラキシズムの発生率は睡眠時ブラキシズムより高かった．子供での発現率は高く，10代，成人，さらには老年へと進むに従い減少していた．歯の摩耗に基づく発生率は質問票やインタビューに基づくものより高かった．TMD患者への質問票やインタビューに基づく11論文の平均は年齢層合計でSlGr 25％，とWkCl 46％，SlGr + WkCl 44％であった．摩耗に基づく発生率の12論文の平均は71％であった[29]．

一般集団における中等度一過性のくいしばりや歯ぎしりの発生率は，質問票で示唆されたものよりかなり高そうであり，一過性の歯ぎしりやくいしばりは適応可能な常態である可能性が示されている．発生率に性差は認められておらず，年齢とともに減少する[28]．

病因

ブラキシズムの発現には3つの病因論が提唱されている．

1. 末梢の形態的（咬合性）
2. 心理的
3. 心理社会的[29]

咬合（原因）論は，エビデンスが不十分との指摘や研究がもっていた欠陥性のために，ほとんど支持されなくなっている[36-39]．実験的咬合干渉は両方の意味にとれるあいまいな結果を示した．いくつかの研究では短時間の筋や顎関節の症状が認められ，いくつかではくいしばりやパラファンクションの増加が認められた[39, 42]．ほかの研究ではこれらの効果は認められなかった[40-42]．これらは長期的なパラファンクションは引き起こさない一方で，新しい修復物の新しい1点の接触は修復処置（オーラルリハビリテーション）において，修復物や支持組織に損傷を及ぼす可能性を示すという点で重要であることを依然として気にかけておかなければならない[39-42]．ブラキシズムの起源は，まだ特定されてはいないが，中枢性の過程が主要な原因の多因子性であるといわれている．ドーパミン作動性の中枢系の異常が関係しており，サーカディアンリズムの影響や神経伝達物質などについて研究が進んでいる[24, 31]．

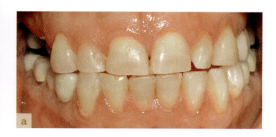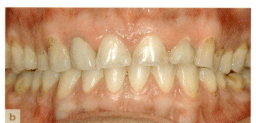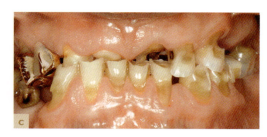

図2-5-7a〜c　摩耗の分類．a：軽度では，軽度な歯冠高径の減少を示す摩耗面を有する．b：中等度は1/3〜1/2の歯冠高径の減少を示す摩耗．c：重度は1/2以上の歯冠高径の減少を示す摩耗．

ストレス，行動，心理社会的要因，TMD，ブラキシズム

　ブラキシズムとTMD，心理社会的因子（Ⅱ軸）の関係は明確には解明されていない．TMDに影響を及ぼす因子としての「心理社会的」という用語はあいまいに使われており，ストレス，ストレスの予見，恐怖，不安，心理社会的行動全般，情緒，心理的状態を含んでいる[21, 43]．心理社会的障害はTMDのⅡ軸分類やTMDの研究診断基準で検討されている[43]．

　心理的，心理社会的因子はストレス，不安，抑うつ，身体化を伴い，TMDの筋や関節痛へ影響を及ぼす痛みの変調の原因として関係する．ストレスはまた，筋緊張にも関係し，睡眠時ブラキシズムよりも覚醒時ブラキシズムにリスクファクターとしてより関係するといわれている[23-27]．

　しかし，これらの因子の病因としての覚醒時ブラキシズムや睡眠時ブラキシズムへの関与は明らかにはなっておらず，因果関係は証明されていない．関連性は一般的には示されているが，重度の摩耗のケースの発生率が慢性ストレスや性格のタイプ，あるいはTMD症状と明白に関連付けられていないことにより混乱をきたしている．

ストレス

　ストレスは日常生活の一部である．個々の人々が潜在的なストレス状態や状況にさまざまな反応をしている．ストレスは，重大な医学的問題であり，心疾患，精神障害，他の疾患で，外来患者の2/3に関係する[43-46]．ストレスは情緒的で身体的な負担であり，外界からの圧力に対する反応として引き起こされる．一般的なストレス反応は緊張，イライラ感，集中力の欠如，不安，恐怖，頭痛，頻脈などのさまざまな身体症状を含む．

　多くの人がストレスは咬合のパラファンクションに重大な役割を果たすと感じているが，ストレスやブラキシズムの測定や定量化の困難性により，科学的純粋主義者は，直接的な因果関係の存在に疑問を投げかけている[29, 31]．ストレスは現在，ブラキシズムのリスクファクターとみなされている．

　歯ぎしりやくいしばりは局所的な筋肉や顎関節組織の損傷に強く関連し，筋や関節痛を引き起こす末梢や中枢の感作に関連する一連の過程のきっかけとなる[21, 28, 29]．

　心理的ストレスは睡眠時ブラキシズムや日中のくいしばりを悪化させることもわかっている[46]．

ブラキシズムの有害作用

　パラファンクションの力は極度に破壊的になり得る．歯，歯冠修復物，デンタルインプラント，支持組織，筋，顎関節に対し有害な作用を及ぼす[47-56]．

ブラキシズムの歯への影響

摩耗の分類

　パラファンクションによる歯の摩耗は軽度から重度まである．歯の表面の実質欠損の進行を表すためのさまざまな分類が提唱されてきた[47, 48]．軽度，中等度，重度という簡潔な分類をここでは提案する．その分類は歯冠の高さの全体的な減少を反映している．軽度は，初期の歯冠高径の減少を示す摩耗面を含む．中等度は，1/3〜1/2の歯冠高径の減少を示す．重度は，1/2以上の歯冠高径の減少を示す（図2-5-7）．

　より重度の咬耗（attrition）の症例では，骨は有害な影響を受けないかもしれない．骨は厚く，幅広くなり，補強構造といえる．最初，エナメル質の摩耗，歯の亀裂，そして歯頸部のアブフラクションが観察される．摩耗が象牙質でより急激に進行する場合は，酸性飲料や食品など，飲食物の要因により引き起こされる象牙質の酸蝕症が併発している可能性がある[51]．

酸蝕症と咬耗

　歯の咬合面の摩耗は，通常はパラファンクションにより起こる咬耗と酸蝕により複合的に起こる．摩滅（abrasion）も歯の摩耗の原因の1つとなり得る．これら因子の相対的な影響の強さを臨床的に同定することは難しいが，学術的には論議されている[52]．

摩耗発生率

　あるシステマティックレビューで，重度の摩耗を示す成人の推定発生率は20歳で3％から70歳で17％に増加した．広範な摩耗を有する率は咬合面で全体の1.4〜5.7％，歯頸部で3.9〜24％であった[49]．

　歯は歯肉のレベルまで摩耗し，歯髄が露出することもあり得る．過蓋咬合（AngleⅡ級2類）では，過蓋咬合部が最初に摩耗する．Ⅲ級のように誘導の傾斜が平坦な場合には，前歯や臼歯が同時期に咬耗する．特定の歯ぎしりのパターンが主に前方なのか，あるいは側方であるかは不明である．重度の摩耗，次々起こる破折，補綴装置のトラブルは重度のブラキサーで特徴的である．

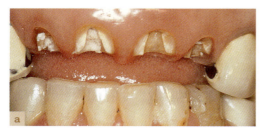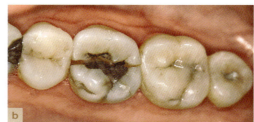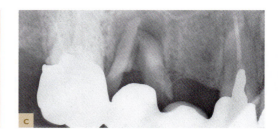

図2-5-8a〜c　根管治療後の破折．a：歯，b：歯冠，c：歯根．

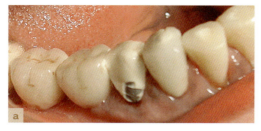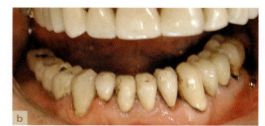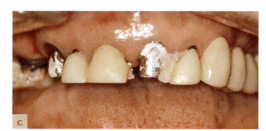

図2-5-9a〜c　前装したポーセレンやレジンの破折．

パラファンクションの歯ぎしりの方向

ある報告によると，ブラキサーの重度の摩耗は前方方向，あるいは片側から反対側までの側方方向があり得るとしている[53]．いくつかのケースで前歯がより多く摩耗し，一方で臼歯がより多く摩耗するケースもある．これが特有の前方，あるいは側方の習癖によるものか，あるいは単に垂直被蓋の機能によるものかは明らかではない．スプリント装着時の夜間の側方の歯ぎしりは側方の摩耗面と一致して再現され，観察した症例の80%で認められた[54]．

歯冠修復物へのパラファンクションの影響

重度ブラキサーでの歯やインプラント支台の歯冠修復物はとくに問題を生じやすく，予知性に乏しい．そのようなケースでは，摩耗，上部構造の破折，歯根破折，脱離，二次う蝕，アバットメントスクリューの緩み，インプラント体やインプラント構造の破折の発生率や可能性がとくに高い．特定の咬合高径や特定の咬合面設計で修復された歯列形態が，パラファンクションとその破壊的効果の持続を必ずしも防げるわけではない．このような性質の力学的な失敗は非常によく起こり得る，問題のあるもので，修復された歯やその支持組織の予後を非常に悪くする．ナイトガードのようなスプリントの使用はパラファンクションを止めることはできない，しかし，破壊的効果を低減する（図2-5-7〜2-5-10）[54-56]．

パラファンクションが歯の支持組織へ及ぼす影響

咬合性外傷

パラファンクションによる強い咬合負荷は咬合歯により歯周や歯槽部の支持組織へ伝わる．咀嚼，嚥下時の正常な咬合負荷は，歯周炎を伴わなければ，歯周や歯槽部のターンオーバーや骨のリモデリングを促進し，歯周や歯槽部の安定した健康状態を維持する．時々起こる間欠的で強い咀嚼負荷は微小外傷を起こし得るが，後で修復され健康状態は維持される．長引く継続的なパラファンクションによる負荷は支持組織に損傷を与え得る．

Wolffの原理，Frostの静力学モデル，リモデリング，モデリング，吸収，付着

1892年のWolffの原理では，骨は最大の力学的な効率を最小の大きさで獲得する．そして骨の構造は力学的な環境に反応して適応するとされる．小柱状の方向は主要な力学的負荷に沿った方向に並び，骨密度はもっとも剪断（曲げ）負荷が高い領域でもっとも高くなる[57]．

さまざまな負荷のレベルへの骨の反応のモデルはFrostにより提示された[57]．このモデルでは，生理的な負荷の範囲が定義され，その範囲内では正常な機能的負荷への反応として，正常なターンオーバー，すなわち「リモデリング」が骨の肉眼形態を維持するというのである．これは，長管骨モデル（図2-5-11）に基づく[57, 58]．リモデリング（生理的負荷），モデリング（軽度の負荷），骨折（病的な過重負荷）に区別されている．モデリングは軽度の過重負担（オーバーロード）で起こり，骨の形態の変化として起こる．モデリングには骨量の過形成が起こる付加的なものもあり得るし，結果的に骨量が減少することもある．このモデルは元々，長骨に当てはまるものとされた．歯やインプラント周囲の骨レベルに対しても，そのモデルが類推された[59]．しかし，歯やインプラント周囲の骨の喪失は一般的に，局所的負荷か過重負担によるもの，あるいは細菌性の炎症反応の結果によるものである．上顎骨や下顎骨の形態維持は咀嚼筋，咬合，そして骨性や骨格性の支持構造の力学的な相互作用の結果である（Box2-5-1）．

咬合性外傷

咬合性外傷は過剰な咬合力の結果起こる付着組織の損傷とされる．咬合性外傷は組織損傷であり，咬合力ではない．米国歯科補綴用語

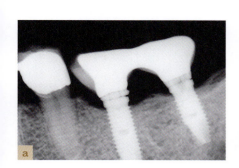
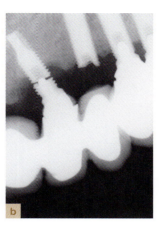

図2-5-10a, b　インプラントの損害：スクリューの緩み，アバットメントスクリューの破折，インプラント体の破折，歯槽骨の吸収．

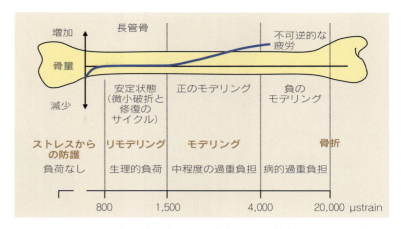

図2-5-11　Utahの骨生理学のパラダイムからのFrost静力学モデル．増加する負荷の大きさへの骨の反応[57, 58]．

Box2-5-1　リモデリング，モデリング，吸収

リモデリング
リモデリングは安定状態での骨の維持の過程である．リモデリング時には，形態や大きさの正味は変化せずに骨新生と骨吸収の両方が起こる．

モデリング
骨のモデリングは，骨内膜や骨膜の活動により引き起こされた正味の骨形態変化である．
骨量が増加する付加的な過形成の場合もあるし，骨量が減少する減少性の場合もある．

吸収
実質の喪失過程．骨吸収は破骨細胞が酸性の脱灰と有機質の分解により骨を破壊する過程である．

集では，咬合性外傷を「適応や修復能力を超えた歯周組織の付着組織への機能的またはパラファンクショナルな力による歯周組織への外傷で，ある限界に達して止まるものと進行性のものがある」と定義されている[60]．一次性と二次性の咬合性外傷に区別されている．この定義には，パラファンクションにより一般的に引き起こされる歯冠や歯根，補綴装置や修復物，インプラントの損傷は含まれていない（図2-5-7～2-5-10）．

外傷の病変

外傷の病変は持続する「外傷性の」歯への負荷により起きるとされている．圧迫側では，骨表面で歯周組織の壊死（ヒアリン変性）とともに血管分布の増加，血栓症，細胞の組織破壊，そしてコラーゲン繊維の発現が起こる．隣接する破骨細胞の吸収活性の後に骨表面の破骨細胞による骨吸収が起こる[61-64]．最終的な結果は，圧迫側の骨吸収である．加わった力の停止により，吸収病変は修復され，拡大した歯根膜になる．歯頸部の歯周靱帯（PDL）の歯への付着は失われず，根尖部での付着の喪失もない（図2-5-12～2-5-15）．矯正ワイヤーはその矯正力により，牽引側での付着とともに圧迫側でこのような吸収を引き起こす．パラファンクションにより，長い期間歯の反対方向に交互に加わる揺さぶられる力は「ジグリングフォース」と呼ばれる．そのようなジグリングフォースによる周期的な吸収と修復の繰り返しにより，骨のPDLのスペースは拡大し，歯は動揺し始める[65-67]．

一次性と二次性の咬合性外傷

従来から咬合性外傷は一次性と二次性に区別されてきた．

一次性咬合性外傷

一次性咬合性外傷は「正常な歯周組織支持がある歯にかかった異常または過剰な咬合力により引き起こされた結果」と定義されている[60]．この状態は，歯や歯列が動揺しエックス線検査で歯根膜腔の拡大が明白でもポケット探針は入らず，付着の喪失もない場合に時々みられる．外傷性の力がなくなると修復が起こり，歯根膜腔は狭くなり動揺もなくなる（図2-5-16, 2-5-18）．

二次性咬合性外傷

二次性咬合性外傷は「歯周組織支持が低減した歯にかかった咬合力（正常または異常）により引き起こされた結果」と定義されている（図2-5-17）[60]．これらの結果は，歯の動揺の増加（しばしば増加中の場合も）に先立って起こるPDLスペースの最初の拡大を含むこともある（図2-5-19）[67-76]．咬頭嵌合位への噛みこみ時に上顎臼歯の頬側への動きとしてフレミタスが触知されることがある（図2-5-20）．歯槽骨の支持が低減し，軟組織の抑止力が不適切な場合，咬合圧が一方向でないような状況では，歯が移動することがある．これは上顎の前歯では歯の広がりや移動，臼歯部では傾斜という形で発現することがある[68-71]．力が多方向に向いているとき，支持組織への外傷はよりたやすくPDLの拡大や歯の動揺という結果につながる．

増大後と進行中の動揺

動揺には増大後のものと，あるいは増大進行中のものがある（図2-5-19）．増大後のものは，通常PDLスペースの拡大を伴った歯や歯列の動揺があるが，ある程度のところで自然に制限された状態である．これは，負荷への生理的適応とされ，しばしば可逆的である．動揺が自然に制限されずに進行している状況では，最終的に歯が

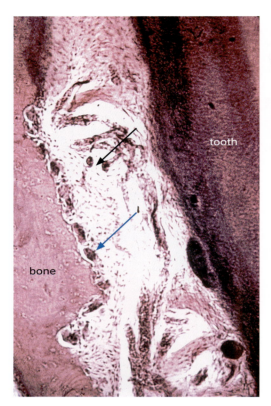

図2-5-12 拡大し乱れた歯根膜（黒矢印）と境界での破骨細胞の前線（青矢印）を認める骨吸収（圧迫側）を示す咬合性外傷の病変（Prof. DW Cohen のご厚意による画像）.

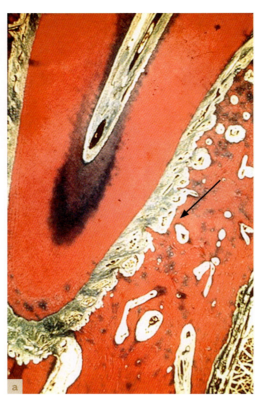
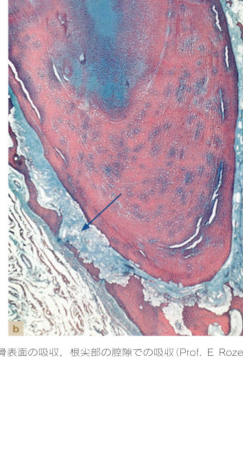

図2-5-13a, b 咬合性外傷の病変. 歯根膜腔の拡大, 骨表面の吸収, 根尖部の腔隙での吸収（Prof. E Rozenberg のご厚意による画像）.

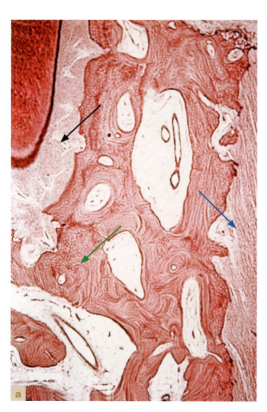
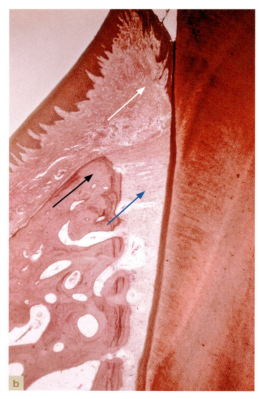

図2-5-14a, b a：根尖部, 圧迫され乱れた歯周靭帯（黒矢印）や引っ張られ広がり伸展した靭帯（青矢印）；緑矢印：二次性骨単位. b：拡大した歯周靭帯（青矢印）と付着喪失なしで伸展した繊維（白矢印）を認める歯頸部の骨稜部；黒矢印：歯槽骨稜部（Prof. DW Cohen のご厚意による画像）.

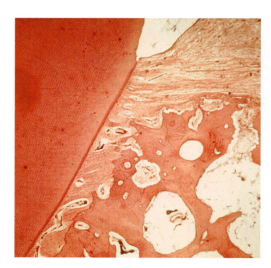

図2-5-15 拡大した歯周靭帯, 水平繊維, 骨稜部における骨表面の吸収（Prof. E Rozenberg のご厚意による画像）.

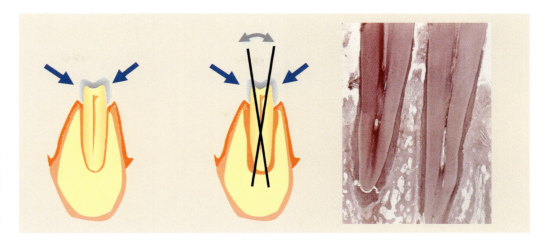

図2-5-16　一次性咬合性外傷は正常な歯周組織支持をもつ歯に作用する過剰な咬合力として定義される[60]．これは臨床的には歯根膜の拡大，増加したあるいは進行中の動揺として認められる．歯頸部の歯周付着の喪失はない．動揺や拡大したPDLは可逆的で，異常な力が除かれたら回復する（Prof. E Rozenbergのご厚意による組織像）．

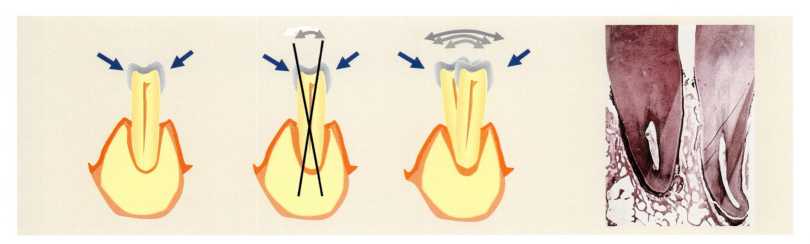

図2-5-17　二次的な咬合性外傷は歯周組織支持が低減した歯に作用する正常な咬合力と定義されている．これは，臨床的には，歯根膜の拡大がある場合とない場合があるかもしれない．増加したあるいは進行中の歯の動揺や閉口や偏心運動時のフレミタスが触知されることがある（Prof. DW Cohenのご厚意による組織像）[60]．

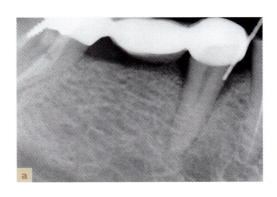
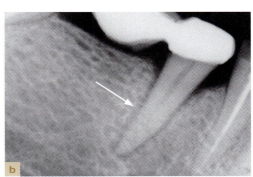

図2-5-18a, b　拡大したPDL（矢印）を伴う一次性咬合性外傷の下顎右側第二小臼歯．歯周ポケットは3 mm．遠心の支台装置は複数回にわたりセメント脱離してきた．患者は重度のブラキサー．

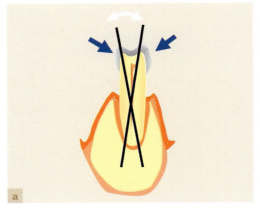
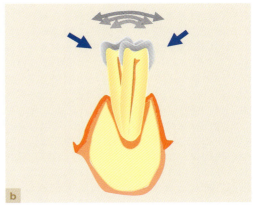

図2-5-19a, b　a：増大後の動揺は，正常の動揺度よりは大きいが，時間が経過しても，ある制限された範囲で変化しない．b：進行中の動揺は経時的に増加する歯の動揺である．PDLは継続的に拡大し，歯は進行的にさらに動揺していく（右図）[67-76]．

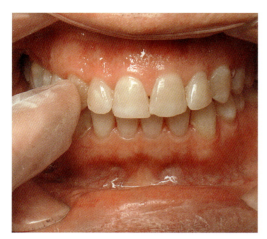

図2-5-20 フレミタス：二次性咬合性外傷の症例で，動揺は上顎の歯の頬側で咬頭嵌合位への閉口時に触知される．

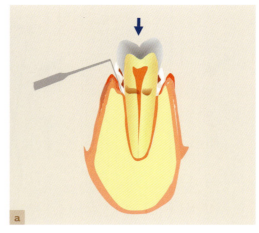 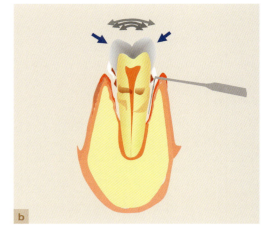

図2-5-21a〜b　a：咬合性外傷と歯周炎の併発（共同破壊）．慢性のプラークに誘発された炎症性歯周炎は付着の喪失と骨縁下の病変をもたらす．b：歯周炎単独の場合よりも，慢性のパラファンクションの揺さぶりの咬合力が重複した，進行性に増大する動揺を伴う外傷性病変は，さらに重篤な骨や付着部の喪失をもたらすかもしれない[74-82]．

喪失する可能性が高い．進行性の動揺は，その後に歯周炎による骨吸収が起こる方が多く，歯の固定が必要となる．辺縁性歯周炎を伴わない場合，両方の状況とも歯頸部の付着の喪失には至らない[67-73]．歯の動揺や歯周炎のレビューでは，進行性に悪化する動揺は進行性歯周炎の寄与因子となり得ると結論付けられている[68]．

咬合性外傷と歯周炎（共同破壊）

歯周病の進行に果たす咬合性外傷の役割については論点が残されている．咬合性外傷の病変と辺縁性歯周炎の病変が重なった場合，歯周炎単独の時より，付着喪失が大きくなる可能性は高くなる．これは共同破壊と呼ばれる（図2-5-21）[74, 75]．揺さぶる力と結紮糸により誘発された歯周炎を伴う歯槽骨の吸収や付着喪失は，結紮糸により誘発された歯周炎単独の場合より大きかったというビーグル犬モデルで，この共同破壊の発現が示されている[76, 77]．この結果は，リスザルを用いた同様の研究では示されなかった[78]．

プラークに関連する歯周炎に揺さぶり力の効果が重なった状態については，まだ明確な結論には至っていない．ビーグル犬を用いた研究では，外傷性の揺さぶる力は，プラーク関連で引き起こされた病変における進行性の動揺を増加させた[76, 77]．一方，リスザルを用いた同様の研究では，外傷性の力は動揺を「増加」させたものの，歯肉縁下のプラークによる場合よりも大きな付着の喪失は引き起こさなかった[78]．ヒトの研究では，初期の咬合の不調和をもつ者は，もたない者よりも有位に深い初期ポケット，大きな動揺，不良な予後が示された[79]．これらの研究においては，咬合の不調和を治療したら，歯周病の進行は有位に減少したことが示されている[79, 80]．

慢性辺縁性歯周炎の臨床においては，歯周の要素と咬合の要素を区別することは難しい．骨欠損やプロービング時の出血を伴う活動期の歯周炎，歯肉縁下プラーク，歯石，偏向的なゆがんだ咬合接触，進行性の動揺が存在する状況において，主要な病因はプラークに誘発された辺縁性歯周炎の可能性が高く，咬合性外傷は補助的な病因の可能性が高い．歯周に対するアプローチと咬合治療は複合的に行われるべきである[81, 82]．

咬合による外傷の臨床兆候，症状

咬合性外傷を診断するための臨床的特徴は，咬合による外傷の指標として提案されている[81, 82]．

臨床的指標は下記を含む：
- 動揺
- 歯の移動
- 咀嚼時痛，または打診痛
- フレミタスの触知
- 早期咬合接触／咬合の不調和
- その他の指標を伴う摩耗面
- 欠けたり，折れたりした歯
- 温度に対する過敏反応

放射線学的指標は下記を含む：
- PDLスペースの拡大，歯槽硬線の断裂
- 骨欠損（分岐部，垂直的，周囲）
- 根吸収

上記の指標の原因となる，あるいは併存する他の要因の特定のための鑑別診断は必須である[81, 82]．

歯の固定（およびインプラント）

動揺歯の固定は固定化し移動力への複合した抵抗性をもった一体化したユニットを供給する，それは同一線状でない弧状のクロスアーチの固定により，より増強される．歯槽骨支持が減少した動揺歯の固定は，必ずしも動揺を除去できないが[73, 83, 84]，固定されたユニットを安定させる．動揺歯の固定による患者の快適さの向上は，固定の根拠をもっともよく示すものとして引用されている[67, 72, 82]．固定は進行中の歯の動揺にも適用される[68]．他に，歯槽骨支持の減少した歯の移動の予防，矯正後の後戻りを避け歯の位置を安定させることが示唆されている[73, 82]．歯周支持の喪失が進行した慢性歯周炎の保護管理の要点と歯の固定による方策が提唱されている[67, 85]．抵抗性と保持力の増強のため，歯を支持する修復物である多数の支台歯を固定すること，とくに歯冠高径が減少し，咬頭嵌合位の対合スペースが増大したケースでのそのような固定には議論

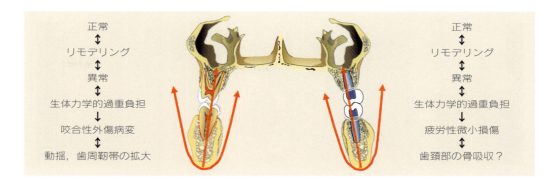

図2-5-22　正常または異常な負荷への歯やインプラントの反応．歯：正常な歯槽部への正常な負荷は安定状態のリモデリングの下で正常な形態を維持する．過剰な負荷は圧迫側に外傷性病変を引き起こし得る．一次性の咬合性外傷は治癒を伴い，PDLの拡大や可逆性の歯の動揺を認めるが，付着の喪失はない．インプラント：正常な負荷はリモデリングや安定状態を保つ．生体力学的な過重負担は，不可逆性の歯頸部骨吸収の可能性をもつ異常な反応である疲労性微小損傷（マイクロダメージ）を引き起こす[91, 92]．

の余地がある．抵抗性と保持力はある程度高まる一方で，歯を支持する修復物が長く固定された，大きなモーメントアームの効果は合着セメントの脱離，とくに修復物の端に位置する支台歯のセメントの脱離の危険性を高める．歯の支持による大きな固定性義歯は小さな修復物よりも，二次う蝕による失敗率がより大きい[86]．動揺歯をインプラントに固定することにも議論の余地がある．固定されたインプラントと固定された歯をつなげずにおくことは広く推奨されているが[87]，一方で，しっかりした強固な固定も個々の臨床的決定因子によって正当化される．強固でない連結法における5％の歯根圧下の発生率のリスクと，強固ではない連結法で得られるメリットやその構成要素の複雑性は，よく考慮したうえで，比較検討されるべきである[88-90]．

歯やインプラントへの正常や異常な負荷

デンタルインプラントは骨-インプラント結合で直接顎骨へ接している．この結合と歯槽窩での歯と歯周組織の付着との違いが，正常や異常な負荷への反応における歯とインプラントの違いを明らかにする．正常負荷での弾性の違いに加え，異常負荷への歯とインプラントの組織学的反応も異なっている（図2-5-22）．

歯

正常な負荷は日常生活の一部である咀嚼や嚥下の力により生じる．歯槽歯周界面のリモデリングは正常な歯槽骨組織の解剖学的形態を維持している．一時的な中程度くいしばりや歯ぎしりもまた，とても普通のことであり，正常負荷の一部と考えられるかもしれない．これらの力は顔面骨格や歯槽部の骨のマクロ的，ミクロ的な正常構造，自然なターンオーバーの維持に役立つ．これは正常な骨のリモデリングの一部である．異常な負荷は大きく持続する力，繰り返し揺さぶる力，あるいは小さいが長時間持続する力に由来する．これらは咬合性外傷の病変，歯の動揺，歯周炎を伴わないPDLの拡大につながるかもしれない．これらの過程を過重負担に対する適応変化とする考えもある．

インプラント

オッセオインテグレーションにより骨に結合しているインプラントは，負荷がかかった状態で機能でき，正常負荷に対し，骨インプラント界面でのリモデリング反応をすることができる．微小骨破壊を伴う骨の界面での疲労性微小損傷（マイクロダメージ）とそれに続く回復の過程は骨のリモデリングを促進する．これは界面における安定した状態を永続させる．微小損傷の割合に修復の割合が追い付かない限界まで負荷が増加した場合には，不可逆的な歯槽骨辺縁の喪失を伴う退行性変化として正味の歯頸部の骨付着喪失が起こるか

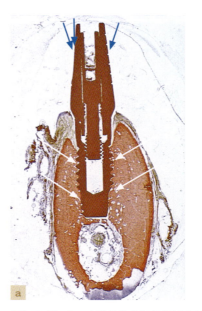
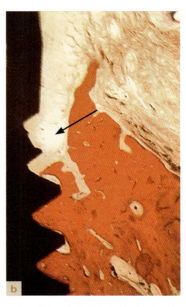

図2-5-23a, b　疲労性微小損傷（FMD）は，インプラント頸部の骨吸収やさらなる骨吸収の原因となるメカニズムとして提唱された．a：FMDと修復は辺縁骨や界面を維持する（白矢印）．b：修復を伴わないFMDは歯頸部の骨吸収を引き起こし得る（A Koslovsky教授のご厚意による組織像）[91, 92]．

もしれないと推論されている（図2-5-22～2-5-24）[91, 92]．

咬合の過重負担，骨稜部の骨吸収，インプラント周囲炎

力学的過重負担とプラークに誘発されたインプラント周囲炎の複合的効果はいまだに論点となっている．

インプラント周囲炎は「機能しているインプラントを支持している骨の，進行性の喪失を伴う，特定の場所のプラークに誘発された感染[93]」，あるいは「オッセオインテグレーションの適応期の後の臨床的に明らかな進行性の骨稜部の骨吸収と関連する化膿を伴った感染」などさまざまに定義されている[94]．

臨床的には，化膿の所見がいつも明確とは限らない．「インプラント周囲粘膜炎とインプラント周囲炎は感染性疾患である．インプラント周囲粘膜炎は粘膜に存在する炎症性病変であり，一方，インプラント周囲炎は支持骨にも及ぶ[95]」．インプラント周囲炎は結紮糸によるプラークで誘発された動物モデルで模擬実験されている[96]．

共同破壊はビーグル犬の歯で起こることが示された[76, 77]．これは，結紮糸によるプラークで誘発されたインプラント周囲炎と過高咬合のインプラントによる咬合性外傷を併発させたビーグル犬のインプラントモデルでも起こることが示されている（図2-5-25）[97]．この

第2部5章　咀嚼，嚥下，パラファンクション/ブラキシズム

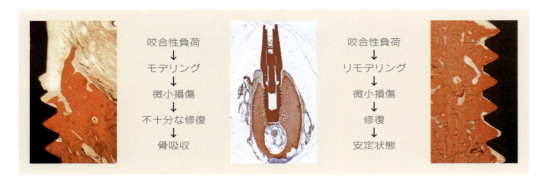

図2-5-24　リモデリングはインプラント‐骨界面の疲労性微小損傷を修復し，安定状態を維持する．モデリングや不可逆的な歯頸部骨吸収である退行性モデリングは，微小損傷の割合に修復の割合が追いつかない時に起こる（A Koslovsky教授のご厚意による組織像）[91, 92].

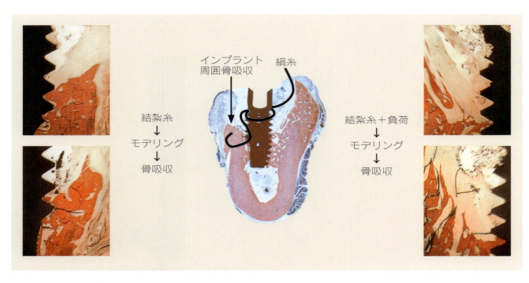

図2-5-25　ビーグル犬モデルにおける共同破壊．結紮糸により誘発された歯周炎と咬合性過重負担（図右）の歯頸部骨吸収は咬合性過重負担単独で誘発されたものより大きい（図左）（A Koslovsky教授らのご厚意による組織像[97]）．

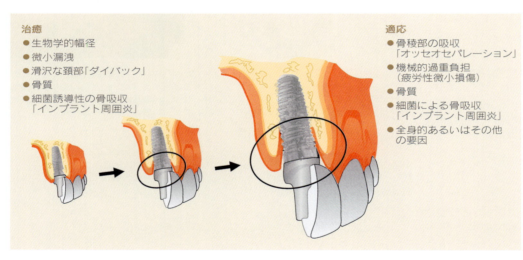

図2-5-26　骨稜部の吸収の進行過程の仮説[94, 101, 102]．「治癒」の時期とその後の「適応」の時期の骨吸収の過程は区別されている[94, 101, 102]．適応期に起こる遅発性の骨稜部分の吸収は，時間依存性で複合的な宿主，局所因子に左右される．

状態はまた，マカクサルモデルの実験でも確認されているが[98]，カニクイザルや別のビーグル犬を用いた実験では確認されていない[100]（第7部参照）．

インプラントの辺縁骨の吸収メカニズムの仮説

ヒトでは　少数のインプラント症例で骨吸収が起こっている．インプラント周囲骨吸収の代わりに「オッセオセパレーション（osseoseparation）」や「オッセオディスインテグレーション（osseodisintegration）」という用語もある．「インプラント周囲炎」はすべての歯槽骨の喪失を表す用語としては適当でないと考えられている[94, 101, 102]．

骨吸収がインプラントの周りで起こるとき，その本当の原因を知るのは難しい．2つのタイプすなわち初期と後期の骨吸収が報告されている．初期の吸収は創傷治癒期に起こり，遅発性の吸収はその後の機能性適応の時期に起こる[94, 101, 102]．初期の歯頸部の骨吸収は，治癒とオッセオインテグレーションに続いて1年後に0.5mm〜2mm程度の範囲で大部分のインプラントで起こる（初期吸収）．少数例のインプラントでは，さらに進んだ骨吸収がさまざまな長さの期間に延長して起こる．これは「オッセオディスインテグレーション」とも呼ばれる[94, 101, 102]．

「オッセオサフィシエンシー」は良好な界面を成長維持することが要求される生体組織とインプラント部分の適正な状態とされる[101]．オッセオセパレーションは生体組織側とインプラント側の要素が複合原因となる遅発性の辺縁骨吸収やオッセオディスインテグレーションを引き起こし，最終的にはインプラントの喪失を引き起こす可能性もある状態である[101]．

適応期における遅発性骨吸収は，もっとも一般的にはプラークに誘発された炎症性のインプラント周囲炎に関係して起きる．そして

力学的過重負担に対する退行性変化にも関係する．他に，患者やインプラントに関する，いくつかの患者固有で時間依存性の要因が関連する可能性がある．しかし，それらが相対的にどの程度寄与しているかを決めるのは難しいことが多い[94, 101]．

寄与因子は動物モデルにより提案され，提示されてきた．創傷治癒期における生物学的幅径の形成はビーグル犬モデルで歯頸部の骨吸収の原因となっていた[103]．犬の実験において，インプラント内腔におけるバクテリアの産出物からの微小漏洩が，インプラントとアバットメントの界面を経由し，界面における炎症反応の原因となることが示されている[104]．骨稜部までの微小な段差の相対距離や大きさは同様に関係している[104-106]．歯頸部表面のフィニッシングラインや表面性状などの異なるインプラント頸部のデザインは歯頸部の構造に影響を及ぼすといわれている[107]．滑沢に研磨されたインプラントのカラー周囲の骨の退行性吸収はスクリュー型のインプラントの第一スレッドまであるいはワンピース型のインプラントの滑沢面と粗造面の境界まで退行する[108]．その他の生体側の要因，骨密度の要因も関連する（図2-5-26）[94]．この点は第7部でさらに論じられる．

参考文献

1. Witter DJ, Van Elteren P, Käyser AF, Van Rossum GM. Oral comfort in shortened dental arches. J Oral Rehabil 1990;17:137–143.
2. Witter DJ, De Haan AFJ, Käyser AF. A 6-year follow-up study of oral function in shortened dental arches. Part II: Craniomandibular dysfunction and oral comfort. J Oral Rehabil 1994;21:353–366.
3. Kannno T, Carlsson GE. A review of the shortened dental arch concept focusing on the work by the Käyser/Nijmegen group. J Oral Rehabil 2006;33:850–862.
4. van der Bilt A, Tekamp A, van der Glas H, Abbink J. Bite force and electromyograpy during maximum unilateral and bilateral clenching. Eur J Oral Sci 2008;116:217–222.
5. Nishigawa K, Bando E, Nakano M. Quantitative study of bite force during sleep associated bruxism. J Oral Rehabil 2001;28:485–491.
6. Shimada A, Tanaka M, Yamashita R, Noguchi K, Yamabe Y, Fujii H, Murata H. Automatic regulation of occlusal force because of hardness-change of the bite object. J Oral Rehabil 2008;35:12–19.
7. Gibbs CH, Mahan PE, Lundeen HC, Brehnan K, Walsh EK, Holbrook WB. Occlusal forces during chewing and swallowing as measured by sound transmission. J Prosthet Dent 1981;46:443–449.
8. Gibbs CH, Mahan PE, Lundeen HC, Brehnan K, Walsh EK, Sinkewiz SL, Ginsberg SB. Occlusal forces during chewing – influences of biting strength and food consistency. J Prosthet Dent 1981;46:561–567.
9. Ahlgren J. Masticatory movements in man. In: Anderson DJ, Mathews B (eds). Mastication. Bristol: John Wright & Sons, 1976:119–130.
10. Ahlgren J. Mechanisms of mastication. Acta Odontol Scand 1966;24(Suppl 44):1–109.
11. Gibbs CH, Lundeen HC, Mahan PE, Fujimoto J. Chewing movements in relation to border movements at the first molar. J Prosthet Dent 1981;46:308–322.
12. Bates JF, Stanford GD, Harrison A. Masticatory function – a review of the literature. 1. The form of the masticatory cycle. J Oral Rehabil 1975;2:281–301.
13. Gibbs CH, Lundeen HC. Jaw movements and forces during chewing and swallowing and their clinical significance. In: Lundeen HC, Gibbs CH (eds). Advances in Occlusion. Boston: John Wright, 1982:23.
14. Nissan J, Gross MD, Shifman A, Tzadok L, Assif D. Chewing side preference as a type of hemispheric laterality. J Oral Rehabil 2004;31:412–416.
15. Hayasaki H, Sawami T, Saitoh I, Nakata S. Length of the occlusal glide at the lowest incisal point during chewing. J Oral Rehabil 2002;29:1120–1125.
16. Woda A, Vigneron P, Kay D. Nonfunctional and functional occlusal contacts: a review of the literature. J Prosthet Dent 1979;42:335–341.
17. Lundgren D, Laurell L. Occlusal force pattern during chewing and biting in dentitions restored with fixed bridges of cross-arch extension. I. Bilateral end abutments. J Oral Rehabil 1986;13:57–71.
18. Graf H, Zander HA. Tooth contact patterns in mastication. J Prosthet Dent 1963;13:1055–1066.
19. Graf H. Bruxism. Dent Clin North Am 1969;13:659–666.
20. Lund JP. Mastication and its control by the brain stem. Crit Rev Oral Biol Med 1991;2:33–36.
21. Thomson H. Emotional stress and occlusal parafunction. J R Soc Med 1982;75:387.
22. Seligman DA, Pullinger AG, Solberg WK. The prevalence of dental attrition and its association with factors of age, gender, occlusion, and TMJ symptomatology. J Dent Res 1988;67:1323–1333.
23. Chen CY, Palla S, Erni S, Sieber M, Gallo LM. Nonfunctional tooth contact in healthy controls and patients with myogenous facial pain. J Orofac Pain 2007;21:185–193.
24. Lobezzoo F, Naeije M. Bruxism is mainly regulated centrally, not peripherally. J Oral Rehabil 2001;28:1085–1091.
25. Hicks RA, Conti PA, Bragg HR. Increases in nocturnal bruxism among college students implicate stress. Med Hypotheses 1990;33:239–240.
26. Granada S, Hicks RA. Changes in self reported incidence of nocturnal bruxism in college students: 1966-2002. Percept Mot Skills 2003;97:777–778.
27. Lavigne GJ, Kato T, Kolta A, Sessle BJ. Neurobiological mechanisms involved in sleep bruxism. Crit Rev Oral Biol Med 2003;14:30–46.
28. Manfredini D, Lobezoo F. Bruxism and temporomandibular disorders. In: Manfredini D (ed) Current Concepts on Temporomandibular Disorders. Chicago: Quintessence Publishing, 2010.
29. Paesani D. Introduction to bruxism. In: Paesani D (ed). Bruxism Theory and Practice. Chicago: Quintessence Publishing, 2010.
30. American Sleep Disorders Association (ASDA). Parasomnias. In: Thorpy MJ (ed). International Classification of Sleep Disorders: Diagnostic and Coding Manual. Rochester: ASDA, 1990:142–185.
31. Lavigne GJ, Khoury S, Abe S, Yamaguchi T, Raphael K. Bruxism physiology and pathology: an overview for clinicians. J Oral Rehabil 2008;35:476–494.
32. de Siqueira JTT, Barros Schutz TC, Anderson M, Tufik S. Sleep physiology and bruxism. In: Paesani D (ed). Bruxism Theory and Practice. Chicago: Quintessence Publishing, 2010.
33. Winocur E, Gavish A, Finkelshtein T, Halachmi M, Gazit E. Oral habits among adolescent girls and their association with symptoms of temporomandibular disorders. J Oral Rehabil 2001;28:624–629.
34. Gavish A, Halachmi M, Winocur E, Gazit E. Oral habits and their association with signs and symptoms of temporomandibular disorders in adolescent girls. J Oral Rehabil 2000;27:22–32.
35. Cheivitz AT, Osganian SK, Allred EN, Needleman HL. Prevalence of bruxism and associated correlates in children as reported by parents. J Dent Child (Chic) 2005;72:67–73.
36. Ciancaglini R, Gherlone EF, Radaelli G. The relationship of bruxism with craniofacial pain and symptoms from the masticatory system in the adult population. J Oral Rehabil 2001;28:842–848.
37. Jensen R, Rasmussen BK, Pedersen B, Louis I, Olesen J. Prevalence of temporomandibular dysfunction in a general population. J Orofac Pain 1993;7:175–182.
38. Matsuka Y, Yatani H, Kuboki T, Yamashita A. Temporomandibular disorders in the adult population of Okayama City, Japan. Cranio 1998;14:158–162.
39. Ramjford SP. Bruxism, a clinical and electromyographic study. J Am Dent Assoc 1961;62:21–44.
40. Rugh JD, Barghi N, Drago CJ. Experimental occlusal discrepancies and nocturnal bruxism. J Prosthet Dent 1984;51:548–553.
41. Clark GT, Tskiyama Y, Baba K, Watanabe T. Sixty-eight years of experimental occlusal interference studies: What have we learned? J Prosthet Dent 1999;82:704–713.
42. De Boever JA, Carlsson GE, Klineberg IJ. Need for occlusal therapy and prosthodontic treatment in the management of temporomandibular disorders. Part I. Occlusal interferences and occlusal adjustment J Oral Rehabil 2000;27:367–379.
43. Dworkin SF, LeResche L. Research diagnostic criteria for temporomandibular disorders: review, criteria, examinations and specifications. J Craniomandib Disord 1992;6:301–355.
44. de Kloet ER, Joëls M, Holsboer F. Stress and the brain: from adaptation to disease. Nat Rev Neurosci 2005;6:463–475.
45. Tsigos C, Chrousos GP. Hypothalamic-pituitary-adrenal axis, neuroendocrine factors and stress. J Psychosom Res 2002;53:865-871.
46. Rhudy JL, Meagher MW. Fear and anxiety: divergent effects on human pain thresholds. Pain 2000;84:65–75.
47. Johansson A, Haraldson T, Omar R, Kiliaridis S, Carlsson GE. A system for assessing the severity and progression of occlusal tooth wear. J Oral Rehabil 1993;20:125–131.
48. Smith BG, Knight JK. An index for measuring the wear of teeth. Br Dent J 1984;156:435–438.
49. Van't Spijker A, Rodriguez JM, Kreulen CM, Bronkhorst EM, Bartlet DW, Creugers NH. Prevalence of tooth wear in adults. Int J Prosthodont 2009;22:35–42.
50. Van't Spijker A, Kreulen CM, Creugers NHJ. Attrition, occlusion, (dys)function and intervention: a systematic review. Clin Oral Implant Res 2007;18(Suppl 3);117–126.
51. Bartlett DW. The role of erosion in tooth wear: etiology, prevention and management. Int Dent J 2005;55(Suppl 1):277–284.
52. Bartlett D, Phillips K, Smith B. A difference in perspective – the North American and European interpretations of tooth wear. Int J Prosthodont 1999;12:401–408.
53. Spear FM. Occlusal consideration for complex restorative therapy. In: McNeill C (ed). Science and Practice of Occlusion. Chicago: Quintessence Publishing, 1997:437–456.

54. Holmgren K, Sheikholeslam A, Riise C. Effect of a full-arch maxillary occlusal splint on parafunctional activity during sleep in patients with nocturnal bruxism and signs and symptoms of craniomandibular disorders. J Prosthet Dent 1993;89:293–297.
55. Pavone BW. Bruxism and its effect on the natural teeth. J Prosthet Dent 1985;53:692–696.
56. Glaros AG, Rao SM. Effects of bruxism: a review of the literature. J Prosthet Dent 1977;38:149–157.
57. Frost HM. A 2003 update of bone physiology and Wolff's Law for clinicians. Angle Orthod 2004;74:3–15.
58. Frost HM. From Wolff's Law to the Utah paradigm: insights about bone physiology and its clinical applications. Anat Rec 2001;262:398–419.
59. Roberts WE, Hohlt WF, Arbuckle GR. The supporting structures and dental adaptation. In: McNeill C (ed). Science and practice of occlusion. Chicago: Quintessence Publishing, 1999:79–92.
60. The glossary of prosthodontic terms. J Prosthet Dent 2005;94:10–92.
61. Orban B. Tissue changes in traumatic occlusion. J Am Dent Assoc 1928;15:2091–2106.
62. Gottlieb B, Orban B. Tissue changes in experimental traumatic occlusion, with special reference to age and constitution. J Dent Res 1931;11:505–510.
63. Box HK. Experimental traumatogenic occlusion in sheep. Oral Health 1935;25:9–15.
64. Wentz FM, Jarabak J, Orban B. Experimental occlusal trauma imitating cuspal interferences. J Periodontol 1958;29:117–127.
65. Svanberg G, Lindhe J. Vascular reaction in the periodontal ligament incident to trauma from occlusion. J Clin Periodontol 1974;1:269–282.
66. Svanberg G. Influence of trauma from occlusion on the periodontium of dogs with normal or inflamed gingivae. Odontologisk Revy 1974;25:165–178.
67. Lindhe J, Nyman S, Ericsson I. Trauma from occlusion. In: Lindhe J, Karring T, Lang NP (eds). Clinical Periodontology and Implant Dentistry, ed 4. London: Blackwell Munksgaard, 2006:352–365.
68. Giargia M, Lindhe J. Tooth mobility and periodontal disease. J Clin Periodontol 1997;24:785–795.
69. Lindhe J, Ericsson I. The influence of trauma from occlusion on reduced but healthy periodontal tissues in dogs. J Clin Periodontol 1976;3:110–122.
70. Martinez-Canut P, Carrasquer A, Magan R, Lorca A. A study on factors associated with pathologic tooth migration. J Clin Periodontol 1997;24:492–497.
71. Shifman A, Laufer BZ, Chweiden H. Posterior bite collapse – revisited. J Oral Rehabil 1998;25:376–385.
72. Nevins M, Becker W, Kornman K (eds). Proceedings of the World Workshop in Clinical Periodontics, III. Princeton, New Jersey: American Academy of Periodontology, 1989:5.
73. Greenstein G, Polsen A. Understanding tooth mobility. Compendium 1988;9:470–479.
74. Glickman I. Inflammation and trauma from occlusion, co-destructive factors in chronic periodontal disease. J Periodontol 1963;34:5–10.
75. Glickman I, Smulow JB. Effect of excessive occlusal forces upon the pathway of gingival inflammation in humans. J Periodontol 1965;36:141–147.
76. Lindhe J, Svanberg G. Influence of trauma from occlusion on the progression of experimental periodontitis in the Beagle dog. J Clin Periodontol 1974;1:3–14.
77. Ericsson I, Lindhe J. Effect of longstanding jiggling on experimental marginal periodontitis in the beagle dog. J Clin Periodontol 1982;9:497–503.
78. Meitner S. Co-destructive factors of marginal periodontitis and repetitive mechanical injuries. J Dent Res 1975;54:C78–C85.
79. Nunn ME, Harrel SK. The effect of occlusal discrepancies on periodontitis. I. Relationship of initial occlusal discrepancies to initial clinical parameters. J Periodontol 2001;72:485–494.
80. Harrel SK, Nunn ME. The effect of occlusal discrepancies on periodontitis. II. Relationship of occlusal treatment to the progression of periodontal disease. J Periodontol 2001;72:495–505.
81. Hallmon WW. Occlusal trauma: effect and impact on the periodontium. Ann Periodontol 1999;4:102-108.
82. Parameter on occlusal traumatism in patients with chronic periodontitis. American Academy of Periodontology. J Periodontol 2000;71(5 Suppl):873–875.
83. Renggli HH, Schweizer H. Splinting of teeth with removable bridges. Biological effects. J Clin Periodontol 1974;1:43–46.
84. Lindhe J, Nyman S. The role of occlusion in periodontal disease and the biological rationale for splinting in treatment of periodontitis. Oral Sci Rev 1977;10:11–43.
85. Parameter on chronic periodontitis with advanced loss of periodontal support. J Periodontol 2000;71:856–858.
86. Pjetursson BE, Tan K, Lang NP, Bragger U, Egger M, Zwahlen MA. Systematic review of the survival and complication rates of fixed partial dentures (FDPs) after an observation period of at least 5 years. IV. Cantilever or extension FDPs. Clin Oral Implants Res 2004;15:667–676.
87. Lang NP, Pjetursson BE, Tan K, Bragger U, Egger M, Zwahlen MA. Systematic review of the survival and complication rates of fixed partial dentures (FPDs) after an observation period of at least 5 years. II. Combined tooth–implant-supported FPDs. Clin Oral Implants Res 2004;15:643–653.
88. Block, MS, Lirette D, Gardine D, Li L, Finger IM, Hochstedler J, et al. Prospective evaluation of implants connected to teeth. Int J Oral Maxillofac Implants 2002;17:473–487.
89. Gross M, Laufer BZ. Splinting osseointegrated implants and natural teeth in rehabilitation of partially edentulous patients. Part I: laboratory and clinical studies. J Oral Rehabil 1997;24:863–870.
90. Naert I, Duyck J, Hosny M, Quirynen M, van Steenberghe D. Freestanding and tooth-implant connected prostheses in the treatment of partially edentulous patients. Part II: An up to 15-years radiographic evaluation. Clin Oral Impl Res 2001;12:245–251.
91. Hoshaw SJ, Brunski JB, Cochran GVB. Mechanical loading of Branemark implants affects interfacial bone modeling and remodeling. Int J Oral Maxillofac Implants 1994;9:345–360.
92. Stanford CM, Brand RA. Toward an understanding of implant occlusion and strain adaptive bone modeling and remodeling. J Prosthet Dent 1999;81:553–561.
93. Esposito M, Hirsch J, Lekholm U, Thomsen P. Differential diagnosis and treatment strategies for biologic complications and failing oral implants: a review of the literature. Int J Oral Maxillofac Implants 1999;14:473–490.
94. Albrektsson T, Buser D, Sennerby L. On crestal/marginal bone loss around dental implants. Int J Prosthodont 2012;25:320–322.
95. Lindhe J, Meyle J. Group D of European Workshop on Periodontology. Peri-implant diseases: Consensus Report of the Sixth European Workshop on Periodontology. J Clin Periodontol 2008;35(8 Suppl):282–285.
96. Zitzmann NU, Berglundh T, Ericsson I, Lindhe J. Spontaneous progression of experimentally induced peri-implantitis. J Clin Periodontol 2004;31:845–849.
97. Kozlovsky A, Tal H, Laufer B-Z, Leshem R, Rohrer, et al. Impact of implant overloading on the peri-implant bone in inflamed and non-inflamed peri-implant mucosa. Clin Oral Implants Res 2007;18:601–610.
98. Miyata T, Kobayashi Y, Shin K, Motomura Y, Araki H. The influence of controlled occlusal overload on peri-implant tissue. Part 2: A histologic study in monkeys. J Jpn Soc Periodontol 1997;39:234–241.
99. Hurzeler MB, Quiniones CR, Kohal RJ, Rohde M, Strub JR, Teuscher U, et al. Changes in peri-implant tissues subjected to orthodontic forces and ligature breakdown in monkeys. J Periodontol 1998:69:396–404.
100. Gotfredsen K, Berglundh T, Lindhe J. Bone reactions at implants subjected to experimental peri-implantitis and static load. Clin Oral Implants Res 2002:29:144–151.
101. Koka S, Zarb G. On osseointegration: The healing adaptation principle in the context of osseoinsufficiency, osseoseparation and dental implant failure. Int J Prosthodont 2012;25:48–52.
102. Albrektsson T, Buser D, Chen ST, Cochran D, Debruyn H, Jemt T, et al. Statements from the Estepona consensus meeting on peri-implatitis. Clin Implant Dent Relat Res 2012;14:781–782.
103. Berglundh T, Lindhe J. Dimension of the periimplant mucosa. Biological width revisited. J Clin Perodontol 1996;23:971–973.
104. Broggini N, McManus LM, Hermann JS, Medina RU, Oates TW, Schenk RK. Persistent acute inflammation at the implant-abutment interface. J Dent Res 2003;82:232–237.
105. Hermann JS, Schoolfield JD, Schenk RK, Buser D, Cochran DI. Influence of the size of the microgap on crestal bone changes around titanium implants. A histometric evaluation of unloaded non-submerged implants in the canine mandible. J Periodontol 2001;72:1372–1383.
106. Weng D, Nagata MJ, Bell M, de Melo LG, Bosco AFI. Influence of microgap location and configuration on peri-implant bone morphology in nonsubmerged implants: an experimental study in dogs. Int J Oral Maxillofac Implants 2010;25:540–547.
107. Oh TJ, Yoon J, Misch CE, Wang HL. The causes of early implant bone loss: myth or science? J Periodontol 2002;73:322–333.
108. Hermann JS, Jones AA, Bakaeen LG, Buser D, Schoolfield JD, Cochran DL. Influence of a machined collar on crestal bone changes around titanium implants: a histometric study in the canine mandible. J Periodontol 2011;82:1329–1338.

第2部6章 顎関節症

目次

- TMDの定義と分類
- 症状と兆候
- 顎関節疾患
- 正常な円板関係と円板位置異常
- 復位性関節円板転位
- 非復位性関節円板転位
- 骨関節炎
- 咀嚼筋障害
- 咀嚼筋痛
- TMDの病因
- リスク因子 – 相関 vs. 病因の予知性
- 結論：TMDにおける混乱

はじめに

　顎関節症（Temporomandibular Disorders；TMD）という問題は，咬合，口腔機能およびパラファンクションと密接に関係しているとしばしば考えられてきたが，1934年にコステン症候群という初期の記述がなされて以来，半世紀にわたって不可解なものであるとされてきた．TMDを定義づけ，分類し，その病因，診断および治療法を確立することは困難であるとの悪評が高かった[1-10]．TMDは顎関節や筋肉の異なる病態の混在した疾患であり，時間経過に依存する症状を有していることが明らかにされている．
　TMDの症状と兆候には，顔面頭蓋の疼痛，閉口困難，大開口困難，ロック，顎関節雑音，運動時痛，顎のこわばりや疲労感，および首の疼痛が含まれている[4-14]．
　TMDの病因の概念はここ数十年の間に変遷し，個人によってあるいは個人の置かれた環境によって変わる因子に複雑な相互関係があることが示されている（図2-6-1，表2-6-1）．筋骨格系疾患，心理的および行動学的素因およびパラファンクションという他に類を見ない組み合わせは，個人によって大きく異なっている．これらの要素は，現在のところ，TMDは「生物心理社会学的」あるいは「基本的に多因子」であるという包括的な表題の下に分類されている（表2-6-1〜2-6-3）[15]．「生物」という表現は，この複合疾患の生物学的，侵害受容性，および筋骨格性の側面を表している．「心理社会」は，個々人で侵害受容の修飾と主観的な解釈の組み合わせに関する心理学的あるいは心理社会学的要素を表現している．この「生物」と「心理社会」の組み合わせによって各個人の素因，発症因子，増悪因子が決まるものと思われる．それは，パラファンクションの活動性を含んでおり，各個人がTMDを発症するかどうかを決定する場合があるようである．

TMDの定義と分類

定義

　TMDとCMD（Craniomandibular Disorder）は同義語である．TMDは咀嚼筋と顎関節に関連したさまざまな症状と兆候を有する病態の包括的な名称である．
　TMDは，伝統的に幾分あいまいな筋骨格系の疾患群のことを指しており，長年にわたって単独の，相互に関係した，あるいは複合した症候群，障害あるいは疾患であると考えられてきた[16-32]．この症状と兆候の集合体は長年にわたって多くの定義づけがなされ，コステン症候群，下顎機能障害，顎関節症候群，筋・筋膜性機能障害症候群，CMD，そして最近ではTMDと呼称されてきた（表2-6-1）．

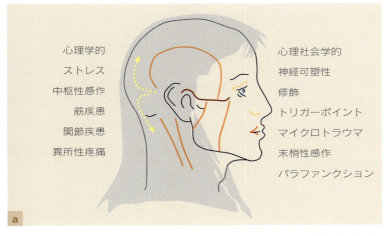
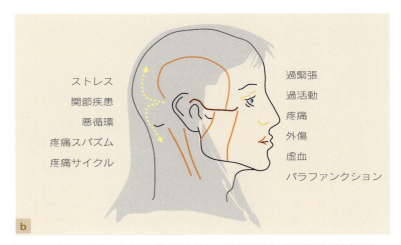

図2-6-1a,b　TMDの概念モデル．a：現在の概念．b：以前の概念．古い概念は，パラファンクションとストレスが局所の虚血，筋の過活動，過緊張を引き起こし，疼痛－スパズムサイクルという悪循環が形成されるというものであった．現在の概念は，局所の筋および末梢性侵害刺激，またマイクロトラウマ（微小外傷）と低潅流（血流低下と酸素欠乏）を引き起こすパラファンクションにより侵害受容性の末梢性感作，中枢性感作，および運動活動性の変化が生じるというものである．この結果，中枢性感作，高位中枢における修飾，ストレス，心理学的因子，心理社会学的因子と合併して筋および関節疾患と慢性疼痛状態が引き起こされる．パラファンクションが関節構造へ慢性および急性マイクロトラウマを引き起こすという概念は，大きくは変わっていない[81]．

表2-6-1 定義，分類，病因概念とTMDの症候

長年にわたって変化する概念を反映する定義	TMDの現在の分類	病因-相互関係を有する因子	症状と兆候
コステン症候群	TMD：Ⅰ軸とⅡ軸	精神	疼痛
下顎機能障害	Ⅰ軸：筋骨格性システム	ストレス	咀嚼筋
顎関節機能障害	関節疾患	パラファンクション	耳前部
筋・筋膜性疼痛症候群	咀嚼筋疾患およびTMD関連頭痛	ブラキシズム	顎関節
機能障害症候群	Ⅱ軸：筋骨格性システムと疼痛状態に影響する心理学的および社会心理学的状態	生物心理社会学的相互作用	顎の痛み／耳の痛み
CMD (Craniomandibular disorders)		錯眠	頭痛
TMD (Temporomandibular disorders)		神経筋	顔面痛
		顎関節	触診時痛（筋と顎関節）
		ホルモン	顎運動制限
		遺伝的因子	顎関節雑音：クリックおよびクレピタス
		行動学的	
		咬合	

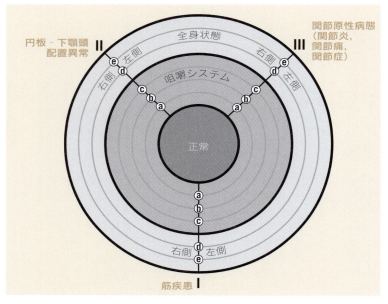

図2-6-2 咀嚼システムに関連する3つの主要な要素：筋疾患，円板-下顎頭配置異常および関節原性疾患の分類を構成する診断的レーダーチャート．各要素は左側，右側および両側における3段階の重篤度で表される．加えて，全身状態の部分に全身性因子の可能性の程度が2段階の重篤度で表される[26]．特定のこぶ（小さい円）は各診察時にⅠ，Ⅱ，Ⅲの3軸間に図中に加えられる．そのあとに続く診察に特有のレーダーグラフは症状と兆候の変化に従って変化する．

TMDの分類

いわゆる「顎関節症（TMD）」は咀嚼筋，顎関節およびその関連諸組織をとりまく多くの臨床的問題を包含する用語である．

正式には，TMDは単一の疾患あるいは症候群とみられていた[19]．ある特定の要素，たとえば筋組織，顎関節内障，あるいは退行性関節疾患を主要な病態として強調する考え方も生まれた[20-22]．「疾患」という用語は，「障害」あるいは「症候群」という用語にとって代わられることとなった．現在のTMD分類は，これらの主要な病態を同じ傘の下に別々に，あるいは複合して現われる異なる疾患と捉えている[18, 23-25]．

2008年にAAOPによって開発されたTMDの診断分類システム[18, 23]は，頭痛疾患，脳神経の神経痛，および顔面痛に対する診断基準に付け加えられる形で提案された[11]．McNeilの広範な分類案[18]は，歯科，医科，および他の医療提供者間のコミュニケーションを促進させたが，ほとんどのTMD患者に対して臨床的にルーティンに使用するにはあまりにも包括的すぎたといえる．本分類案や他の分類システムは1人の患者に対して1つの診断しか許しておらず，同一の患者の片側に，あるいは両側に複数の病態が共存し，しかも時間経過とともに変化するという臨床的な複雑性が看過されてしまっている．

筋および関節疾患（筋骨格性）

疼痛を有するおよび有さない患者の大規模な疫学調査に基づいた別の分類がTrueloveらによって開発された[25]．彼らの診断基準は，発症頻度の低い病態を除外し，発症頻度の高い病態のみに対して設けられた．その分類は，同一の患者に対して複数診断を許すものであったが，いくつかの病態（たとえば関節包炎／滑膜炎，円板後部組織の穿孔，および膠原病）に関しては，それらを臨床的に診断することは不可能であるという問題があった．

この診断システムをさらに洗練したものとして，発症頻度の高いすべての診断を3つのカテゴリー，すなわち筋疾患（group Ⅰ），円板転位（group Ⅱ），および関節痛／関節炎／関節症（group Ⅲ）に分類するシステムが生み出された[24]．このシステムは，発症頻度の低い局所性および全身性の関節と筋の病態を排除するものであった．この筋障害，円板位置異常，および関節疾患の3つのカテゴリー[24-26]に基づいて，咀嚼系のTMD関連疾患と全身疾患のさまざまな複合の可能性を長期にわたって点数化するシステムが提案された[26]（図2-6-2）．

定義と分類は，進化する疾患概念および疾患群の本質とともに変遷するものである．多因子であるという疾患概念と病因が時代の変遷に伴って変化したことにより診断と治療の方法は複雑化し，同程度の臨床的成功をうたう実に多くの治療法が生み出されることになった．診断ならびに症候の解釈の仕方も変遷し，それらはしばしば臨床家自身が信じる病因概念，定義，および分類によって異なるものとなった．加えて，この筋骨格系疾患の集合体は，たとえば情緒の状態，抑うつ，身体化，知覚，およびストレスに対する感受性とそれに関連する行動学的兆候といった心理社会学的因子によって強く影響を受けるという解釈に変わっていったのである．このことが筋骨格系と心理社会的な要素を区別するという2軸の分類（Axis Ⅰ〔Ⅰ軸〕とAxis Ⅱ〔Ⅱ軸〕）が生まれる契機となった[15-17]．

筋骨格系の関節と筋の因子の分離

咬合様式の変化と解剖的，感情的，心理的，環境的，ストレスコーピングによる，ホルモンによる，また遺伝的な仲介によって個人的な適応の素地が形成され，各個人に症状のない適応機能が生まれる．種々のリスク因子の有害な相互作用により，各個人の不適応状態に対する適応のバランスが長期にわたって崩される．遺伝的素因，コーピング能力の欠如，パラファンクションの増大は発症因子および増悪因子の一部となり，関節および筋肉の非適応状態へと進む可能性がある（図2-6-3）．

生物心理社会学的モデル

Dworkin and LeReche[24]は，Ⅰ軸とⅡ軸と名付けられた2つの主要な要素からなる生物心理社会学的モデルを提案した．Ⅰ軸は筋骨格系要素の分類であり，Ⅱ軸は疼痛関連の能力障害と心理状態の評価からなっている．Ⅱ軸では，疼痛の程度と能力障害，抑うつと非特異的な身体症状，身体化，および顎口腔の能力障害に対するグレード判定が行われる．Ⅱ軸は，TMDに罹患した患者の完全な診断的評価のために，Ⅰ軸とともに用いられることが提案されている[24, 30]．

三次医療機関に紹介されるべき患者は一次医療機関における加療が可能な患者と比較してより疼痛の程度が高く，慢性になりやすく，かつ治療に対する反応が悪いため，Ⅱ軸はこれらの患者の評価にとくに重要であると考えられる[28]．

TMDに対する診断基準

Ⅱ軸とⅡ軸関連の症候に対する診断に一般的に用いられるツールとして，RDC/TMD（Research Diagnostic Criteria for Temporomandibular Disorders）システムが開発された[30]．本システムは，多面的な相互関連因子を評価するのにもっとも有効なツールとして広く受け入れられており，心理学的および心理社会学的因子の評価法を含んでいる[17, 29-34]．本システムはもともと1992年に提案された[24]．RDC/TMDの改訂版であるDC/TMDは，2013年にオンラインでの利用が可能となり，2014年に出版され，TMDの拡大分類とともに利用可能となっている（表2-6-2および表2-6-3）[30-32]．本システムは国際RDC/TMDコンソーシアムネットワーク，国際歯科研究学会（IADR），および国際疼痛学会（IASP）の口腔顔面痛 special interestグループによって開発された．Ⅰ軸とⅡ軸の完全なプロトコルは，rdc-tmdinternational.orgにてオンラインで利用可能である[30]．

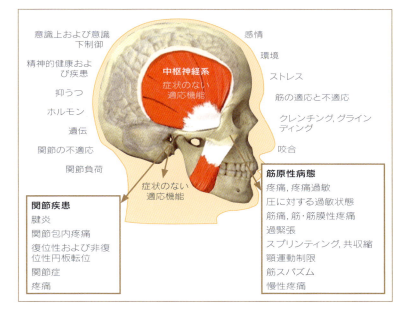

図2-6-3 症状のない適応機能，関節疾患および筋原性疾患．

表2-6-2 TMDの診断基準（DC/TMD）[30, 31]

疼痛関連TMD	もっとも発症頻度の高い関節内TMDに対する診断基準
筋痛	復位性円板転位
局所筋痛	間欠ロックを伴う復位性円板転位
筋・筋膜性疼痛	開口制限を伴う非復位性円板転位
関連痛を有する筋・筋膜性疼痛	開口制限を伴わない非復位性円板転位
関節痛	退行性関節疾患
TMDに起因する頭痛	亜脱臼

表2-6-3 TMDに対する拡大分類[31, 32]

顎関節疾患			咀嚼筋疾患		頭痛	関連組織
関節痛 関節痛 関節症	**円板障害以外の運動制限疾患** 癒着 **強直症** 線維性 骨性 **過剰運動疾患** 位置異常 亜脱臼 脱臼 **関節疾患** 退行性関節疾患 骨関節症 骨関節炎 全身性関節症	**特発性下顎頭吸収** 離断性骨軟骨炎 骨壊死 新生物 滑膜性軟骨腫症 骨折 **先天性／成長性疾患** 無形成 形成不全 過形成	**筋肉痛** 筋痛 局所筋痛 関連痛を有する 筋・筋膜痛 腱炎 筋炎 スパスム 拘縮 過形成 新生物	**運動性疾患** 口腔顔面ディスキネジア 口腔下顎ディストニア 全身性／中枢性疼痛疾患に起因する咀嚼筋痛 線維筋痛症／広汎性疼痛	TMDに起因する頭痛	筋突起過形成
関節疾患 **円板障害** 復位性円板転位 間欠ロックを伴う復位性円板転位 開口障害を伴う非復位性円板転位 開口線源を伴わない非復位性円板転位						

DC/TMD Ⅱ軸の判定プロトコル：心理学的状態，心理障害および疼痛による能力障害

Ⅱ軸関連因子の評価と研究は，その多岐にわたる構成要素の方法論的記録，点数化および評価を行うことによって容易になる．具体的には，疼痛，TMD の細病態の症状と兆候，および心理学的，心理社会学的状態の特徴と時間的推移を記録し，評価するという作業を行う．

DC/TMD 診断基準には，Ⅱ軸のスクリーニングのためにクリニカルクエスチョンに対する定型文書である質問票という評価ツールが用意されている．これらには，痛みに関連した心理社会的行動機能を検出するための 5 種類の自己回答式質問票が含まれる．患者の健康に関する質問票（PHQ）は，心理学的ストレス，不安，心理社会学的機能，および／あるいは抑うつを検出するために用いられる．不安は全般性不安障害（GAD）質問紙で評価される．段階別慢性疼痛スケール（GPCS）は疼痛の程度と疼痛関連能力障害の評価に用いられる．疼痛部位は痛む部位を図に書き入れてもらうことで評価する．下顎機能と運動障害は下顎機能制限スケール（JFLS）を用いて評価する．パラファンクションは口腔行動チェックリスト（OBC）で評価する．

DC/TMD の診断基準とアルゴリズムの妥当性確認

DC/TMD は，12 のもっとも発現頻度の高い TMD のための診断アルゴリズムを提案している（表2-6-2）．各々の診断基準の妥当性，感度および特異度を確認するための妥当性評価研究を実行する努力がなされた．容認できる妥当性は，感度が 0.7 以上，特異度が 0.95 以上と定義されている．各々の診断基準は適切な既往歴と触診に対する直接的な反応というフォーマットに従うことと，いつもの痛み（familiar pain）と関節雑音を確認することを要求している．既往歴といつもの痛みや症状を思い出す期間は 30 日間に決められている．下顎の機能運動時および非機能運動（パラファンクション）時の痛みや関節症状の既往の報告も，適切な診断のために必要な要件となる（表2-6-4，第16部表16-1，16-2参照）．

段階的慢性疼痛スケール，身体化，および抑うつレベル

慢性疼痛は，6 か月間続く慢性痛の後の心理社会的障害を呈する疾患や機能障害に関連している[17-30]．慢性疼痛は，管理段階にある慢性 TMD に対して臨床的に妥当性のある情報を与えてくれる段階的慢性疼痛スケール（GCPS）の記録を用いて評価される[17]．身体化レベルは，治療結果を予知する指標としても用いられる．GCPS と身体化スコアが高いほど，TMD 患者集団の慢性度のレベルが高いことを意味している[33]．

TMD の疫学

1 つ以上の TMD の症状と兆候の発生率を見た研究をみると，正常な集団におけるその発生率は極めて高いことがわかる．少なくとも 1 つの症状や兆候の非患者サンプルにおける有病率は，子どもにおいては 36～72％にも達し，10 代で 16～70％，成人では 12～86％であることが示されている．自覚症状の有病率は 16～59％，臨床的兆候の有病率は 33～86％であったとされる[34-36]．他の報告は非常にばらついており，15,000 人の調査で平均罹患率が 30％（5～93％），16,000 人の調査で 44％であったという．このような高い罹患率は，わずかな症状も含まれているためであると考えられる．顎関節部の痛みは成人の 10％に認められたとされる[37]．

子どもの有病率は成人よりも低かった．TMD の症状と兆候の有病率がもっとも高いのは，20～50 歳の成人女性であり，45 歳ごろにピークがあったという[37]．診断基準がより明確に定義された最近においては，より低い有病率が報告されるようになっている．筋障害の有病率は 30～76％とばらついていた．関節障害に関しては，復位性円板転位がもっとも罹患率が高く，有病率は約 10～35％であっ た．非復位性円板転位の有病率は 0～12％であった．Ⅲ群（関節症／関節炎）の有病率は約 50％で，もっと少ないとする報告も見られる．筋障害と関節障害を合併した有病率は約 50％であった[34]．

病因，共存症，自然罹患率

TMD の多くの病態の病因はいまだに不明である．疫学的研究は，有痛性の TMD の共存症として，腰痛，線維筋痛症，慢性疲労症候群および緊張型頭痛を挙げている．顎関節痛は筋・筋膜痛より発症頻度は低いようである．5 年間にわたって筋・筋膜痛を調べた研究においては，1/3 が軽快せず，1/3 が軽快と再発を繰り返し，1/3 が再発した．小児のクリックはよくみられる．クリックからロックへ進行するかどうかは個人によって異なる．クリックは年齢とともに進行するが，ロックへ進行することはまれである[37-39]．無痛性の復位性関節円板転位（DDWR；クリック）はよくみられ，有病率は 11～35％である[38]．ある研究においては，9 年間にわたって復位性関節円板転位を有する 128 人を追跡したが，誰も非復位性関節円板転位（DDWOR）に進行することはなかったという．

変形性顎関節症の罹患率は，高齢になるに従って増加するようである．クレピタスを基準とした変形性顎関節症の罹患率は，成人男性のスウェーデンの造船所労働者において 24％であったとされる[40]．70 歳までに見込まれる変形性顎関節症の罹患率は米国とカナダにおいては 85％であったとされる[40]．上記から，一般集団における症状のパーセントは高いように思われる[34-40]．しかしながら，重篤な症状の罹患率はより軽い症状の罹患率よりも低い．いくつかの症状の非特異性は，診断がなされていないと，患者を非常に憂慮させるものであるかもしれない．患者は，最終的に適切な歯科医院や TMD クリニックにたどり着き，そこで正しい診断がなされ，より有害な状態への恐れが取り除かれるまで，診断がつかない頭部の痛みのために癌への恐怖をもちながら長年にわたって内科医，耳鼻咽喉科医，神経科医を転々としたり，CT 撮影をしたりすることになる．また，TMD と線維筋痛症との関連を見出したことは注目に値することであったから，この厄介な疾患のいくつかの要素の治療により大きな価値をもたらすことになるかもしれない．

パラファンクションとブラキシズム

「（咬合性）パラファンクション」と「ブラキシズム」という用語の区別ははっきりしていない．パラファンクションは非機能的なグラインディングとクレンチングを表す一般的な用語として用いられてきた．ブラキシズムという用語は，過去には歯列への破壊的な悪影響に関連して臨床的な修復治療が必要となるという背景においてより頻繁に使用されてきた．最近の文献においては，ブラキシズムという用語はグラインディングとクレンチングを指す遺伝学上の用語として用いられるようになっている[33-36]．覚醒時ブラキシズムと睡眠時ブラキシズムは区別されている．覚醒時ブラキシズムはクレンチングと心理学的因子により関連している[34]．睡眠時ブラキシズムはグラインディングに関連している[33-36]．一般的に認められる一時的なパラファンクションと，より頻繁に生じ，長期間続く有害で破壊的な日中と夜間のブラキシズムの間を，計測可能な診断法により区別することは現在のところ困難である．

パラファンクション，ブラキシズム，および TMD の間の関係

文献上に示されたパラファンクション，ブラキシズム，および TMD の間の関係は前述の分類のところ（表2-6-2，2-6-3）で示したようにあいまいである．パラファンクションあるいはブラキシズムはそれらの分類のいずれにも述べられていない[11, 17, 18, 23-25, 27, 30-33]．それらは，多くの疫学的記述の中では，発症寄与因子および継続因子として，また，これらの疾患の発症機序について述べたレビューの中でリスク因子として取り上げられている[4, 34, 35]．マイクロトラウマ（微小外傷）は，TMD，筋障害，円

板障害，および変形性顎関節症の発症要因であることが示唆されている．長期間繰り返されるマイクロトラウマは，本質的にパラファンクション／ブラキシズムによって，その程度に依存はしているものの，生じると考えられている．咀嚼は，慢性のマイクロトラウマの影響を持続させることができるとは考えられていない．いくつかのTMDの症状と兆候は，個人の身体的および心理社会学的な性格，遺伝的素因，およびホルモンの影響によって支配された生物心理社会学的特徴として，明白なマイクロトラウマあるいはパラファンクションなしで生じる．

持続的で高レベルのクレンチングやグラインディングを含むパラファンクションは，マイクロトラウマ，低潅流，無酸素症および筋阻血を引き起こす．これらは，心理社会学的感受性および宿主感受性と合併して，強い関節痛，筋痛，筋・筋膜痛，スプリンティング，共収縮を引き起こし，急性症例においてはときおり筋スパズムを引き起こすことがある．末梢性および中枢性過敏化，局所性低潅流，阻血，疼痛修飾，および過緊張の相対的役割については依然として議論が続いている[4-10]．

また，クレンチングとグラインディングは，顎関節の靱帯および関節包において，一時的な炎症の痛みである関節痛を引き起こす．円板，関節包および関節面への慢性的なマイクロトラウマは円板転位と退行性変化の発生に対する関連が疑われている[40-48]．しかしながら，TMDの症状と兆候はパラファンクションとはまったく無関係に生じることがあること，また重篤なパラファンクションがTMDの症状と兆候をまったく生じさせないこともあるということを強調しておかなければならない．

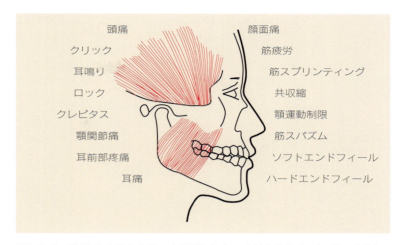

図2-6-4　TMDの症状と兆候．広範囲にわたる症状と兆候は，しばしば明確にTMDに疾病特異的であり，他の場合にはもっと不明瞭である．症状と兆候はさまざまな症例に特有のストレス，パラファンクション，適応能力，筋と関節の非適応と適応の相互関係に関連している．Mohlら[16]より改変・引用．

症状と兆候

症状とは，筋肉痛や関節のクリックのように患者が経験している，あるいは訴えている感覚のことである．兆候とは，筋の圧痛，クレピタス，あるいはエックス線写真上の関節の変形のように，臨床医が臨床的診察によって直接とらえる現象のことである．TMDの症状と兆候は，一般に顎関節と咀嚼筋付近の障害に集中して生じ，また心理社会学的因子，ストレス，パラファンクションおよび歯列の相互作用に集中している（図2-6-4）．

関節障害と咀嚼筋障害

関節障害には，関節痛，円板障害，関節の運動性低下障害，関節の過剰運動障害，関節疾患，退行性関節疾患，および他の希少疾患が含まれる．筋肉障害には，筋痛，筋・筋膜痛，TMDおよび他の希少疾患に起因する頭痛，腱炎，筋炎，スパズムおよび痙縮が含まれる（表2-6-4）[32]．

もっとも頻繁に観察される症状と兆候は，顎関節と咀嚼筋の疼痛，頭痛，筋と関節付近の圧痛，顎運動障害，およびクリックとクレピタスという関節雑音である．

顎関節疾患

日常臨床でもっとも出会うことの多い顎関節疾患は，炎症性関節痛，復位性あるいは非復位性の関節円板転位，および変形性顎関節症である．関節異常形態，脱臼，過剰運動障害，多発性関節炎，線維性および骨性強直症といったTMD分類[30-32]における他の疾患はまれである．

一般的にみられる関節の痛みは，炎症性疼痛，顎関節痛障害，滑膜炎，および関節包炎に由来している．これらの疼痛性障害の存在は下顎頭の外側極上の組織を触診することによって検出できる．圧迫による疼痛は腱炎の場合にも出現し，疼痛部位には外側靱帯も含まれる．

用語の注意点

関節内障や退行性関節疾患は，TMD分類における一疾患カテゴリーである[23, 27, 30-32]．関節内障は機械的な関節包内の配置異常であり，非炎症性である．関節面の退行性変化は，関節症と定義され，炎症と合併した場合の退行性関節疾患は，骨関節炎と定義される[41]．

正常な円板関係と円板位置異常

もっとも正確な円板位置の診断方法は，磁気共鳴画像（MRI）である．円板位置に関するMRI研究は，幼児，小児，成人に関するものが30，患者に関するものが58，症状のないボランティアに関するものが62ある[42-44]．正常な円板位置は生後2か月から5歳の子どもで観察されている[42]．閉口位では，25歳から35歳の正常な成人の35％程度が復位性の関節円板転位を有しているとされる．これらの転位円板は通常は片側性で，部分あるいは完全転位である．転位には，部分前外方あるいは前内方，完全前方，部分前外方，完全前外方，部分前内方，完全前内方，外方，内方，あるいは後方転位がある．円板転位の高い発生率ゆえに，転位は正常な解剖学的変異なのではないかとする意見がある[43, 44]．

円板転位は通常は前方および外方へ，時に後方へ転位した円板を有する病態を指している．円板転位は開閉口に伴って復位する場合としない場合がある．復位性関節円板転位では，クリックを伴い，

以前は相反性クリックとも呼ばれていた(図2-6-7, 第16部表16-2参照)[32, 33]. 非復位性円板転位は円板が転位したままであり, ロックに関連して生じる. 開口制限を伴っている場合と伴っていない場合がある. 退行性関節疾患／骨関節炎は下顎頭, 円板, 関節隆起に特発性にあるいは外傷後や疾患罹患後に二次性に生じる退行性の病態である.

顎関節疾患
- 顎関節痛障害
- 復位性円板転位
- 間欠ロックを伴う復位性円板転位
- 開口制限を伴う非復位性円板転位
- 開口制限を伴わない非復位性円板転位
- 退行性関節疾患

マクロトラウマ

マクロトラウマとは, 転倒, 顎への殴打, あるいは交通事故といったイベントに関連して突然に生じる関節構造の外傷である. もし開口時に外傷が起こると, 円板の靭帯が引き伸ばされて, あるいは損傷して, 円板転位, クリック, 関節の弛緩といった円板－下顎頭複合体の不調和を引き起こすことになる. 歯科治療による最大開口の持続, 気管内挿管, あるいは大欠神といったことは, 関節組織へのマクロトラウマの原因となりうる.

ひどい殴打は, 円板転位や関節脱臼の原因となりうる. 脱臼時には下顎窩の極端に前方あるいは側方で下顎頭が動かない状態となる. この時, 重篤な筋スパスムや筋疼痛を伴うことがある. 下顎頭を関節隆起の後方へ戻すあるいは「復位させる」ためには, 強制的な機械的整復処置が必要となる. 咬合時に下顎への殴打を受けた場合は, 歯列が殴打時のインパクトを吸収するので円板－下顎頭複合体への損傷は少ないかもしれない. 外傷が極めて激烈である場合には, 関節構造あるいは下顎頭頸部に骨折が起こるかもしれない[16, 34].

マイクロトラウマ(微小外傷)

小荷重が長期間にわたって繰り返されることにうまく適応できないと, 組織損傷, 関節潤滑の変化, およびマイクロトラウマ病変につながることになる. クレンチングやグラインディングといったパラファンクションは, 関節組織へのマイクロトラウマのもっとも起こりうる原因である. 微小な外傷が繰り返し起こると, 円板の可塑的な変形や靭帯の伸張が引き起こされる. 円板後組織下層の過伸張を伴う円板後方肥厚部の変形は, 徐々に円板前方転位を引き起こす[45]. さらに荷重が慢性的に加わり続けると, 円板後組織の伸張と段階的な円板転位を伴って転位円板の後方肥厚部の肥厚へと可塑性の変形が生じるようになる[45-47]. 疫学的研究により, ブラキシズムは, 十分なリスク因子ではあるが, 十分な原因因子とは考えられないものの, TMD発症と関連していることが明らかにされた[4, 33-35].

円板と関節面の潤滑の変化

関節隆起に対する円板を介した下顎頭の動きは, ヒアルロン酸によって保護されているリン脂質からなる滑膜性潤滑によって促進される. パラファンクションであるクレンチングは, ヒアルロン酸を破壊し, 滑膜性潤滑を枯渇させる酸化性ラジカル, 反応性酸化物の生成を促し, 圧迫性の過重負担(オーバーロード)を引き起こすという理論が提案された. 過重負担により生じた関節円板の関節隆起への摩擦と固着によって開口時の下顎頭の前方移動が妨げられる. これにより円板転位, 円板癒着および開口制限につながるという提案がなされている[46, 47].

関節弛緩

関節弛緩はTMDに関係しており, 関節の全身性の過剰運動性とも関連している. 開閉口時の矢状面および閉口時の前頭面のMRIを62名のTMD患者と38名の対照被験者間で比較した研究によると, 患者群は対照群の被験者と比較して関節の弛緩度が増大していたという(オッズ比4.0, 95%信頼区間＝1.38-10.95, $P=0.01$). 男性の患者と女性の患者間には差は認められなかった. 著者らは, このことは全身性の関節弛緩とTMDに正の相関があることを示していると結論づけている[49].

整形外科的安定性の欠如

最大咬頭嵌合時の下顎頭と関節円板複合体の異常関係は, 伝統的に円板複合体とその付属物に対する潜在的に不都合な引張応力および圧縮応力が生じる原因になると考えられてきた. 穏やかな適応が生じると, 円板靭帯の伸張と円板の菲薄化につながり, やがてモデリング過程の変化へとつながっていくものと思われる. 咬頭嵌合位, 円板－下顎頭・関節隆起関係, 臼歯部咬合支持の相互作用は重要な因子であり, それによって歯列の補綴的治療法が正当化されると考えられてきた. 重大な論争がこの問題に集中してなされてきており, 第4部において議論される[16, 40, 50-53].

モデリング, リモデリング, 適応

正常機能は, 関節面や被包構造に適応性の再生的要求を創り出す. 骨はモデリングおよびリモデリングの過程によって, 機能的負荷に反応する. リモデリングは骨の代謝回転の正常な過程であり, 骨構造の形態的完全性を維持している. モデリングは形態変化を生じ, 進行性あるいは退行性である.

機能的負荷／持続的な過重負担(オーバーロード)

長期にわたる慢性的な過重負担(オーバーロード)は, 下顎頭や関節隆起のくぼみ, へこみ, 扁平化といった退行性の末梢性モデリングを引き起こす. あるいは中等度に隆起した部分やより大きい骨の小結節(骨棘)として見られる関節面への骨添窩を伴う進行性の限局性モデリングを引き起こす(図2-6-5). モデリングは咬頭嵌合関係の変化による新しい下顎頭・下顎窩関係を創り出すことはできない. しかしながら, 長期にわたって下顎頭関係が変化していると, 関節面の肥厚が生じるかもしれない.

剖検研究によれば, 下顎頭位が後方である症例においては, 円板後方肥厚部の圧縮や適応性変形が生じており, 加えて線維化, 軟性変化, 円板後組織の神経支配および脈管構造の減少, いわゆる「偽円板」形成が生じていたという. 正常な適応性関節モデリング変化は若年の成人においては普通の現象であり, 正常な無症候性機能と矛盾するものではない[45, 48]. 円板, 軟骨, および軟骨下骨の変化が機械的な過重負担(オーバーロード)の結果として生じるかもしれない[46]. 適応性の代償性メカニズムは個人間で異なっており, 加齢とともに減退する[45, 48].

持続的な障害的悪影響は組織の修復能や代償能を上回ることができ, 「非適応性」の破壊的形態変化につながる. 関節円板はリモデリング能を有しておらず, 過重負担に対しては可塑性の変化を示す. 円板付着部は末梢部の関節包と一体化し, 関節包と関節包靭帯は弾性線維と感覚神経終末をもち, わずかな脈管構造を有したコラーゲン線維組織からなっている. この靭帯様付着部を正常範囲を超えて伸張すると, 炎症反応や疼痛を生じることがある. 末梢性過敏化は局所の筋運動性の反応や疼痛反応を引き起こす.

顎関節痛

　顎関節痛は機能的あるいは非機能的（パラファンクショナル）顎運動時に顎関節部に生じる痛みである．疼痛は誘発によって再現されなければならない．また，顎運動制限や関連痛とも関連していることがある[27, 30, 31]．関節への負荷を負担する関節面を構成する下顎頭，関節円板，および関節隆起に神経支配はみられない．侵害受容性の神経終末は関節包，顎関節部の側副靱帯や外側靱帯といった軟組織や円板後組織に分布している．固有受容性の神経終末は靱帯内部に分布している．マイクロトラウマや組織損傷は，一過性の疼痛や末梢性過敏化を伴った局所的炎症を引き起こす．疼痛は炎症性の産物が局所にとどまっていると強く，周囲組織に拡散すると弱くなる[5, 54, 55]．

筋の関連痛の原因となる顎関節痛

　関節の炎症は，関節周囲に位置する筋の関連痛を引き起こす．関節痛と筋痛を区別できるのは，痛みが関節組織から来ていることを同定できる場合に限られる．関節の病変は，二次的な悪影響として筋疾患を引き起こすこともある．固有受容性の神経終末は，筋の反応を引き起こす作用を有しているため，疼痛が繰り返されることによる過剰感作や末梢性過敏化が侵害受容性の神経興奮を引き起こす．これにより，二次的な局所筋痛や顔面痛や末梢性あるいは中枢性過敏化による筋・筋膜痛が生じることになる[5, 55-57]．

顎関節の炎症状態

　炎症状態は円板後組織，関節包，側副靱帯，および顎関節靱帯の炎症として生じる．顎関節靱帯に裏打ちされた顎関節の側面は，触診にしばしば敏感である．この部は炎症性の関節痛の一般的な部位であり，一般的にパラファンクショナルなクレンチングやグラインディングの結果として生じる．

　靱帯には緊張，圧迫，トルク，運動といった機械的な刺激に敏感に反応する固有受容性の神経終末が分布している．持続的なパラファンクションは，内因性の疼痛の蓄積と末梢性過敏化を伴いながら局所における血流の低下や組織損傷を引き起こす[5]．組織損傷の周囲の炎症と局所の末梢性過敏化とともに，固有感覚受容器が過敏化を起こし，その伝達は知覚された疼痛と前述のような二次的悪影響のために侵害受容性となる[5, 34, 35, 55-57]．

関節の侵害受容に対する筋の反応

　関節の固有受容性神経終末は，姿勢と顎顔面機能の複雑な協調の中で固有受容性の咀嚼筋反応を誘発する．変化したあるいは過敏化した侵害受容性の固有受容性入力のために共収縮および防御的スプリンティングという形での筋反応が防御的反応として生じることがある．この筋反応のメカニズムは末梢性過敏化と中枢性過敏化の複合であると考えられ，限局化された状態のまま，同側の咬筋および側頭筋前部の疼痛を伴う限局化された関連筋痛として表れることがある．あるいは，より局部的な関連筋痛として表れることがある．慢性的な過重負担（オーバーロード）と障害を有する関節組織は，疼痛過敏，アロディニア異所性疼痛，二次性筋痛，頭痛，共収縮，防御性スプリンティング，およびトリガーポイントを可能性として伴った中枢性過敏化を招く[5, 56-59]．

自然経過

　慢性的なマイクロトラウマは，円板障害あるいは円板－下顎頭不調和（復位性関節円板転位）を引き起こすが，開口障害を有するあるいは有さない非復位性関節円板転位および変形性顎関節症を引き起こすこともある（**表2－6－2**と**表16－2**）[32, 33]．これらの障害の進行の順列に関する論争が続いている．歴史的には，これら3つのカテゴリー

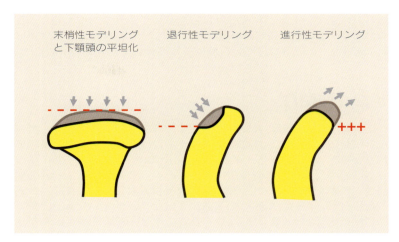

図2-6-5 下顎頭のモデリングは退行性のあるいは進行性の形態変化として生じる（モデリングはプラス方向あるいはマイナス方向の形態変化を意味する）．退行性モデリングは下顎頭や関節隆起の退行性のへこみや平坦化として観察される[45, 48]．

のうちの1つがもう1つにつながるという自然な流れがあると考えられてきた．主要な疫学的構成要素は，パラファンクション，ストレス，および臼歯部サポートの欠如であると正式に考えられてきた．現在の見方は変化し，1つの病態が必ずしも他の病態を招くとは限らないと考えられるようになっている．復位性関節円板転位から非復位性関節円板転位への進行は比較的稀であると考えられている[16, 40, 52, 53, 60-62]．退行性変化が，これらの病態に共存することも知られている[34, 35, 41, 45, 60, 61]．

臼歯部咬合支持と関節疾患の進行

　臼歯部咬合支持が過重負担（オーバーロード）と下顎頭の後方偏位を防ぐ基盤となるという役割は，論争となっている．臼歯部咬合支持の欠如が非復位性関節円板転位と変形性顎関節症の前段としての下顎頭の後方偏位と円板転位を引き起こすと考えられてきた時代から，意見の振り子は大きく振れたといってよい．失われた臼歯部咬合支持，とくに大臼歯部サポートの補綴学的修復は，関節の病態の進行を防ぐためには望ましい処置であると考えられてきた．この考え方は精力的に見直され，短縮歯列はTMDの発現率の増加には関連しておらず，臨床的に容認できると考えられるようになった[53]．現在では，関節疾患を防ぐために臼歯部咬合支持を与えることが必須であるとは，多くの人がもはや考えないようになっている．

　しかしながら見方は分かれており，歯の喪失に関連した剖検所見から，突然の臼歯部咬合支持の喪失を寄与因子として見る向きもある．臼歯部咬合支持の喪失と筋痛と関節痛との関連を示す横断研究も見られる[40, 50, 53]．臼歯部咬合支持の喪失による下顎頭の後方偏位

は一時は重大であると考えられ，依然として重大であると考える者もいるが，もはや脅威であるとは考えられていない[63]．臼歯部サポートの減少は，口腔関連 QOL を減じさせるとした研究もみられる[64]．

正常な開閉口

　正常な下顎頭運動においては，下顎頭は上下関節腔が独立しており，関節円板と協調した動きができるおかげで水平軸と垂直軸のまわりを移動し，回転することができる．関節円板は，側副靭帯によって下顎頭の内側極と外側極に付着している．関節円板は線維性の関節包で被包され，後方付着部は円板後部組織および側頭骨鼓室板部へと移行し，前方付着部は前下顎窩平面（preglenoid plane）の境界部に移行している（第 3 部参照）．これにより，関節円板と調和を保ちながら移動し回転することができる．移動は全体的な動きであり，軸まわりを回る回転とは区別される．下顎頭は移動と回転を同時に行う．正常な運動においては，下顎頭は関節円板の中央狭窄部を中間に挟んで関節隆起と密接な関係を保ちながら，理想的な機能を維持する．下顎頭が下方へ動けば関節円板もともに動く．下顎頭が関節円板の中央狭窄部に位置していると，後方肥厚部は下顎頭のすぐ後ろに位置し，前方肥厚部は前方に位置する（図2-6-6）．

復位性関節円板転位

　DC/TMD[30, 31]は，開口制限を伴わない復位性関節円板転位と間欠ロックを伴う復位性円板転位という 2 つの診断カテゴリーを定義している．前者は，開口時および偏心運動時のクリッキング，スナッピング，ポッピングを有するが，ロックや咀嚼中の障害の既往がないという特徴を有している．後者は，開口時および偏心運動時のクリッキング，スナッピング，ポッピングと時折起こる間欠ロックを有しており，過去30日間に開口障害を起こした既往があるという特徴を有している（第 6 部，表16-2 の DC/TMD の診断基準と診断アルゴリズムを参照のこと）．開口時の復位性関節円板は無症状の成人の35％に認められ，これをノーマルバリエーションの 1 つで，障害性疾患ではないとさえ考える者もいる[65, 66]．下顎頭の円板付着部が伸張され，障害されると，円板集合体はもはや開口時，閉口時，および偏心運動時に関節隆起に沿って下顎頭とともに移動できなくなる．正常な開閉口時には，円板集合体は，滑膜性潤滑と上下の滑膜性関節空隙，および外側極と内側極への円板付着部のおかげで，軸まわりを移動し回転する下顎頭とともに動いていく（図2-6-6）．
　円板が大きく前方に転位していると，開口時の調和が失われる．外傷，機能的な過重負担（オーバーロード），関節弛緩，および関節可動部間の摩擦の増大が円板転位の発生機序に何らかの役割を有していると考えられている[47]．開口時，移動し回転する下顎頭が転位円板を圧迫し，ついに円板後方肥厚部を乗り越えて開口時のクリック音が生じる．円板の中央狭窄部上でさらに回転運動が起こる．閉口時に，下顎頭は円板の中央狭窄部上を回転しながら戻っていき，円板の後方肥厚部を乗り越えると閉口時クリックが生じる．これを転位円板の「復位」という（図2-6-7）[40, 64-69]．30人の被験者を用いた研究において，開口時クリックは開口時のあらゆる段階で生じるのに対し，閉口時クリックは下顎頭が下顎窩の最終位置に戻る寸前に生じることが明らかにされている[66]．

非復位性関節円板転位

　非復位性関節円板転位を有する患者は，ときにある程度の開口量（その量は患者によって異なるが）を超えて開口することができない．関節円板は変形し，片側あるいは両側の下顎頭の前に転位しており，復位して下顎頭上の正常位置に戻ることはできない（図2-6-8）．これは，下顎をもっとも開口できる位置まで押し下げることによって診断される（受動的ストレッチ）．このとき，こわばった感じで痛みがなければ非復位性関節円板転位と診断される．痛みを伴いながらも，開口量が増すようであれば開口制限は筋スパズムか共収縮によるものである可能性が高い．これらの 2 つの反応は，それぞれハードエンドフィールとソフトエンドフィールとよばれ，2 つの病態を鑑別するのに役立つ（図2-6-15，2-6-16）．

開口制限を伴うあるいは伴わない非復位性関節円板転位

　DC/TMD の診断基準は，関節包内の関節疾患[30, 31]に 2 つの診断カテゴリー，開口制限を伴うおよび伴わない非復位性関節円板転位，を設けている．開口制限を伴う非復位性円板転位の診断には，持続性の開口制限の既往があることと臨床的診察により強制最大開口量が40mm 以下である（クローズドロック）ことが必要である．開口制限を伴わない非復位性関節円板転位の診断はロックと開口制限の既往があり，臨床的診察により強制最大開口量が40mm 以上であることによる（第16部，表16-2 の DC/TMD の診断アルゴリズムを参照のこと）．

自然経過

　非復位性関節円板転位を有する患者のおおよそ 2 / 3 は，治療を受けずとも診断後12か月で臨床的な症状と兆候が自然に消失することが複数の研究により示されている[67, 70, 71]．臨床的な症状と兆候の自然消退は，非復位性関節円板転位を有する大部分の患者について報告がある．若年の患者は，自然消退がより起こりやすいと考えられる[62]．復位性関節円板転位，非復位性関節円板転位，および変形性顎関節症が進行性であるという当初の見方は変わっていったが，依然として明白には説明されていない．全身性の関節弛緩を有する人は，非患者の対照群よりも円板転位の発現率が高いようである[41]．若年者においては，多くの復位性関節円板転位の症例は緩解するが，一部は非復位性関節円板に進行する．円板転位を起こしている関節組織は，正常化関節組織とほぼ同様であることが示されている．このことは，関節円板転位が，基質のグリコサミノグリカンの成分を評価することによって基本的に非退行性であることを示している[72]．一方で，正常な円板位置を有している若年の患者のうち，少なくない数の患者が関節表面の退行性変化を有している[73, 41]．2 つの病態が存在しても，独立して進行するが，時には 1 つの病態から別の病態へと進行することもあると結論された[41]．それを決定するのは，関節への負荷の大きさ，頻度，期間，および方向のインバランス，組織の適応能，および関節潤滑の適正さである[41]．
　同じようなことは関節面の組織にも見られ，エックス線学的に検出可能な形態的表面の変化を伴う適応性修復変化は，長期にわたる機能的要求が変わることに対して正常な適応が起こることを意味している．

非復位性関節円板転位

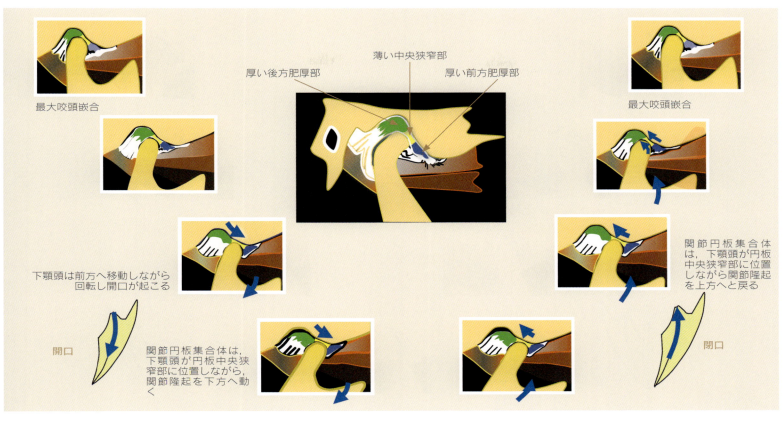

図2-6-6 開閉口時の正常な下顎頭－円板関係．下顎頭は開閉口時に回転するとともに関節隆起上を前後方向に移動し，関節円板複合体は下顎頭が円板中央狭窄部に位置した状態で下顎頭と一体となって動く．

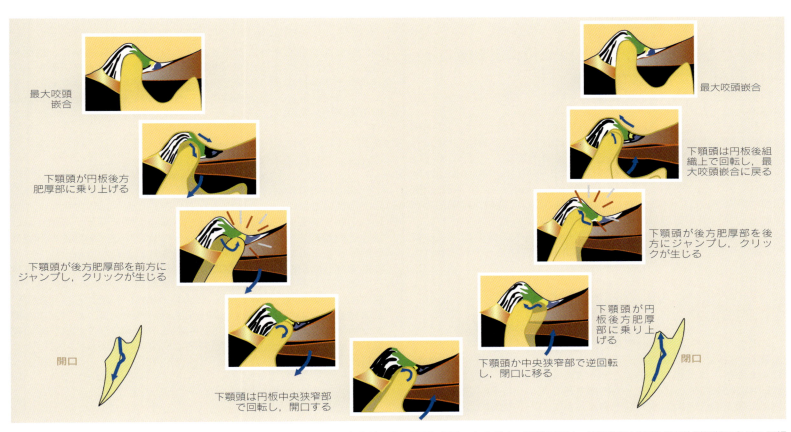

図2-6-7 復位性関節円板転位．復位とは整形外科において転位した部位が正常な位置に戻ることを指す．関節円板は，典型的には下顎頭内外側極部における円板付着部が緩むことによって前方に転位する．転位円板は下顎頭が関節隆起上を下方に移動するのを妨ぎ，下顎頭が円板後方肥厚部へ乗り上げる．下顎頭が回転し，移動し続けると，下顎頭は関節円板の薄い中央狭窄部に滑り込み，その時にクリック音が生じる．中央狭窄部上でさらに回転と移動が起こる（復位）．閉口時には，下顎頭が円板後方肥厚部に達するまで中央狭窄部上で逆回転するが，それ以上後方へは移動できなくなる．下顎頭は後方肥厚部を乗り越して関節隆起上へ戻り，最大咬頭嵌合まで円板後組織上で閉口し続ける．DC/TMDの関節包内障害に対する診断基準[30, 31]は，間欠ロックを伴う復位性関節円板転位と伴わない復位性関節円板転位の明確な鑑別診断を可能にしている．

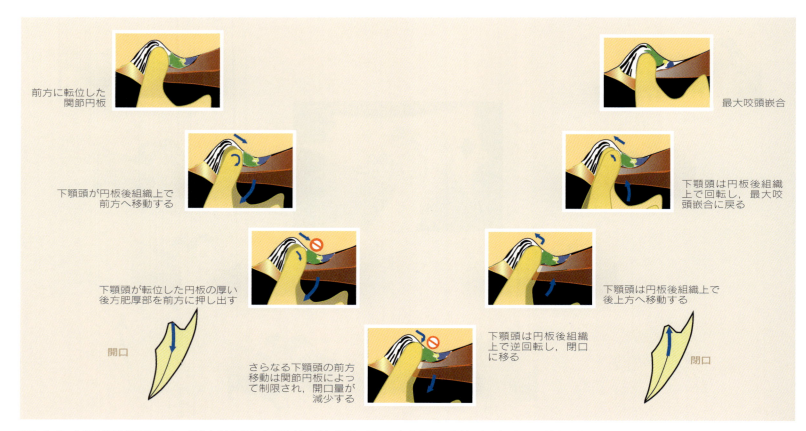

図2-6-8 非復位性関節円板転位．復位とは転位した部位が正常な位置に戻ることを指す．関節円板が明らかに前方に位置していると，開口時に移動する下顎頭は関節円板に対して正常な位置関係をとることができない．下顎頭は円板後組織上で関節を形成し，転位した関節円板を前方に押し出す．関節円板は下顎頭が前方に移動する距離を制限する障害物となる．開口量は著しく制限される．この状態は「ロック」と呼ばれ，開口制限を伴うあるいは伴わない間欠ロックあるいは持続性ロックのいずれかの状態となる（第16部，表16-2のDC/TMDの診断アルゴリズムを参照）．

ロックした非復位性関節円板転位による癒着と関節潤滑

円板の可動性の制限と円板癒着は，非復位性関節円板転位に寄与するメカニズムの1つであると提案されている．

円板の可動性は，ヒアルロン酸（HA）によって保護されたリン脂質の潤滑効果によって可能となっている．関節への過重負担（オーバーロード）は，HAが分解され，リン脂質がフォスフォライペースA2（PLA2）による溶解にさらされる原因となる反応性酸化物の産生が制御されないことと関連しているかもしれない．表面が剥ぎとられた関節面は癒着を起こしやすくなる．この癒着の力は，柔軟な関節円板が下顎窩や関節隆起に対して固着を起こす原因になると提案されている．この提案は，関節腔洗浄療法により関節円板の固着が直ちに解放され，可動性が回復することの説明にもなっているものと思われる．

骨関節炎

骨関節炎は，一次性骨関節炎と二次性骨関節炎に分類される滑膜関節の炎症性で退行性の病態である．もともとRDC/TMDでは顎関節痛障害，骨関節炎，および骨関節症に分類されていた[24]．顎関節痛障害と骨関節炎は両者とも疼痛を伴っている．骨関節症は疼痛を伴わない退行性の関節病変と考えられていた．骨関節炎と退行性関節疾患は同義語として用いられてきた[45]．

一次性骨関節炎

これはリモデリングのメカニズムの過重負担による関節組織の破壊と摩耗および軟骨下骨のリモデリングによって特徴づけられる関節病変である（図2-6-9）．この過程は，プロテオグリカンの枯渇，コラーゲン線維ネットワークの分解，および関節軟骨の機能的受容能力を弱める脂肪変性によって加速される．関節鏡視あるいは生検によって診断されるしかない関節面の変化が，エックス線画像上にも表れるようになる．疼痛と機能障害は炎症と変形の重なりの程度によって変化する．この病態は長い間には無症状となるかもしれない[74-77]．

診断，臨床的兆候

開閉口時のクレピタス，あるいは多様な関節雑音が手指による触診あるいは聴診によって検出される．クレピタスは，摩耗し，不規則な対向する表面をこすりながら，下顎頭が関節隆起上を粗く飛び跳ねる影響によって生じるじゃりじゃり音である．顎関節の外側面を触診することによって，疼痛が誘発されることがある．

疼痛は，開口制限や開口路の患側への偏位を伴って機能時に感じられることもある．パノラマエックス線写真（Panorex）撮影時に下顎頭および関節隆起の平坦化，不規則，骨外形の断裂といったエックス線像の変化が認められることがある．骨硬化像，骨棘および関節空隙の狭小化が顕著であることもある．重篤な症例では，前歯部開咬が出現することがある．顎運動は制限されるかもしれない[74-77]．

推定される発現機序

機械的な過重負担（オーバーロード）は，プロテオグリカンとグリコサミノグリカンの消失とコラーゲン線維の弾性の低下を伴って，線維軟骨のコラーゲン線維の断裂を引き起こすと考えられている．過重負担によって低酸素・再灌流障害が生じ，組織中あるいは滑液中に分解酵素が放出され，産生されたフリーラジカルがヒアルロン酸を分解すると考えられている．フォスフォリパーゼの放出を伴う前炎症性のニューロペプチド，サイトカイン，および基質分解酵素といった一連の物質が関節面上のリン脂質を分解し，関節の潤滑システムが障害され，摩擦が増大する[74]．

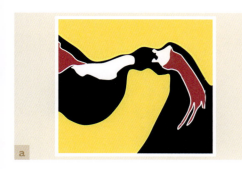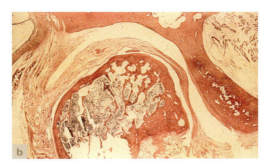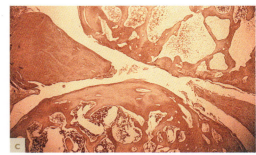

図2-6-9 骨関節炎は一次性か二次性である．一次性骨関節炎は不明の発症機序による下顎頭と関節隆起の特発性退行性病変である．二次性骨関節炎は外傷，感染，あるいは全身性のリウマチ性疾患といったはっきりとした発現機序をもつ疾患に伴って発症するものをいう（N. Mohl 氏のご厚意による病理写真）．

正常な関節の適応変化，退行性関節疾患

エックス線学的関節病変の発現率

エックス線学的な関節形態の変化は，80人の無症状の被験者のうち50％を超える被験者に見られた．骨変化は90％と高率であることが報告されており，下顎頭頂部の小さい平坦化は無症状の顎関節の35％にみられ，臨床的な重要性はないと考えられている[40, 74]．

骨関節炎の有病率は年齢と性別に関連しており，高齢者では重篤な疾患となりうる．長期間にわたる慢性的なマイクロトラウマ（微小外傷），あるいは単一の出来事による強い外傷によって発症する．剖検所見によれば，臼歯部サポートと骨関節炎との間に「強い相関」があったとされる[40, 48]．しかしながら，これらの研究はサンプルサイズが小さく，しかも対照と比較されていないのが常である．歯の喪失と補綴歯科治療についてのレビューによれば，歯の喪失と臼歯部咬合支持の喪失が TMD の発症に及ぼす影響は小さいと結論づけられている[53]．最近の総説は，ある程度の相関を見出した他の研究を紹介しているが，研究間の一致度は低いとしている[50]．

パラファンクション

慢性的なパラファンクションによる過重負担（オーバーロード）と咬合の崩壊が関節への荷重を増大させ，退行性変化をもたらす原因となりうるとされている一方で，大部分のブラキサーが骨関節症を発現するような歯列の崩壊を有しておらず，エックス線学的に検出可能な退行性の関節病変を有していないことも観察されている．このことは，関節構造に組織適応能があることを物語っている．適応が起こる条件下では，関節面の健康は異化作用と同化作用間のバランスによって維持されている．このバランスが崩れると，不適応や退行性変化へと移行する[40, 45, 47, 48]．

顎関節の関節円板は適応能力を欠いており，骨関節炎の初発部位となることが頻繁にある．長期間にわたる圧縮力は菲薄化，細胞壊死，細胞間基質の破壊を招き，最終的には穿孔へと至る．自己申告によるブラキシズムは TMD のリスク因子に数えられている[50]．

臨床的兆候と疼痛

臨床的兆候と疼痛は通常は片側に現れる．症状は日中に増強する．疼痛は関節の上部で，とくに開口に際してその後方部分で感じられる．しばしばクレピタスが存在し，触診あるいは聴診によりとらえることができる．クリックが同時に発生することもある．エックス線学的変化がしばしば認められる[40]．

疼痛，こわばり，円板転位といった他の TMD の病態が骨関節炎に併発することがある．疼痛とこわばりは一般的に関節包組織の二次的な炎症や筋に関連した二次的な影響に原因がある．クレピタスという臨床的兆候は疾患特有のもので，きしむような，こすれるような，物が砕けるような音であり，開口時や偏心運動時に聴取できることがある．聴診よりも触診のほうが優れている[40, 48, 75-77]．骨関節炎の症状と兆候は変動するが，時間経過とともに緩和する傾向があり，またしばしば次第に消失する．骨関節炎の臨床的な長期予後は，重篤なエックス線学的変化が頻繁に観察されるにもかかわらず，一般的に良好である．

二次性骨関節炎

二次性の骨関節炎は，一次性骨関節炎とまったく同じ過程で発現する病態であるが，発現の原因となるはっきりした出来事，疾患，あるいは病態があることが異なっている．それらは直接的な外傷，外傷性関節炎，顎関節の感染，全身性あるいはリウマチ性関節炎などである．一次性と二次性骨関節炎の関係はまだ明らかになっていないが，円板転位から骨関節炎への進行の順序についてはいまだ論争がある[34, 37]．

咀嚼筋障害

DC/TMD の診断基準[30, 31]は，重要な妥当性検証研究と共同作業の後で咀嚼筋痛の診断基準を再定義し，3つの別のカテゴリーに分類した（表2-6-4）．顎関節部と耳前部の疼痛の既往が必要となっている．咀嚼筋痛の診断には，開口時と偏心運動時および触診時の側頭筋と咬筋の疼痛が必要である．誘発テストにより発現する疼痛は，患者の訴える痛みを再現するものでなくてはならない．咀嚼筋痛障害という用語は，RDC/TMD で筋・筋膜痛と呼んでいたものに相当する．筋・筋膜痛という用語は，2つの新しい DC/TMD の診断名に分離された．1つは拡散を伴う筋・筋膜痛であり，1kg での5秒間の持続的な触診により被験筋を含んで拡散する「いつもの痛み」が同定されるが，関連痛は伴わないことと定義されている．もう1つは関連痛を伴う筋・筋膜痛であり，持続的な触診により被験筋の範囲を超えた関連痛が誘発されること（拡散する痛みも存在するかもしれない）と定義されている．

Ⅱ軸の診断基準は，疼痛の程度，疼痛に関連した能力障害，および抑うつと身体化と非特異的な身体症状の存在を評価するために用いられる[17, 24, 30, 78]．

筋障害は，軽い局所筋痛，TMD に起因する頭痛から筋・筋膜痛，筋スプリンティング，共収縮，牙関緊急，スパズム，開口障害，さらには全身性の筋・筋膜痛，慢性の持続性疼痛，線維筋症の一症状まで多岐にわたる病態を含んでいる．比較的軽い筋痛は一過性であるのに対して，他の病態はより持続性であり，慢性である場合に

表2-6-4 疼痛関連TMDに対するDC/TMD診断基準に従った咀嚼筋障害の分類[30,31]

	説明	既往(最近30日間)	診察
筋痛	下顎運動時，機能時，あるいはパラファンクション時に発現する筋を発生源とする疼痛．この疼痛が側頭筋と咬筋の誘発テストにより再現される．	あご，こめかみ，あるいは耳の前の痛み 下顎運動時，機能時，あるいはパラファンクションに生じた痛み	あご，こめかみ，あるいは耳前部の疼痛 側頭筋あるいは咬筋にいつもの痛みの訴えがある： 　筋触診時 　最大開口時
局所筋痛	筋を発生源とする疼痛．触診部位のみに限局した疼痛	あご，こめかみ，あるいは耳の前の痛み 下顎運動時，機能時，あるいはパラファンクションに生じた痛み	側頭筋あるいは咬筋の疼痛の確認 側頭筋あるいは咬筋の触診時にいつもの痛みの訴えがある 触診部位に限局した痛みの訴えがある
症状のある筋の筋・筋膜痛	触診部位を超えて広がるが，筋の境界部を超えない疼痛を有する筋を発生源とする疼痛．1 kgの圧力を5秒間加えて判定する．	あご，こめかみ，あるいは耳の前の痛み 下顎運動時，機能時，あるいはパラファンクションに生じた痛み	側頭筋あるいは咬筋の疼痛の確認 側頭筋あるいは咬筋の触診時にいつもの痛みの訴えがある 触診部位を超えて広がるが，当該筋の境界を超えない痛みの訴えがある
関連痛を伴う筋・筋膜痛	触診している筋の境界部を超えて広がる関連痛を有する筋を発生源とする疼痛．1 kgの圧力を5秒間加えて判定する．	あご，こめかみ，あるいは耳の前の痛み 下顎運動時，機能時，あるいはパラファンクションに生じた痛み	側頭筋あるいは咬筋の疼痛の確認 側頭筋あるいは咬筋の触診時にいつもの痛みの訴えがある 触診部位を超え，当該筋の境界も超えて広がる痛みの訴えがある

は重篤となる場合もある．有病率に関しては女性が高く，筋関連の疼痛の重篤度および慢性度は疼痛反応システムに働く女性ホルモンの調節作用によるものと説明されている[78]．

筋痛の症例は身体の他部位に，典型的には頭，首，および肩に随伴する痛みを有していることも多い[78]．RDC/TMDの診断基準によれば，ベースラインにおいて筋・筋膜痛を有する165人の被験者のうち，50人(31%)が5年を超えて筋・筋膜痛をもち続け，55人(33%)が緩解し，60人(36%)は再発したとしている[5,78,79]．

筋原性の疼痛と運動機能障害のモデルには，さまざまなものがある[5,34,35,78,80]．筋原性の病態は，筋原性の病態，解剖，病因，および疼痛メカニズムに従って筋痛障害，筋・筋膜痛の細病態に分類されてきた（表2-6-4）[5]．

変化する筋痛の概念

定義，分類，および病因の概念は長年にわたって混乱し，新しいDC/TMDとTMDの拡大分類によって最近になって改訂がなされた[30-32]．病因と病態生理学に関して，以前のいわゆる「悪循環」理論は末梢性および中枢性過敏化という，「疼痛適応」モデルともよばれる生物心理社会学的モデルにとって代わられた（図2-6-1，表2-6-5）[81]．

表2-6-5 悪循環モデル[58,80,81]と現在のモデル[58]

悪循環モデル (もはや支持されない)	生物心理社会学的モデル 末梢性および中枢性過敏化 疼痛適応モデル
疼痛ースパズムサイクル	マイクロトラウマ(微小外傷)
マイクロトラウマ(微小外傷)	侵害受容性刺激
阻血	末梢性過敏化
筋融解産物	運動性反応の変化
筋過活動	中枢性過敏化
過緊張	生物心理社会学的相互作用
疼痛	中枢性修飾
スパズム	神経可塑性
疼痛	筋痛と運動障害

悪循環概念と疼痛適応モデル

伝統的なモデルは，パラファンクションが筋充血を引き起こし，疼痛の原因となる破壊産物である乳酸，セロトニン(5-HT)が放出されるというものであった．これがさらなる筋収縮を引き起こす「過剰収縮」という筋反応を生じさせ，さらに破壊産物が放出され，疼痛－スパズム－疼痛という悪循環が始まる[58,78,80,81]．これにより反応性の筋緊張，スプリンティング，疼痛，触診時の圧痛，および筋スパズムが引き起こされるとされていた．情緒的ストレスは，非機能性のグラインディングおよびクレンチングのみならず筋緊張度の増大，筋過緊張，および筋スパズムを引き起こすと考えられていた[58,80,81]．この部分的な説明には，疼痛メカニズムに関する欠陥が存在することが，よりよいモデルが不足しているために見落とされていた．最近になって，末梢性および中枢性過敏化というより最近の神経学的モデルを包含した疼痛適応モデルや生物心理社会学的モデルといった概念が確立された[81,82]．

末梢性および中枢性過敏化

口腔顔面痛に関する最近のモデルは，末梢性および中枢性過敏化というモデルに移行している．加えて，疼痛メカニズムは個人の心理社会学的構造によって影響を受けている．現在では侵害受容は末梢性と中枢性が複合し，認識，解釈，および疼痛行動の心理学的および社会学的状況と密接に結び付きながら，その機能を果たし続けるとされている．

末梢性および中枢性の神経学的メカニズムは，末梢性の疼痛伝導性過敏化および中枢性過敏化と神経可塑性の伝導路との相互作用とともに，局所の組織損傷部位からのさまざまな侵害受容性入力に影響を及ぼす[5,55,78,81,82]．本章においては，局所筋痛，筋・筋膜痛および反応性筋スプリンティングのモデルが使用されており，表2-6-4と図2-6-10〜2-6-16に示されている[5,30,31]．

咀嚼筋痛

筋肉の痛みは筋痛(myalgia)と呼ばれ，骨格筋からくる痛みとして生じる．咀嚼筋においては，特定の筋肉部位に限局されるか，もしくは通常は下にある筋肉に関連した疼痛部位として一般化される．

侵害受容性入力は，疼痛の発生源と感受部位が同じである場合に

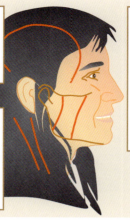
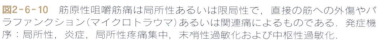
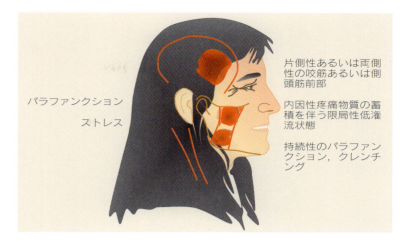

図2-6-10 筋原性咀嚼筋痛は局所性あるいは限局性で，直接の筋への外傷やパラファンクション（マイクロトラウマ）あるいは関連痛によるものである．発症機序：局所性，炎症，局所性疼痛集中，末梢性過敏化および中枢性過敏化．

図2-6-11 持続性のパラファンクション，クレンチング，グラインディングあるいはガム咀嚼によって始まった限局性筋痛障害．内因性疼痛物質の蓄積を伴う限局性低潅流状態は疼痛の原因となる[5]．防御性共収縮および局所性筋痛に関連するようになる可能性がある[58]．

は，筋肉内の局所の障害部位から発生する．これは局所筋痛と呼ばれる．二次性筋痛は同側の筋，関節，あるいは歯からの関連痛あるいは異所性疼痛である場合をいう[5]．DC/TMD は，持続的な触診時の関連痛の診断基準を，筋肉内で広がる「拡散を伴う筋・筋膜痛」や筋肉を超えて広がる「関連痛を伴う筋・筋膜痛」として定義している（図2-6-10）[30, 31]．

診断基準

筋痛障害と筋・筋膜痛の診断基準は，RDC/TMD コンソーシアムによって公開されている（表2-6-4と表16-1）[30, 31]．すなわち，側頭部，耳部，あるいは耳前部の痛みの既往があることである．筋痛は局部にあっても広範囲にあってもよい．局所筋痛は，マイクロあるいはマクロな規模で，特定の組織損傷部位と通常は関連している．限局性頭頚部筋痛は，顔面部あるいは頚部の咀嚼筋に生じる．限局性筋痛は，検者が刺激を加える部位を超えて広がる咬筋あるいは側頭筋の疼痛に亜分類される．拡散を伴う筋・筋膜痛は，持続的な触診時に被験筋の境界内で疼痛が拡散する場合に限定して定義されている．関連痛を伴う筋・筋膜痛は，持続的な触診時に被験筋の境界を越えて疼痛が拡散する場合に特定されている．DC/TMD による局所筋痛と筋・筋膜痛の診断には，両者ともあご，側頭部，あるいは耳前部の疼痛の既往があることおよびその疼痛が顎運動時に生じることが必要である（表2-6-4）[30, 31]．全身性筋痛は，線維筋痛症の部分的症状としてのより広範囲の病態である．局所筋痛は，局所の細胞性および体液性炎症を伴うマクロあるいはマイクロな組織損傷の焦点部位と関連している．

限局性筋痛は，内側翼突筋へのむち打ち，あるいは注射のようなあごへの外傷によって生じる．局所の細胞性損傷と組織損傷は疼痛の侵害受容性認知を引き起こす．持続的なパラファンクション／ブラキシズムは，局所性の低潅流状態，局所の血流低下，低酸素症，および侵害受容性となる内因性化学物質の放出を引き起こす．筋中に蓄積された内因性の化学物質は，十分な濃度があれば関連の疼痛物質の産生の増加ともに末梢性過敏化を誘発する．侵害受容が集中，連続するとさらに中枢性過敏化が生じ，筋・筋膜痛を伴う限局性筋痛を引き起こす．このとき，異所性関連痛，トリガーポイント，および元々の末梢性疼痛発生源から遠く離れた部位の共収縮を伴うことがある（図2-6-10～2-6-16）[5, 34, 35, 58, 78]．

筋・筋膜痛

国際疼痛研究学会[83]による筋・筋膜痛の分類は，筋・筋膜痛（MFP）を，圧迫時に非常に痛みのあるトリガーポイントを有する筋内の局所性および限局性疼痛と定義しており，下記の主観的および客観的基準を設けている．

- 主観的基準
  - 自発性鈍痛と当該筋の局所性圧痛
  - 当該身体部位のこわばり
  - 持続的機能時の疲労感
- 客観的基準
  - 骨格筋あるいは筋膜の触診可能なトートバンド内の過敏なスポット．随意運動範囲の減少と筋疲労を伴うことがある（図2-6-12，2-6-13）[5, 83]．

低潅流

充血，過剰筋活動，乳酸と筋疲労物質の局所への蓄積という旧来のメカニズムは，現在は異なる説明にとって代わられている．現在提案されているメカニズムは，持続性あるいは周期性の非機能性の筋収縮が局所の筋内低潅流状態，貧血状態，血管収縮，および低酸素状態を引き起こすというものである．

低潅流とは，器官内の血流が低下した状態をいう．この局所的な血流の低下は，局所の貧血状態を招き，炎症性物質と疼痛性の神経性化学物質による局所筋痛を引き起こす．局所の疼痛物質は受容体の感受性レベルを引き上げ，ペプチド，P 物質，コンドロイチン硫酸プロテオグリカンの産生とブラジキニン，サイトカイン，セロトニン，ヒスタミン，カリウム，プロスタグランジン，ロイコトリエン，およびソマトスタチンといった血管性化学物質の交感神経性放出を促す．

タイプⅠ遅筋線維を多く含む姿勢筋は，低潅流状態と低酸素状態により敏感であることが示されている[5, 34, 35, 78, 84-86]．マイクロトラウマ（微小外傷）の局所病変が文献で述べられてきた[85]．持続性の運動による筋線維の損傷は遅発性筋痛（DOMS）と記載され，筋・筋膜痛のメカニズムとは区別されている（図2-6-11，2-6-12，2-6-13）[4]．

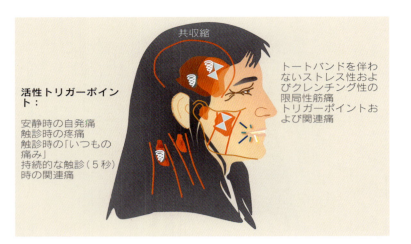

図2-6-12 咬筋や側頭筋の筋痛障害（筋・筋膜痛）．頸部筋は別に含まれるかもしれないが，DC/TMDの分類にはもはや含まれていない[32]．ストレスやクレンチングにより引き起こされる局所的な筋痛は，共収縮，トートバンド，トリガーポイント，および異所性の関連痛が含まれる．仮定されているメカニズムは，内因性疼痛物質の蓄積と末梢性および中枢性過敏化を伴う低灌流状態（組織への血流低下）である[5, 34, 35]．

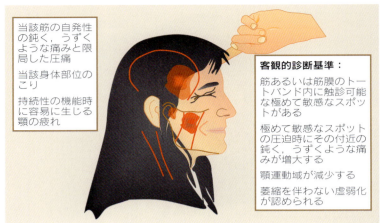

図2-6-13 筋・筋膜痛は，圧迫に対して痛みがあり，関連痛を引き起こすトリガーポイントを有する筋の疼痛である．3つの主観的な診断基準は，筋の圧痛，こわばり，疲労感である．4つの客観的な診断基準は，極めて過敏なスポット，トートバンド内のトリガーポイント，顎運動域の減少，当該筋組織の虚弱化である[5]．

局所性低灌流（血流低下）

持続性パラファンクションは，ブラジキニン，プロスタグランジン，CGRPの放出を伴いながら挙上筋の局所性低酸素状態を引き起こし，低下したpHと関連して筋の侵害受容器の過敏化を引き起こし，筋収縮時の機械的刺激によって疼痛が発現する[84]．咀嚼システムにおいては，顎の筋痛を引き起こすためのヒト実験モデルを確立しようと多くの研究が行われてきた．

疼痛を誘発するためのくいしばり研究

異なる下顎位における持続性あるいは繰り返しの静的なくいしばり作業は1，2分後に早期に始まる激しいあごの痛みを引き起こす[4]．しかしながら，痛みは急速に治まり，多くの研究がそのような作業をした数日後に顎筋に臨床的に意味のあるレベルの疼痛を惹起することに成功してこなかった．

遅発性筋痛

現在の遅発性筋痛（DOMS）に関する理論は，普段行わない不慣れな運動が筋肉中に炎症性変化に関連した限局された部位の損傷を引き起こすというものである．Z帯と筋節付近の筋フィラメントの破壊といったような微小な損傷が，筋肉の筋原線維と結合組織に生じる．この炎症は，一次求心性神経線維の末梢性過敏化に関連したメカニズムのいくつかを作動させる．

DOMSの臨床的特徴は，筋・筋膜性疼痛の症状と兆候とは大きく異なっている．疼痛は筋の運動中に生じ，自発痛ではない．疼痛はストレッチと筋収縮によって増大する．また，これは二次性疼痛過敏と「固有感覚受容性アロディニア」というアロディニアを引き起こす[4]．

トリガーポイントとトートバンド

筋・筋膜痛には，トリガーポイントとトートバンドの存在が含まれる[83]．トリガーポイントは骨格筋あるいはその筋膜の触診可能なトートバンド中にある非常に過敏なスポットとされている[87]．この局所性のトートバンドは，反応性の筋共収縮によって引き起こされると考えられている．トリガーポイントから1～2mmに設置した針電極は，持続性で自発性のEMG活動を記録する[5, 88, 89]．この持続性のEMG活動は，周囲の過敏化したニューロンによって起こると仮定された非機能的な神経終板部の活動に例えられる．提案されているメカニズムは，過剰なアセチルコリン（ACh）が終板部で放出され，局所の脈管の圧迫と酸素不足を伴った筋収縮を引き起こすというものである．収縮した筋からの代謝需要の増大を伴った循環障害は局所のアデノシン三リン酸（ATP）の減少を引き起こす．減少したATPはAChの増大の原因となり，横行小管系からのカルシウムの放出とそれに続く筋収縮を引き起こす．筋細胞内では，ATPが減少するとカルシウムが筋細胞から取り込まれて横行小管系へと戻り，筋収縮が増大する．加えて，ATPエネルギーの枯渇が局所のブラジキニン，サイトカイン，セロトニン，ヒスタミン，カリウム，プロスタグランジン，ロイコトリエン，ソマトスタチン，およびP物質の放出を促し，局所の侵害受容性ニューロンを活性化し，さらに過敏化する（図2-6-13，2-6-14）[5, 34, 86, 88-91]．

防御的筋スプリンティング

一次性筋痛あるいは限局性筋痛は，反射的な防御的筋収縮を引き起こしうる．それに続く末梢性および中枢性過敏化によって，トートバンドに追加的な共収縮が起こることがある．筋活動のレベルは，ストレスと心理社会的効果によって影響される反射とより高度な制御の関数である．筋収縮のレベルは，弱い共収縮，顎運動制限を伴った防御的筋スプリンティングから，牙関緊急，筋スパズムまで変化する．

当該筋の安静時のEMGレベルは，弱い共収縮，顎運動制限を伴った防御的筋スプリンティングから，牙関緊急，筋スパズムまで連続的に増加する．

開口制限は，筋スプリンティングあるいは関節障害によるものである．両者ともに筋あるいは関節の痛みと関連しているため，臨床的に両者を鑑別することはしばしば困難である．

ソフトエンドフィール

筋共収縮による開口制限は，「ソフトエンドフィール」によって診断される．下顎が術者によって開口域の限界まで下制される．開口域の限界に達したときに，さらに下顎が強制的に下制されると

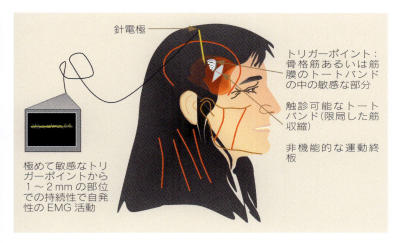

図2-6-14 トリガーポイント[5, 87-90]

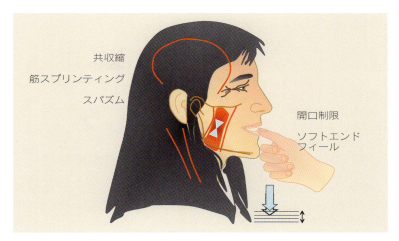

図2-6-15 受動的ストレッチ．通常は有痛性のソフトエンドフィールを伴う開口制限．

ずかに開口域が増える．この強制開口による付加的な開口域増大は，「ソフトエンドフィール」として特徴づけられ，筋共収縮によるものであることを示している．このとき，疼痛を伴う場合も伴わない場合もあり，運動制限が筋に由来することを意味している（図2-6-15）[5, 16]．

ハードエンドフィール

非復位性関節円板転位による開口制限は，「ハードエンドフィール」によって特徴づけられる．術者によって下顎が下制されたときに強制的にさらなる下顎下制が不可能な状態を「ハードエンドフィール」と定義し，ロックされているあるいは非復位性関節円板があると診断される．開口制限は，前方に転位した関節円板によってさらなる開口が制限される非復位性関節円板転位によるものである（図2-6-16）．

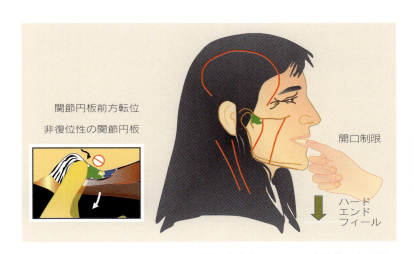

図2-6-16 能動的ストレッチ．非復位性円板転位とロックした関節による開口制限を伴うハードエンドフィール．

中枢性疼痛過敏

中枢性過敏は，数日から数週間の長期間にわたって持続する．緩解しない場合には，外傷や炎症の症例においては頑固な痛みが進行し続け，自発痛と圧痛が継続する[4, 82, 85]．通常は，痛みを引き起こさない低閾値の機械感覚受容器からの求心性入力が侵害受容性となる．中枢性過敏は，末梢性の外傷や炎症のある状態においては侵害受容性伝導路の影響を増大させることもある．これが疼痛状態としばしば関連しているアロディニアおよび急性と慢性の疼痛状態における疼痛過敏の一因となる．中枢性過敏は，AδおよびC線維の侵害受容性入力に対する中枢性侵害受容性ニューロンの反応を増大させる原因となる．侵害受容性ニューロンの受容野の大きさの増大は，疼痛の広がりや関連痛の極めて大きい一因となるであろう．ニューロンに生じた自発性の活動は自発痛の一因となり，二次性疼痛過敏と似た特徴をもつ固有感覚受容性アロディニアの一因となる[4, 5, 58, 78, 82]．

急性の，中間の，および慢性の疼痛

3～6か月間という正常組織の治癒期間以上継続する疾患は，慢性状態と考えられる．長期間再発を繰り返す症状であっても，情緒障害を伴わなければ情緒障害がないことで慢性疼痛から区別される[92]．慢性疼痛は身体的な能力障害に加えて重篤な情緒障害，感情障害，および認知障害によって特徴づけられる．

心理学において，「感情」とは情緒的あるいは主観的な経験に基づく気持ちを意味する．感情的不快とは，感情的な反応および痛みの経験の表現と神経可塑性との生物学的相互作用の結果である．心理学的な障害を伴わずに3～6か月以上続く疼痛は，慢性疼痛には分類されない[92]．それゆえ，臨床家が適切な治療戦略を採用するために，Ⅱ軸の病態[26]として長期間続く疼痛の情緒的および心理社会学的な本質に迫ろうとすることは適切である[92]．

生物心理社会学的モデル

慢性疼痛としてのTMDは，頭痛や腰痛のような他の一般的な慢性疼痛疾患と主要な特徴を共有する病態として特徴づけられてきた[17]．このことは，一般的な慢性疼痛の病態を管理するのに用いられる生物心理社会学的モデルが，TMDにも当てはまることを意味している．多くの慢性疼痛患者は，自分たちの病状とうまく折り合いをつけ，心理社会的な機能の適応レベルを維持している．逆に，コーピング能力が低い場合には，抑うつおよび心理社会的機能障害を有していることが多く，身体化による医療機関の利用率も高い．

身体化および身体表現性障害

　身体化とは，精神的ならびに情緒的ストレスが心身症という形で身体症状となる過程のことをいう．身体化障害は，心理学的な問題によって引き起こされる身体症状を有するが，身体的な問題は見つからない慢性的病態である．

　身体表現性障害とは，心身障害と呼ばれる疾患と同義である．身体表現性障害患者が有している身体症状は，患者の身体疾患によっては完全には説明できないものが含まれている．

　身体表現性障害には，身体醜形症，身体化障害，転換性障害，および心気症が含まれている．

　慢性疼痛機能障害において，疼痛関連能力障害の程度は，診断可能な病理の程度とはしばしば比例しない．機能の喪失は，疾患に関連した器官のあるいは器官システムの機能の攪乱を意味する．心理社会的機能障害は，対人的なあるいは社会的なレベルでの機能喪失に関連している．身体活動レベルの制限，不労，あるいは情緒障害は心理社会的機能障害の例である[34, 58, 79, 82]．

線維筋痛症

　線維筋痛症は，一般人口の2％に生じる病態である[5]．本疾患は，慢性の広範囲にわたる疼痛，アロディニア，および圧迫に対する疼痛反応の増強（anodynia）によって特徴づけられる．本疾患は，少なくとも3か月にわたる広範囲の疼痛と圧痛が少なくとも18か所の筋骨格系の部位のうち11か所に認められる疾患と定義されている[93, 94]．

　線維筋痛症の症状は，疼痛だけにとどまっておらず，本疾患に対して「線維筋痛症候群」という別病名が使用されることもある．他の主要な症状には，関節のこわばり，易疲労感，および睡眠障害がある．嚥下困難，刺すような痛み，しびれ，および認知障害を有する患者もいる．本疾患は，不安，抑うつといった精神状態やストレス関連疾患と関連している．線維筋痛症の全患者がすべての関連症状を有しているというわけではない[5, 93]．

筋疾患モデルのまとめ

　本章で示されている筋痛と顎筋の疼痛の最新のモデル[5, 31, 32, 35, 58, 81, 86]は，末梢性および中枢性過敏化，神経可塑性，および侵害受容性神経メカニズムの理解の進歩に結びついたといえる[82]．こういった過程の相対的な役割は，筋の症状と兆候を示すという本質の重要な部分である．行動的感作，疼痛に特化した神経内分泌，および自律神経系の反応に及ぼす気分と感情の効果は，筋痛の出現に影響を及ぼすであろう．しかしながら，臨床的にみられる筋症状は一般的にもっと多彩であり，時間経過とともに変化する疼痛疾患と一部一致しているため，これらのモデルは依然として単純化され過ぎているかもしれない．

TMD の病因

　TMD の病因に関するいくつかの理論が長年にわたって発表されてきた．これらの理論には，咬合構造学的理論，心理生理学的理論，生物心理社会学的理論，および多因子性理論が含まれる．素因，発症因子，増悪因子（PIPs）という付加的モデルや特発性モデルも提案されている（図2-6-17, 2-6-18）[16, 95]．

> **病因理論[95]**
> - 咬合構造学的理論
> - 心理生理学的理論
> - 生物心理社会学的理論
> - 多因子性理論
> - 素因，発症，増悪理論
> - 特発性理論

咬合構造学的理論

　咬合配列不整，不正咬合，および咬合不調和は原因因子と考えられており，心理的および感情的ストレスの経験と結びついている[51, 63, 80, 95, 96]．

　この概念は，科学コミュニティからはほとんど捨て去られているが，依然としてある臨床家たちには信じられている[16, 19, 53, 80, 96]．いくつかの咬合要素がリスク因子に選定されており，他のもっとクラシックな「咬合不調和」はTMDの症状と兆候にまったく寄与しないか，せいぜい「低い影響力」を有しているか，あるいはわずかなパーセンテージしか寄与していないと考えられるようになっている[50]．咬合の影響は，かつては主要な病因因子であると考えられていたが，現在では役割を果たしていると考えている人たちはほんのわずかであり[96]，マイナーな役割しか果たしていないと考えている人達も少なく[16, 40, 53, 58, 61]，最小限の役割しか果たしていないか，あるいはまったく役割を果たしていないと考えている人達が大多数である（表2-6-6）[5, 28, 50, 95, 97, 98]．

心理生理学的理論

　TMDは筋骨格系の疾患であると認識され，筋症状は抑圧された逃走-闘争反応の一部であると考えられ，病因学的に胃潰瘍，喘息，および神経性腸炎といった他のストレス関連疾患と同一視されてきた．ストレスに対する筋の反応は，情緒的ならびに環境的ストレスに対する反応としての筋トーヌスレベルの増大であると考えられてきた．また，心身症とは区別されるべきであると考えられてきた[5, 16, 20, 52, 80, 95]．本理論はかつては魅力ある理論であったが，筋・筋膜痛の病因論的な説明としては不完全であることが証明されている[95]．

生物心理社会学的モデル

　生物心理社会学的な概念構成は，生物学的，筋骨格的構成に心理学的，社会学的次元を加えて統合することによって認知を得た．I軸は伝統的な筋の要素，関節の配置異常，および骨関節炎からなっており，II軸は心理学的，行動学的，および社会学的相互作用から構成される[17, 29-34]．心理生理学的ならびに心理社会学的因子の本質と役割は，依然として調べられている．情緒，気分および認知的なストレスは神経可塑性とニューロンの機能障害性変調を引き起こし，侵害受容性の疼痛認知に影響を及ぼすと考えられている[78, 82]．

多因子性理論

　TMDの病因は，多因子性であると述べられている．TMDの原因とその病因因子は，個人間で大きく異なる行動学的，心理学的，および生物学的要素の複雑な相互作用にあるとされている．その構成要素は，「生物心理社会学的モデル」から構造的（生物学的）要素と心理社会学的要素に大別される．

　構造的要素は，硬軟両組織，およびI軸に関連した神経，筋，咬合，ホルモンの因子，および関節関連の因子を含んでいる．心理社会学

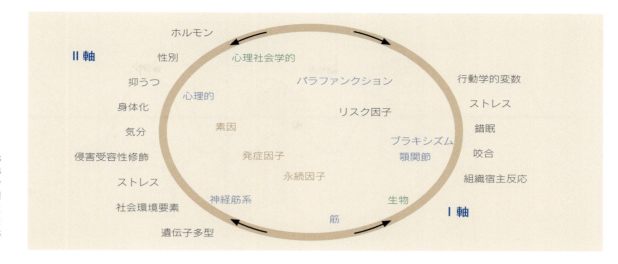

図2-6-17 TMDの多因子性の原因．多様な心理学的，心理社会学的，および行動学的因子が，筋，関節，および歯列における遺伝性，ホルモン性，および生物学的反応と相互に関連している．これらは，ある時点において個人に特有なTMDの病態を構成するための素因，発症因子，および増悪因子として作用する．

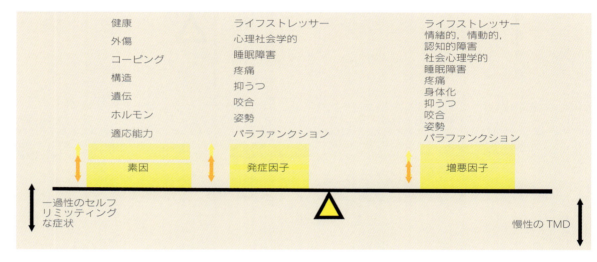

図2-6-18 個人の素因，発症因子，および増悪因子の相互作用が，一過性のセルフリミッティングな症状で終わるのか，慢性の筋および関節疾患に進行していくのかを決定する．各個人においては，特定の時間枠において特定の素因と増悪因子が合併して特定の発症因子に対して反応しており，それが治療結果に影響を及ぼしている．

的要素は，個人の心理学的な個性と身体的および周囲の社会的環境との相互作用を一緒にしたもので，II軸にグループ分けされる．心理学的，心理社会学的因子とストレスは，パラファンクションの原因と発現率に影響を及ぼす．構造的および神経学的反応は，筋関連のTMDの原因に影響を及ぼし，神経可塑性と中枢性修飾の原因に影響し，その反応によって局所性筋痛の侵害受容と認知の程度，筋・筋膜痛，筋共縮，防御性筋共縮，トートバンド，およびトリガーポイントの程度が決まる．若年者の復位性関節円板転位の発現率は極めて高いけれども，関節疾患は長期間にわたって進行していくようである[31-37, 58, 78]（図2-6-17, 2-6-19）．

復位性関節円板転位に移行するのには時間を要し，変形性顎関節症に移行するにはさらに時間を要する．両者のうち一方が他方の結果であるかどうかは明確ではなく，意見や研究にはばらつきがみられる[40, 63]．過去には一方が他方へと進行すると信じられていたが，現在では両者はお互いに独立して進行し，セルフリミティングであると考えられている[62, 71]．関節障害と筋痛障害のほとんどは機能時あるいはパラファンクション時に発現すると考えられている（図2-6-18, 表2-6-7）．

構造的，心理的，行動的PIP

ある時点における各個人に特有の複雑な病因因子の相互関係は，ある疾患を引き起こし，その進行の程度を決定する素因，発症因子，あるいは増悪因子として働く．これらの因子は，筋疾患や関節疾患の発症や進行に重大かつさまざまな影響を及ぼす．それらは，症状が一過性であるか，慢性であるか，あるいはその影響が限局したものであるか，全身に及ぶものであるかを決定する．筋疾患と関節疾患の病因因子は異なっている．素因と増悪因子は，生物学的，心理学的，および行動学的なものである（図2-6-18, 2-6-19）．

PIPの異なる見方が現れてきており，各リスク因子は独立したカテゴリーに限定されるのではなく，同じリスク因子がある症例では寄与因子となり，別の症例では増悪因子となりうると考えられている．あるレビューでは素因については次のように記載されている：「通常，全身的，心理学的（パーソナリティ，行動）および生物学的（特徴的な咬合，過大な垂直被蓋，臼歯部欠損，オープンバイト，顎関節弛緩）因子は，TMDのリスクを増大させる素因に分類される」[51]．発症因子としては，外傷（マイクロトラウマ，マクロトラウマ），パラファンクショナルな習癖，および過重負担が挙げられる．増悪（あるいは持続）因子としては，「機械的な筋へのストレス，代謝の問題が挙げられるが，主には行動学的，社会学的および感情的な困難が挙げられている」[51]（図2-6-17〜2-6-19）．

PIP概念の個人 vs. グループの価値

この概念の欠点は，概念的には適切ではあるけれども個々の症例に直接当てはめるには限界があるということである．ある特定の時点で個人の病態に特有な素因，発症因子，増悪因子の正確な範囲あるいはグループを分離することは，不可能ではないにしても困難である[95, 98]．しかしながら，特定のリスク因子の存在は，非侵襲的で，ハイテクではない治療へと臨床家を向かわせることを可能にする．発症因子を排除することは効果的であり，さらなる診断的価値を有しており，もっとも侵襲の少ない治療から開始するという「段階的治療」の進め方を可能にするものである[59]．欠点を追加すると，病因因子がよく定義されておらず推測に満ちているために，各々の臨床家は自分がもっとも正しいと信じる理論に基づいて疾患を治療しなければならないことである[95, 98]．

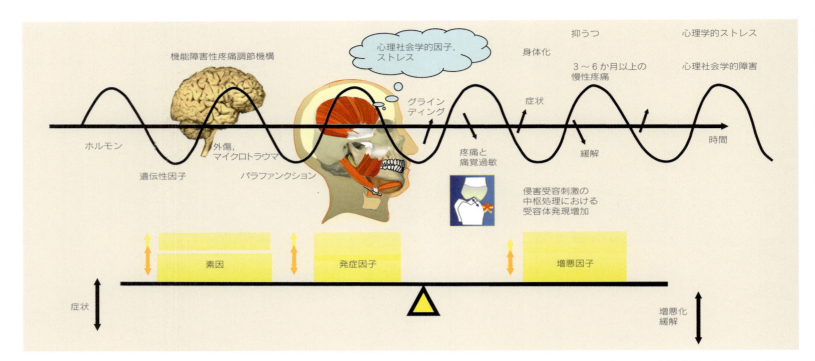

図2-6-19 関節性および筋性TMDの症状とその表現型は，回帰性であり，時間とともに変化し，個人の素因，発症因子，および増悪因子の相互作用によって決定される．素因である遺伝性およびホルモン性因子は個人に特有であり，変化しない．パラファンクションの行動学的側面（たとえば，ライフストレッサーに対する反応）は変化し，発症因子と増悪因子の両方の影響力をもつパラファンクション（たとえば，グラインディングやクレンチング）の程度と時間軸に沿った性質を決定する．疼痛認知と疼痛行動は感受性と結びついて個人の侵害受容性の疼痛修飾と疼痛経験を決定し，それによって疼痛が一過性で終わるのか慢性化するのかが決定される．身体化と抑うつは，6か月以上続く慢性疼痛における絶えず続く疼痛レベルおよび障害と相互に影響しあう．咀嚼筋障害は本質的に一過性であることが多く，ライフストレッサー，パラファンクション，および咬合の変化とともに変化する．一次性関節痛も一過性で，反復性のパラファンクションの関数である．慢性の長期間にわたる関節へのマイクロトラウマは関節疾患を引き起こす．

特発性理論

ある患者が，なぜTMDを発症したかを正確に知るのに十分なことが知られていないとして，前述の理論の妥当性に疑問を投げかける考え方がある．加えて，なぜある人は疾患を発症し，別の人は発症しないのかということを決定する宿主の抵抗性に関する知識が不足している[95, 98]．提案された特発性理論にさまざまな解釈があることは，病因に基づいた診断を下すことの困難性を認めながら，混乱を減少させるには限界があることを示している[95, 98, 99]．しかしながら，そのことはTMD患者を鑑別し，分類する能力が大きく向上したこと，およびTMDの細病態に特定の治療法を直接適用できるようになったことによって克服されている．ある特定の診断カテゴリーに対して研究由来の診断および治療のプロトコルに基づいた治療法を評価するための能力が向上したことによって，現在では治療結果それ自体がもっとも適切な治療法を選択するためのもっとも適切な指針となった[26, 30, 31, 95, 98]．

適応の潜在能力

個人間の違いを説明するもう一つの非特異的な試みは，「適応の潜在能力」である．さまざまなストレッサーや決定要因に適応する能力をもっている者もいれば，そうでない者もいる．適応という用語は，多くの生物学的構造や病態に適用される．本用語は，筋や関節に，またいまだに明確には理解されていない行動学的，心理学的，社会学的変数に適用される．

疾患に罹患せず，これらの構造のいずれにも悪影響をもたない個人もいれば，そうでない個人もいるという問題もある．きわめて強い歯ぎしりをするにもかかわらず筋や関節疾患に罹患しない者がいる．逆に歯ぎしりをしないにもかかわらず筋や関節疾患に罹患し，心理学的あるいは社会学的な問題を有している者も有していない者もいるのである．心理学的および社会学的病態は，筋や関節疾患を有するあるいは有さない個々の症例によって異なっているといえる．

関節構造の組織適応能力は，慢性的な負荷が関節面のリモデリングを促すか退行性変化を起こすかを決定する．この適応の潜在能力の本質は，多くの症例において知られておらず，定義もされていない．ホルモンはしばしばTMDの素因のリストの高位に挙げられる[53]．女性はTMDの発現率が高く，治療を求める機会も多いという一般的な見解と矛盾しない[50]．

性差

出産可能年齢にある女性は，男性と比較して疼痛をより強く，より頻回に，またより長い期間訴える傾向にあり，実験的な疼痛付与時の疼痛閾値も低く，身体のより多くの箇所に疼痛を訴える（例：頭痛，腰痛，腹痛，線維筋痛症など）．現在のところ，これらの性差が社会文化的，心理学的，生物学的いかなる因子によるものか，あるいはこれらのダイナミックな相互作用によるものかに関してはほとんどコンセンサスが得られていない．

ステロイドホルモン，とくにエストロジェンは末梢および中枢神経システムにおいて受容体（エストロジェン-α，エストロジェン-β）として働き，中枢における疼痛伝達だけでなく炎症過程に影響を及ぼしている．エストロジェンは，炎症状態にある顎関節滑膜内におけるサイトカイン産生を調節している[100-102]．

TMDのリスク因子としての遺伝因子

慢性疼痛状態は，環境的な圧力によって形作られる疼痛の臨床的表現型をもつ多遺伝子性であるとされている．特定の遺伝子が，TMDや線維筋痛症を含む慢性疼痛状態に関連している．筋原性の

TMDの発症には，遺伝子-環境相互作用が関与していることが疼痛反応性に関連した酵素であるcatechol-O-methyl-transferase（COMT）遺伝子の変異形を有する人びとにおいて示されている．COMTはドーパミン，エピネフリン，ノルエピネフリンといったカテコラミン性の神経伝達物質を劣化させるいくつかの酵素の1つである．COMTは，この酵素をコード化する遺伝子である．カテコラミンは，ストレスに反応して副腎髄質で産生される交感神経作用性ホルモンである．可能性のあるTMDの遺伝子的リスク因子として同定されている他の遺伝子には，HTR2A，NR3C1，CAMK4，CHRM2，IFRD1，およびGRK5がある[4, 34, 102-104]．

心理学的，心理社会学的，および行動学的因子

生活上のストレッサーを処理する能力は，個人間で大きく異なっており，侵害受容性入力，疼痛認知，およびパラファンクションに対する反応にも影響を及ぼす．

生活上のストレッサーやストレスに対する反応としてのパラファンクションの行動学的側面は，パラファンクション，とくに日中のクレンチングやグラインディングの程度と時間的推移を決定し，TMD発症の初発および増悪への両者に影響する．

心理学的因子は，不安や抑うつといった情緒的問題，感覚，記憶，判断および推論といった認知の問題，および学習したあるいは条件づけされた行動に関連した行動学的問題を含んでいる．

社会文化学的因子は，年齢，人種，家族歴，過去の経験，態度および信念を含んでいる[105-110]．

心理障害

個人の疼痛に対する反応と中枢における疼痛修飾の程度は，いくつかの因子に支配されている．これらは，疼痛認知，心理学的解釈，疼痛の記憶，不安，抑うつ，身体化，および個人の素因と感受性によって支配される疼痛行動が含まれる．これらは，疼痛の経験や一過性の筋痛から慢性の筋・筋膜痛や線維筋痛症へと変化していく時間的推移と連鎖に影響を及ぼす．

精神疾患とその心理学的影響も，疼痛の経験に大きく影響する．これらには，気分障害，不安障害，身体表現障害，および医学関連疾患が含まれる[106-108]．慢性疼痛は抑うつ障害により関連しているが，不安障害の症状は伝統的には急性痛により深く関連している．

特定のTMDと心理障害や心理社会学的障害との関係に関する研究結果はばらついている．気分障害や不安障害の心理病理学的症状と筋・筋膜痛との関係は円板転位，関節障害，および非TMD群よりも強いことが知られている．別の研究ではあらゆるTMDの細病態において疼痛と心理社会学的障害に密接な関係があることが示されたが，心理社会学的障害の存在は，少なくとも研究された細病態においては，疼痛部位とは無関係であることも示された[106, 107]．

TMD症状の繰り返し発現する性質

関節痛や筋痛の症状は，長期間にわたって大きく変動する．これは，おそらく環境の変化，個人の対処方法に結びついた気分およびストレス，およびグラインディングやクレンチングといったパラファンクションの程度によるものである．睡眠時ブラキシズムの程度とそれが疼痛に及ぼす影響はさまざまであるが，重要な役割を果たしている．日中のクレンチングが夕方の疼痛に寄与しているのに対して，睡眠時ブラキシズムは，起床時の疼痛にある程度寄与していると考えられてきた．さらに，心理学的ストレスは，睡眠時ブラキシズムと日中のクレンチングの両者を悪化させることが明らかにされた[105, 109, 110]．

心理社会学的問題とストレスが睡眠時ブラキシズムに及ぼす影響に関しては，TMDと関連しているとする研究と無関係であるとする研究がみられる[10, 12, 16, 31, 33, 105]．このように，症状が増減を繰り返すという性質によって症状が増加していく期間には，すべての治療の失敗に至り，症状が減少していく期間にはあらゆる治療がうまくいくことになる（図2-6-19）．

個人における素因

個人が異なれば，さまざまな発症因子に対する反応も異なるということをわれわれは知っている．遺伝的に定められた個人の素因によるというのが便利で，もっとも単純化された説明である．そのような素因とは，生物学的，生物化学的，心理学的，あるいは行動学的なものである．

生物学的因子は，軟組織の健康に反応して，また機能，一過性のパラファンクション，および慢性のパラファンクションに反応して正常な骨リモデリングを維持するための個人の組織系統の能力を決定している．これは関節と歯周の歯槽支持機構にみられる．なぜブラキサーの中に慢性のマイクロトラウマに影響されない者と関節障害を発症する者がいるのか，またなぜプラーク由来の歯周組織の炎症と歯槽骨の喪失を伴うパラファンクショナルな破壊が起こる者と起こらない者がいるのかはわかっておらず，現在は素因に起因するとされている．歯周組織に感染を起こしやすい患者では歯周病とパラファンクションが歯槽骨の喪失を起こしやすく，慢性のヘビーブラキサーは一般的に分厚い支持骨を有しており，プラーク由来の歯周病に対する明らかな抵抗性を有している．素因は，おそらくその起源は遺伝性であり，慢性的なストレスに対して症状を発現することなく対処する者と，喘息，不安障害，あるいは気分障害のようなストレス関連疾患，また腰痛，緊張型頭痛，筋・筋膜痛，および線維筋痛症のような身体化障害に罹患する者とを決定している．

リスク因子―相関vs.病因の予知性

疫学的な相関研究において，数多くの因子がTMDの発現率に関係しているであろうことが明らかにされてきた．相関は2つの変数間の関係の程度を指している．これらの因子はリスク因子と呼ばれ，TMDの病態と特定のパラメータが相関する確率を示している．それらが一緒に起こるパーセンテージは，対照群と比較したときのそれらが将来一緒に起こる確率あるいはリスクと考えて差し支えないであろう．関係を受け入れるためには，関係の強さと一致度，一時性，理論的なもっともらしさ，実験的証拠，容量-反応関係，一貫性，特異度と類似性が含まれると提案されてきた統計的な相関とは別の追加的なパラメータが必要である[50, 111-114]．TMDの筋障害と関節障害のリスク因子は表2-6-6に挙げられている[113-124]．これらは，疫学的研究において関節関連[116-118]の，また筋関連[117-123]の症状と兆候と統計的相関があることが示された因子である．

研究間で結果は異なっており，時には互いに相反する結果が示されており，しばしばHillの関係の基準に沿っていない[50, 111, 122, 123]．臼歯部咬合支持の喪失のような他の因子の役割については，新しい研究やレビューにおける結論はさまざまで対照的であることもあり，依然として明らかにされていない[50, 53, 122, 123]．

リスク因子は因果関係ではなく，関連を示している

これらのリスク因子は，必ずしも個々にふるまうのではなく，他の因子とともに，あるいは個別の因子群としてふるまってTMDを引き起こす．

各個人の立場によって，素因，発症因子，および増悪因子は多様であり，しかもそれらは時間とともに変化する．これらのリスク因子のいずれもが非TMD症例においても普通にみられるものであるかもしれない．関節疾患を引き起こす可能性を評価することのできる自信の程度は不確かであり，いまだに特定されない不確かさを含んでいる．

これらの因子は，宿主構造学的，心理学的，社会学的，および行

動学的因子からなる．行動学的因子には，TMD 発症とは相関していない多くの心理社会学的変数によって影響されるパラファンクションやブラキシズムがある．いかなる TMD の病態も引き起こさないブラキサーは決して少なくない．性差，ホルモンの状態，関節過可動性，表現型，および咬合といった生物学的構造因子のうち，咬合がもっとも意見が分かれている．

咬合構造（状態）

咬合構造（状態）は補助因子であり，TMD 患者のほんの一部分だけに影響を及ぼすと考えられている．咬合の関係は間違いなくゼロではないが，誇張されるべきではない[4, 50]．同様に，完全に無視されるべきでもない．歯列の修復に関していえば，咬合様式を選択する原則は，過去に試行済みで，容認できる概念に基づいているべきである．

咬合因子

表2-6-6に挙げられている因子は，TMD のいくつかの構成要素にわずかに関連していると思われる咬合因子の一部である（例：前歯部オープンバイト，過大な水平被蓋，臼歯部サポートの喪失）[4, 113-124]．以前に TMD を引き起こす咬合不調和と考えられてきた因子は，もはや直接の原因であるとはとらえられておらず，せいぜいわずかに関連しているといったところである．咬合因子は，適応レベルが低いか，他の心因性因子の影響が強い症例においては発症に関連するかもしれない．非適応の例はまれであり，逸話のごとく述べられてきた．

まれな例ではあるが，非常に不安にさせるような確かな咬合感覚が，小さく「ささいな」偏心咬合接触へと進展していくことがある．別の例として，低位咬合と咬合支持の減少が息の詰まるような感覚，のどに塊があるような感覚，およびきわめて不快な感覚を引き起こす Angle II 級の症例に時々出会うことがある．これらは，高い心因性の要因を有しており，リスク要因と考えるにはあまりにも発現率が低すぎるため，稀有な症例として報告されることが多い．他の TMD とブラキシズムに対する咬合因子の関係に関しては，第3部4章～6章において議論される．

結論：TMD における混乱

TMD には依然として不明瞭な面がある．TMD，口腔顔面痛，および線維筋痛症という病態に新たに出現した概念と知識には，ぼんやりとした概念的および現実的なオーバーラップがある．

分類，病因，および診断に関連して混乱が認められる．

たいていの臨床家は正確な病因を知らず，病因に基づいた診断ができない．それゆえ，診断と治療は症状と治療結果の統計的データに従って考え出されることになる[17, 95, 98]．新しい DC/TMD の診断基準と統一された疾患分類は，適切な治療手段を定式化するのに十分な感度と特異度を有しており，診断を下す能力を格段に進歩させたといえる[26, 30, 31, 32]．

TMDの混乱要素

- TMDは，重複し，時間とともに変化する異なった臨床的な様相や組み合わせで発症する．
- TMDは，異なる顎関節疾患および筋疾患からなる異種起源の患者集団であるが，時間依存性の症状を共有している．
- 個々の患者が症例に特有の病態を有している．
- 患者の症状と兆候の組み合わせは患者ごとに異なっており，時間ともに変化する．
- 病態自体は特定の病因を正確に診断することができるほどには明確に定義されていないことがしばしばある．
- 各個人の症状と兆候に関しては，一般的にはその症状と兆候を引き起こす正確な素因，発症因子，および増悪因子の組み合わせを特定できるわけではない．
- リスク因子は，無症状の一般集団の大部分の人びとに存在している．
- 治療結果と発現率に関する研究は，一般的には科学的に頑健とはいえない．
- リスク因子は因果関係を証明するものではない．

結論

分類と個々の症例に応じた病因を決定することは困難であるにもかかわらず：

- TMDとして知られる病態に群分けされた一連の症状と兆候は鑑別診断という意味においては妥当である．
- 治療は十分な特異度と妥当性[30, 31]をもつ診断基準に基づいており，治療結果にも十分なエビデンスがある．
- 治療法はローテクであるべきであり，慎重であるべきである．

表2-6-6 TMD のリスク因子．関節関連（J）の，また筋関連（M）の症状と兆候との相関を報告している異なる研究[4, 50, 111-124]から表にしたものである．f＝女性，m＝男性．

TMD のリスク因子	咬合のリスク因子	リスク因子と承認されていない咬合不調和
性別／ホルモン因子[117]	前歯部開咬[114] f (J)	偏心咬合接触[111]
抑うつ／身体化[117]	片側性クロスバイト[114] f (J)	咬合干渉[111]
多様な疼痛／広範な疼痛[4, 117] (M), (J)	6～7 mm 以上の水平被蓋[114, 121] f (J)	過大な咬合高径
ブラキシズム／パラファンクション ブラキシズムの自己申告[118, 124] (J)	5, 6歯以上の臼歯喪失[114] f (J)	過剰閉口
外傷[118]	2 mm 以上の中心位−中心咬合位の不調和[114] f (J)	臼歯部咬合支持の不足 関係なし f^{22}, f^{53}
脆弱な遺伝子多型[103, 104]	咬耗[116]	水平被蓋／垂直被蓋／関係なし[114, 115]
	臼歯部咬合支持の喪失[122, 123] m (J) (M)	
	咬頭嵌合位における下顎位の不安定性 f^{116} m^{123}	

参考文献

1. Lobbezoo F, Lavigne GJ. Do bruxism and temporomandibular disorders have a cause-and-effect relationship? J Orofac Pain 1997;11:15–23.
2. Arima T, Arendt-Nielsen L, Svensson P. Effect of jaw muscle pain and soreness evoked by capsaicin before sleep on orofacial motor activity during sleep. J Orofac Pain 2001;15:245–256.
3. Lavigne GJ, Romprè PH, Montplaisir JY, Lobbezoo F. Motor activity in sleep bruxism with concomitant jaw muscle pain. A retrospective pilot study. Eur J Oral Sci 1997;105:92–95.
4. Svensson P, Jacidi F, Arima T, Baad-Hansen L, Sessle BJ. Relationships between craniofacial pain and bruxism. J Oral Rehabil 2008 35;524–547.
5. Clark GC. Treatment of myogenous pain and dysfunction. In: Laskin DM, Greene C, Hylander WL (eds). Temporomandibular Disorders: An Evidence-based Approach to Diagnosis and Treatment. Chicago: Quintessence Publishing, 2006:483–500.
6. Carlsson GE, Egermark I, Magnusson T. Predictors of bruxism, other oral parafunctions and tooth wear over a 20-year follow-up period. J Orofac Pain 2003;17:50–57.
7. Celic R, Jerolimov V, Panduric J. A study of the influence of occlusal factors and parafunctional habits on the prevalence of signs and symptoms of TMD. Int J Prosthodont 2002;15:43–48.
8. Ciancaglini R, Gherlone EF, Radaelli G. The relationship of bruxism with craniofacial pain and symptoms from the masticatory system in the adult population. J Oral Rehabil 2001;28:842–848.
9. Glaros AG, Tabacchi KN, Glass EG. Effect of parafunctional clenching on TMD pain. J Orofac Pain 1998;12:145–152.
10. Kampe T, Tagdae T, Bader G, Edman G, Karlsson S. Reported symptoms and clinical findings in a group of subjects with longstanding bruxing behaviour. J Oral Rehabil 1997;24:581–587.
11. Oleson J. Classification and diagnostic criteria for headache disorders, cranial neuralgias and facial pain. Cephalalgia 1988;8(suppl 7):1–96.
12. Allen JD, Rivera-Morales WC, Zwemer JD. Occurrence of temporomandibular disorder symptoms in healthy young adults with and without evidence of bruxism. Cranio 1990;8:312–318.
13. Moss RA, Lombardo TW, Hodgson JM, O'Carrol K. Oral habits in common between tension headache and non-headache populations. J Oral Rehabil 1989;16:71–74.
14. Magnusson T, Carlsson GE. Recurrent headaches in relation to temporomandibular joint pain-dysfunction. Acta Odontol Scand 1978;36:333–338.
15. Dworkin SF. Psychosocial issues. In: Lund JP, Lavigne GJ, Dubner R, Sessle BJ (eds). Orofacial Pain: From Basic Science to Clinical Management. Chicago: Quintessence Publishing, 2001:115–127.
16. Mohl N, Zarb G, Carlsson G, Rugh J. A Textbook of Occlusion. Chicago: Quintessence Publishing, 1982.
17. Dworkin SF. Psychological and psychosocial assessment. In: Laskin DM, Greene C, Hylander WL (eds). Temporomandibular disorders: an evidence-based approach to diagnosis and treatment. Chicago: Quintessence Publishing, 2006:203–217.
18. McNeill C. Temporomandibular disorders. Guidelines for classification, assessment, and management. The American Academy of Orofacial Pain. Chicago: Quintessence Publishing, 1993.
19. Schwartz L. Disorders of the Temporomandibular Joint. Diagnosis, Management, Relation to Occlusion of Teeth. Philadelphia: W.B. Saunders, 1959.
20. Laskin DM. Etiology of the pain-dysfunction syndrome. J Am Dent Assoc 1969;79:147–153.
21. Farrar WB. Characteristics of the condylar path in internal derangements of the TMJ. J Prosthet Dent 1978;39:319–323.
22. Stegenga B, de Debont LG, Boering G. Osteoarthrosis as a cause of craniomandibular pain and dysfunction: a unifying concept. J Oral Maxillofac Surg 1989;47:249–256.
23. De Leeuw. Orofacial Pain: Guidelines for Assessment, Diagnosis, and Management. The American Academy of Orofacial Pain. Chicago: Quintessence Publishing, 2008.
24. Dworkin SF, LeResche L. Research diagnostic criteria for temporomandibular disorders: review, criteria, examinations and specifications. J Craniomandib Disord 1992;6:301–355.
25. Truelove EL, Sommers EE, LeResche L, Dworkin SF, Von Korff M. Clinical diagnostic criteria for TMD. New classification permits multiple diagnoses. J Am Dent Assoc 1992;123:47–54.
26. Shifman A, Gross MD. Diagnostic targeting of temporomandibular disorders. J Oral Rehabil 2001;28:1056–1063.
27. De Leeuw R, Klasser GD. Orofacial Pain: Guidelines for Assessment, Diagnosis, and Management.The American Academy of Orofacial Pain. Chicago: Quintessence Publishing, 2013
28. Stohler CS, Zarb GA. On the management of temporomandibular disorders: a plea for a low-tech, high prudence therapeutic approach. J Orofac Pain 1999;13:255–261.
29. Manfredini G, Chiappe G, Bosco M. Research diagnostic criteria for temporomandibular disorders (RDC/TMD) axis I diagnoses in an Italian patient population. J Oral Rehabil 2005;33:551–558.
30. Diagnostic Criteria for Temporomandibular Disorders. Available at: http://www.rdc-tmdinternational.org/. Accessed 20 April 2014.
31. Schiffman E, Ohrbach R, Truelove E, Look J, Anderson G, Goulet JP, et al. Diagnostic Criteria for Temporomandibular Disorders (DC/TMD) for Clinical and Research Applications: Recommendations of the International RDC/TMD Consortium Network and Orofacial Pain Special Interest Group. J Oral Facial Pain Headache 2014;28:6–27.
32. Peck CC, Goulet JP, Lobbezoo F, Schiffman EL, Alstergren P, Anderson GC, et al. Expanding the taxonomy of the diagnostic criteria for temporomandibular disorders. J Oral Rehabil 2014;41:2–23.
33. Manfredini D, Lobbezoo F. Role of psychosocial factors in the etiology of bruxism. J Orofac Pain 2009;23:153–166.
34. Manfredini D. Current concepts on temporomandibular disorders. London: Quintessence Publishing, 2010.
35. Paesani DA. Bruxism: theory and practice. London: Quintessence Publishing, 2010.
36. Carlsson GE, Le Resche L. Epidmiology of temporomandibular disorders. In: Sessle BJ, Bryant PS, Dionne RA (eds). Temporomandibular disorders and related pain conditions. Seattle: IASP Press, 1995.
37. Carlsson GE. Epidemiology and treatment need for temporomandibular disorders. J Orofac Pain 1999;13:232–237.
38. Kononen M, Waltimo A, Nystrom M. Does clicking in adolescence lead to painful temporomandibular joint locking? Lancet 1996;347:1080–1081.
39. Sato S, Goto S, Nasu F, Motegi K. Natural course of disc displacement with reduction of the temporomandibular joint: changes in clinical signs and symptoms. J Oral Maxillofac Surg 2003;61:32–34.
40. Zarb GA, Carlsson GE. Temporomandibular disorders: Osteoarthritis. J Orofac Pain 1999;13:295–306.
41. Stegenga B, de Bont LGM. TMJ Disc derangements. In: Laskin DM, Greene C, Hylander WL (eds). Temporomandibular Disorders: An Evidence-based Approach to Diagnosis and Treatment. Chicago: Quintessence Publishing, 2006:125–136.
42. Paesani D, Salas E, Martinez A, Isberg A. Prevalence of temporomandibular joint disk displacement in infants and young children. Oral Surg Oral Med Oral Pathol Oral Radiol Endod 1999 Jan;87:15–9.
43. Larheim TA, Westesson PL. TMJ imaging. In: Laskin DM, Greene C, Hylander WL (eds). Temporomandibular Disorders: An Evidence-based Approach to Diagnosis and Treatment. Chicago: Quintessence Publishing, 2006.
44. Larheim TA, Westesson PL, Sano T. Temporomandibular joint disc displacement: Comparison in asymptomatic volunteers and patients. Radiology 2001;218:428–432.
45. Stegenga B, de Bont LGM. TMJ Growth, adaptive remodeling and compensatory mechanisms. In: Laskin DM, Greene C, Hylander WL (eds). Temporomandibular Disorders: An Evidence-based Approach to Diagnosis and Treatment. Chicago: Quintessence Publishing, 2006:53–67.
46. Nitzan DW, Etsion I. Adhesive force: the underlying cause of the disc anchorage to the fossa and/or eminence in the temporomandibular joint – a new concept. Int J Oral Maxillofac Surg 2002;31:94-99.
47. Nitzan DW, The process of lubrication impairment and its involvement in temporomandibular joint disc displacement: A theoretical concept. J Oral Maxillofac Surg 2001;59:36–45.
48. Carlsson GE, Oberg T. Remodeling of the temporomandibular joints.. In: Melcher AH, Zarb GA (eds). Oral Sciences Reviews: Temporomandibular Joint Function and Dysfunction. Copenhagen: Munksgaard 1974;6:53–86.
49. Perrini F, Tallents, Katzberg RW, Ribeiro RF, Kyrkanides S, Moss ME. Generalized joint laxity and temporomandibular disorders. J Orofac Pain 1997;11:215–221.
50. Türp JC, Schindler H. The dental occlusion as a suspected cause for TMDs: epidemiological and etiological considerations. J Oral Rehabil 2012;39:502–512.
51. De Boever JA, Carlsson GE, Klineberg IJ. Need or occlusal therapy and prosthodontic treatment in the management of temporomandibular disorders. Part I: occlusal interferences and occlusal adjustment. J Oral Rehabil 2000;27:367–379.
52. De Boever JA. Functional disturbances of the temporomandibular joints. In: Zarb GA, Carlsson GE, Zarb GA (eds). Oral Sciences Reviews: Temporomandibular Joint Function and Dysfunction. Copenhagen: Munksgaard, 1979.
53. De Boever JA, Carlsson GE, Klineberg IJ. Need for occlusal therapy and prosthodontic treatment in the management of temporomandibular disorders. Part II. Tooth loss and prosthodontic treatment. J Oral Rehabil 2000;27:647–659.
54. Klienberg IJ. Structure and function of temporomandibular joint innervation. Ann R Coll Surg Engl 1971;49:268–288.
55. Sessle BJ. The neural basis of temporomandibular joint and masticatory muscle pain. J Orofac Pain 1999;13:238–245.
56. Cairns BE, Sessle BJ, Hu JW. Evidence that excitatory amino acid receptors within the temporomandibular joint region are involved in the reflex activation of the jaw muscles. Neuroscience 1998;18:8056–8064.

57. Kido MA, Kiyoshima T, Kondo T, Ayasaka N, Moroi R, Terada Y, et al. Distribution of substance P and calcitonin gene-related peptide-like immunoreactive nerve fibres in the rat temporomandibular joint. J Dent Res 1993;72:592–598.
58. Okeson JP. Bell's Orofacial Pains. The Clinical Management of Orofacial Pain, ed 6. Chicago: Quintessence Publishing, 2005.
59. Clark GT. A diagnosis and treatment algorithm for TM disorders. J Jpn Prosthodont Soc 1996;40:1029–1043.
60. Luder HU. Factors affecting degeneration in human temporomandibular joints as assessed histologically. Eur J Oral Sci 2002;110:106–113.
61. Pullinger AG, Seligman D. TMJ osteoarthrosis: a differentiation of diagnostic subgroups by symptom history and demographics. J Craniomandib Disord 1987;1:251–256.
62. Sato S, Goto S, Kawamura H, Motegi K. The natural course of nonreducing disc displacement of the TMJ: relationship of clinical findings at initial visit to outcome after 12 months without treatment. J Orofac Pain 1997;11:315–320.
63. Kobyashi Y. Critical commentary on the occlusal interface revisited. Int J Prosthodont 2005;18:302–303.
64. Baba K, Igarashi Y, Nishiyama A, John MT, Akagawa Y, Ikebe K, et al. Patterns of missing occlusal units and oral health-related quality of life in SDA patients. J Oral Rehabil 2008;35:621–628.
65. Lundh H, Westesson PL, Kopp S. A three-year follow-up of patients with reciprocal temporomandibular joint clicking. Oral Surg Oral Med Oral Pathol 1987;63:530–533.
66. Tenenbaum HC, Freeman B, Psutka, Baker GI. Temporomandibular disorders: disc displacements. J Orofac Pain 1999;13:285–290.
67. Farrar WB. Characteristics of the condylar path in internal derangements of the TMJ. J Prosthet Dent 1978;39:319–323.
68. Dolwick MF. Intra-articular disc displacement. Part I: Its questionable role in temporomandibular joint pathology. J Oral Maxillofac Surg 1995;53:1069–1072.
69. Huddlestone Slater JJR, Lobezzoo F, Naeijee M. Mandibular movement characteristics of an anterior disc displacement with reduction. J Orofac Pain 2002;16:135–142.
70. Lundh T, Westesson PL, Erikkson L, Brooks S. Temporomandibular joint disc displacement without reduction; treatment with flat occlusal splint versus no treatment. Oral Surg Oral Med Oral Pathol 1992;73:655–658.
71. Kurita K, Westesson P-L, Yuasa H, Toyama M, Ogi N, Narita T, et al. Clinical findings of closed lock, natural history over a 6 or 12 month period. J Jpn Soc TMJ 1993;5:415-426.
72. Paegle DI, Holmlund A, Hjerpe A. Matrix glycosaminoglycans in the temporomandibular joints in patients with painful clicking and chronic closed lock. Int J Oral Maxillofac Surg 2003;32:397–400.
73. Pereira FJ Jr, Ludh H, Westesson PL. Morphologic changes in the temporomandibular joint in different age groups. An autopsy investigation. Oral Surg Oral Med Oral Pathol Oral Radiol Endod 1994;78:279–287.
74. Milan SB. TMJ Osteoarthritis. In: Laskin DM, Greene C, Hylander WL (eds). Temporomandibular Disorders: An Evidence-based Approach to Diagnosis and Treatment. Chicago: Quintessence Publishing, 2006.
75. Toller PA. Osteoarthrosis of the mandibular condyle. Br Dent J 1973;134:223–231.
76. Rasmussen OC. Temporomandibular arthropathy. Clinical, radiologic and therapeutic aspects, with emphasis on diagnosis. Int J Oral Surg 1983;12;365–397.
77. Westesson PL, Rohlin M. Internal derangement related to osteoarthrosis in temporomandibular joint autopsy specimens. Oral Surg Oral Med Oral Pathol 1984;57:17–22.
78. Stohler C. Muscle related temporomandibular disorders. J Orofac Pain 1999;13:273–284.
79. Ramelsberg P, LeResche L, Dworkin S. Longitudinal outcome of temporomandibular disorders: a 5-year epidemiologic study of muscle disorders defined by research diagnostic criteria for temporomandibular disorders. J Orofac Pain 2003;17:9–20.
80. Storey AT. The neurophysiology of temporomandibular disorders. In: Carlsson D, Mc Namara JA, Ribbens KA (eds). Developmental aspects of temporomandibular disorders. Monograph 16. Craniofacial growth series. Ann Arbor: University of Michigan, 1985.
81. Lund JL. Muscular pain and dysfunction. In: Laskin DM, Greene C, Hylander WL (eds). Temporomandibular disorders: an evidence-based approach to diagnosis and treatment. Chicago: Quintessence Publishing, 2006:99–103.
82. Sessle BJ. Acute and chronic craniofacial pain: brainstem mechanisms of nociceptive transmission and neuroplasticity, and their clinical correlates. Crit Rev Oral Biol Med 2000;11:57–91.
83. International Association for the Study of Pain. Subcommittee on taxonomy. Classification of chronic pain. Descriptions of chronic pain syndromes and definitions of pain terms. Pain 1968:3(suppl):S1–S225.
84. Maekawa K, Clark GT, Kuboki T. Intramuscular hypoperfusion, adrenergic receptors, and chronic muscle pain. J Pain 2002;3:251–260.
85. Dubner R, Ren K. Persistent orofacial pain. In: Laskin DM, Greene C, Hylander WL (eds). Temporomandibular Disorders: An Evidence-based Approach to Diagnosis and Treatment. Chicago: Quintessence Publishing, 2006:85–97.
86. Manns Freese AE. Effects of bruxism on muscles. In: Paesani DA (ed). Bruxism: Theory and Practice. London: Quintessence Publishing, 2010.
87. Travell JG. Myofascial Pain and Dysfunction: The Trigger Point Manual. Baltimore: Williams and Wilkins, 1983.
88. Chung JW, Ohrbach R, McCall WD Jr. Effect of increased sympathetic activity on electrical activity from myofascial painful areas. Am J Phys Med Rehabil 2004;83:842–850.
89. Hong CZ, Simons DG. Pathophysiologic and electrophysiologic mechanisms of myofascial trigger points. Arch Phys Med Rehabil 1998;79:863–872.
90. McPartland JM. Travell Trigger points – molecular and osteopathic perspectives. J Am Osteopath Assoc 2004;104:244–249.
91. Giniatullin RA, Sokolova EM. ATP and adenosine inhibit transmitter release at the frog neuromuscular junction through distinct presynaptic receptors. Br J Pharmacol 1998;124:839–844.
92. Palla S. A need to redefine chronic pain? J Orofac Pain 2006;20:265–266.
93. Plesh O, Gansky SA. Fibromyalgia. In: Laskin DM, Greene C, Hylander WL (eds). Temporomandibular Disorders: An Evidence-based Approach to Diagnosis and Treatment. Chicago: Quintessence Publishing, 2006.
94. Wolfe F, Smythe HA, Yunus MB, Bennett RM, Bombardier C, Goldenberg DL, et al. The American College of Rheumatology 1990 criteria for the classification of fibromyalgia: Report of multicenter criteria committee. Arthritis Rheum 1990;33:160–172.
95. Greene C. Concepts of TMD etiology: effects on diagnosis and treatment. In: Laskin DM, Greene C, Hylander WL (eds). Temporomandibular Disorders: An Evidence-based Approach to Diagnosis and Treatment. Chicago: Quintessence Publishing, 2006.
96. Dawson PE. Position paper regarding diagnosis, management and treatment of temporomandibular disorders. The American Equilibration Society. J Prosthet Dent 1999;81:174–178.
97. Stohler C. Management of dental occlusion. In: Laskin DM, Greene C, Hylander WL (eds). Temporomandibular Disorders: An Evidence-based Approach to Diagnosis and Treatment. Chicago: Quintessence Publishing, 2006:403–411.
98. Greene CS. The etiology of temporomandibular disorders: implications for treatment. J Orofac Pain 2001;15:93–105.
99. Carlsson GE, Clark GT, Feinmann C, Madland G. Critical commentaries on the etiology of temporomandibular disorders: implications for treatment. J Orofac Pain 2001;15:106–114.
100. Dao TTT. Pain and gender. In: Lund JP, Lavigne GJ, Dubner R, Sessle BJ (eds). Orofacial Pain: From Basic Science to Clinical Management. Chicago: Quintessence Publishing, 2001.
101. Landi N, Lombardi I, Manfredini D, Casarosa E, Biondi K, Bosco M. Sexual hormone serum levels and temporomandibular disorders. A preliminary study. Gynecol Endocrinol 2005;20:99–103.
102. Slade GD, Diatchenko L, Ohrbach R, Maixner W. Orthodontic Treatment, Genetic Factors and Risk of Temporomandibular Disorder. Semin Orthod 2008;14:146–156
103. Diatchenko L, Nackley AG, Tchivileva IE, Shabalina SA, Maixner W. Genetic architecture of human pain perception. Trends Genet 2007;23:605–613.
104. Smith SB, Maixner DW, Greenspan JD, Dubner R, Fillingin RB, Ohrbach R, et al. Potential genetic risk factors for cronic TMD: genetic associations from the OPPERA case control study. J Pain 2011;12(Suppl 11):T92–T101.
105. Rugh JD, Solberg WK. Psychological implications in temporomandibular pain and dysfunction. Oral Sci Rev 1976;7:3–30.
106. Gatchel RJ, Garofalo J, Ellis E, Holt C. Major psychological disorders in acute and chronic TMD: an initial examination. J Am Dent Assoc 1996;127:1365–1374.
107. Manfredini D, Marini M, Pavan C, Pavan L, Guarda-Nardini L. Psychosocial profiles of painful TMD patients. J Oral Rehabil 2009;36:193–198.
108. Manfredini D, Lobbezoo F. Role of psychosocial factors in the etiology of bruxism. J Orofac Pain 2009;23:153–166.
109. Dao TT, Lund JP, Lavigne GJ. Comparison of pain and quality of life in bruxers and patients with myofascial pain of the masticatory muscles. J Orofac Pain 1994;8:350–356.
110. Pierce CJ, Chrisman K, Bennett ME, Close JM. Stress, anticipatory stress, and psychologic measures related to sleep bruxism. J Orofac Pain 1995;9:51–56.
111. Stohler CS. Clinical decision-making in occlusion: A paradigm shift. In: McNeill C (ed). Science and Practice of Occlusion. Chicago: Quintessence Publishing, 1997.
112. Hill BA. The environment and disease: association or causation risk factors. Proc Royal Soc Med 1965;58:295–300.
113. Pullinger AG, Seligman DA, Gornbein JA. A multiple logistic regression analysis of the risk and relative odds of temporomandibular disorders as a function of common occlusal features. J Dent Res 1993;72:968-979.
114. Pullinger AG, Seligman DA. Quantification and validation of predictive values of occlusal variables in temporomandibular disorders using a multifactorial analysis. J Prosthet Dent 2000;83:66–75.
115. John MT, Hirsch C, Drangsholt MT, Mancl LA, Setz JM. Overbite and overjet are not related to self-report of temporomandibular disorder symptoms. J Dent Res 2002;81:164–169.

116. Seligman DA, Pullinger AG. Analysis of occlusal variables, dental attrition, and age for distinguishing healthy controls from female patients with intracapsular temporomandibular disorders. J Prosthet Dent 2000;83:76–82.
117. Huang GJ, LeResche L, Critchlow CW, Martin MD, Drangsholt MT. Risk factors for diagnostic subgroups of painful temporomandibular disorders (TMD). J Dent Res 2002;81:284–288.
118. Johansson A, Unell L, Carlsson GE, Söderfeldt B, Halling A. Risk factors associated with symptoms of temporomandibular disorders in a population of 50- and 60-year-old subjects. J Oral Rehabil 2006;33:473–481.
119. Fernandes G, Franco AL, Siqueira JT, Gonçalves DA, Camparis CM. Sleep bruxism increases the risk for painful temporomandibular disorder, depression and non-specific physical symptoms. J Oral Rehabil 2012;39:538–544.
120. Gesch D, Bernhardt O, Kirbschus A. Association of malocclusion and functional occlusion with temporomandibular disorders (TMD) in adults: a systematic review of population-based studies. Quintessence Int 2004;35:211–221.
121. Selaiman CM, Jernym JC, Brilhante DP, Lima EM, Grossi PK, Grossi MI. Occlusal risk factors for temporomandibular disorders. Angle Orthod 2007;77:471-477.
122. Mundt T, Mack F, Schwahn C, Bernhardt O, Kocher T, John U, et al. Gender differences in associations between occlusal support and signs of temporomandibular disorders: results of the population-based Study of Health in Pomerania (SHIP). Int J Prosthodont 2005;18:232–239.
123. Gesch D, Bernhardt O, Alte D, Kocher T, John U, Hensel E. Malocclusions and clinical signs or subjective symptoms of temporomandibular disorders (TMD) in adults. Results of the population-based Study of Health in Pomerania (SHIP). J Orofac Orthop 2004;65:88–103.
124. Marklund S, Wänman A. Risk factors associated with incidence and persistence of signs and symptoms of temporomandibular disorders. Acta Odontol Scand 2010;68:289–299.

進化論的視点

第2部 7章 頭蓋荷重のバイオメカニクス

目次
- 顔面骨格を構成する要素
- 進化論的視点
- 下顎と顎関節
- 軸方向の荷重
- 筋力ベクトルと顔面骨格の支持構造
- 咬合力
- 上顎洞の成り立ち
- 顔面骨格における咬合力負荷モデル
- 梃子
- 矢状面内の荷重
- 咬合力と関節負荷の前頭面内での解析

顔面骨格を構成する要素

頭蓋の顔面骨格は，生きることに欠かせないさまざまな機能をその内側に収めた，中空の構造体である．頭蓋天井（脳頭蓋）は脳を，顔面中央部の骨格（顔面頭蓋）は眼や耳，聴覚器や平衡覚器をそれぞれ収める．中顔面と下顔面は中顔面骨格を構成し，咀嚼系と呼吸路を収める．中顔面にある咀嚼系の脳に対する相対的な大きさやバイオメカニクス的特性は，哺乳類や霊長類の進化の過程がもたらした結果である（図2-7-1）[1-3]．

進化論的視点

バイオメカニクスと食餌戦略

現代人であるホモ・サピエンスの咀嚼系や歯について深い理解を得るには，哺乳類の進化を深く理解するとよい．歯や顎関節，顔面骨格の発達は，種の食餌ニーズと関連している．頭蓋のバイオメカニクスも，食餌や地理に応じて発達した．哺乳類の進化につれて，脳や認知，視覚，聴覚，平衡感覚，呼吸，食料の調達や加工にかかわる構造を収める頭蓋構造の相対的な大きさは，食餌戦略や生息環境とともに変化していった（図2-7-2, 2-7-3）．顎を使って食餌を捕獲，採取し，嚥下できるよう咀嚼により加工することにかかわるニーズに従って，頭蓋のバイオメカニクスは進化を遂げた．

肉食動物と草食動物

肉食動物と草食動物では，機能的要求に大きな違いがある．肉食動物の顎関節は咬合平面と同じ高さで，側頭筋の付着部が大きい．草食動物の顎関節は咬合平面より高い位置を占め，臼歯で粉砕するための長い吻，大きな下顎と咬筋を備える．霊長類の顔はもっと平坦で，吻は目立たない．

ヒト科

類人猿から類人への進化の中での比較でわかるのは，脳が容積を増し，咀嚼器，中でも下顎枝，側頭筋の起始部である頭蓋の矢状稜，および眼窩上隆起が縮小したことである．脳が大きくなったことと，ヒトへと進化したことで，狩猟採集戦略による食餌調達に顎を用いたり，採餌や調理の能力を発達させたりすることへの依存が低まったかに見える（図2-7-3）[1-4]．

これらに共通するのは，中顔面の視覚器，聴覚器，平衡感覚器，嗅覚器を傷つけたり，脳や中枢神経系を損傷したりすることなしに，食餌の加工に要するかなりの強さの咀嚼力を発揮できることである．筋力は，後方にある咬筋の起始部を通って，頬骨突起と頭蓋骨中外側部に加えられる．もっとも大きな力を受け止め，伝達する共通の部位は，頬骨突起と上顎骨の経路で，閉口筋の作用線は斜め上方に向かって走る[5]．多くの哺乳動物が空気を含んだ副鼻腔という空洞構造を備えている．それは類人猿の形態型と相同であるかに見える[6]．顔面骨格の骨を中空にした洞の機能や，顔面骨格のバイオメ

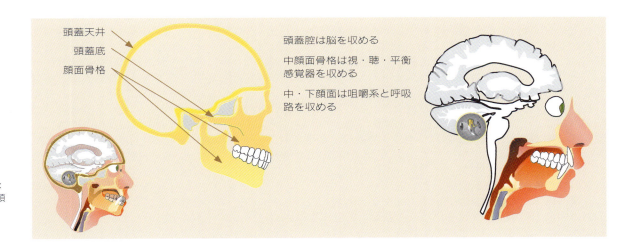

図2-7-1　顔面骨格の機能的区分：脳頭蓋，脳を収める頭蓋腔；顔面頭蓋，中顔面の骨格，視覚器，聴覚器，平衡感覚器を収める；中・下顔面蓋，咀嚼系と呼吸路を収める．

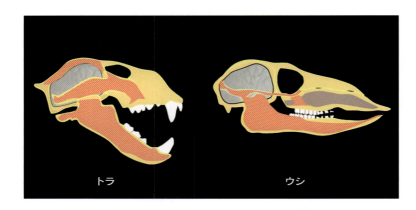

図2-7-2 肉食動物（トラ）と有蹄動物（ウシ）．

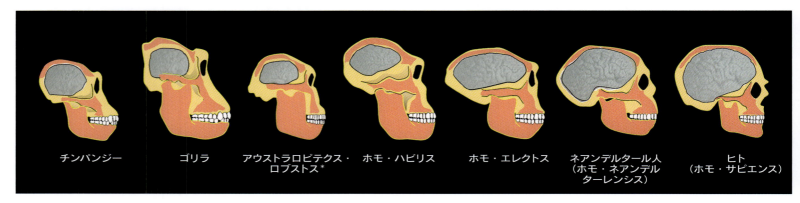

図2-7-3 ヒト亜科の脳の大きさ（灰色）と咀嚼系（赤）の関係（多くの資料を元に再描画）．〔図内*訳者注：本文ではパラントロプス・ロブストスと記される．頑丈型猿人は，かつてはアウストラロピテクスに分類されたが，後にパラントロプスに分類され，パラントロプス・ロブストスと呼ばれるようになった〕．

カニクスについては，いまなお議論が続いている[4-9]．副鼻腔のバイオメカニクス的な特徴は，柔軟なマトリクスシェル様のサポート構造の一部をなすことで重要な組織を保護し，骨容積を最少化することであるとされる[4-9]．

頭蓋のバイオメカニクスと筋の作用は，相互に強く関連している．ある種の進化における筋機能，歯列，下顎運動の相互の関係が特有の機能や咀嚼パターンを求め，それらは頭蓋の大きさや強度に影響を及ぼした[5]．

類人猿からヒトへの進化において，咀嚼器の寸法を犠牲にして，脳は大きさを増した．大きな下顎枝と面積の大きな下顎頭は，草食動物や雑食性のヒト科動物においては，強い咀嚼動作と関連している[10-13]．

下顎と顎関節

機能時に顎関節が負荷を受けるかどうかは解決済で，もはや議論されていない[14-17]．類人猿は雑食性の食餌を摂取できるよう，多様に動ける顎関節を備えている．硬い食餌に大きな咬合力を発揮できるのは，咬合平面に比べて高い位置にある顎関節と長い下顎枝のせいである．下顎枝の大きさは，ヒト亜科内の分類の指標に有用であることが示されている[11]．

ヒト亜科の顎関節の大きさが，食餌とともに変化したことを示す証拠がある．性的二形の減少に伴う顎関節の縮小傾向は，狩猟採取型から農耕型の生活様式への移行を示す頭蓋骨で観察されている[18]．アウストラロピテクス・アファレンシス（華奢型）の顎や歯列の寸法は，頑丈なパラントロプス・ロブストスに比べて小さく，このことは食餌や脳容積の増大と関連している．

咀嚼や嚥下，パラファンクションはかなりの強さの力を生み，その力は頭蓋の骨構造に伝えられる．上顎骨と顔面骨格は中空で，上顎の歯のすぐ上は空洞の上顎洞と鼻腔である．バイオメカニクスや，頭蓋のバイオメカニクスで想定されているメカニズムについての実際的な知識は，形態や機能，審美性を回復する目的で欠損歯や支持組織の補綴を計画する際に有用である．

軸方向の荷重

軸方向の荷重，または咬合平面に垂直な荷重

臼歯の咬合力が咬合平面に垂直な向きに働くというのは，歯が受ける最適な荷重についての古典的な記述である．歯に咬合力が直接働くのは，嚥下や噛みしめ，あるいは咀嚼周期の末期に，最大咬頭嵌合（MI）時の咬合接触が生じるときである．しかし，多くの要素のせいで，この記述は単純化されすぎたものだといわねばならない．その要素とは，咬合平面の傾き，個々の歯の傾き，対合歯の位置関係，歯根の形態，支持組織の形態，筋各部ならびに全体の張力ベクトル，筋の張力の変化や同調性，歯同士の咬頭嵌合の仕方などである．咬合平面は，水平面内でも前頭面内でも平坦ではない．閉口群の作動方向は，歯の長軸に対し，外方，内方，前方，後方に傾いている．この多様性を図2-7-4〜2-7-6に示した．

荷重が咬合平面に垂直に働くのは，すべての閉口筋が同時かつ両側で同等に収縮し，垂直に閉口したときだけである[17, 19]．歯は，支持組織の形態に従った向きに並んでおり，その向きは矢状面内でも前頭面内でも多様である（図2-7-6）．「軸方向の荷重」（axial loading）という語には，荷重が歯の長軸に沿って伝えられるという意味が含まれる．荷重が垂直方向というなら，その向きは多かれ少なかれ荷重を受ける臼歯の歯軸傾斜や支持組織の形態に従ったものであるだろう．3根の上顎大臼歯で何が軸方向の荷重を決定するかといえば，せいぜいのところ近似というほかない．口蓋根と頬側根の向き，矢状面および前頭面内の傾斜，咬頭嵌合状態によって変化するであ

軸方向の荷重

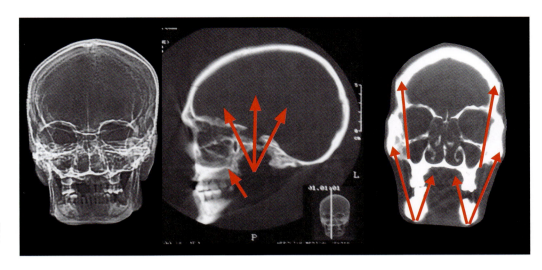

図2-7-4　三次元エックス線写真の前頭断面，矢状断面には，ヒト頭蓋の中空で複雑な性質が示されている．矢印は閉口筋の主作用線を示す．

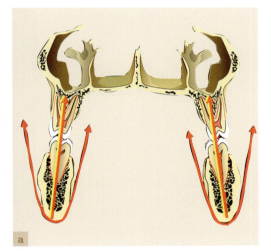 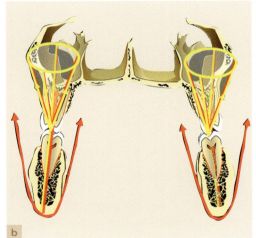 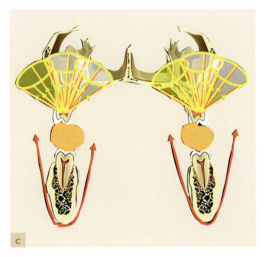

図2-7-5a〜c　a：大臼歯の長軸を貫く力．b：咬合力は「咬合力の包絡線[20, 21]」内で向きを変える．c：食塊の咀嚼では，多様な向きに咬合力が分布する．

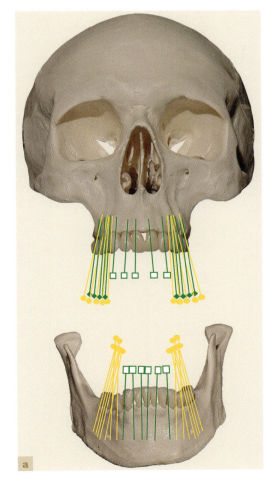 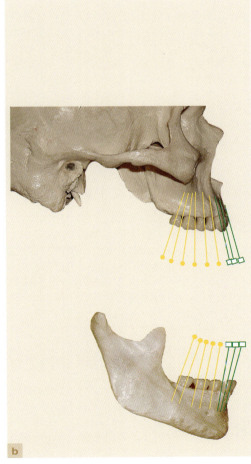

図2-7-6a, b　前頭面内および矢状面内の歯軸の傾斜．

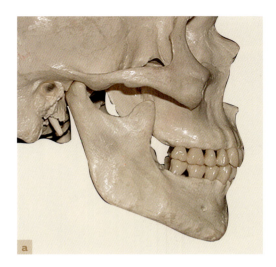
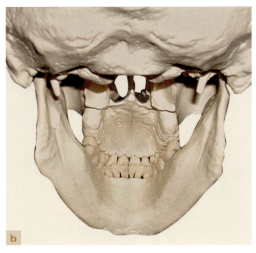

図2-7-7a, b　最大咬頭嵌合（MI）における歯列の側面像と後方像．

ろう（図2-7-5，2-7-6）．臼歯が近心傾斜するのは，「力の前方成分」（anterior component of force）のせいである．

　MIにおける合力ベクトルは，閉口筋活動の両側対称性と，MIにおける閉口筋活動の方向によって変化する．咬頭嵌合時の咬合接触の仕方，つまりそれが傾いた咬頭の面上にあるか荷重を受ける歯の中心にあり，荷重の向きに影響するであろう．咬頭嵌合位で荷重を受けたすべての歯で，どの方向にも約20°の幅で変動する「咬合力の包絡線」（bite force envelope）が現れることが示されている（図2-7-5b）[20, 21]．両側であれ片側であれ，食塊の咀嚼では歯軸からかけ離れたさまざまな方向の力が生じる可能性がある（図2-7-5c）．しかし，最大咬頭嵌合時の咬合力の最終的な合力は，歯を咬頭嵌合位の位置関係に安定させるよう働く．それは舌，頰，口唇，歯の近遠心接触点，歯の萌出力とともに，歯の歯列内および歯列間の位置を安定させ，上下顎の位置関係を維持している[19-21]．

　両側非対称に加えられた内外側向きの閉口筋力の作用線は，咬合する歯に軸方向から外れた力をもたらす．食塊を咀嚼すると，歯やその支持組織には，軸方向から外れたさまざまな向きの咬合力が働く．

歯軸の傾きと咬合平面

　歯軸の並びを図2-7-6に示す．前頭面内では，大臼歯は内側に傾き，小臼歯は大臼歯よりも垂直である．その結果，作られた咬合平面は，ウイルソンの彎曲または側方咬合彎曲と呼ばれる．

　矢状面内では，小臼歯と第一大臼歯の歯軸は垂直で，第二大臼歯は近心傾斜している．この臼歯部咬合平面の遠心部の彎曲は，スピーの彎曲もしくは前後咬合彎曲と呼ばれる（図2-7-6，2-7-7）[21, 22]．

筋力ベクトルと顔面骨格の支持構造

　咀嚼や嚥下，パラファンクション時のしばしば生じるかなりの大きさに達する力は，強力な閉口筋によって生み出され，歯の長軸を通じて顔面骨格に伝えられる．これら構造の複雑さと壮大さを，われわれの知識が限られているという状況において認識することは，歯やその支持組織をいかに維持し，あるいは修復するかを考えるう

えで不可欠であるに違いない．頭蓋は，基本的に複雑な中空の構造物で，脳，眼球，耳，脊柱，神経を収め，ヒトの生存に不可欠な視覚，聴覚，呼吸，咀嚼，嚥下，移動にかかわるすべての基本的認知，反射，感覚反射，ならびに運動機能を制御するハードウエアやソフトウエアを備える．40～100kgにも及ぶ力が顔面骨格を通過するうちに消散し，その内側のこれら重要な構造や機能には影響がないように見える[23-31]．咬筋，内側翼突筋，側頭筋中央部および前部の主たる作用線は，第一，第二大臼歯部を通過する（図2-7-4）．その結果として生じる咬合力を支える大臼歯と小臼歯のすぐ上は，上顎洞の空洞である．大臼歯の根尖はしばしば上顎洞から数mm内の距離にあり，上顎洞内に及ぶことも多い．上顎前歯のすぐ上は，空洞の鼻腔である[7, 8]．健常な顔面骨格で疲労破壊が起きることはきわめてまれであり，文献から探し出すことも困難である（図2-7-4，2-7-8）[16]．

　すべての上顎歯の（歯根）頰側面に接する頰側の骨は，通常きわめて薄い．この骨は上方に伸びて上顎洞の外側壁を形成し，第一大臼歯の上方で中空の頰骨突起と融合し，側頭骨外側壁と眼窩下壁と一体となる．

　上顎犬歯，側切歯，中切歯の（歯根）頰側面と隣接する頰側骨も非常に薄い．ここでは，あまりに薄い骨の板が犬歯の上方で上向きに伸びて上顎洞の前面に達し，切歯の上方では鼻腔の底部に伸びている．上顎歯の口蓋側を覆う口蓋側の歯槽骨は，薄い口蓋の天井部と一体化し，上顎洞や鼻腔底部を構成する（図2-7-4，2-7-5，2-7-8）[7, 8]．

　下顎骨は，さまざまな骨梁密度の海綿骨を包む厚いシェル状の皮質骨からなる．大臼歯や小臼歯をとりまく骨梁は，歯（根）の近くでは密度が大きく，下顎管の周囲から下顎下縁にかけて密度が小さい．下顎の切歯と犬歯の頰側面は，薄い頰側の骨の板で覆われている．頰側の骨の厚みは小臼歯から大臼歯にかけて徐々に増し，大臼歯の頰側の頰棚に終わる．

咬合力

　咬合力は，臼歯と顎関節，それに骨格関係によっては前歯を経由して，顔面骨格に伝えられる．小臼歯と大臼歯はつねに咬合力負担を負うが，前歯部の咬合力負担は骨格関係や前歯部の対咬関係に依存し，Ⅲ級の前歯切端咬合と，Ⅰ級やⅡ級2類の斜面での接触，Ⅱ

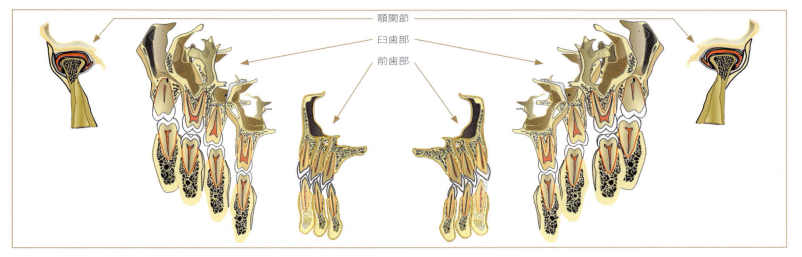

図2-7-8　咬合時の主たる耐応力部：臼歯部，前歯部，ならびに顎関節．臼歯部は，最大咬頭嵌合（MI）における咬合荷重の大部分を受ける．

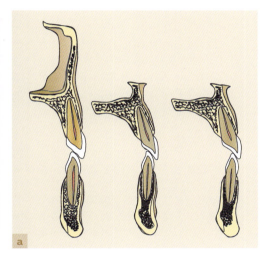 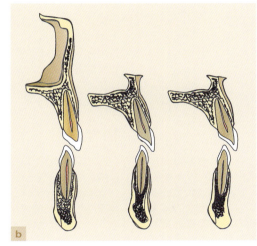 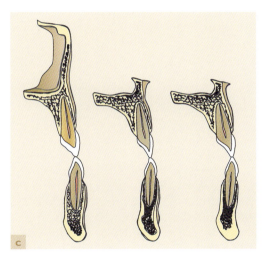

図2-7-9a～c　MIにおける前歯部の耐荷重能力は，Ⅰ級（a），Ⅱ級（b），およびⅢ級（c）の違いや，水平，垂直被蓋の程度によって異なる．

級1類の無咬合，前歯部開咬では異なる（図2-7-9）．

顎関節

　顎関節は，機能的，発生学的には，古典的な耐荷重関節ではない[16, 17, 23]．最大の荷重を負担する際に接触する関節表面は，関節隆起の遠心傾斜面に対向する下顎頭の前方部分である．関節窩の上面はきわめて薄く，負荷には耐えられない．顎関節の遠心部分は耐荷重性ではなく，粗な疎性結合組織からなる．下顎頭と下顎窩の連結を遠心と外側で制限するのが外側靱帯である（第3部参照）．

荷重負担にかかわる上顎骨の役割と副鼻腔の役割

　左右の上顎骨はつながって，顔面中央1/3の構造マトリックスを形作る．その下部には咀嚼に用いる歯を収め，外側には咬合力を消散させる媒体であり，咬筋の付着部でもある頬骨基部を備える．内側には呼吸のための鼻腔を，上部には視覚のための眼窩底を収める．上顎骨は左右の上顎洞を包みこむ薄い中空の膜性骨の構造体で，内側壁は鼻腔外側の境界をなす．上顎洞は繊毛呼吸粘膜で覆われた中空の構造体で，上中央部で鼻腔と交通する．副鼻腔は空気に満たされた空洞で，繊毛呼吸上皮に裏打ちされ，気道と交通し，上顎洞はその一部をなす．副鼻腔は，含気化（pneumatization）と呼ばれる働きにより，加齢とともに洞部の容積を増す傾向にある．この過程は，長骨の骨髄腔の変化と対比されてきた．しかし含気化の正確なメカニズムは十分に理解されていない（第2部参照）[3, 6, 9]．

副鼻腔のバイオメカニクス的意義

　副鼻腔の機能や意義は長い間，議論の的であった[3, 6, 32-37]．副鼻腔は，ほとんどの陸生哺乳類，一部の海生哺乳類，鳥類，爬虫類，一部の恐竜に広く認められる．意図的に頭蓋骨に空洞を穿ち，一見壊れやすそうな壁を作るが，この壁は咀嚼時の力に耐えねばならない．このことは，ほとんどの場合，耐荷重の主体をなす大臼歯の歯根のすぐ先に系統的に空洞が穿っている上顎洞にもっともよく当てはまる．バイオメカニクス的意義として考えられているのは，顔面骨格の軽量化のために骨を中空にし，バイオメカニクス的には中空のドームのマトリックス多数からなる薄い壁の構造体をなす，皮質骨のシェルを作りだしているというものである．この構造は，大き

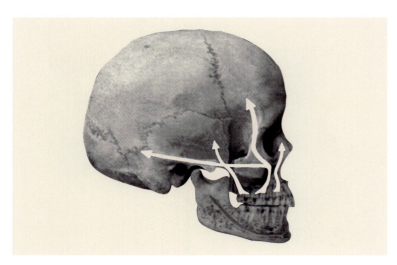

図2-7-10 頭蓋における咬合荷重の分布の伝統的な経路．

顔面骨格における咬合力負荷モデル

　構造的類似性と機能的な骨の適応に基づく，概念的な解析モデルが用いられてきた．記述するのは頭蓋の応力曲線やバットレス，三角形要素，ピラミッド構造，トラス構造や梃子の形態である．伝統的理論は，水平的な眉弓のバットレスを伴う垂直的支柱と応力曲線に関するものである．顔面構造に関する時代を超えたもうひとつの生体力学的モデルは，1928年にSicherとTandlerが提唱した[44]．彼らのモデルは，3つの主要な応力曲線である上顎-鼻，上顎-頬骨，上顎-翼状骨を記している（図2-7-10）．それら応力曲線は，三次元光弾性頭蓋モデルで確認された[7, 8, 23]．頬骨と側頭骨の骨梁パターンは，同じヒトの光弾性頭蓋モデルで得られた光弾性パターンと関連していた[23]．

解析法とモデル化手法

　多年にわたって，さまざまな頭蓋バイオメカニクスの解析法やモデル化手法が開発されてきた．応力曲線の解析には，形態計測法[54, 55]や，応力，歪ゲージ分析[15-17, 55-57]に加えて，スプリットライン解析も行われてきた[51-53]．
　霊長類の一般的もしくは特殊な顔面形態の比較研究から，さらなる情報が得られた[58-60]．バイオメカニクス的推論[61, 62]や空間分析[63]，統計解析[64, 65]とともに，光弾性解析法も用いられた[23]．解析モデルは，頭蓋や歯，インプラントの荷重の推定に用いられた[20, 21, 66-68]．

物理学的，解析的モデル化手法

　解析法に加え，工学解析では光弾性解析，有限要素解析，歪ゲージ解析を組み合わせて用いる．
　光弾性解析法は二次元，三次元，もしくは表面輪郭である[23, 69-72]．荷重を加えた光弾性樹脂モデル内の複屈折の勾配と，相対応力の領域が示される（図2-7-15, 2-7-19）．有限要素モデルは，圧縮や歪みを受けた領域に加え，主応力をミーゼス応力で示す．有限要素解析は，基本的には解析的で，結果は入力データとモデル化した変数に依存する．歪ゲージは，光弾性法や有限要素解析で示された特定の箇所の歪みの，正確な定性値を与える．

有限要素解析モデル

　頭蓋荷重の有限要素解析は，非解剖的なブロックモデル[73]から，コンピュータ断層撮影（CT）の分析に基づく，より解剖学的形態のモデル[40, 74-76]へと，着実な発展を遂げてきた．顔面頭蓋全体と個々の歯のモデル化は，コンピュータの性能により制限される．個々の歯と下顎骨のモデル化により，模擬的な力強い荷重によって，複雑な曲げやねじれが生じることが示された[77, 78]．顔面骨格における個々の歯やその支持組織の細密なモデル化はごく限られた領域のみで行われている[79, 80]．有限要素法による頭蓋のモデル化は，下顎骨や顔面骨格の解析のため，古生物学で行われている[81-84]．より狭い局所した領域で特定の歯やインプラントにより負荷を受けた小領域については，より詳細な分析が行われている[79, 80]．

面内荷重

　ヒト頭蓋に模擬的荷重を加えた有限要素モデルから，上顎骨の外側壁上で「面内荷重」により荷重が顔面骨格へ伝得られることが示された[40, 41]．面内荷重は，図2-7-11と2-7-14に図示されている．彎曲した薄いシートや板は，平らな板に比べてかなり大きな負荷に抵抗できる．有限要素モデルは，歯列上に設けられた咬合荷重点に前方から後方にかけて徐々に強度を増す荷重が負荷された[40, 41]．主応力（ミーゼス応力）は上顎骨外側壁を経て，頬骨と鼻前頭面に均一に伝えられた．
　頬骨弓は，応力を顔面頭蓋から脳頭蓋へ分布させ，力を歯列から咬筋と頬骨と側頭骨を結ぶ経路を経て両方の頭蓋要素に分布させるバットレスの役割を果たす[23]．
　全歯列に荷重を負荷することで，3本の垂直的な圧縮曲線と3本

上顎洞の成り立ち

な荷重を受けると曲がって回復し，そのことで収納する重要な臓器を守ることができる．この仮説は，薄い多数の壁からなり，柔軟な基礎構造によって脳を直下の歯や歯槽骨の咬合力から保護している，中顔面の頭蓋底にも適応できるだろう[3]．顔面骨格の形態学的基盤であるところの，空間的なシェル状構造体で，その周辺の骨の板が荷重を受けるという，一見して普遍的な顔面頭蓋の荷重負担デザインに適合しているのだろう[3, 6, 9]．

　上顎洞は，胎児期の後半に，中鼻道の嵌入として発生する．乳歯や永久歯とともに発達を続け，しばしば大臼歯の歯根を巻き込み，直接には咬合力に対する抵抗力を発揮しない．頭蓋を脆弱化するように見えるが，健全な頭蓋や歯列に疲労破壊が生じないという事実に変わりはない[16]．上顎洞と副鼻腔はすべての脊椎動物に存在し，哺乳類，爬虫類，鳥類，恐竜に認められる．頭蓋骨を軽量化する[32]，顔面の成長や構成を助ける[9, 32-34]，脳を保護する[9, 32]，吸気の温度調節を助ける[35]，声帯共鳴を授ける[9]など，さまざまな構造的機能が提唱されている．
　副鼻腔が亜酸化窒素ガスを産生することが知られているが[36, 37]，その意義は不明である．機能的負荷に応じた洞の形成と機能に役立つというバイオメカニクスを考える者は多い．洞が顔面のバットレス（控え壁）の間を埋める空間[7, 8]であるとか，機能的荷重を支える柱や荷重の通り道の間の空間[7, 8, 38, 39]と考える者もいる（図2-7-10）．最大の強度を最少の材料で得るのが身体構造だという概念は，脊椎動物バイオメカニクスの伝統的公理が起源である．この文脈で副鼻腔は，壁を卵型にして表面積を拡大して二次元のストレス耐性を備えた空間的なシェルと説明される．三次元有限要素解析により，上顎洞の外側壁が，咬合力を支え，消散させるのに主要な役割を果たすことを示した（図2-7-11～2-7-14）[40, 41]．同じことは，マカク頭蓋の三次元有限要素モデルでも認められている[42]．呼吸における空調装置としての洞の機能はしばしば言及される．異なる気候条件に暮らすマカクの洞を比較した研究では，洞の体積が有意に異なり，呼吸に関連した気候条件と空調能力は上気道の役割であることが示されたと結論している[43]．

顔面骨格における咬合力負荷モデル

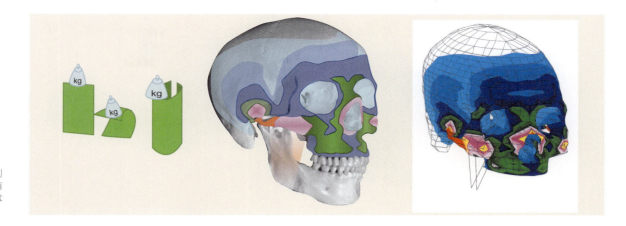

図2-7-11 最大咬頭嵌合時の全歯列での頭蓋荷重をシミュレートした有限要素解析．緑色で示した主応力は「面内荷重」により支持される[40, 41]．

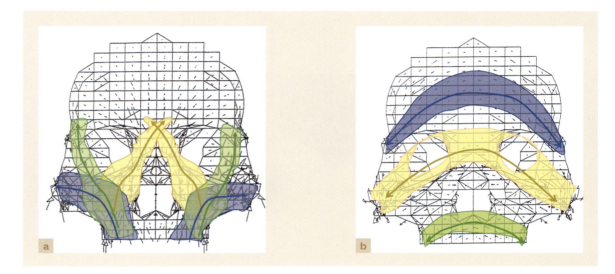

図2-7-12a, b 全歯列での荷重．a：圧縮曲線：鼻から前頭部（黄），頬骨から側頭部（緑），上顎骨外側から頬骨（青）．b：引張の弧：前頭部（青），眼窩間（黄），鼻下部（緑）（Arbelら[41]より引用・改変）．

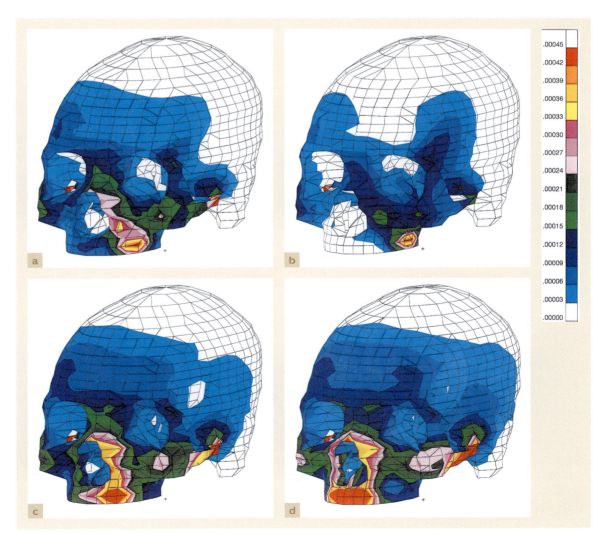

図2-7-13a〜d 1点の荷重点に同一の力を加えた際のミーゼス主応力の分布．荷重点が小臼歯部（a），および大臼歯部（b）の場合，頬側の凹面上で，荷重点の1〜2cm上方に最大のミーゼス値を認めた[40, 41]．c：犬歯部．d：切歯部．

第2部7章　頭蓋荷重のバイオメカニクス

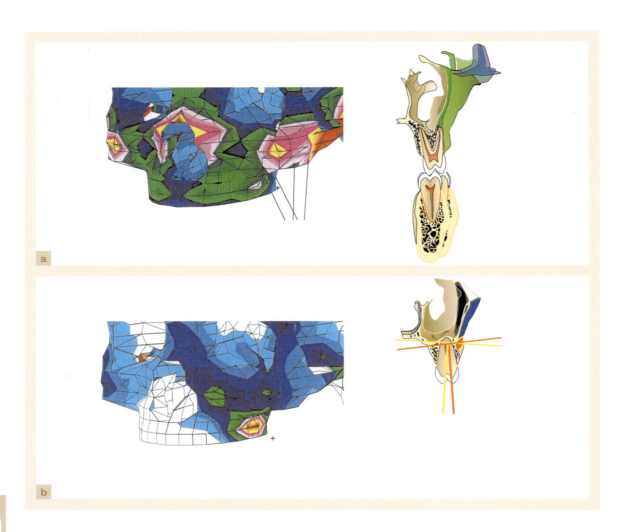

図2-7-14a, b　a：全歯列での咬合荷重をシミュレートした三次元有限要素モデル．荷重は，上顎洞の頬側壁（彎曲した薄いシェル）を一様に通り抜ける（緑色部分）．b：第一大臼歯部の1点荷重では，頬側の凹部に最大の応力が集中し，咬合力によって骨格のシェルとともに歯を覆う骨が頬側に屈曲することがわかる．

の水平的な弧状の引張帯が同定された．3本の垂直的な圧縮曲線は，鼻から前頭部，頬骨から側頭部，上顎骨外側から頬骨へと走り（図2-7-12a），3本の水平的な弧状の引張帯は，前頭部，眼窩間，鼻下部に観察された（図2-7-12b）．

個々の咬合節点に垂直荷重を負荷すると，大臼歯や小臼歯を荷重した場合の最大主応力は，荷重点の上方1cmの顔面に集中した．犬歯や切歯に荷重を与えた場合も，荷重点の上方の顔面で高い主応力値を示した（図2-7-13）．

皮質骨の弾性係数とポアソン比をもつ二次元光弾性モデルに臼歯様の金属を埋め込み，垂直方向ならびに側方方向に荷重を負荷した．上顎骨の応力集中は根尖周囲と頬舌側の凹面の周囲に観察され，歯槽部の歪みも認められた（図2-7-15）[71, 72]．

シェル空間構造の建築学的荷重設計

顔面骨格はシェル空間構造に似た機能を果たすように見える．薄いシェル空間構造設計は，土木機械工学分野では成熟した理論である[85, 86]．

シェル構造は，薄いシェル状の板や膜からなり，通常は彎曲していて，自立できる構造となるよう組み立てられる．代表的応用例は，飛行機の機体，船の船体，ビルの屋根である．薄いシェル構造とは，寸法の割に厚みの小さいシェルをいう．シェル構造と板構造の基本的な違いは，応力を受けない状態で，シェル構造は平らな板構造と違って彎曲していることである．シェルにおける膜の作用は，屈曲変形による二次的な力はあるにしても（図2-7-13），第一義的には面内力に由来する（図2-7-11）[14, 15]．

面内荷重との類似点は，彎曲した紙や樹脂のシートの支持が，面への荷重に抵抗することである（図2-7-11）．プラスチック瓶やブリキの缶も同様である．

シェルが荷重に対して引張応力で抵抗するケーブルや彎曲した板に似るのに対し，平らな板は，屈曲や剪断応力を受けた梁に似た挙動を示す．吊り下げられていないシェルは，引張と圧縮の両方を支持する[85, 86]．

有限要素頭蓋モデルにおける空間シェル構造の挙動

こうした特徴は，図2-7-12のヒト有限要素頭蓋モデルで見ることができる[40, 41]．前頭部，眼窩間，鼻下部の特徴的な引張の弧は，閉口筋の収縮によって生じた顔面頭蓋の下向きの牽引に対抗した咬合荷重の結果である[40, 41]．鼻から前頭部，頬骨から側頭部，外側から頬骨に走る圧縮曲線は，全歯列への模擬的荷重の際に現れる（図2-7-12a）．これら圧縮曲線は，顔面骨格の周囲のシェルの壁によって，どのように咬合力が消散するかを示している．応力の高い集中が各荷重点上方の頬側の凹部に認められる（図2-7-13）．これは歯と歯槽が荷重によって頬側に折れ曲がることを示す（図2-7-14）．このことは二次元光弾性モデルで示されている（図2-7-15）[40, 41, 71, 72]（インプラントの模擬的荷重については第7部も参照）．

矢状面内の荷重

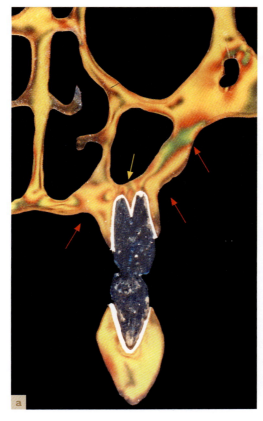
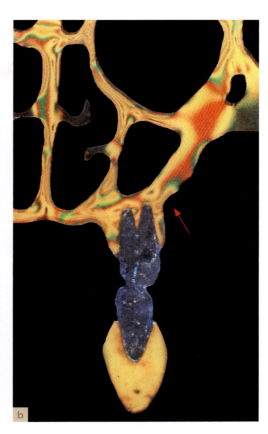

図2-7-15a, b　歯様の金属片に軸方向の荷重を与えた二次元光弾性モデル（皮質骨の弾性係数とポアソン比を付与）．a：歯周組織をシミュレートしたときの大荷重．上・下顎骨の応力集中を根尖周囲（上顎の黄色の矢印）と上顎口蓋側・頬側の凹部（赤色の矢印）に認める．b：歯様の金属片を強固に連結すると，頬側の凹部に上顎の応力集中が生じることを示す．

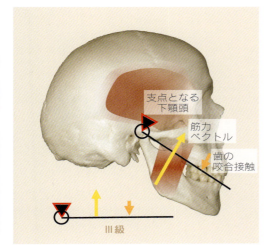

図2-7-16　梃子：矢状面内の閉口のⅢ級の梃子．

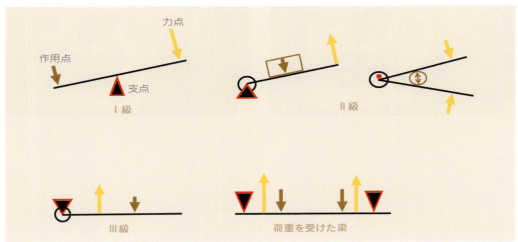

図2-7-17　梃子：Ⅰ級，Ⅱ級，Ⅲ級の梃子と荷重を受けた梁．黄色の矢印：力点　茶色の矢印：作用点　赤色と黒色の三角：支点．

梃子

　頭蓋への荷重は，矢状面と前頭面内では梃子として働き，矢状面と前頭面のモーメントベクトルの解析が可能である．

　矢状面内で下顎骨は，支点である顎関節が主要な筋力ベクトルの後方に位置し，歯の咬合接触点は筋力ベクトルよりさらに前方に位置する．Ⅲ級の梃子（図2-7-16）として働く．

　Ⅰ級の梃子は，支点が力点と作用点の中間に位置する梃子である．機能時，（押すなり引くなりして）梁に力を与えると，梁は支点を中心に振れ，梁の反対側で動きに抵抗する力に打ち勝つ．支点はシーソーのように梃子の中心にあることもあり，それ以外のこともある．これが梃子の腕を支える．Ⅱ級の梃子は，力点は梁の端で，支点は梁のもう一方の端にあり，作用点はこの2点の間にある．Ⅲ級の梃子は，梁の一方の端が作用点，他方が支点で，その中間にある力点に力を加える（図2-7-17）[17, 23, 87]．

矢状面内の荷重

　矢状面内でのモーメント解析を行うことで，Ⅲ級の梃子であることが，どのようにして前歯の咬合力を臼歯より小さくしているかを説明する計算ができる．この計算は，下顎頭から咬合力（作用線）に向けて下した垂線までの距離 a の点について行う（図2-7-18）．垂直的な閉口筋力作用線（MF）は，下顎頭から下した垂線上で，距離 b の位置にある．このとき，大臼歯に作用する咬合力は $OF_m = (MF)(b/a_m)$ の式によって求められ，切歯の咬合力は $OF_i = (MF)(b/a_i)$ で与えられる．したがって咬合力の大きさは，咬合点がより前方に位置し，支点や筋力から離れるほど，減少することになる[17, 19, 23, 87]．

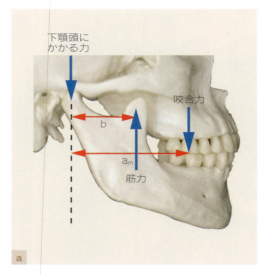
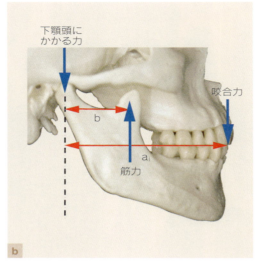

図2-7-18a, b　咬合力を後方の大臼歯(a)から前方の切歯(b)へと変化させることで，垂直な筋力に対する有効な咬合力負荷は減少する．支点は下顎頭である．

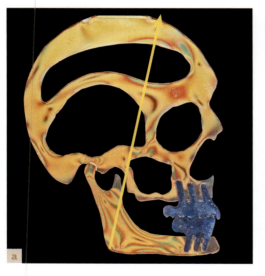
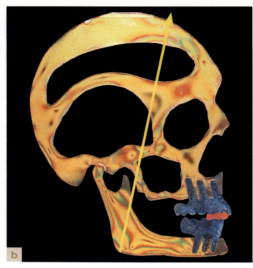

図2-7-19a, b　骨の弾性係数を与えた2種の矢状面内二次元光弾性モデル．a：全歯列荷重．b：前歯部荷重．矢印は荷重方向のベクトルを示す．咬合荷重が前方になるほど，上顎インプラント様金属片の尖端周囲の縞模様が減り，荷重を受けた関節部周囲の縞模様が増す．

矢状面内の二次元光弾性モデル

　骨の弾性係数を与えた矢状面内の頭蓋の二次元光弾性モデルに，下顎角から前頭部，頭蓋の向きに，斜め前方の荷重を与えた(図2-7-19)．全歯列と前歯部での噛みしめのシミュレーションで，歯冠と円柱状インプラントに似せた金属片は荷重を受けた．咬合力荷重が前方であるほど，上顎インプラント様金属体の尖端周囲の縞模様は減り，顎関節領域の縞模様は増した．モデルからは，上顎骨の複合体が前上方に回転したという印象を受ける．モデルの下顎骨は，臼歯部で荷重を受けたときと前歯部のときの相違は認められなかった．

咬合力と顎関節負荷の前頭面内での解析

左右側の筋の動員と負荷の割合

　前頭面内で観察すると，頭蓋は両側の咬合力作用点の外側で1対の主たる筋力ベクトルによる荷重を受け，そのさらに外側に下顎頭・関節結節の支点・荷重点が位置する梁のようにふるまう(図2-7-20)．全歯列が最大咬頭嵌合時で同時に咬合接触し，左右側同量の閉口筋が作用するとき，この系は平衡を保っている．この状況で，筋力の合力ベクトルは正中に位置する(図2-7-21a)．最大咬頭嵌合時であっても，左右側の筋の動員による荷重が等しいことはごくまれであり，筋合力ベクトルは荷重の大きい側に移動する(図2-7-21b)[19]．

前頭面内のモーメント解析

　非作業側下顎頭荷重の前頭面内モーメントの解析において，系が静的平衡状態にあるとき，非作業側の下顎頭にかかる力は $CEF_{nw} = [(MF)(m) - (OF)(o)]/c$ で与えられる(図2-7-22)[17, 19, 23, 87]．

支持の三角形

　安定した荷重条件において，下顎は，両側下顎頭を底辺，咬合荷重点を頂点とする三角形として機能する．筋合力は，この支持の三角形の内部に位置する．筋合力ベクトルが支持の三角形の外側に位置すると，咬合点まわりにモーメントが生じる．作業側下顎頭は圧縮力を減らすか下顎窩から引き離され，非作業側下顎頭は圧縮力を受けたままである(図2-7-23)[17, 19, 23, 88, 89]．ヒトでは第三大臼歯が咬合力を受ける場合を除いて，こうしたことはほぼ起きない．このことから，マッチ棒かなにか厚みの小さい物体を第三大臼歯で噛んだときに症状が緩和するという慢性の関節痛患者がときどきいる理由が説明できる．最近の顎関節症の文献では，使用が報じられることのまれなピボット・スプリント装置の原理あるいは論拠とされていた．

咬合力と顎関節負荷の前頭面内での解析

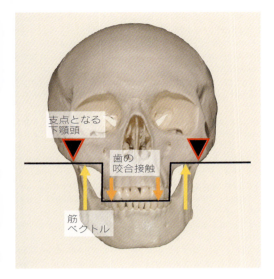

図2-7-20 前頭面内での閉口は，荷重を受けた梁として働く．黄色の矢印：筋ベクトル．橙色の矢印：歯の咬合接触と咬合力．関節結節は支点である下顎頭によって力を受ける．

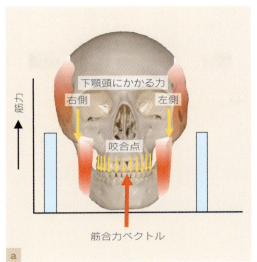

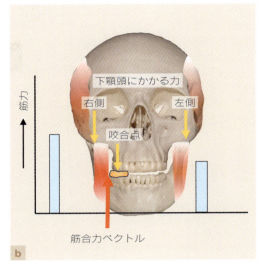

図2-7-21a, b　a：筋合力ベクトルが正中に位置する左右対称な系への荷重．b：片側の筋力が大きい場合，筋ベクトルは筋の動員や筋力の大きい側に移動する．

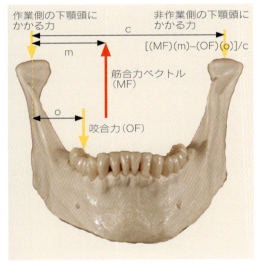

図2-7-22　前頭面内のモーメント解析[17, 19, 23, 87]．

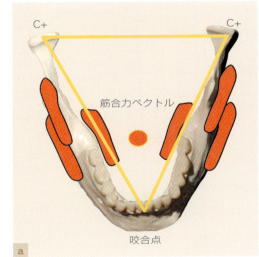

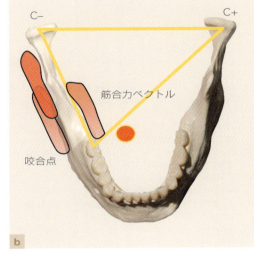

図2-7-23a, b　支持の三角形：下顎頭の圧縮（C+），非圧縮（C−）．a：筋合力が支持の三角形の内側にあれば，系は安定し，両側の顆頭は圧縮荷重を受ける．b：筋合力が支持の三角形の外部にあるとき，後方の咬合点がピボットとして働き，作業側の下顎頭の負荷は減り，非作業側の下顎頭は圧縮される．

顎関節荷重

下顎頭が閉口時に支点として働くかどうかについては，何年にもわたって議論された[14-16, 88-90]．顎関節が他の耐荷重関節で一般的な軟骨ではなく線維性結合組織*（*訳者注：正しくは線維軟骨であろう）に覆われているという事実の影響を受けた部分もあった．現在の概念では，顎関節は耐荷重関節であり，切歯部での噛みしめでより大きな荷重を受けると考えられている（図2-7-18, 2-7-19）[17, 23]．作業側と非作業側で関節荷重の相違は，作業側と非作業側の閉口筋の動員の相違によって生じる．したがって，両側の筋の動員が変化するに伴って，作業側と非作業側の下顎頭は，程度の差があるが選択的な圧縮を受ける（図2-7-21〜23）．片側での咀嚼や噛みしめで，作業側下顎頭に比べて非作業側下顎頭は大きな荷重を受けると考えられている[23]．作業側の関節円板の圧縮は，非作業側の円板より大きい．

咀嚼の閉口相で，下顎体の作業側は長軸周りにねじれを生じる．このねじれで，下顎体の下部は外側に，歯槽部や歯は内側に翻転する．閉口相において，関節円板の外側部分は内側部分に比べて強い圧縮を受ける[17]．

強制的な閉口による下顎頭の圧縮

数本の研究で，種々の咬合接触状態における下顎頭の上方変位が計測されている[91-93]．

上顎スタビライゼーション型スプリントと前方整位型スプリントは，最大咬頭嵌合時の噛みしめで，下顎頭の上方変位は生じなかった．前歯部に咬合接触を与えた上顎スプリントでの噛みしめのみで，下顎頭は0.44mm上方に，0.19mm前方に変位した[91]．

前歯型スプリントで噛みしめを行ったとき，同じスプリントで噛みしめを行っていないときと比較して，下顎頭は上方0.30mm，前方0.10mmに位置した[92]．前歯部咬合で大きな閉口力を発揮（噛みしめ）したとき，弱く快適な閉口力の場合と比べ，下顎頭位置は平均0.45mm上方に位置した．

側方歯群の咬合接触と作業側・非作業側の下顎頭変位

犬歯での片側噛みしめでは，グループファンクションと比べて，非作業側下顎頭の上方移動量が小さい[94]．片側犬歯とグループファ

ンクションでのコントロールされた噛みしめは，下顎に非作業側顎関節の圧縮を伴う傾斜を引き起こした．平衡側にも作業側と同時の咬合接触を与えると，傾斜は減少した[94]．作業側の垂直的変位は0.1～0.2mm，非作業側は0.2～0.4mmであった[94]．

犬歯での噛みしめで，非作業側下顎頭は頭蓋側に変位し，人為的に非作業側に咬合接触を付与すると，変位量は0.6～0.9mm減少した[95]．この研究等から，非作業側の咬合接触は非作業側の顎関節を保護するという主張がされた[91-96]．

参考文献

1. Hanken J, Thorogood P. Evolution and development of the vertebrate skull: The role of pattern formation. Trends Ecol Evol 1993;8:9–15.
2. Lieberman D, Mowbray K, Person O. Basicranial influence on overall cranial shape. J Hum Evol 2000;38:291–315.
3. Pickford M. Major stages of the evolution of primate neurocranium. Hum Evol 1988;3:449–460.
4. Leonard WR. Food for thought. Dietary change was a driving change in human evolution. Sci Am 2002;287:106–115.
5. Herring S. The masticatory muscles and the skull: a comparative perspective. Arch Oral Biol 2007;52:296–299.
6. Rossie JB. The phylogenetic significance of anthropoid paranasal sinuses. Anat Rec 2008;291:1554–1563.
7. DuBrul EL. Sicher and DuBrul's Oral Anatomy, ed 8. St Louis: Ishiyaku EuroAmerica, 1988.
8. Sicher H. Oral Anatomy, ed 2. St Louis: CV Mosby, 1952.
9. Marquez S. The paranasal sinuses: the last frontier in craniofacial biology. Anat Rec (Hoboken) 2008;261:1350–1361.
10. Taylor AB. Feeding behavior, diet, and the functional consequences of jaw form in orangutans, with implications for the evolution of Pongo. J Human Evol 2006;50:377–393.
11. Weidenreich F. The brain and its role in the phylogenetic transformation of the human skull. Am Phil Soc 1941;31:321–442.
12. Healy SD, Rowe C. A critique of comparative studies of brain size. Proc Biol Sci 2007;274:453–464.
13. Taylor AB. A comparative analysis of temporomandibular joint morphology in the African apes. J Hum Evol 2005;48:555–574.
14. Gingerich PD. The human mandible: lever or link, or both? Am J Phys Anthropol 1979;51:135–137.
15. Hylander WL, Johnson KR. In vivo bone strain patterns in the craniofacial regions of primates. In: McNeill C (ed). Science and Practice of Occlusion. Chicago: Quintessence Publishing, 1997:165–178.
16. Hylander WL. Functional anatomy and biomechanics of the masticatory apparatus. In: Laskin D, Green CS, Hylander WL (eds). Temporomandibular Disorders: An Evidence-based Approach to Diagnosis and Treatment. Chicago: Quintessence Publishing, 2006:1–34.
17. Hylander WL. Mandibular function and temporomandibular joint loading. In: Carlson DS, McNamara JA, Ribbens KA (eds). Developmental Aspects of Temporomandibular Joint Disorders. Monograph 16. Craniofacial Growth Series. Ann Arbor: University of Michigan, 1985.
18. Hinton RJ, Carlson DS. Temporal changes in human temporomandibular joint size and shape. Am J Phys Anrop 1979;50:325–334.
19. MacDonald JWC, Hannam AG Relationship between occlusal contacts and jaw-closing muscle activity during tooth clenching: Part II. J Prosthet Dent 1984;52:862–867.
20. Van Eijden TM. Three-dimensional anlyses of human bite-force magnitude and movement. Arch Oral Biol 1991;36:535–539.
21. Van Eijden TM. Jaw muscle activity in relation to the direction and point of application of bite force. J Dent Res 1990;69:901–905.
22. The glossary of prosthodontic terms. J Prosthet Dent 2005;94:10–92.
23. Caputo AA, Standlee JJ. Biomechanics in Clinical Dentistry. Chicago: Quintessence Publishing, 1987.
24. Gibbs CH, Mahan PE, Lundeen HC, Brehnan K, Walsh EK, Holbrook WB Occlusal forces during chewing and swallowing as measured by sound transmission. J Prosthet Dent 1981;Oct;46:443–449.
25. Gibbs CH, Mahan PE, Lundeen HC, Brehnan K, Walsh EK, Sinkewiz SL, et al. Occlusal forces during chewing – influences of biting strength and food consistency. J Prosthet Dent 1981;46:561–567.
26. Gibbs CH, Lundeen HC. Jaw movements and forces during chewing and swallowing and their clinical significance. In: Lundeen HC, Gibbs CH (eds). Advances in Occlusion. Boston: John Wright, 1982:23.
27. Nishigawa K, Bando E, Nakano M. Quantitative study of bite force during sleep associated bruxism. J Oral Rehabil 2001;28:485–491.
28. Gibbs CH, Mahan PE, Mauderli A, Lundeen HC, Walsh EK. Limits of human bite strength. J Prosthet Dent 1986;56:226–229.
29. Kiliardis S, Johansson A, Haraldson T, Omar R, Carlsson GE. Craniofacial morphology, occlusal traits, and bite force in persons with advanced occlusal tooth wear. Am J Orthod Dentofacial Orthop 1995;107:286–292.
30. van der Bilt A, Tekamp A, van der Glas H, Abbink J. Bite force and electromyography during maximum unilateral and bilateral clenching. Eur J Oral Sci 2008;116:217–222.
31. Nie X. Cranial base in craniofacial development: developmental features, influence on facial growth, anomaly, and molecular basis. Acta Odontol Scand 2005;63:127–135.
32. Davis WE, Templer J, Parsons DS. Anatomy of the paranasal sinuses. Otolaryngol Clin North Am 1996;29:57–74.
33. Enlow DH. The Human Face: An Account of the Postnatal Growth and Development of the Craniofacial Skeleton. New York: Hoeber Medical Division, Harper and Row Publishers, 1968.
34. Witmer LM. Bones, air sacs and natural selection: a new perspective on the function of pneumatic sinuses [abstract]. J Morphol 1997;232:340.
35. Gannon PJ, Doyle WJ, Ganjian E, Ma´rquez S, Gnoy A, Gabrielle HS, et al. Maxillary sinus mucosal blood flow during nasal vs tracheal respiration. Arch Otolaryngol Head Neck Surg 1997;123:1336–1340.
36. Lundberg JO. Nitric oxide and the paranasal sinuses. Anat Rec 2008;291:1479–1484.
37. Lundberg JO, Rinder J, Weitzberg E, Lundberg JM, Alving K. Nasally exhaled nitric oxide in humans originates mainly in the paranasal sinuses. Acta Physiol Scand 1994;152:431–432.
38. Throckorton GS, Throckmorton LS. Quantitative calculations of TMJ reaction forces – I. The importance of magnitude of the jaw muscle forces. J Biomech 1985;18:445–452.
39. Preuschoft H, Witte H, Witzel U. Pneumatized spaces, sinuses and spongy bones in the skulls of primates. Anthropol Anz 2002;60:67–79.
40. Gross MD, Arbel G, Hershkovitz I. Three-dimensional finite element analysis of the facial skeleton on simulated occlusal loading. J Oral Rehabil 2001;28:684–694.
41. Arbel G, Hershkovitz I, Gross MD. Strain distribution on the skull due to occlusal loading: an anthropological perspective. Homo 2000;51:30–55.
42. Richmond BG, Wright BW, Grosse I, et al. Finite element analysis in functional morphology. Anat Rec A Discov Mol Cell Evol Biol 2005;283:259–274.
43. Marquez S, Laitman JT. 2008. Climatic effects of the nasal complex: a CT imaging, comparative anatomical and morphometric investigation of *Macaca mulatta* and *Macaca fascicularis*. Anat Rec 291:1420–1445.
44. Sicher H, Tandler J. Anatomie Fur Zahnartzte. Berlin: Springer, 1928.
45. Richter W. Der Obergesichtsschadel des menschen als gebisturm, ein statische kunstwerk. Dt Mschr Zahnheilk 1920;38:49–68.
46. Bluntschli H. Ruckirkung des kieferapparates auf den gesamtschadel. Z Zahnarztl Orthopad 1926;18:57–59.
47. Roberts DR, Tattersall I. Skull form and mechanics of mandibular elevation in mammals. Am Mus Novit 1974;2536:1–9.
48. Couly JD. The mechanical adaptation of bones. Princeton NJ: Princeton University Press, 1976.
49. Demes B. The resistance of the primate skull against mechanical stresses. Z Morphol Anthropol 1981;72:47–64.
50. Throckmorton GS, Throckmorton LS. Quantitative calculations of temporomandibular joint reaction forces – I. The importance of the magnitude of the jaw muscle forces. J Biomech 1985;18:445–452.
51. Benninghoff A. Spaltlinien am knochen, ein methode zur ermittlung der architectu platter knoche. Verh Anat Ges 1925;34:189–206.
52. Tappen NC. A functional analysis of the facial skeleton with split line technique. Am J Phys Anthropol 1953;11:503–532.
53. Tappen NC. A comparative functional analysis of primate skulls by the split-line techniques. Hum Biol 1954;26:220–238.
54. Moss ML, Young RW. A functional approach to craniology. Am J Phys Anthropol 1960;18:281–291.
55. Endo B. Distribution of stress and strain produced in the human face by masticatory forces. J Anthrop Soc Nippon 1965;73:123–136.
56. Endo B. A biomechanical study of the human facial skeleton by means of strain-sensitive lacquer. Okajimas Folia Anat Jpn 1966;42:205–217.
57. Endo B. Analysis of stresses around the orbit due to masseter and temporalis muscles respectively. J Anthrop Soc Nippon 1970;78:251–266.
58. Demes B, Preuschoft H, Wolffe JEA. Stress-strength relationships in the mandibles of hominoids. In: Chivers D, Wood BA, Bilsborough A (eds). Food Acquisition and Processing in Primates. London: Plenum Press, 1984:369–396.
59. Preuschoft HB, Demes M, Meyer M, Bar HF. The biomechanical principles realized in the upper jaw of long snouted primates. In: Else JG, Lee PC (eds). Primate Evolution. Cambridge: Cambridge University Press, 1986:249–264.
60. Preuschoft H, Witzel U. The functional shape of the skull in vertebrates: which forces determine skull morphology in lower primates and ancestral synapsids? Anat Rec 2005;283:402–413.
61. Rak Y. The Australopithecine Face. New York: Academic Press, 1983.

62. Demes B. Another look at an old face: biomechanics of the Neanderthal facial skeleton reconsidered. J Hum Evol 1987;16:297–303.
63. Moss ML, Young RW. A functional approach to craniology. Am J Phys Anthrop 1960;18:281–291.
64. Ravosa MJ. Browridge development in Cercipithecidae: A test of two models. Am J Phys Anthrop 1988;76:535–555.
65. Ravosa MJ. Ontogenic perspective on mechanical and nonmechanical models of primate circumorbital morphology. Am J Phys Anthrop1991;85:95–112.
66. Koolstra JH, van Eijden TM, Weijs WA, Naeije M. A three-dimensional mathematical model of the human masticatory system predicting posterior bite forces. J Biomech 1988;21:563–576.
67. Koolstra JH, van Eijden TM. Biomechanical analysis of jaw closing muscles. J Dent Res 1995;74:1564–1570.
68. Misch CE, Bidez MW. Implant-protected occlusion: a biomechanical rationale. Compendium 1994;15:1330, 1332, 1334; quiz 1344.
69. Alexandridis CA, Thanos CE, Caputo AA. Distribution of stress patterns in the human zygomatic arch and bone. J Oral Rehabil 1981;8:495–505.
70. Alexandridis CA, Caputo AA, Thanos CE. Distribution of stresses in the human skull. J Oral Rehabil 1985;12:499–507.
71. Gross MD, Nissan J, Rellu S. Stress distribution around maxillary implants in anatomic photoelastic models of varying geometry. Part I. J Prosthet Dent 2000;85:442–449.
72. Gross MD, Nissan J, Rellu S. Stress distribution around maxillary implants in anatomic photoelastic models of varying geometry. Part II. J Prosthet Dent 2001;85:450–454.
73. Benzing UR, Gall H, Weber H. Biomechanical aspects of two different implant-prosthetic concepts for edentulous maxillae. Int J Oral Maxillofac Implants 1995;10:188–198.
74. Miyasaka J, Tanne K, Tsutsumi S, Sakuda M. Finite element analysis for the biomechanical effects of orthopedic forces on the craniofacial skeleton. Construction of the 3-dimensional finite element model of the craniofacial skeleton. Osaka Daigaku Shigaku Zasshi 1986;31:393–402.
75. Miyasaka J, Tanne K, Yamagata Y, Sakuda M, Tsutsumi S. Finite element analysis for biomechanical effects on craniofacial skeleton. J Dent Res 1987;66:323.
76. Tanne K, Hiraga J, Kakiuchi K, Yamagata Y, Sakuda M. Biomechanical effect of anteriorly directed extraoral forces on the craniofacial complex: a study using the finite element method. Am J Orthod Dentofacial Orthop 1989;95:200–207.
77. Korioth TWP. Simulated physics of the human mandible. In: McNeill C (ed). Science and Practice of Occlusion. Chicago: Quintessence Publishing, 1997:179–186.
78. Korioth TWP, Romily DP, Hannam AG. Three-dimensional finite element stress analysis of the dentate human mandible. Am J Phys Anthrop 1992;88:69–96.
79. Clelland NL, Lee JK, Bimbent OC, Brantley WA. A three-dimensional finite element stress analysis of angled abutments for an implant placed in the anterior maxilla. J Prosthodont 1995;4:95–100.
80. Cattaneo PM, Dalstra M, Melsen B. The transfer of occlusal forces through the maxillary molars: A finite element study. Am J Orthod Dentofacial Orthop 2003;123:367–373.
81. Curtis N, Koreliue K, O'Higgins P. Predicting skull loading: applying multibody dynamics analysis to a macaque skull. Anat Rec (Hoboken) 2008;291:491–501.
82. Lieberman DE, Krovitz GE, Yates FW, Devlin M, St Claire M. Effects of food processing on masticatory strain and craniofacial growth in a retrognathic face. J Hum Evol 2004;46:655–677.
83. Rafferty KL, Herring S, Marshall CD. Biomechanics of the rostrum and the role of facial sutures. J Morphol 2003;257:33–44.
84. Herring SW, Rafferty KL, Liu ZJ, Marshall CD. 2001. Jaw muscles and the skull in mammals: the biomechanics of mastication. Comp Biochem Physiol A Mol Integr Physiol 2001;131:207–219.
85. Zingone A. Shell Structures in Civil and Mechanical Engineering. Theory and Closed Form Analytical Solutions. London: Thomas Telford Publishing, 1997.
86. Ohmori H, Yamamoto K. Shape Optimization of Shell and Spatial Structures for Specified Stress Distribution. Memoirs of the School of Engineering. Nagoya University, 1998;50:1–32.
87. Smith RJ. Mandibular biomechanics and temporomandibular joint function in primates. Am J Phys Anthropol 1978;49:341–376.
88. Greaves WS. The jaw lever system in ungulates: A new model. J Zool Lond 1978;184:271–285.
89. Druzinsky RE, Greaves WS. A model to explain the posterior limit of the bite point in reptiles. J Morphol 1979;160:165–168.
90. Robinson M. The temporomandibular joint: theory of reflex controlled nonlever action of the mandible J Am Dent Assoc 1946;33:1260–1271.
91. Ito T, Gibbs CH, Marguelles-Bonnett R, Lupkiewicz SM, Young HM, Lundeend HC, et al. Loading on the temporomandibular joints with five occlusal conditions. J Prosthet Dent 1986;56:478–484.
92. Teo CS, Wise MD. Comparison of retruded axis articulator mounting with and without applied muscle force. J Oral Rehabil 1981;8:363–376.
93. Lundeen HC. Centric relation records: the effect of muscle action. J Prosthet Dent 1974;31:244–253.
94. Okano N, Baba K, Akishige S, Ohyama T. The influence of altered occlusal guidance on condylar displacement. J Oral Rehabil 2002;29:1091–1098.
95. Seedorf H, Weitendorf H, Scholz A, Kirsch I, Heydecke G. Effect of non-working occlusal contacts on vertical condyle position. J Oral Rehabil 2009;36:435–441.
96. Baba K, Yugami K, Yaka T, Ai M. Impact of balancing side tooth contact on clenching induced mandibular displacements. J Oral Rhabil 2001;28:721–727.

第3部 咬合の基本

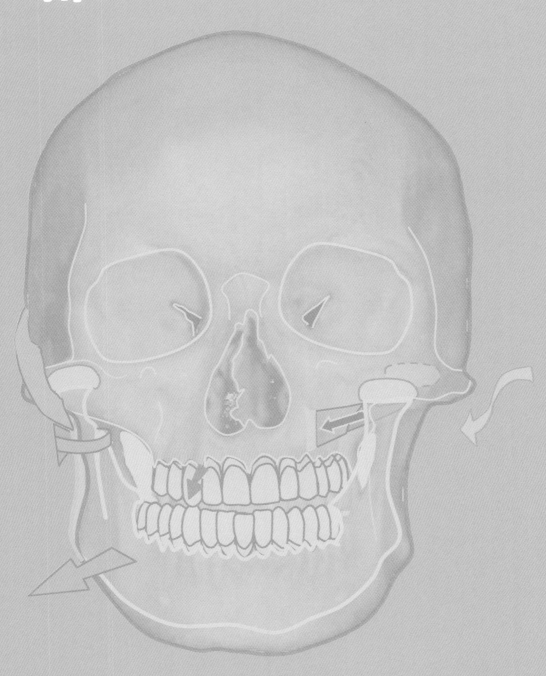

第3部1章 咀嚼システムの機能的解剖学と動力学

目次
- 顔面骨格の構造
- 咀嚼にかかわる筋
- 顎関節
- 顆頭運動の動力学
- 下顎運動
- 用語の注意点

訳者注：本章は，前半部は顎関節の解剖・発生，後半部は下顎運動について論じられている．そのため，本書原文における同一用語に対して，前半は解剖学的用語で，後半は補綴学的用語を使用し翻訳を行った．

顔面骨格の構造

頭蓋骨

ヒトの頭蓋骨は，運動，知覚，そして生命維持の中枢を含む複雑な中空構造をしている（図3-1-1）．またその底面は，下顎歯に対向して嚥下，消化のために食物を咀嚼・粉砕する場を構成する．上部2/3は，薄い膜性骨から形成される中空型の複雑な外郭構造であり，その外側面には下顎骨に停止する咀嚼筋の起始部がある[1-4]．

上顎

上顎は，上顎臼歯を支持する薄い膜性骨と上顎前歯を支持する切歯骨で構成される（図3-1-2）．上顎洞は，内側が鼻腔，上方が眼窩底と隔てられ，外側壁は頬骨突起とつながっている[2-8]．

歯に加わる荷重の主な支持領域は，上顎第一，第二大臼歯上方の頬骨突起の基部となる．このような荷重支持様式は，ほとんどの哺乳動物，とくに食肉動物と共通であり，たとえばネコ科の大型動物では犬歯（裂肉歯）後方，頬骨弓基部の下に後臼歯が位置している．力は上顎の薄い側壁を介して頬骨突起，前頭突起に向けて放散される．上顎の下縁は，アーチ型構造を示す膜状の硬口蓋であり，その端は上顎歯を支持する歯槽骨となる．

上顎大臼歯と小臼歯は，非常に薄い頬側皮質骨からなる歯槽内に配列される．頬側根は上顎骨外側と頬骨基部の外側面に沿って並び，一方，口蓋根は口蓋のアーチを形成する骨斜面に沿って傾斜して並ぶ．臼歯歯根上部の海綿骨骨梁の量は部位によって異なるが，一般的には歯根と近いほど骨密度は低い．

前方部の上顎歯の上方は鼻腔底へ近接している．また根尖上部の骨量は部位により異なる．歯槽の頬側壁は一般的に薄く，舌側の歯槽骨は硬口蓋へ移行する．

下顎骨

下顎骨は，厚い皮質骨に囲まれた頑丈な骨であり，部位によって異なった骨梁の密度をもつ（図3-1-3）．下顎骨は第五鰓弓＊から生じたメッケル軟骨に由来する（＊訳者注：『カラーエッセンシャル 口腔組織・発生学』〔Avery JK・著，高野吉郎・訳，2006年，西村書店〕によると，メッケル軟骨は第一鰓弓由来とされている）．下顎の歯は連続するアーチ状に並び，大臼歯はより強固に周囲骨に埋め込まれている．骨梁は歯根のすぐ周囲では密であり，下顎神経管の周囲あるいは下方の下顎骨底部では骨梁の間隙が大きくなり，密度が低くなる．切歯，犬歯，小臼歯は，より密度の高い骨に取り囲まれているが，上顎歯と同様，頬側の骨は非常に薄い．

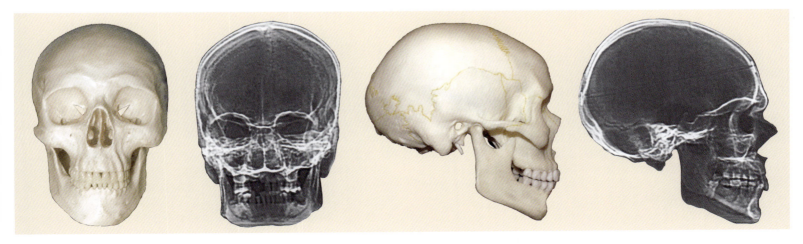

図3-1-1　頭蓋骨の前頭面観と矢状面観．

第3部1章　咀嚼システムの機能的解剖学と動力学

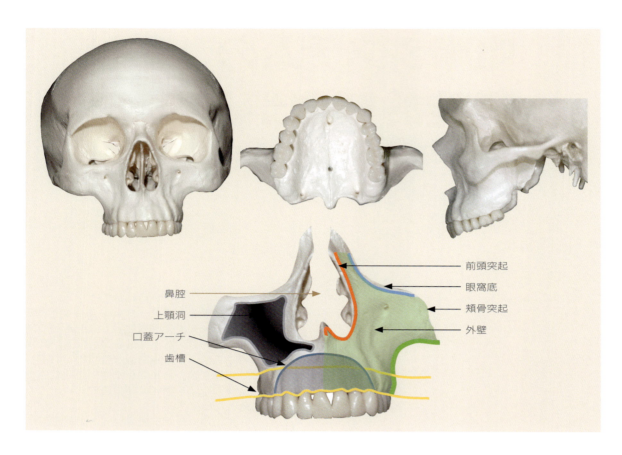

図3-1-2　上顎の前頭面観，咬合面観および側面観．

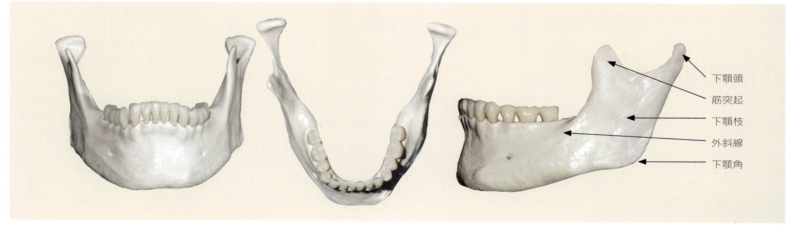

図3-1-3　下顎の前頭面観，咬合面観および側面観．

筋の付着

　下顎に付着する2つの主要な筋群は，咀嚼筋と舌骨上筋である．咀嚼筋は下顎と頭蓋，舌骨上筋は下顎と舌骨との間を走行して機能する．下顎を挙上する咬筋と内側翼突筋は下顎角部に，側頭筋は筋突起に，下顎を前突させる外側翼突筋は下顎頸部に付着する．下顎下制筋である顎二腹筋前腹はオトガイ結節に付着している．その他の下制筋はオトガイ結節に付着し，舌筋はオトガイ結節と顎舌骨筋稜に付着する．舌骨上筋には顎二腹筋，顎舌骨筋，オトガイ舌骨筋，および茎突舌骨筋が含まれる．舌骨下筋群は，舌骨上筋と拮抗して舌骨を安定させる．これらは胸骨舌骨筋，肩甲舌骨筋，胸骨甲状筋および甲状舌骨筋から構成される．

上下顎歯の咬合

　下顎挙上筋は，下顎骨を閉口方向へ引き上げ，上下顎歯の最大咬頭嵌合位に導く（図3-1-4）．最大咬頭嵌合位は，咀嚼や嚥下のために必要な咬合力を発揮しうる安定した咬合位である．後方歯は，咬合負荷のほとんどを支持する．このときの力の主作用線は，頬骨基部の近くの第一大臼歯領域を通る．前歯は最大咬頭嵌合（MI）時の咬合負荷は少ない．顎関節は，全範囲での開閉運動を可能にし，古典的な耐荷重関節ではない．機能的に，咬合とは，後部の大臼歯と小臼歯，前部の切歯と犬歯，および遠位の顎関節部での支持から成り立っているものと考えることができる（図3-1-5，3-1-6）．

　最大咬頭嵌合位で上下顎歯が嵌合することにより，歯周組織，歯槽骨，基底骨部，舌，頬，唇の複合体を動的平衡状態で維持でき，歯列弓および顎間関係の安定を保つ．

顔面骨格の構造

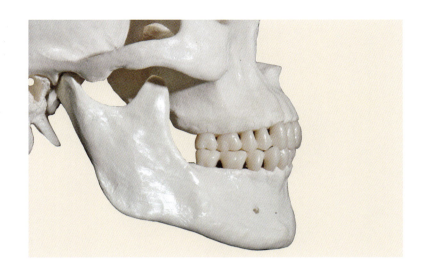

図3-1-4 咬合時の歯列の側面観．

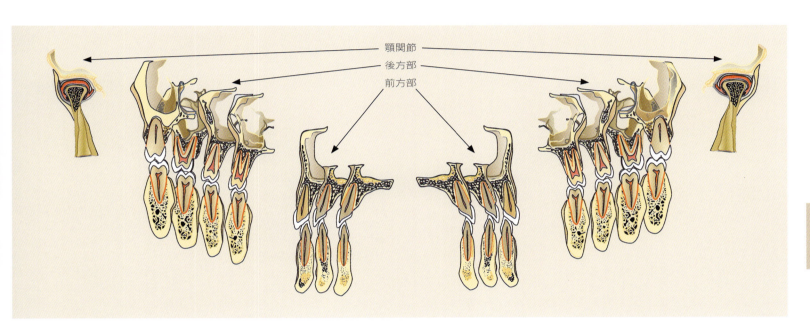

図3-1-5 咬合の荷重支持要素．後方部，前方部および顎関節．

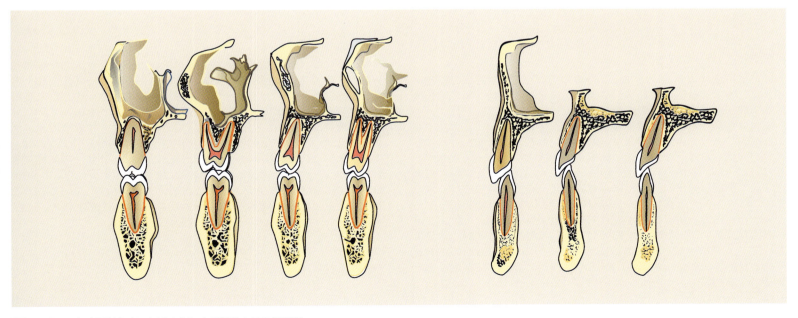

図3-1-6 最大咬頭嵌合時における歯による荷重支持の解剖学．

131

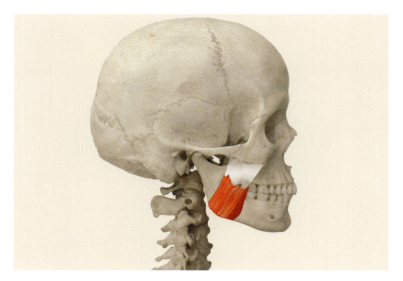

図3-1-7 咬筋．もっとも強力な閉口筋であり，頬骨弓に起始を，下顎角下縁に停止をもつ．

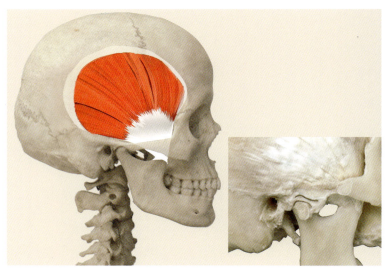

図3-1-8 側頭筋．閉口および下顎位の保持にかかわる．頭蓋の側頭下線（the infratemporal line）に起始し，筋突起と下顎枝前面に停止する．機能的に前部，中部，後部からなる．垂直に走行する前部は下顎骨の挙上に，斜めに走る中部は，下顎を後方に挙上する．水平な後部は，下顎を後退させる．

咀嚼にかかわる筋

付着と停止

　筋は，随意的，反射的に収縮することにより，筋が付着している身体を動かす．筋は，一般的に一端が「起始」として動かない部分に付着し，もう一端が「停止」として動く部分に付着する．起始や停止への付着は，通常，腱組織または筋膜による．咀嚼にかかわる筋群は複雑に同期して働き，運動可能なすべての範囲での下顎運動を生じさせる．次項で筋ごとに記すように，これらの筋は，機能的あるいはパラファンクショナルな下顎運動に伴う随意的，不随意的，反射的な活動に対して協調して働く．

咬筋

　咬筋は，主要な下顎挙上筋，閉口筋の1つである．矩形の筋であり，起始を側頭骨下面と頬骨弓前部に，停止を下顎角から下顎枝後縁と下顎下縁までの広い範囲にもつ[3]．

　筋線維配列から浅部，中間部，深部に分けられる[3,9]．非常に強力な筋肉であり，主要な下顎挙上筋，閉口筋として機能し，かなりの力を発揮することができる．筋線維走行は主に斜め上前方へ向かう（図3-1-7）．筋の作用線は，第一，第二大臼歯部付近を斜めに通過する．筋線維走行は，部位により異なる．後方の深部では，ほぼ垂直に下方へ向かうのに対し，残りの部分の筋線維は概ね後下方へと向かう．浅部，中間部の走行方向も変化する[9-12]．

　表面電極を用いた筋電図学的研究では，咬筋浅部は切端咬合位において，大きな活動を示すことが示されている[12]．咬合力の方向を変化させるために，咀嚼系は1つのパターンの協調的筋活動を選択するのである[9]．

側頭筋

　側頭筋は下顎挙上筋であり，かつ下顎位の保持にかかわる．扇状の筋で，側頭鱗部の下側頭線（a semi-lunar infratemporal line）に起始をもち，頭蓋の頭頂骨，側頭骨，前頭骨，および蝶形骨表面を覆う．また，多くの筋線維は側頭筋膜の腱膜に起始をもつ．側頭筋は頬骨弓と頭蓋側壁との間を通って収束し，筋突起および下顎枝前縁に停止する．前部，中部，後部，3つの機能単位から構成されるとされており，筋線維は前部では垂直に，中部で斜めに，後部では水平に走行する．その中でも，主たる筋線維束は垂直に走行する前方部である．側頭筋は，力の生成よりも下顎位の保持のための構造を有している．すなわち，前部は下顎を挙上するが，中部と後部は下顎を後方に引く（図3-1-8, 3-1-13）．

　側頭筋の前腹側部は，頬骨から前側頭線へと至る線維性筋膜で覆われている．この筋膜は腱に固く付着しており，頬骨弓上で下顎の下方牽引へ拮抗するように機能する[12-14]．

内側翼突筋

　内側翼突筋は，咬筋よりは若干劣るものの，強力な下顎挙上筋である．内側翼突筋は翼突筋窩，翼状突起外側板内側面に起始をもち，また口蓋骨錐体突起と上顎結節への腱付着を有する．停止は下顎角の内側面である．作用線は咬筋と同様，斜め上方である．

　内側翼突筋は，方形の分厚い挙上筋であり，隣接する咬筋と協調して機能する．停止部の筋線維の一部は下顎角部の下で咬筋線維と交錯する．この2つの筋の協調した挙上動作は，咬筋・内側翼突筋挙上索（masseter and medial pterygoid elevator sling）と称される[14-16]．内側翼突筋は，起始と停止が内側方向へ向かっているものの，外側翼突筋との側方運動での協調作用はもたない（図3-1-9, 3-1-10）．

顎二腹筋

　顎二腹筋は，主要な下顎下制筋，開口筋である．顎二腹筋は，中央部で中間腱により結合された2つの筋腹で構成されている．中間腱は繊維索で舌骨につながっている．後腹の後端は，乳様突起の乳突切痕に付着する．前腹の前端は，正中近傍の下顎骨下縁前方部に位置する二腹筋窩に付着する．（図3-1-11, 3-1-12）舌骨滑車（the hyoid pulley sling）に対する顎二腹筋の収縮は，舌骨下筋群の

咀嚼にかかわる筋

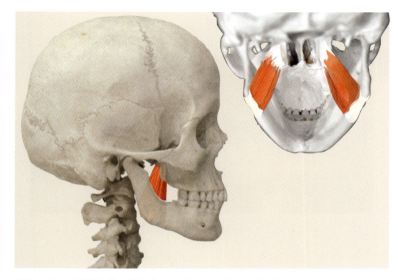

図3-1-9　内側翼突筋．閉口筋．起始は，翼状突起外側板の内側面，停止は下顎角下縁内側．

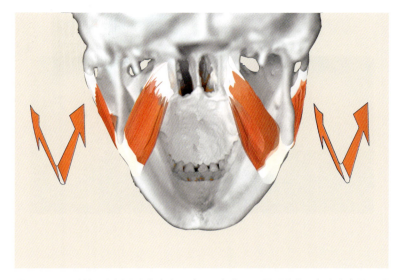

図3-1-10　咬筋・内側翼突筋索（sling）．これらは下顎骨を後下縁から上顎，頭蓋に向かって引上げる索として，片側性，両側性に機能する．

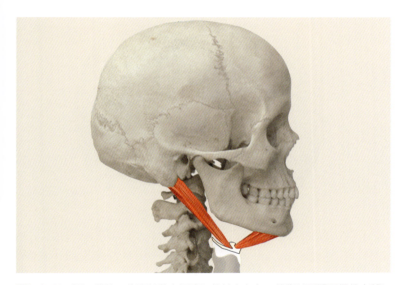

図3-1-11　顎二腹筋．後腹は乳突切痕に起始をもち，前腹は下顎下縁前方部に停止する．中間腱による舌骨への索は，滑車として機能する．

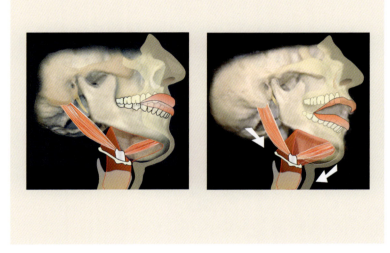

図3-1-12　舌骨下筋が収縮し舌骨を下方に引いている時に，舌骨索と結ばれている顎二腹筋前腹，後腹が収縮することにより開口が起きる．

共収縮と拮抗する．後腹は顔面神経によって支配され，前腹は下顎神経によって支配される．

閉口と開口

　下顎の閉口運動は，咬筋，内側翼突筋，側頭筋の協調活動によってなされる．随意的な閉口では，安定した最大咬頭嵌合位に下顎を挙上する．側頭筋前部は，閉口運動の終末を咬頭嵌合位に導くよう下顎の位置決めをする．咬筋は，もっとも強力な閉口筋である．すべての挙上筋間で力の発揮状況を調節することにより，力強い閉口が達成される（図3-1-13，3-1-14）[15-18]．

外側翼突筋

　外側翼突筋は大きな下頭と小さな上頭から構成される[19]．下頭は翼状突起外側板の外側面に起始をもつ．筋線維は水平的に後外側方へ走行し，下顎頸部の前面および顎関節包に停止する（図3-1-15～3-1-18）[3, 19-22]．

　上頭は蝶形骨大翼の側頭下窩に起始をもち，下顎頸部前面に停止する．いくつかの筋線維は関節円板の前方部および顎関節包に付着する[3, 19-22]．

　上頭および下頭の機能は異なるとされるが，共に活動することもできる．それぞれの役割に関する研究結果は，針電極を用いた筋電図学的研究の実験条件に依存しており[19]，そのため，それらの相対な機能についてはいまだ議論がある．

　上頭および外側頭の筋線維は，側頭下窩上壁および翼状突起外側板へかけての広い起始から発し，下顎窩（condylar fovea），関節包

第3部1章　咀嚼システムの機能的解剖学と動力学

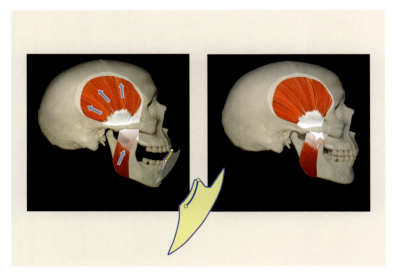

図3-1-13　下顎骨の閉口運動は，挙上筋の収縮にもたらされる．咬筋および側頭筋前部，中部，後部の力の作用線を矢印で示す．

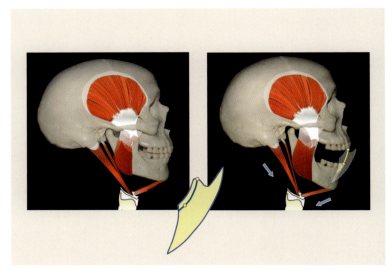

図3-1-14　下顎骨の開口運動，下制は，頸部の舌骨下筋群による舌骨の固定，顎二腹筋と舌骨索との連結に調和した顎二腹筋前腹・後腹の活動によってもたらされる．

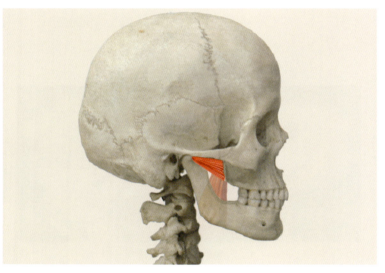

図3-1-15　外側翼突筋は，内側翼突筋の上方に位置する．

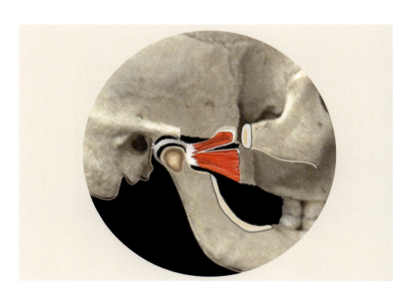

図3-1-16　外側翼突筋には上頭，下頭がある．大きな下頭は翼状突起外側板の外側面に起始をもち，下顎頸部に停止する．上頭は蝶形骨大翼の側頭下窩に起始をもち，関節円板，関節包，下顎頸部前面に停止する．

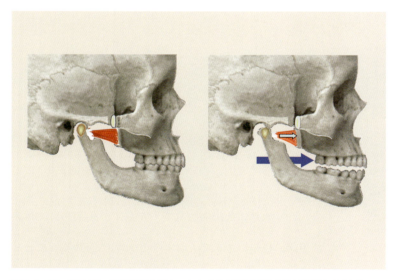

図3-1-17　側面観．前方運動では，左右の外側翼突筋下頭が同時に収縮することにより，下顎頭が前方に引かれる．

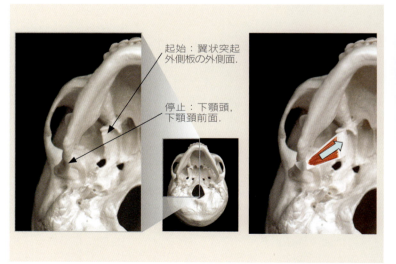

図3-1-18　頭蓋骨の底面観：下顎頸と翼状突起外側板，外側翼突筋下頭の起始・停止の位置関係を示す．

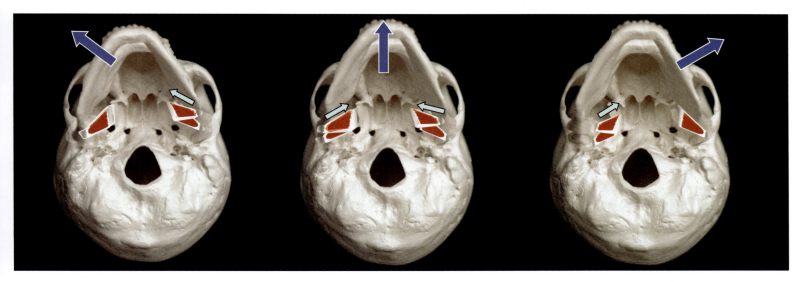

図3-1-19 頭蓋骨の底面観：前方運動および側方運動を示す．左右の同時収縮により前方運動が起きる．片側の収縮では非作業側の下顎頭が翼状板方向へ引かれ，作業側の下顎頭は下顎窩内で回転しながら，とどまる．

および関節円板の小さな停止へ収束する．

　筋線維の走行は上方から下方へ，また内側から外側で大きく変わる．これにより水平方向で広範囲な方向への力を発揮し，下顎頭を運動させることができる．

　いくつかの針電極を用いた研究で，下頭は下顎前突時，反対側への側方運動時および開口時に活動し，上頭は下顎後退時，同側への側方運動時，閉口運動時に活動すると結論付けている[19]．

　下顎運動における外側翼突筋の正確な役割については，上頭，下頭の個別の役割からそれらの相反的な関係に至るまで，さまざまな観点から議論が続いている[19-25]．

　ある研究者は，外側翼突筋は，機能的な不均質性を有する1つの筋線維システムであり，必要とされる役割に応じて発揮する力の方向と大きさを調整しうる1つの筋としてみなすべきと考えており，一方，ある研究者は神経支配が異なることから明確に異なった機能を有すると考えている[19, 24, 25]．

　下頭は，側方運動ではどちらか片側が，前方運動では両側が活動する．片側のみが収縮すると，下顎頭を内側方に引く（図3-1-19）．両側が同時に収縮することにより，両側の下顎頭頸部を関節隆起の斜面に沿って前方に引く．下顎運動に関する意味と用語[26]の定義を後に示す．

顎関節

　顎関節は下顎骨と頭蓋との間の関節である．この関節は一般的な関節のように関節面が硝子軟骨で覆われてはおらず，線維軟骨層により覆われる特殊な関節である．関節円板もまた軟骨性ではなく線維性である．関節面は両陥凹状を呈し，典型的なボール＆ソケット型の関節ではない．左右の顎関節はつねに協同して動かなければならず，蝶番性の開閉口運動および滑走運動を組み合わせた運動を行うことが可能である（図3-1-20～3-1-32を参照）[3, 27, 28]．

発生

　発生において，顎関節では，滑液関節に見られる関節軟骨表層での軟骨内骨化による成長は認められない．ヒトの胚では，胎生7週までに股関節，肘関節，肩関節の軟骨内成長が認められるものの，顎関節には変化がなく，胎生12週から認められるようになる．ヒト胚における関節成長は，板鰓類（板鰓亜綱の軟骨魚類）の顎関節の系統発生に似ている．軟骨魚綱において口蓋方形軟骨と連結するメッケル軟骨の原始哺乳類関節は，哺乳類型爬虫類（単弓類）では方形関節骨となる．これらは，歯骨が側頭骨鱗部と関節をなす下顎骨となるように，中耳内で関節により連結される耳小骨となる．なお，側頭骨鱗部，下顎骨とも膜性骨化により形成される．耳小骨に付着する外側翼突靱帯の残遺は，ヒト胚では胎生12週以降に発生する線維性関節円板の前駆体となる（第2部2章参照）．

顎関節の解剖

　顎関節は両凸状の関節である．側頭骨の関節面は凸状を呈する関節隆起の後方斜面である．関節隆起上部は側頭窩であり，非常に菲薄な天蓋部で関節部と中頭蓋窩を隔てている．後関節窩が遠心に位置し，裏側には，外耳道を囲み，また外耳道から突出する耳小骨の鼓室壁が位置する．側方には頬骨結節が存在し，前方には扁平な前関節窩が位置する．関節隆起中央部は，2つの裂隙（錐体鼓室裂と鼓室鱗裂）により隔てられる．さらに中央部は鼓室小骨の鼓室板と錐体隆起が存在する．これらは関節運動には関与しない（図3-1-20, 3-1-21, 3-1-22）．側頭骨の末端（関節境界部）を図3-1-22に示す．点線で描かれた領域は，関節複合体の周囲および複合体を含む関節包の付着領域である．

関節包・関節靱帯

　細線維からなる関節包は，スリーブのように関節を取り囲むとともに被覆している．上部は，図3-1-23に示すように関節表面周囲に付着している．下部は下顎頭頸部に付着している．このように関節包は自由運動可能な円柱状の線維鞘内で関節頭と関節円板を含んでいる（図3-1-23～3-1-26）．

　外側は，頬骨弓と内側突起の側方，後関節突起と側頭窩と関節隆起の末端，前関節板の前方に沿って走行している．後方部は後関節窩の先端および前方に付着し，さらに中央部は鼓室鱗裂と錐体鼓室裂の前縁を引き上げるように付着している．中央部は蝶鱗縫合に沿って走行し付着している．前方は外側翼突筋の上頭に収束する（図3-1-26～3-1-28）．関節包は菲薄な滑膜で裏打ちされるが，

第3部1章　咀嚼システムの機能的解剖学と動力学

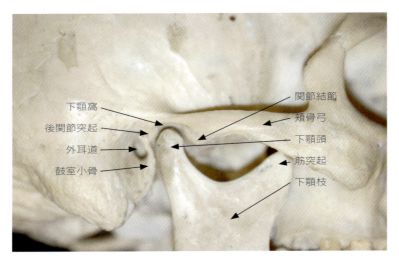

図3-1-20　下顎頭，下顎窩，関節突起およびその周囲構造の側面観．

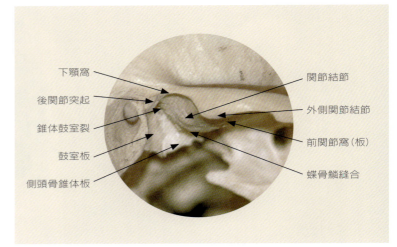

図3-1-21　顎関節の側頭骨関節面の側面観．

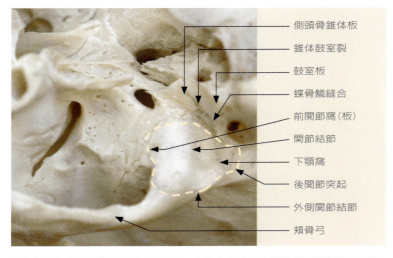

図3-1-22　顎関節周囲構造の下面観．ピンク色の線は関節の周囲境界ならびに関節包の上部付着の範囲を示す．

側面では太い側頭下顎靱帯を束ねることで顕著に厚みを帯びている[3,4,28-32]．

側頭下顎靱帯

側頭下顎靱帯は，関節包側面で収束する太い靱帯である．外側は頬骨弓側面に付着し，内側は下顎頭頸部に付着する．主要な2種の線維グループに分けられる．前方傾斜およびわずかに内側垂直方向へ向かう外側グループが靱帯に関与する（図3-1-23，3-1-24）．側頭下顎靱帯は，中心位での閉口路終末点における下顎骨回転運動において下顎骨を保持するうえで重要な役割を果たす．また下顎側方運動時の作業側下顎頭の保持にも関与する（図3-1-35，3-1-51）[3,4,29,30]．

関節円板

関節円板は，下顎頭頸部の中心および外側極に帽子のように付着する展性のある粘弾性を有する線維組織性構造体である．関節円板上部には上関節腔が，下部には下関節腔が位置する（図3-1-26〜3-1-28）．関節腔には下顎頭と関節円板が一体化して回転運動，滑走しやすくする滑液が含まれるスペースがある．関節円板は，下顎頭を越えて前後方に滑走することが可能で，一般的には下顎頭と同調して動く．この運動時に関節円板は，円板の可塑性によって凸状

の関節表面に対して持続的な適応性を示す．関節円板には菲薄な無血管性の中央狭窄部が存在し，矢状面からみて下顎頭の前上方と関節結節後方斜面の間に挟まれるように位置する．後方には厚みのある後方靱帯が非機能的な側頭骨上部に位置し，後方の間隙を埋める関節円板後部組織に連結する（図3-1-29，3-1-30）．関節円板中央狭窄部の前方には，顕著に厚みのある前方靱帯が存在し，この前方靱帯は関節包前方に弱く連結するとともに，外側翼突筋の上頭にまで広がっている（図3-1-26〜3-1-28）[29-34]．

健常な関節円板の位置関係のバリエーション

矢状面で関節円板後部肥厚部が下顎頭上に位置する12時の位置関係が健常位置とされてきた（図3-1-26）[3,5,36]．しかし，何らの症状をもたない顎関節には，健常な位置関係のバリエーションが存在する．顎関節症状のない被験者において，バリエーションが片側に認められる場合，部分的にあるいは完全に認められる場合がある．
関節円板転位には，部分的な前方転移，外側方転位あるいは内側方転位，完全な前外側方転位，部分的な前内側方転位，完全な前内側方転位，外側方転位，内側方転位，または後方転位が認められた．MRI画像検査によって，12時の位置関係は2か月から5歳児にかけて認められるものの，成長期の6歳から11歳にかけては進行的な変化が見られ，また成人ではさまざまな程度の転位が認められたことから，関節円板転位は順応可能であることが示唆された[33-35]．

関節円板後部組織，バイラミナゾーン（関節円板後部組織二層部）

関節円板の遠心部は円板後部組織に付着する．この領域はしばしばバイラミナゾーン（二層部）と呼ばれる[3,29-34]．バイラミナゾーンの上方束は弾性組織を含有し，下方束は靱帯成分に富む[32]．これは，非機能的な，弛緩した疎性結合組織である（図3-1-26〜3-1-31）．この脆弱な付着と弛緩性の組織によって，関節円板は下顎頭とともに前後方に移動することが可能となる．
円板後部組織の弾性組織が，閉口時に関節円板を関節窩内に後方に戻すように作用しているとは，もはや考えられてはいない[29]．しかし，閉口時に関節円板が関節窩内へ戻るに際して，関節円板と関節隆起との間にバイラミナゾーンが挟まるのを防止する一助とはなっている[32]．下顎前突時，後方組織上方束の線維が伸張され，これにより関節円板が下顎頭の後方へと回転する．閉口時には，靱帯に富

顎関節

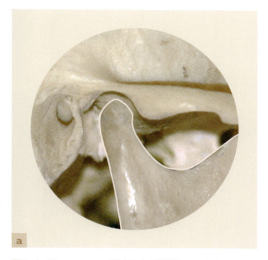 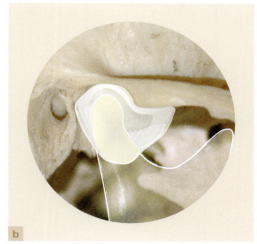 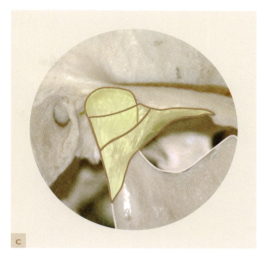

図3-1-23a〜c　a：機能的な下顎頭-下顎窩の位置関係．b：関節包によって被覆された下顎頭と関節結節．c：側頭下顎靱帯．

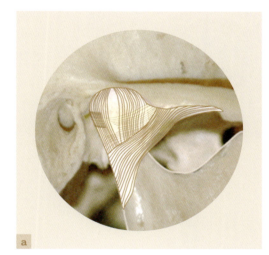 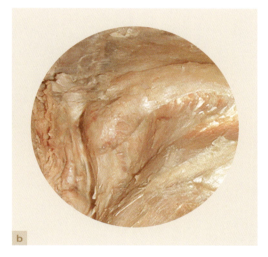

図3-1-24a, b　a：側頭下顎靱帯．多様な線維群とその方向（Mohlら[29]の図より再描画）．b：側頭下顎靱帯の解剖図．

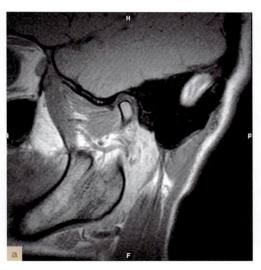 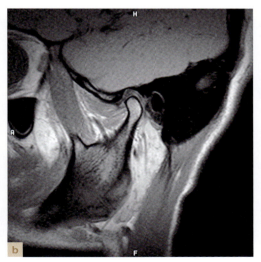 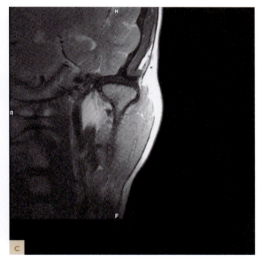

図3-1-25a〜c　顎関節領域の矢状面，前頭断のMR画像．

む下方束が受動的に，下顎頭上の関節円板が前方へ回転するのを制限し，抑制靱帯としての機能を担っている[36-38]．バイラミナゾーンは非機能的な組織であり，下顎頭後方部に対し，その動きを抑止，制限する形態はもっていない．円板後部組織は，遠心では側頭骨後方部の関節包付着部に付着し，下方では下顎頚部後方面に付着している．

前頭面観

前頭面からみると，関節円板は側副靱帯により下顎頭頚部の内側，外側部に付着している．上関節腔が関節円板上方に見られ，下関節腔が下方に位置する．内側では，関節円板は菲薄な関節包内側壁に結合する．内側後方では，原始的関節円板の遺残のように，複数の円板線維が中耳の錐体鼓室裂内へ入っている．外側では，関節円板

第3部1章　咀嚼システムの機能的解剖学と動力学

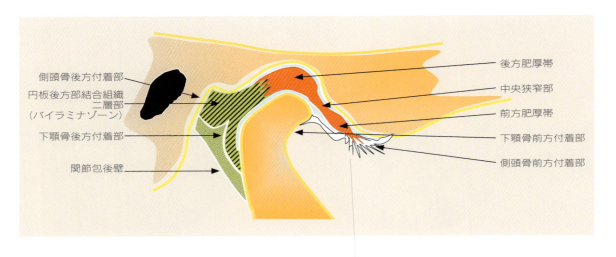

図3-1-26　最大咬頭嵌合位における顎関節複合体と関節突起の機能的位置関係を示す矢状面図．

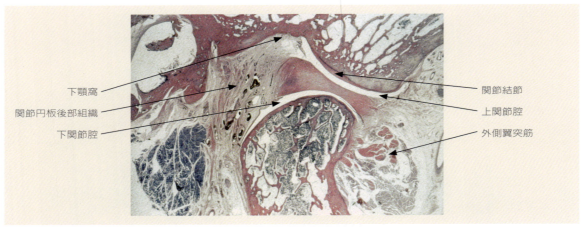

図3-1-27　顎関節の矢状面組織像．関節円板中央狭窄部を挟んで，下顎頭と関節結節が相対する機能的位置関係．後方肥厚帯は関節窩を埋め，その後方で関節円板後部組織の二層部（バイラミナゾーン）に付着する．幅が広くなった関節円板前方肥厚帯は，その前方で前関節板，外側翼突筋，下顎頚部に付着する（Prof. N Mohlのご厚意による画像）．

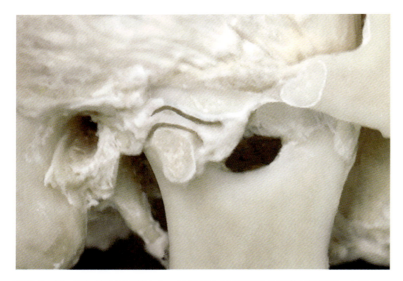

図3-1-28　頬骨弓を取り除いた，下顎頭と関節結節での断面解剖図．上下の関節構成要素．関節円板の前後方と関節包が付着している．

は関節包の側頭骨付着部へ向かって上方へ付着し，下顎頭頚部外側の下方へ付着する．また円板の線維は関節包の外側壁とその表層の側頭下顎靱帯に結合する．関節円板は，関節包とその辺縁部で結合している．その部分の関節包，関節包靱帯は，弛緩した毛細血管に富み，弾性線維を伴うコラーゲン性組織，感覚神経終末を伴っている．関節包の付着は下顎頭の内外側棘で強化されており，下顎頭の運動を規制している（図3-1-32）．

顆頭運動の動力学

最大咬頭嵌合位における顆頭位

正常な咬頭嵌合位では，有歯顎者の多くは中心位より1〜1.5mm前方で咬頭嵌合する．わずかだが，中心位で咬頭嵌合する人もいる．随意的な閉口時，咬筋，内側翼突筋，側頭筋の収縮によって下顎が上方に牽引され，咬頭嵌合位に収まる．両側顆頭の前上方部の関節面は関節円板中央狭窄部を介在して関節結節の後方斜面と接する．随意的な閉口時，外側翼突筋の上頭は下顎挙上筋群と協調して収縮し，顆頭と関節円板を関節結節後方斜面に対して牽引する（図3-1-33, 3-1-34）[19-25]．

中心位における顆頭位

下顎骨に付着する筋群がすべて完全に弛緩したとき，下顎を誘導し，終末蝶番運動により開閉口させることが可能になる．これを「中心位」という．顆頭は，下関節腔内で関節結節に接して回転する．顆頭の関節面は関節円板中央狭窄部を介し，関節結節の後方斜面と接する．回転機序は，両側で顆頭と頬骨突起をつなぐ側頭下顎靱帯

顆頭運動の動力学

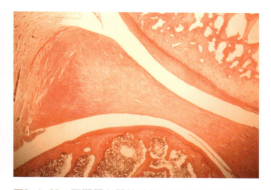
図3-1-29 下顎頭と関節結節の間に位置する関節円板の組織切片．関節円板は，菲薄な中央狭窄部より後方に厚みのある後方靭帯，関節円板後部組織を有し，前方には厚みのある前方靭帯が広がっている（Prof. N Mohl のご厚意による画像）．

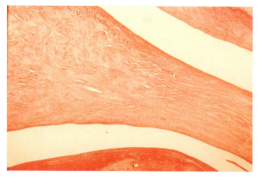
図3-1-30 関節円板中央狭窄部の拡大図．中央狭窄部は血管のない線維性構造体である（Prof. N Mohl のご厚意による画像）．

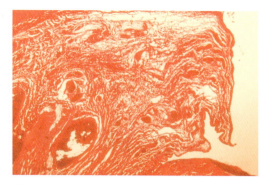
図3-1-31 バイラミナゾーンの関節円板後部組織（Prof. N Mohl のご厚意による画像）．

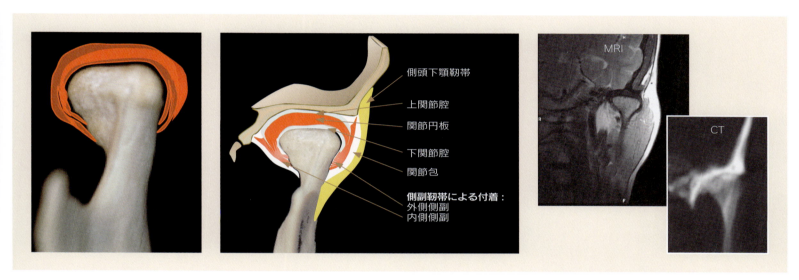
図3-1-32 下顎頭の前頭面観．関節円板は側副靭帯により下顎頭頸部の内側，外側部に付着している．関節円板は，下顎頭を越えて前後方に滑走することが可能である．

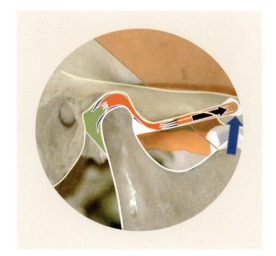
図3-1-33 最大咬頭嵌合時における顆頭位．外側翼突筋の上頭（黒矢印）は，他の下顎挙上筋と協調して収縮し，顆頭と関節円板を機能的位置関係になるよう関節結節に対し牽引する．青矢印は，側頭筋の収縮力．

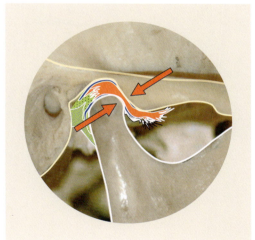
図3-1-34 最大咬頭嵌合時における顆頭位．下顎頭の機能的な前上方部は関節円板中央狭窄部を介在して関節結節の後方斜面と接する（赤矢印）．

によって決定される．後方部や上方部に接触することなく，顆頭は回転する．顆頭は関節包によって側頭骨と連結され，その外側部が側頭下顎靭帯により規制されることにより，顆頭が関節結節斜面に向かって回転することができる（図3-1-35）．

前方運動時における顆頭位，コンダイラーガイダンス（顆頭誘導）

両側の外側翼突筋下頭が収縮し，顆頭が関節結節後方斜面に対して前下方に牽引されることによって，下顎は前方へ移動する（図3-1-19）．関節結節の誘導斜面に沿って，両側の顆頭と関節円板は

第3部1章　咀嚼システムの機能的解剖学と動力学

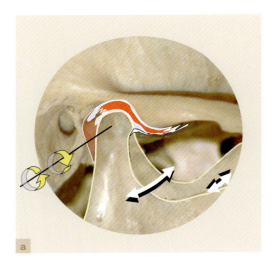
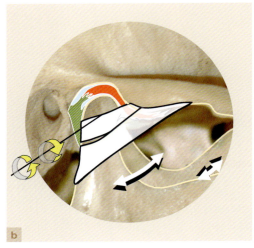

図3-1-35a, b　中心位における顆頭位．a：顆頭は終末蝶番軸を中心として回転しながら開閉する．b：顆頭外側に付着する側頭下顎靭帯によって，顆頭の後退を規制する．

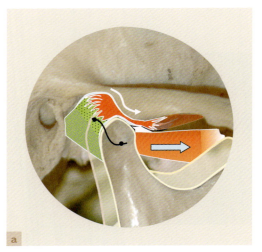
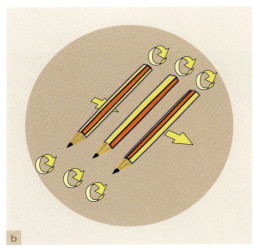

図3-1-36a, b　a：前方運動時，下顎は両側の外側翼突筋下頭の収縮により，関節結節の誘導斜面に沿って前下方に牽引される．コンダイラーガイダンス（顆頭誘導）；下顎は並進運動により移動する．b：並進運動．平らなところを転がる鉛筆は並進により移動し，同時に長軸を中心として回転する．

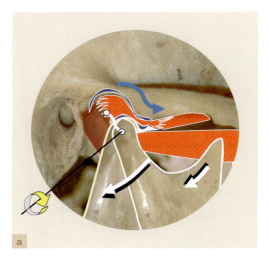
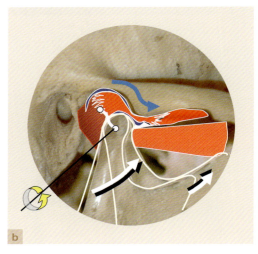

図3-1-37　顆頭は並進運動により，関節結節に沿って体移動する．同時に蝶番軸を中心に回転し開閉口できる．a：前方移動と同時に開口．b：前方移動と同時に閉口．

一体として下方に移動する．これが「コンダイラーガイダンス」である（図3-1-36a）．このときの移動は，上関節腔の滑液によって容易になっている．

Ⅰ級咬合では，下顎切歯が上顎切歯口蓋側の誘導に沿って前下方に導かれるため，前歯が下顎の前方運動を誘導している．このような前方運動での切歯誘導（インサイザルガイダンス）がある時，顆頭は下関節腔において蝶番軸を中心として開口方向へわずかに回転する（図3-1-37）．

関節円板は，受動的に顆頭とともに動く．下顎前方運動時には，円板後部組織二層部の上方束の弾性線維は伸展される．閉口時には，より靭帯成分に富む下方束が受動的に，顆頭上の関節円板が前方へ回転するのを制限し，抑制靭帯として機能を担っている[36-38]．

並進運動と回転

関節円板の上下に存在する上関節腔と下関節腔により，顆頭は関節結節斜面を下方に移動すなわち並進が可能で，かつ同時に下関節腔内での終末蝶番軸を回転中心とした回転運動も可能にしている（図3-1-37）．顆頭と関節円板の関節結節に沿った移動は，上関節腔によって容易に行えるようになっている[37, 38]．並進は，物体それ自体が移動することをいう．並進と回転が同時に生じる様子は，鉛筆が平らな面を転がるときに観察できる（図3-1-36b）．

このように，下顎は蝶番軸を中心として開閉口しながら前方移動することが可能である．そのため，前方運動時の切歯誘導（インサイザルガイダンス）が急に，あるいは緩く変化しても，下顎は前方

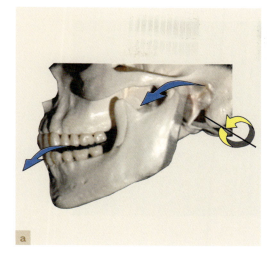
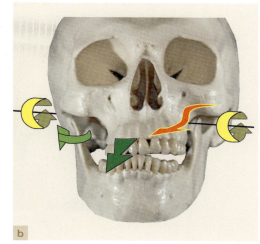

図3-1-38a,b　a：前方運動時，蝶番軸は両側の関節結節斜面に沿って前下方に移動する．b：犬歯誘導による側方運動時，蝶番軸は非作業側のコンダイラーガイダンスに沿って前下内方へ移動する．作業側の顆頭は関節窩内で垂直軸を中心に回転するため，蝶番軸は垂直軸を中心に回転する．このとき，下顎は作業側の側方犬歯誘導によって蝶番軸を中心に開口方向へ回転する．

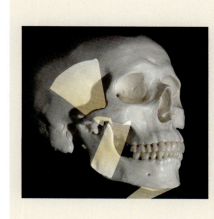
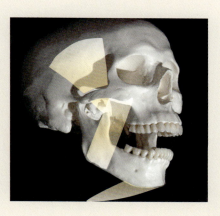

中枢神経機構が制御，調整する：
筋肉が動かす
関節が誘導する
歯が誘導する

図3-1-39　下顎運動．筋が下顎を動かす．脳が制御し調整する．歯が接触滑走する時，歯の要素は前方要素，関節は後方要素として下顎を誘導する．歯が接触しない時，自己受容システムが前方要素，関節が後方要素として下顎を誘導する．

運動が可能となっている．また，矢状面の可動範囲内のどんな位置にでも筋群の働きによって移動可能である（図3-1-37）．

前方運動と側方運動

下顎の前方運動時，両側顆頭の並進運動と回転運動が同時に生じることにより，インサイザルガイダンス（切歯誘導）による前方での誘導，コンダイラーガイダンス（顆頭誘導）による後方での誘導という，異なった誘導による前方運動が可能となっている．同様なことは側方運動でも見られる．側方運動時，作業側犬歯が側方運動を誘導し，両側顆頭の蝶番軸を中心とした開口方向への回転が起こる．前方運動では，蝶番軸は両側の関節結節斜面に沿って前下方に移動する．側方運動では，非作業側の顆頭が前下内方に移動し，作業側の顆頭は関節窩内に留まり，垂直軸を中心に回転する（図3-1-38）．

下顎運動

下顎運動は，中枢神経機構によって制御，協調された筋が下顎骨を動かすことによって行われる．上下顎歯の接触滑走運動時，下顎歯は上顎歯に対して滑走し，下顎運動時の誘導の前方要素となる．一方，後方要素としてコンダイラーガイダンス（顆頭誘導）が下顎運動を誘導する．歯が接触していない時，筋の自己受容システム（訳者注：筋紡錘，腱器官等）が前方要素，コンダイラーガイダンスが後方要素として下顎を誘導する（図3-1-39）．

下顎運動の三次元的範囲

下顎が運動可能な最大範囲は，運動の三次元的な包絡線（三次元エンベロープ）として表現される．慣習的に，下顎切歯点の運動範囲で説明される（図3-1-40，3-1-41）．上面は歯の咬合接触によって規定される．他のすべての境界は，筋の運動可能範囲ならびに靭帯，軟組織の制限により決定される[39-42]．

矢状面エンベロープ

下顎運動の矢状面エンベロープから，臨床的に重要ないくつかの要素が説明される（図3-1-42〜3-1-50）．遠心の運動限界は，下顎頭が側頭下顎靭帯によって中心位に位置付けられたときの顆頭の回転，その円弧である（図3-1-35，3-1-43a）．上縁は，中心位から最大咬頭嵌合時まで，そして前方運動での切歯誘導（インサイザルガイダンス）に沿った咬頭嵌合位から切端位までの滑走により描かれる（図3-1-44，3-1-47）．中心位と最大咬頭嵌合間の滑走は，天然歯列者の大多数に共通に見られる．安静位から最大咬頭嵌合までの自発的閉口路は，終末蝶番開閉口路とは一致しない．安静位と安静空隙は，安静状態での上下顎切歯の離開の程度で示すことができる（図3-1-45，3-1-46）．蝶番回転範囲を越しての開口は，頚部の構造により規制され，最大開口位までの開口運動は顆頭の並進を必要とする．最大開口量は，切歯間距離で40〜45mmが平均である（図3-1-50）．

第3部1章 咀嚼システムの機能的解剖学と動力学

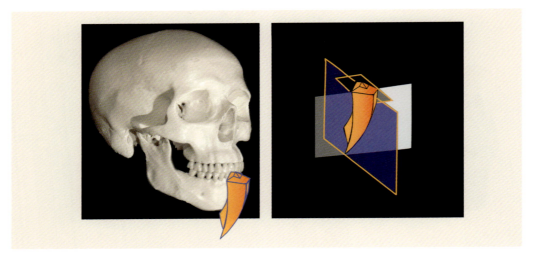

図3-1-40 下顎切歯点運動の三次元エンベロープ．上面の範囲は，上下顎歯の咬合接触によって規定される．他の境界は，筋の運動可能範囲ならびに靱帯，軟組織に制限され規定される．下顎運動範囲は，矢状面，前頭面，水平面で図示される．

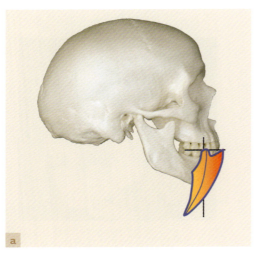
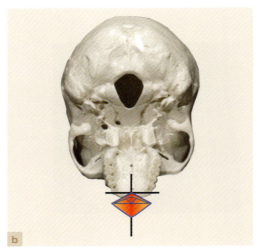
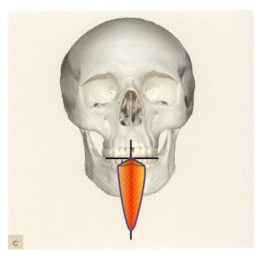

図3-1-41a〜c 下顎切歯点の運動可能範囲の三次元エンベロープ．a：矢状面観．b：軸面（咬合面）観．c：前頭面観．

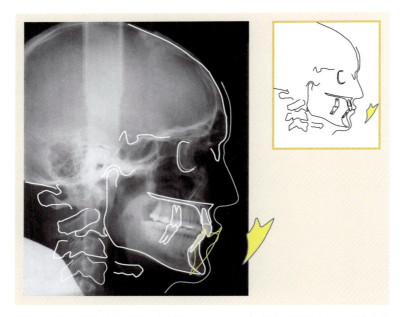

図3-1-42 下顎切歯点運動の矢状面エンベロープ．最大咬頭嵌合位での咬合時の頭部側面エックス線規格写真とともに示す．

中心位での回転の円弧

「中心位」は，切歯間距離で約20mmの開口範囲で終末蝶番開閉口を可能とする．終末蝶番閉口路で咬合接触する最初の点もまた，中心位と呼ばれる．円弧上の任意の点，任意の咬合高径の点もまた，中心位である[39]．水平面で見ると，ゴシックアーチトレーシングのアペックスは中心位であり（図3-1-41），終末開閉口路上のいかなる咬合高径でも同様に，アペックスが中心位となる．そして，このことから中心位には，さらなる説明が付け加えられる．すなわち中心位は，終末開閉口路上のいかなる咬合高径においても，正中でのもっとも後方の下顎位であり，側方限界運動路はこの点から発する．

中心位についての課題（意味合いの難しさ，臨床的な重要性，応用性）は，次項と第4部でさらに深く考えることとする．

中心位での初期接触

I級の天然歯列者で，中心位での蝶番閉口を行うと，後方位での接触として，単一の小臼歯や大臼歯の咬頭に初期接触が見られることが多い．このことには，いくつかの同義語，すなわち後方接触位（RCP），後方接触（RC），中心位（CR）などが設けられている（図3-1-43）．

下顎運動

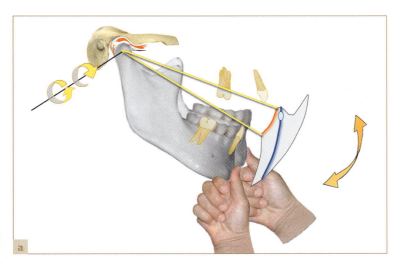
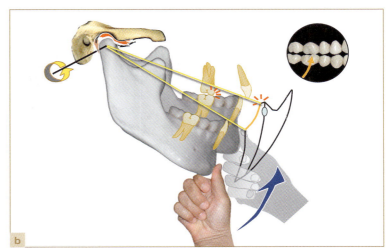

図3-1-43a, b　a：下顎は，中心位において終末蝶番軸を中心として後方蝶番開閉口路上で回転可能であり円弧を描く．平均的な蝶番開閉口範囲は切歯間で20mmである（赤い弧）．b：終末蝶番閉口路で初期接触する点．後方接触位．後方接触，中心位と同様に知られている．

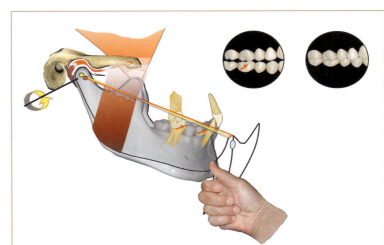

図3-1-44　理想的な天然歯列者で，終末蝶番閉口での初期接触から自発的に歯を咬み合わせると，1～1.5mm前上方への「スライドインセントリック」が生じる．

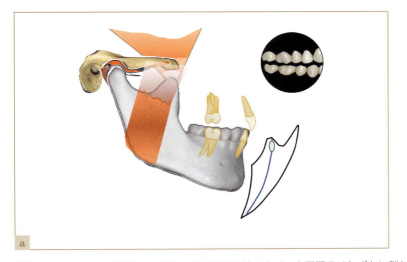
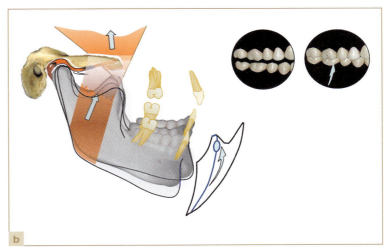

図3-1-45a, b　a：安静位．下顎は一般に安静姿勢にあり，上下顎歯はわずかに離れている．文献上に記載されている姿勢安静位は，「臨床的な安静位」と「生理的な安静位」である（第5部参照）．b：自発的閉口路上での最大咬頭嵌合位への閉口．これは，後方蝶番閉口路より前方に位置する．

スライドインセントリック

　中心位における後方接触位において自発的に上下顎歯を咬み合わせると，下顎は「スライドインセントリック」の傾斜に沿って最大咬頭嵌合位へ前方に滑走する．この滑走は，一般に前方へ1～1.5mmであり，約1～1.5mmの垂直要素をもつ．すなわち，後方接触位から最大咬頭嵌合位へ下顎は前上方へ滑走する．これは健常者群の天然歯列者の90％に見られる[26, 29, 39]（図3-1-44）．

安静位

　下顎がなんら機能的活動，非機能的（パラファンクショナル）な活動（訳者注：悪習癖等）を行っていない場合，下顎は一般に，安静姿勢にあるとみなされる（図3-1-45，3-1-46）．「安静位」の本質については，かなり議論のあるところであり，さらなる議論を必要とする．第5部で，さらに検討する．

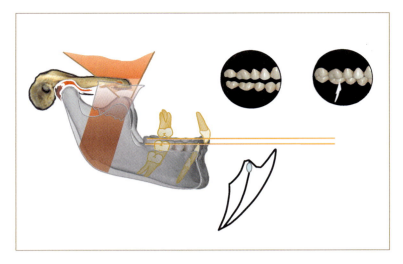

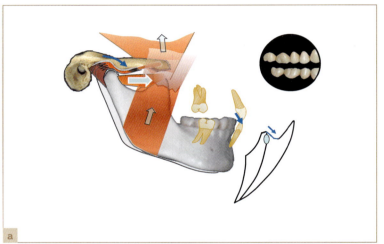
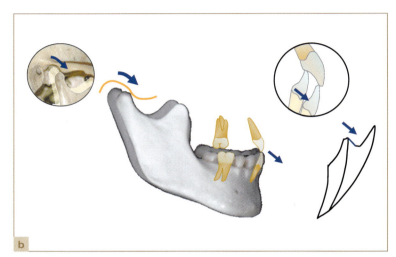

図3-1-46 安静位での切歯の離開が安静空隙である．天然歯列での平均的な値は，1.5～3 mm である．

図3-1-47a，b　a：前方運動．両側の外側翼突筋下頭が，関節結節の誘導斜面に沿って下顎頭と関節円板を前下方に引く（図3-1-17, 3-1-19）．同時に下顎挙上筋が収縮し，前方運動時の切歯誘導（インサイザルガイダンス）が咬頭嵌合位から切端位まで前方に誘導できるように，咬合接触を維持する．b：前方運動時の切歯誘導によるアンテリアガイダンス，コンダイラーガイダンス（顆頭誘導）によるポステリアガイダンス．後方歯は離開する．

安静空隙

下顎が安静位にある時，上下顎の歯列は安静空隙（Interocclusal rest space：IORS）により離開している．以前は，フリーウェイスペースと呼ばれていた．若年成人における臨床的安静位での切歯離開は1～3 mmの範囲にあり，平均値は1.7mmであった（図3-1-46）[40]．

最大咬頭嵌合位への自発的閉口路による閉口

自発的閉口路上での安静位から最大咬頭嵌合位への閉口は，最大咬頭嵌合位における連続的な咬合接触により条件づけられた獲得性の運動である．自発的閉口路は，後方蝶番閉口路よりも前方に位置する（図3-1-45）．

前方運動

下顎の前方運動時，左右の外側翼突筋の下頭が，関節結節の誘導斜面に沿って顆頭と関節円板を前下方に引く（図3-1-17, 3-1-19）．同時に下顎挙上筋が収縮し，前方運動時の切歯誘導（インサイザルガイダンス）が咬頭嵌合位から切端位まで前方に誘導できるように，咬合接触を維持する．I級咬合での前方運動時，下顎は前方では前方の切歯誘導により，後方ではコンダイラーガイダンス（顆頭誘導）により誘導される．I級咬合では後方臼歯は離開し，咬合しない（図3-1-47）．

コンダイラーガイダンス（顆頭誘導）

顆頭が関節突起に沿って下方に動く時，ある一定の前方移動距離での顆頭の移動方向と水平面となす角度は顆路角と呼ばれる．顆頭の運動路は曲線的であり，関節結節（temporal eminence）の形態によって決まる（図3-1-48, 3-1-49）．

切歯誘導（インサイザルガイダンス）

I級咬合のMIから切端位への前方運動時，下顎切歯点の運動経路は水平面との間で「切歯路角」と呼ばれる角度をなす（図3-1-49）．歯に誘導された前方運動，側方運動は，「偏位運動（eccentric movements）」，「偏心運動（excursive movements）」と呼ばれる．

最大開口

終末蝶番回転範囲を超えてより大きく開口するためには，両側顆

下顎運動

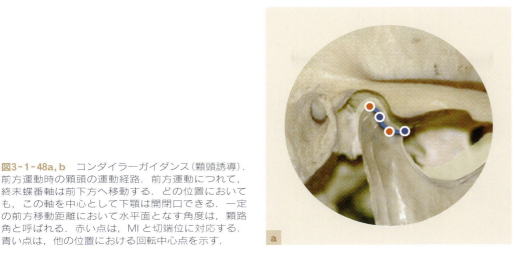
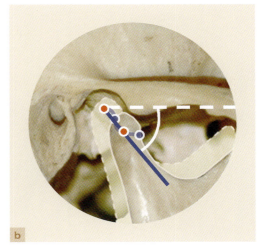

図3-1-48a, b　コンダイラーガイダンス（顆頭誘導）．前方運動時の顆頭の運動経路．前方運動につれて，終末蝶番軸は前下方へ移動する．どの位置においても，この軸を中心として下顎は開閉口できる．一定の前方移動距離において水平面となす角度は，顆路角と呼ばれる．赤い点は，MIと切端位に対応する．青い点は，他の位置における回転中心点を示す．

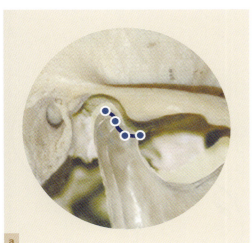
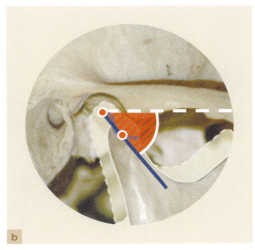
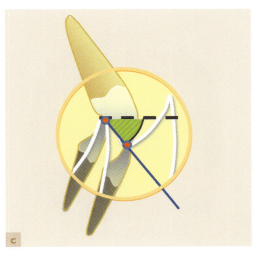

図3-1-49a〜c　前方運動時における顆頭と下顎切歯点の曲線的な運動経路．切端位において，顆頭の経路が眼耳平面となる角度は「顆路角」と呼ばれる（赤）．切歯点が水平面と作る角度は「切歯路角」と呼ばれる（緑）．

頭は関節結節に沿って前方に並進しなければならない．蝶番回転に沿って開口するためには，下顎はより後方に行かなければならないが，これは頚部の構造により邪魔されるからである．最大開口は40〜45mmの範囲にある（図3-1-50）．

下顎側方運動

　側方運動において，非作業側の外側翼突筋下頭は，非作業側顆頭を関節結節の誘導斜面に沿って内側方，前方および下方に翼状突起外側板に向かって牽引する（図3-1-19, 3-1-51, 3-1-52）．
　歯牙誘導による側方運動において，閉口筋群は顆頭と関節結節間の接触，アンテリアガイダンスでの歯の接触を維持するように同調的に活動する．下顎骨は水平面においては作業側顆頭の垂直軸を中心に，矢状面においては左右の顆頭を結ぶ横断的な水平軸を中心に，冠状面においては前後的な水平軸を中心に回転する（図3-1-53）．作業側の側頭下顎靭帯は，作業側顆頭が垂直軸を中心に回転する時に，作業側顆頭が側方へ動いてしまうことを抑えている（図3-1-51, 3-1-52）．関節上部構造（上関節腔）において顆頭垂直軸を中心に回転する時や，犬歯誘導あるいは作業側の歯牙誘導の垂直的な成分によって左右的水平軸を中心に開口方向へ回転する時，作業側顆頭は靭帯による制限を受けながらも，わずかに側方に動く．下顎骨が外側翼突筋下頭により前方や側方に動く場合，顆頭と円板は結節に沿って滑走し，この時，上関節腔にある滑液により，円板上面は結

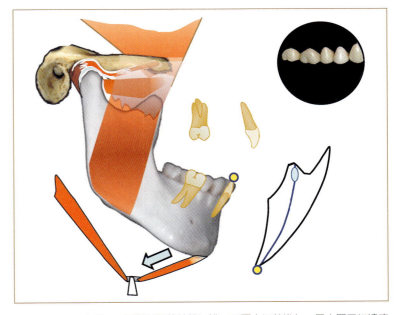

図3-1-50　最大開口．下顎は関節結節に沿って下方に並進し，最大開口に達するまで回転する．一般的な最大開口の範囲は，40〜45mmである．

第3部1章　咀嚼システムの機能的解剖学と動力学

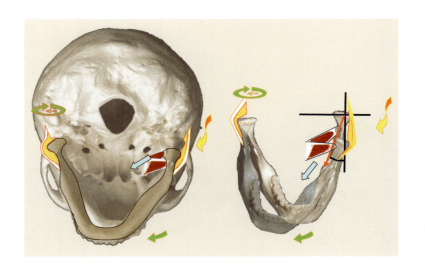

図3-1-51　側方運動．底面観および咬合面観．非作業側の顆頭は外側翼突筋下頭により内側前方および下方に牽引される．作業側の顆頭は垂直軸を中心に回転し，顎関節靱帯に牽引され，側方に1〜2mm動く．

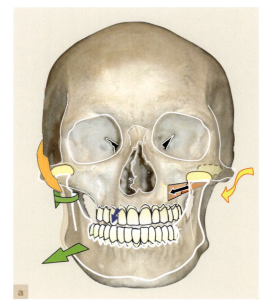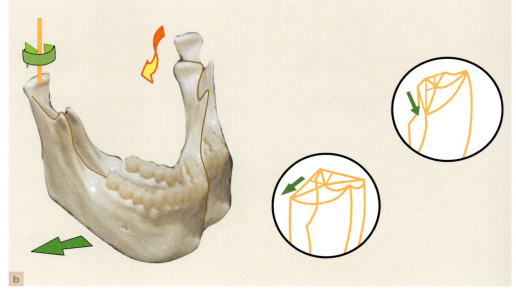

図3-1-52a, b　a：側方運動．正面観．非作業側の顆頭は外側翼突筋下端により内側前方および下方に牽引される．作業側の顆頭は側頭下顎靱帯に外側への動きを制限され，垂直軸を中心に回転する（オレンジ）．犬歯誘導は，下顎骨の前方において下顎の運動を誘導する．b：側方運動．作業側の顆頭は垂直軸を中心に回転する．非作業側の顆頭は，非作業側の関節結節の誘導斜面により前方，下方，および内側に牽引される．

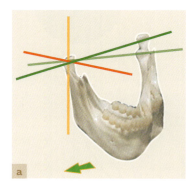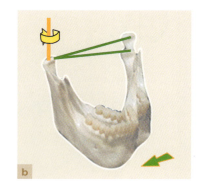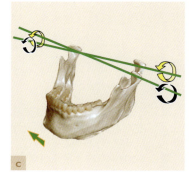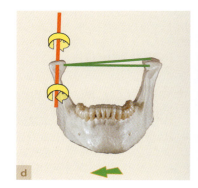

図3-1-53a〜d　側方運動．a：下顎骨は作業側の顆頭における3軸を中心に同時に回転する．b：垂直軸，水平面における回転（オレンジ）．c：左右的な水平軸，矢状面における回転（緑）．d：前後的な水平軸，水平面における回転（赤）．

節から離れていく．前方位や側方位への並進運動時のどのポイントにおいても，下関節腔と滑液によって円板下面が顆頭から離れながら結節に沿って回転するので，下顎骨は左右的水平軸を中心に，ヒンジのように開閉口が可能となる（図3-1-38, 3-1-52）．

犬歯誘導をもつⅠ級咬合における側方運動は，前方では作業側上顎犬歯により最大咬頭嵌合から誘導され，後方では非作業側の関節結節により誘導される（図3-1-52）．

最大咬頭嵌合から離れる運動を「偏心（excursion）」あるいは「偏心運動（excursive movement）」という．犬歯や前歯部がすり減ったり，喪失した場合，あるいは骨格や切歯の関係が異なっている場合，いずれにしても下顎は最大咬頭嵌合位からの偏心運動時に接触する歯によって誘導される．これは臼歯においても同じであり，臼歯がす

下顎運動

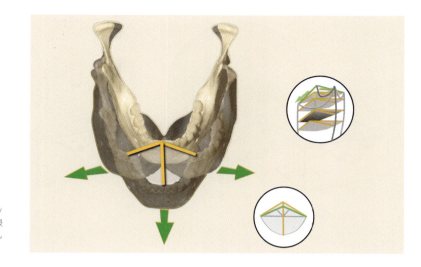

図3-1-54 左右側方限界運動と前方運動（橙色線）。左右の軌跡の頂点は、ゴシックアーチのアペックスと表現され、ある咬合高径における中心位と一致する。緑の線は作業側の歯牙誘導により最大咬頭嵌合位から左右側方への偏心運動を表したものである。

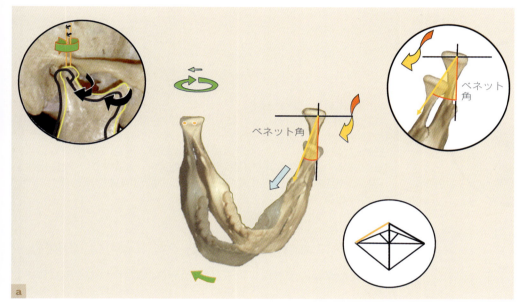
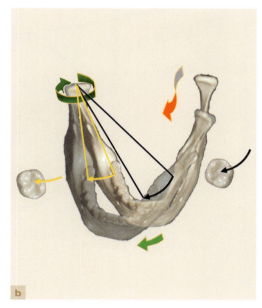

図3-1-55a, b a：水平面から見た、中心位から右側方への限界偏心運動。非作業側顆頭は作業側顆頭の垂直軸を中心に回転する。作業側顆頭は0.5mm〜1.5mm わずかに横に移動する。作業側顆頭のこの側方への移動を「サイドシフト」、「ベネットシフト」、または「下顎側方移動」という。これは非常にわずかな動きであり、作業側の側頭下顎靭帯の制限によるものである。非作業側顆頭が水平面において前後的な線となす角度をベネット角あるいは内側角という（黄色斜線部）。b：左右運動において、下顎の各歯はそれぞれの作業側顆頭の垂直軸を中心に回転する円弧を描く。

ぐに離開する切歯誘導（インサイザルガイダンス）がない天然歯列でも起こり得る。

水平面における側方運動に関して、非作業側顆頭の運動経路は矢状面と角度をなし、「ベネット角」、あるいは「内側角」と呼ばれる（図3-1-55a）。矢状面における運動路が水平面となす角度は「平衡側矢状顆路角」という（図3-1-56a）。冠状面における運動路が水平面となす角度は、あまり定義されることはないが、「矢状傾斜角」といわれる（図3-1-51〜3-1-56）[41]。

ゴシックアーチ描記

下顎が前方誘導板により中心位から左右側方限界運動を行うとき、下顎切歯点は、左右側それぞれの作業側顆頭の垂直軸を中心に回転し、2つの弧を描く。これらは「ゴシックアーチ」あるいは「アローポイント」として描記される。下顎が中心位から前方運動を行うと、真っ直ぐな線が描記される。3本の線は、中心位を表す1点に収束する。後方蝶番回転軸から離れた各点で、ゴシックアーチは描かれる（図3-1-54）。

正確な限界運動を行うためには、中心位から運動を始めなければいけない。中心位と最大咬頭嵌合位が一致していない場合に、最大咬頭嵌合位から運動を始めると、接触している臼歯によって最初に誘導される。真の限界運動を得るには、遠心および側方への回転を保証するために術者が下顎を誘導しなければならない。正常歯列者では一般的に、左右側方への随意的な運動は側方限界運動路に沿うことはない。これは最大咬頭嵌合位が中心位よりも前方にあり、正常な後退位での随意的側方運動をするためには不自然な動きが生じてしまうからである（図3-1-54, 3-1-55）。時に犬歯は、後退位でない場合に随意的側方運動の誘導面を近心側に有する。

ベネット角，内側角（水平面）

非作業側顆頭は外側翼突筋下頭によって内側方、下方および前方に牽引される。水平面における非作業側顆頭の運動路は、下頭の起始である翼状突起外側板との位置関係や、顆頭を内側に牽引する外側翼突筋の作用線により決まる。運動路は直線であったり、わずかにカーブしていたりする。前方運動する顆頭が矢状面となす角度を、ベネット角あるいは内側角という（図3-1-55）。

第3部1章 咀嚼システムの機能的解剖学と動力学

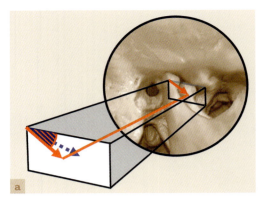
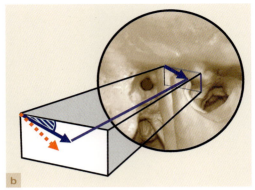

図3-1-56a, b　a：非作業側顆頭は，同側の外側翼突筋下頭により関節結節に沿って内側，前下方に牽引される．運動路（赤い線）が水平面となす角度を平衡側矢状顆路角という（赤い斜線部）．b：前方運動において顆頭は関節結節の傾斜に沿って前下方に牽引される．運動路（青い線）が水平面となす角度を前方矢状顆路角という（青い斜線部）．赤と青の運動路の間の角がフィッシャー角である．これはおよそ6°である．

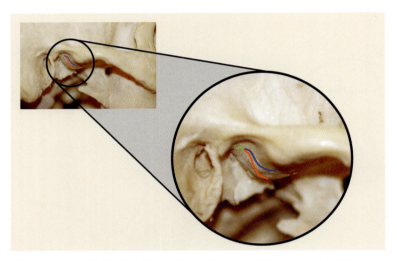

図3-1-57　非作業側顆頭の顆路を関節結節に沿って描く．青-前方運動，赤-非作業側側方運動，緑-作業側側方運動．

症との関連も示唆されていたが，はっきりと定義されたり，証明されたものはない．そして，この現象は咬合器の領域に広がった．そこでは機械的な動きを複写するのに，かなりの労力を費やした．最終的に振り返ってみれば明らかであったが，無益で不適切であった総合演習のような臨床的「観念」に関連して，修復物の誘導に組み込まれる有用性や健全な咀嚼系に対する効果が詳細に議論された[43-49]．このことは第6部，第7部で詳しく論じる．

水平面における運動経路―垂直軸中心の回転

作業側顆頭の垂直軸を中心とした回転は側方運動の主要な要素である．この運動では，下顎骨のどの点も，作業側顆頭の垂直軸を中心とした回転運動の弧を描く．個々の下顎の歯は，回転軸との距離と位置によって決定される弧を描く．作業側の歯は外側方，後方方向へ弧を描くが，非作業側の歯はより近心方向，前方方向への弧を描く．このように，それぞれの下顎歯は，対合する上顎歯に対して固有の運動路を有する．同様に，前方運動では，下顎の咬頭と窩がまっすぐ前方に運動し，側方への突出運動では2つの動きを組み合わせた運動となる（図3-1-55）．

ラテラルサイドシフト

側方運動において，下顎骨は作業側顆頭の垂直軸を中心に回転する．これは作業側運動や側方偏心運動あるいは側方運動と呼ばれる．作業側の顆頭は球関節ではないので，回転するための外壁を有さない．顆頭の外側が側頭下顎靱帯と結合していることによって，その位置を保っている．豆状の形態である顆頭が，その前上方の凸面部で関節結節の凸面に対し，関節円板を介在させて回転するため，顆頭は垂直軸を中心に常に純粋な回転運動を行うわけではない．顆頭はわずかに側方に移動し，それにより下顎骨の側方運動が生じる．このわずかな側方移動を「ラテラルサイドシフト」という．側方運動の初期に移動するものを「イミディエイトサイドシフト」といい，後半に移動するものを「ディレイドサイドシフト」という．この移動の大きさは靱帯が正常な状態で，0.5〜1.5mmである[43-49]．靱帯の付着や靱帯そのものが伸びたり，すりきれたりしていると，2〜2.5mmに増加し得る[50]．作業側顆頭の通常ではわずかな移動は，顆頭の側方並進とも呼ばれる．作業側でのこのわずかな側方移動あるいは「シフト」は，後方，上方，下方への動きを伴うこともある．これら潜在的な動きはすべて，0.5〜1.5mmという非常に小さな範囲で生じる．

このわずかな移動が，その定義とあらゆる下顎側方運動とその構成要素の専門用語を，かなり複雑にしている．あるグループは，このわずかな移動に大きな臨床的意義があると考えている．顎関節

平衡側顆路角

非作業側顆頭が結節に沿って前下内側方に運動すると，前方運動時に生じるように矢状面上で水平面となす角度が作られる．これは平衡側矢状顆路傾斜と呼ばれる．しかしながら，結節の前方への斜面部は平らではなく，前頭面から見ると近心に向かって傾斜している（図3-1-56）．それゆえに，矢状面から見た非作業側の運動路は直線的な前方の運動路に比べて，急勾配になっている．これらを前方矢状顆路傾斜角や平衡側矢状側方顆路角という．前方矢状顆路と平衡側矢状顆路との差はフィッシャー角と呼ばれ，非常に小さく，6°以内である[26]．

顆頭運動路

顆頭は，前方運動および側方運動において特有の運動路を有する．前方運動，非作業側側方運動時の顆頭を図3-1-57に示す．矢状面における運動路を図3-1-56に示す．これらの運動経路は，患者の顆頭運動路を記録する装置の描記板に描かれる．これらは全調節性咬合器を調整するためのパントグラフ，ステレオグラフ描記装置に用いられている．それについては，第9部でさらに論じる．

用語の注意点

側方運動

　解釈（意味論）の難しさの原因は，側方運動にかかわる専門用語にある．下顎骨の前方への運動は，古くから前突運動（protrusion），後方への運動は後退運動（retrusion）と呼ばれている．「転位（trusion）」という接尾語は，押し出したり，突き出したりする動きを表す[26]．protrusionという単語は，下顎骨全体の前方への突出に適用される．前突運動は，2つの要素，すなわち上関節腔により円滑になる関節結節に沿った体移動あるいは並進運動，下関節腔での回転，に分けられる．側方運動では，"trusion"という言葉は前方運動のような下顎骨全体の突出運動に対しては適用されない．しかし，それぞれの顆頭には適用される．これは難解である．米国歯科補綴用語集の現行版では，非作業側の顆頭を「内側顆」，作業側の顆頭を「外側顆」としている[26]．この専門用語によると「外側顆運動」は下顎骨全体の側方運動ではなく，「作業側顆頭」あるいは「外側顆」のわずかな移動による下顎側方運動のことである．さらに運動を複雑にしているのは，外側靭帯に反した作業側顆頭のわずかな側方移動による下顎骨のわずかなサイドシフトを表す用語にある．Sir Godfrey Bennettがこれを初めて提唱したときには，最初は「ベネットサイドシフト」や「ベネット運動」といわれていたが，現在では，下顎骨のサイドシフトや，外側顆運動，下顎骨側方運動といわれている．作業側顆頭が横にわずかに移動する場合，顆頭は上方，下方，後方，前方に動くことが可能である．これらの機微を定義するには，「転位」に以下のように接頭語を加えた．側方下方転位，側方前方転位，側方後方転位，側方上方転位．専門用語は再考する必要がある．とりわけ，何らかの臨床的意義のあることが明らかになった単純な事象を表現する場合にはなおさらである．下顎側方運動や最大咬頭嵌合からの偏心運動時に重要な要素は，作業側顆頭の垂直軸を中心とした下顎骨の回転と，同時に生じる非作業側顆頭の並進運動である（図3-1-51，3-1-52，3-1-55）．これは下顎側方運動や下顎側方偏心運動（lateral mandibular excusion）と呼ばれる．水平面において，非作業側顆頭が運動時に矢状面となす角度は，Sir Godfrey Bennettの名前を取り，ベネット角という．また内側角ともいう．ここでは，はっきりせず，混乱している専門用語により生じ得る誤解を指摘し，混乱を解消することを目的に，意味論を少し詳細に言及した．おそらく，これらがこれからの用語集に反映されるであろう．

作業側と非作業側

　咬頭嵌合位から側方の切端位への歯牙誘導による随意的な側方運動は機能的な随意運動であり，咬合を確認する際に歯科医院のデンタルチェア上で行われる随意運動である．無意識下でつねづね，歯ぎしりをするという形で表れない限り，意識下では問題は一般には生じない．この運動は，歴史的にさまざまな用語で表現されてきた．下顎が動く方向の側を作業側といい，それと反対側を非作業側という．反対側については，偏心運動時に総義歯床の転覆を避けるために必要な平衡咬合接触（balancing contact）に関連して平衡側（balancing side）とも呼ばれる．別の表現では，回転中心となる作業側顆頭の垂直軸との関連から，作業側を「回転側」といい，反対側を「軌道側」ともいう．このテキストでは作業側と非作業側という言葉を使用する．上述の理由により，本書では内側と外側という言葉はあまり使用しない．

参考文献

1. Hylander WL. Functional anatomy and biomechanics of the masticatory apparatus. In: Laskin DM, Greene CS, Hylander WL (eds). Temporomandibular Disorders: An Evidence-based Approach to Diagnosis and Treatment. Chicago: Quintessence Publishing, 2006:1–34.
2. Marquez S. The paranasal sinuses: the last frontier in craniofacial biology. Anat Rec 2008;261:1350–1361.
3. Sicher H. Oral Anatomy, ed 2. St Louis: CV Mosby, 1952.
4. DuBrul EL. Sicher and DuBrul's Oral Anatomy, ed 8. St. Louis: Ishiyaku EuroAmerica, 1988.
5. Preuschoft H, Witte H, Witzel U. Pneumatized spaces, sinuses and spongy bones in the skulls of primates. Anthropol Anz 2002;60:67–79.
6. Enlow DH. The Human Face: An Account of the Postnatal Growth and Development of the Craniofacial Skeleton. New York: Hoeber Medical Division, Harper & Row, 1968.
7. Arbel G, Hershkovitz I, Gross MD. Strain distribution on the skull due to occlusal loading: an anthropological perspective. Homo 2000;51:30–55.
8. Rae TC, Koppe T. Independence of biomechanical forces and craniofacial pneumatization in Cebus. Anat Rec 2008;291:1414–1419.
9. Widmer CG, English AW, Morris-Witman. Developmental and functional considerations of masseter muscle partitioning. Arch Oral Biol 2007;52:305–308.
10. Belser UC, Hannam AG. The contribution of the deep fibers of the masseter muscle to selected tooth clenching and chewing tasks. J Prosthet Dent 1986;56:629–635.
11. Blanksma NG, Weijs WA, Van Eijden TMGI. Electromyographic heterogeneity in the human masseter muscle. J Dent Res 1992;71:47–52.
12. Blanksma NG, Van Eijden TMGJ. Electromyographic heterogeneity in the human temporalis muscle. J Dent Res 1990;69:1686–1690.
13. Blanksma NG, Van Eijden TMGJ. Electromyographic heterogeneity in the human temporalis and masseter muscles during static biting, open/close excursions, and chewing. J Dent Res 1995;74:47–52.
14. Blanksma NG, Van Eijden TMGI, Van Ruijven LI, Weijs WA. Electromyographic heterogeneity in the human temporalis and masseter muscles during dynamic tasks guided by visual feedback. J Dent Res 1997;76:542–551.
15. MacDonald JW, Hannam AG. Relationship between occlusal contacts and jaw-closing muscle activity during tooth clenching: Part I. J Prosthet Dent 1984;52:718–728.
16. MacDonald JW, Hannam AG. Relationship between occlusal contacts and jaw-closing muscle activity during tooth clenching: Part II. J Prosthet Dent 1984;52:862–867.
17. Visser A, Mc Carroll RS, Naeije M. Masticatory muscle activity in different jaw relations during submaximal clenching efforts. J Dent Res 1992;71:372–379.
18. Mao J, Osborn JW. Direction of a bite force determines the pattern of activity in jaw-closing muscles. J Dent Res 1994;73:1112–1120.
19. Greg M, Murray GM, Phanachet I, Uchida S, Whittle T. The role of the human lateral pterygoid muscle in the control of horizontal jaw movements. J Orofac Pain 2001;15:279–305.
20. Wilkinson TM, Chan EKK. The anatomic relationship of the insertion of the superior lateral pterygoid muscle to the articular disc in the temporomandibular joint of human cadavers. Aust Dent J 1989;34:315–322.
21. Heylings DJA, Nielsen IL, McNeill C. Lateral pterygoid muscle and the temporomandibular disc. J Orofac Pain 1995;9:9–16.
22. Naidoo LCD. Lateral pterygoid muscle and its relationship to the meniscus of the temporomandibular joint. Oral Surg Oral Med Oral Pathol 1996;82:4–9.
23. Klineberg IJ. The lateral pterygoid muscle: Some anatomical, physiological and clinical considerations. Ann R Australas Coll Dent Surg 1991;11:96–108.
24. Aziz J. Are the two heads of the human lateral pterygoid separate muscles? A perspective based on their nerve supply. J Orofac Pain 1998;12:226–239.
25. McMillan AS, Hannam AG. Task-related behavior of motor units in different regions of the human masseter muscle. Arch Oral Biol 1992;37:849–857.
26. The glossary of prosthodontic terms, ed 8. J Prosthet Dent 2005;94:10–92.
27. Scapino RP. Morphology and mechanism of the jaw joint. In: McNeill C (ed). Science and Practice of Occlusion. Chicago: Quintessence Publishing, 1997:23-40.
28. Hylander WL. Functional anatomy and biomechanics of the masticatory apparatus. In: Laskin D, Green CS, Hylander WL (eds). Temporomandibular Disorders: An Evidence-based Approach to Diagnosis and Treatment. Chicago: Quintessence Publishing, 2006:1–34.
29. Mohl ND, Zarb GA, Carlsson GE, Rugh JD. A Textbook of Occlusion. Chicago: Quintessence Publishing, 1988:15–23.
30. Rees CJ, Sharpe CJ. The structure of the adult human temporomandibular joint. Br Dent J 1954;96:125–133.
31. Wilkinson TM, Mayniuk GA. Sequential sagittal dissection of the temporomandibular joint. J Dent Res 1983;62:655.
32. Osborn JW. The disc of the human temporomandibular joint: design, function and failure. J Oral Rehabil 1985;12:279–293.

33. Stegenga B, de Bont LGM. TMJ growth, adaptive remodeling and compensatory mechanisms. In: Laskin DM, Greene C, Hylander WL (eds). Temporomandibular Disorders: An Evidence-based Approach to Diagnosis and Treatment. Chicago: Quintessence Publishing, 2006:53–67.
34. de Bont LGM, Liem RSB, Havinga P, Boering G, Fibrous component of the temporomandibular joint disc. Cranio 1958;3:368–373.
35. Larheim TA, Westesson PL, Sano T. Temporomandibular joint disc displacement: comparison in asymptomatic volunteers and patients. Radiology 2001;218:428–432.
36. Stegenga B, de Bont LGM. TMJ disc derangements. In: Laskin DM, Greene C, Hylander WL (eds). Temporomandibular Disorders: An Evidence-based Approach to Diagnosis and Treatment. Chicago: Quintessence Publishing, 2006:125–136.
37. Merlini I, Palla S. The relationship between condylar rotation and anterior translation in healthy and clicking temporomandibular joints. Schweiz Monatschr Zahnmed 1998;1191–1199.
38. Ferrario VF, Sforza C, Mian A Jr, Serrao G, Tartaglia G. Open-close movements in the human temporomandibular joint. Does a pure rotation around the intercondylar axis exist? J Oral Rehabil 1996;23:401–408.
39. Posselt U. Studies in the mobility of the human mandible. Acta Odontologica Scandinaviaca 1952;10:1–160.
40. Garnik J, Ramfjord SP. Rest position. An electromyographic and clinical investigation. J Prosthet Dent 1962;12:895–911.
41. Guichet N. Occlusion: A Teaching Manual. Anaheim: Denar Corporation, 1970.
42. Lundeen HC, Shryock EF, Gibbs CH. An evaluation of mandibular border movements: their characteristics and significance. J Prosthet Dent 1978;40:442–452.
43. Prieskel HW. Ultrasonic measurements of movement of the working condyle. J Prothet Dent 1972;27:607–615.
44. Tupac R. Clinical importance of voluntary and induced Bennett movement. J Prosthet Dent 1978;40:39–43.
45. Valentin C, Morin F. Comparison des enregisments pantographique des mouvements mandibulaires passifs et actifs. Les Cahiers de Prothese 1980;32:85–91.
46. Belanti ND, Martin KR. The significance of articulator capability. Part II The prevalence of immediate side shift. J Prosthet Dent 1979;42:255–266.
47. Hobo S. A kinematic investigation of mandibular border movement by means of an electronic measuring system. Part II: a study of the Bennett movement. J Prosthet Dent 1984;51:642–646.
48. Gross MD, Nemcovsky CE. Investigation of the effects of a variable lateral guidance incline on the -pantronic registration of mandibular border movement: Part II. J Prosthet Dent 1993;70:336–344.
49. Preiskel H. Bennett's movement. A study of human lateral movement Br Dent J. 1970;129:372–377.
50. Perrini F, Tallents RH, Katzberg RW, Ribeiro RF, Kyrkanides S, Moss ME. Generalized joint laxity and temporomandibular disorders. J Orofac Pain 1997;11:215–221.

第3部2章　I級咬合の基礎

目次

- I級静的咬合関係
- 頭蓋計測によるI級骨格関係
- 顔面高径と顔面比率
- 顔面基準平面と比率
- 最大咬頭嵌合
- 中心位という用語の注意点
- I級の動的咬合接触
- 下顎前方運動，切歯誘導（インサイザルガイダンス），コンダイラーガイダンス（顆頭誘導）
- アンテリアガイダンス
- ミューチュアルプロテクション（相互保護）
- 歯の接触
- 咬合の要因

I級静的咬合関係

　咬合の基本は，従来I級モデルと呼ばれる形態である．このモデルは，一般的なヒトの大半に共通する特徴的な構造である．一般的なヒトの70％が，この特徴的な顎間距離と咬合関係を備えた特徴的な顔面の骨格構造を有している[1]．これは，統計学的に平均値的であり，安定した形態，有益な機能，美的外観を示している．残りの30％の天然の形態のばらつきは，近遠心的，頬舌的および咬合関係による変動と垂直的な骨格的顎間関係に関連している．このばらつきは，民族や人種，国際的な研究内／研究間でも認められるものである．自然な骨格や歯の形態における機能的かつ審美的な個性は，次のセクションで説明する．10歳台の終盤に顔面の骨格と歯が成長し，安定した大人の顔面形態に発達する．大人の歯の咬合は，進化，遺伝，そして自然な成長と発達の複合効果の産物である．小児期では第一大臼歯から順番に萌出していく．小児の成長と発育において外傷や疾病の影響を受けなければ，残りの永久歯は安定して咬合接触するように萌出する．これは歯の咬合と顔面骨格の垂直的顎間距離によって確立される．

骨格の関係，顔面の大きさ，基準面

　I級の骨格や顔の形は，ヒトの大半に共通する基本的な解剖学的，機能的，および審美的な特徴と均整を有している．これらは，顔の基準面および割合，頭蓋計測法を用いた矢状面ならびに前頭面観によって観察され，示され，特徴づけられる（図3-2-1～3-2-7）．
　欠損のない歯列における顎間関係では，I級の上下顎の前後関係は，臼歯関係，犬歯の関係および切歯関係によって特徴づけられる（図3-2-13）[2-4]．I級の関係に関連した顔貌は，標準的な審美的外観として認知するモデルとして役に立つ（図3-2-1）．

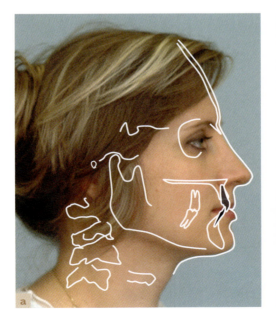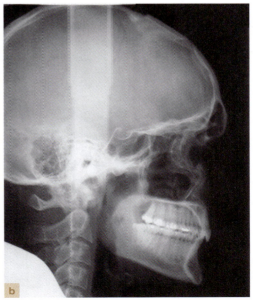

図3-2-1a, b　I級の側貌，骨格関係，側面頭部計測トレース．

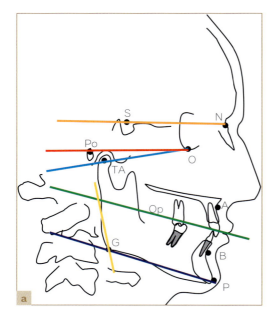
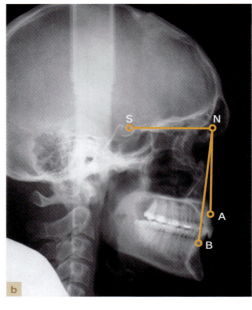

図3-2-2a, b　セファロ基準点と平面（Ⅰ級関係）．

頭蓋計測によるⅠ級骨格関係

頭蓋計測法は歯列矯正で広く使用され，生後20年間での成長，治療を記録し予測するために，主に複数の基準点と平面が用いられる．歯科補綴学において，頭蓋計測法は通常あまり必要とされていないが，特定の状況では矢状関係や基準面を表す便利なツールとして使用しうる（図3-2-2）．

骨格との関係は，最大咬頭嵌合（MI）位での上下顎の前後関係によって決定される．点 A と B（図3-2-2）の前後関係は，上下顎の指標を示している．MI 位での上下顎の正常な関係は "Orthognathic" と呼ばれる．

正常のⅠ級の骨格関係は，SNA 角と SNB 角の差である ANB 角が 2～5°となる．下顎後退のⅡ級では，ANB 角は 4°以上となり，下顎前突のⅢ級では，ANB 角は 0°以下となる[3]．

頭蓋計測法の基準点と平面

いくつかの基本的な頭部計測点と平面を図3-2-2に示す．以下に説明するように，補綴治療においても有用である．骨格基準面も図3-2-3に示す．

- **S点**：蝶形骨トルコ鞍の壺上陰影像の中心点．
- **N点**：ナジオン．前頭鼻骨縫合部の最前点．
- **Po点**：ポリオン．外耳道上縁の最上方点．
- **A点**：上顎中切歯間歯槽突起稜のもっとも陥没している点．
- **B点**：下顎中切歯間歯槽突起稜のもっとも陥没している点．
- **P点**：下顎骨の前方でもっとも突出している点．
- **SNA**：A点とナジオン，S点で構成される角度．
- **SNB**：B点とナジオン，S点で構成される角度．
- **フランクフルト平面**：ドイツのフランクフルトの人類学者によって確立された面で，外耳道の最上点と眼窩骨縁の最下点を結んだ面．
- **眼窩軸平面**：関節丘の中心から眼窩縁の最下点を結んだ面．関節丘の点は横軸を表す．
- **咬合平面**：切歯と咬頭嵌合を結んだ面で，下顎の中切歯から下顎頬側咬頭を通る面[2]．咬合平面はフランクフルト平面と約10°異なる．
- **下顎下縁平面**：下顎の下縁の境界を引いた線や面．
- **下顎角**：下顎下縁と下顎枝の後縁によって構成される角度．角度が高ければ面長に，角度が低ければ小さい面となる[3]．

顔面高径と顔面比率

安静時の顔面は通常，下顎安静位をとらせて観察する．すなわち，顔面比率と顔面高径の評価は，一般に上下顎が最大咬頭嵌合で閉口していない下顎安静位にて観察する．上下の歯が近接した際，上下顎間の距離が減少するが，軟組織の存在のために，顔の長さ（長径）が視覚的に変化を感じる場合と変化を感じられない場合がある．顔の割合は，垂直ならびに水平基準線により評価する．顔面は水平的に 3 等分され，上部，中央，および下顔面の 3 つに分割される．そして咬合している歯と，それらの支持組織を反映した垂直的咬合高径の変化によって下顔面の変化が主に生じる（図3-2-4）．

咬合と安静空隙

垂直的咬合高径（OVD）は，任意の 2 点間で測定した距離として定義される．1 点は上顎にあり，もう 1 点は最大咬頭嵌合での下顎にある（図3-2-5）[2]．安静空隙量（RVD）は，任意の 2 点間で測定した距離として定義される．1 点は上顎の 1 点であり，もう 1 点は下顎安静時の任意の点である．臨床的に測定した場合，任意の基準点は一般に正中線の皮膚上の 1 点が用いられる．セファロエックス線写真上で測定した場合，上下顎の前面に基準点を設ける．

顔面高径と顔面比率

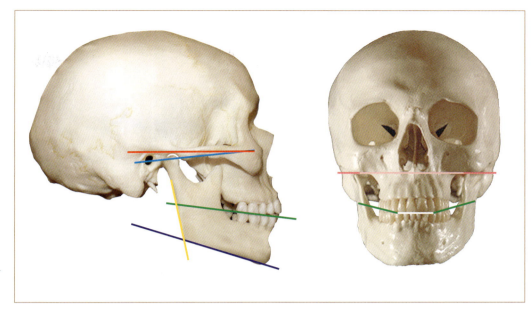

図3-2-3 頭蓋基準平面. 赤色：フランクフルト平面. 淡青色：眼窩平面. 緑色：咬合平面. 濃青色：下顎下縁平面. 黄色：下顎後縁. 桃色：横断水平面. 白色：切歯端面.

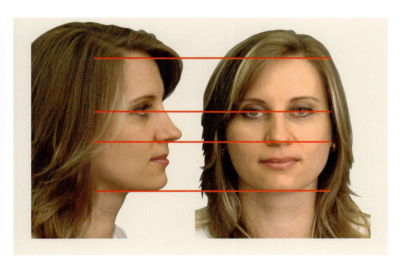

図3-2-4 顔面高径は一般的に，下顎安静位にて評価する．顔貌の割合は3分割した上部，中部，下部として評価する．

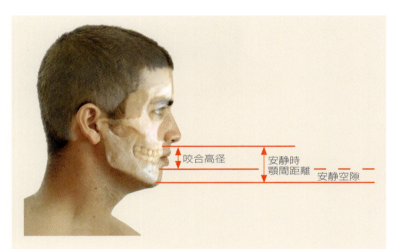

図3-2-5 垂直的咬合高径（OVD）は任意の2点間の距離であり，通常は正中線上の上顎の1点と下顎の1点間の距離である．下顎安静時の垂直的顎間距離（RVD）は任意の2点間の距離であり，通常は正中線上の上顎の1点と下顎の1点間の距離である．安静空隙（IORS）は，臨床上の安静時下顎位での咬合面間のスペースである．これは，口腔外の同一正中線上の参照点を用いて，OVDとRVDの差として臨床的に計測される．

安静位

従来の臨床概念では，下顎安静位は下顎挙上筋の安静時長と安静時緊張のバランスの上に生じる固有の機能であり，それは患者固有の重要な垂直的顎間距離であり，生涯を通じて変化しないと長年定義されてきた[4]．しかし，これはもはや真実であるとは考えられなくなった[5,6]．下顎安静位については「生理的下顎安静位（physiologic rest position）」と「臨床的下顎安静位（clinical rest position）」を論じなくてはならない．OVD（垂直的咬合高径）とRVD（下顎安静時の垂直的顎間距離）との間の差が「安静空隙（Interocclusal rest space；IORS）」（以前「フリーウェイスペース（freeway space）」と呼ばれていたもの）である（図3-2-5）．

電子機器を用いて顎間関係をより正確に測定したり，筋電図を用いて筋活動の定量的な記録が可能になり，下顎安静位とそのOVD（垂直的顎間関係）への影響について理解と概念の変化につながった[5,6]．これらは，第5部でより詳細に述べる．

安静空隙量

安静空隙量は，皮膚上の点または他の基準点との間の相対的な垂直距離として測定することができる．これは，安静時の筋緊張の作用と筋弛緩の程度により決定される．オトガイ上の皮膚に設置した基準点は可動性があるため，皮膚点によってこの関係を記録する際には誤差が生じる可能性がある（図3-2-5）．

用語集によると，安静空隙量の定義は，「安静時の上下顎の垂直的顎間距離と咬合時の垂直的顎間距離の差」であるとされる[2]．

顎間距離

顎間距離と咬合面間距離とは区別される．歯列間距離は，咬合時の歯のある歯槽隆起部間の距離である．これは，歯冠長，歯の位置および歯槽骨の高さによって決定される．用語集によると，顎間距離の定義は，「下顎が特定の位置にあるときの，上下顎の歯の咬合

第3部2章　I級咬合の基礎

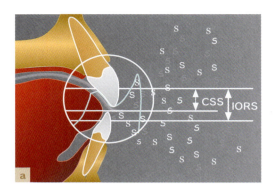
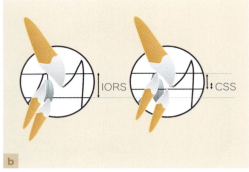

図3-2-6a, b　最小発音空隙(CSS)：歯擦音 ssss もしくは sh 音を発生するために必要な切歯の離開は，最大咬頭嵌合時の切歯の水平被蓋によって変化する．

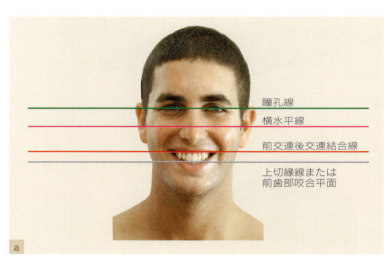
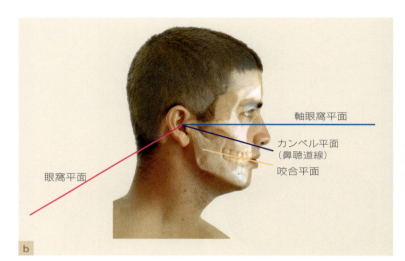

図3-2-7a, b　正面水平顔基準面．

面間の距離」である[2]．米国歯科補綴用語集によると，顎間距離の定義は，「特定の条件下での，上下顎の歯もしくは無歯顎の歯槽堤間の垂直的距離」である[2]．

最小発音空隙

sssss や sh のような歯擦音を明確に発音するには，特定の音を出すために空気は外へ押し出されるため，前歯の間は空いていなければならない．この歯の分離は最小発音空隙と呼ばれ，切歯の固有の垂直被蓋によって異なる．垂直被蓋が増加した場合(deep bite)，同じ歯擦音を発音するためには切端位より垂下顎の垂直的な開口が必要である．最小発音空隙の作用としての切歯間の分離は，下顎安静位によるものである IORS（安静空隙）とは区別される（図3-2-6）．

顔面基準平面と比率

正面及び矢状基準面は，モデルの位置づけと解析に有用である．顔と水平とに関連する水平基準面は，瞳孔間線である．

他には，唇のコーナーや切縁ライン，前歯部咬合平面を結ぶ口角間線が含まれる．追加の基準線は，審美のセクション（第3部3章）で説明する．横方向の水平軸は仮想線であり，任意の蝶番軸点または動的蝶番軸顔弓を用いて決定される（図3-2-3, 3-2-7）．

歯並びと基準面

連続的な成長と発達の後，歯は顎の中で安定して萌出し，特徴的な角度と面をなして配置される．歯には垂直方向と放射状の軸調整があり，それらは上下顎で異なる．図3-2-8と3-2-9は，正面と矢状平面での前歯と臼歯の軸の排列を示す．

咬合基準面

いくつかの基準面は伝統的に記述される．そして，そのいくつかは診断と治療の点で価値がある．

咬合平面

矢状面から見た咬合平面は，平均的な咬合平面として表されたものである．これは，歯の切縁と咬合面の平均面である．一般的に，これは最後方臼歯から犬歯の頬側咬頭を結ぶ線によって決められる．これは平面もしくは遠心に向かうに従い上向きの曲面である．これは咬合的な特徴と審美的な特徴を有する．

咬合彎曲

咬合彎曲は，切歯切縁と前歯，臼歯のいずれかの咬合面によって決められた平均的な曲線である[2]．

顔面基準平面と比率

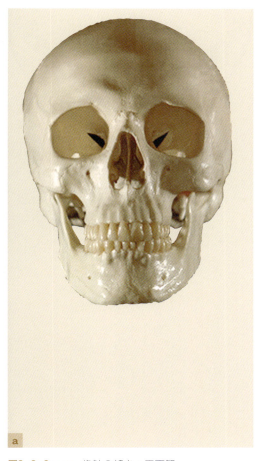
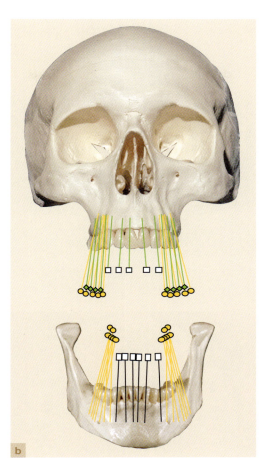
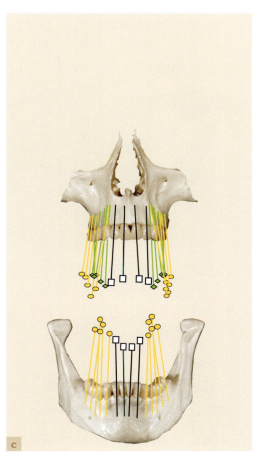

図3-2-8a〜c　歯軸の傾き：正面観.

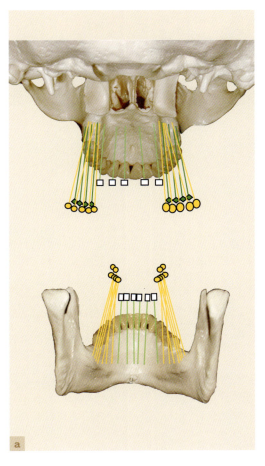
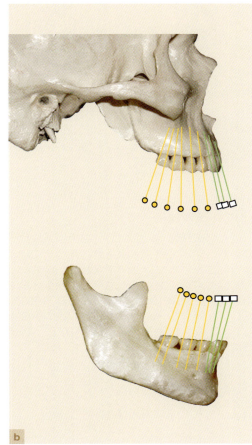

図3-2-9a, b　歯軸の傾き：後方観および矢状面観.

第3部2章　Ⅰ級咬合の基礎

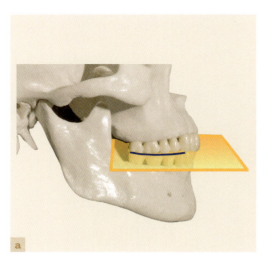
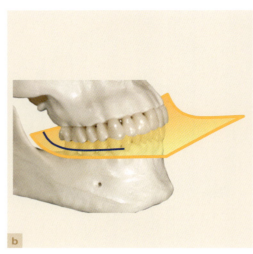
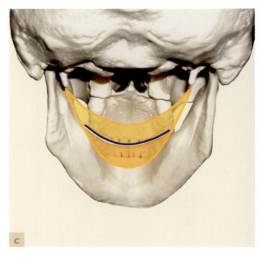

図3-2-10a〜c　a：咬合平面．b：前後調節彎曲（調節彎曲，スピーの彎曲など）．c：側方調節彎曲（ウィルソンの彎曲など）．

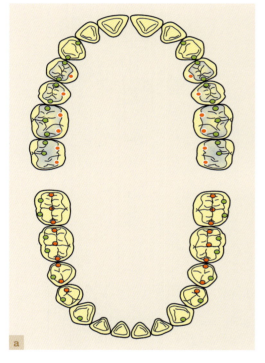
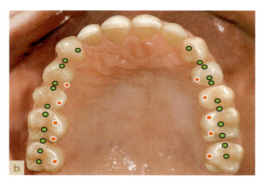
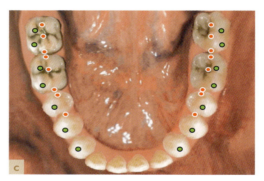

図3-2-11a〜c　Ⅰ級最大咬合嵌合時の咬合接触．

前後調節彎曲

　多くの天然歯列において，臼歯は遠方に行くに従い上方へ彎曲している．米国歯科補綴用語集の第8版では，前後調節彎曲は以下のように定義されている．すなわち，咬合の調節によって確立された解剖学的曲線であり，正中平面に投影される下顎犬歯の咬頭頂から始まり，小臼歯から大臼歯の頬側咬頭頂を連ね，下顎枝の前縁に続き，下顎頭の前方部分で終わる．この調節彎曲は，Ferdinand Graf Spee によって最初に記述されたため，調節彎曲やスピーの彎曲と呼ばれるようになった（図3-2-10）[2]．

最大咬頭嵌合

　上顎舌側咬頭が下顎小臼歯，大臼歯咬合面の中央に接触し，同時に下顎頬側咬頭は対顎の上顎小臼歯，大臼歯の咬合面中央に接触する．これらの咬頭による支持は，対顎の中心窩や辺縁隆線に接触している．下顎は不随意に最大咬頭嵌合位に収束する．完全なⅠ級の歯列においては，最大咬頭嵌合位は一般的に中心位（CR）での最初の接触より1〜1.5mm前方にある．

用語の注意点

　最大咬頭嵌合での下顎位や咬頭嵌合での対合関係は，これまで何年にもわたってさまざまな用語で記述されてきた．多くの期間，同じ事象として述べられてきたが，わずかな違いを主張する人もいた．もっとも一般的な用語として，MIP，MI，CO，IC，ICPといった略語が用いられる．この略語を使用することにより，煩雑な正式名称の記述や表現の必要がなくなり，コミュニケーションや理解が効率的かつ利便性が向上し，すべての人にとって現象が明白かつ明確になった．MIPは最大咬頭嵌合位，MIは最大咬頭嵌合，COは中心咬合位，ICは咬頭嵌合，ICPは咬頭嵌合位である．ほかの表現方法として筋肉位があるが，これはあまり使われていない．中心咬

位は長年使われており，これには中心位も含まれているが，最大咬頭嵌合とつねに同義というわけではない．多くの場合，最大咬頭嵌合は閉口時に正中からわずかに左右や前後に偏位している．一般に，天然歯列における最大咬頭嵌合は，中心位における下顎後退時の咬合接触点での最初の接触位置よりわずかに前方になる．このように「中心咬合位」と「中心位」は多くの文献で長年にわたり意味や実体が異なるとされてきた．「咬頭嵌合」という用語は接触を意味する一方，「咬頭嵌合位」という用語は，咬頭嵌合にて接触する下顎位を意味している．「最大咬頭嵌合」は咬頭嵌合を意味する一方，「最大咬頭嵌合位」は最大咬頭嵌合時の下顎位を意味する．これらの言葉は，すべて本質的には同義語といえる．

米国歯科補綴用語集第7版および第8版から，「中心咬合位」の使用が曖昧になっているため，「中心咬合位」という用語の使用を，中心位における後方閉口路での最大咬頭嵌合に適用すると限定している[2,8]．これらの用語集は「最大咬頭嵌合位」の語句の使用において，完全な天然歯列の大多数に見られるとして，咬頭嵌合位は必ずしも中心位における後方閉口路にあるわけではないと言及して明記している[2,8]．補綴学用語集第8版ではまた，「咬頭嵌合」は「最大咬頭嵌合」とは別のものとして定義している．その論理はおそらく，最大咬頭嵌合位以外の顎位でも，対合の咬頭がより接触できる場合があるかもしれないからである．これは正しいと同時に，「咬頭嵌合」と「咬頭嵌合位」という言葉は複数の意味をもつことを意味している．これらの言葉は多くの文献で「最大咬頭嵌合位」や「中心咬合位」と同義語として使用されている．混乱を避けるために，本書では「最大咬頭嵌合（MI）」と「最大咬頭嵌合位（MIP）」を使用し，中心咬合位という用語は使用しない．

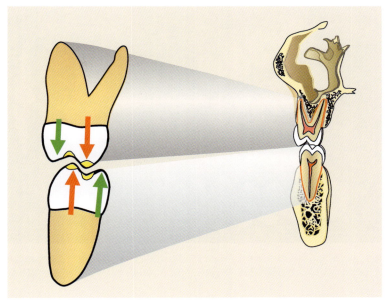

図3-2-12 MI（最大咬頭嵌合）時の第一大臼歯．支持咬頭：上顎口蓋側と下顎頬側咬頭（赤矢印）が対向する中心窩に嵌入する．誘導咬頭：上顎頬側と下顎舌側咬頭（緑矢印）．

最大咬頭嵌合でのⅠ級咬合接触

支持咬頭

上顎舌側咬頭と下顎頬側咬頭は，閉口時の終末咬合力と垂直的咬合高径の維持を支持するとして支持咬頭と呼ばれる．支持咬頭は対合の臼歯咬合面の中央の辺縁隆線や臼歯中心窩に接触する．これらはまた保持咬頭や中心咬頭，中心保持咬頭とも呼ばれる．

誘導咬頭

上顎頬側咬頭と下顎舌側咬頭は，最大咬頭嵌合（MI）から切端位まで側方に動く下顎の滑走接触を潜在的に誘導するであろうことから誘導咬頭と呼ばれる（図3-2-12～3-2-14）．

最大咬頭嵌合での前歯の矢状関係

Ⅰ級，Ⅱ級，Ⅲ級の切歯関係

矢状面に見られる切歯関係の特徴は，水平的垂直的な被蓋である．この切歯関係は，個体によっても骨格による臼歯関係や犬歯関係によっても異なる．臼歯や犬歯は歯科矯正医のEdward Angleによって提唱されたAngleの関係Ⅰ級，Ⅱ級，Ⅲ級の分類に基づいて説明されている[2]．上下顎の骨格性の前後関係もまたⅠ級，Ⅱ級，Ⅲ級の分類に基づいて定義されている．さまざまな歯科矯正的な分類が上顎前突や下顎前突の判別に用いられてきた（図3-2-16）[3]．

前歯の関係もまた前歯関係Ⅰ級，Ⅱ級，Ⅲ級と同様のシステムに基づいて分類されるのかもしれない．前歯のⅠ級では，下顎前歯切縁が対合前歯の基底結節に接触し，垂直的にも水平的にも被蓋を有して接触する（図3-2-15）．垂直被蓋（以前のオーバーバイト）の平均的数値は2～3mmである．上顎前歯のフランクフルト平面に対する平均的傾斜角度は100°である．前歯のⅡ級1類では，骨格性臼歯・犬歯Ⅱ級（上顎前突）であり過度の水平被蓋を有している．

前歯Ⅱ級2類では過度の垂直被蓋を有しており，下顎前歯は上顎前歯の歯頸部に接触する．また上顎中切歯は一般的に舌側傾斜し，上顎側切歯は唇側傾斜してわずかに中切歯より突出する．歯槽と臼歯は一般にⅡ級である．前歯のⅢ級では，前歯は切端位または最大咬頭嵌合時に逆の水平被蓋となる．骨格や臼歯関係はⅢ級（下顎前突）である．

用語の注意点‐垂直被蓋／水平被蓋

さまざまな専門用語が数年にわたって変化してきており，いくつかの用語はいまだ同義語として使用されている．オーバーバイトは古くは垂直被蓋と同義語であった．

オーバージェットは水平被蓋のより古い同義語であった[2]．ディープバイトや「ヘビーバイト」は，過度のもしくは増加した垂直被蓋と古くは同義語であった．最大咬頭嵌合における切端位（edge to edge in MI）は，Ⅲ級やtête-à-tête（差し向かい），edge-to-edgeと同義である．前後逆の水平被蓋は現在，負の水平被蓋と呼ばれる[2]．前歯が切端位の関係や逆の水平被蓋関係である下顎前突傾向の咬合は，長い年月の間にいくつかの名称がつけられた．これは機能的Ⅲ級や擬似Ⅲ級と呼ばれている．

中心位，スライドインセントリック

大多数の天然歯列では，最大咬頭嵌合は中心位における初期接点の1～2mm前方にある．もし中心位における初期接触点まで下顎を後退させ最大咬頭嵌合で強く閉口したら，慣例的に「スライドインセントリック」と呼ばれる滑走接触が存在する（図3-2-17, 3-2-18）．

第3部2章　I級咬合の基礎

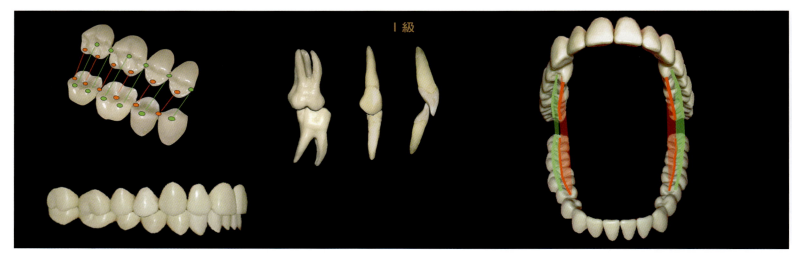

図3-2-13　MI（最大咬頭嵌合）：臼歯部の支持咬頭は対合の中心窩や辺縁隆線に接触する．下顎の頬側支持咬頭の尖頭を結ぶラインは対合の中心窩を結ぶラインに接触する（緑）．上顎の舌側支持咬頭の尖頭を結ぶラインは，対合の下顎の中心窩を結ぶラインに接触する（赤）．

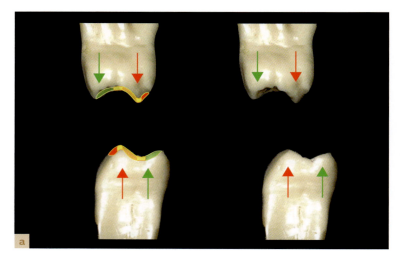
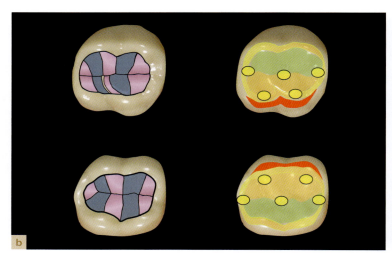

図3-2-14a,b　近心面から見た（咬合面の）斜面．**a**：赤；機能的外斜面（Functional Outer Aspect：FOA，1〜2mmの幅，下顎外側と上顎外側の傾斜）．黄；支持咬頭頂や中心窩．オレンジ；支持傾斜（下顎頬側内面や上顎舌側内面の斜面）．緑；誘導傾斜（上顎頬側内面や下顎舌側内面の斜面）．赤矢印；支持咬頭．緑矢印；非支持咬頭（誘導咬頭）．**b**：左-青；臼歯部の内面傾斜．紫；前方の内面傾斜．右-右の黄；咬頭嵌合隆線．黄の丸；支持咬頭頂と対合の辺縁隆線と中心窩は点で接触する．オレンジ；支持咬頭の内斜面．緑；誘導咬頭の内斜面．赤；FOA（Functional Outer Aspect）．

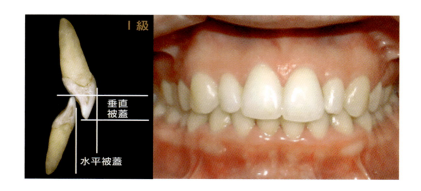

図3-2-15　I級の前歯の関係：垂直被蓋と水平被蓋．

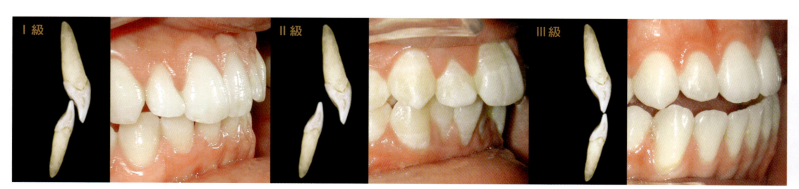

図3-2-16　切歯関係．

I級の動的咬合接触

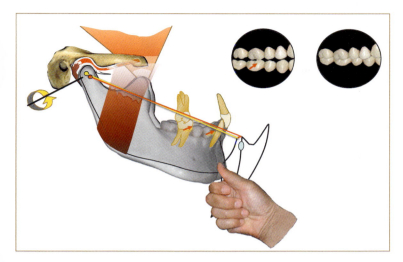

図3-2-17　中心位：下顎の回転運動での終末蝶番関係における下顎の回転は、中心位での最初の咬合接触点と関係がある。ほとんどの天然歯列において、最初の歯牙接触は最大咬頭嵌合の位置よりわずかに遠心で接触する。赤矢印は中心位への滑走を示す。

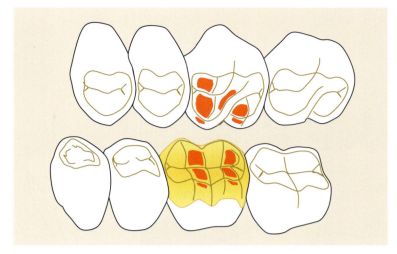

図3-2-18　中心位：潜在的な接触は、上顎の近心斜面に対して下顎の遠心斜面に生じる。

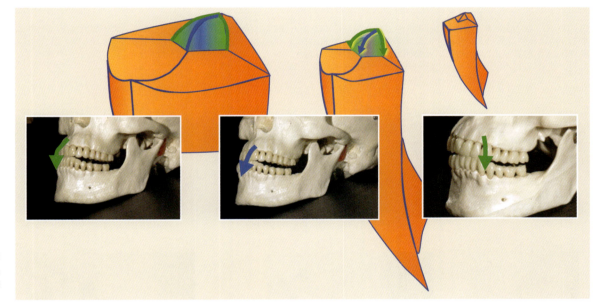

図3-2-19　I級の咬合関係における下顎切歯の中間点のMIから切端位に至る左右側（緑）、前方（青）への偏心運動およびすべての前方側方運動範囲。

中心位という用語の注意点

中心位

「中心位」という用語は、再現可能で記録できる下顎の終末の回転に伴う、開口や閉口の弧の回転終末にあるとしている。閉口路において、どの歯も接触できる位置も中心位と呼ばれている。

中心位における回転軸

後方の水平的な回転軸は、水平横走軸、終末蝶番軸、もしくは蝶番回転軸というように、いくつかの名称で呼ばれていた。下顎頭の回転における水平軸は、典型的で再現性のある顔面皮膚上の一点として蝶番軸フェイスボウにより記録される。

中心位における閉口路

中心位における閉口路は、終末蝶番閉口路あるいは終末蝶番回転とも呼ばれている。下顎切歯の中間点の円弧を描写した場合、この円弧の距離は約20mmにもなる[7]。

中心位における下顎頭の回転

下顎頭の解剖学的関係と、中心位における下顎窩と臨床的な終末における顎間関係は、第4部にて述べる。

I級の動的咬合接触

偏心運動時の誘導

偏心運動時の誘導（エクスカーシブガイダンス）は、前方、側方、全側方への歯面の誘導による随意運動である（図3-2-19）。これは、MI（最大咬頭嵌合）から切端位に至るすべての偏心運動時の接触滑走面である。I級における犬歯誘導咬合においては、偏心運動は前歯によって誘導される。MI（最大咬頭嵌合）から前歯の切端位となる切歯関係ならびに尖頭対尖頭となる犬歯関係に至る前方もしくは側方運動は、それぞれ切歯と犬歯にて誘導される。前方運動時の切

第3部2章　I級咬合の基礎

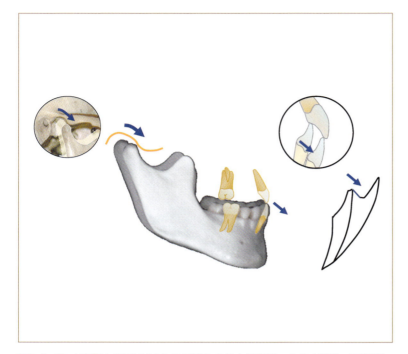

図3-2-20　MI（最大咬頭嵌合）から切端位の前方位関係への前方運動．下顎頭による誘導は後側にあり，切歯誘導による誘導は下顎の前方にある．切歯による前歯誘導（インサイザルガイダンス）と顆頭誘導（コンダイラーガイダンス）の両方のコンビネーション効果により，I級咬合においては，臼歯部を分離し，離開させる．

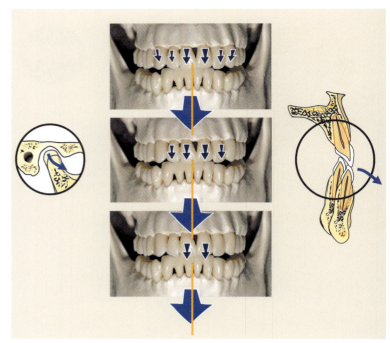

図3-2-21　I級の前方運動時の誘導の種々のバリエーション：天然歯列で前方運動時の前歯の接触が中切歯にだけ存在する場合；中切歯と側切歯に存在する場合；中切歯と側切歯と犬歯に存在する場合．

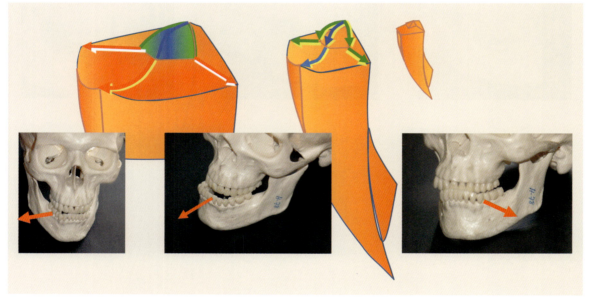

図3-2-22　限界運動を上回る極度の交差運動は歯によって決定されるが，機能時，パラファンクション時のいずれにおいても，その位置まで下顎が移動することはほとんどない．

端位の関係は，前方運動時の下顎切歯の切縁と上顎切歯の隆線の接触により決定する（図3-2-20, 3-2-21）．一方，側方運動時の咬頭対咬頭の関係は，下顎の頬側咬頭の隆線と対向する上顎頬側咬頭隆線により決定する．これは正常の頬舌的関係に適応され，この関係を超えた場合には，歯は「交叉」関係といわれる（図3-2-22）．

語義論の注釈

本書では，「切端位」（edge-to-edge）という用語は，以前は下顎切歯の切縁対上顎切歯の切縁または下顎頬側咬頭隆線に対向する上顎頬側咬頭隆線を意味していた．I級の場合，この接触は偏心運動時の終末に発生し，その後に「交叉」接触が発生する．I級でない場合，切端位の関係や接触点は歯の位置によって種々の関係が生じうる．米国歯科補綴用語集第8版では，この用語の使用を制限した．

すなわち，歯が最大咬頭嵌合している状態において，対向する前歯と前歯の切縁のみに「切端位」での接触があるとした[2]．

下顎前方運動，切歯誘導（インサイザルガイダンス），コンダイラーガイダンス（顆頭誘導）

最大咬頭嵌合から随意的に下顎を前方運動させると，前方の切歯誘導（インサイザルガイダンス）により前歯部が，またコンダイラーガイダンス（顆頭誘導）により臼歯部が誘導される（図3-2-20, 3-2-21）．

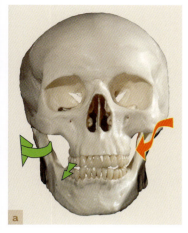

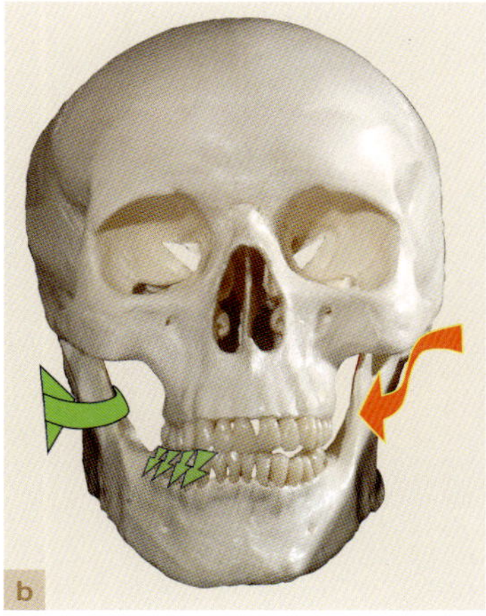

図3-2-23a,b　a：下顎の右側側方運動は，前歯部では右側犬歯により誘導され，また臼歯部では非作業側の顆頭誘導によって誘導される．作業側の顆頭は垂直軸を中心として回転する．犬歯誘導と非作業側の顆頭の誘導の連携の効果により，側方運動時に臼歯を離開させる．犬歯誘導はすべての臼歯を離開させる．b：グループファンクションは，非作業側の臼歯を離開させる．

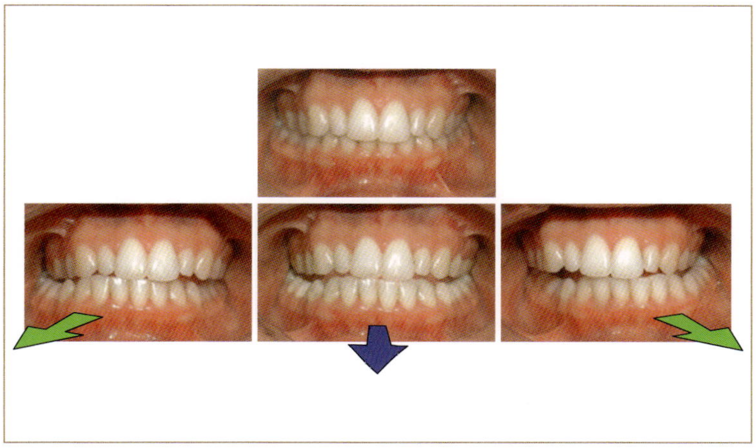

図3-2-24　Ⅰ級咬合の若年者の天然歯列．前方運動は切歯が誘導し，側方運動は犬歯が誘導する．前方側方運動時の誘導は，犬歯と切歯の間にある．アンテリアガイダンスにより，前方運動時のすべての臼歯は離開する．

インサイザルガイダンス（切歯誘導）

上顎切歯の口蓋側傾斜は，咬頭嵌合から切端頭の関係までへの随意下顎前方運動において前方部にて下顎を誘導する．これはインサイザルガイダンス（切歯誘導）と呼ばれ，また時にはアンテリアガイダンスとも呼ばれる．このインサイザルガイダンスは，側方運動要素を有するアンテリアガイダンスの前方運動を担当している部分である．

コンダイラーガイダンス（顆頭誘導）

前方運動時の顆頭（下顎頭）誘導は，左右の下顎頭と円板組織が側頭関節隆起の遠心斜面を下方へ移動することによって生じる．

ポステリアオクルージョン（臼歯離開咬合）

Ⅰ級咬合では，下顎がMIP（最大咬頭嵌合位）から前方に移動する際に，インサイザルガイダンスによって臼歯が即時に離開する．これは即時離開咬合と呼ばれる[2]．

遅延離開咬合では，前歯が臼歯を離開させる前に，臼歯が接触を保ちながら下顎がわずかに前方へ滑走する．アンテリアディスクルージョン（前歯による臼歯離開）またはアンテリアディスオクルージョン（前歯による臼歯離開咬合）は，前歯が臼歯を離開させることを意味する．この用語は，前方運動ばかりでなく，側方運動や前方側方運動時にも適用することができる．ポステリアディスオクルージョン（臼歯離開咬合）は，臼歯が前歯によって離開されることを意味し，時にアンテリアディスオクルージョンと同義として使用される．

側方や前方側方運動時の歯の誘導

偏心運動は，歯面による誘導により咬頭嵌合から切端位に至るまでの運動であり，側方運動，前方運動，すべての前方側方運動を含む．Ⅰ級咬合における犬歯誘導の場合，偏心運動は上顎前歯の犬歯や切歯によって誘導される．

下顎は随意的にMI（最大咬頭嵌合）から切端位まで左右側作業側に動くことから，犬歯誘導のⅠ級咬合では犬歯によって誘導される．側方と前方運動の間の前方側方運動では，上顎の犬歯と前歯にて誘導される．それらを混合した誘導は，「アンテリアガイダンス」と呼ばれる（図3-2-19～3-2-21）．

アンテリアガイダンス

Ⅰ級の犬歯誘導咬合におけるアンテリアガイダンスは，歯がMI（最大咬頭嵌合）から切端位まで移動する際に臼歯を離開させる．これは前方や側方やすべての前方側方運動を含む．この臼歯離開のことを「アンテリアディスクルージョン」（前歯による臼歯離開）という．誘導に臼歯部が関与する際，誘導は「偏心運動時の誘導（エクスカーシブガイダンス）」（excursive guidance）と呼ばれることに適したものとなる．

アンテリアガイダンス（用語の注意点）

「アンテリアガイダンス」という用語の用語論は重要で，見た目以上のものを含んでいる．「アンテリア」とは，下顎の後方部に対応する前方部ということではなく，臼歯に対する前歯を意味している．切歯が前方運動を誘導する際，また犬歯が側方運動を誘導する際，これらの組み合わせによる効果は「アンテリアガイダンス」と呼ばれる．古典的な理想的Ⅰ級咬合の犬歯誘導では，それゆえ臼歯は前方，側方，前方側方運動時に乖離，離開する．しかしながら，側方運動や前方側方運動時の作業側の誘導が犬歯，小臼歯や大臼歯を含めたグループファンクションの際，側方運動はもはや前歯にて誘導されない．そのため「アンテリアガイダンス」という語句はもはや語義論的に正しくない．歯の接触の動的な変動を示す，より適した一般的な用語として「偏心運動時の誘導」がある．

この語義的な曖昧さにより，発生率，形態変化，診断，治療概念におけるバリエーションを定義する適切に共有された用語の創造が必要となり，追加の語義論と概念的な釈明が必要となる．さらに，下顎の前方ならびに側方への偏心運動の際の，臼歯部の離開現象をよく考える際にも必要となる．

アンテリアディスオクルージョン（前歯による臼歯離開咬合）とポステリアディスオクルージョン（臼歯離開咬合）（用語の注意点）

Ⅰ級咬合の犬歯誘導において，前歯によって付与されたアンテリアガイダンスは，すべての偏心運動において臼歯を離開させる．これは前歯がすべての誘導をしていることからアンテリアディスオクルージョン（前歯による臼歯離開咬合）と呼ばれる．Ⅰ級咬合のグループファンクションでは，前方運動時において切歯は臼歯を離開させ，側方運動時において作業側の歯は非作業側の歯を離開させる（図3-2-23～3-2-25）．

前方側方運動時には，グループファンクションの作業側臼歯とインサイザルガイダンスの切歯がさまざまな程度に連携する．これ

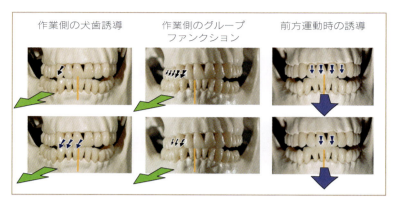
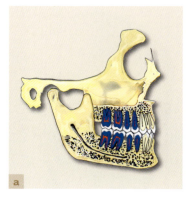
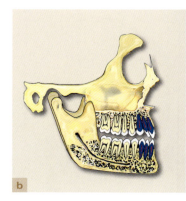

図3-2-25 作業側の犬歯誘導，作業側グループファンクションの誘導，前方運動時の誘導の種々のバリエーション．グループファンクションでは，作業側の臼歯は側方運動の際に誘導する．この誘導は「前方」ではない．「偏心運動時の誘導」という用語は，前方運動，側方運動，前方側方運動の誘導の起こりうる組み合わせのすべてをより良く表している．また，非作業側の接触が側方運動を誘導する際や，臼歯の接触点が前方運動を誘導する際にも，曖昧な点がなくなる．

図3-2-26a，b ミューチュアルプロテクション（相互保護）の概念．a：臼歯は最大閉口の力を支持し，前歯を保護する．b：前歯は前方運動時と側方運動時の咬合接触の力を支持し，臼歯を保護する．

は正確には「アンテリアガイダンス」や「アンテリアディスオクルージョン」（前歯による臼歯離開咬合）とは呼ばれない．なぜなら，もはや前歯だけが誘導するのではなく，前方運動，側方運動や前方側方運動の際に前歯と臼歯が連携して誘導するからである．

ミューチュアルプロテクション（相互保護）

「ミューチュアルプロテクション（相互保護）」の概念は，臼歯の嵌合と前歯の偏心運動時の誘導とが相互に保護する関係を表すことから用いられてきた．これはMI（最大咬頭嵌合）で嵌合する際には臼歯が前歯を保護し，下顎が偏心運動をしている際には前歯が臼歯を保護する状態を持続する[2]．これは一般に最良の治療の手本として提案されている（図3-2-26）．この概念には議論の余地があり，これは第4部と第6部で述べられている．

偏心運動時の誘導（エクスカーシブガイダンス）

語義論と概念上の曖昧な表現がアンテリアガイダンスという語句と関係しているために，本文では前方運動，側方運動，前方側方運動でのMI（最大咬頭嵌合）から切端位までの歯の誘導を表すために「偏心運動時の誘導（エクスカーシブガイダンス）」という用語を用いる．これは，補綴治療において関連する動的，機能的，パラファンクション，生物力学的，審美的領域の歯の接触である．そのうえ，限界運動を超越し交叉咬合となるものは非機能的なものであり，パラファンクションではほとんど到達しない（図3-2-22）．これらは，極度の交叉接触として表され，一般的には（上下顎の被蓋が）反転した垂直被蓋の範囲で，また一般的には臨床との関連はない．「偏位運動時の誘導（エクセントリックガイダンス）」は，中心位からのすべての偏心運動を含む．偏心運動時の誘導は，咬頭嵌合からのすべての偏心運動を意味する．MI（最大咬頭嵌合）とCR（中心位）が同時に起こった際にも，「偏心運動時の誘導」という用語は，それでも用語としては正しい．

歯の接触

潜在的な臼歯の咬合接触

下顎が側方運動をする際には，下顎は作業側の顆頭の垂直軸を中心に回転する．動く軌道がこの軸と関連することを確認するため，また上顎と対比させるため，下顎の各点は，この軸を中心に弧を描いて動く（図3-2-27〜3-2-29）．作業側では，下顎頬側咬頭は上顎頬側咬頭間を通過するが，接触がある場合には，下顎頬側の機能的外側面（FOA）と上顎内側誘導斜面の間に接触する．いくつかの状況で，作業側の臼歯接触は上顎FOAが，下顎舌側咬頭の内側斜面に接触していたかもしれない．これらは「交叉した歯の接触」とも呼ばれてきた（図3-2-30〜3-2-32）．

下顎の前方運動，側方運動，前方側方運動の際に，臼歯は運動中のどこかで接触するかもしれない．接触する可能性がある部位を図3-2-27〜3-2-35に示す．

潜在的な作業側の咬合接触

前方運動時に切歯が，側方運動時に犬歯が臼歯を離開させるⅠ級咬合においては，臼歯に動的な咬合接触はなくなる．側方運動時の誘導がグループファンクションなら，潜在的な作業側の咬合接触は上顎頬側咬頭の内斜面と接触している下顎のFOAにある（図3-2-30〜3-2-33）．潜在的な非作業側の咬合接触は，対向した支持咬頭の内斜面に生じる（図3-2-30〜3-2-34）．前方運動時の臼歯の潜在的な咬合接触は，上顎遠心傾斜に対向して下顎近心傾斜に生じる（図3-2-30〜3-2-35）．

非作業側の咬合接触

非作業側で咬合接触が生じる場合は，下顎頬側咬頭が垂直軸で作業側と反対回りに回るため，支持咬頭の内側斜面で生じる（図3-2-34）．Ⅰ級矯正咬合を理想的と考えた場合，犬歯誘導およびグループファンクションの作業側の誘導は非作業側の咬合接触を離開させる．

前方運動時の咬合接触

Ⅰ級咬合では，アンテリアガイダンスは下顎の中切歯の唇側切端の唇側切端斜面に対向する上顎の中切歯の舌側誘導斜面に生じる．これにより通常は臼歯部が離開する．もし前方運動時に臼歯で咬合接触が生じる場合は，上顎遠心斜面に対向した下顎近心斜面に生じるだろう（図3-2-35）．

歯の接触

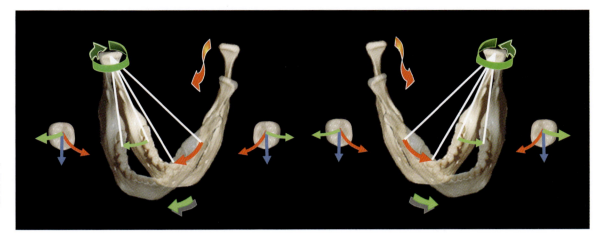

図3-2-27 両側の側方限界運動を示した図．下顎は作業側の下顎頭の垂直軸を中心に回転する．緑色の線は，作業側の下顎第一大臼歯の運動経路．赤線は非作業側の第一大臼歯の運動経路で，青線は前方運動路．

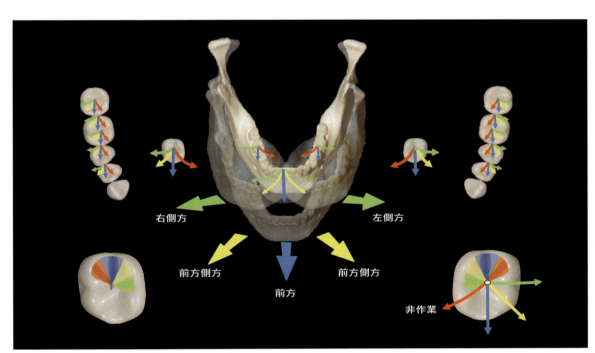

図3-2-28 下顎歯の小窩の運動経路（辺縁隆線と中切歯の中心窩）．作業側：緑．非作業側：赤．前方切歯路：青．後方切歯路：黄．下顎第一大臼歯の斜線部は上顎の支持咬頭の近心口蓋咬頭が接触する可能性のある範囲である．

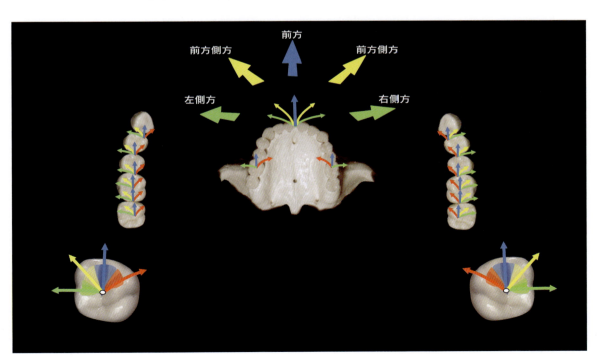

図3-2-29 上顎に対しての下顎の頬側支持咬頭と中切歯の運動経路．作業側：緑．非作業側：赤．前方切歯路：青．後方切歯路：黄．上顎第一大臼歯の斜線部は，下顎の近心頬側支持咬頭が接触する可能性のある範囲．

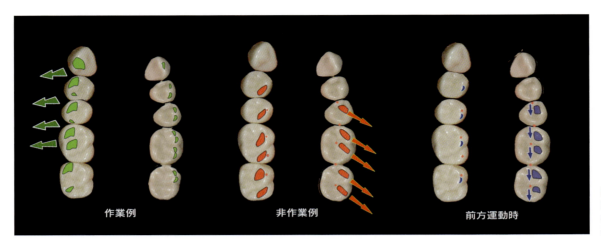

図3-2-30 作業側，非作業側，前方運動時の潜在的な咬合接触点．矢印で示すのは，上顎に対する下顎の咬頭の動きである．

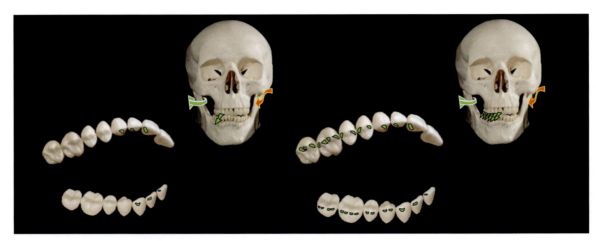

図3-2-31 左図：犬歯誘導．犬歯誘導は中心と側方を含む場合と含まない場合がある．右図：内斜面に対するグループファンクション．

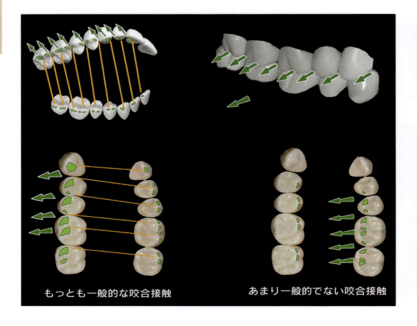

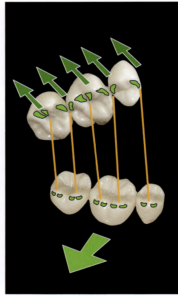

図3-2-32 作業側の咬合．支持咬頭の内斜面に対する支持咬頭のFOA．もっともよくみられる作業側の咬合様式：上顎頬側咬頭の内斜面に対する下顎の頬側咬頭のFOA．あまり見られない交叉咬合：上顎口蓋側咬頭のFOA．矢印が示すのは，上顎の歯に対しての下顎の動き．

図3-2-33 作業側の潜在的な咬合接触点：誘導咬頭の内斜面に対向する支持咬頭のFOA．

スライドインセントリック

下顎骨が中心位において初期接触点に向けて後方へ移動し，その後閉口すると，「スライドインセントリック」が，上顎の歯の傾斜と下顎の歯の傾斜の関係によって起こる（図3-2-17，3-2-18，3-2-36）．最大咬頭嵌合位が中心咬合位と同じである場合には，スライドインセントリックは起こらない．

咬合の要因

咬合様式

歯列を回復させるには，適切な咬合様式が確立されなければならない．「咬合様式」は，咬頭嵌合位や，咬頭嵌合から切端位までの水平方向の範囲における咬合接触からなる．動的な接触は，「咬合のパターン」または「咬合様式」とも呼ばれている．

咬合の要因

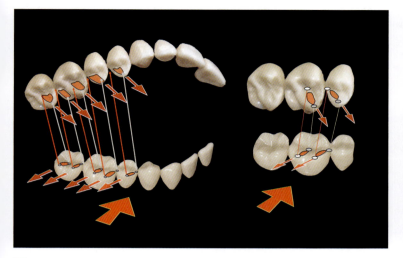

図3-2-34 非作業側の潜在的な咬合接触．対向する支持咬頭の内斜面．小矢印は相互に通過する対向支持咬頭の内斜面の移動方向を示している．非作業側の咬合接触は，下顎の支持斜面の内側に対する上顎の支持斜面の内側である．

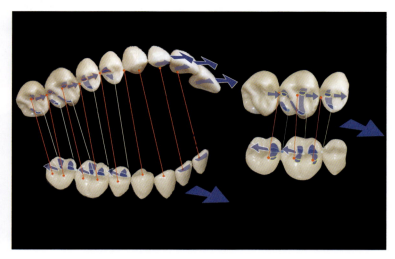

図3-2-35 前方運動時の潜在的な咬合接触．下顎切歯の切縁に対向する上顎切歯の口蓋側斜面．下顎近心斜面に対向する上顎遠心斜面の臼歯咬合接触．下顎近心斜面に対向する上顎遠心斜面．

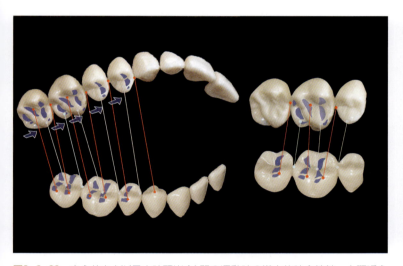

図3-2-36 中心位とMI（最大咬頭嵌合）間の運動時の潜在的咬合接触．上顎近心斜面が対向する下顎遠心斜面と接触する．

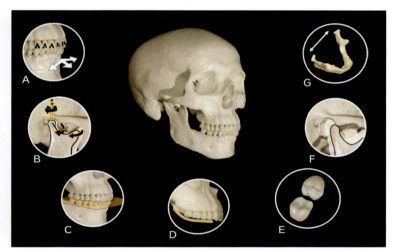

図3-2-37 咬合の要因（頂上から逆時計回りに）．A：アンテリアガイダンス．B：サイドシフト．C：咬合平面．D：前後的彎曲（調節彎曲）．E：咬頭の高径と角度．F：顆頭誘導．G：顆頭間距離．

　咬合を回復する際は，相互関係を有する多くの症例特有の要因を，それぞれ診断，分析し，考慮に入れられなければならない．要因には，咬合決定要素に加えて審美面や発音，生体力学性，補綴，症例特有の要素を含む．ダイナミックな咬合接触パターンに影響する咬合の要因は，「咬合の要因」または「咬合決定要素」と呼ばれている（図3-2-37）．垂直方向や水平方向の決定要素も存在する．

咬合高径の決定要素

　咬合高径の決定は，歴史的には"Hanau's Quint"により最初に記述され，前方運動時のコンダイラーガイダンス（顆頭誘導），前方運動時の切歯誘導，咬合平面，前後的咬合彎曲，咬頭傾斜角が含まれると述べられている[2,4]．これらは，総義歯の両側性平衡咬合を計画することに関連して述べられたものである．不変の，もしくは変更できない因子としては，下顎頭の決定要素がある．歯牙支持か，もしくはインプラント支持か，もしくは可撤性か固定性かによって，その他の因子は，調節可能または不可能になる．矢状面における垂直的因子は，切歯のみが接触してポステリアディスオクルージョン（臼歯離開咬合），または前後の接触が同時に起こる平衡咬合がある（図3-2-39，3-2-40）．前方運動時の誘導面の急峻さや平坦さ，即時か遅延といった離開のタイミングには臨床的な意味合いがあり，それらによって決定される．側方運動時において，垂直的，水平的要因は，犬歯誘導か非作業の離開を伴うグループファンクションかによって決定される．誘導面の急峻さや平坦さといった作業側の咬頭斜面は重要である．変化が生じない因子としては，非作業側の顆頭誘導斜面もしくは運動路およびラテラルサイドシフトである．

作業側の犬歯誘導と非作業側のコンダイラーガイダンス（顆頭誘導）による離開

　犬歯誘導を伴っているⅠ級咬合において，MIP（最大咬頭嵌合位）から尖頭対尖頭までの側方運動路は，上顎犬歯の斜面によって誘導される．非作業側の顆頭は，関節結節の隆起（後方斜面）によって誘導される．非作業側の咬合接触は，犬歯誘導と非作業側の誘導の複合によって離開する．離開という効果と誘導の要素は類似している．そのため，非作業側の歯の離開は，非作業側の顆頭の誘導と密接に

第3部2章　Ⅰ級咬合の基礎

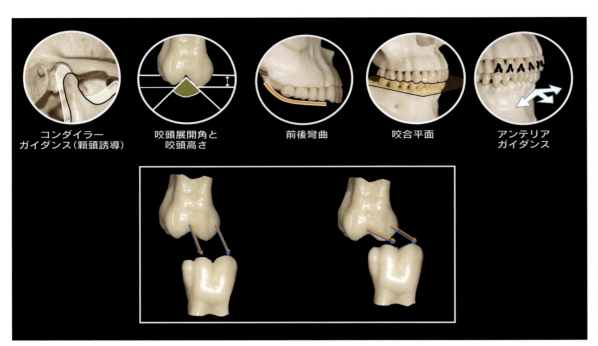

図3-2-38　垂直性の前方咬合位の要因．コンダイラーガイダンス（顆頭誘導），咬頭展開角と咬頭高さ，前後彎曲，咬合平面，アンテリアガイダンス．すべての要因の相互作用により，垂直的，水平的な歯の離開を決定する．

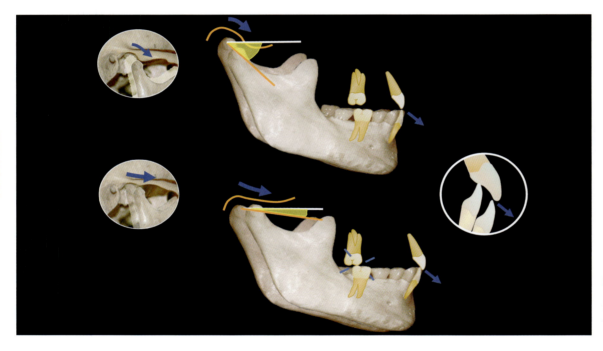

図3-2-39　同じインサイザルガイダンス（切歯誘導）の際に，急峻な顆頭（関節結節）傾斜は臼歯部を離開させるが，平坦な顆頭（関節結節）傾斜は臼歯部を離開させない．

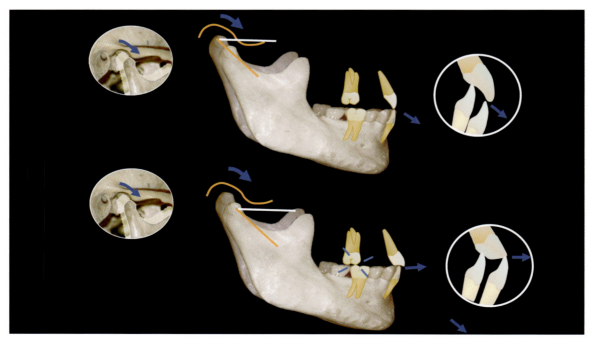

図3-2-40　同じ顆頭（関節結節）角の際に，急峻な切歯誘導（インサイザルガイダンス）は臼歯部を離開させ，平坦な切歯誘導は臼歯部を離開させない．

関係している．類似して，作業側の臼歯部の離開は，すぐさま作業側の犬歯の誘導により影響を受ける．水平断でみた下顎の回転運動によって，作業側の誘導歯の傾斜や膨隆に応じて下顎が開閉口する．作業側の運動によって，水平軸は，作業側の下顎頭の垂直軸を中心として回転する．

　もし，犬歯の誘導斜面の傾斜が変化しても，水平断からみた下顎の動きと同様に新しい犬歯誘導斜面に誘導されるだろう．傾斜や膨隆による犬歯の誘導は，さまざまな影響を有している．誘導面は緩やかでも急峻でも，平坦でも，陥凹している場合もあり得る．誘導面が急峻な場合には，臼歯部が即座に離開することになる．緩やかな誘導面であるほど，垂直的な力が少なくなり，外傷力も減少する可能性がある．下顎骨が犬歯誘導に従い側方に動くことで，わずかに前方方向に動く場合もあり，時にはより遠心方向に動くこともある．このことは，舌側斜面の膨隆や方向の影響を受けている可能性がある．イミディエイトサイドシフトと側方の誘導斜面との相互作用は，第6部，第8部にて述べる．

参考文献

1. Scaife RR, Holt JE. Natural occurrence of cuspid guidance. J Prosthet Dent 1969;22:225–229.
2. Glossary of prosthodontic terms. 8th edition. J Prosthet Dent 2005;94:10–92.
3. Proffit WR, Fields HW, Sarver DM. Contemporary Orthodontics, ed 4. St Louis: Mosby Elsevier, 2007.
4. Ramjford S, Ash M. Occlusion, ed 2. Philadelphia: WB Saunders, 1972.
5. Rivera Morales, Mohl N. Relationships of occlusal vertical dimension to the health of the masticatory system. J Prosthet Dent 1991;65:547–553.
6. Ormianer Z, Gross MD. A 2-year follow-up of mandibular posture following an increase in occlusal vertical dimension beyond the clinical rest position with fixed restorations. J Oral Rehabil 1998;25:877–883.
7. Posselt U. Studies in the mobility of the human mandible Acta Odontol Scand 1952;10:1–160.
8. Glossary of prosthodontic terms. 7th edition. J Prosthet Dent 1999;81:39–110.
9. Glossary of prosthodontic terms. 4th edition. J Prosthet Dent 1977;38:66–109.
10. Glossary of prosthodontic terms. 3rd edition. J Prosthet Dent 1968;20:443–480.

第3部3章 審美の基本

目次
- 顔貌
- 顔面高径
- 審美的顔貌の決定要素
- 表情
- スマイル（笑顔）

顔貌

顔貌の審美

人の顔貌や歯科審美は，非常に主観的に認識される．外見の美しさは定義し難く，また「人に好かれる」「調和している」「一定の水準に達している」というコンセプトにも関連づけることができる．「美しさは見る人次第である（蓼食う虫も好き好き）」という言葉にも示唆されているように，外見が美しいと認識されるには，観察者，集団，文化の変容にも従うものである．個々が認識する外見の美とは，各個人のイメージおよび社会心理的，文化的な環境とも密接に関連する（図3-3-1）[1-3]．同様に，歯科医師の「審美とは」というコンセプトも，その時代に普及している文化的認識によって多様である．通常，顔貌が骨格性Ⅰ級の対咬関係かつ左右対称で，歯の色が明るいことが審美的であると認識されている．平均的またはもっとも普通の顔貌が一般的に美しいと認識される．この基準から逸脱すると，非常に非審美的または不快であると認識されたり，対称性や調和が失われ，形態的に目立つと認識される．

歯や顔貌における審美は，顔の形，口腔顔面側，スマイル（笑顔）との関係により表現され，認識されているかもしれない（図3-3-2）．

顔貌の形および外観には，歯も影響を与える．顔貌の正面観は，歯の唇側面が与える口唇や頬部への支持に影響を受ける．咬合の垂直的高径は顔の高さと下顔面1/3，上顔面2/3の比率に影響される（図3-3-3）．骨格性Ⅰ級における骨格の前後方向，垂直方向，側方の変位は，正面と矢状面両方の外観に影響する．

審美と咬合は，多くの水準で合致する．咬合と審美で直接相互関係を有する歯の決定要素を以下に示す（図3-3-3）．

- リップサポート
- 安静時の歯の見え方
- スマイル時の歯の見え方
- 前歯部咬合平面
- 臼歯部咬合平面
- 咬合高径
- 顔面比率

正常で審美的な顔貌は，骨格，筋肉，歯の形すべての容貌が自然に調和している．安静時の側面からと正面からの顔貌は，各個人の顔の特徴の目に見える構成要素によって明確になる（図3-3-4）．

顔貌の美しさの認識

顔貌の審美は，下方に位置する顔面骨格の構造形態によって決定される．垂直的および側方的寸法は，人によりさまざまである．下顔面1/3，とくに横顔の審美は，上下顎の関係によって影響される．

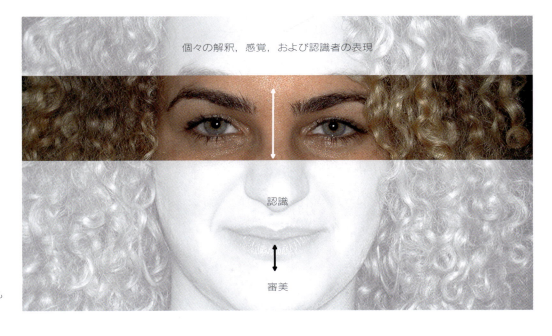

図3-3-1 「美しさは見る人次第である（蓼食う虫も好き好き）」．

第3部3章　審美の基本

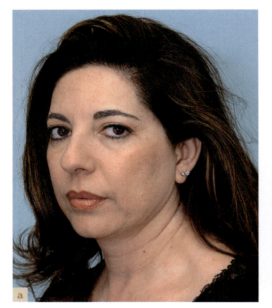
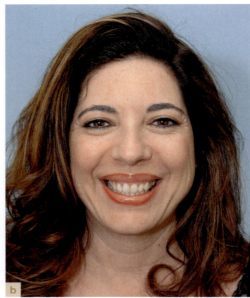
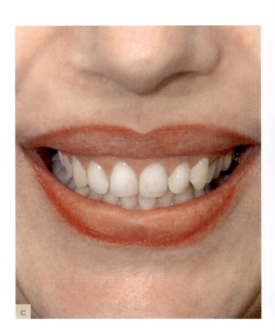

図3-3-2a〜c　顔の形．口腔顔面窓側（口腔が見えている部分），スマイル，顔面の相互関係．

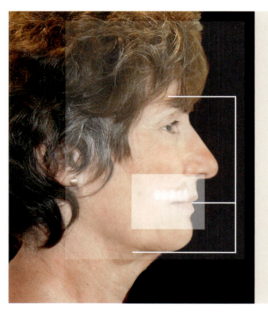

審美における歯科的決定要素

リップサポート

安静時の歯の見え方

スマイル時の歯の見え方

前歯部咬合平面

臼歯部咬合平面

咬合高径

図3-3-3　審美の決定要素．主要な歯科的決定要素として咬合，顔貌，口腔顔面，および歯の美しさが相互に関係する．

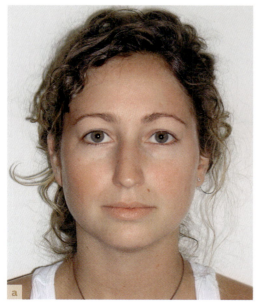
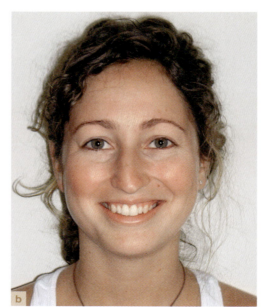
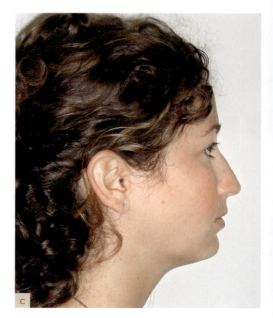

図3-3-4a〜c　骨格性Ⅰ級の安静時の正面観と側貌，およびスマイル時の正面観．

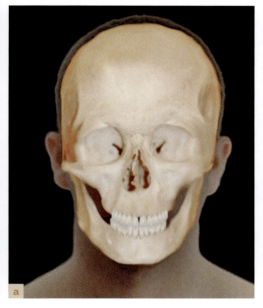 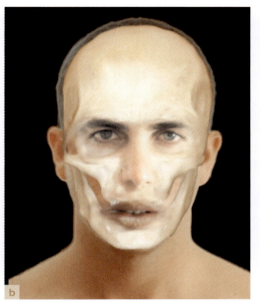 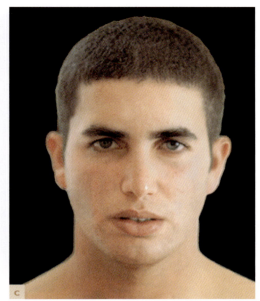

図3-3-5a～c　安静時の正面観．顔の形は下層の骨格形態によって決定される．

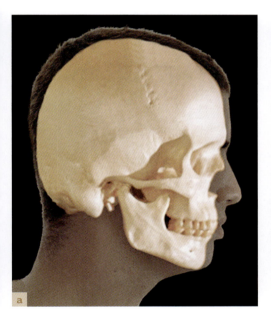 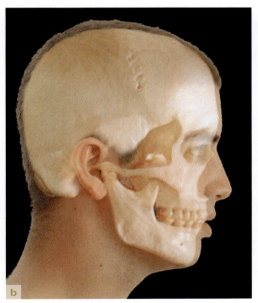 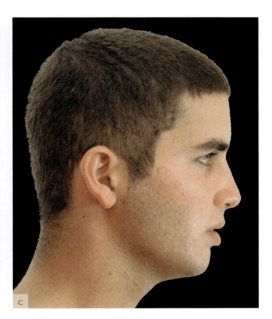

図3-3-6a～c　安静時の矢状面観．骨格性Ⅰ級．顔貌と上下顎骨の前後的関係は顔貌，とくに側貌で決定される．

骨格性Ⅰ級の顎間関係が，現代社会および文化での認識基準において審美的であると考えられている（図3-3-5，3-3-6）．骨格性Ⅱ級とⅢ級も限界はあるが，審美的であると考えられている．前後的または側方への骨格の変位の程度が極端な場合，顔の外観が審美的でないと認識されるかもしれない．骨格の前後的関係の典型的な変位を図3-3-7と3-3-8に示す．また，骨格の前後的変位の典型例から極端な例までを図3-3-9に示す．

顔貌の美しさの進化心理学

なぜ，より極端に異なる外見が不愉快で，嫌悪や不快感という感情を生じさせるかは明確ではないが，社会的受容性の現在の中で先祖返り的な知覚あるいは古代部族的な知覚が引き起こされることや，非規範的な社会集団がもたらす恐れと関連があるかもしれない[4,5]．平均的な顔貌は，一般的にもっとも審美的であると認識される．顔面非対称の度合いが，魅力的であるかどうかの判定に関連する[4,7]．

平均性，対称性，および二型性は，配偶者選択における進化論的好みを決定する美しさの生物学的基準に強く影響を与える[5,6]．平均性は，ある人たちにとっては空間の平均的な顔貌に近いものとして，好ましいものだと認識される．対称性は，顔貌の左右対称性や，二型性として女性の顔貌における女性らしさや男性の顔貌における男性らしさを明確に示す．顔貌の美しさは，生殖と内面の健康に関する信号を中継するという理由から，生物学と種の保存に根差すものと考えられている．ヒトの脳内の不変の神経解剖学的配列は，美しさの生物学的関連性を抽出するための場所である[7]．美しい顔を好むことは，幼児期に見られる．魅力の概念は，脳が情報を処理する過程の副産物である可能性があるとする仮説も存在する．ヒトが平均的な（そして左右対称の）顔貌を好むことは，ヒトの既知性および既知の刺激に対する選好性の副産物でもある[6,7]．両者の選択圧が，顔貌の美しさに対するヒトの知覚を形作ったのかもしれないと主張されている[6]．

骨格と歯の関係は，骨格性Ⅰ級の対咬関係から逸脱すると，歯と咬合の関係も影響を受ける．咬頭の関係は臼歯部咬合支持の多様性により変化する．偏心運動時の誘導の変更に対応して前歯の垂直的，水平被蓋は変化するだろう．垂直的変位は，顎間距離と顔貌の高さ

第3部3章　審美の基本

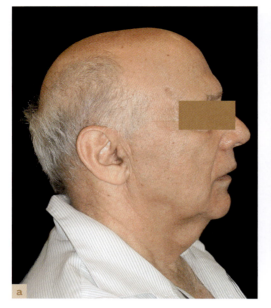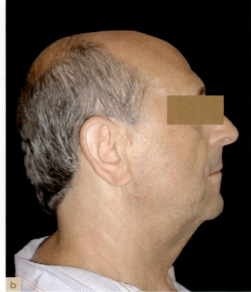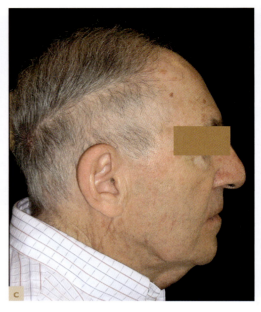

図3-3-7a〜c　正常とされる側面観の一般的な変位．a：骨格性Ⅱ級（下顎後退）．b：骨格性Ⅰ級（正常）．c：骨格性Ⅲ級（下顎前突）がある．

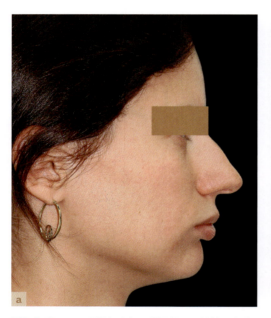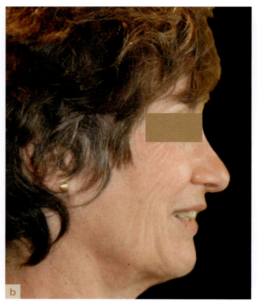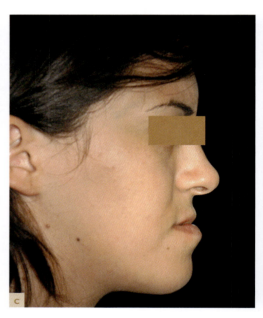

図3-3-8a〜c　正常とされる側面観の一般的な変位．a：骨格性Ⅱ級（下顎後退）．b：骨格性Ⅰ級（正常）．c：骨格性Ⅲ級がある．

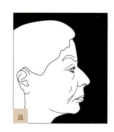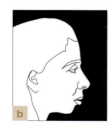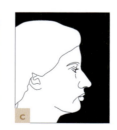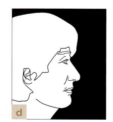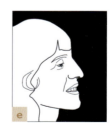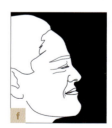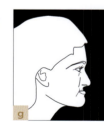

図3-3-9a〜g　a〜c：骨格性Ⅱ級下顎後退．d：骨格性Ⅰ級正常．e〜g：骨格性Ⅲ級．骨格の関係性は前後方向に多様性があるので，顔貌は骨格性Ⅰ級の水準から次第に異なっていく．

の違いにおいて咬合関係に影響を与える可能性がある[8-10]．

　たとえば，骨格性Ⅱ級の症例では，下顎後退症で切歯と犬歯の水平的なオーバーラップが重度に認められる．これが原因で，安静時に歯が露出して見え，スマイル時はこれがより顕著になる．重症の場合，図3-3-10のように下顎前歯の後ろに下口唇が折り曲げられる，または噛みこまれると下顎後退症が認められる．

顔面比率と顔面高径

　垂直的な顔面高径は，個々の遺伝子構成によってかなり変わる．顔面は，口唇より上2/3の不動のパーツと口唇から顎までの下1/3で構成される．口唇から顎の顔面下1/3は，最大咬頭嵌合（MI）から開口の度合いで状態が変わる．審美的評価は一般的に安静時の口唇，安静時とスマイル時での下顎の位置で行う．

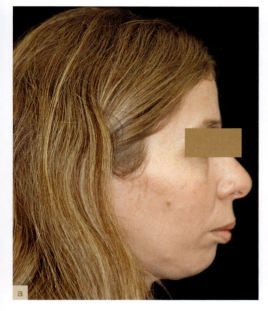
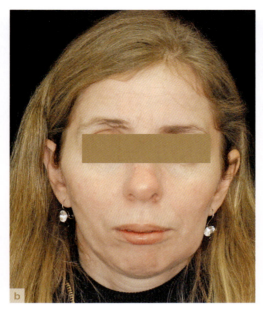
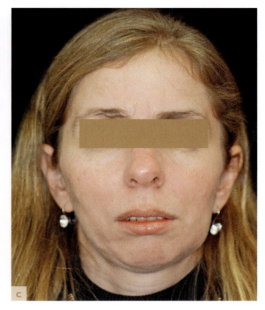

図3-3-10a〜c　骨格性Ⅱ級．前歯部の水平被蓋の増加．唇を閉じるとオトガイ部が収縮し，顎に皺が寄っている(a, b)．安静時では，下口唇は突出した上顎中切歯に当たってめくれている．

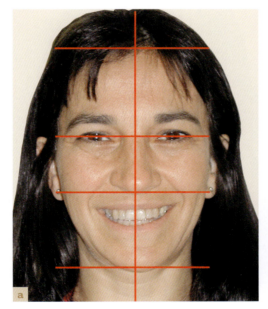
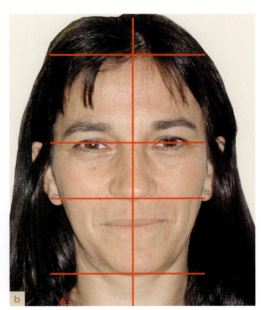

図3-3-11a, b　3分割した顔面．顔面は通常上2/3と下1/3に分けられ，顔面の上2/3は不変で下1/3は変化する．下1/3は咬合高径と姿勢・機能・顔の表情により変化する．

咬合や歯の構成を回復する基準を決定する，または評価を行うには，顔面基準線が有用である(図3-3-11)．
　顔面の要素のゴールデンプロポーションは，審美的に満足するものとして提案されている．これは紀元前325年ギリシャの哲学者ユークリッドとフィボナッチ(1170-1250)らが初めて提唱した1：1.618のFibonacci(フィボナッチ)比率を基準とする．この比率は，数学者・哲学者・芸術家・建築家・生物学者の歴史でも研究され，応用されてきた．この主張(フィボナッチ比率)は，本質的に自然発生的に起こった，あるいは審美的に心地よいと認められた身体の基本的かつ「神聖な」比率として存在する[11-15]．
　最近では，顔面の比率や前歯の垂直的および水平的高径などのゴールデンプロポーションが歯科審美においても適用されている．しかしながら，美の認識は本質的に非常に主観的であり，人間の容姿も生まれながらに多様性がある(ナチュラルバリエーション)ため，ゴールデンプロポーションが主要な臨床的重要事項であるとは限らない[12-14]．図3-3-12，図3-3-13の中で，顔面の垂直的高径を(デジタルで)1：1.618の比率に変えても顔の外見が必ずしも美しくなるわけではない．前髪の生え際と下顎骨の下縁は変化する部位であるため歯の高径を確立するうえでは信頼性に欠ける参照点である．

よって顔貌の審美は，伝統的な神の比率に必ずしも適用されるものではないと思われる(図3-3-14)．前歯の垂直的および水平的高径を変更する際にゴールデンプロポーションに従うか否かを歯科医師に質問した研究においても，ほとんどの場合これに従うことはないとの見解が示された[14]．

顔面高径

咬合高径と姿勢

　咬合高径(OVD)は，垂直的な顔面高径に著明に影響を及ぼす．歯質あるいは歯の喪失により顔面高径が重度に失われると，口が閉じすぎた顔貌になる．一般的に姿勢位もしくは安静時の垂直的高径が，咬合高径に適用される．通常下顎骨は，絶えず変化し開口域を維持している．開口域の2つの主要な領域(臨床的安静位〔CRP〕と生理的安静位〔PRP〕)は，歯科文献で記述されている[15, 16]．CRPの

第3部3章　審美の基本

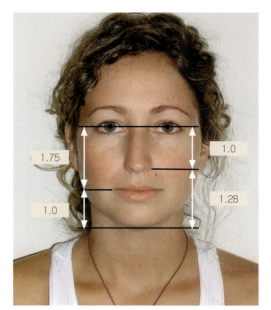

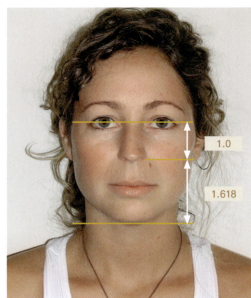

図3-3-12　安静時の上・下顔面寸法の割合．この写真がこの患者の本来の顔面寸法である．

図3-3-13　ゴールデンプロポーションに従って，デジタルで顔面の比率を変化させたもの．高くなった鼻と長くなった上唇は，必ずしもより審美的になったとはいえない．

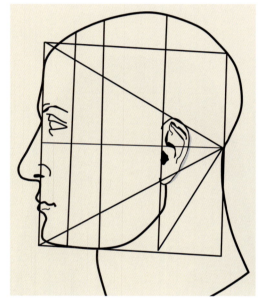

図3-3-14　レオナルドダビンチが描いたゴールデンプロポーションに基づく顔面の比率．

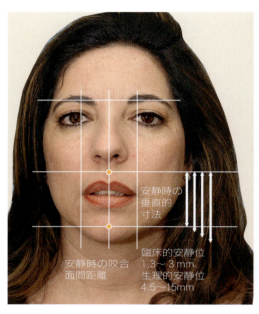

図3-3-15　安静時の顔の垂直的寸法．安静位は，上顎に対し下顎の垂直的位置関係が多様に絶えず変化する．臨床的安静位（CRP）と生理的安静位（PRP）は，体位の範囲内で慎重に定められる．

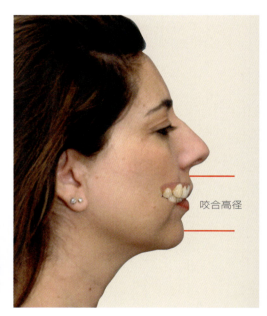

図3-3-16　咬合高径（OVD）．通常の成長と発育の後，安定した水平的咬頭関係は咬合高径で決まる．

咬合面間距離は1.3〜3mm，PRPは安静時の咬合面間距離が4.5〜15mmである（図3-3-15, 3-3-16）．これらの用語・起源・科学的根拠・有効性と臨床応用については，第5部で詳しく論じている．

ゴニアルアングル

　顔の下1/3の決定要素は，下顎骨の垂直的高径である．顔の下1/3が長い面長の人は，一般的にゴニアルアングルが小さい（図3-3-17a）．顔の下1/3が短い人は，ゴニアルアングルが大きい特徴をもつ．

審美的顔貌の決定要素

顔の特徴

　顔の特徴は，各個人でさまざまあるが，社会文化的あるいは人種間で類似しているなどの多様性がある．目・耳・鼻・口の大きさ，比率，配置は，すべてその下にある骨顔の骨格に裏打ちされた筋肉や皮膚の構造と相互関係をもつ各個人の遺伝子構成の結果である．

顔面の基準線

　顔と頭を水平的および垂直的に関連づける主要な基準線は，正面および側面像で測る（図3-3-18, 3-3-19）．瞳孔線は目の瞳孔を結び，口唇交線は安静時の口角を結ぶ．顔面の水平基準線を決める時，

審美的顔貌の決定要素

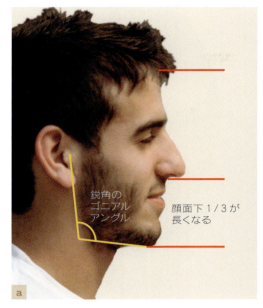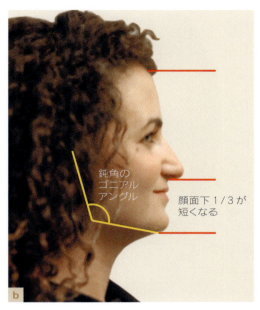

図3-3-17a, b　a：鋭角のゴニアルアングル．顔面下1/3が長くなる．b：鈍角のゴニアルアングル．顔面下1/3が短くなる．

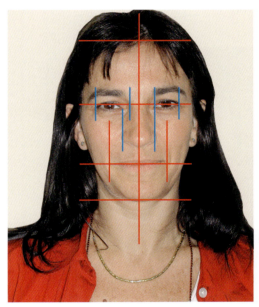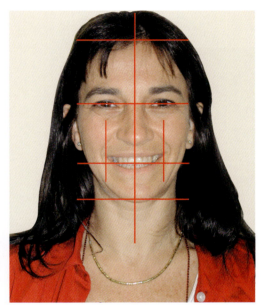

図3-3-18　水平垂直的基準線は頭蓋を水平線に関連づけ，顔の部分と構造間で比率関係を線で描く．

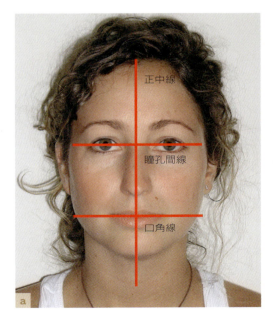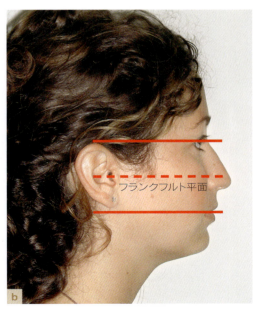

図3-3-19　顔面基準線．a：正面観の水平的瞳孔間線，口角線，正中線．b：側貌．フランクフルト平面は，矢状面の頭蓋に水平面の位置関係を示したもの．側貌はノーマル，コンベックス（凸型），コンケーブ（凹型）とEラインを評価したもの（鼻尖とオトガイを結んだ線）．

第3部3章 審美の基本

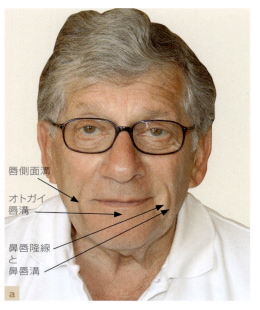
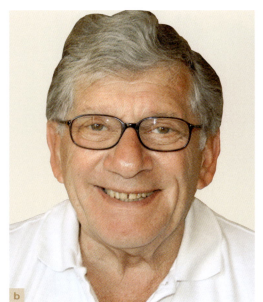
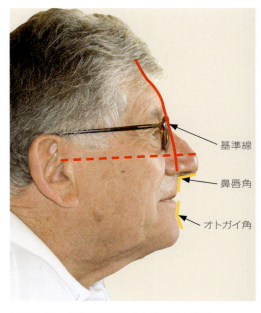

図3-3-20a, b　正面観での顔面溝と隆線.

図3-3-21　側貌における顔面基準線と角度.

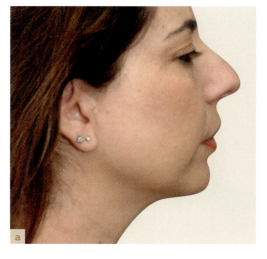
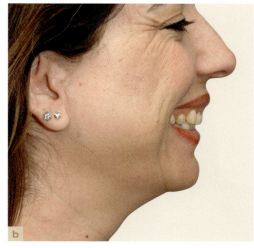

図3-3-22a, b　安静時とスマイル時のリップサポートは，歯と歯槽部により付与される．

目の垂直的な位置の非対称と口唇の角度は主観的に評価される．
　これらの基準線は，全体的な顔の形に関するもので，前歯部と臼歯部の咬合平面を構築する際に重要である．
　側貌においては，頭部の水平的基準平面としてフランクフルト平面が規定される．フランクフルト平面は，眼窩下縁から外耳道上縁を結ぶ面である．これらの初期の基準平面は，単に上顎に対する顆頭の水平的および垂直的な回転中心として使用するか，もしくは関節調節時のマウント，調節点としての3つの上顎前方の基準点として使用しているにすぎない．顆頭間の軸のラインが瞳孔線や顔面の水平方向と平行でないとき，瞳孔線または他の審美的な基準平面に合わせて上顎の模型を咬合器装着することを支持する臨床家もいる[8,9]．詳細な情報については，第7部を参照されたい．

顔面の隆線と溝

　口腔周囲の隆線と溝は，年齢の増加とともに顔面組織の緊張が失われ，たるみが増加する傾向がある．口腔顔面領域には，いくつかの溝と隆線，唇側溝・鼻唇溝・オトガイ溝と鼻唇側隆線とオトガイ隆線がある．それらは，可撤性補綴装置において歯の唇側の豊隆と歯槽骨もしくは着脱可能な補綴装置の頬側フランジの豊隆によって影響をうけるかもしれない（図3-3-20，3-3-21）．

リップサポートと長さ

　口唇と口腔周囲筋の形態理論は，口腔顔面複合体の審美性の重要な決定要素である．これらの形態と機能は遺伝上決定されており，形成外科を行う以外に変えることはできない．口唇形態における幅広い多様性は個性，特徴，その他の因子，個々の外観に影響する（図3-3-22，3-3-23）．口唇形態は，厚みや豊隆，色，幅，長さによりさまざまである．審美的観点から口唇形態でもっとも重要なことは，鼻唇角から赤唇縁上部までの上唇の垂直的な長さである[17]．これにより，安静時とスマイル時にどのくらい歯が見えるかが決定する．安静時と呼吸の浅い時に，上下の口唇が近づく距離は上唇の長さと口唇周囲の筋肉に依存している．顔のパーツの配置と上顎の歯によるサポートの相互関係は，審美的に重要な決定要素である．安静時，スマイル時のリップサポートは歯と歯槽骨により決定され，歯槽骨の喪失・減少や不正歯列は審美的に大きな障害となる[17-20]．

表情

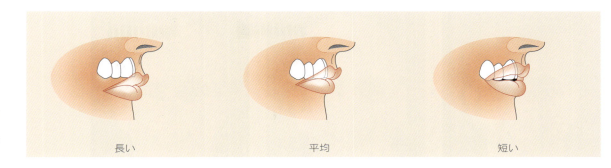

長い　　　平均　　　短い

図3-3-23　口唇の長さ．口唇の長さは，安静時に歯が見える量やスマイル時に見える歯と歯肉の量，上唇の封鎖に影響を与える．

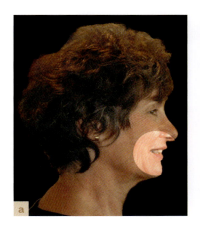 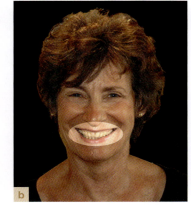 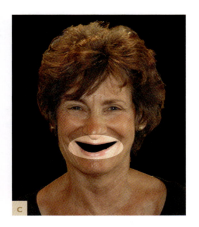

図3-3-24a〜c　口腔顔面領域において歯並びが調和していると，心地よい感じやスマイル時の感情的な訴えが高まる．歯をなくすと衝撃的な影響がある．

スマイル時の歯の見え方

> あなた方の喜びは，あなた方の笑顔によるものである．一方，あなた方の笑顔は，あなたの喜びのもとにできるかもしれない．
> Thick Nhat Hahn

　スマイルは，思いやり・共感・喜び・楽しみ・幸福感などの多くの感情を表現し，発現させる．目と口は，言葉と感情的における大きな要素であり，感情を表わす観察者の目として機能する（図3-3-24）．口腔顔面において明らかな審美的歯列不正は，人間の感情，コミュニケーション，表現の重要な手段である視覚的，感情的なインパクトをひどく損なうことになる．

表情

表情に関連する6つの文化教養的要素

　表情筋は，顔の動きによる感情や表情を広く表現することができる．顔の表情はさまざまに変化するが，6つのベーシックな表情は，以下の表現型にあてはまると考えられる[21-23]．
1．反感
2．心配・恐怖
3．喜び
4．驚き
5．悲しみ
6．怒り

　この行動における表現型は，生物特有のものである．表現型は，遺伝子の発現と環境因子の影響，そしてそれらの相互作用に由来する．

共通のスマイルと声を出す笑い

　人間のスマイルと声を出す笑いは，類人猿に共通するものかもしれない．その共通性は，明確な進化の歴史の特徴である．ヒト類の場合では，共通の先祖が共有している種でみられる構造や行動の類似性を示す．声を出す笑いは静かに歯を見せる状態のものであり，スマイルはリラックスしてサルや類人猿の口が開いた状態を指す[23]．静かに歯を見せることは，チンパンジーにとって譲歩や降伏のサインとみなされる．口を開くことは，声を出す笑いに類似していて進んで遊ぶことを意味する[24-26]．

スマイルのタイプ

　笑顔の種類には，交わったような型，犬のような型，混ざったような型がある．この種類に従うと，交わったような型の笑顔は，口角が大頬骨の引力で上方に向いたものとなる．犬のような型は，上唇が均等に上に上がったものとなる．口角のみが上がるのではなく口唇全体が上がる．混ざったような型は，上唇が犬のような型と同じく優位に動き，それに伴い下口唇は下方に動くものとなる[27]．微笑は，口腔周囲の筋肉組織に制限されない．

デュシェンヌスマイルと非デュシェンヌスマイル

　喜んだ時の笑顔は，口角が上を向き目尻の横の皮膚が圧迫されて皺ができるかもしれない．フランス解剖学者に敬意を表して，眼輪筋と大頬骨筋の両方の動きを含む笑顔をデュシェンヌスマイルという．眼輪筋の活動がないスマイルのことを非デュシェンヌスマイルと呼ぶ[28]．笑顔は，たとえば前頭筋などの他の顔面筋肉（たとえば前頭筋）や開閉口の度合いで変わる[21, 22, 28-30]．

第3部3章　審美の基本

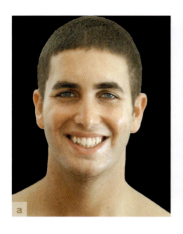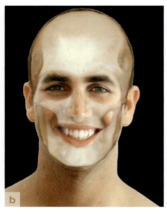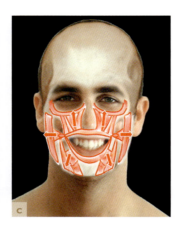

図3-3-25a〜c　スマイルとその他の表情は，口腔周囲筋と表情筋の収縮によって起こる．

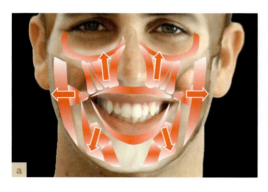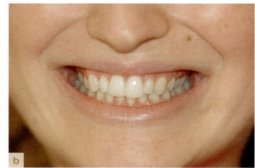

図3-3-26a, b　表情筋は，口唇を上方に側方に下方に引く動きをする．

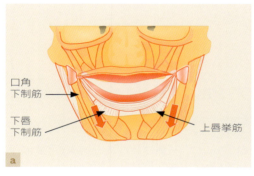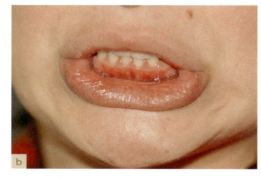

図3-3-27a, b　下部方形筋と口角下制筋は，口角と下唇を下げる．

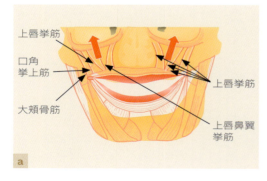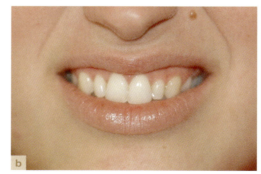

図3-3-28a, b　上部方形筋と挙筋は，上唇と口角を上げる．

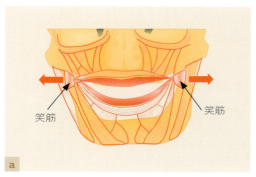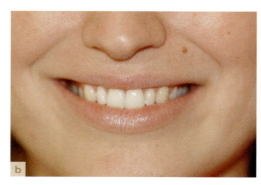

図3-3-29a, b　笑筋は，口角を横に引っ張る．

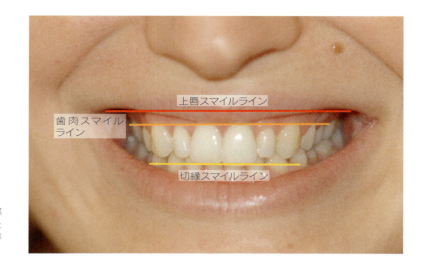

図3-3-30 顎顔面における主要なスマイル時の審美的基準平面は、上唇の下縁、上顎歯肉ライン、咬合平面である。前歯および臼歯の切縁や尖頭の見えている部分を含む。歯肉スマイルライン、上唇スマイルライン、切縁スマイルラインまたは「前歯部咬合平面」は、上唇が十分にもち上がった時に観察される。さらに基準となる平面は下顎咬合平面と下唇の上縁である。

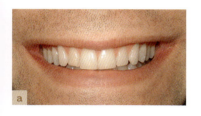
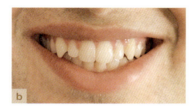
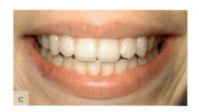
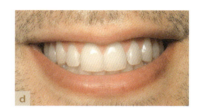
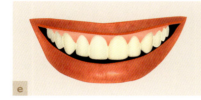
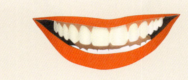
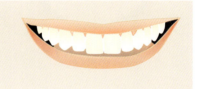

図3-3-31a〜e 理想的な男性と女性のアルファスマイル。

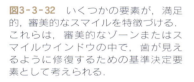
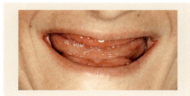
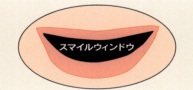
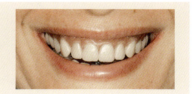

図3-3-32 いくつかの要素が、満足的、審美的なスマイルを特徴づける。これらは、審美的なゾーンまたはスマイルウインドウの中で、歯が見えるように修復するための基準決定要素として考えられる。

スマイルの時間的構造

顔が動くタイミングとそのパターンを説明する[31,32]。楽しくて自発的に出るスマイルはタイムリミット内で機能する。笑い始めてピークに達し、笑い終わるまでの動きはスムーズでおおむね0.5〜4秒間続く[21,28]。笑顔と認識できる変化が起こるまでの時間は、笑顔を誘発してから0.1秒以内と計測される[21,29]。

顔面筋は、表情や口腔顔面の機能によって最大限に反応を促進する（図3-3-25〜3-3-29）。会話に伴って顔面筋は表現やコミュニケーションの初期のツールを構成する。

目は顔の中でもっとも有力な水平線であることは明らかである。切歯の切端線、前歯部咬合平面および歯肉のスマイルラインは、通常、上下顎のリップライン、口唇交線や瞳孔線の水平面と平行である（図3-3-19, 3-3-30）。

スマイル（笑顔）

理想的なクラスI級のスマイル「アルファスマイル」

ある教科書に最高の、もしくはもっとも審美的である特別なスマイル（笑顔）が描かれている[33-39]。

理想的なスマイルは、いちばんよくあるのはI級の対咬関係に骨格性I級であるか、もしくはそれに近い場合である（図3-3-31）。歯の色は明るく、上顎歯肉歯間乳頭、歯頸線が左右対称であり、上下のリップラインと歯頸線、審美的な咬合平面が調和している（図3-3-31）。それらは記述的に図として比較する際の審美形態の客観的なベースラインになるものと考えることができる。それらの形態から逸脱することは、多様な厳密さの度合いや、任意の基準とは異なる方法によって定義されたり説明されたりするのかもしれない。そのような逸脱が審美的であるか非審美的かどうかの認識は、非常に主観的で、多くの文化と観測者の多様性に依存する。いわゆる理想的な「アルファスマイル」を定義することは、審美のベースラインを説明するのに有用かもしれない。その概念は矯正学的咬合関係I級と類似し、それは自然発生的に生じた形態的多様性と時間に関連する欠損を比較するための基準として用いられる。これはまた、美と魅力の表現型および相同の概念に従うことが平均的であり、左右対称性に基づくということでもある[21-26]。

口唇の解剖学的形態は、個々の口腔顔面の特性を形作り、わずかな違いによって多様な種類を示す。歯がどのように口腔顔面内に排列していて、機能時やスマイル時にどのように見えるかによって、その見え方が決定づけられ、審美的であるか否かが認識される（図3-3-32）。

スマイルのナチュラルバリエーションを図3-3-33に示す。これは、

第3部3章 審美の基本

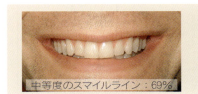
中等度のスマイルライン：69%

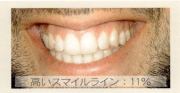
高いスマイルライン：11%

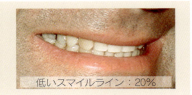
低いスマイルライン：20%

図3-3-33 デンタルショーで歯科医師を無作為に選択した45人のスマイル時の上唇高さの発生率．

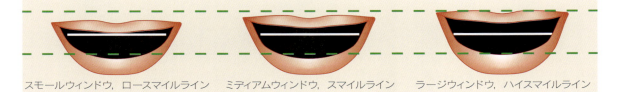

スモールウィンドウ，ロースマイルライン　　ミディアムウィンドウ，スマイルライン　　ラージウィンドウ，ハイスマイルライン

図3-3-34 リップウィンドウとスマイルライン．

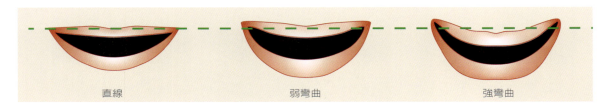

直線　　弱彎曲　　強彎曲

図3-3-35 上唇の曲度．

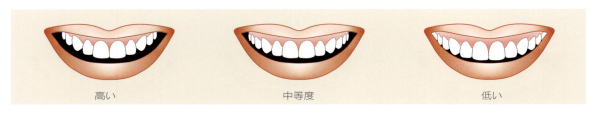

高い　　中等度　　低い

図3-3-36 臼歯部咬合平面．

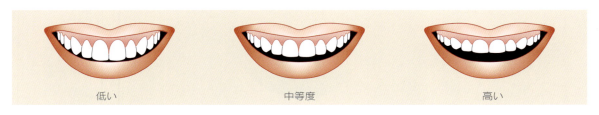

低い　　中等度　　高い

図3-3-37 前歯部咬合平面．

主要なデンタルショーに参加した歯科医師を無作為に選択した45人の歯科医師によるものである．被験者には大きくスマイルをするよう依頼した．それらのスマイルラインの分析では，スマイルラインが高いものが11%，中等度が69%，低いものが15%を示した．すべての被験者のうち，1名だけは歯が見えず，また2名が「ガミースマイル」で歯間乳頭より上の歯肉を露出した．

審美の決定要素

審美の決定要素は，厳密な歯科用語によって変更可能なものと変更不可能なものに分けることができる．変更不可能な要素は硬組織と軟組織から構成される頭蓋顔面の構造である．これらは，骨格の上を覆う筋膜や皮膚をも含む．特殊な状況として，骨格の構造は下顎矯正術や顔面の軟組織に対する形成手術によって変化，修正されるかもしれない．歯槽骨は歯科矯正，骨造成または可撤性補綴装置の唇側のフランジによって改善される可能性がある．口唇とその周囲の軟組織は歯科用語としては変更することができない．それらはスマイルウィンドウを構成する．

口唇の解剖とスマイルウィンドウの効果におけるバリエーションは図3-3-34と3-3-35に示す．

歯と歯槽部の決定要素

笑顔の審美に影響を与える歯槽や歯肉の配置の多様性を図3-3-36〜3-3-40に示す．また，歯と口唇の9種類の審美的決定要素9種類を図3-3-40に図示する．それらの構成は，
1．前歯部咬合平面
2．中切歯切縁ライン
3．歯肉のスマイルライン
4．安静時の中切歯切縁ラインとリップサポート
5．スマイル時における上唇の支持
6．歯肉と歯の見える比率
7．臼歯部咬合平面
8．口腔前庭のスペース
9．スマイル時におけるリップサポート

これらのどの要素が変化しても，正常範囲内での変化が生じる可能性がある．形態の不一致が過剰または非対称であった時，審美であるとみなされるだろう．

前歯部咬合平面

前歯部咬合平面は，上顎両側犬歯尖頭間線を含む審美的な平面であり，上顎中切歯と側切歯切縁によって作られる．これは「切縁

スマイル(笑顔)

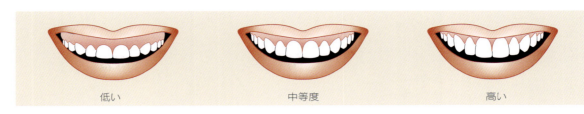

図3-3-38 上顎の歯肉平面.

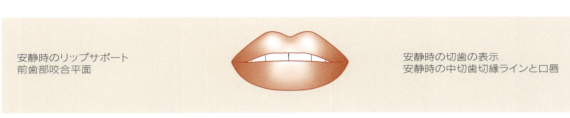

図3-3-39 安静時の審美の決定要素.

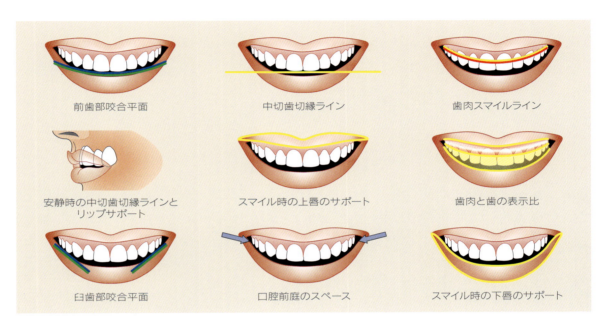

図3-3-40 9つの審美的決定要素.

ライン」とも呼ばれることがある．切縁ラインが直線的であるのは，Ⅲ級の切端位の咬合関係あるいは上顎切歯切端が摩耗しているケース，さらには側切歯切端よりも上顎中切歯切端のほうが短くカーブしている場合も考えられる．この切縁ラインを含む前歯部咬合平面は，審美的な平面であって厳密な咬合平面ではない．古典的な咬合平面は，MIにおける咬合接触平面であり，さらには臼歯によって作られる咬合平面によって特徴づけられる．MIにおいて咬合関係Ⅰ級，Ⅱ級2類，およびⅢ級で切歯および犬歯が反対咬合関係にある前歯部咬合平面は，下顎切歯切端と犬歯尖頭がかみ合うラインを結ぶことによって特徴づけられる．

切縁ライン

上顎切縁切端ラインは，直線またはカーブしており，笑ったときに上下口唇のラインに左右対称で調和して見える．このラインは，必ずしも平行または補足的であるとは限らない．しかし，著しい不調和は非審美的に見える．

歯肉スマイルライン

歯頸線は上顎歯列弓のすべての歯間乳頭頂を結ぶ曲線である．これは前歯部と臼歯部で構成される．「審美的に理想とされるⅠ級の歯列」においては，しばしば乳頭先端のみが見える．笑った時に上口唇が上がり，多くの場合で歯肉はスマイル時のリップラインの高さに応じてさまざまな程度に露出する(図3-3-33，3-3-38)．審美的に見える歯列において，歯頸線は左右・中央とも水平的に調和した左右対称性をもち，スマイル時の口唇交線と上口唇のカーブが水平的に調和して見える．

安静時の切縁ラインとリップサポート

上顎中切歯の切縁は，通常安静時に唇とともに見える．安静時に歯が見えないと非審美的と考えられる．安静時，前歯も上口唇を支持する．これは3つの冠状の顔面の平面の組み合わせによって供給され，上顎切歯と犬歯の傾斜によって変わるかもしれない(図3-3-39)．

スマイル時の上口唇のサポート

スマイル時には上口唇は上方に上がり，縮む(図3-3-40)．上口唇を弓状に曲げるためには，上顎の前歯，犬歯，および小臼歯の頬側歯冠平面によりサポートされる必要がある．また，歯の上にある歯槽骨のサポートも受ける．歯の欠損や歯槽骨サポートの欠損により，口唇が陥没してスマイルも非審美的となるであろう．

第3部3章 審美の基本

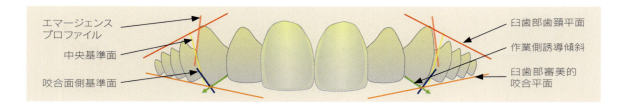

図3-3-41 臼歯部の基準平面.

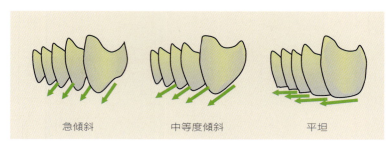

図3-3-42 臼歯頬側咬頭頂と咬合面側鼓形空隙で審美的な変化を与える急傾斜,中等度傾斜,平坦な咬合誘導傾斜.

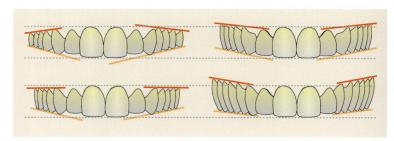

図3-3-43 臼歯部歯頸平面の傾斜,臼歯部咬合平面,臼歯の歯冠長の変化.

歯肉 – 歯冠露出比

口唇の長さが,スマイル時および安静時に上顎歯肉と歯冠の長さと同じに見えるとき,歯肉 – 歯冠露出比は非常に重要な審美的決定要素となる.歯肉高径が長く歯冠長が短いと非審美的に見える.好ましい比率は,これらの変数が相対的に変化することで達成される(図3-3-40).歯肉 – 歯冠露出比はMorleyの比とされ,矯正で使われる[40].

臼歯部咬合平面

臼歯部咬合平面は,審美性と咬合の構成要素である.古典的には,上顎咬合平面は,フランクフルト平面に平行な頬側咬頭頂を結ぶ平面と同じような矢状に広がって見えると説明される.遠心へ向かって上向きの彎曲は,調節彎曲あるいはスピーの彎曲と呼ばれている[41].

補綴や矯正の分野では,解剖学的平面に異なる見解をもっている.そして時折,元々の意味とは異なる解釈をされた学術用語の不整合という混乱を招く.さらに歯科補綴学的定義は,義歯の人工歯排列のためのガイドラインを下顎犬歯の咬頭頂と上顎レトロモラーパッドの上方1/3の高さを結んだラインとして提供している[41].

さまざまな歯列の中には,ナチュラルバリエーションとして矢状面観での咬合平面の方向が異なるものが見られる.頬側咬頭頂と舌側咬頭頂の間で高さに明らかな差が見られない時,咬合平面は平坦に見える.前頭面観で歯の頬舌的な傾斜が著明な時,前頭面観では彎曲が作られ,ウィルソン平面(ウィルソンの彎曲)と呼ばれる.前方から見ると,審美的臼歯部咬合平面は上顎最後臼歯の遠心咬頭から犬歯尖頭の頬側咬頭頂を結んだラインで作られる(図3-3-40, 3-3-41).審美的歯列ではこれは左右で対称に構成され,上下的な傾斜や方向は変化しうる.これらは一般的にスマイル時にのみ見られ,重要な審美的決定要素である.歯冠長の違い,臼歯部審美平面の傾斜,上顎臼歯歯肉ライン(歯頸線),咬合誘導傾斜,咬合面側頬側鼓形空隙によってスマイル時に多様な審美的効果が作られる(図3-3-42, 3-3-43).

口腔前庭スペース

上顎歯列幅は上顎大臼歯と小臼歯の頬側面の露出部分に反映される.大きく笑うと臼歯部頬側面が見えて暗く見える関連部分も見え,臼歯部口腔前庭と呼ばれる.両側左右対称の口腔前庭スペースが小さく見えることは,審美的な外観を与える(図3-3-36, 3-3-40).口腔前庭スペースのない幅広い歯列は,歯が過度に露出し,顔面の比率に対して歯が幅広く見え,非審美的であると考えられる.

スマイル時の下口唇のサポート

スマイル時,下唇は押し下がり,横方向に引っ張られる.これには,審美的な笑顔を作るために下顎の歯の唇側面でのサポートを必要とする.下唇は年齢とともによりたるみ,下顎前歯は安静時に見えるようになり,老化の進行とともにスマイルにも見えるようになる.

臼歯部の審美的影響

臼歯部の審美的決定要素は,いくつかの次元における臼歯の排列によって影響される.これらは,臼歯部咬合平面,歯肉ライン(咬合面歯肉側)の範囲,顎間距離,顔面や咬頭面が含まれる.臼歯部咬合平面は,頬側咬頭の排列,水平的な配置,上下のリップラインとの関係,および頬側咬頭頂の角度の移行性によって影響される.

咬合面歯肉の範囲は頬側歯面の高さとスマイル時の歯肉ライン(歯頸線)と上口唇のカントゥアとの関係によって決定される.上の歯肉ラインの移行性はスマイル時の下口唇と上口唇の彎曲との関係で示される.顎間距離はスマイルの見え方に著明に影響を与える.口腔前庭スペースの見え方の程度によって影響を受ける頬舌幅や傾きの多様性によっては,満面の笑みで臼歯が幅広く見えるのは不快かもしれない.

臼歯の頬側平面および咬頭平面も重要である.4つの特徴的な平面(図3-3-41, 3-3-42)は,一般的に臼歯に自然な外観を提供する.以下が含まれる.

1. エマージェンスプロファイル(歯面歯肉側1/3).
2. 頬側中央面(歯面中央1/3).
3. 咬合面側基準面(咬合面側1/3).
4. 作業側誘導傾斜.

作業側誘導傾斜

作業側誘導傾斜は,水平,垂直の被蓋や他の咬合の要素によって傾斜の程度が変化する.平坦や急勾配な誘導傾斜は臼歯部咬合平面

Box3-3-1 審美的要素

1. 口腔顔面の非対称性．
2. リップサポートの欠如．
3. 安静時とスマイル時で歯の見え方が過少または過度．
4. 歯肉の見え方が過度または非調和的．
5. リップラインおよび歯肉ラインと前歯および臼歯部咬合平面，切歯切縁ラインとの不調和．
6. 歯の形，色，配置，排列の不調和．
7. 水平方向と垂直方向の歯軸，平面，および歯肉ラインの不調和．
8. 口腔前庭スペースに関連する臼歯頬側歯面の過大または過小な見え方．
9. 口唇の性状と口唇関連の不調和．

の審美観（図3-3-41, 3-3-42）に影響を与える可能性がある．症例ごとに偏心運動時の誘導を選択する際，機能時やパラファンクション時の負荷，スプリンティング，咬合様式，咬合高径，咬合平面の傾斜などをバランスよく考慮したときに，配慮しなければならない要素の1つである．

　これらは，個々の臨床的決定因子によって決定される．頬側鼓形空隙のない平坦な誘導は，過度に平坦なブロック状の外観となり，審美的ではなくなってしまう．誘導接触面に接触することなく上顎頬側咬頭の近心面の傾斜を大きくすると，歯間分離効果と外見を改善する頬側鼓形空隙を作りだす．

審美的ではない外観，審美障害

　歯および口腔顔面の形態に多様性があることは矛盾しないし正常である．これらは，図3-3-31で示すように「最適」だと考えられる理想的な審美的形態から，大部分において異なる．しかし，「理想的な」アルファスマイルを描くまたは診断するためには，骨格や歯の咬合関係の正常な多様性を説明するのに使用されている咬合関係I級と同様に咬合関係I級であることがある程度の基準となる．この「正常」から逸脱するときは，純粋に記述的にそして客観的な診断目的によって定義される（図3-3-40, Box3-3-1）．このような場合，患者の主観的イメージの観点から，歯科医師の意見から，患者心理学的環境から，そして正当ないかなる変更や治療の介入があるないにかかわらない個々の臨床的決定因子によって評価される．

非審美的外観，審美的変異の分類

　審美的多様性は，客観的に，いわゆる「理想化された審美的スマイル」もしくは「アルファスマイル」の9つの決定要因パラメータから変化の度合いによって客観的に分類することができる（図3-3-40, Box3-3-1）．この分類の程度は軽度，中等度，または重度として段階付けができる．

参考文献

1. Hungerford MW. Molly Bawn. London: Smith, Elder, 1878.
2. Rivera A, Graves M, Neuman C. Beauty in the living world. Zygon 2009;44:243–263.
3. Little AC, Perrett DI. Putting beauty back in the eye of the beholder. Psychologist 2002;15:28–32.
4. Kowner R. Facial asymmetry and attractiveness judgment in developmental perspective. J Exp Psychol Hum Percept Perform 1996;22:662–675.
5. Rhodes G. The evolutionary psychology of facial beauty. Annu Rev Psychol 2006;57:199–226.
6. Rhodes G, Halberstadt J, Jeffery L, Palermo R. The attractiveness of average faces is not a generalized mere exposure effect. Soc Cogn 2005;23:205–217.
7. Chen AC, German C, Zaidel D. Brain asymmetry and facial attractiveness: facial beauty is not simply in the eye of the beholder. Neuropsychologia 1997;35:471–476.
8. Stade EH, Hanson JG, Baker CL. Esthetic considerations in the use of facebows. J Prosthet Dent 1982;48:253–256.
9. Chiche GJ, Aoshima H. Functional versus aesthetic articulation of maxillary anterior restorations. Pract Periodontics Aesthetic Dent 1997;9:335–342.
10. Mack JPD. Vertical dimension: a dynamic concept based on facial form and oropharyngeal function. J Prosthet Dent 1991;66:478–485.
11. Mario L. The Golden Ratio: The Story of Phi, The World's Most Astonishing Number. New York: Broadway Books, 2002.
12. Ricketts RM. The biologic significance of the divine proportion and Fibonacci Series. Am J Orthod 1982;81:351–370.
13. Rufenacht CR. Fundamentals of Esthetics. Chicago: Quintessence Publishing, 1990.
14. Rosensteil SF, Ward DH, Rashid RG. Dentists' preferences of anterior tooth proportion – a web-based study. J Prosthodont 2004;9:123–136.
15. Gross MD, Ormianer Z, Moshe K, Gazit E. Integrated electromyography of the masseter on incremental opening and closing with audio biofeedback: a study on mandibular posture. Int J Prosthodont 1999;12:419–425.
16. Rugh JD, Drago CJ. Vertical dimension: a study of clinical rest position and jaw muscle activity. J Prosthet Dent 981;45:438–445.
17. Dickens S, Sarver DM, Proffit WR. The dynamics of the maxillary incisor and the upper lip: a cross-sectional study of resting and smile hard tissue characteristics. World J Orthod 2002;3:313–320.
18. Hulsey CM. An esthetic evaluation of lip-teeth relationships present in the smile. Am J Orthod 1970;57:132–144.
19. Zachrisson BU. Esthetic factors involved in anterior tooth display and the smile: vertical dimension. J Clin Orthod 1998;32:432–445.
20. Sarver DM. The importance of incisor positioning in the esthetic smile: the smile arc. Am J Orthod 2001;120:98–111.
21. Schmidt KL, Cohn JF. Human facial expressions as adaptations: Evolutionary questions in facial expression research. Yearbook of physical anthropology. Am J Phys Anthropol 2001;116(Suppl 33):3–24.
22. Schmidt KL, Cohn JF. Dynamic modeling of human facial expression. Am J Phys Anthropol [Suppl] 2001;32:132.
23. Russell JA, Fernandez-Dols JM. What does a facial expression mean? In: Russell JA, Fernandez-Dols JM (eds). The Psychology of Facial Expression. New York: Cambridge University Press, 1997.
24. Preuschoft S. Laughter and smile in Barbary macaques (*Macaca sylvanus*). Ethology 1992;91:220–236.
25. Preuschoft S. Primate faces and facial expressions. Soc Res 2000:67:245–271.
26. Preuschoft S, van Hooff JARAM. Homologizing primate facial displays: a critical review of methods. Folia Primatol (Basel) 1995:65:121–137.
27. Sarver DM, Ackerman MB. Dynamic smile visualization and quantification and its impact on orthodontic treatment planning. In: Romano R, Bichacho N, Touati B. The Art of the Smile. Chicago: Quintessence Publishing, 2005.
28. Frank MG, Ekman P, Friesen WV. Behavioral markers and recognizability of the smile of enjoyment. J Pers Soc Psychol 1993;64:83–93.
29. Messinger D, Fogel A, Dickson KL. What's in a smile? Dev Psychol 1999;35:701–708.
30. Surakka V, Hietanen JK. Facial and emotional reactions to Duchenne and non-Duchenne smiles. Int J Psychophysiol 1998:29:23–33.
31. Schmidt KL. Variation in the timing and display of the human smile. Am J Phys Anthropol 2000 (Suppl 30):272.
32. Leonard CM, Voeller KKS, Kuldau JM. When's a smile a smile? Or how to detect a message by digitizing the signal. Psychol Sci 1991:2:166–172.
33. Dunn WJ, Murchison DF, Broome JC. Esthetics: patient's perceptions of dental attractiveness. J Prosthet Dent 1996;5:166–171.
34. Abrams L in Goldstein R Esthetics in Dentistry Vol I 1998 BC Decker Hamilton
35. Fraedani MD, Barducci G. Esthetic rehabilitation in fixed prosthodontics. Chicago: Quintessence Publishing, 2008.
36. Chiche GJ. Esthetics of Anterior Fixed Prosthodontics. Chicago: Quintessence Publishing, 1994.
37. Goldstein R. Esthetics in Dentistry, Vol I. Ontario: Decker Hamilton, 1998
38. Moskovitz M, Nayer A. Determinants of dental esthetics: a rationale for smile analysis and treatment. Compend Contin Educ Dent 1995;16:1164–1166.
39. Akerman MB, Akerman JL. Smile analysis and design in the digital era.
40. Morley J, Eubank J. Macroesthetic elements of smile design. J Am Dent Assoc 2001;132:39–45.
41. Glossary of prosthodontic terms 8th edition. J Prosthet Dent 2005;94:10–92.

第3部 4章　形態の変異

目次
- ナチュラルバリエーションと咬合の概念
- 歯列と咬合の構造的欠陥
- 臼歯部咬合支持の不調和
- 垂直的不調和
- 前歯部の関係と審美的な不調和
- 形態の変異の診断的分類

ナチュラルバリエーションと咬合の概念

形態の多様性

　第3部2章で記述した正常なⅠ級咬合は，一般の人びとの人生のさまざまな段階において一部にしか認められない．しかしながら，このⅠ級モデルは，Ⅰ級モデルの多様性・不調和(discrepancy)・欠陥を理解・説明・診断する形態的な基準として用いられている．診断は，多様な形態を理解し，定義するための客観的なプロセスである．形態が正常であるか，異常であるか，生理的であるか，病的であるかを分析することは，複雑なプロセスの一部であり，これに関しては第6部と第9部で考察する．

　自然な成長と発育は人生のなかで歯の疾患やパラファンクション，外傷などによって変化していき，骨格や歯の形態の広範な多様性を生み出す．その結果，一般的な形態不全を生じ，自然な形態から非常に異なる可能性もある．形態はこの多様性を表現する以下の3つのグループに大別される．
1. 多様な正常範囲における健全な歯列．
2. 異常な歯列関係，異形成症，遺伝症候群，奇形を伴う歯列．
3. 咬合欠陥による多様な変化と歯の疾患，パラファンクション，外傷，修復物の破壊により変化をもつ歯列．

　正常なⅠ級モデルは標準的な集団での研究から得られた基準として，正常あるいは最適な関係を特徴づけていると考えられてきた[1]．標準の集団のなかでは広範な多様性が存在する(図3-4-1, 3-4-2)[1-20]．これはナチュラルバリエーションとして生じ，正常機能に準拠する可能性がある(Box3-4-1)．

正常なバリエーションとその発生率

　正常なバリエーションの発生率は各研究によって異なるが，典型的に70％前後がⅠ級，20％がⅡ級，10％がⅢ級の関係を有しているとされている．民族，人種および国際的な研究内あるいは研究間において，ばらつきが観察される(図3-4-1, 3-4-2)[1-20]．

　1907～1963年の初期の研究では，米国に住む26,000人において，53～71％がⅠ級咬合，4～26％がⅡ級不正咬合であり，1～6％がⅢ級不正咬合であった[1-6]．北米に住む1,200人の17～25歳の青年においては，78.3％がⅠ級咬合，19.2％がⅡ級不正咬合，2.5％がⅢ級不正咬合であった[7]．その後の研究では，歯の異常に関してより広い分類に基づいて行われたが，人種や地理的に異なる他の研究と全体的な割合は類似していた[1-20]．ネパール東部における不正咬合の有病率を調査した研究によると，68％がⅠ級咬合，29％がⅡ級不正咬合，4％がⅢ級不正咬合であった[17]．ナイジェリア，イバダンの若年者の不正咬合の発生率の研究においては，66％以上の被検者が正常な水平被蓋，垂直被蓋であり，被検者の14％，16％でそれぞれの数値が増加し，9％，8％においてそれぞれの数値が減少していた[16]．ブラジル，セアラの10～12歳の学童における不正咬合の有病率の研究においては，74％がⅠ級咬合，22％がⅡ級不正咬合，4％がⅢ級不正咬合であった[18]．

「不正咬合」と「正常」の診断の困難さ

　不正咬合と歯科的骨格異常について歯科矯正分類を用いた(通常は小児と若年者である)集団研究は，健常なⅠ級咬合とⅠ級不正咬合とに区別している(図3-4-1, 3-4-2)．このようなバリエーションはトルコに住む2,329人の10代のアナトリア人を対象とした研究結果により説明されている[20]．それによると約10％が「正常」(Ⅰ級)咬合とされており，34.9％がⅠ級不正咬合，40％はⅡ級1類不正咬合，4.7％がⅡ級2類不正咬合，10.3％がⅢ級不正咬合であった．また，垂直被蓋は53.5％以上が正常範囲，18.3％は過大，14.4％は過小で，5.6％が切端咬合，8.2％が前歯部開咬であった．水平被蓋に関しては，58.9％が正常範囲，25.1％が過大で，10.4％が反対咬合，5.6％が切端咬合であった．臼歯部交叉咬合は9.5％，鋏状咬合は0.3％に認められた．前歯部叢生は65.2％，正中離開が7％に認められた[20]．Ⅱ級や他の「不正咬合」の高い発生率，そしてこの研究や他の研究でも記述されているようないわゆるⅠ級不正咬合の高い発生率は「不正咬合」と「正常」を診断する難しさを強調している[1-20]．歯科矯正学的分類である「不正咬合」(これは大多数の人に見られる)は病的であり(予後が悪く)，有意に顎関節症(TMD)の危険因子になっているという証拠はない．これらの咬合のなかにはある種のTMDの危険因子になり得るという証拠もいくつかはある．ある研究では，大きな水平被蓋がTMDの危険因子と考えられている[22-25]．危険因子とある種のTMDとの間には強い関連があるとされているが，その因果関係は証明されてない．

　正常な切歯の水平および垂直な被蓋は，それぞれ2mmと3mmであると考えられている．

　異常あるいは正常範囲からの逸脱の分類は，理想的なⅠ級歯列からの水平および垂直的なバリエーションとして表された．米国の集団研究の報告によると，垂直被蓋の平均は2.9mmであった．また，その被検者群の8％は6mm以上の重度の過蓋咬合であった[13]．

第3部4章　形態の変異

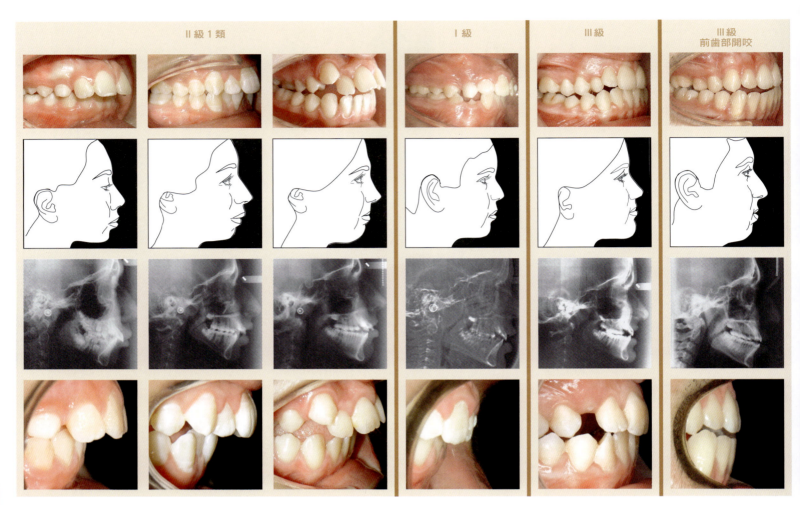

図3-4-1　骨格および歯の関係のナチュラルバリエーション．

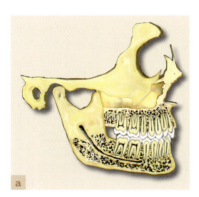
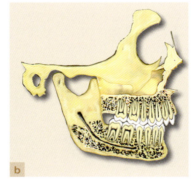
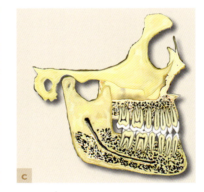

図3-4-2a〜c　咬合のナチュラルバリエーション．a：Ⅰ級70％．b：Ⅱ級22％．c：Ⅲ級8％[1-20]．

偏心運動時の咬合接触，誘導と干渉

　水平および垂直被蓋のバリエーションは，偏心運動時の誘導の咬合接触（いわゆる偏心運動時の誘導）の性質を決定する．健全なⅠ級咬合において，作業側と非作業側間の側方歯群の接触は大きく異なる[29-31]．多くの症例では，作業側歯列の側方運動時の誘導は犬歯誘導またはグループファンクションとなっている．しかしながら，偏心運動時のさまざまな段階において，非作業側と作業側で臼歯部接触が高い確率で起こり，これは正常者において一般的なことである[29-31]．これらの接触はⅡ級2類，Ⅲ級，前歯部開咬においても観察される．これら偏心運動時の咬合接触の定義と役割に関して長年にわたり大きな論争が繰り広げられた．これらが，偏心運動時の臼歯部咬合接触（single excursive posterior contacts；SEPOCs）であるのか，咬合干渉であるのかは議論の余地があるが，これについては第6部で詳述する[32-35]．

咬合の変化，異常，不正咬合に関する歯科矯正学的分類

　歯科矯正医は昔から，Ⅰ級咬合と完全に一致しないものをさまざまなカテゴリーの不正咬合として分類してきた．エドワード・アン

ナチュラルバリエーションと咬合の概念

グルの分類[1, 40]以降，小児や若年者のさまざまな人種において，いろいろな地域での調査が行われてきた．

Ⅰ級歯列における叢生，空隙，捻転，異常な水平被蓋や垂直被蓋は，すべてⅠ級不正咬合として分類された．歯や骨格のバリエーションは異常と診断されている[10-12]．

異常

異常は正常から著しく逸脱したもので，とくに先天的あるいは遺伝的障害が原因となっているものと定義されている．多民族，多人種，国際的な研究により，小児および若年者における骨格や歯の異常は30〜93％と幅広い結果が報告されている[20]．

異常の分類では歯列異常，咬合異常と空隙異常の分類が提案された．それらは矢状方向の異常，上下的異常，左右的異常，歯の幅と歯列長の不調和，歯の異常に分類された[8-11]．

- **矢状方向の異常** 以下のものが含まれる．ⅰ）遠心咬合，AngleⅡ級，ⅱ）近心咬合，AngleⅢ級，ⅲ）上顎の水平被蓋；切端位＝0，中等度＝4〜6mm，＞6mm＝重度．
- **上下的異常** 以下のものが含まれる．ⅰ）垂直被蓋；切端位＝0，中等度＝4〜6mm，＞6mm＝重度，ⅱ）前歯部開咬；＜3mm＝中等度，＞3mm＝重度，ⅲ）側方歯群の開咬．
- **左右的異常** 以下のものが含まれる．ⅰ）臼歯部交叉咬合，ⅱ）鋏状咬合，ⅲ）正中偏位．
- **歯の幅と歯列長の不調和** 以下のものが含まれる．ⅰ）叢生と空隙，ⅱ）上顎正中離開．
- **歯の異常** 以下のものが含まれる．異所性萌出，埋伏，過剰歯，先天性欠損，逆性歯，低位咬合，転位歯，傾斜歯，矮小歯，巨大歯[8-11]．

治療に必要な歯科矯正学的分類

他の歯科矯正学の出版物は，異常の発生率と歯科矯正治療の必要性を関連づけている．治療の必要性の基準は本質的にⅠ級モデルからの逸脱の程度である[36, 37]．参考文献36，37の双方とも，研究の目的は公的資金から助成金が支給される歯科矯正治療の必要な小児の同定であった[39]．

歯科矯正治療を実施する客観的な理由は，審美性，機能性，社会心理性である．審美治療の必要性は主観的および客観的な治療の必要性のひとつである．機能的および病態生理学的根拠は明確には定義されてはいない[36-39]．

補綴歯科のための骨格歯科学的なバリエーションの診断的分類

広範囲にわたる咬合や歯の多様性は，理想的なⅠ級「正常咬合」とは異なる可能性がある（図3-4-3，3-4-7〜3-4-14）．可能性のある，あらゆる形態的なバリエーションを分類するのに用いられる適切な用語としては，「不正咬合」よりもむしろ「ナチュラルバリエーション」または「形態の変異」であろう．それらは，顎骨関係，垂直および水平の顎間関係，歯間関係，歯列内関係，歯槽骨支持，審美的描写などのバリエーションを含む．それらのカテゴリー化は主に記述的な骨格歯科学的形状の診断的分類を容易にする（Box3-4-1）．これにより，治療的な判断や決定をすることが可能となり，各個人のための形態的診断リストを作成することが可能となる．以前は他の分類が用いられており，それによりⅠ級とは異なった「不正咬合」として，良し・悪しや適応・非適応まで判断されていた．最近のパラダイムの変化によって，宿主と歯列の間で多様な反応が複雑に絡み合っているため，これらは再評価された[21-28]．

機能的不正咬合

「機能的不正咬合」は，ある種のTMD（通常は筋性）の原因となる「不正咬合」と定義されてきた[41, 42]．また，これが筋緊張の障害（安静時の筋緊張の上昇，固定，咀嚼パターンの変化，随意運動の可動限界，筋痛症状）を引き起こすであろうと考えられていた．正確な筋肉の反応はあまり明確には定義されておらず，一般的には安静時の筋緊張の増加あるいは緊張性や等張性のパラファンクション，もしくはその両方で筋活動が増加するとされている[41-43]．

現代の表面筋電図と運動生理学の技術は，MI（最大咬頭嵌合），強制的閉口時，安静時，運動時の筋電図の対称性の可視化と記録を可能としている．「神経筋咬合」を信念とする「神経筋歯学」と称する学問領域では，これらの概念と技術に基づき，咬合関係や咬合の不調和が神経筋の調和，不調和やTMDと有意に関係すると考えている[44]．しかしながら，これらの概念についてはいまだ論争中である[26, 28, 31-34]．

不正咬合と機能不全あるいはTMDとの関係につねに問題視されてきた．昔から機能的不正咬合は，機能不全の原因あるいは共同因子として特定の形態学的不正咬合または咬合の不調和と関係していると考えられてきた．これらは過大な筋活動の増加と関連しており，いわゆる機能障害と呼ばれていた[41-43]．これは同一の咬合の「不調和」に対して個体間で反応が変わり，そして同一個体においても時間の経過に伴って反応が変わり得るという事実があるため複雑なものとなっている．この反応は，たとえばストレス反応や社会心理的因子のような多くの他の共同因子によって強く制御されている[44-46]．咬合の不調和をもつ人がTMDの兆候や症状あるいは機能障害を示さない場合がある一方で，同様の不調和に対して（とくに，咬合の変化が現れるに伴い）明らかな兆候や症状を示す場合もある．それに加えて，適応の可能性は時間依存的である．変化がゆっくり起こる場合，そのシステムはより長く適応する時間がもてる[46]．たとえば，乳歯列から永久歯列への自然な発育の過程にある変化である．これは，適応可能かつ基準となる自然の健全なⅠ級の歯列において長期にわたる非作業側の咬合接触の発生率の高さによって実証されている[29-31]．加えて，多くの個体では咬合の欠如や不調和が認められるが，TMDの兆候や症状は存在しない．いくつかの包括的なレビューでは，咬合因子は顎関節症の惹起や永続化において，あまり重要な原因ではないと結論づけている（第2部6章，第6部参照）[23, 32-34, 44, 45]．

従来の咬合不調和の概念

従来の咬合不調和の定義や概念は，いまだに用いられている．とくに「咬合干渉」は下顎運動時のある時点で生じる一咬頭の早期接触や，最大咬頭嵌合へと閉口していく際に顎位を偏位させる「偏向性咬合接触」として一般的に用いられている．それらのもつ正確な定義は難解であり，必ずしも明確でなく，曖昧で漠然とした用語が用いられている．咬合の不調和は「咬合面が他の歯または頭蓋顎骨の解剖学的・生理学的構成組織と調和しない現象」と定義されている[40]．

咬合の調和は「中心位および偏心位において，咬合面によって偏向させたり，阻害したりする咬合接触のない状態」と定義されている[40]．咬合干渉は「安定な調和した咬合接触の状態から咬合面に障害を与える歯の接触」と定義されている．「安定し調和した咬合接触」という用語はとくに定義されておらず，さまざまな解釈で受け取られている[40]．

偏向性咬合接触，咬合干渉，低位咬合，過開口，過蓋咬合，最大咬頭嵌合時における片側のみの咬合接触，前歯部開咬のすべては，従来，咬合不調和と考えられてきた．そして，それらはTMDの病的因子として考えられてきた[41-43]．現在では，これは事実であるとは考えられてはいない[28, 32-34, 45, 46]．

生理学的咬合

多くの症状のない人びとが（歯科矯正学用語における不正咬合や咬合の不調和と表現される）「機能的不正咬合」の定義に合致する歯列を有していたことが明らかとなった．「生理学的咬合」は，この矛盾に対するために作られた用語であった[40, 46]．「生理学的咬合」はⅠ級関係とは形態学的には異なるが，快適で症状がなく機能しているものとして考えられていた．この用語は，米国歯科補綴用語集 第4版（GPT4）では「咀嚼システムの機能と調和した咬合」[40]と定義さ

れた．最新の米国歯科補綴用語集（第8版；GPT8）では，この用語は時代遅れの用語とされた[40]．しかしながら，元来の意味でこれは有用な用語であり，おそらくもう一度復活させるべき用語である．

咬合の欠陥

歯列がパラファンクション，酸蝕，う蝕，慢性歯周炎に罹患すると，歯は摩耗し，破壊され，最終的に欠陥する可能性がある．歯の欠損や歯槽骨欠損は，多くの複合した変化により最終的に咬合の主要な要素を失うことになる（Box3-4-3，3-4-4，3-4-5）．臼歯部の咬合支持が減少する，あるいは失われる可能性があり，また咬合

● 正常咬合	● 前歯部	● 顎内変異
● 形態の変異	● Ⅰ級，Ⅱ級1類，Ⅱ級2類，Ⅲ級切歯関係	● 偏心運動時の咬合接触
● 対顎		● 偏心運動時の臼歯部接触
● 前歯部／臼歯部，下顎前突／下顎後退，近遠心，頬側／舌側，垂直的な変異	● Ⅰ級，Ⅱ級，Ⅲ級のAngleの犬歯関係	● 咬合接触
	● 上下顎の前突	● 咬合干渉
● 対合部	● 偏心運動時の誘導	● 叢生
● 臼歯部	● 犬歯誘導の種類	● 空隙
● Angleの臼歯関係 Ⅰ級，Ⅱ級，Ⅲ級	● グループファンクションの種類	● 回転
	● 前方運動時の前歯による臼歯離開	● 転位
● 交差咬合		● 傾斜
● 舌側転位	● 前方運動時の臼歯離開	● 萌出遅延
● 鋏状咬合	● 咬合高径	● 受動萌出遅延
	● 顎堤間距離	
	● 顎間距離	

Box3-4-1 咬合における自然の骨格／歯のバリエーション．広範囲にわたるナチュラルバリエーションは，正常で無症状の機能性，審美性，快適性を両立する上下顎間および上下顎内レベルで生じ得る．

発達障害

Ⅰ級ではない歯列の30％程度が正常者の骨格や歯の咬合関係において観察される．これらは機能性，審美性，予後の許容範囲にあり，正常として考えられるべきである．これらやⅠ級の大多数は正常な成長と発達によってもたらされた産物であり，多くの人びとが当てはまる（図3-4-1，Box3-4-2）[1-20]．

成長の過程で遺伝的・環境的条件が，この大幅な正常範囲を決定する（Box3-4-2）．顔面骨格や歯列の一部は，正常範囲とは少しあるいはかなり異なる異常な骨格や咬合の関係を作り上げる発達的あるいは遺伝的障害を伴って発達する．これらは異常形態，症候群あるいは異形成症として分類される．一般には欠損歯，エナメル質形成不全と外胚葉性異形成症が生じる（Box3-4-2，図3-4-3）．

診断的分類

歯列は個人により異なり，年齢や歯科疾患，適応性によって変化する．形態と適応との複雑な相互関係とその機序を評価するため，症例ごとに形態の変異を認識し，理解し，分類することは重要である．これは診断リストを作成することにより可能である．

適格な診断書式は，形態の変異を把握するためのリストと医学的・歯学的既往歴，関連する因子，機能障害，歯周病・う蝕・根尖病巣の過去と現在の状態，パラファンクション，口腔の病的状態，従来の診断リストなどを含有する．

特有の咬合，顎間関係，歯間関係，咬合における歯の形態の変異に対する反応は，パラファンクションやブラキシズムの発生率，程度，重症度と同様に関連機能，神経筋，筋膜，関節の相互関係によって時間経過とともに変化し得る．

高径の低下や偏心運動時の誘導に変化が生じる可能性もある．これらは一般に成長後の変化で，咬合の欠如という用語に当たるかもしれない．これらは，治療評価のため各臨床症例で確認されるべきである（Box3-4-4）．

補綴歯科学的咬合の概念

咬合の要素が失われた補綴修復を行うには，あらかじめ決定されている咬合体系に従って計画され，実施される必要がある．咬合支

Box3-4-2 発達障害，形態異常，遺伝的障害と異形成．異常な顎間関係，咬合関係，歯の形態を伴った一般的ではない状態．

● 異常な顎間関係	● 口蓋裂
● 重度Ⅲ級巨顎症	● 咬合平面の不調和
● 重度Ⅱ級巨顎症	● 部分的な過萌出
● 完全な過蓋咬合／垂直性過剰被蓋	● 前歯／臼歯の開咬
● 頬側交叉咬合	● 萌出遅延あるいは未萌出
● 臼歯部咬合支持の欠如	● 顎間スペースの減少／過剰
● 咬合不安定	● 部分性無歯症（6本未満の欠損）
● 異形成	● 部分性無歯症（6本以上の欠損）
● 症候群	● 無歯症
● 外胚葉異形成	● 晩期残存乳歯
● エナメル質形成不全	● 受動萌出遅延
● 発達異常	● 顎堤の減少
● 外胚葉性非接合	● 歯の形態変化

ナチュラルバリエーションと咬合の概念

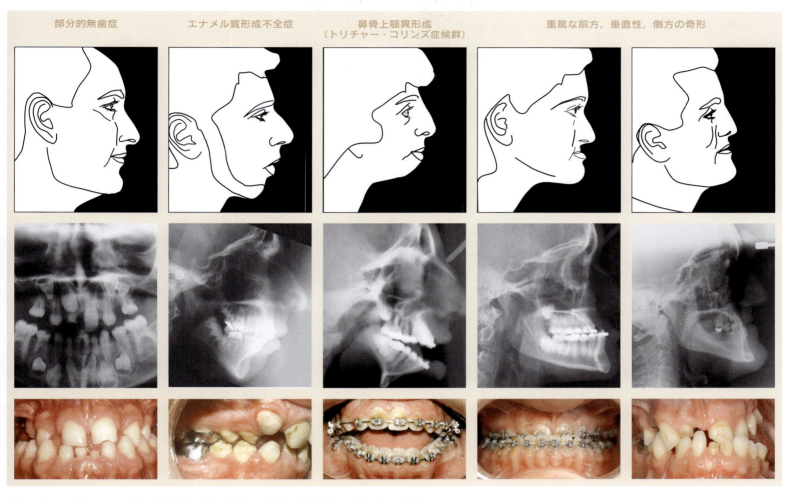

図3-4-3　一般的でない状態：形態異常，遺伝的障害，異常な顎間関係，異形成，症候群．

Box3-4-3　歯科疾患，パラファンクション，修復物の破壊などの潜在的な破壊的影響を受けて，形態的バリエーションは遺伝的に決定された発育・発達から変化し得る

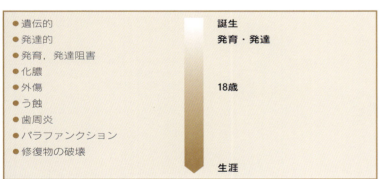

- 遺伝的
- 発達的
- 発育，発達阻害
- 化膿
- 外傷
- う蝕
- 歯周炎
- パラファンクション
- 修復物の破壊

誕生
発育・発達

18歳

生涯

Box3-4-4　構造欠陥．歯の欠損，歯槽骨欠損と構造欠陥を引き起こす歯科疾患，歯周炎，う蝕，パラファンクション，外傷による咬合の後発的変化

- 歯の欠損
- 骨の欠損
- 歯の咬耗
- 臼歯部咬合支持の減少（RPS）
- 小臼歯咬合
- 臼歯部咬合支持の欠如（LPS）
- 頬舌側の不調和
- 頬側交叉咬合
- 咬合高径（OVD）の変化
- 臼歯部低位咬合
- 前歯部離開を伴う臼歯部支持の欠如，咬合高径の低下
- 前歯部咬耗を伴う臼歯部支持の欠如，咬合高径の低下
- 前歯部Ⅱ級を伴う臼歯部支持の欠如，咬合高径の低下
- 咬合平面の不調和
- 部分的挺出
- 顎堤間距離の減少
- 顎間距離の減少
- 咬合高径の軽度，中等度，重度の低下
- 前歯部の不調和
- 偏心運動時の咬合接触の不調和
- 偏心運動時の咬合離開の不調和
- 前方運動時の誘導の喪失または変化
- 作業側の誘導の喪失または変化
- 不適切な偏心運動時の誘導
- 審美障害
- 無歯顎

持のための永久歯の修復においては，中心位か，あるいは少し前方の最大咬頭嵌合位のどちらかで修復される．旧来，これらは「ポイントセントリック」または「ロングセントリック」の咬頭嵌合位で修復されてきた（第4部参照）．咬合高径は広く普及している概念と個々の臨床的決定因子によって決定される（第5部参照）．

偏心運動時の咬合接触に関する歯の概念は，最適な偏心運動時の誘導を意味する「アンテリアガイダンス」によって誘導される「アンテリアディスクルージョン（前歯による臼歯離開）」とともに，長期にわたり変化してきた（第6部参照）．

非作業側の歯の接触を伴わない犬歯誘導やグループファンクショ

ンは，作業側の誘導を修復する際に有用な指標となる[40]．このアンテリアディスオクルージョン（前歯による臼歯離開咬合）の概念は臨床的に多様性があることを前提とし，「選択的な偏心運動時の誘導」の概念を変化させているかもしれない（第6部参照）．最大閉口時に臼歯部は前歯部を守り，偏心運動時に前歯部は臼歯部を守ると主張する「ミューチュアルプロテクション（相互保護）」の概念は今でも普及している[40]．平衡咬合（前歯部および臼歯部が同時に接触する）は全部床義歯で選択される咬合体系として支持されてきた（図3-4-4）．平衡咬合は，前方運動時の前歯部および臼歯部の同時接触と側方運動時の作業側および非作業側の同時接触からなっている．

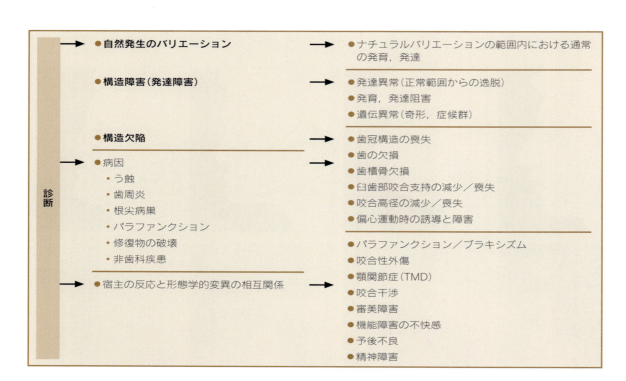

Box3-4-5 すべての形態学的変異

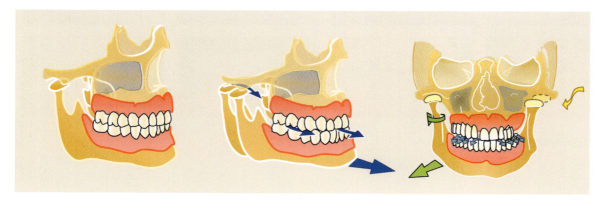

図3-4-4 平衡咬合．全部床義歯の咬合．

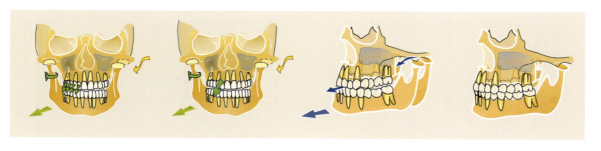

図3-4-5 偏心運動時の離開咬合．咬合治療概念．前方運動時，前歯部は臼歯部を離開させる．犬歯誘導またはグループファンクションは偏心運動時に非作業側の咬合を離開させる．

ナソロジーは，アンテリアガイダンスはベネットサイドシフトを含む下顎頭の決定因子とともに動的に調和していなければならないと主張する学派であった（図3-4-6a）[46]．「ナソロジー学派」は全調節性咬合器を強く支持した．咬合器における下顎頭の決定因子となる限界運動の動的なトレースは偏心運動時歯の誘導を作るうえで（図3-4-6b）たいへん有益なものになると考えられた（これは古い概念である—第6部と第8部参照）．

現在の概念では，適切な臼歯部咬合支持，咬合高径，選択的な偏心運動時の誘導の確立の必要性に焦点が当てられている．これらは各症例の臨床決定因子に個別に応用されるべきである．「最適な咬合の基準」の指標が提案され，長い間吟味されてきた[46,47]．これに関しては第10部で詳述する．

治療的咬合

治療の必要性がある筋症状または関節症状を伴うTMDの場合，それを治療するために垂直的および前後的な咬頭嵌合位の関係の修正が必要になるかもしれない．患者にとって快適なものとなるように，時に試行錯誤しながら，特定の顎間関係が見つけ出される．この顎間関係は典型的なⅠ級モデルに当てはまらないこともあり，この関係は「治療的咬合」と称されている．

骨格のバリエーション

頭蓋骨や顔面の骨格の形状には，幅と長さにおいてバリエーションが存在し，同じ文化内や異文化間にも幅広い多様性が存在する．

ナチュラルバリエーションと咬合の概念

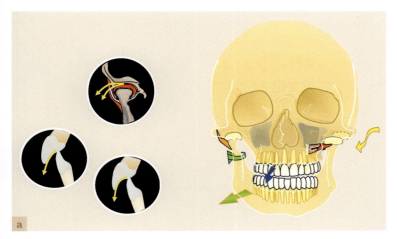
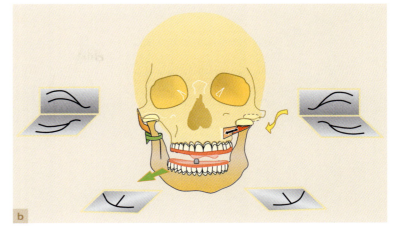

図3-4-6a, b　a：「ナソロジー」の概念は，側方運動時の誘導傾斜は偏心運動時の個々のサイドシフトと下顎頭の運動に関連するとしている．b：運動記録からの下顎頭の決定因子は，全調節性咬合器の設定に使用された．これは少し古い概念である（第6部と第8部参照）．

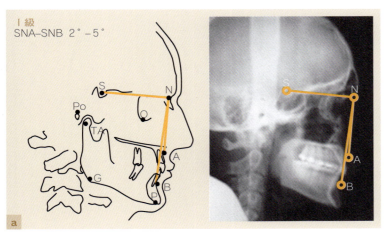
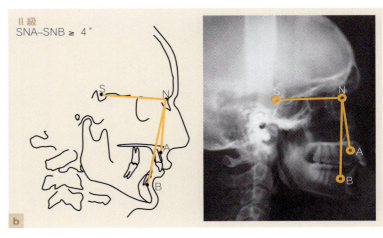

図3-4-7a, b　a：Ⅰ級の骨格関係．b：Ⅱ級の骨格関係．A点−上顎中切歯に対応する唇側最大陥凹部，B点−下顎切歯を覆う唇側最大陥凹部．S−トルコ鞍，N−ナジオン．

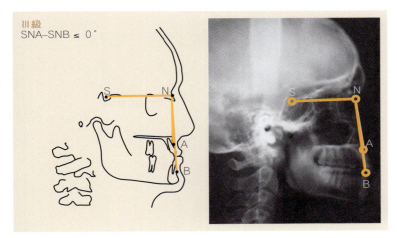
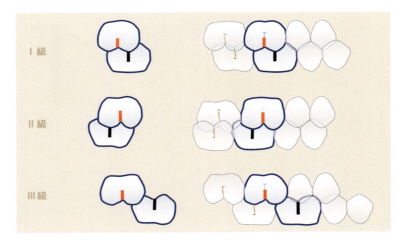

図3-4-8　Ⅲ級の骨格関係．

図3-4-9　Ⅰ，Ⅱ，Ⅲ級の臼歯関係．

中頭頭蓋骨の形態は平均的な形になっており，長頭頭蓋骨は長く，短頭頭蓋骨は広く短い形になっている．上顎骨に対する下顎骨の関係は前後的，上下的，そして頬舌的に幅広いバリエーションを示している．そしてこれらのバリエーションは，静的な咬頭嵌合位および動的な偏心運動時の咬合接触関係の双方で，歯の咬合関係に直接反映する．

頭部計測のトレース

Ⅰ級における上顎骨，下顎骨，咬合の前後的なバリエーションの中で，下顎が後退しているⅡ級関係や下顎が前突しているⅢ級関係を伴うものが多く認められる．下顎骨が後退しているあるいは前突している範囲は頭部計測のトレースでもっとも明確に評価できる（いくつかの方法はある）．有効な方法は，SNA角とSNB角の差を計測することである（図3-4-7, 3-4-8）．平均値は人種によってさまざまである[48-53]．

第3部4章　形態の変異

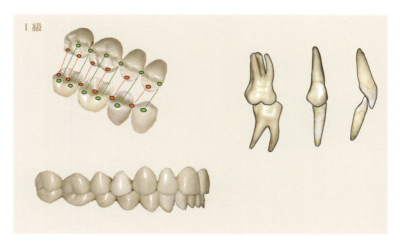

図3-4-10　Ⅰ級の咬頭嵌合位，第一大臼歯，犬歯，切歯の関係．

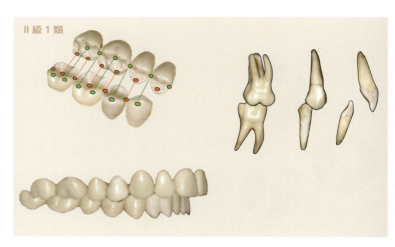

図3-4-11　Ⅱ級1類の咬頭嵌合位，第一大臼歯，犬歯，切歯の関係．

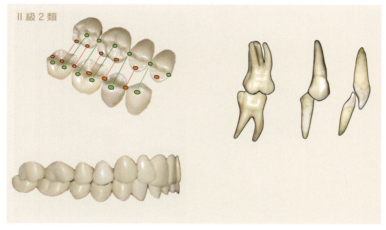

図3-4-12　Ⅱ級2類の咬頭嵌合位，第一大臼歯，犬歯，切歯の関係．

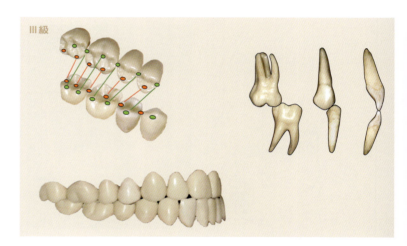

図3-4-13　Ⅲ級の咬頭嵌合位，第一大臼歯，犬歯，切歯の関係．

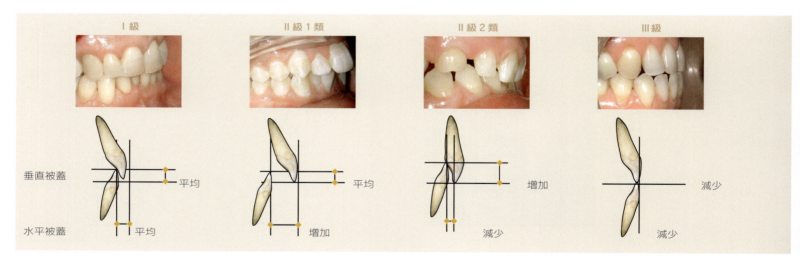

図3-4-14　Ⅰ級，Ⅱ級1類，Ⅱ級2類，Ⅲ級の切歯の関係．

英国（白色人種）の基準値は，以下のとおりである：
- SNA＝81°（標準偏差[SD]±3）
- SNB＝79°（SD±3）
- ANB＝3（SD±2）
- ANB 2〜3°＝Ⅰ級骨格パターン
- ANB＞4°＝Ⅱ級骨格パターン
- ANB＜2°＝Ⅲ級骨格パターン

骨格の異常に伴い，咬頭嵌合位や前歯部の関係も付随して変化する（図3-4-9〜3-4-15）．

切歯関係

切歯関係には伝統的なAngleの分類から独立した骨格的な臼歯と犬歯の関係の分類が必要とされている．前歯被蓋や水平被蓋の程度は咬合体系にとても重要な影響をもたらす．それらは偏心位での前方運動，側方運動，そして前側方運動時の咬合関係において歯の動的な接触関係を決定する（図3-4-10〜3-4-15）．

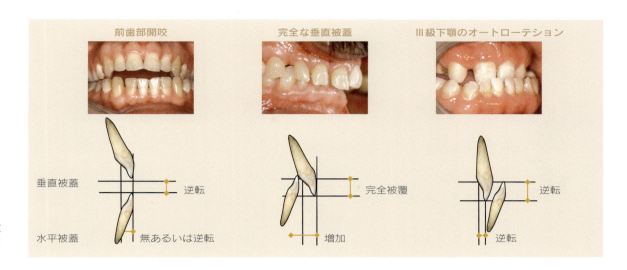

図3-4-15 前歯部開咬，完全な垂直被蓋，Ⅲ級下顎のオートローテーション．

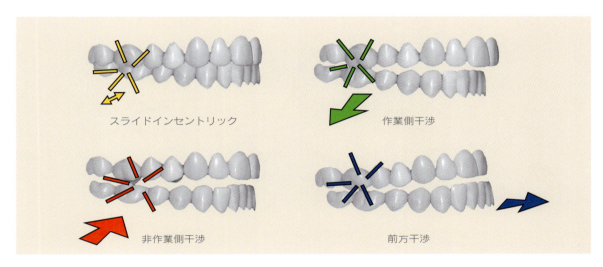

図3-4-16 Ⅰ級咬合における咬合干渉．

咬合干渉

咬合干渉は通常の閉口時や下顎の偏心運動時に干渉する，あるいは偏位させる臼歯部咬頭の接触と古典的に定義されている．元々は，Ⅰ級咬合における前方，側方，前側方への偏心運動時の，臼歯の離開咬合を伴ったアンテリアガイダンスという条件下で定義された（図3-4-16）[41-43]．中心位から最大咬頭嵌合へ誘導するような接触も，咬合干渉あるいは偏向性咬合と定義された[40]．

咬合干渉，偏心運動時の誘導とTMD

咬合干渉がTMDやパラファンクションの有意な疫学的要因と考えられていた時代には，TMDやパラファンクションを治療するあるいは予防する目的で咬合調整が行われていた[42, 43]．臼歯部を離開させるアンテリアガイダンスを製作し，咬合干渉を避けることに絶大な治療努力が払われた．その後の研究で集団の一部は咬合干渉を有し，顎関節症状を発現しないあるいは訴えないことが明らかとなった．同様に，無症状の集団の一部は臼歯を離開させるアンテリアガイダンスを有していなかった．疫学研究およびその他の研究はⅠ級の集団と比較して，TMDの発生率の増加，パラファンクションの増加，歯の欠損の発生率の増加などの関連を示すことはできなかった．その後，咬合干渉はあまり有害なものではないと認識され，咬合干渉と実際に何を干渉しているのかを定義することは困難となった．とくに広範囲な，そして高額な治療の場合，アンテリアディスクルージョン（前歯による臼歯離開）の終盤に単独で前歯を非接触にすることの正当化もまた困難となった．これは第6部で詳述する．

以前，咬合干渉はⅠ級歯列において偏心運動時の臼歯部咬合接触（SEPOCs）と説明されていた（図3-4-16）[41]．第一大臼歯に対して干渉あるいはSEPOCsを起こすような接触について図3-4-16〜3-4-22に示す．Ⅰ級歯列における偏心運動時の接触については，第3部2章に示す．

歯列と咬合の構造的欠陥

成長発育中・発育後に歯列は外傷，う蝕，歯周炎，酸蝕，パラファンクション，ブラキシズム，歯の修復，修復物の破壊などの多様な侵襲にさらされる（Box3-4-3, 3-4-4）．健全な歯列の状態である場合もあるが，さまざまな程度の歯の実質欠損，歯の欠損，歯槽骨の欠損，構造的，形態的および咬合の欠陥に侵される場合もある（Box3-4-4）．これらは以降のセクションで説明する．

歯の欠損

歯の欠損は多様な病因の組合せと変化で生じる場合がある．その病因はう蝕，修復物の破壊，歯周炎，パラファンクション，酸蝕，外傷など単独あるいはそれらが複合している．それらの病因の機序

第3部4章　形態の変異

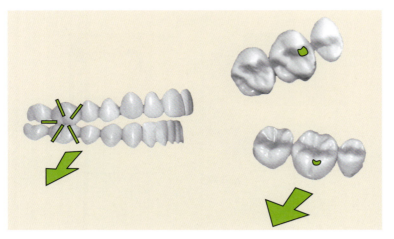

図3-4-17　作業側の干渉．上顎誘導咬頭の内側斜面に対する下顎支持咬頭の機能的外観（FOA）．

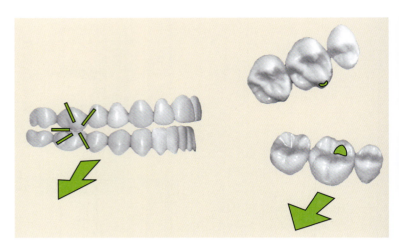

図3-4-18　作業側の干渉（交叉歯）．下顎誘導咬頭の内側斜面に対する上顎口蓋側支持咬頭の機能的外観．

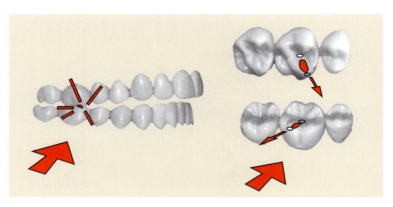

図3-4-19　非作業側の干渉．下顎頬側支持咬頭の内側斜面に対する上顎口蓋側支持咬頭の内側傾斜．

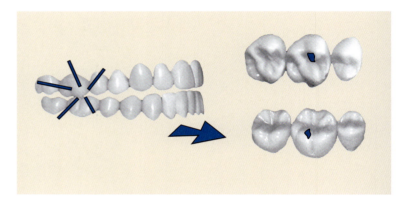

図3-4-20　前方運動時の臼歯部の干渉．下顎の近心斜面に対する上顎の遠心斜面．

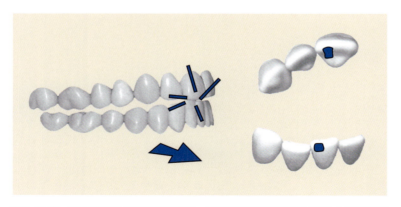

図3-4-21　前方運動時の前歯部の干渉．下顎唇側切縁斜面に対する上顎口蓋側斜面．

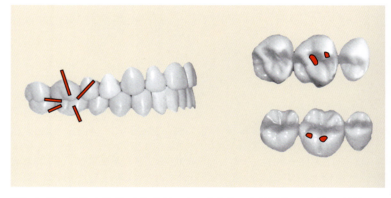

図3-4-22　スライドインセントリック．中心位での後退位での最初の接触．これは下顎遠心斜面に対する上顎近心斜面で生じる．

と強さはさまざまである．

　一歯単位の欠損は隣接歯の転位，傾斜，対合歯の捻転と挺出を伴って全歯列あるいは隣接歯の接触の消失を生じる可能性がある．歯の欠損が進行するにつれ，咬合の重要な構成要素が次第に失われていく．歯の欠損のさまざまな分類は，いまだに有用とされているKennedyの分類（部分床義歯の設計を目的とした最初の分類）に由来している[54]．American Academy of Prosthodontics[55]および米国補綴用語集第8版[40]では，上下歯列の部分欠損補綴に関する分類がある．これらの分類は包括的である一方で，いくつかの分類と下位分類を含んでおり，容易には習得できない学習プロセスが必要とされている．もしこれらの分類が専門家になじまない場合，使用することは自滅につながる．この本では米国補綴用語集第8版[40]と統合された用語を利用しており，理解が容易で，臨床症状に関連する咬合の欠陥と形態的変異の記述体系を使用する（**Box3-4-4**）．

歯槽骨欠損

　歯槽骨欠損は歯列におけるさまざまな現病歴，重症度，歯列部位の侵襲性歯周炎あるいは慢性歯周炎の結果として生じる．残存歯槽骨の支持量は機能運動，嚥下，パラファンクション時の負荷を支持する残存歯列の予後を有意に左右する因子である．

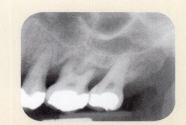
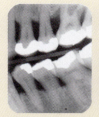
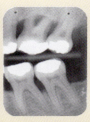
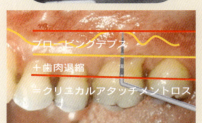

歯（頬側）	23	24	25	26	27
動揺度	2	1	1	2	1
歯肉退縮 セメントエナメルジャンクション - 歯肉縁	444	223	224	567	211
プロービングデプス	523	223	323	665	423
クリニカルアタッチメントロス	967	446	547	11 12 12	634

図3-4-23 歯槽骨欠損は歯周組織のプロービングを測定記録し，クリニカルアタッチメントロスとして表される．これは歯肉退縮とプロービングデプスの合計である．プロービングデプスは歯肉縁からポケットの最深部までである．歯肉退縮はセメントエナメルジャンクションと歯肉縁の間の距離である．

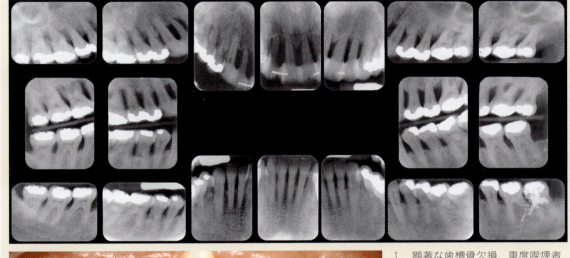
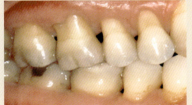
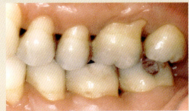
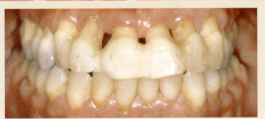

1. 顕著な歯槽骨欠損，重度喫煙者
2. 審美障害
3. 全体的進行性歯周炎（難治性）（AAP 1999），上顎の水平性の70-85％の骨欠損，下顎の限局的な20-40％の骨欠損
4. 口呼吸
5. 舌突出
6. 前歯部前突（13-23）
7. 二次性咬合性外傷（全上顎歯）
8. 非作業側早期接触（26/37）
9. 知覚過敏（歯根露出）
10. 慢性根尖性膿瘍（17）
11. う蝕（46）

図3-4-24 顕著な歯槽骨欠損症例のための診断リスト（Dr. Chernobelskyのご厚意による画像）．

歯槽骨欠損は歯周組織のプロービングチャートやエックス線検査（咬翼法の信頼性がもっとも高い）によって評価される．

各歯の歯肉退縮，プロービングデプス，クリニカルアタッチメントロスの測定値から鑑別が行われる．歯肉退縮はセメントエナメルジャンクション（CEJ）から歯肉縁までを測定する．プロービングデプスは歯肉縁から歯周ポケットまたは歯肉溝の最深部までを測定する．クリニカルアタッチメントロスはプロービングデプスと歯肉退縮の合計で表される（図3-4-23）．現在の歯周組織の分類は，骨欠損の状態を含有している．歯槽骨欠損の割合の一般的な表示は診断や治療計画に有用な記述的ツールである（図3-4-23，3-4-24）[56]．顕著な歯槽骨欠損症例のための診断リストを図3-4-24に示す．

臼歯部咬合支持の不調和

臼歯部咬合支持の減少（RPS）

臼歯部咬合支持は小臼歯と大臼歯による咬合支持である．臼歯部支持は臼歯部の咬合接触の喪失を伴った進行中の臼歯部修復，進行性の臼歯欠損，進行性の臼歯部歯槽骨支持の欠損に関連して低下する．

アマルガム修復，コンポジットレジン修復，全部被覆冠修復の進行に伴い，最大咬頭嵌合時の咬合接触の喪失も進んでいく．位置異

第3部4章　形態の変異

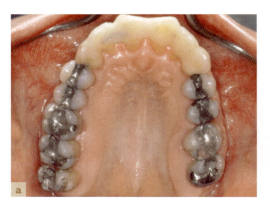
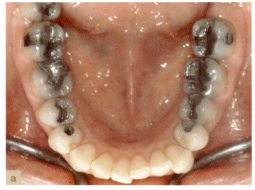

図3-4-25a, b　減少した咬合接触数．アマルガム修復により，最大咬頭嵌合時の咬合接触が徐々に失われていく可能性がある．

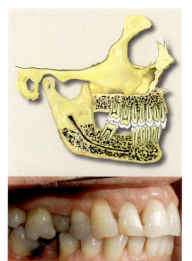
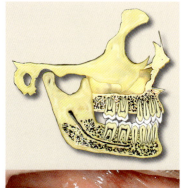
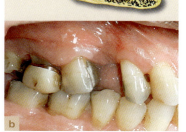
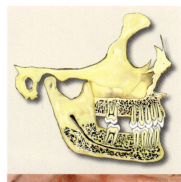
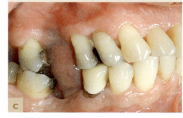
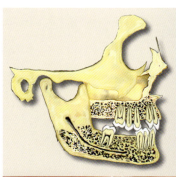
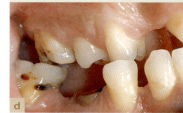

図3-4-26a〜d　歯の欠損．各ユニットの欠損．臼歯部咬合支持の減少．咬合高径は正常．健全な前歯部接触．

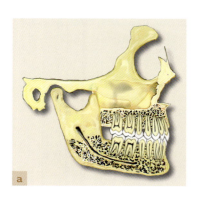
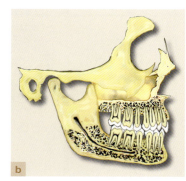
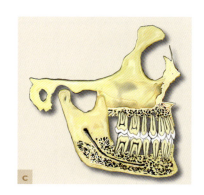

図3-4-27a〜c　臼歯部歯槽骨支持の減少．咬合するユニット数は問題ないが，咀嚼，嚥下，パラファンクションに対する咬合力の支持能力は低下している．水平性の骨吸収は，正常（a）から中等度（b），重度（c）になるにつれ増加する．

常歯もまた，咬合接触のない場合がある（図3-4-25）．

歯は時間とともに多くの現病歴により対合歯の進行的な喪失を伴い，抜歯されていく可能性がある（図3-4-26）．これは隣在歯や対合歯の動揺，傾斜，挺出に関連していることが多い．

小臼歯と大臼歯を支持している歯槽骨は歯周炎のために次第に失われていく可能性がある（図3-4-27）．それらの歯槽骨支持が減少すると歯や咬合接触の数は問題ないが，咬合力の支持能力が低下する．

天然歯は対合歯の歯冠を完全に補うように歯冠補綴あるいは可撤性補綴装置によって修復されるが，残存歯数や支台歯の支持骨は，程度はさまざまだが減少する（図3-4-27，3-4-28）．

大臼歯欠損による臼歯部咬合支持の減少は小臼歯の咬合接触を誘発する（図3-4-29）[57]．

診断の目標は歯の接触数，歯の対合状況，支台歯の分布，支持骨などで定義される変数に関して，その状態を記録することである．患者の快適性，意見，咀嚼効率，審美性，想定される予後などの付加的なパラメータは，治療するべきかどうかの決定に最終的に影響する．

臼歯部咬合支持の不足／喪失

小臼歯や大臼歯の欠損は臼歯部咬合支持の不足や喪失につながる．臼歯部咬合支持喪失の結果，いくつかの可能性が生じる（Box3-4-6,

臼歯部咬合支持の不調和

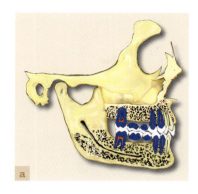
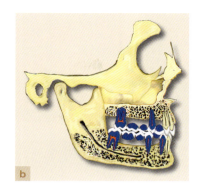
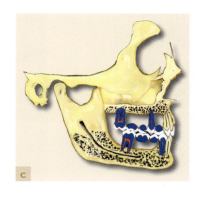

図3-4-28a〜c 片側臼歯部補綴修復における歯槽骨支持の減少. a〜c 間で咬合接触数は同数であるが、支持機能の発揮する歯槽骨の減少は臼歯部咬合支持の機能性, 安定性, 予知性を顕著に低下させる.

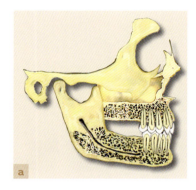
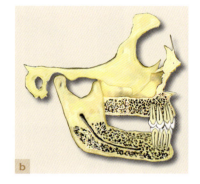
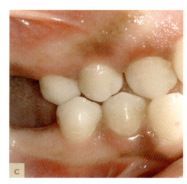

図3-4-29a〜c 小臼歯咬合, 小臼歯1歯もしくは2歯の咬合. 片側性あるいは両側性の可能性がある. 臼歯部咬合支持の減少. 垂直に咬合している健全な小臼歯は, 咬合高径 (OVD) を維持する.

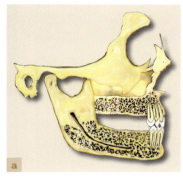
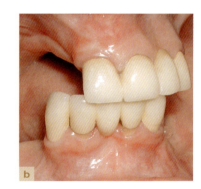
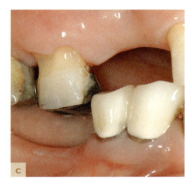
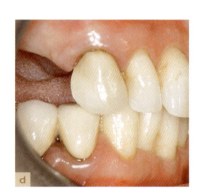

図3-4-30a〜d 臼歯部咬合支持の欠如. 小臼歯および大臼歯の欠損. 前歯は, 咬合高径を維持し, 咬合力を支持する.

図3-4-31〜3-4-35). 上顎口蓋に前歯が接触することにより, 咬合高径 (occlusal vertical dimension：OVD) が維持されることもある (図3-4-30).

前歯部接触がない場合, たとえば, Ⅱ級1類, Ⅱ級2類, 前歯部開咬, Ⅲ級, 前歯部反対咬合では咬合高径が減少する (図3-4-31, 3-4-32).

Ⅲ級骨格関係の咬合終末位では, 前方運動は咬合高径の低下を伴う「機能的Ⅲ級 (仮性Ⅲ級)」を生じる (図3-4-33).

前歯部の著しい咬耗が存在していると, 咬合終末位は咬合高径の低下を引き起こす (図3-4-34). とくに前歯部の動揺, 前突, 転位に伴い, 残存している前歯部の歯槽骨支持, 咬合高径の低下が生じる (図3-4-35, 3-4-36)[40, 58, 59]. 臼歯部の低位咬合や咬合崩壊については第4部で詳述する. 前歯部と臼歯部の部分と咬合高径の静的および動的な治療の重要性や意味については第4部, 第5部, 第6部で言及する.

咬合高径の低下, 喪失

歯の欠損, 咬耗, 臼歯や前歯の破折や動揺が複合して咬合高径が喪失することがある. 水平的な咬耗や歯冠高径の不足による喪失の程度は軽度, 中等度, 重度に分類され, 歯の高さの垂直的な喪失を

Box3-4-6 咬合高径の喪失を伴った臼歯部咬合支持の欠如

- 前歯部接触の欠如
- 「機能的Ⅲ級」を引き起こす前歯の滑走
- 前歯の咬耗
- 前歯部転位, 前突

参照にする. 軽度の喪失は1〜3mm, 中等度の喪失は3〜6mm, 重度の喪失は6mm以上である (図3-4-37). 咬合高径の測定や下顎安静位の垂直成分に関する解析は第5部で示す[60-63].

顎堤間および顎間距離の減少

顎間距離の減少は, 全歯列における低下である. 顎間距離は最大咬頭嵌合時における歯槽骨頂間の距離である. 顎堤間距離は咬合平面のバリエーションを伴った部分と歯槽弓あるいは部位による高さの間で変化する. 「減少した」あるいは「増加した」ことを診断する

第3部4章　形態の変異

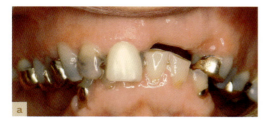
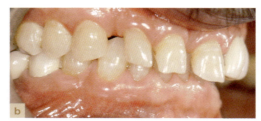

図3-4-31a, b　完全な垂直的過剰被蓋．下顎前歯の口蓋部への噛み込み．咬合高径の減少．a：臼歯部咬合支持の喪失や咬合高径の中等度低下を伴った完全な垂直的過剰被蓋．b：健全な臼歯部咬合支持が存在する完全な垂直的過剰被蓋．

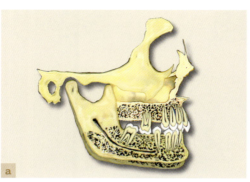
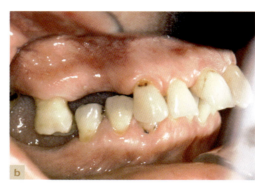

図3-4-32a, b　垂直被蓋が増加（臼歯部咬合支持が低下）したⅡ級2類．下顎切歯は口蓋の軟組織と咬合する．軽度から中等度の咬合高径の低下．

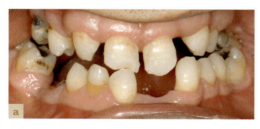
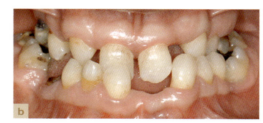
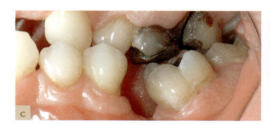

図3-4-33a〜c　a：咬合終末位における元来の中切歯の咬合接触をもったⅢ級関係．b：咬合高径を低下させ，仮性Ⅲ級を生じさせる前歯の滑走．c：歯の欠損，咬合治療，大臼歯の転位や傾斜を伴い，減少した臼歯部咬合支持．

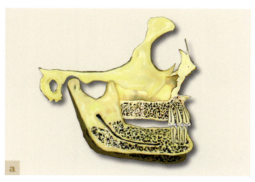

図3-4-34a〜d　重度の前歯部咬耗を引き起こした臼歯部咬合支持の喪失．咬合高径の重篤な減少．顎間距離の重篤な減少．

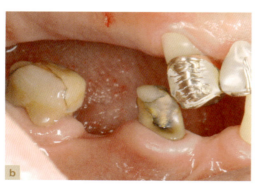
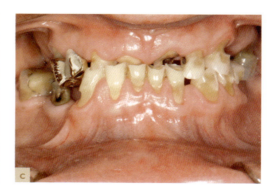
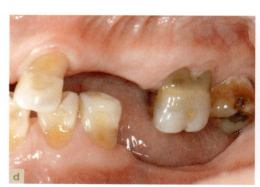

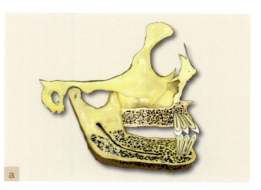
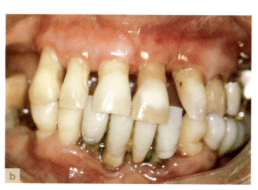

図3-4-35a, b　上下顎の前歯および犬歯の前突を引き起こした臼歯部咬合支持の喪失．

臼歯部咬合支持の不調和

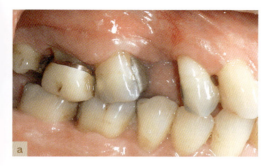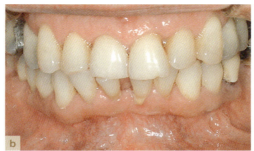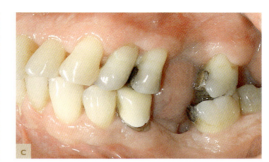

図3-4-36a～c　軽度の咬合高径低下．小臼歯の近心傾斜，大臼歯の修復，軽度の前歯前突．

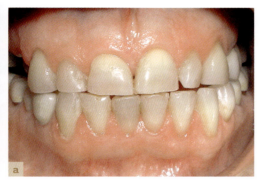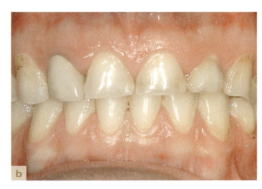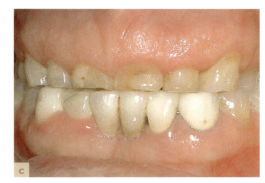

図3-4-37a～c　咬合高径の喪矢を伴ったa：軽度，b：中等度，c：重度の水平性の咬耗．咬合高径の喪失：軽度喪失は1～3mm，中等度喪失は3～6mm，重度喪失は6mmを超えるものである．

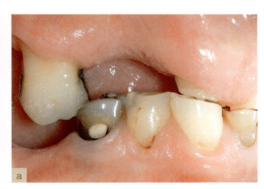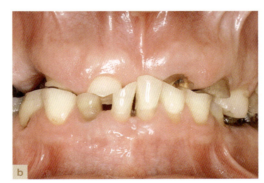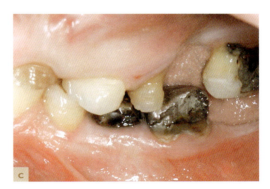

図3-4-38a～c　重度の咬合高径の喪失，顎堤間距離の低下，部分的挺出，不均一な咬合平面を伴った重篤な水平性の歯の咬耗．

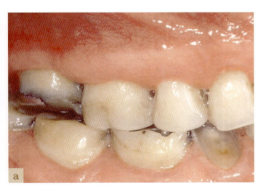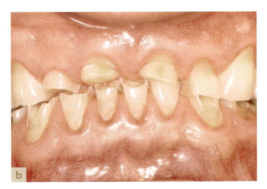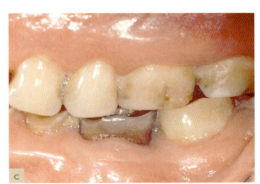

図3-4-39a～c　重篤な前歯の咬耗，前歯部挺出，咬合高径の低下，顎間距離の減少，顎堤間距離の減少，不均一な咬合平面．

うえで，部位ごとあるいは4分割ごとにまとめられる顎間距離は適当であり，顎堤間距離とは異なる（図3-4-37，3-4-39，3-4-41～3-4-45）．

咬合平面の不調和

臼歯部や前歯部の変化は咬合平面の不調和を引き起こすことがある．咬合平面のバリエーションは審美的な基準との一致の有無にかかわらず，静的および動的な咬合の機能的あるいは生体力学的な意味をもつ．

審美的に考慮すべき点は，安静時やスマイル時に見える前歯と臼歯部咬合平面，歯肉ライン，口唇の豊隆の左右対称性であり調和である．時には，審美的な前歯切縁と臼歯の頬側咬頭頂の平面が機能的咬合平面とは異なる場合もある（**Box3-4-7**）．咬合平面のバリエーションには以下が挙げられる．

第3部4章　形態の変異

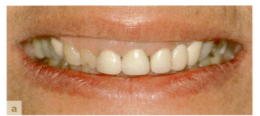
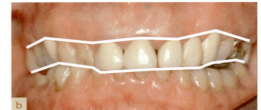
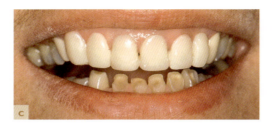
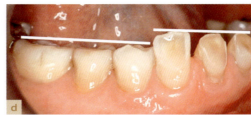

図3-4-40a〜d　審美的に不均一で審美障害を伴う前歯，臼歯部咬合平面．

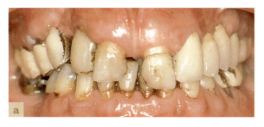
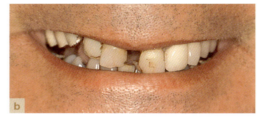

図3-4-41a,b　審美的に不調和で審美障害を伴う前歯，臼歯部咬合平面．

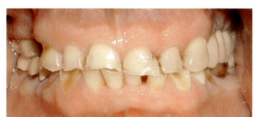
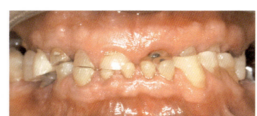

図3-4-42　顎間距離の減少．一般的な中等度から重度の咬耗と咬合高径の低下．

図3-4-43　顎間距離の重篤な減少．重篤な咬耗と重度の咬合高径の低下．

1．臼歯部と前歯部咬合平面が異なる（図3-4-39，3-4-40）．
2．審美的咬合平面と審美障害を伴う機能的咬合平面が調和していない（図3-4-41）．
3．顎間距離および／あるいは顎堤間距離の減少（図3-4-42〜3-4-45）．
4．過剰な顎間距離あるいは顎堤間距離（図3-4-47）．
5．部分的な過剰挺出（図3-4-32，3-4-33，3-4-34，3-4-38，3-4-39，3-4-40，3-4-44）．

Box3-4-7　咬合平面の不調和

- 不均一な臼歯部と前歯部咬合平面
- 審美障害を伴う審美的，機能的に不調和な咬合平面
- 顎間距離や顎堤間距離の低下
- 過剰な顎間距離や顎堤間距離
- 部分的な挺出

変化した受動的挺出

変化した受動的挺出は歯槽頂とセメントエナメルジャンクション（CEJ）の正常な距離が減少し，歯肉頬移行部までの歯肉縁の幅が増加した状態である．これは Types 1A，1B，2A，2B と分類される[64]．Type 1 では歯肉頬移行部までの歯肉縁の幅が増加している状態であり，歯肉頬移行部はセメントエナメルジャンクション下に位置している．

Type 1A はセメントエナメルジャンクションと歯槽頂の間が1.5〜2 mm と正常な関係である．Type 1B は歯槽頂がセメントエナメルジャンクションに近づき，その距離が小さくなっている．Type 2 では歯肉頬移行部に対する歯肉縁は正常であるが，歯肉すべてが解剖学的歯冠部に位置しており，歯肉頬移行部はセメントエナメルジャンクションと同等の高さにある．Type 2A は正常な歯槽頂の高さである．Type 2B ではセメント質とコラーゲン線維付着部にスペースがなく，セメントエナメルジャンクションと歯槽頂は同等の高さにある（図3-4-46）[64]．

部分的な挺出

対合歯のない部位では挺出が生じる傾向がある．これには何年もかかる場合がある．歯の周囲の歯槽部は歯とともに挺出し，結果として顎堤間距離が減少する（図3-4-32〜3-4-34，3-4-38〜3-4-40，3-4-44，3-4-48）．これは，臼歯部，前歯部のどの部位でも起こり得る．これが生じない場合，舌が介在し，挺出を妨げていると考えられる．これは嚥下時，下顎を固定するために舌によって臼歯部を閉鎖することに関係しており，嚥下における適切な咬合支持が欠如しているため生じる．

頬舌側および唇舌側の不調和

頬舌側および唇舌側の不調和は歯列の長さが合っていないことによる遺伝に起因している．頬舌側および唇舌側歯列の歯列の不調和は抜歯後の吸収により生じる可能性もあり，とくにインプラント治療を計画する場合，治療が困難となる（図3-4-49）．

臼歯部咬合支持の不調和

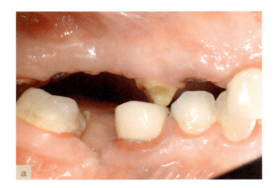 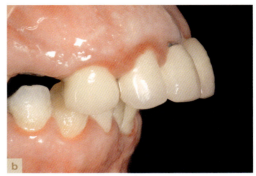
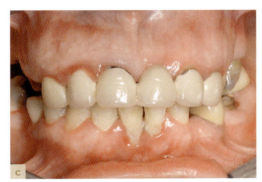 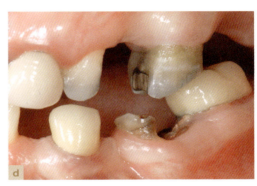

図3-4-44a〜d　Ⅱ級2類の重度の垂直性過剰被蓋，臼歯部咬合支持の減少，完全な垂直被蓋，顎堤間距離の減少，不均一な咬合平面，部分的な挺出，審美障害．

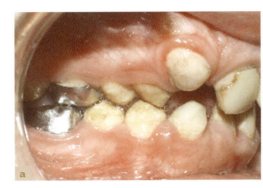 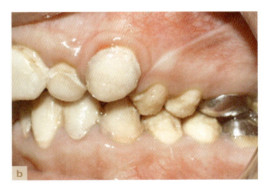

図3-4-45a, b　顎間距離の減少．エナメル質形成不全，異常な受動的萌出．

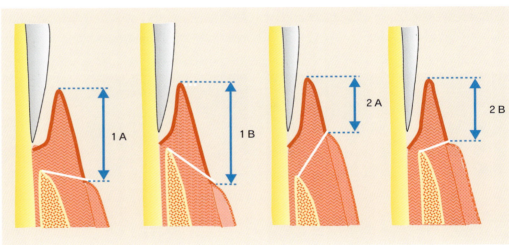

図3-4-46　異常な受動的萌出．**1**：歯肉縁から歯肉頬移行部までの距離の増加．**1A**：正常な歯槽頂．**1B**：セメントエナメルジャンクションに対する歯槽頂の距離の減少．歯槽頂はセメントエナメルジャンクションに近接している．**2**：歯肉縁から歯肉頬移行部までの正常な歯肉の長さ．**2A**：正常な歯槽頂の高さ．**2B**：セメントエナメルジャンクションに近接した歯槽頂（Coslet ら[54]の図を改変し再描画）．

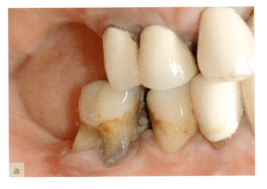 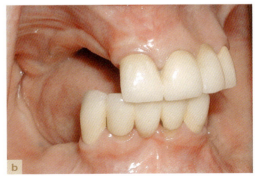

図3-4-47a, b　歯周炎による骨吸収と抜歯後の顎堤吸収による増大した右側顎堤間距離．

201

第3部4章　形態の変異

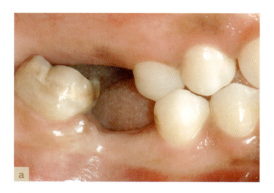
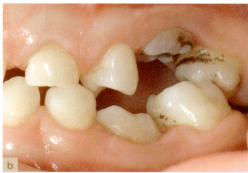
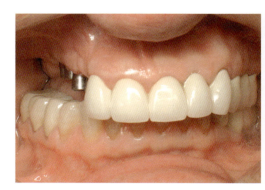

図3-4-48a, b　部分的挺出，顎堤間距離の減少，咬合高径の減少．

図3-4-49　抜歯後吸収による重篤な頬側の不調和．

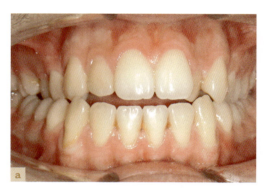
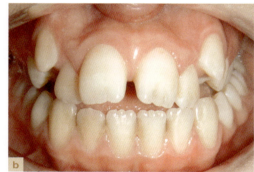

図3-4-50a, b　前歯部開咬．

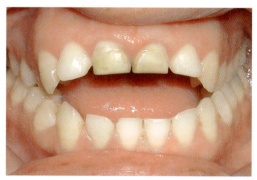
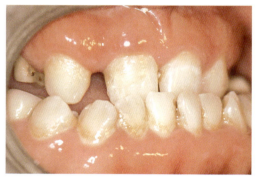
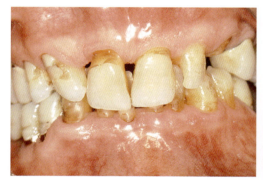

図3-4-51　逆転した前歯部平面．

図3-4-52　逆転した前歯部水平被蓋．

図3-4-53　完全な垂直性過剰被蓋．

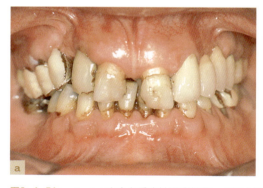
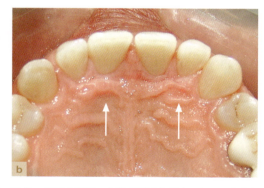
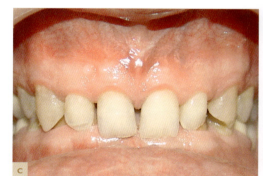

図3-4-54a〜c　a：完全な垂直性過剰被蓋．Ⅱ級1類．不均一な咬合平面．右側の部分的挺出．b, c：完全な垂直被蓋．矢印は，最大咬頭嵌合において下顎切歯と咬合している口蓋粘膜圧痕を示す．

　交叉咬合あるいは反対咬合も神経筋適応能力に対する問題が生じ，TMDの咬合の危険因子のひとつに含められ，矯正学的咬合異常として考えられている[45]．

前歯部関係の不調和

　前歯部における形態学的な不調和や変異は，主として発育上の垂直的あるいは水平的骨格の変異とみなされる（Box3-4-8）．それらは，外傷あるいは（パラファンクション，咀嚼障害のような）歯の疾患や障害の結果として認められることもある．これらは以下のものを含んでいる．前歯部開咬[40]，前歯部平面の逆転，前歯部反対咬合，完全な垂直被蓋（垂直性過剰被蓋），重度のⅡ級水平被蓋（水平性過剰被蓋），前歯部前突，咬合高径の低下の有無にかかわらない前歯部の咬耗．異なる用語を使用した異なる文章によって，若干意味の違いがある．GPT 8において，前歯部開咬は「前歯部が接触していない咬合関係」と「臼歯が咬合するすべての咬合位における前歯部咬合接触の欠如」と変更されており[40]，これは混乱を引き起こしている．前歯部開咬がよい表現である．前歯部の関係の相違については，図3-4-50〜3-4-58で例示する．

臼歯部咬合支持の不調和

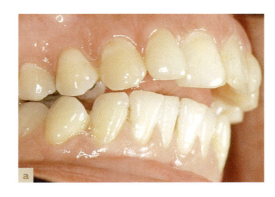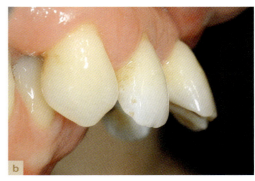

図3-4-55a, b　重篤なⅡ級1類．水平的過剰被蓋の増加．

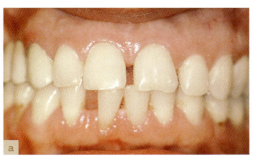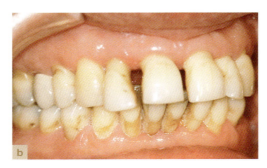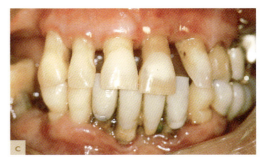

図3-4-56a〜c　前歯部前突．a：軽度，b：中等度，c：重度．

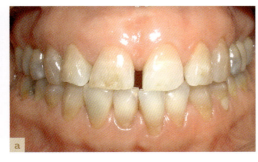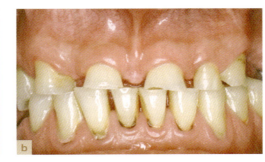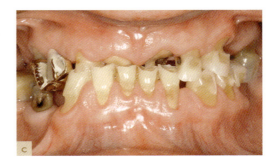

図3-4-57a〜c　前歯部咬耗．a：軽度，b：中等度，c：重度．

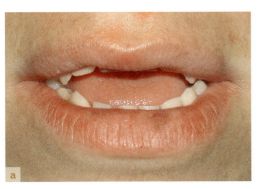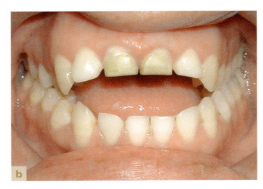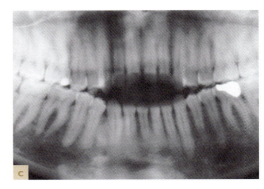

図3-4-58a〜c　前歯部酸蝕，胃食道酸逆流，前歯部開咬，審美障害．

Box3-4-8　前歯部関係の不調和

- 前歯部開咬
- 逆転した前歯部平面（逆平面）
- 逆転した前歯部水平被蓋，交叉咬合
- 完全な垂直性過剰被蓋，完全な垂直被蓋
- 重度Ⅱ級水平性の過剰な水平被蓋
- 前歯部前突，前歯部転位
- 前歯部咬耗

審美的変異

　審美的変異あるいは審美障害はⅠ級「アルファスマイル」と異なる特別な要素によって分類される（図3-4-59）．これは客観的な記述的分類である．変異の客観的な測定は正常範囲からの隔たりで表現される．臨床的には軽度，中等度，重度とされる．
　審美的あるいは美容的バリエーションは最小限の場合もあれば，顕著に目立っている場合もある．第3部3章のBox3-3-1におけるバリエーションのリストは，明確なものについて記載している．多

第3部4章　形態の変異

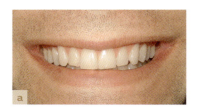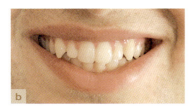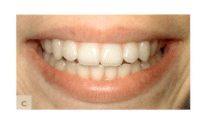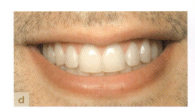

図3-4-59a〜d　アルファスマイル．スマイル時の開口部から見える歯の形状，配列，調和を決定する，古くから参照されてきた理想とされるスマイル．

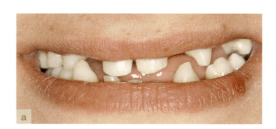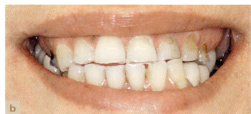

図3-4-60a, b　左右非対称な口唇と歯の状態．a：空隙と左右非対称な形状を伴う．b：左右非対称な歯肉平面，非対称な臼歯部，非対称な形状．

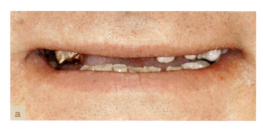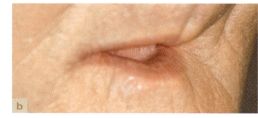

図3-4-61a, b　リップサポートの欠如．不十分な歯の見え方．

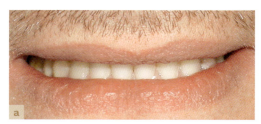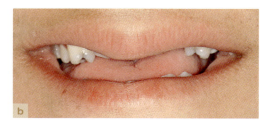

図3-4-62a, b　a：歯冠長の中等度の短縮を伴う長径や見え方の少ない上顎前歯．b：見え方の少ない前歯．　　図3-4-63　過剰に露出している歯．

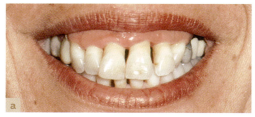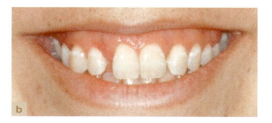

図3-4-64a, b　過剰に露出している歯肉．　　図3-4-65　口唇線，歯肉ラインと調和していない咬合平面．

くの場合，いくつかの変異が同一歯列内で認められる．そのバリエーションやその診断記録の例を図3-4-60〜3-4-70に示す．

形態の変異の診断的分類

疾患の診断

診断は出現した兆候や症状によって疾患あるいは状態を認識し，生理学的／生化学的原因を分析するプロセスであると定義されている．ショーター・オックスフォード英語辞典では，疾患のことを「特異的な症状をもたらす構造あるいは機能の障害」と定義している[65]．メリアム・ウェブスター辞典では，疾患を「正常な機能を障害

し，兆候や症状を鑑別することによって典型的に明らかにされる状態」と定義している[66]．米国補綴用語集第8版では，診断を「疾患の性質の決定」と定義している[40]．先に述べたように，歯列には多種多様な形態学的バリエーションが存在している．これらは歯科疾患やパラファンクションあるいはその両方が原因となっている，もしくは共存している可能性があり，個々の患者の知覚や適応能力に強く関連している．

歯や咬合の変異は，いつ疾患や障害として認識されるようになるのだろうか？

本章で示している咬合と骨格歯列の複合体における形態学的バリエーションは，上記の定義に相当する疾患ではない．しかしながら，それらは治療が必要かもしれない機能的，審美的，適応能力の欠如と関係している可能性がある．また，形態学的変異あるいは咬合に関連した歯の状態は治療が必要であるのかという疑問が生じ，これらはどのように診断するのであろうか？

形態の変異の診断的分類

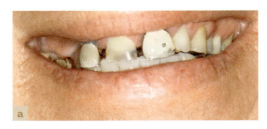
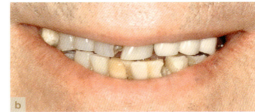

図3-4-66a,b　左右非対称な歯の形状，色調，排列．

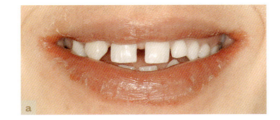
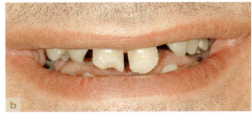

図3-4-67a,b　左右非対称な歯の形状，排列．

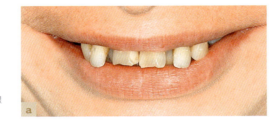
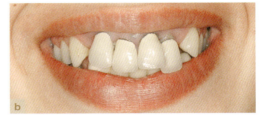

図3-4-68a,b　水平的および垂直的な歯軸と歯肉線の不調和．

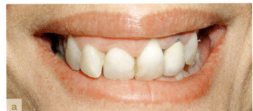
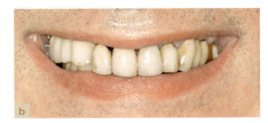

図3-4-69a,b　不十分な／過剰な歯の唇側面観と唇側溝(buccal corridor)．**a**：過剰な歯肉面観，不連続な歯肉線，左右非対称な形状，逆出した側切歯，大きな口腔前提のスペース，左右非対称な歯肉色，暗色の歯肉縁を伴った不十分な歯の唇側面観と過剰な唇側溝．**b**：過剰な歯の唇側面間，不十分な唇側溝，咬合平面の不調和，色調の不調和，左右非対称な臼歯部歯肉と咬合平面．

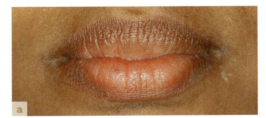
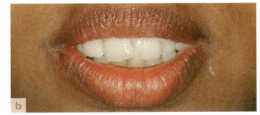

図3-4-70a,b　口唇の機能不全．**a**：努力性に閉じられた口唇．**b**：安静時の口唇．

歯学と補綴歯科学の診断サブグループ

これまで歯科診断は医科診断に類似していた．補綴歯科学の診断において，これでは不十分である．あまり系統立って定義されていない患者の宿主因子や形態的あるいは構造的変異の領域における歯科疾患において，古くから診断は重要とされてきた．各症例は分離し，系統的に定義する必要のある多くの関連する特徴を有している．各症例は，個々の臨床的決定因子をもつ．包括的な診断や個々の症例を分析する能力のために，複雑な臨床情報を3つの診断サブグループに減らすことが求められている．これらは歯科に関連した疾患や障害，患者に関連した宿主因子，歯と歯槽骨の形態の変異を含んでいる（Box3-4-9）．

治療の必要性を検討するために，患者宿主因子や歯科疾患あるいは障害の現病歴や現症に関連して，形態の変異は評価されることができる（Box3-4-9）．

歯科に関連した疾患と障害

歯科に関連した疾患と障害には，う蝕，歯周炎，パラファンクション，酸蝕，病的な修復物の破壊，根尖病巣，外傷，TMD，その他の口腔疾患が含まれている．

これらは，確立した治療のプロトコルに基づき，確立した診断パラメータによって診断，治療される．

形態の変異

このサブグループは一般的に補綴歯科学にもっとも関係しており，骨格，歯，歯槽骨の複合体の解剖学的形態の変異に広い範囲で関連している．これらは本章に記載されている多様な相違の一部でしかない．これらはナチュラルバリエーション，発育上の構造障害や構造欠陥の一部として考えられる場合もある（Box3-4-9）．

個々の形態学的な診断リスト

各症例は形態の変異の独自のリストを有している．これらの変異すべては診断リストにおいて形態学，形態学的欠陥，機能の適応能力における自然発生的なバリエーションの記録として記載されている場合がある．歯科矯正学の文献では，これらを異常と不正咬合と

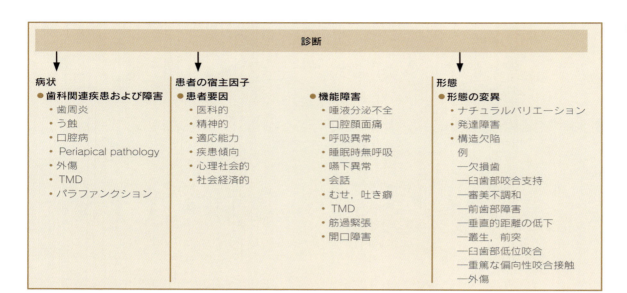

Box3-4-9 診断サブグループ

して記述している．I級の基準から離れたものが好ましくなく，病的なものが潜んでいるという仮定は議論の余地があるため，不正咬合としての分類はあまり適切ではない．

これらの自然発生の形態学における変異や歯の欠損や破壊が引き起こす状態は臨床的分析や診断のために使用される系統的な記述形式で記載し，定義される必要がある．これらはBox3-4-9で概説されるような歯科に関連した疾患と障害や患者宿主因子の他の診断サブグループとともに分析されるかもしれない．これらのことから，医師と患者は歯列やその咬合特有の状態が患者の快適性，幸福感，口腔衛生，審美性，機能と適応するかどうか，また修正を必要とする構造障害の構築を考えなければいけないかを決定することが可能である．そして，不介入あるいは介入の必要性（そしてどの程度）が患者宿主や歯科的要因に従った臨床的意思決定のプロセスの一部になっている．これは第9部でより詳細に議論する．

参考文献

1. Angle EH. Classification of malocclusion. Dental Cosmos 1899;41:248–264.
2. Chiavaro A. Malocclusion of the temporary teeth. Int J Orthod 1915;1:171–179.
3. Jorkhaus G. The frequency of orthodontic anomalies at various ages. Int J Orthod 1928;14:120-135.
4. Goldstein MS, Stanton FL. Various types of occlusion and amounts of overbite in normal and abnormal occlusion between two and twelve years. Int J Orthod Oral Surg 1936;22:549–569.
5. Humphreys HF, Leighton BC. A survey of anteroposterior abnormalities of the jaws in children between the ages of two and five and a half years of age. Brit Dent J 1950;88:3.
6. Emrich RE, Brodie AG, Blayney JR. Prevalence of class I, class II and class III malocclusions (Angle) in an urban population an epidemiological study. J Den Res 1965;44:947–953.
7. Scaife RR, Holt JE. Natural occurrence of cuspid guidance. J Prosthet Dent 1969;22:225–229.
8. Bjork A, Krebs A, Solow B. A method for epidemiological registration of malocclusion. Acta Odontol Scand 1964;22:27–41.
9. Helm S. Malocclusion in Danish children with adolescent dentition: an epidemiological study. Am J Orthodontics 1968;54:352–366.
10. Helm S. Prevalence of malocclusion in relation to development of the dentition. An epidemiological study of Danish schoolchildren. Acta Odontol Scand 1970; Suppl 58:1.
11. Ingervall B. Development of the occlusion. In Mohl ND, Zarb GA, Carlsson GE, Rugh JD (eds). A Textbook of Occlusion. Chicago: Quintessence Publishing, 1988: 43–56.
12. Thilander B, Pena L, Infante C, Parada SS, de Mayorga C. Prevalence of malocclusion and orthodontic treatment need in children and adolescents in Bogotá, Colombia. An epidemiologic study related to different stages of dental development. Eur J Orthod 2001;23:153–167.
13. Brunelle JA, Bhat M, Lipton JA. Prevalence and distribution of selected occlusal characteristics in the US population, 1988-1991. J Dent Res 1996 Feb;75:706–13.
14. Proffit WR, Fields HW Jr, Moray LJ. Prevalence of malocclusion and orthodontic treatment need in the United States: estimates from NHANES III survey. Int J Adult Orthodon Orthognath Surg 1998;13:97–106.
15. El-Mangoury NH, Mostafa YA. Epidemiologic panorama of dental occlusion. Angle Orthod 1990;60:207–214.
16. Onyeaso CO. Prevalence of malocclusion among adolescents in Ibadan, Nigeria. Am J Orthod Dentofacial Orthop 2004;126:604–607.
17. Sharma JN. Epidemiology of malocclusions and assessment of orthodontic need for the population of eastern Nepal World J Orthod 2009;10:311–316.
18. Martins Mda G, Lima KC. Prevalence of malocclusions in 10- to 12-year-old schoolchildren in Ceará, Brazil. Oral Health Prev Dent 2009;7:217–223.
19. Borzabadi-Farahani A, Borzabadi-Farahani A, Eslampour Malocclusion and occlusal traits in an urban Iranian population. An epidemiological study of 11- to 14-year-old children. Eur J Orthod 2009 ;31:477–484.
20. Gelgor IE, Karaman AI, Ercan E. Prevalence of malocclusion among adolescents in central Anatolia. Eur J Dent 2007;1:125–131.
21. John MT, Hirsch C, Drangsholt MT, Mancl LA, Setz JM. Overbite and overjet are not related to self-report of temporomandibular disorder symptoms J Den Res 2002;81:164–169.
22. Pullinger AG, Seligman DA. Overbite and overjet characteristics of refined diagnostic groups of temporomandibular disorder patients. Am J Orthodont Dentofacial Orthop 1991;100:401–415.
23. Türp JC, Schindler H. The dental occlusion as a suspected cause for TMDs: epidemiological and etiological considerations. J Oral Rehabil 2012;39:502–512.
24. LeResche L. Epidemiology of temporomandibular disorders: implications for the investigation of etiologic factors. Crit Rev Oral Biol Med 1997;8:291–305.
25. Carlsson GE, Egermark T, Magnusson J. Predictors of bruxism, other oral parafunctions, and tooth wear over a 20-year follow-up period. Orofac Pain 2003;17:50–57.
26. Turp J, Greene CS, Strub JRJ. Dental occlusion: a critical reflection on past, present and future concepts. J Oral Rehabil 2008;35:446–453.
27. Bryant SR. The rationale for management of morphologic variations and nonphysiologic occlusion in the young dentition. Int J Prosthodont 2003;16:75–77;discussion 89–90.
28. Klineberg I, Stohler CS. Study group report and discussion. Int J Prosthodont 2003;16:89–90.
29. Yaffe A, Ehrlich J. The functional range of tooth contact in lateral gliding movements 1987;57:730–733.

30. Ogawa T, Ogimoto T, Koyano K. Pattern of occlusal contacts in lateral positions: Canine protection and group function validity in classifying guidance patterns. J Prosthet Dent 1998;80:67–74.
31. Woda A, Vigneron P, Kay D. Non-functional and functional occlusal contacts: a review of the literature. J Prosthet Dent 1979;42:335–341.
32. Clark GT, Tsukiyama Y, Baba K, Watanabe T. Sixty-eight years of experimental occlusal interference studies: What have we learned. J Prosthet Dent 1999;82:704–713.
33. Stohler CS. Clinical decision-making in occlusion: a paradigm shift. In: McNeill C (ed). Science and Practice of Occlusion. Chicago: Quintessence Publishing, 1997:294–305.
34. Marklund S, Wanman A. A century of controversy regarding the benefit or detriment of occlusal contacts on the mediotrusive side. J Oral Rehabil 2000;27:553–562.
35. The glossary of prosthodontic terms. 7th edition. J Prosthet Dent 1999;81:39–110.
36. Brook PH, Shaw WC. The development of an index of orthodontic treatment priority. Eur J Orthodont 1989;11:309–320.
37. Holmes A. The prevalence of orthodontic treatment need. Br J Orthodont 1992;19:177–182.
38. Jenny J, Cons NC. Comparing and contrasting two orthodontic indices, the Index of orthodontic treatment need and the dental esthetic index. Am J Orthod Dentofacial Orthop 1996;110:410–416.
39. Borzabadi-Farahani A, Borzabadi-Farahani A, Eslamipour F. The relationship between the ICON index and the aesthetic component of the IOTN index. World J Orthod 2010;11:43–48.
40. Glossary of prosthodontic terms. 8th edition. J Prosthet Dent 2005;94:10–92.
41. Posselt U. Physiology of Occlusion and Rehabilitation. Philadelphia: Blackwell, 1968.
42. Ramjford SP, Ash MM. Occlusion. Philadelphia: WB Saunders, 1971.
43. Shore NA. Occlusal Equilibration and Temporomandibular Joint Dysfunction. Philadelphia: Lippincott, 1959.
44. Cooper BC. Temporomandibular disorders: A position paper of the International College of Cranio-Mandibular Orthopedics (ICCMO). Cranio 2011;29:237–244.
45. Svensson P, Jadid F, Arima T, Baad-Hansen L, Sessle BJ. Relationships between craniofacial pain and bruxism. J Oral Rehabil 2008;35:524–547.
46. Mohl ND, Zarb GA, Carlsson GE, Rugh JD. A Textbook of Occlusion. Chicago: Quintessence Publishing, 1988.
47. Beyron H. Optimal occlusion. Dent Clin North Am 1969 Jul;13:537–554.
48. Tollaro I, Baccetti T, Franchi L. Floating norms for the assessment of craniofacial pattern in the deciduous dentition. Eur J Orthodont 1996;18:359–365.
49. Walker GF, Kowalski CJ. The Distribution of the ANB Angle in "normal" individuals. Angle Orthod 1971;41:332–335.
50. Walker SJ, Harris JE, Kowalski CJ. SNB angles in a population of Nubian schoolchildren. J Dent Res 1975;54:764–766.
51. Steiner CC. Cephalometrics in clinical practice. Angle Orthod 1959;29:8–29.
52. Downs WN. The role of cephalometrics in orthodontic case analysis and diagnosis. Am J Orthod 1952;38:162–182.
53. Proffit WR, Fields HW, Sarver DM. Contemporary Orthdontics. St Louis: Mosby Elsevier, 2007.
54. Kennedy E. Partielle zahnprthesen und ihre herellung. Berlin: Herman Meusser Verlag, 1932.
55. McGarry TJ, Nimmo A, Skiba JF, Ahlstrom RH, Smith CR, Koumijian JH, et al. Classification system for partial edentulism. J Prosthodont 2002;11:181–193.
56. Armitage GC. Development of a classification system for periodontal diseases and conditions. Ann Periodontol 1999;4:1–6.
57. Kannno T, Carlsson GE. A review of the shortened dental arch concept focusing on the work by the Kayser/Nijmegen group. J Oral Rehabil 2006;33:850–862.
58. Shifman A, Laufer B, Chweiden H. Posterior bite collapse revisited. J Oral Rehabil 1998;25:376–385.
59. Martinez-Canut P, Carrasquer A, Magan R, Lorca A. A study on factors associated with pathologic tooth migration. J Clin Periodontol 1997;24:492–497.
60. Rivera Morales, Mohl N. Relationships of occlusal vertical dimension to the health of the masticatory system. J Prosthet Dent 1991;65:547–553.
61. Gross MD, Ormianer Z, Moshe K, Gazit E. Integrated electromyography of the masseter on incremental pening and closing with audio biofeedback: a study on mandibular posture. Int J Prosthodont 1999;12:419–425.
62. Ormianer Z, Gross MD. A 2-year follow-up of mandibular posture following an increase in occlusal vertical dimension beyond the clinical rest position with fixed restorations. J Oral Rehabil 1998;25:877–883.
63. Misch CE, Goodacre CJ, Finley JM, Misch CM, Marinbach M, Dabrowsky T, et al. Consensus conference panel report: crown-height space guidelines for implant dentistry-part 1. Implant Dent 2005;14:312–318.
64. Coslet JG, Vanarsdall R, Weisgold A. Diagnosis and classification of delayed passive eruption of the dentogingival junction in the adult. Alpha Omega 1977;3:24–28.
65. Trumble WR, Stevenson A. Shorter Oxford English Dictionary. Oxford: Oxford University Press, 2002.
66. Merriam-Webster. The Merriam-Webster Dictionary. Springfield: Merriam-Webster, 2004.

第4部 臼歯部咬合支持

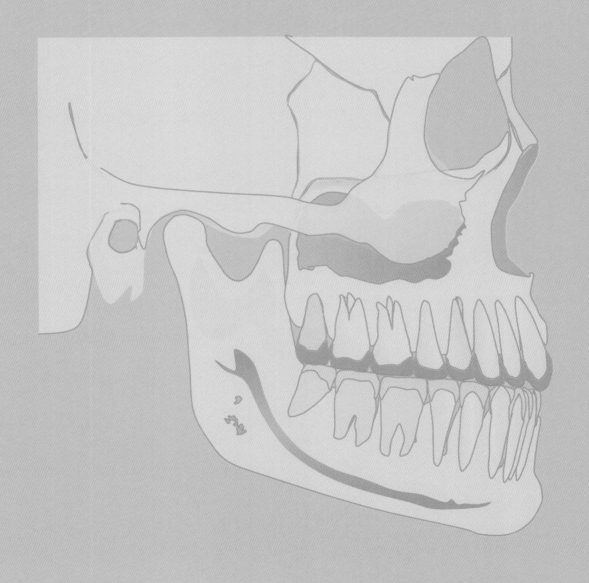

第4部 臼歯部咬合支持

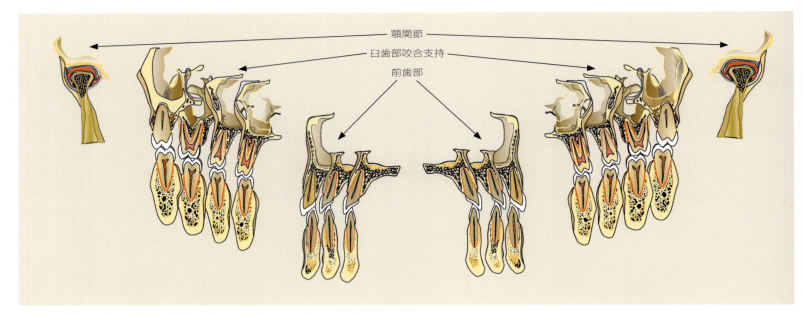

図4-1 咀嚼系の機能圧負担構成要素：臼歯部咬合支持；顎関節；前歯部.

目次

- 臼歯部咬合支持の定義
- 臼歯部および前歯部の相互関係
- 臼歯部咬合支持の喪失 - 前歯のオーバーロード（過重負担）？
- 臼歯部咬合支持の喪失は顎関節の過重負担を引き起こすか？
- 臼歯部咬合支持の回復：臨床的考慮事項
- 咬頭嵌合位での咬合接触
- 顆頭 - 下顎窩の関係と中心位
- 結論と要約

臼歯部咬合支持の定義

咀嚼，嚥下およびパラファンクション時の咬合接触により発生した大きな力は，頭蓋の骨構造体に伝えられる．顎顔面骨格は中空構造であり，空洞の上顎洞と鼻腔が上顎歯の真上に位置している．咀嚼系の主な機能圧負担の構成要素は，臼歯とその歯槽骨，顎関節（TMJ），そして前歯である（図4-1, 4-2）．咬合支持の大部分は臼歯によって与えられ，「臼歯部咬合支持（posterior support）」と呼ばれる．咬頭嵌合位は下顎を閉口させた時の終末位であり，咬合力は歯根を介して顔面骨格の支持構造に分散される．顎関節は耐荷重の役目を主として果たしているわけではないが，この顎関節の役目は臼歯を喪失すると増加する．前歯部によって与えられる支持は，臼歯部による支持よりも小さく，骨格性の顎間関係や前歯の水平被蓋，垂直被蓋によって決まる．

臼歯部咬合支持の機能

臼歯部咬合支持には，主に3つの機能がある．
1. 嚥下，咀嚼，パラファンクション時の咬合接触により発生する力の支持．
2. 咬合高径（OVD）の維持．
3. 快適で効率的な咀嚼を営むために十分な咬合面形態を与えること（図4-3）．

各々の歯は，臼歯部咬合支持の構成要素によって，咀嚼時の支持能力や咀嚼機能に果たす能力が異なるかもしれない．

臼歯部咬合支持の構成要素

臼歯部咬合支持には3つの構成要素が存在する．

- 咬合接触点数．
- 支持に参加している歯の数またはインプラントの数．
- 周囲支持骨の量（図4-4）．

正常歯列における対合歯との咬合接触点数は，支台歯の数が減少したブリッジどうしの咬合接触点数と同じかもしれない．また，歯槽骨支持の量は歯や支台歯によってさまざまであり，それによって臼歯部の支持機能は減少するかもしれない．

臼歯部咬合支持の減少

臼歯部咬合支持は，対合歯の喪失の進行とともに減少するであろうが，それでも機能を支え，咬合高径（OVD）の維持に役立つであろう．また小臼歯の咬合支持が残存していれば十分な支持と機能を発揮するであろう．

臼歯部咬合支持の減少と臼歯部咬合支持の喪失は区別すべきである．臼歯部咬合支持が減少している場合，咬合時の機能的またはパラファンクショナルな力を支える能力や，OVDを維持する能力が減少する．患者の快適さや効率的な咀嚼も損なわれるかもしれない．臨床医と患者は，小臼歯の咬合を残すことがかえって，機能性や快適性，長期的予後に悪影響を与えるかを判断する必要がある（図4-5）．あるいは，減少した臼歯部咬合支持を固定性，あるいは可撤性の補綴装置で回復，補強したり，インプラントを追加したり，失われた歯槽骨の骨造成をすることも考える必要があるかもしれない．

臼歯部咬合支持の定義

図4-2 臼歯部咬合支持は臼歯とその歯槽骨により与えられる．嚥下や咀嚼，パラファンクション時の咬合接触の力は臼歯部，前歯部，顎関節により支えられる．主な負担域は臼歯部である（臼歯部咬合支持と定義する）．

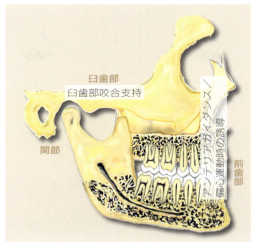

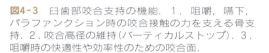

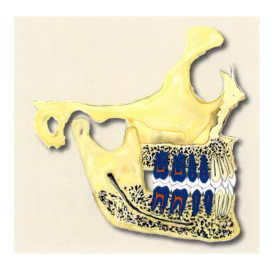

図4-3 臼歯部咬合支持の機能．1．咀嚼，嚥下，パラファンクション時の咬合接触の力を支える骨支持．2．咬合高径の維持（バーティカルストップ）．3．咀嚼時の快適性や効率性のための咬合面．

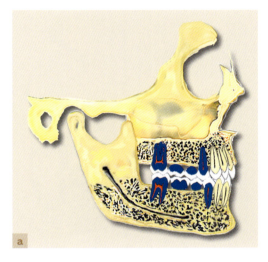
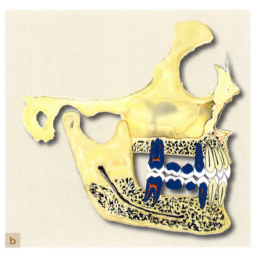

図4-4a, b 臼歯部咬合支持の構成要素．1．咬合接触点数．2．支持を担っている残存歯とインプラントの数．3．支持歯槽骨の量．

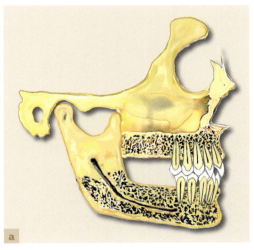
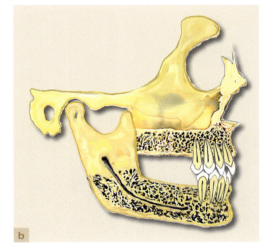

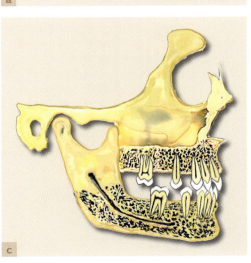
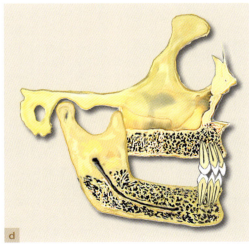

図4-5a〜d a, b：減少した臼歯部咬合支持．2組または1組の小臼歯の咬合であっても，機能時，パラファンクション時の力を支え，咬合高径（OVD）を維持することができる．c, d：臼歯部咬合支持の喪失．OVDを維持する臼歯部の咬合が存在しない．

第4部　臼歯部咬合支持

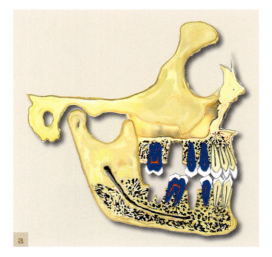
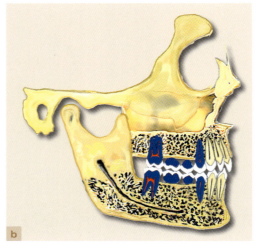
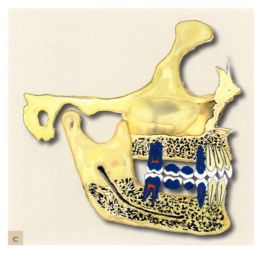
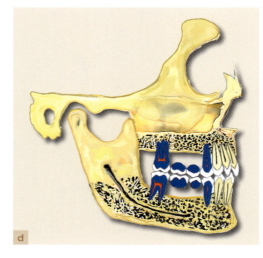

図4-6a～d　咬合歯群と支持骨の減少は，いずれも長期的予後や治療の予知性に影響を与える．さらなる咬合歯群やその支持骨の追加を考慮するべきである．

臼歯部咬合支持の減少と喪失の診断

　減少した臼歯部の咬合支持と喪失した臼歯部咬合支持の診断および定義は，通常，対咬する歯の数，修復物での咬合接触点数，支持歯槽骨量の解釈の仕方で，しばしば問題を生じる（図4-5，4-6）．米国歯科補綴用語集（GPT 8）では正式な分類は記されていない．これまでアイヒナーの分類が用いられてきたが，臨床的にこの観点から分類するには不便である[1-3]．
　臼歯部咬合支持の喪失は，「咬合高径を維持する咬合する臼歯群が存在しないこと」と定義される．臼歯部咬合支持の減少には，複数の因子がかかわっている．臼歯部がブリッジどうしで咬合する場合は，支台歯の数と歯槽骨の量が異なっても，正常な歯槽骨支持を伴う正常な歯列と同じ咬合接触点数を有すると考えられるかもしれない（図4-6）．臼歯部咬合支持の減少の診断学的分類は支台歯の分布の細分類や残った歯槽骨量を組み入れることで，さらに充実するであろう．臼歯部咬合支持の基本的な機能は嚥下や咀嚼，パラファンクション時の咬合力を負担することであるため，歯槽骨量は，これらの機能を遂行し，予後を保証するうえで重要な要素となる．咬合支持が可能であっても，歯数や骨が減少している場合には支台歯や支持骨の評価が補綴歯科治療を計画するうえで重要になる．臨床的には，減少または喪失した臼歯部咬合支持を回復させるかどうか，またどのように回復させるかを考慮したうえで決定されるべきである．実行可能な多くの治療の選択肢の中から治療法を選ぶ際には，臨床アウトカムのエビデンスの情報が役に立つ．

臼歯部と前歯部との関連

　臼歯部咬合支持，アンテリアガイダンス，そして今や治療的意味合いをもつようになっている顎関節との関連に関して，さまざまな概念が存在する（図4-7）[1]．それらは通常，補綴歯科治療を行う際の指針や「治療モデル」として提唱されている．
- 「ミューチュアルプロテクション（相互保護）」は，臼歯部と前歯部の相互保護の関係を表す．臼歯は閉口終末位で前歯を保護し，前歯は下顎の側方偏心運動時に臼歯を離開させることで，臼歯を保護する（図4-8，4-9a）．
- 減少または喪失した臼歯部咬合支持は前歯のオーバーロード（過重負担）につながる．
- 減少または喪失した臼歯部咬合支持は顎関節部の過重負担を招き，顎関節疾患を発症させる因子となる．

　自然の変動，歯槽骨の問題，歯の疾病，臨床研究の解析によって，これらが信頼できる科学的エビデンスに必ずしも裏付けされない，単純化しすぎた内容であることが示されている．

臼歯部と前歯部との関連

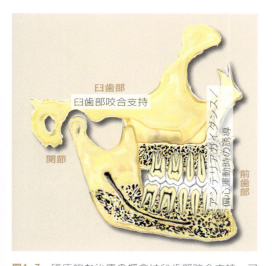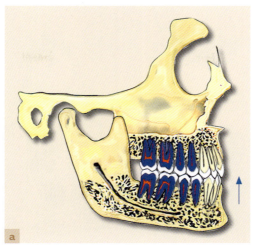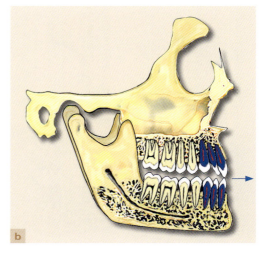

図4-7　臨床的な治療の概念は臼歯部咬合支持，アンテリアガイダンス，顎関節の相互作用に基づいている．1．ミューチュアルプロテクション（相互保護）．2．喪失した臼歯部咬合支持と前歯部のオーバーロード（過重負担）．3．臼歯部咬合支持の喪失と顎関節の過重負担．

図4-8a,b　ミューチュアルプロテクション（相互保護）は，臼歯が最大咬合力を支え前歯を保護し，前歯が側方偏心運動時に臼歯を保護するという概念である．a：最大咬頭嵌合（MI）では臼歯が負荷を支える．b：前方運動時には，前歯が臼歯を離開させる．

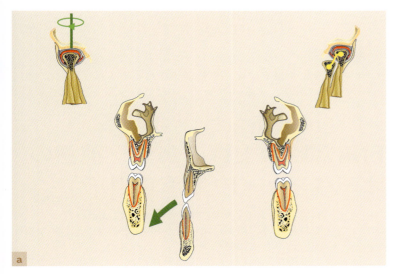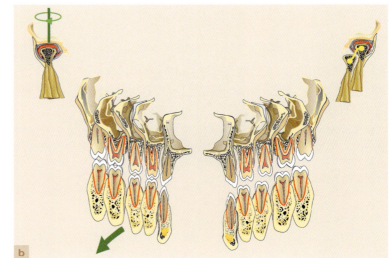

図4-9a,b　側方偏心運動時におけるミューチュアルプロテクション（相互保護）の概念．a：犬歯誘導は臼歯を離開して保護する．b：グループファンクションは非作業側の臼歯を離開し保護する．

ミューチュアルプロテクション（相互保護）—アンテリアディスクルージョン（前歯による臼歯離開）がない場合，臼歯部咬合支持は障害されるのか？

　歯が随意的に最大咬頭嵌合（MI）から前方または側方の切端位まで接触滑走する際の咬合接触関係は「アンテリアガイダンス」として一般的に知られている．Angle I 級関係では，前方運動時には前歯の誘導により臼歯が離開し，犬歯誘導により作業側および非作業側の臼歯が離開する（図4-8，4-9a）．「ミューチュアルプロテクション（相互保護）」の概念は，臼歯部が静的な咬合力を支持し，前歯部およびアンテリアガイダンスが動的な咬合力を支持するというものである．このように，最大咬頭嵌合（MI）では臼歯は前歯を保護し，前方運動および作業側運動時は前歯が臼歯を保護する[1]．

　ミューチュアルプロテクション（相互保護）の考え方は，固定性補綴装置で補綴を行う際に用いるべき最適な咬合のモデルとして多くの者に受け入れられている．この概念の中心は，臼歯を離開させる「アンテリアガイダンス」は効果的なものであり，これが失われている場合には回復するかまたは構築されなければならないというものである（図4-8）[1, 2, 4-9]．

　事実，このモデルは正常な Angle I 級の咬合関係の説明であり，これは現在，進化論的にも統計学的にも「正常」とされるものである．文献考察では，強くこの考え方を支持している提唱者について言及しているが，一方でその考え方の妥当性や普遍性を支持する実質的，科学的根拠については不足していることを明らかにしている．臨床医は，この概念では回復できない多くのさまざまな状況に絶えず直面している．これらの例外の存在はジレンマとなり，代わりとなる考え方が必要となる．実際の多くの症例では，前方運動や作業側運動の初期に，臼歯の離開が生じるわけではない（図4-10）[13-15]．臼歯部咬合支持は，アンテリアディスクルージョン（前歯による臼歯離開）が存在しない場合に損なわれるといった考え方を支持する，実質的な根拠はないように思われる．このモデルの妥当性と代わりとなるモデルについては第6部で詳述する．

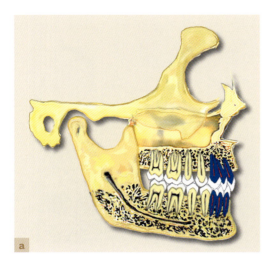
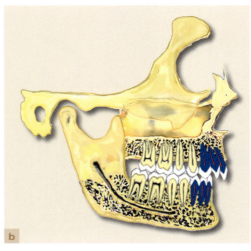
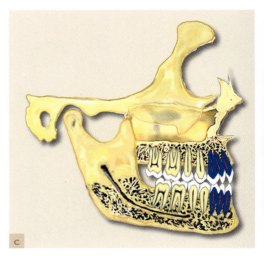

図4-10a〜c　a：正規母集団の70%で下顎前方運動の初期に臼歯の離開が認められる（Ⅰ級およびⅡ級2類）．b：正規母集団の20〜25%が骨格性および切歯関係Ⅱ級であり，下顎前方運動初期に臼歯の離開を示すわけではない．c：3〜7%はⅢ級であり，この場合，偏心運動時に前歯による臼歯の離開は生じない．

偏心運動時の動的な歯の接触関係：ガイド（誘導）とプロテクション（保護）—用語の注意点と概念的特徴

最大咬頭嵌合（MI）から前側方の切端位までの随意的な接触滑走運動は，アンテリアガインダンスと呼ばれている．米国歯科補綴用語集（GPT 8）では，この「アンテリアガイダンス」という言葉を「下顎運動を制限する前歯接触滑走面の作用」として定義している[2]．

プロテクション（保護）

ガイダンス（誘導）という言葉が「プロテクション（保護）」という単語を用いた言葉とつながるようになると，それが必ずしも適切ではないという異論が入る．GPT 8では，"canine guidance"（犬歯誘導）は "canine protected articulation"，"anterior protected articulation" と同じことを表している[2]．同様に，「ミューチュアルプロテクション（相互保護）」という言葉は意味的に「アンテリアガイダンス」と同義で，別名として用いられている[2]．それぞれの言葉は保護されている対象への過度の接触を防ぐものとして引用される．

垂直被蓋

犬歯または切歯の垂直被蓋は，咬合における機能時，パラファンクション時のオーバーロード（過重負担），咬合性外傷または咬耗から，前方，側方運動に参加していない臼歯を「保護」するとされている[16, 17]．作業側の垂直被蓋は同様に，グループファンクションにおいて，非作業側の歯を保護すると考えられている．したがってアンテリアガイダンスを喪失している臼歯部咬合支持の治療では，作業側の誘導の回復も考慮しなければならない（第6部参照）[18-22]．

治療目標（個々の臨床的決定因子）

最後に，歯列を回復するうえでこれらの「保護的な」咬合の概念を用いることで，いわゆる「ミューチュアルプロテクション（相互保護）」が与えられ，治療モデルとして理想的であるという思い込みが生じる．しかしながら，この単純なAngleⅠ級モデルは，それぞれの症例を決定している因子と共存できないことがよくみられる．多くの症例に固有な要素は，どの偏心運動時の誘導がもっとも適切なのか，どの歯や歯群が保護し，どの歯や歯群が保護されるべきなのかという決定に影響を与えるだろう．これらの要素を「個々の臨床的決定因子」と呼び，詳細は第5，6，10部で述べる．

臼歯部咬合支持の喪失—前歯のオーバーロード（過重負担）？

臼歯部と前歯部との相互作用に関して，さらに論点となっているのは，臼歯部咬合支持の喪失により咬合時の前歯部の安定性が損なわれるということである（図4-11）．

臼歯部咬合支持が失われ，前歯に負荷がかかったままになった場合，通常4つの状況に直面する（図4-12〜4-20）．

1. 前歯部は安定した状態であり，これは通常前歯の歯槽骨が正常な場合である．Ⅰ級切歯関係の場合で，これらの症例では，KennedyⅡ級の部分床義歯により補綴され，その結果長年安定し続けるとする報告がある（図4-12a，4-14a）[23]．
2. 終末位で前歯が接触しない場合，たとえばⅡ級1類とⅡ級2類のような場合，臼歯の喪失の後に，下顎はその回転が通常，口蓋の軟組織にあたる位置まで閉口し続ける．この結果，顎間距離は減少し咬合高径（OVD）は低下する（図4-12b，4-13）．
3. 前歯は移動またはフレアアウトする．臼歯部咬合支持の進行的な減少や喪失が生じると，前歯への負担が増加するだろう．慢性歯周炎による骨吸収が加わった場合，前歯の移動が生じる（図4-12c，4-18）．
4. 前歯は咬耗し，咬合高径が低下する可能性がある．咬耗の原因となるブラキシズムが存在している状況で，酸蝕や咀嚼の影響が重なった場合，前歯の咬耗がより進行する可能性がある（図4-12d，4-15，4-17）．

臼歯部咬合支持の喪失：本来の前歯部

臼歯を喪失して臼歯部咬合支持が欠如している場合，閉口時の終末位の咬合接触は前歯で生じる．Ⅰ級およびⅡ級2類，そして切端咬合Ⅲ級では，咬合高径は維持される．Ⅰ級およびⅡ級2類において，これは下顎切歯の切端が上顎切歯と犬歯の遠心斜面に接することで維持される（図4-12a，4-14）．

臼歯部咬合支持の喪失―前歯のオーバーロード（過重負担）？

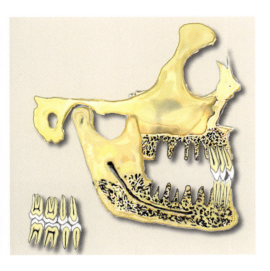
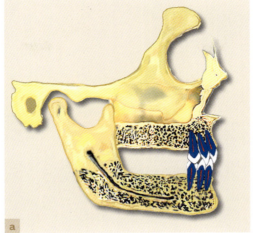
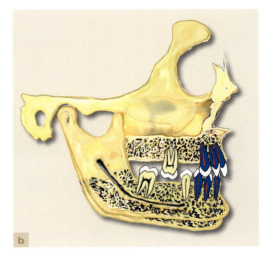

図4-11 臼歯部と前歯部の相互作用．臼歯部咬合支持の崩壊により前歯部が障害される可能性がある．

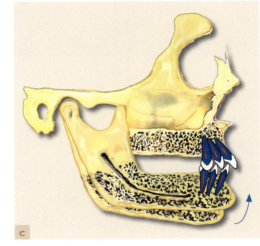
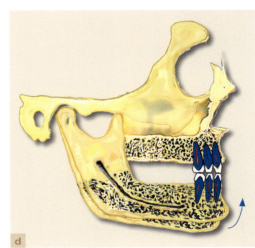

図4-12a～d 臼歯部の咬合支持が失われた場合，前歯が咬合力を負担する．a：前歯部は安定し，正常な状態を保つ可能性がある．b：Ⅱ級1類の症例では，低位咬合が生じる．c：慢性歯肉炎による骨吸収が生じると，たいてい前歯は移動し，唇側にフレアアウトする．d：前歯は安定した状態であるが，通常，咬合高径の低下を伴う慢性的でパラファンクショナルな咬合接触（ブラキシズム）があると咬耗が進む．

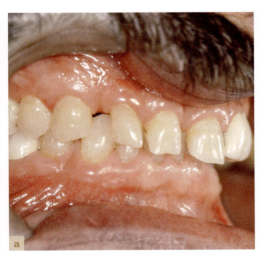
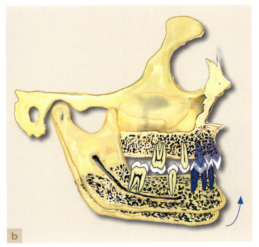
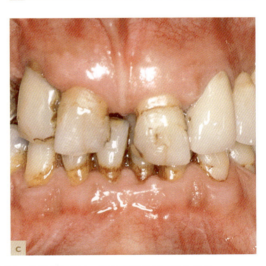

図4-13a～c 臼歯部咬合支持が失われた場合，重度または完全な垂直被蓋の重なりや前歯部開咬を有するⅡ級1類，Ⅱ級2類では，咬合高径の低下を生じる．

Ⅲ級では，下顎切歯の切縁と上顎切歯の切縁が「切端位」で接触する（図4-12d，4-17）．

Ⅱ級1類で，垂直被蓋が完全に重なったり，前歯どうしの接触がない前歯部開咬の症例では，閉口終末位で咬合高径が低下する（図4-12b，4-13）．

臼歯部の低位咬合，減少した顎堤間距離，減少した顎間距離，低下した咬合高径

咬合高径は閉口終末位において対咬する臼歯部，前歯部の咬合接触により維持される．臼歯部咬合支持が減少または喪失し，前歯の接触が減少またはなくなると，新たに前歯部での咬合接触が生じるまで下顎は低位になる（図4-13）．この状況は残った前歯または口蓋粘膜上で生じる．また，これは臼歯部では歯の有無にかかわらず臼歯部歯槽堤間の距離の減少につながり，「減少した顎堤間距離」と呼ばれる[2]．この臼歯のオクルーザルストップの喪失に引き続いて起こる下顎の近接を「臼歯部の低位咬合」といい，それは「臼歯の喪失または偏位の結果として生じる咬合高径の低下」と定義されている[2]．顎間レベルでは「減少した顎間距離」とよび，顔面レベルでは「低下した咬合高径」と呼ばれる[2]．米国歯科補綴用語集で「低位咬合」の定義は「顎間距離が減少した位置での咬合高径，下顎が安静位にある時，過剰な咬合面間距離が存在する咬合高径，咬合接触時の顎堤間距離の減少」とされている[2]．新たな「下顎の安静位」や「安静

第4部　臼歯部咬合支持

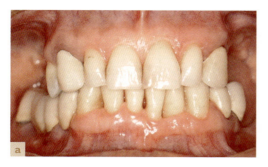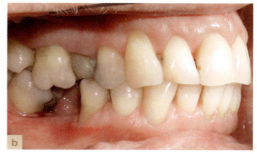

図4-14a, b　a：喪失した臼歯部咬合支持と安定した前歯部．b：隣接歯や対合歯の挺出，傾斜，回転を伴った下顎第一大臼歯欠損．

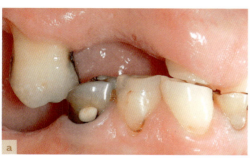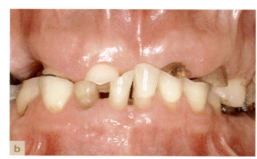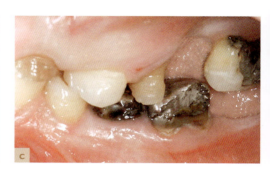

図4-15a〜c　複数歯にわたる挺出．対合歯のない臼歯は歯槽骨とともに挺出していく可能性がある．これは結果として顎堤間距離の減少につながる．

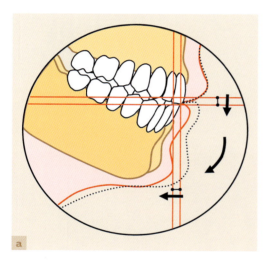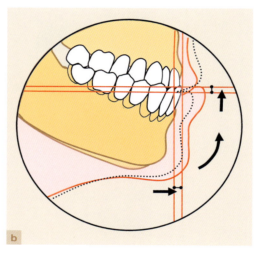

図4-16a, b　下顎の開閉口時のオートローテーション．a：閉口時はⅠ級切歯関係から，よりⅢ級の切歯関係となる．b：開口時はⅠ級切歯関係から，よりⅡ級の切歯関係となる．

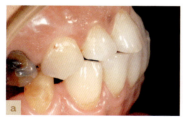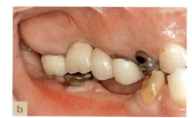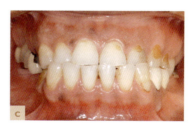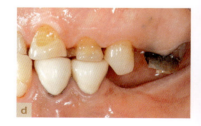

図4-17a〜d　臼歯部咬合支持の崩壊，前歯の咬耗，わずかな咬合高径の低下，臼歯部の複数歯にわたる挺出．

空隙」が生じる可能性があるため，「低位咬合」が，下顎が安静位にある時の過剰な咬合面間距離につながるかどうかは議論の余地がある（第5部参照）．

単独歯，複数歯にわたる挺出，不揃いな咬合平面

　歯を喪失した時，対合歯のない歯が挺出し，それとともに歯槽骨も挺出する傾向がある．臼歯部または前歯部が複数歯にわたって挺出している場合，これは1歯のみに生じる場合（図4-14b）や複数歯（図4-15, 4-17）に生じる場合がある．これは顎堤間距離の減少と咬合平面の不正につながる可能性がある．

下顎骨のオートローテーション

　下顎骨は終末蝶番軸で開閉口する．下顎骨は，この水平的な回転軸を中心として一定の弧を描くように閉口する．閉口時は，下顎の前歯部が上顎前歯部に対して前方に位置する．この現象は「オートローテーション」と呼ばれてきた（図4-16）．咬合高径がわずかに変化した場合（2〜8 mm）約1〜2 mm前方位となる．また大きく変化した場合（8〜14 mm），3〜4 mmの範囲で前方位となる．これは，

臼歯部咬合支持の喪失—前歯のオーバーロード（過重負担）？

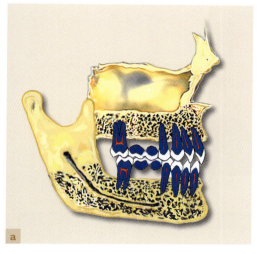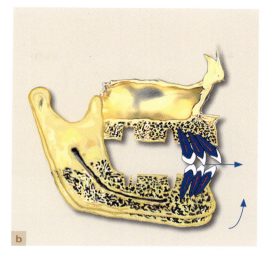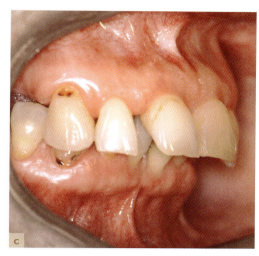

図4-18a～c　臼歯部咬合支持の喪失，前歯の傾斜面の接触，前歯部歯槽骨支持の減少，これらは，前歯のフレアアウトや移動，唇側移動，オートローテーションを伴った咬合高径の低下を生じさせる．

咬合高径（OVD）を極端に高くする場合や低くする場合，臨床的に重要な事項となる．前歯部の審美性や前歯部の接触滑走を行う能力に影響を与えるだろう．閉口時には前歯のI級はIII級となる．咬合高径が増加するとI級はよりII級となり，下顎前歯は後方に移動する．

歯の移動を伴った場合（図4-12c，4-18）；（iii）II級1類の重度の垂直被蓋（図4-12b，4-13）のように，前歯の咬合接触がない場合や開咬を伴った場合．同じ要因であってもそれらの組み合わせが異なると混乱が生じる，つまり1つの因果関係で分類しようとすると問題が生じるものである．

臼歯部咬合支持の喪失，前歯の移動

長期にわたる慢性歯周炎の症例の場合，歯槽骨支持が進行的に喪失する．歯の安定性は損なわれ，歯の動揺およびその進行を伴った二次性の咬合性外傷の対象となる．

臼歯の喪失により臼歯部咬合支持の進行的な減少または喪失が生じると，隣接する臼歯の傾斜の有無にかかわらず前歯は不安定になる．前歯への負荷は動揺を増加させ，歯の唇側移動を引き起こす．臼歯部咬合支持の喪失は，咬合高径（OVD）の低下を伴う．前歯のフレアアウトは通常上顎切歯で起こり，もっとも一般的に慢性歯周炎による長年の歯槽骨吸収を伴っている．この流れは，以前は「臼歯部の咬合崩壊（posterior bite collapse）」（図4-12c，4-18）と呼ばれていた[24-26]．前歯のフレアアウトは結果として審美不良をもたらし，前歯部は継続的にさらなる歯の移動や動揺のリスクを伴う．このような症例の治療には，適切な歯周治療，固定，失った臼歯部咬合支持の回復に加えて，低下した咬合高径の回復と前歯部の口蓋側への矯正移動が必要となる（第13部参照）．

臼歯部の咬合崩壊（posterior bite collapse）と臼歯部の低位咬合

臼歯部咬合支持がなくなったすべての症例で前歯のフレアアウトや咬合高径（OVD）の低下を認めるわけではない．これらの2つの要素の組み合わせを，以前から「臼歯部の咬合崩壊（posterior bite collapse）」と呼んできた[24-26]．下顎第一大臼歯の早期喪失が進行中の一連の事象の引き金になると主張されてきた[25, 26]．しかしながら，低位咬合を伴う前歯部のフレアアウトは臼歯部咬合支持が減少または喪失した多くの症例で起こるわけではなく，前歯の移動は主に慢性歯周炎から生じる歯槽骨吸収の結果であることが明らかになった[24-26]．米国歯科補綴用語集では，「臼歯部の咬合崩壊（posterior bite collapse）」という言葉はもはや用いられず，その読者に「臼歯部の低位咬合」すなわち「臼歯の喪失または移動の結果生じた咬合高径の低下」として示している[2]．これは次の場合に生じる可能性がある：（i）前歯の咬耗（図4-12d，4-17）の後；（ii）フレアアウトと前

臼歯部咬合支持の喪失，前歯部の安定性，咬合高径の組み合わせ

- 臼歯の喪失は，臼歯の移動の有無にかかわらず次々に起こる可能性があり，一方で前歯部は安定したままである可能性がある（図4-14）．
- 図4-12aと4-14に示すように，咬合高径の低下の有無にかかわらず，臼歯の喪失は起こり得る．
- 前歯の移動は，臼歯部咬合支持の喪失の有無にかかわらず起こり得る（図4-18～4-20）．図4-20に示す症例では，全顎的な歯槽骨支持の喪失と，前歯の移動を認めるが，臼歯部の咬合支持の喪失は認めない．
- 歯周病による骨吸収の有無にかかわらず，前歯の移動は起こり得る．これは進行することもあれば，自然に進行が停止することもある．
- 慢性歯周炎による骨吸収が合併すると，フレミタスが触知できるかもしれない．そこには，「動揺している」，あるいは「動揺が進んでいる」状態の臼歯と前歯を認めるかもしれない．これは「二次性の咬合性外傷」と定義されている．

パラファンクション時の咬合接触と酸蝕症による前歯の摩耗

摩耗は，ほとんど臼歯に起こるか，またはほとんど前歯で起こるかに分けられ，それはある程度，垂直被蓋とパラファンクションに影響される．

慢性的なブラキシズムの結果，顎堤間距離の喪失を伴いながら臼歯，前歯は摩耗する（図4-17）．

臼歯を喪失し，機能的，パラファンクショナルな咬合接触による全体的な負荷が前歯に加わった場合，歯を失うスピードが加速するかもしれない．咬合時のパラファンクションにより生じたエナメル質の喪失につづき，酸蝕症によって露出した象牙質の摩耗がより速く進むかもしれない．酸蝕症は強い酸を含む食べ物や飲料によって引き起こされる可能性がある[27, 28]．これらの症例では，一般的に歯槽骨は正常に保たれ，その骨は通常厚く「buttressed（強化された）」

第4部 臼歯部咬合支持

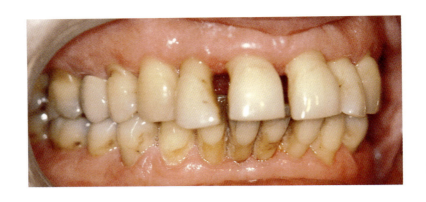

図4-19 治療前の臼歯部咬合支持，前歯の移動，歯槽骨の喪失．

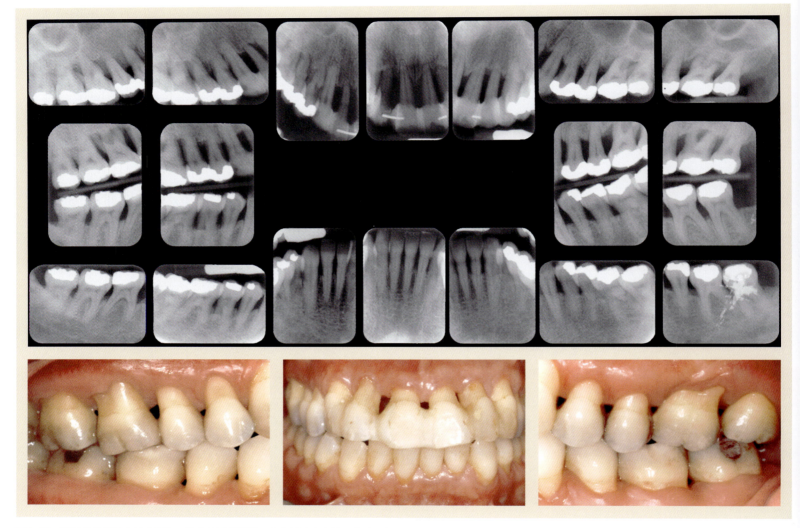

図4-20 60%の歯槽骨支持の喪失，前歯の唇側移動，臼歯部咬合支持の喪失はない．

状態である（図4-15）．前歯それ自体の咬耗が進んでいくと，顎堤間距離の減少，咬合高径の低下，オートローテーションが生じる（図4-16）．図4-17では，そもそもⅠ級関係であった外観が，低位咬合とオートローテーションが原因となって，Ⅲ級関係の外観を呈している．

臼歯部咬合支持の欠如により顎関節への過重負担は引き起こされるか？

臼歯部咬合支持，前歯部，そして顎関節の相互関係に関する3つ目の論点は，臼歯部咬合支持の喪失によって顎関節のオーバーロード（過重負担）が引き起こされるということである．

何年にもわたり，多くの著者や臨床医が，臼歯部咬合支持の喪失による顎関節への過剰な負荷と，起こりうる顎関節の病理学的変化について述べてきた（図4-21）[29-32]．臼歯部咬合支持が減少した状態でクレンチングを行うと，顎頭が0.3mm変位する可能性がある．従来から，顎関節の病態生理は過度の機械的負荷と結びつけられてきた．顎関節のリモデリングを伴う順応と，正常なまたはパラファンクションへの反応としての代償機構についてはよく述べられている[34-37]．

顎関節疾患は歴史的に，機械的な過重負担に起因していると考えられてきた．この関係は臨床的に重要である[29-32]．臨床医は，大臼歯と小臼歯の欠損を顎関節への過重負担と顎関節の病理学的変化を

予防するために，固定性あるいは可撤性補綴装置で回復する必要があるのかを決めなければならない．この問題は今でも議論の余地がある．臼歯部咬合支持の喪失と顎関節の病理の関連に異議を唱えて，顎関節を守るための臼歯部の欠損に対する補綴処置の必要性から目をそらす者もいる[38]．別の集団研究は，喪失した臼歯部咬合支持と顎関節症状[34, 39-41]，咀嚼効率の関連性を示唆している[42]．263名の症状のあるTMD（顎関節症）群と82名の症状のない対照群を比較した研究では，下顎臼歯の喪失と関節円板転位との間に正の相関を認めた．このレビュー論文では，臼歯喪失に対する補綴処置はTMDの発症を防ぐことはできないと結論づけられた[34]．また，関節円板転位を認める者に，下顎臼歯の喪失の出現率の，わずかではあるが有意な増加がみられた．こうして下顎臼歯部の欠損は退行性顎関節疾患の進行を加速させる可能性があるとも結論づけられた[34]．

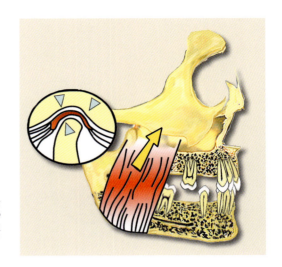

図4-21 臼歯部咬合支持の喪失は顎関節のオーバーロード（過重負担）に関係しているとされてきた．

臼歯部咬合支持の喪失と顎関節の病理との関連性を考慮した議論，理論，エビデンス

てこの理論

下顎はⅢ級のてこであり，第一大臼歯付近に斜め上方に向かって作用線が存在する．臼歯を喪失し，前歯のみで咬合していると，より大きな力が顎関節に加わる．

顆頭に働く遠心方向への力

顆頭は関節円板を介して関節結節の斜面に接している．骨による遠心への制止構造が存在しないため，顎関節は上方と遠心方向に力を受ける傾向がある．この力は，側面にある顎関節靭帯によって抑えられている．この靭帯は伸びたり，その付着が弱くなったりするかもしれない．パラファンクションとしてのクレンチングと臼歯部の咬合支持の喪失が組み合わさると，これは，顎関節疾患の潜在的病因因子として働くと考えられてきた[1, 32]．

コステン症候群

低位咬合と咬合高径の低下を伴う臼歯部の咬合支持の喪失は，顎関節の遠心方向への過度な負荷や，顎関節の疼痛，耳介側頭神経枝の圧迫を伴う顆頭の遠心方向への変位と結びつけられていた．これは，以前はコステン症候群と呼ばれていた．1940年代から1960年代までは，減少した咬合高径の回復と喪失した臼歯の回復の概念に貢献してきたが，現在は用いられていない[1, 32]．

顆頭の遠心変位に関する理論

円板後部の組織に神経が存在することは誤りであることが証明されていたが，顆頭の遠心変位の概念は1970年代に復活し，臼歯部咬合支持の喪失と結び付けられてきた[1, 31]．これらの多くの事項は，顎関節の経頭蓋エックス線所見に基づいている．

顎関節疾患の進行の病因

連続的に進行する顎関節痛，復位を伴う関節円板転位，復位を伴わない関節円板転位，退行性の顎関節疾患についての考え方はさまざまな形で提案され，そして多くが誤りであると証明されてきた[1, 31, 36]．

遺体を用いた研究と顎関節の病理

わずかなサンプルサイズの遺体を用いた研究から，臼歯の喪失と関節円板の穿孔やその他の退行性の顎関節の変化の間には関連性があると考えられた[31, 35, 37]．

15歳から92歳の53名を対象に行った研究では，荷重の負荷と顎関節の変化との間には関連性があるように思われた．歯列の長さの減少は顎関節内障と関連していた．退行性の変化は加齢，機械的要因，とくに臼歯部の咬合支持の喪失と関連していた[37]．

臼歯部咬合支持の喪失と顎関節の病理との関連性に異議を唱える議論，理論，エビデンス

いくつかの教科書やレビューでは，臼歯部咬合支持の喪失，顎関節疾患の進行，TMDの間にはあきらかな因果関係が証明されていないという考えを維持している[38, 39]．これらの関連性を支持する多くの主張は推測の域にあるもので，複数の交絡因子が考慮されていない．遺体を用いた研究はサンプルサイズが小さく，対照群が存在しない[38, 39]．

顆頭の遠心変位

本来の臼歯部咬合支持を有する健常者を対象にした研究は，体軸のコンピュータ断層（CT）画像で，下顎窩に対して顆頭が中心ではなく遠心に位置する顆頭 - 下顎窩の関係を示した．経頭蓋エックス線画像は，顆頭と下顎窩との関係を決定するうえで誤った結論を出してしまうことがわかり，このエックス線像に基づいていた結論は妥当性のないものとなった[1]．遠心位に写るエックス線画像上の顆頭 - 下顎窩の関係は，関節円板転位の存在または進行や，他の顎関節疾患とは関連がなかった．それでもなお，これは重要なものであると考えている者がいる[45]．

適応能力と感受性

臼歯部咬合支持を失ったすべての患者で顎関節疾患やTMDが発症するわけではないという事実は，適応能力と個々の感受性が存在することを示している[36]．

パラファンクションとブラキシズム

慢性的なオーバーロード（過重負担）は，関節円板とその付着構造物の伸展と変形や，顆頭と関節結節の耐荷重領域での退行性変化の原因となるフリーラジカルの放出と関連していると考えられている．この場合の過重負担とは，臨床的兆候や病的反応を伴った高い圧縮力と張力を意味する．目には見えない病的兆候を伴う慢性的で大きな力は，順応性のある非病理的な反応を伴う大きい負荷と捉えることができ，おそらくその応答は漠然とした個々の組織の応答能力とでもいうものだろう[36]．しかしながら，臼歯部の咬合支持の喪失と，

第4部　臼歯部咬合支持

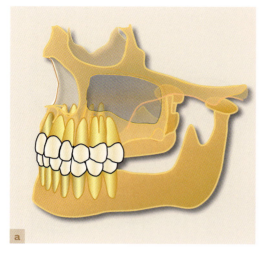
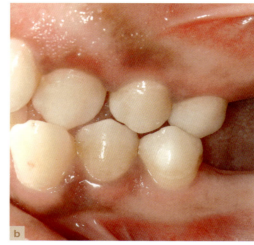

図4-22a, b　短縮歯列(SDA)は近年，好ましい治療の選択肢としてより一般的に受け入れられる方法となってきた．

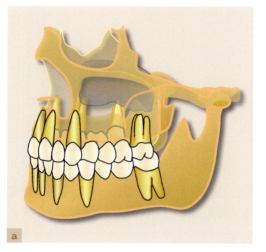
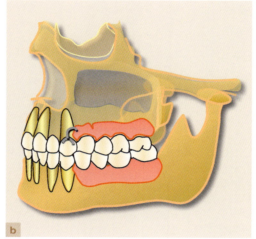
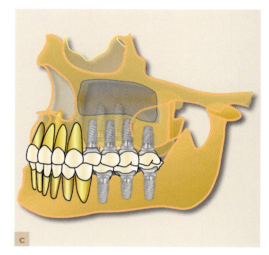

図4-23a〜c　喪失した臼歯部咬合支持は，歯根膜またはインプラント支持のブリッジ，または部分床義歯で回復されるかもしれない．

慢性的な過重負担，パラファンクショナルな咬合接触との因果関係は，いまでもなお憶測の域にあり，完全に解き明かされ，受け入れられているわけではない[31, 38, 39]．

TMDではない集団の疫学

疫学研究では，患者集団，非患者集団の両群において，臼歯部咬合支持の喪失とTMD症状との間に相関がないか，あっても弱いことが報告されている[38-42]．男性集団，女性集団にみられる差と他の交絡因子の一貫性のなさによって，「弱い関連」となっている．臼歯部の咬合支持の喪失は，結果としてTMD症状の弱いリスクファクターであると考えられている[37-41]．

TMDがなく，小臼歯部までの短縮歯列を有する集団の長期にわたる追跡調査では，これらの者はTMD症状が増加しないことが示された（図4-22）[5, 46-53]．

短縮歯列

いくらかの研究において，1組または2組の小臼歯での咬合でも，長期にわたる快適性と安定性が共存できることが示されている．短縮歯列(SDA)の6年間の追跡調査では，TMDとTMD症状に増加傾向を認めていない[46-53]．その後の研究では総じて，3〜5組の咬合支持を有する者と完全歯列を有する者の間には，咀嚼効率，TMDの兆候およびその症状，歯周組織の支持，口腔内の快適性に関して，臨床的な有意差を認めなかった．短縮歯列(SDA)の状態で27年以上機能し，46年経過時が小臼歯を失うリスクが高いと考えられた[46-53]．

短縮歯列(SDA)に対しては，今でもなお慎重な姿勢を示すものもいる[54, 55]．また，大臼歯の喪失は咀嚼効率を低下させ，下顎の変位を増加させるとの報告がある（図4-22）[54, 55]．

結論

結論として，慎重な意見はまだまだあるが，短縮歯列(SDA)は有効な治療の選択肢であり[38]，臼歯部咬合支持を回復するための他の選択肢と同時に考慮すべきである．短縮歯列(SDA)が変形性関節症の潜在的リスクファクターであることは，治療計画策定の中で重要視されるべきである．

臼歯部咬合支持の回復：臨床的考慮事項

クリニカルクエスチョン

臼歯部咬合支持が減少または喪失した症例で，治療計画を立案するとなると，臨床医はいくつかの問題に遭遇する（Box4-1）．適応可能な治療の選択肢の中から，可撤性のものか，歯牙支持の固定性のものか，インプラント支持の固定性のものか，それとも歯牙支持とインプラント支持を組み合わせたものにするのかを決める必要がある（図4-23）．この決定は患者側の要因とその症例で考慮されるべき個々の臨床的決定因子により左右される．もし固定性補綴装置が適用可能な場合，最低限許容できる咬合支持の構成要素は何か，臼歯部咬合支持を得るための最小限の歯の接触点数は一体いくつなのか？　という疑問が生じる．

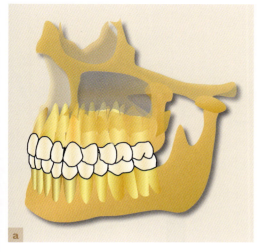 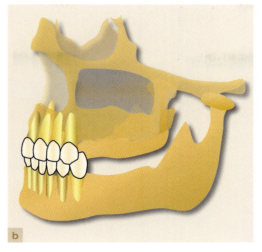 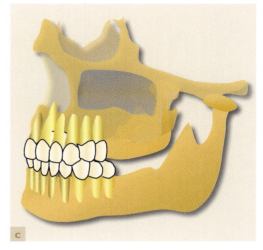

図4-24a〜c　順に，正常な状態，喪失した臼歯部咬合支持，減少した臼歯部咬合支持（短縮歯列：SDA）．

Box4-1　クリニカルクエスチョン

- 最低限許容できる臼歯部咬合支持の構成要素は？
- 臼歯部咬合支持を確立できる最小限の歯数と接触の数は？
- 臼歯部咬合支持を確立できる最小限のインプラント数と支持骨の量は？
- 許容できる歯と歯あるいは歯とインプラントの歯軸方向の関係は？
- 咬頭嵌合位での咬合接触の要件は？
- 咬頭嵌合位での最適な顆頭と下顎窩の関係ならびに上下顎の関係は？

最低限許容できる咬合支持とは何か？

　喪失または減少した臼歯部咬合支持の回復に関する補綴治療計画のガイドラインの原則は，一般的かつ症例固有の適応症に基づいている．一般的に臼歯部咬合支持の目的は，閉口時に安定した終末位を与えること，咀嚼機能を向上させること，咀嚼，嚥下，パラファンクション時に生じる力を支えることにある．したがって，計画された臼歯部咬合支持の回復が，快適性，咀嚼能力，審美性の観点から患者にとって許容できるものとなる必要がある．さらにそれは，生体力学的に，臼歯部に垂直に加わる力や側方偏心位でのパラファンクションでの力を支え，分散するのに適したものとなる必要がある．部分歯列欠損症例の残存歯の支持数は，口腔関連QOL（OHQoL）や口腔健康指標のプロファイル（OHIP）（図4-24）で評価される快適性や満足度に影響を与える（図4-24）[56-60]．

口腔関連QOL（OHQoL）と口腔健康指標のプロファイル（OHIP）

　歯の喪失はOHIPに影響を与える．OHIPスコアは残存歯数と咬合する歯の数の影響を受ける[54-60]．左右両側の咬合している上下第一大臼歯を失うと口腔関連QOLの障害度が増加し，片側のみ失った場合は障害度が減少する．この結果自体は，治療の必要性の度合いの増加を示すわけではないし，欠損歯への補綴の必要性を表すわけでもない．

　20歯ないし21歯という残存歯数が，機能的に問題のない歯列の指標として用いられてきており，ここでいう機能的に問題のない歯列というのは，機能的な観点だけでなく栄養学的な観点からの妥当性とも関連している[54, 59, 60]．

喪失した臼歯部咬合支持を回復するための選択肢

　臼歯部咬合支持を喪失した患者の補綴的リハビリテーションにあたっては，さまざまな治療の選択肢が利用できる．インプラントが出現する以前は，部分床義歯，歯牙支持の延長ブリッジ，ショートスパンまたはロングスパンの歯牙支持のブリッジがあった．部分床義歯は，多くの患者に対して，満足な機能，快適性を提供し，多くの患者に長年受け入れられてきた[23, 61, 62]．長期使用に伴う有害な影響として顎堤吸収の進行，う蝕，適切なメンテナンスを行わなかったために生じる歯周疾患が挙げられる[63]．支持力と維持力を高めるためには，床下のインプラントとスタッドアタッチメントの利用が効果的である[64]．部分床義歯が提供されても，装着を受け入れられない場合や，不快である場合，使用できない場合がある[62]．代わりとなる選択肢としては，歯牙支持の延長ブリッジ，ショートスパンまたはロングスパンのブリッジが存在し，これらは支台歯の配置や支持骨に依存している．インプラント支持のブリッジはもう1つの代替法であり，シングルユニットやカンチレバー，単独植立，隣接歯との連結，ロングスパン，サイナスリフト（上顎洞の骨造成），骨造成のようなさまざまな選択肢が存在する．これらは第7部で詳述する．しかしながら，患者の嗜好や経済状況だけでなく局所的，全身的因子が，インプラントの適応を不可能にするかもしれない．最後に，臼歯部欠損の患者においては，患者固有の要因が好ましいものである場合，短縮歯列が実現可能な選択肢となる．一般的に，局所的，全身的，心理学的，経済的因子は，治療計画を立てる際に重要であるが，ある特定の選択肢を評価する場合は，その選択肢についての入手可能な最良のエビデンスやアウトカム研究に従うべきである[52, 57, 59, 62-76]．

アウトカム研究

　固定性補綴装置の使用とその形態の決定を左右する重要事項は，成功と生存データ，失敗と合併症発生率のアウトカム研究の結果から導かれる（図4-25）[62-76]．

固定性補綴装置のシステマティックレビュー

　歯牙支持，インプラント支持固定性補綴装置の5年，10年の生存率と合併率のシステマティックレビューの要約は，前向き，後ろ向きコホート研究をまとめて以下のような結果を示している[66]．従来の歯牙支持の固定性補綴装置の5年以上の生存率は93.8%，延長ブリッジの生存率は91.4%，インプラント支持の固定性補綴装置の生存率は95.2%，歯根膜とインプラント支持を組み合わせたものでは

第4部　臼歯部咬合支持

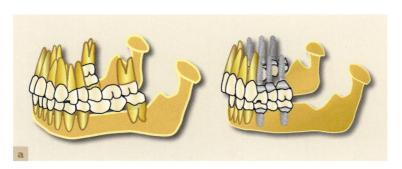
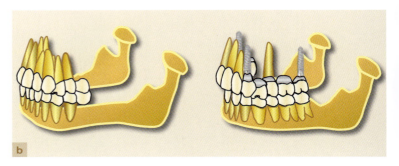

図4-25a, b　長期的生存率を調べたシステマティックレビューに基づく固定性補綴装置の第一選択と第二選択．a：第一選択 - 従来の歯牙支持とインプラント支持の固定性補綴装置．b：第二選択 - 歯牙支持とインプラント支持を組み合わせた延長ブリッジと接着ブリッジ．

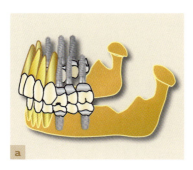
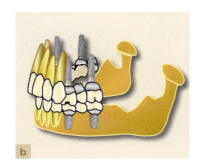
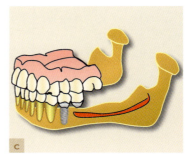
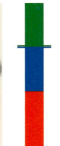

図4-26a〜c　a, b：3本支台のインプラント，2本支台のインプラント，および下顎の1本支台の延長ブリッジの組み合わせでは，5〜10年の生存率は良好である．

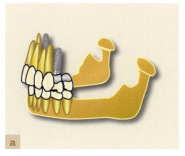
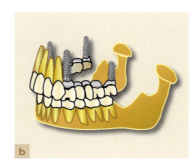
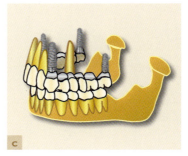
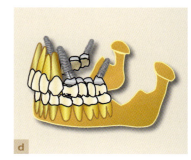

図4-27a〜d　不十分で限定的な研究．a：犬歯1歯支台の上顎小臼歯延長ブリッジ．b：3，4歯以上のロングスパンのポンテック．c：中間支台として天然歯を伴う半固定性ブリッジ．d：過大な歯冠 - インプラント比，インプラント体の極端な傾斜．

95.5%，インプラント支持の単独冠では94.5%，接着ブリッジでは87.7%であった[66]．10年生存率は従来の固定性補綴装置では89.2%まで減少し，延長ブリッジでは80.3%，インプラント支持の固定性補綴装置では86.7%，歯根膜とインプラント支持を組み合わせたものでは77.8%，インプラント支持の単独冠では89.4%，接着ブリッジでは65%まで減少していた．(Box4-2)（図4-26，4-27）

固定性補綴装置のシステマティックレビューからの結論

長期的予後を調べた研究に基づくと，固定性補綴装置により臼歯部の補綴処置を計画する際，従来の歯を支台歯とする固定性補綴装置，インプラント支持の固定性補綴装置，インプラント支持の単独冠が第一選択として考えられた．延長ブリッジ，歯牙支持とインプラント支持を組み合わせたもの，または接着ブリッジは第二選択と考えられた（Box4-3，図4-25）[66]．従来の歯牙支持の固定性補綴装

Box4-2　固定性補綴装置のシステマティックレビューとメタアナリシスのまとめ（Pjeterssun & Lang[66]より抜粋）

- 5年生存率の推定値／10年生存率の推定値
  - ■ 歯牙支持の固定性補綴装置　93.8% ／89.2%
  - ■ 歯牙支持の延長ブリッジ　91.4% ／80.3%
  - ■ インプラント支持の固定性補綴装置　95.2% ／86.7%
  - ■ 歯牙支持とインプラント支持を組み合わせた固定性補綴装置　95.5% ／77.8%
  - ■ 接着ブリッジ　87.7% ／65%
  - ■ インプラント支持の単独冠　94.5% ／89.4%

Box4-3　固定性補綴装置の長期結果に応じた治療の選択肢（Pjeterssun & Lang[66]より抜粋）

- ■ 従来の歯を支台とする固定性補綴装置
- ■ インプラント支持による固定性補綴装置
- ■ インプラント支持の単独冠
- ■ 第二の治療の選択肢
- ■ 歯牙支持の延長ブリッジ
- ■ 歯牙支持とインプラント支持を組み合わせた固定性補綴装置
- ■ 接着ブリッジ

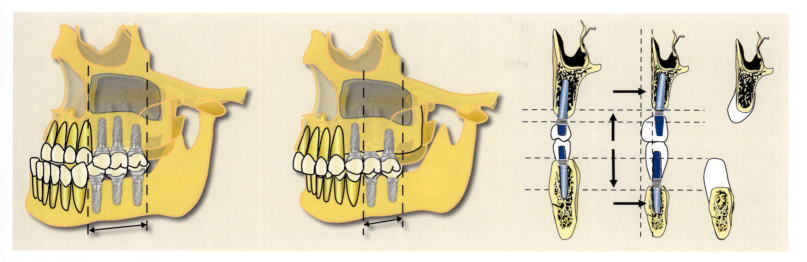

図4-28 顎堤間の要因．骨格的な上下顎の関係と残存する顎堤間の関係は，前後的，頰舌的，垂直的に異なる．

置において，もっとも頻度の高い合併症は生物学的な問題で，う蝕，歯髄壊死であった．また，延長ブリッジにおける生物学的な問題の発生状況は従来の固定性補綴装置と類似していた．しかしながら，維持力の喪失や材料の破損のような技術的問題はより頻繁に生じていた．インプラント支持による補綴装置では，粘膜の炎症やインプラント周囲炎のような生物学的合併症の発生率は，インプラント支持のみの固定性補綴装置，歯牙支持とインプラント支持を組み合わせた固定性補綴装置，インプラント支持の単独冠で類似していた．陶材の破損，アバットメントスクリューの緩み，維持力の喪失はもっとも頻繁に生じる技術的合併症であった．合併症の発生率は実質的に歯牙支持の補綴装置より，インプラント支持の補綴装置のほうが高かった[66]．

部分床義歯

3日間行われた部分床義歯に関するワークショップで，先進国で部分歯列欠損，とくに臼歯部欠損の管理の必要性が高まってきていることについての討論があった[64]．部分床義歯の有効性に関する文献調査では，その有効性については咀嚼機能，栄養状態，QOL，患者満足度，部分床義歯と口腔内の構造との関係，TMD，予防的側面の観点から評価された．結論は，それら文献の中では部分床義歯の適応症と禁忌症についてのエビデンスがはっきりと述べられておらず，部分床義歯よりもむしろ短縮歯列（SDA）が好まれるというものであった[64]．部分床義歯は臼歯部で3組以上の臼歯の咬合を回復する場合，咀嚼の改善に有用であると考えられていた[75]．

886の部分床義歯の5年から10年の成功率を調べた後ろ向き研究では，失敗の基準を部分床義歯の再製，未使用とした場合，5年後の成功率は75％，10年後では50％であった．鉤歯の再治療を失敗の基準とした場合，5年後の生存率は40％，10年後では20％以上であった．アタッチメントを利用した部分床義歯では，歯冠処置は支台歯の再治療を遅らせるようであった．メタルフレームの破損は5年で10〜20％にみられ，10年後では27〜44％にまで達する．部分床義歯の歯周組織へ及ぼす悪影響を調べた20の研究のレビューでは，結果は決定的なものではなく，良好な口腔衛生状態とメンテナンスにより歯周組織の合併症を避けることが可能であり，長期的なアウトカムが保証されると結論付けられていた[77]．

両側の臼歯欠損を回復する部分床義歯は完全な歯列や短縮歯列（SDA）と差のない満足な咀嚼機能を提供した[63]．

個々の症例で考慮される因子

症例に応じて必要となる配慮は，いくつかの要因の影響をうける．これらには，患者の要因，歯に関係する疾患や障害の罹患状況やそれらへのかかりやすさ，形態の変異が含まれる．

患者要因

患者要因には，年齢的，医学的，心理学的，心理社会学的要因が含まれる．これらの要因は，患者が崩壊したあるいは失った臼歯部の咬合支持を回復させたいのか，また彼らがどのくらいの努力と費用をかけることできるのか，またはその意志があるのか，といったことに影響する．可撤性または固定性の短縮歯列（SDA）や，小臼歯と大臼歯をすべて補綴することについての患者の主観的な要望，そして咀嚼動作に関する適応能力はすべて影響力をもつ要因である．

疾患と障害

侵襲性歯周炎や慢性歯周炎などの歯周炎へのかかりやすさと，ランパントカリエスや歯頚部う蝕などのう蝕傾向は，臼歯の喪失や喪失の程度に影響しているであろうから，補綴修復を行った歯列の予後を危険にさらす可能性があるものとして捉えなければならない．補助的な細菌検査や唾液緩衝能試験は，治療計画を立案するうえで役に立つ．また，パラファンクションであるクレンチングやグラインディングの既往や兆候を把握することは，咬合する歯の配置やその数，また，前歯や咬合支持歯との関係から偏心運動時の誘導の与え方を計画するうえで重要となる．

形態の変異

形態の変異は多く，さまざまである．それらは歯列弓間の要因，歯列弓内の要因，個々の歯や支台歯の要因に分類される．

歯列弓間の要因（顎間関係の要因）

歯列弓間の要因には，前後的，垂直的，左右的なものが考えられる．Ⅱ級の前後的な考慮事項は，アンテリアディスクルージョン（前歯による臼歯離開）の程度に影響を与え，後方，側方偏心運動時の負荷を支えるために用意すべき咬合支持の数にも影響を与えるだろう．最適な機能時，パラファンクション時のストレスの分配や審美性のために，前歯，臼歯で逆被蓋を計画する必要がある．また骨格的な関係と顎堤間関係は，前後的，頰舌的，垂直的に異なることがある（図4-28）．

前歯臼歯の咬合支持のばらつき

前後的な骨格の変化は，インプラントに利用できる顎骨の近遠心幅径に影響するかもしれない．Ⅱ級では，臼歯部咬合支持を回復させるためのスペースがより少ない．

第4部　臼歯部咬合支持

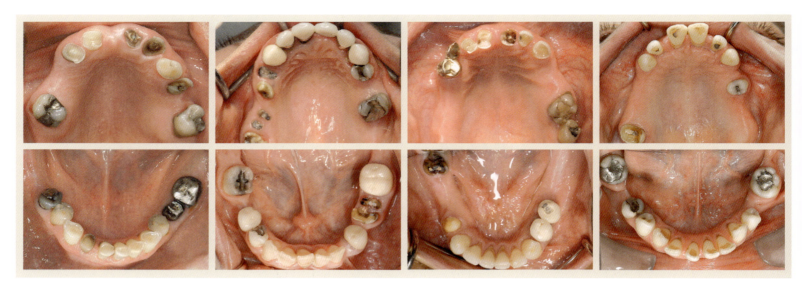

図4-29　欠損部の長さと支台歯の分布の相違は，喪失または減少した臼歯部咬合支持を回復するための補綴方法の選択に影響を与える．

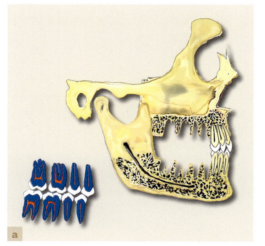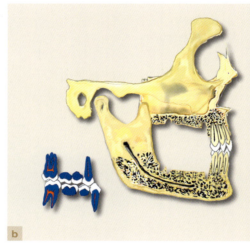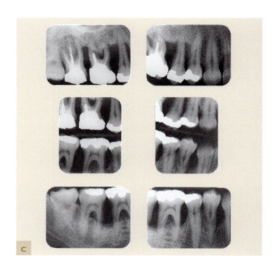

図4-30a〜c　臼歯部の骨支持の喪失は，将来の補綴方法の選択に影響を与える．

頬舌方向の差異

頬舌方向の差異は，軸方向と軸外方向に加わる力の大きさに影響を与える．モーメントが増加することで，支持組織，歯，インプラント，修復物への二次的な負荷が増加する（図4-28）．

垂直的な要因

垂直的な要因には，歯冠-歯根比や歯冠-インプラント比などの生体力学的重要事項が含まれる．顎間距離が大きいと，補綴装置や支持組織に機能時，パラファンクション時のモーメントが増加する．反対に顎間距離が小さいと，歯牙支持の固定性補綴装置の抵抗形態や維持形態，インプラントアバットメントの高さや咬合面の厚みに問題が出るかもしれない．

歯列弓内の要因

歯列弓内の要因には，歯槽骨が残存歯を支えている程度や状況，残存顎堤の形態，歯の位置と分布，インプラントが埋入できる位置などの事項が含まれる．これらの事項と歯列における支台歯の分布の差異は（図4-29），歯牙支持の固定性補綴装置にするかインプラント支持の固定性補綴装置にするかを決定する際に影響を与えるだろう．

機能面の考慮事項

ほとんどの選択肢で，適切で，かなりの咀嚼機能が得られる．咀嚼効率は，短縮歯列（SDA）の部分床義歯でも完全な歯列でも十分である[63]．部分床義歯は長い歴史をもち，長期にわたり患者を満足させてきた[23]．しかし，患者の中には，適応することができなかったり，慢性的な咀嚼の不快さを訴えたりする者もいる[64]．機能的な歯列として必要となる歯数の閾値として20歯または21歯が，WHOによって提案されてきた[78]．これは1,460の文献から選ばれた83の論文のレビューにより裏付けられた[79]．このレビューでは，年齢層，社会的階層，文化，宗教，国によって，主観的な審美面と心理学的な面の満足感の結果にかなりの違いがあった．多くの人の場合，咬合支持とその安定性は，対称的な歯の喪失パターンであれば3〜4組の臼歯の咬合の回復で，また，非対称的な歯の喪失パターンであれば5〜6組の臼歯の咬合の回復で得られた[54, 78, 79]．

残存歯槽骨による支持

残存歯やインプラントを支える骨による支持は，機能時およびパラファンクション時の力を支えるうえで十分なものでなければならない（図4-30）．歯牙支持やインプラント支持の補綴処置にはさまざまな選択肢が存在する．

減少はしているものの健常な歯周組織による支持を有する歯牙支持の固定性補綴装置は，好ましい結果を示してきた．歯周組織による支持が減少した579の固定性補綴装置を対象にした後ろ向き，前向きコホート研究のシステマティックレビューでは，5年後，10年後の生存率と合併症について評価している．このメタアナリシスにより，固定性補綴装置の5年生存率は96.4%，10年生存率は92.9%であった．10年で，歯内病変のない支台歯は93%であった．また，う蝕のない支台歯は98.1%であった．維持力の喪失のない固定性補綴装置は10年で95.4%であった．結論としては，固定性補綴装置では，

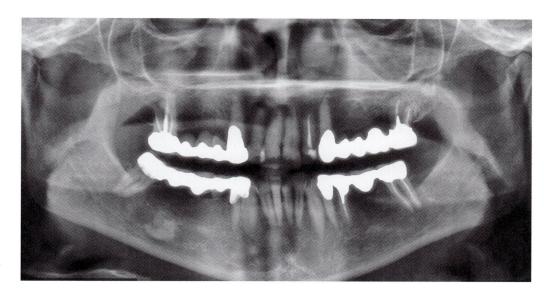

図4-31 好ましくないスパンの長さ．インプラントによる支持の追加が必要である．

極度に歯周組織レベルが低下していても，健康な状態であれば咀嚼機能は確立され，維持されるということであった．生存率に関していえば，重度の歯周病のない補綴された歯列に匹敵するものであった[80]．

リスクファクターと合併症

いずれ生じる歯牙支持の固定性補綴装置の合併症には，生物学的，機械的合併症，う蝕，歯髄壊死，歯周病の再発，歯内治療の失敗，維持力の喪失，歯や材料の破折が含まれる．固定性補綴装置の10年生存率は89.1%であり，成功率は71.1%であった．システマティックレビューのメタアナリシスから，固定性補綴装置の喪失へとつながるう蝕，歯周病の10年後のリスクはそれぞれ，2.6%，0.7%であった．10年後の維持力の喪失のリスクは6.4%，支台歯の破折は2.1%，材料の破損は3.2%であった[69]．

延長ブリッジ

システマティックレビューでは，3,658の論文のうち13の研究が選ばれた．メタアナリシスの結果から，延長ブリッジの10年生存率は81.8%，成功率（合併症がない）は63%であった．もっともよくみられた生物学的合併症は，歯髄壊死（32.6%）であり，その次に支台歯のう蝕（9.1%）が続いた[69]．10年後では固定性補綴装置の2.6%はう蝕によって喪失し，1%は歯周病の再発によって喪失していた．もっともよくみられた技術的合併症は，維持力の喪失（16.1%）であり，その次に材料の破損（5.9%）が続いた．支台歯の破折の累積発生率は2.9%であり，10年後には2.4%のブリッジは，喪失していた[69, 70]．

結論としては，延長ブリッジの生存率および成功率は，従来のブリッジより低く，生物学的，技術的合併症が頻発していた[69, 70]．

補綴部位のスパンの長さ

スパンの長さがポンテック2歯以上になる症例では，上部構造やアバットメントで生じる合併症の可能性が有意に上昇する．上部構造とアバットメントの破損はまれではなく，インプラントによる支持の追加が望ましい（図4-31）．

インプラントが，心理学的要因や他の患者自身の要因によって受け入れられない場合は，ショートスパンの延長ブリッジやロングスパン，または歯牙支持の固定性補綴装置が代わりの選択肢となる．20年にわたる後ろ向き研究では，大学病院で製作した236の歯牙支持のショートスパン（3から4ユニット）のブリッジ装着患者149名と，86のロングスパン（4ユニット以上）のブリッジ装着患者70名を比較した．長期にわたる有用性と失敗の頻度や原因で評価された[81]．ロングスパンのブリッジの20年生存率は52.8%，ショートスパンのブリッジでは70.8%だった．根管治療がなされた支台歯では，両群で差を認めなかった（60.4% vs 59.0%）．生活歯を支台としたブリッジでは，生存率が82.4%で，根管治療がなされた支台歯を用いたブリッジの生存率（60.4%）よりも有意（$P=0.009$）に高かった．ショートスパンのブリッジの失敗の原因は，55.6〜66.7%の症例で生物学的なものであり，ロングスパンのブリッジでは，56.0〜84.0%の症例で技術的なもの，患者によるものであった．生物学的な失敗はう蝕，歯周病，歯内病変，支台歯の破折であった．技術的／患者的要因は，維持力の喪失とフレームワークの破損であった．結論としては，20年間のショートまたはロングスパンのブリッジの生存率は好ましいものであり，ショートスパンのブリッジの方がロングスパンのブリッジよりも有意に生存率が高かった．4歯あるいはそれ以上のブリッジにおいて，根管治療がなされた支台歯を用いることがより重要であろう．過去に生じた可逆的な合併症は，後の段階で生じる不可逆的な合併症の予測因子であると考えられた．ショートスパンのブリッジを装着してから2年以内に生じた可逆的な合併症は，後に不可逆的合併症につながるであろう[81]．

インプラント支持の単独冠

システマティックレビューでは3,601の研究から26の研究が選択され，5年生存率と合併症が調べられた．メタアナリシスの結果では，5年後のインプラント支持の単独冠の生存率は94.5%であった．メタルセラミックスクラウンの生存率（95.4%）はオールセラミックスクラウンの生存率（91.2%）よりも有意に（$P=0.005$）高かった．5年間で，インプラント周囲炎と軟組織の合併症は，単独冠の約9.7%に生じ，6.3%に2mm以上の歯槽骨吸収が認められた．インプラントの破折の累積発生率は0.14%であり，スクリューやアバットメントの緩みは12.7%，スクリューやアバットメントの破損は0.35%，セラミックスや前装部の破損は4.5%であった．生存率は高かったが，一方で生物学的，技術的合併症も高頻度であった[71]．

咬合に関する考慮事項

咬合様式は長期間のアウトカム研究で，独立変数として評価されてこなかった[66]．終末位と偏心運動時の誘導における咬合負荷に関する原則と指針は，主に骨の支持や支台歯の特徴，臼歯部，前歯部の歯の配置に依存している．終末位での臼歯の歯軸方向への負荷は，もっとも典型的なものであった．これは近年，とくにインプラントの傾斜に関連して変わりつつあり，長期の結果が評価されているところである．しっかりと歯槽骨に支持された前歯による偏心運動時の誘導は，臼歯を離開させるという考え方は確立されたものであり，

第4部　臼歯部咬合支持

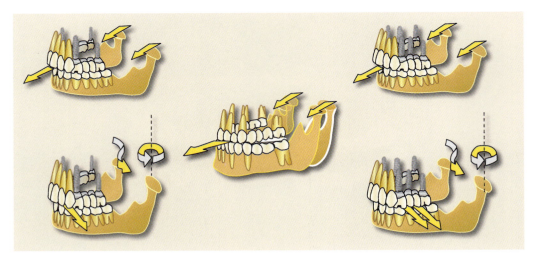

図4-32　偏心運動時の誘導は、選択的に機能時およびパラファンクション時の力を支えるようにする。

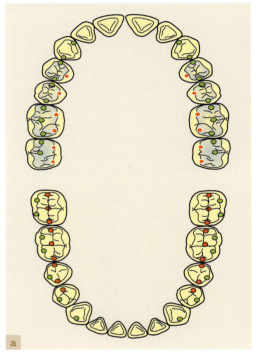
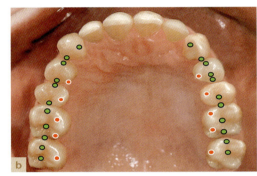
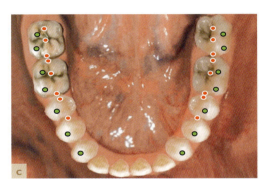
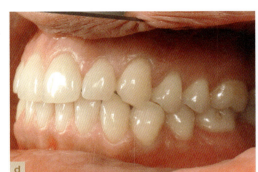
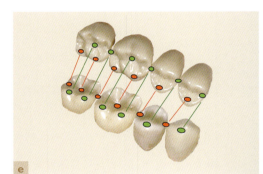

図4-33a〜e　理想的で学理上の臼歯部における咬頭−窩の接触関係、支持咬頭−辺縁隆線の接触関係.

個々の症例における支台歯による支持、連結、支台歯の分布に応じて調整される（図4-32）.

結論

　許容できる最低限の臼歯部咬合支持というのは、短縮歯列（SDA）までであろう. 少なくとも両側性に1組か2組の咬合歯群からなる上下顎の歯の接触をもたないといけない. 大臼歯の咬合接触を含めた咬合支持要素が加わることによって、口腔関連QoLのスコアの改善で示されるように、機能の効率や快適さに関する主観的感覚が改善できる[52,55]. ただし、これは部分床義歯、短縮歯列、欠損のない歯列で咀嚼効率に差がないことが示されているように、主観的なことである[63]. 歯牙支持の延長ブリッジやロングスパンのブリッジは、許容される補綴の選択肢であるが、ショートスパンのブリッジや支台歯を増やすことのできる場合と比べるとリスクを伴う. 固定性補綴装置はスパンの長さにかかわらず齲蝕、辺縁性歯周炎や根管由来の問題、支台歯の破折などのリスクを伴う. ロングスパンの修復では、セメントの流出やフレームワークの破損のリスクがいっそう高くなる. 単独あるいは連結したインプラントは5〜10年以上（Box4-3）の好ましい臨床的結果を示している. インプラントの数を増やすことによって、合併症のリスクの減少や、より好ましい臨床的結果をもたらす. 埋入するインプラントの軸方向については第7部で詳述する.

咬頭嵌合位での接触

　咀嚼、嚥下、およびパラファンクション時の咬合接触は、無視できない力を発生させ、その力は頭蓋の骨構造へ伝達される.

　最大咬頭嵌合位は下顎を閉口させた時の終末時である. 最大咬頭嵌合（maximum intercuspation：MI）に閉口すると、咬合力は歯根を介して顔面骨格の支持構造へと分散する. 臼歯では、支持咬頭（機能咬頭）が対合する臼歯の中心部と辺縁隆線部と接触して嵌合する. 小臼歯は支持咬頭が対合する辺縁隆線部と接触する. 進化論的にいえば、臼歯は粉砕を主な機能とした3咬頭臼歯から進化し、頬骨弓下で下顎枝付近に位置している（図4-33）.

理想的な咬合関係（概念的な咬合接触点の分布）

　理想的な1級の咬頭間の関係とそれらの接触様相についての概念は、もともとの1級の歯列関係の考えを基本に発展してきた. これ

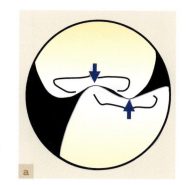
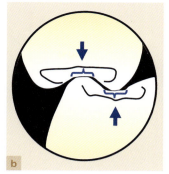
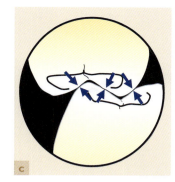

図4-34a〜c　しばしば引用される概念的な咬頭嵌合における咬合接触関係．a：1点接触（ポイントセントリック），b：接触領域（フリーダムセントリック），c：3点接触（スリーポイントコンタクト）．

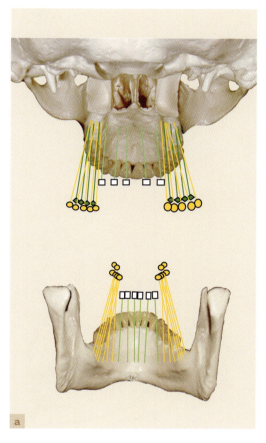
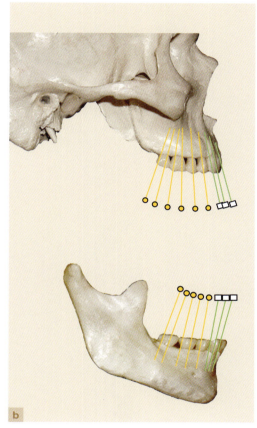

図4-35a, b　前歯部と臼歯部の歯の傾斜は，水平面に対して左右的にも前後的にも直角ではないことを示している．

らの概念は，修復の際の治療上の理想像と考えられた．いくつかの学説が発展し，それらには点接触，平坦な咬合面における自由接触，咬頭ごとの3点接触などが挙げられる．その他の理想的な咬合接触には，すべての支持に関与する咬頭と窩の対向関係や，下顎の頬側咬頭を上顎歯列に接触させるものも含まれる（図4-34）[82, 83]．

歯軸の傾斜と力の分布

　臼歯と前歯の歯軸方向は，水平面に対して直角ではなく，左右的にも前後的にも傾斜している（図4-35）．
　上顎の歯を支持する骨は解剖学的構造が複雑であるため，「咬頭が窩や辺縁隆線に対して位置していれば，歯や支持骨格の軸方向に沿って力がうまく伝達される」とする考え方は修正が必要かもしれない．上顎に生じた力は頬側壁に伝わり，頬側壁はわずかに屈曲するかもしれない（図4-36）．下顎に生じた力は軸方向に皮質骨を通して伝えられる．さらに，臼歯の歯軸方向は咬合平面に対して直角ではなく，左右的にも前後的にも傾斜している（図4-35）．

安定性のための咬頭？

　閉口時の臼歯の要件の1つは両側性に同時接触することである．必要な咬合接触点の数，対合する咬頭の高さ，窩の深さ，咬頭間の嵌合度については明確ではない．古典的な咬合に関する概念は，「特定の咬頭，窩，裂溝での咬合が，歯と歯，歯列間の安定性を保全する」という考え方に立っている[83]．すなわち，歯列間や歯と歯の安定性は，「嵌合している咬頭」によって維持されるというものである．ところが，すり減った歯に存在する平らな咬頭でも，歯列間や歯と歯の関係のレベルにおいて安定している．連続的に繰り返される開閉口は，このような平坦な咬合関係によっても効率的に行われるし，平坦な咬合面をもつオーラルアプライアンス上でも同様に生じる．さらに，最小の咬頭の高さで調整や修復された全顎的な修復装置においても，連続的な咬頭嵌合は歯列間の安定性をもって生じる（図4-37, 4-38）．傾斜した平面上の咬合接触は，歯の移動を引き起こすといわれている．傾斜した平面上で生じる最大咬頭嵌合での咬合接触についての共通した観察結果は，歯の動きを認めないことである．しかしながら，歯の動きや外傷については，隣在歯との接触の喪失，骨支持の減少，パラファンクショナルな咬合が加われば生じうる．作業側や非作業側の誘導の傾斜は側方的に，前方運動時の切歯誘導は前方で最大咬頭嵌合への閉口路を誘導する．これらの誘導

第4部　臼歯部咬合支持

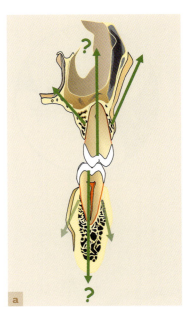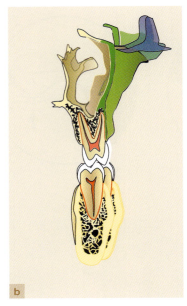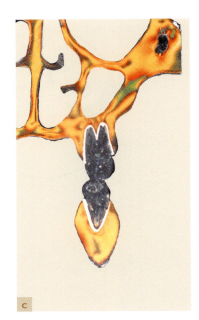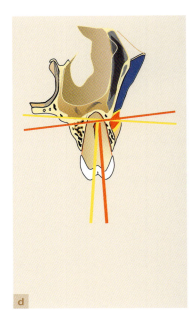

図4-36a〜d　a：歯軸方向への負荷は必ずしも歯の長軸方向へ伝わらない．b：上顎での力は面内荷重によって上顎の頬側壁に伝達される．c：強い負荷と歯根膜の弾性を模した光弾性模型．d：歯は頬側に振れて，頬側歯槽骨の凹面部に高い応力の集中を生じる．

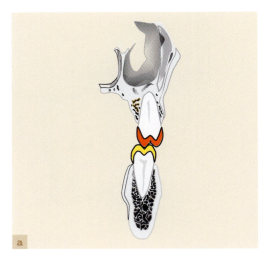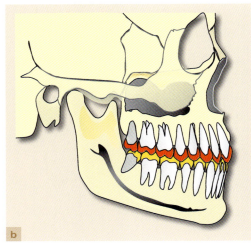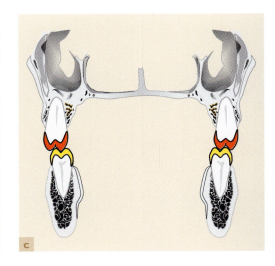

図4-37a〜c　咬頭の嵌合は対合する歯と歯，歯列と歯列の安定性を維持する．

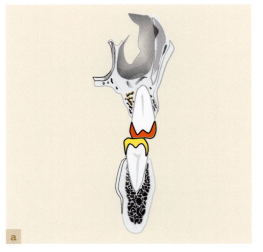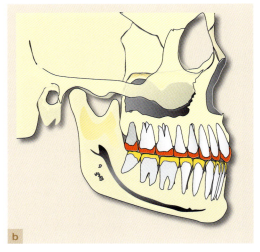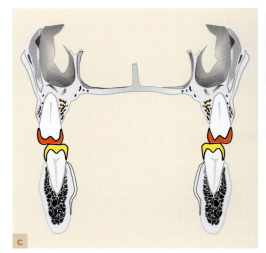

図4-38a〜c　平らな咬頭は対合する歯と歯，歯列と歯列の安定性を損なうわけではない．

咬頭嵌合位での接触

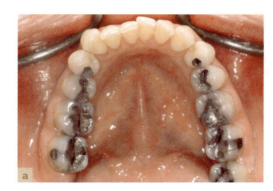
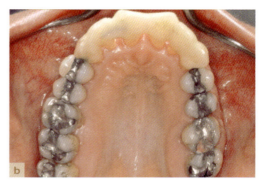

図4-39a, b　もともと安定した天然歯列は，必ずしも理想的な咬合接触を有するわけではなく，対合する歯と歯，歯列と歯列の安定性を損なうことなく頻繁に咬頭が斜面と接触している．

の傾斜は効率的に「咬頭間の嵌合」を作り出す．というのは，中心窩と辺縁隆線の接触は，支持咬頭と誘導咬頭の傾斜に囲まれた複数の平面上で点接触を形成するからである．鋭い咬頭は金属によって製作できるかもしれない．一方で鋭くよく形づくられた咬頭を破折しやすいポーセレンで製作することは難しい．たいていポーセレン修復では最終的に咬頭は丸く平坦化し，それと接触する窩は平坦化する．側方と前方への偏心運動時の接触が，連続的な咀嚼時の閉口路を誘導する．鋭い咬頭は理想的ではあるが，不可欠ではない．咬頭は咀嚼時によりいっそうの効率を提供し，食塊形成を進める．しかしながら，平坦な臼歯を有する人でもうまく咀嚼している場合が多く，ただ例外的に咀嚼が困難で，非効率的である場合もある．

実際の咬合接触点の分布

通常の安定した咬合は，最大咬頭嵌合で理想的とされる咬合接触を有していない[84-88]．咬合接触点は，個体によって異なり，しばしば傾斜した面上に見つかり，その接触圧はさまざまで，1日のうちでも変化する可能性がある．本来の天然歯列では，教科書的な理想の咬合接触像である，すべての支持咬頭が相対する辺縁隆線や中心窩へ嵌合するような咬合をめったに示さない(図4-33)．このような一定の傾向がなくても，歯と歯の安定と歯列間の安定は両立されている(図4-39)[84-88]．

天然歯は1日のうちでも小さな範囲内で沈み込んだり復位したりする．通常閉口時に20〜30μmの範囲で移動する．これは圧の程度，嚥下時の接触度，機能時，パラファンクション時の咬合に対して生じるものである．力は歯を圧下し，復位は比較的短時間で起こる[89, 90]．沈下と復位は動的に起こり咬頭嵌合位を維持している．天然歯列では，咬合接触は臼歯部で大きく閉口筋の走行と，頬骨弓下の臼歯の位置と関連する．接触度は前方の歯ほど小さくなるが[91-93]，接触のタイミングによっても変わる[93]．咬合接触は天然のⅠ級，Ⅱ級，Ⅲ級歯列で，歯列弓全体に起こる．インプラント支持の修復物上の咬合接触は，天然歯支持の修復物上のそれとは異なり，この相違はインプラントと天然歯の力に対する物理的挙動の違いから生じる[94]．

力による変位

歯根膜は複雑な繊維性の構造を有し，力に対し粘弾性的で非線形な挙動を示す．力を加えると，初期に速やかに変位し，力が増加するにつれてゆっくりと変位する．荷重にはさまざまあり，非線形性の荷重，対数関数的な荷重，ヒステリシス特性をもつ荷重などがある．荷重速度と変位量には負の相関関係がある．すなわち荷重速度が増加すると，変位量は変位の初期相と後期相で差が小さくなる．荷重後の復位は少なくとも1.5分かかる．回復は荷重速度と直接的に関係しており，荷重時間と間接的に関連する．数10秒から1分間近い荷重は，変位が時間とともに増加するクリープ現象を引き起こす(図4-40)[90]．

提案されている歯の支持のメカニズム

歯の支持のメカニズムについては3つの仮説がある．伝統的な仮

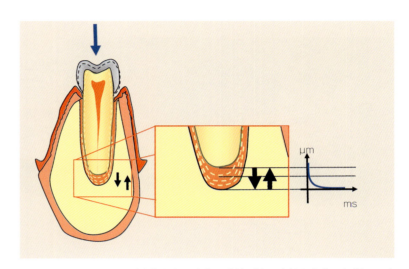

図4-40　咬合圧下での垂直的な歯の変位．非線形性の変位と復位．初期の即時の変位．

説は，張力に基づく．初期に少ない抵抗を示す力−変位曲線の特性では，張力が生じる前に漸増的に歯根膜繊維が伸びる．よりゆっくり荷重すると2相目で歯根膜繊維束はまっすぐになり，歯槽骨へ力を伝達する．最終相では，まっすぐになった歯根膜繊維束が増加する負荷を歯槽骨に伝え，これが基底骨へと伝わる．しかしながら，このモデルにはいくつかの不備があり，次のあるいは付加的な仮説では歯根膜は粘弾性的特性を有するものとして取り扱われる．歯に対する荷重では歯根膜から歯槽骨梁を通じて髄腔への細胞外液の流れを伴う．液体の通過率は荷重速度に依存する．2相目の歯の動きは繊維束が引き締まることで起こり，繊維束のたるみを吸収して，歯根膜内での血管形成をうながす．この繊維束の引き締まりは，動脈の背圧を形成すると仮定されており，これは一方で細胞外液を補填する．3つ目の仮説は，歯根膜をコラーゲン性のチキソトロピック(揺変性)を有したゲルとして捉え，歯根膜繊維を組織学的な産物と考えるモデルである．このモデルはあまり広く受け入れられてはいない[92]．粘弾性モデルが近年では有力な仮説と見なされている．

咬合接触の強さ：咬頭嵌合位での印記

咬合接触の印記は閉口する力，印記媒体の感度，歯の垂直性の移動の程度によって影響される．厚い咬合紙(200μm)は，認識範囲が広く，容易に印記が可能である．その厚みのために，実際には存在しない咬合接触を印記する可能性がある．いくつかの分厚い咬

第4部　臼歯部咬合支持

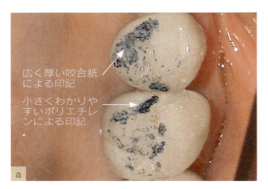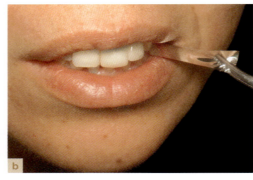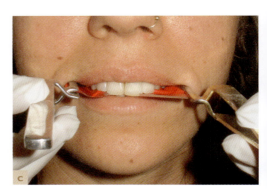

図4-41a〜c　a：広く厚い咬合紙による印記と小さくわかりやすい薄いポリエチレンによる印記．b：8〜12μmのシムストックが咬合接触点で保持され，咬合接触の喪失により引き抜ける．c：薄いポリエチレンフィルムとホルダー．

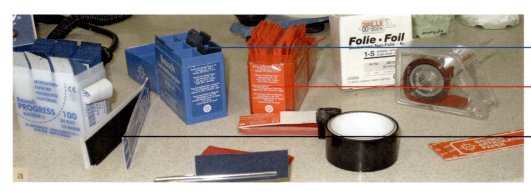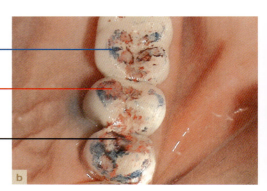

図4-42a, b　厚い咬合紙は幅の広い印記が得られる．薄いポリエチレンフィルムや金属箔は，明確な接触点を印記できる．赤と青の2色で印記すると，咬合接触があるところとないところが区別できる．

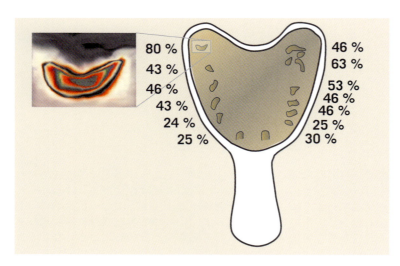

図4-43　光弾性ポリエチレンフィルムは咬合接触強さを段階的に示し，遠心で咬合の接触強さがもっとも高くなる．

厚みが200〜8μmの厚さでさまざまな圧感受性紙からつくられる（200μm，100μm，60μm，40μm，絹80μm，金属フォイル20〜12μm，ポリエステル8μm，カラースプレー）．いくつかの咬合紙では，咬合圧を増加させると，漸増的な色の変化が起こる．金属，金，ポーセレン上での印記はより困難となる．表面の乾燥が必要なことに加え，親水性物質が存在すると印記が困難となる．咬合接触域や非咬合接触域での，シムストックの保持法あるいは引き抜き法と同様に，12μmのシムストック金属箔と他の金属箔やフイルム，あるいは咬合紙もまた接触点や接触点の喪失を検出するのに役に立つ（**図4-41，4-42**）[97]．

通常の閉口時の咬合接触の強さは，光弾性模型で観察できるように，近心から遠心に向かって大きくなる（**図4-43**）[91]．Tスキャンシステムは，経時的に咬合接触力の変化を計測できる．印記紙や箔では，そのような精度の高い変動を検知できるものではないが，臨床上は十分なものである[93]．

合紙では，実際の咬合接触の外側の周囲のみが印記される．一般には強く閉口すると印記はより濃くなる．しかしながら印記された領域は必ずしも加えられた力を反映するわけではないことが示されている．異なる色の咬合紙で，異なった閉口をさせると実際の咬合接触を示す2色の印記が得られる．厚い咬合紙と異なる色の薄い咬合紙の組み合わせでも正確な咬合接触部位の同定に役立つ．咬合紙は

種々の顆頭位と中心位に関する考え方

中心位は長年さまざまな様式で定義されてきた．現在の補綴学用語集[2]の定義では，解剖学的な顆頭位，左右を貫く水平軸上の回転，さまざまな開口量で側方運動が可能な最後退位を包含する．

顆頭位

中心位における顆頭位は長年さまざまに定義され，議論されてきた[2, 98]．顆頭の下顎窩や関節結節に対する関係は4つの観点から，記述され，観察され，記録され，計測されてきた．

種々の顆頭位と中心位に関する考え方

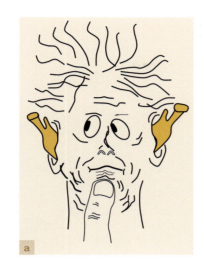
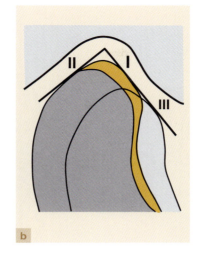
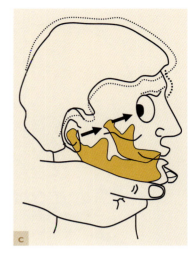

図4-44a〜c　概念的な誘導時の顆頭と下顎窩の中心位の関係．**a**：オトガイ部の徒手誘導で中心位（最後退位，最上方位，中間位）を求めると過剰な後方への力が生じるとされている．**b**："Ⅰ"は最適な前上方位，"Ⅱ"は後退位，"Ⅲ"は前方位を示している（Celenza and Nasedkin[98]より再描画）．**c**：両手による誘導は顆頭を前方へ持ち上げ，関節結節に対して関節円板が位置するとされている．

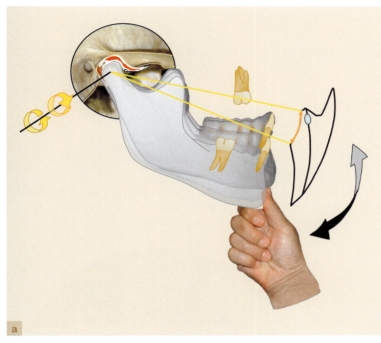
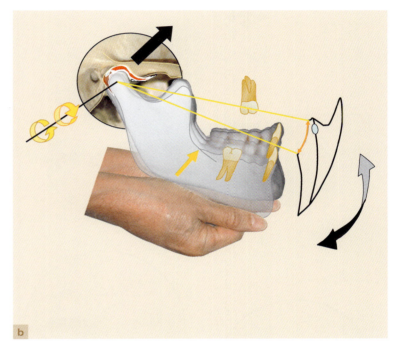

図4-45a, b　中心位へのマニュピレーション．**a**：オトガイ部での徒手誘導は筋の緊張なく下顎を蝶番軸で回転させる．**b**：両手による徒手誘導は関節結節に対して顆頭を前上方位へ押しつけながら，下顎を蝶番軸で回転させる．

- 概念
- 解剖学的（遺体解剖）
- 臨床上の記録システム
- 放射線画像

概念

　理想的な顆頭－下顎窩の関係についての概念や意義については注目され続けており，補綴学用語集にある多くの異なる定義や考えが吟味され，記載の文言はこれまでの争点を示している[2, 98]．その理想的な顆頭－下顎窩の関係は，顆頭が下顎窩の中で「最後退位，最上方位，中間位」に分けて記述されてきた．これは最上方中間位と変更された後，ついには最前上方位へと変更された．その定義の中に，顆頭の前方面が関節円板の中心で関節結節に対して位置するというその定義の意味する事項も加えられた[2, 98]．さまざまな概念の定義は，対応する臨床上のマニュピレーション（徒手誘導操作）法と関連してきた（図4-44）．オトガイ部での誘導は過剰な遠心方向への力が生じると指摘されてきた．両手によるマニュピレーションは，顆頭を関節円板との機能的な位置関係を保ちつつ前上方位に位置づけるといわれてきた．概念的な顆頭－下顎窩の関係を図にすると図4-44bのとおりになる[98]．"Ⅰ"は最適な関係を，"Ⅱ"は後退位を，"Ⅲ"は前方位を示している[98]．

　中心位に関するすべての定義に共通の考え方は，下顎が終末蝶番軸を中心に20〜25mmの円弧を描いて回転するということである．また中心位では，下顎は力のかかっていない状態で最後退位にあり，そこから偏位運動が可能であるとされている（図4-45）．この中心位の関係を水平的に表現したのがゴシックアーチ描記のアペックスである（図4-46）．

遺体解剖所見

　顆頭－下顎窩の矢状断的な位置関係について，もっとも新しい用語集の定義のとおり，顆頭の関節結節に対する位置は顆頭が関節結節の後方斜面に位置するというものである[2, 99-103]．

　咬頭嵌合位でみられる顆頭－下顎窩の位置関係は，中心位のそれと同様に考えられている．これは最大咬頭嵌合位と中心位の差が1〜1.5mm許容され，顆頭では0.5mm程後方に位置するだろうという前提を基にしている．

終末蝶番回転の解剖

　遺体解剖で中心位の顆頭－関節円板複合体の状態把握は困難で，

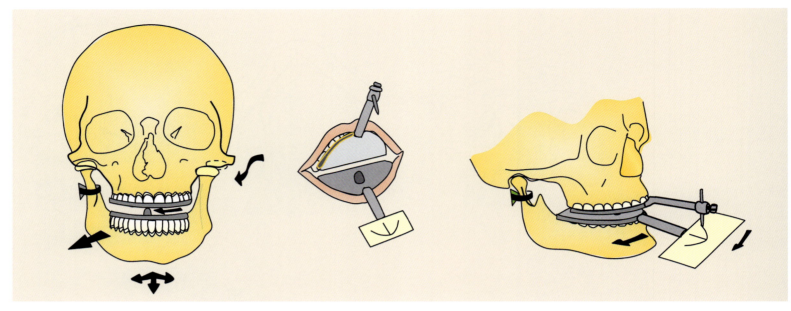

図4-46 ゴシックアーチ描記法．ゴシックアーチのアペックスは限界位としての中心位を水平的に表現したもので，そこから偏心運動が可能であるとされている．

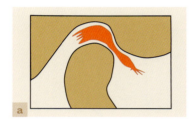 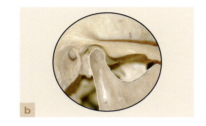

図4-47a, b　a：遺体解剖における最大咬頭嵌合時の顆頭と関節結節の関係[103]．
b：乾燥頭蓋骨で観察される最大咬頭嵌合時の顆頭と関節結節の関係．

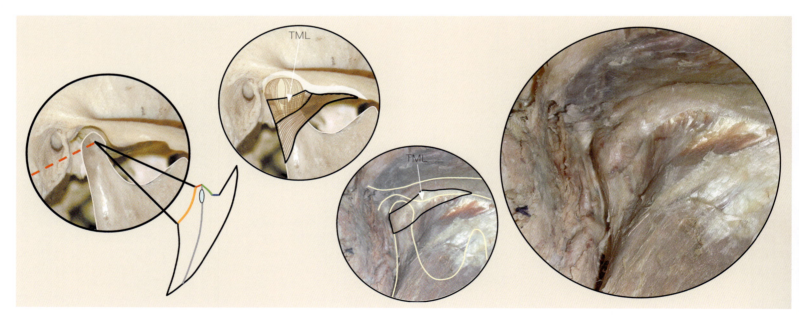

図4-48　中心位での回転．顎関節靭帯（TML）が遠心への運動を制限し，終末蝶番軸での回転を可能にしている．

これは下顎を中心位に誘導することができるとは限らないことに起因する（図4-48，4-49）．咬頭嵌合位で歯をワイヤーで固定し，矢状断面所見を得た研究がある．これは組織学的な像を提供し，その像は図4-47aに示すとおりである[103]．図4-49bに示す組織的な断面は中心位で得られたものではない．これらの像から，後方は疎な結合組織であるため遠心方向への制止構造がないことがわかる（図4-48，4-49）．肉眼解剖や組織学的な所見は，側方関節靭帯が顆頭の遠心への運動範囲を制限し，顆頭が水平軸の周りを関節結節に対向しながら回転することが可能になることを示している．そして，これらの，そして他の関節円板の解剖所見の結果に基づけば，顆頭の運動が関節結節に対して後上方へ0.3mm程度動くことは正常な関節機能の範囲であり，臨床的な重要性はなさそうである．この数値は，下顎を誘導する際の方法の違いに起因する差の範囲である（図4-49〜4-53）[100-105]．

臨床上の記録システム

臨床的な中心位の記録にはいくつかの方法が用いられる．その方法にはオトガイ部でのあるいは両手での中心位への徒手誘導を伴う咬合面間記録（咬合面の記録[2]やワックスバイト）が含まれる．咬合

種々の顆頭位と中心位に関する考え方

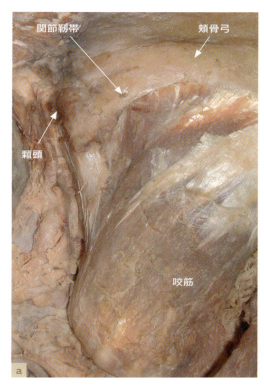
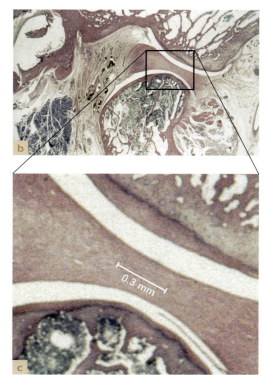

図4-49a～c　a：解剖切片は関節靱帯と円板後方の軟組織を示している．b：組織切片は顆頭が中心位にない状態を示している．円板後方の軟組織は後方への制止構造が欠如していることを示している．c：円板の拡大像0.3mmの運動は重要でないことを示している．

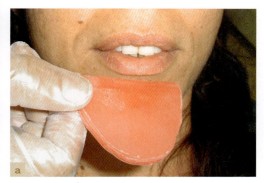
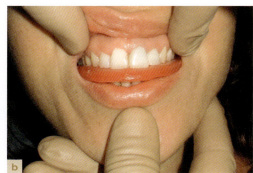
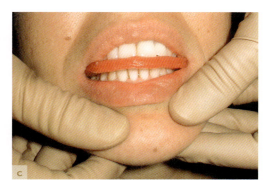

図4-50a～c　a：中心位の顎間関係記録．b：オトガイ部徒手誘導．c：両側性徒手誘導．

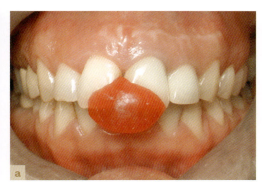
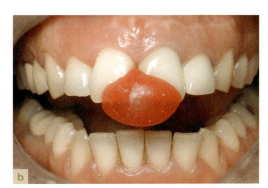
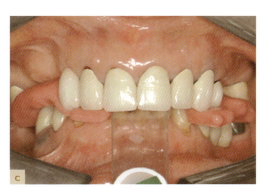

図4-51a～c　a,b：反射消失を意図したジグ（Luciaのジグ）．c：リーフゲージ．咬頭嵌合時の反射低減を意図している（Dr. S Gracisのご厚意による画像）．

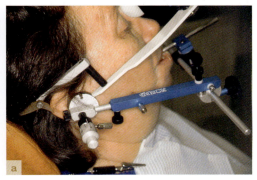
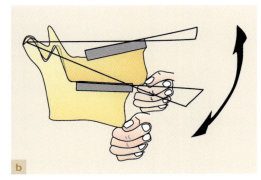
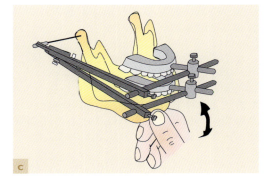

図4-52a～c　終末蝶番軸の記録．下顎は中心位で回転するので，下顎を回転運動させても，ヒンジボウのピンの動きがなくなれば，これが不動の回転中心となる．

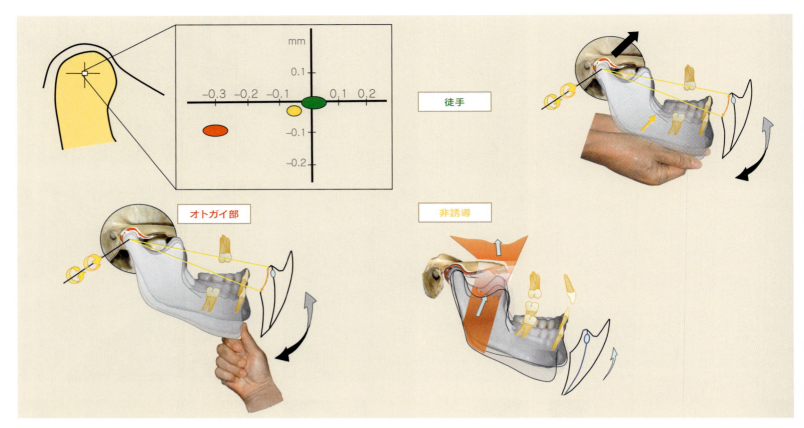

図4-53 誘導法による顆頭位の違い．両側性徒手誘導（緑の楕円），オトガイ部徒手誘導（赤の楕円），非誘導時の閉口（黄色の楕円）．オトガイ部徒手誘導時は両側性徒手誘導時よりも0.3mm遠心に位置する．違いは最大で0.3mmである．

面間記録材はたいていワックス，シリコーン，あるいはアクリルレジンである（図4-50）．前歯部での反射消失を意図したアクリルレジンやコンポジットレジン製のジグやリーフゲージは臼歯の咬合面間記録と併せて使用されることもある（図4-51）[102, 106]．終末蝶番軸はヒンジボウ（蝶番軸を後方基準点とする顔弓）を用いて記録できるかもしれない．ゴシックアーチ記録もまた利用できるだろう（図4-46）（第3部1章と第8部参照）．

顎間記録と誘導法に関する研究

中心位の記録方法が異なっても，水平軸点の矢状断的位置や，ゴシックアーチのアペックスの水平面的な位置は大差ないことが示されてきた[107-110]．

蝶番軸の位置の再現性や，下顎位の誘導法の影響については，いくつかの報告がある[107-109]．水平面内での変化についての研究では，誘導方法が異なっても，ゴシックアーチのアペックスの相違は0.1～0.4mmの範囲内に収まるという[107-109]．

嚥下動作や自由閉口路の記録では，ばらつきの中央値が0.40mmで，平均点から0.40mmの範囲に分布する．オトガイ部徒手誘導では，ばらつきの中央値が0.14mmであった．前歯部にジグを利用した方法では中央値が0.07mmで，両側性の徒手誘導では0.05mmであった[108]．矢状断面的には，オトガイ部徒手誘導と随意的な閉口路記録と両側性の徒手誘導で，相違の最大値は0.3mmであった（図4-53）[104]．

臼歯の数が減少した状態で，最大咬頭嵌合位でかみしめると顆頭が上方へ0.3～0.5mm移動する[109]．中心位への誘導法が異なっても，生じる矢状断面的な顆頭と下顎窩の位置関係の差は0.1～0.4mmの範囲内に収まり，この差は臨床的に意味を有さないほどに小さいといえるだろう．

関節空隙

最適な顆頭の位置は，エックス線画像上の顆頭と下顎窩や関節結節の位置を意味するのではない[1, 83]．かつては，前方と後方に関節空隙が等しく存在することが，最適な顆頭と下顎窩の関係であると考えられていた[111]．前方の関節空隙の増加と，後方の関節空隙の減少は，顆頭の後方偏位を意味すると考えられていた．

1970年代に経頭蓋エックス線写真が関節空隙の評価のために使用された．これによって，顆頭と下顎窩の真の位置関係が描写されることはなかった[1]．経頭蓋エックス線撮影はそのエックス線の入射角度により関節空隙の側面観を描写するとされていた（図4-54）[1]．CT画像は，軸位断画像に変更することで，より正確な顆頭と下顎窩の関係の評価を可能にする（図4-55）[1]．しかしながら，左右非対称な顆頭と下顎窩の関係がしばしば無症状の健常者で観察された[112]．こうして，関節空隙を利用した顆頭と下顎窩の関係の評価は行き詰まった．現在，顎関節のエックス線写真やMR画像は，主に顆頭と周囲組織の病態評価のために使用されている（図4-56）[1, 113]．さらに，歯科用コーンビームCTの使用に新たな関心が示されている[114-116]．

結論とまとめ

臼歯部咬合支持に関連した結論とまとめをBox4-4～4-7に示す．

結論とまとめ

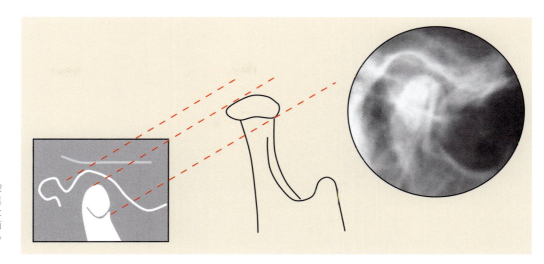

図4-54 経頭蓋線エックス線写真はひずんだ関節腔の像を示す．顆頭は上方から斜めに観察される．真の顆頭と下顎窩の位置関係が観察できるわけではない．エックス線の角度に影響された関節空隙の側面観が観察される．真の矢状断的位置関係はCTによってより正確に描写される．

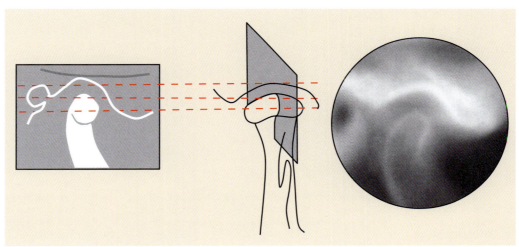

図4-55 CTによる関節空隙の画像は顆頭と下顎窩の正確な位置関係を描写している．

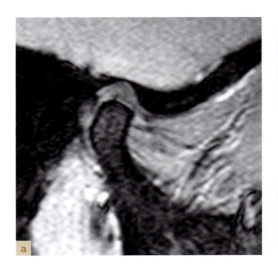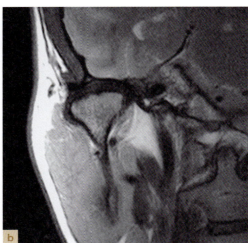

図4-56a, b MRIによる最大咬頭嵌合時の顆頭と下顎窩の位置関係．

Box4-4

Q：最低限許容できる臼歯部咬合支持の構成要素は？
A：短縮歯列（SDA）

Q：臼歯部咬合支持を確立できる最少限の歯数と咬合接触点の数は？
A：短縮歯列（SDA）

Q：臼歯部咬合支持を確立できる最小限のインプラント数と支持骨の量は？
A：短縮歯列（SDA）．インプラント長さ10mm以上，直径4mm以上

Q：許容できる歯と歯やインプラントの歯軸方向の関係は？
A：30°以上傾斜したインプラントは問題を起こす可能性がある．ただし，傾斜したインプラントに関する考え方は変化している．

Box4-5

- 臼歯部と前歯部の支持と誘導の関係は，すでに認知されている臨床上の考慮すべき因子に応じて計画される．
- 臼歯部咬合支持の減少は，現在顎関節に対して悪い影響をもつとは考えられていない．
- 最小と最大の支持要素は，天然歯でもインプラントでも可能であることが示されている．
- 骨支持は天然歯では歯根の長さの1/3より長く，インプラントでは10mm以上とすべきである（短くて太いインプラントは認められつつある）．

Box4-6

Q：咬頭嵌合位での咬合接触の要件は？
A：閉口時の両側での同時接触．
　　対合歯の中央での咬合接触．
　　1点接触，3点接触，平面との点接触で，臨床的な差はない．
　　咬頭と窩，咬頭と辺縁隆線の違いは臨床的に重要ではない．

Box4-7

Q：最大咬頭嵌合位での最適な顆頭と下顎窩の関係ならびに上下顎の関係は？
A：正常な最大咬頭嵌合は中心位よりも1～1.5mm前方にある．
　　中心位から最大咬頭嵌合へ差が3mmよりも大きい場合はTMDのリスクがある．
　　咬頭嵌合位は中心位で修復してよい．
　　中心位は，咬合面間記録，蝶番軸の位置，ゴシックアーチ描記により記録できる．
　　オトガイ部での徒手誘導と両手による徒手誘導では，臨床上の差がない．
　　最大咬頭嵌合の修復に際し，エックス線的な顆頭の後退位は重要な関連事項ではない．

参考文献

1. Mohl ND, Zarb GA, Carlsson GE, Rugh JD. A Textbook of Occlusion. Chicago: Quintessence Publishing Co Inc, 1988.
2. The glossary of prosthodontic terms. 8th edition. J Prosthet Dent 2005;94:10–92.
3. Ikebe K, Matsuda K, Murai S, Maeda Y, Nokubi T. Validation of the Eichner index in relation to occlusal force and masticatory performance. Int J Prosthodont 2010;23:521–524 .
4. Beyron HL. Characteristics of functionally optimal occlusions and principles of occlusal rehabilitation. J Am Dent Assoc 1954;28:648–659.
5. Schuyler CH. The function and importance of incisal guidance in oral rehabilitation. 1963. J Prosthet Dent 2001;86:219–232..
6. D'Amico A. Functional occlusion of the natural teeth of man. J Prosthet Dent 1961;11:899–915.
7. Ramjford SP, Ash MM. Occlusion. Philadelphia: WB Saunders Co, 1971.
8. Thornton L. Anterior guidance: group function/canine guidance. A literature review. J Prosthet Dent 1990;64:479–482.
9. Ehrlich J, Yaffe A, Hochman N. Various methods in achieving anterior guidance J Prosthet Dent 1989;62:505–509.
10. John MT, Hirsch C, Drangsholt MT, Mancl LA, Setz JM. Overbite and overjet are not related to self-report of temporomandibular disorder symptoms. J Dent Res 2002;81:164–169.
11. Rinchuse DJ, Kandasamy S, Sciote JA. Contemporary and evidence-based view of canine protected occlusion. Am J Orthod Dentofacial Orthop 2007;132,90–102.
12. Pullinger AG, Seligman DA. Overbite and overjet characteristics of refined diagnostic groups of temporomandibular disorder patients. Am J Orthod Dentofacial Orthop 1991;100:401–415
13. Scaife RR, Holt JE. Natural occurrence of cuspid guidance. J Prosthet Dent 1969;22:225–229.
14. Ingervall B. Tooth contacts of the functional and non-functional side in children and young adults. Arch Oral Biol 1972;17:191–200.
15. Proffit WR, Fields HW Jr, Moray LJ. Prevalence of malocclusion and orthodontic treatment need in the United States: estimates from NHANES III survey. Int J Adult Orthodon Orthognath Surg 1998;13:97–106.
16. Hayasaki H, Sawami T, Saitoh I, Nakata S, Yamasaki Y, Nakata M. Length of the occlusal glide at the lower incisal end point during chewing. J Oral Rehabil 2002;29:1120–1125.
17. Woda A, Vignernon P, Kay D. Nonfunctional and functional occlusal contacts: a review of the literature. J Prosthet Dent 1979;42:335–341.
18. Ash MM. Paradigm shifts in occlusion and temporomandibular disorders. J Oral Rehabil 2001;28:1–13.
19. Ogawa T, Ogimoto T, Koyano K. Pattern of occlusal contacts in lateral positions: Canine protection and group function validity in classifying guidance patterns. J Prosthet Dent 1998;80:67–74.
20. Carlsson GE, Egermark I, Magnusson T. Predictors of bruxism, other oral arafunctions, and tooth wear over a 20-year follow-up period. J Orofac Pain 2003;17:50–57.
21. Baba K, Yugami K, Yaka T, Ai M. Impact of balancing side tooth contact on clenching induced mandibular displacements. J Oral Rehabil 2001;28:721–727.
22. Minagi S, Ohtsuki H, Sato T, Ishii A. Effect of balancing side occlusion on the ipsliateral TMJ dynamics under clenching. J Oral Rehabil 1997;24:57–62.
23. Frank R, Milgrom P, Leroux B, Hawkins N. Treatment outcomes with mandibular removable partial dentures: A population-based study of patient satisfaction J Prosthet Dent 1998;80:36–45.
24. Martinez-Canut P, Carrasquer A, Magan R, Lorca A. A study on factors associated with pathologic tooth migration. J Clin Periodontol 1997;24:492–497.
25. Amsterdam M. Periodontal prosthesis. Twenty-five years in retrospect. Alpha Omegan 1974;67:8–52..
26. Shifman A, Laufer B, Chweiden H. Posterior bite collapse revisited. J Oral Rehabil 1998;25:376–385.
27. Bartlett DW. Erosion and tooth surface loss. Int J Prosthodont 2003;16 (Suppl):87–88: discussion 89–90.
28. Bartlett D, Phillips K, Smith B. A difference in perspective: The North American and European interpretations of tooth wear. Int J Prosthodont 1999;12:401–408.
29. Kononen M, Waltimo A, Nystrom M. Does clicking in adolescence lead to painful temporomandibular joint locking? Lancet 1996;347:1080–1081.
30. Sato S, Goto S, Nasu F, Motegi K. Natural course of disc displacement with reduction of the temporomandibular joint: changes in clinical signs and symptoms. J Oral Maxillofac Surg 2003;61:32–34.
31. Zarb GA, Carlsson GE. Temporomandibular disorders: Osteoarthritis. J Orofac Pain 1999;13:295–306.
32. Costen JB. A syndrome of ear and sinus symptoms dependent upon disturbed function of the temporomandibular joint. Ann Otol Rhinol Laryngol 1997;106:805–819.
33. Seedorf H, Seetzen F, Scholz A, Sadat-Khonsari MR, Kirsch I, Jude HD. Impact of posterior occlusal support on the condylar position. J Oral Rehabil 2004;31:759–763.
34. Tallents RH, Macher DJ, Kyrkanides S, Katzberg RW, Moss ME. Prevalence of missing posterior teeth and intraarticular temporomandibular disorders. J Prosthet Dent 2002;87:45–50.
35. Carlsson GE, Oberg T. Remodeling of the temporomandibular joints. In: Melcher AH, Zarb GA (eds). Temporomandibular joint Function and Dysfunction. Oral Sciences Reviews. Copenhagen: Munksgaard, 1974:53–86
36. Stegenga B, de Bont LGM. TMJ growth, adaptive remodelling and compensatory mechanisms. In: Laskin DM, Greene C, Hylander WL (eds). TMDs: An Evidence-based Approach to Diagnosis and Treatment. Chicago: Quintessence, 2006:53–67.
37. Luder HU. Factors affecting degeneration in human temporomandibular joints as assessed histologically. Eur J Oral Sci 2002;110:106–113.
38. De Boever JA, Carlsson GE, Klinberg IJ. Need for occlusal therapy and prosthodontic treatment in the management of temporomandibular disorders. Part II. Tooth loss and prosthodontic treatment. J Oral Rehabil 2000;27:647–659
39. Türp JC, Schindler H. The dental occlusion as a suspected cause for TMDs: epidemiological and etiological considerations. J Oral Rehabil 2012;39:502–512

40. Mundt T, Mack F, Schwahn C, Bernhardt O, Kocher T, John U, et al. Gender differences in associations between occlusal support and signs of temporomandibular disorders: results of the population-based Study of Health in Pomerania (SHIP). Int J Prosthodont 2005;18:232–239.
41. Pullinger AG, Seligman DA. Quantification and validation of predictive values of occlusal variables in temporomandibular disorders using a multifactorial analysis. J Prosthet Dent 2000;83:66–75.
42. Ciancaglini R, Gherlone RF, Radaelli G. Association between loss of occlusal support and symptoms of functional disturbances of the masticatory system. J Oral Rehabil 1999;26:248–53.
43. Pullinger AG, Solberg WK, Hollender L, Guichet D. Tomographic analysis of mandibular condyle position in diagnostic sub-groups of temporomandibular disorders. J Prosthet Dent 1968;55:723–729.
44. Pullinger AG, Hollender L, Solberg WK, Petersson A. A tomographic study of mandibular condyle position in an asymptomatic population. J Prosthet Dent 1985;53:706–713.
45. Kobayashi Y. The interface of occlusion as a reflection of conflicts within prosthodontics. Int J Prosthodont 2005;18:302–304.
46. Witter DJ, De Haan AFJ, Kayser AF, Van Rossum GMJM. A 6-year follow-up study of oral function in shortened dental arches. Part 1: Occlusal stability. J Oral Rehabil 1994;21:113-125.
47. Armellini D, von Fraunhofer JA. The shortened dental arch: a review of the literature. J Prosthet Dent 2004;92:531–535.
48. Wostmann B, Budtz-Jorgensen E, Jepson N, Mushimoto E, Palmqvist S, Sofou A, et al. Indications for removable partial dentures: a literature review. Int J Prosthodont 2005;18:139–145.
49. Sarita PTN, Witter DJ, Kreulen CM, Van't Hof MA, Creugers NHJ. Chewing ability of subjects with shortened dental arches. Community Dent Oral Epidemiol 2003; 31:328–334.
50. Sarita PTN, Kreulen CM, Witter DJ. Signs and symptoms associated with TMD in adults with shortened dental arches. Int J Prosthodont 2003;16:265–270.
51. Witter DJ, De Haan AFJ, Käyser AF. A 6-year follow-up study of oral function in shortened dental arches. Part 2: Craniomandibular dysfunction and oral comfort. J Oral Rehabil 1994;21:353–366.
52. Kannno T, Carlsson GE. A review of the shortened dental arch concept focusing on the work by the Kayser/Nijmegen group. J Oral Rehabil 2006;33:850–862.
53. Gerritsen AE, Witter DJ, Bronkhorst EM, Creugers NH. An observational cohort study on shortened dental arches – clinical course during a period of 27–35 years. Clin Oral Investig 2013;17:859–866.
54. Yamazaki M, Yugami K, Baba K, Oyama T. Effect of clenching level on mandibular displacement in Kennedy Class II partially edentulous patients. Int J Prosthodont 2003;16:183–188.
55. Baba K, Igarashi Y, Nishiyama A, John MT, Akagawa Y, Ikebe K, et al. Patterns of missing occlusal units and oral health-related quality of life in SDA patients. J Oral Rehabil 2008;35:621–628.
56. Slade GD, Spencer AJ. Development and evaluation of the Oral Health Impact Profile. Community Dent Health 1994;11:3–11.
57. Steele JG, Sanders AE, Slade GD, Allen PF, Lahti S, Nuttall N, Spencer AJ. How do age and tooth loss affect oral health impacts and quality of life? A study comparing two national samples. Community Dent Oral Epidemiol 2004:107–114.
58. John MT, Koepsell TD, Hujoel P, Miglioretti DL, LeResche L, Micheelis W. Demographic factors, denture status and oral health-related quality of life. Community Dent Oral Epidemiol 2004;32:125–132.
59. Sheiham A, Steele JG, Marcenes W, Finch S, Walls AWG. The impact of oral health on the ability to eat certain foods: findings from the National Diet and Nutrition Survey of older people in Great Britain. Gerodontology 1999;16:11–20.
60. Shimazaki Y, Soh I, Saito T, Yamashita Y, Koga T, Miyazaki H, et al. Influence of dentition status on physical disability, mental impairment and mortality in institutionalised elderly people. J Dent Res 2001;80:340–345.
61. Applegate OC. Loss of posterior occlusion. J Prosthet Dent 1954;4:197.
62. Knezovic Zlataric D, Celebic A, Valentic-Peruzovic M, Jerolimov V. A survey of treatment outcomes with removable partial dentures. J Oral Rehabil 2003:30;847–854.
63. Aras K, Hasnreisoglu U, Shinogaya T. Masticatory performance, maximum occlusal force, and occlusal contact area in patients with bilaterally missing molars and distal extension removable partial dentures. Int J Prosthodont 2009;22:204–209.
64. Wostmann B, Budtz-Jorgensen E, Jepson N, Mushimoto E, Palmqvist S, Sofou A, et al. Indications for removable partial dentures: a literature review. Int J Prosthodont 2005;18:139–145.
65. Kaufman R, Fiedli M, Hug S, Merickse-Stern R. Removable dentures with implant support in strategic positions followed for up to 8 years. Int J Prosthodont 2009;22:233–241.
66. Pjetursson BE, Lang NP, Prosthetic treatment planning on the basis of scientific evidence. J Oral Rehabil 2008;35(Suppl 1):72–79.
67. Pjetursson BE, Tan K, Lang NP, Bragger U, Egger M, Zwahlen M. A systematic review of the survival and complication rates of fixed partial dentures (FPDs) after an observation period of at least 5 years – I. Implant supported FPDs. Clin Oral Implants Res 2004;15:625–642.
68. Lang NP, Pjetursson BE, Tan K, Brägger U, Egger M, Zwahlen M. A systematic review of the survival and complication rates of fixed partial dentures (FPDs) after an observation period of at least 5 years – II. Combined tooth-implant supported FPDs. Clin Oral Implants Res 2004;15:643–653.
69. Tan K, Pjetursson BE, Lang NP, Chan ESY. A systematic review of the survival and complication rates of fixed partial dentures (FPDs) after an observation period of at least 5 years – III. Conventional FPDs. Clin Oral Implants Res 2004;15:654–666.
70. Pjetursson BE, Tan K, Lang NP, Bragger U, Egger M, Zwahlen M. A systematic review of the survival and complication rates of fixed partial dentures (FPDs) after an observation period of at least 5 years – IV. Cantilever or extensions FPDs. Clin Oral Implants Res 2004;15:667–676.
71. Jung RE, Pjetursson BE, Glauser R, Zembic A, Zwahlen M, Lang NP. A systematic review of the 5 year survival and complication rates of implant-supported single crowns. Clin Oral Implants Res 2008;19:119–30.
72. Pjetursson BE, Bragger U, Lang NP, Zwahlen M. Comparison of survival and complication rates of tooth supported fixed partial dentures and implant supported fixed partial dentures and single crowns. Clin Oral Implants Res 2007;18(Suppl 3):97–113.
73. Pjetursson BE, Tan WC, Tan K, Bragger U, Zwahlen M, Lang NP. A systematic review of the survival and complication rates of resin-bonded bridges after an observation period of at least 5 years. Clin Oral Implants Res 2008 Feb;19:131–41.
74. Gunne J, Rangert B, Glantz P-O, Svensson A. Functional loads on freestanding and connected implants in three-unit mandibular prostheses opposing complete dentures: an in vivo study. Int J Oral Maxillofac Implants 1997;12:335–341.
75. Locker D, Clarke M, Payne B. Self perceived oral health status and psychological well being and life statistics in an older adult population. J Dent Res 2000;79:970–975.
76. Vermeulen AH, Keltjens HM, van't Hof, Kayser AF. Ten-year evaluation of removable partial dentures: survival rates based on retreatment, not wearing and replacement. J Prosthet Dent 1996;76:267–272.
77. Bergman B. Periodontal reactions of removable partial dentures: A literature review. J Prosthet Dent 1987;58:454–458.
78. World Health Organization. Recent Advances in Oral Health. WHO Technical Report Series. No.826. WHO, Geneva, 1992:16–17.
79. Gotfredsen K, Walls AWG. What dentition assures oral function? Clin Oral Impl Res 2007:18(Suppl 3): 34–45.
80. Lulic M, Bragger U, Lang NP, Zwahlen M, Salvi GE. Ante's law revisited: a systematic review on survival rates and complications of fixed dental prostheses (FDPs) on severely reduced periodontal tissue support. Clin Oral Impl Res 2007;18:63–72.
81. De Backer H, Van Maele G, De Moor N, Van den Berghe L. Long-term results of short-span versus long-span fixed dental prostheses: an up to 20-year retrospective study. Int J Prosthodont 2008;21:75–85.
82. Ramjford S, Ash M. Occlusion, ed 3. London: WB Saunders, 1983.
83. Wiskott HW, Belser UC. A rationale for a simplified occlusal design in restorative dentistry: historical review and clinical guidelines. J Prosthet Dent 1995;73:169–183.
84. Hochman N, Ehrlich J. Tooth contact location in intercuspal position. Quintessence Int 1987;18:193.
85. Anderson JR, Myers GE. Nature of contacts in centric occlusion in 32 adults. J Dent Res 1971;50:7-13.
86. Erlich J, Taicher S. Intercuspal contacts of the natural dentitions in centric occlusion. J Prosthet Dent 1981;45:419–421.
87. Korioth TWP. Number and location of occlusal contacts in intercuspal position. J Prosthet Dent, 1990;64:206–210.
88. Riise C. A clinical study of the number of occlusal tooth contacts in the intercuspal position at light and hard pressure in adults. J Oral Rehabil 1982;9:469–477.
89. Berry DC, Singh BP. Daily variations in occlusal contacts. J Prosthet Dent 1983;50:386–391.
90. Willis DJ, Picton DCA. Changes in the force intrusion relationship of the tooth with its resting position in macaque monkeys. Arch Oral Biol.1981;26:827–829.
91. Arcan A, Zandman F A method for in vivo quantitative occlusal strain and stress analysis. J Biomech 1984:17:67–69.
92. Gazit E, Fitzig S, Lieberman MA. Reproducibility of occlusal marking techniques. J Prosthet Dent 1986;55:505–509.
93. Helms RB, Katona TR, Eckert GJ. Do occlusal contact detection products alter the occlusion? J Oral Rehabil 2012;39:357–363.
94. Misch CE, Bidez MW. Implant protected occlusion: A biomechanical rationale. Compend Contin Educ Dent 1994;15:1330–1343.
95. Schelb E, Kaiser D, Brukl C. Thickness and marking characteristics of occlusal registration strips. J Prosthet Dent 1985;54:122–126.
96. Kumagai H, Suzuki T, Hamda T, Sondang P, Fujitani M, Nikawa H. Occlusal force distribution on the dental arch during various levels of clenching. J Oral Rehabil 1999;26:932–935.
97. Gary C, Anderson GC, Schulte JK, Aeppli DM. Reliability of the evaluation of occlusal contacts in the intercuspal position. J Prosthet Dent 1993;70:320–323.
98. Celenza FV, Nasedkin JN. Occlusion: The State of the Art. Chicago: Quintessence, 1978.

99. McNeill C. The optimum temporomandibular joint condyle position in clinical practice. Int J Periodontics Restorative Dent 1985;5:53–76.
100. Long JH. Locating centric relation with a leaf gauge. J Prosthet Dent 1973;29:608–610.
101. Zonnenberg AJ, Mulder J, Sulkers HR, Cabri R. Reliability of a measuring-procedure to locate a muscle-determined centric relation position. Eur J Prosthodont Restor Dent 2004 ; 12: 125-128.
102. Lucia VO. Position paper. In: Celenza FV, Nasedkin JN (eds) Occlusion the State of the Art. Chicago: Quintessence Publishing, 1978.
103. Marguelles-Bonnet R, Yung JP, Carpentier P, Meunissier M. Temporomandibular joint serial sections made with mandible in intercuspal position. Cranio 1989;7:97–106.
104. Hobo S, Ichida E, Garcia LT. Optimum condyle position. In: Hobo S, Ichida E, Garcia LT (eds). Osseointegration and Occlusal Rehabilitation. Chicago: Quintessence Publishing, 1990.
105. Lucia VO. A technique for recording centric relation. J Prosthet Dent 1964;14:492-505.
106. Lucia VO. A technique for recording centric relation. J Prosthet Dent 1964;14:492–505.
107. Tripodakis AP, Smulow JB, Mehta NR, Clark RE. Clinical study of location and reproducibility of three mandibular positions in relation to body posture and muscle function. J Prosthet Dent 1995;73:190–198.
108. Kantor ME, Sidney I, Silverman SI, Lawrence Garfinkel L. Centric-relation recording techniques – a comparative investigation. J Prosthet Dent 1972;28:593–600.
109. Seedorf H, Seetzen F, Scholz A, Sadat-Khonsari MR, Kirsch I, Jude HD. Impact of posterior occlusal support on the condylar position. J Oral Rehabil 2004;31:759–763.
110. Myers ML. Centric relation records – historical review. J Prosthet Dent 1982;47:141–145
111. Gerber A. Kiefergelenk und zahnokklusion. Dtsch. Zahnarztl.Z 1971;26:119–123.
112. Pullinger AG, Hollender L, Solberg WK, Petersson A. A tomographic study of mandibular condyle position in an asymptomatic population. J Prosthet Dent 1985;53:706-713.
113. Larheim TA, Westesson PL. TMJ imaging. In: Laskin DM, Greene C, Hylander WL (eds). TMDs: An Evidence-based Approach to Diagnosis and Treatment. Chicago: Quintessence Publishing, 2006.
114. Ikeda K, Kawamura A. Assessment of optimal condylar position with limited cone-beam computed tomography. Am J Orthod Dentofacial Orthop 2009 ;135:495-501.
115. Ikeda K, Kawamura A, Ikeda R . Assessment of optimal condylar position in the coronal and axial planes with limited cone-beam computed tomography. J Prosthodont 2011;20:432-438.
116. Henriques JC, Fernandes Neto AJ, Almeida Gde A, Machado NA, Lelis ER. Cone-beam tomography assessment of condylar position discrepancy between centric relation and maximal intercuspation. Braz Oral Res 2012 ; 26:29-35.

第5部 咬合高径

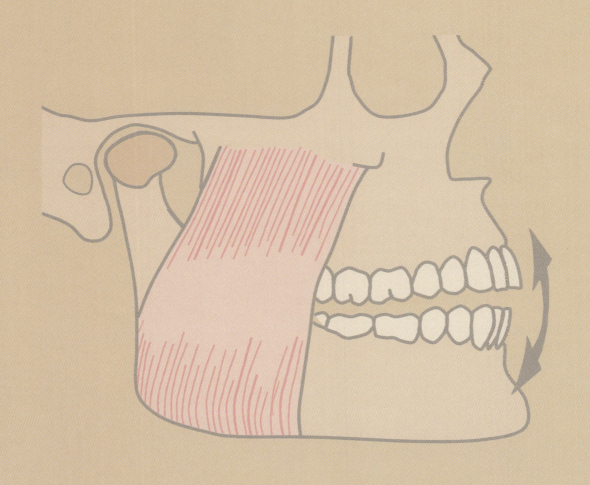

第5部 咬合高径

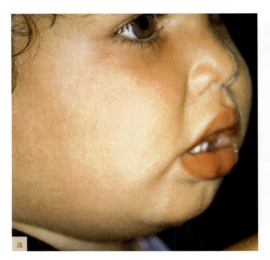
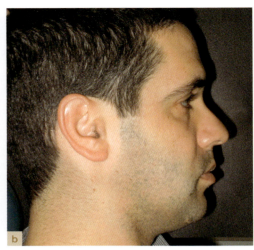
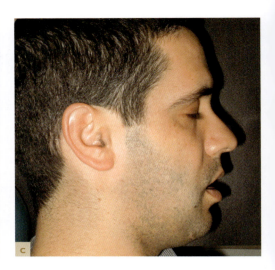

図5-1a～c　下顎安静位は，身体姿勢，睡眠，注意，口唇接触，および多くの他の変動因子によって変化する．

目次

- 成長と発達
- 下顎位，安静時の姿勢，下顎安静位
- 安静時の姿勢と筋電図ベースラインのメカニズム
- 咬合高径の増加と減少およびその顎関節症（TMD）との関連
- 顔面高径と顎間距離
- 咬合高径の回復
- 咬合高径の変更：治療計画のための考慮事項
- 新しい咬合高径を確立するための6つの臨床指針

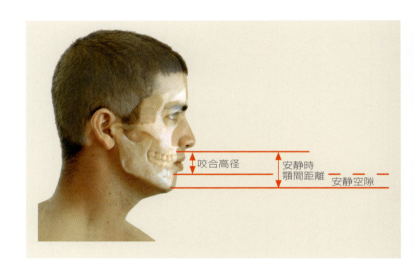

図5-2　咬合高径（OVD），安静時顎間距離（RVD）．かつて「フリーウェイスペース」と呼ばれていた安静空隙（Interocclusal rest space；IORS）．この距離は，下顎が安静時の姿勢を取った時の咬合面間距離である．通法ではこの距離は，最大咬頭嵌合（MI）からの切歯間垂直距離として計測される．

成長と発達

　咬合高径（Occlusal Vertical Dimension；OVD）の回復と維持は，臨床歯学のうえで重要な役割を担う．口腔リハビリテーションというこの重要な側面に関連した臨床的な疑問について，本項では述べる．
　乳歯列期，混合歯列期および永久歯列期といった遺伝的に定められた成熟過程を通じて，歯・骨格および顔面構造は整然と成長・発達し，その結果として咬合高径が定まる．臼歯は，前歯とともに咬合高径を維持する．例外として，Angle II級1類不正咬合，Angle II級2類不正咬合でみられる重度の垂直被蓋，前歯開咬がある．
　（下顎の）姿勢位から，口呼吸，発話，および他の正常な日中・夜間の（顎口腔）機能が生じる．この姿勢位を安静にするなら，成長期間中に下顎は発達する．
　乳歯列期，混合歯列期，永久歯列期を通じた成人までの成長期間中に，姿勢位は垂直的咬合位の変化に徐々に順応する（図5-1，5-2）[1]．

代償性挺出

　摩耗（wear）もしくは破損あるいは対合歯の喪失により歯が喪失した症例の一部では，単独歯あるいは複数歯の挺出が生じるかもしれない．この過程は，咬合高径を維持するための代償的機能とされるが，その機序はよく理解されていない[2,3]．
　337体の太古乾燥頭蓋骨を用いた研究では，中等度から重度の摩耗症例を比較して，代償的な歯の挺出と広汎な歯槽骨成長は，摩耗による咬合面喪失のために生じた顔面高径の喪失の50%を代償していた[2]．
　骨格性の顔面高径は，歯の咬合接触によるバーティカルストップによって維持されている．顔貌は基本的には安静時の姿勢によって決定される（図5-1）．歯の喪失，摩耗あるいは破損による咬合高径の低下は，咬合時の骨格的な顔面高径を減少させる．そして咬合高径の低下は閉口時と姿勢位において顔貌を時に変化させることがある．顔面高径は咬合高径の骨格性喪失を必ずしも反映しているとは限らない．

下顎位，安静時の姿勢，下顎安静位

　不変で定常的な安静位は唯一無二であり，この安静位は咬頭嵌合からのフィードバックには左右されず，生理的安静時の筋肉の長さに依存するという概念がある．長年にわたって，臨床家はこの概念とともに成長してきた．安静時の顔面高径は若年で確立され，不変で恒常的であるとされてきた[4-10]．

顔面高径の定常性概念

　この「顔面高径の定常性概念[6]」は長年にわたって強い影響力を発揮してきた．「安静空隙」を侵害することは，新たな咬合高径への筋肉組織の適応を惹起するため，歯槽の過圧につながる外傷や下顎機

下顎位，安静時の姿勢，下顎安静位

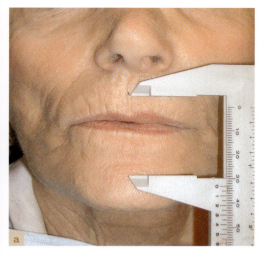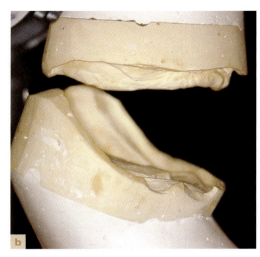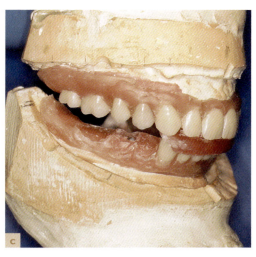

図5-3a〜c　安静姿勢位と「臨床的安静位」(CRP) は，無歯顎者に新しい咬合高径を設定するための開始基準点として伝統的に用いられてきた．安静時顎間距離が顔面基準点から最初に計測される．咬合床を用いて，顔面基準点間距離から2〜3mm減じた距離が閉口時の咬合高径として設定される．

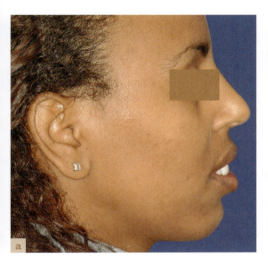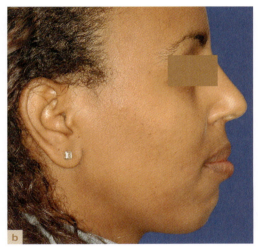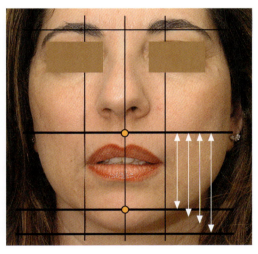

図5-4a, b　下顎先端の皮膚基準点は，オトガイ筋の収縮，口唇位置，顔面表情によって著明な影響を受ける．

図5-5　安静時の姿勢は，想定されうる安静時の姿勢下顎位が多様に存在するため，定義することが困難である．

能障害を引き起こすことになると考えられていた[4-10]．これは部分欠損と全部欠損の両症例において正しいと考えられている．「安静空隙」を乱さず，「安静位」を越えないように，喪失した咬合高径を回復することは重要であると考えられてきた．元来の顔面高径を越えると顎関節症 (temporomandibular disorders; TMD) が生じると考えられてきた[4-18]．

安静位，安静空隙−安静位の計測

　安静時姿勢位と「臨床的安静位」は，無歯顎に対する全部床義歯の咬合高径を新しく決定する際の開始基準位として伝統的に用いられてきた．安静顎間距離が顔面基準点から最初に設定される．咬合床を補助的に用いて，顔面基準点の計測値から2〜3mm減じた距離が，閉口時の咬合高径として設定される(図5-3)．

　下顎オトガイ上の皮膚基準点は，大抵の場合，オトガイ筋上に位置する．オトガイ筋のわずかな収縮，口唇位置と顔面表情の変動によって，オトガイ皮膚上の基準点は著明に変化しうる(図5-4)．

　安静時の姿勢は，歯科補綴学上，咬合高径回復のための垂直的基準位として用いられ続けている．しかし，補綴治療時の咬合高径設定に必要とされる再現性のある姿勢位の定義や臨床的決定法ならびにその計測については，なお議論が続いている．下顎位は，姿勢，呼吸，嚥下，ストレス，口唇能力，発語の変化に応じてつねに変動し，下顎の姿勢は，この瞬間的に多様な下顎位で生じている(図5-1, 5-4, 5-5)．下顎安静時の歯間距離，すなわち安静空隙は，かつての"freeway space"から現在では"interocclusal rest space; IORS"と呼ばれている(図5-2)[19]．これは下顎安静位での上下顎切歯間距離である．

安静位の用語集定義

　長年にわたって米国歯科補綴用語集が版を重ねるたびに，掲載用語の定義は変化してきた[19, 20]．

　全部床義歯による無歯顎歯列の回復では，安静時の顎間距離を用いることが慣習的に行われてきた．この顎間距離はもっとも重要な垂直的基準位とされている．安静時咬合高径は，患者を垂直椅座位にして，さまざまな手法によって下顎を安静にさせて設定される[11, 13-16]．

臨床的安静位設定方法

この姿勢位は，臨床的に設定されることから，臨床的安静位(clinical rest position；CRP)と呼ばれる[13]．臨床的安静位設定で用いられる方法には以下の方法がある[11, 13-16]．

- 発音法：患者は垂直椅座位で，M，S，あるいはMississippiのような文字と単語の発声を行い，その後下顎を弛緩させる．安静時顎間距離(rest vertical dimension；RVD)は，顔面皮膚の正中線上にあらかじめ印をした2点間を計測して速やかに記録する．正中線上で印をつける2点のうち1点はオトガイとし，もう1点は鼻下人中あるいは鼻の上とする．発音法によって，下顎は最小発音空隙レベルまで挙上し，その後に弛緩する[14]．
- 指示：患者は垂直椅座位で，前方を見ながら閉口あるいはタッピングを指示の下で行う．その後，下顎を弛緩させる．安静時顎間距離は，上下顎の任意の2標点間の距離として速やかに計測される[21, 22]．
- 嚥下法：患者は垂直椅座位で嚥下し，口唇舐めを行った後に下顎を弛緩させる[11, 13-16, 19, 21]．

これら3つの方法には共通点がある．それは，発音，嚥下もしくは閉口によって下顎を上顎に近づけるよう挙上させた後に，挙上筋を弛緩させることによって速やかに下顎を弛緩状態に至らせることである．この下顎挙上後の弛緩状態の程度はとくにコントロールされてはいないが，おそらく直近の下顎挙上動作によって影響を受ける．20名の若い有歯顎学生を対象として，これら3つの方法を比較した研究では，顕著な相似性が観察された．安静空隙の平均は，1.7mm±1.28mmであった[22]．表5-1に，異なる方法を用いたさまざまな研究から得られた臨床的安静位の値を示している．

RVD(安静時顎間距離)とOVD(咬合高径)

近年の米国歯科補綴用語集での安静時顎間距離の定義は，
- 安静時顎間距離：「下顎が生理的安静位をとったときに計測される2点間距離．計測点のうち1点は顔面中央あるいは鼻とし，もう1点は顔面下方もしくはオトガイとする(図5-3)」[19]．
- 咬合高径：「咬合接触時に2点間を計測した距離(図5-2)」[19]．

これらは，同じ座位において安静と閉口を比較するためにデザインされた臨床的定義であり，元々は義歯製作時に用いられた．

最小発音空隙

最小発声空隙とは，ある文字と単語を発声するために必要な前歯間距離である．空気がこの空隙を通過し，意図する音を発するに十分なだけ，上下顎前歯は離れていなければならない．開口の程度は，前歯の垂直被蓋に影響を受ける．重度の垂直被蓋(Ⅱ級2類)がある場合，Ⅲ級もしくはⅠ級の上下顎前歯間関係の時に比べて，より大きく開口する必要があるだろう．計測がこれらの発声手法から行われるなら，患者間でさまざまな垂直被蓋がみられるため，前歯被蓋関係に応じて計測結果は異なるだろう．最小発音空隙は，垂直的顎位を調べる臨床ツールとして付加的に用いられる．症例によっては，これらの顎間距離は近似しているかもしれないが，最小発音空隙と安静空隙は異なる現象である[14]．

単一の姿勢として「安静位」を定義することの困難性

「安静位」を米国歯科補綴用語集で検索すると，「生理的安静位」と定義されている．生理的安静位(Physiologic rest position；PRP)は，用語集の版が重ねられても長年にわたってほとんど変更されていない[19, 20]．

各版の生理的安静位の定義のすべてに，筋肉の状態について，「最小収縮活動」，「緊張平衡」，および「緊張収縮の均衡がとれている」状態を仮定している．このことは，神経生理学的研究によってなんら実証されているものではない．唯一の要点として主張されている下顎安静位の再現性を頼りにして，臨床家は多くの未解決の問題を解決できないままとり残された状態である．「臨床的安静位」という用語，および，この下顎位で用いられる臨床手法に対する用語集各版の定義には，これまで参照するものがなかった[11, 13, 22-25]．

臨床的安静位は，臨床教本に記載される姿勢基準点であり，無歯顎患者の全部床義歯の顎間距離を新しく設定するために用いられた．これは，筋収縮の程度を計測することなく，発音指示や嚥下によって設定された[22]．用語集にある「緊張均衡」，「緊張収縮の均衡」，あるいは，「最小収縮活動」という概念は，臨床的安静位の設定に参照されなかった．筋電図(EMG)の発達によって，多くの研究でこの問題を解決しようとする試みがなされてきた(以降のセクションで検討されている)．

安静時の姿勢と筋電図ベースラインのメカニズム

筋肉組織による位置決定(サーボ制御〔自動制御〕)か，組織の受動的弾性(粘弾性効果)か，あるいはその両者か

下顎の姿勢は，軟組織による受動的な粘弾的張力と低レベルの挙上筋活動との組み合わせによって保持されている．挙上筋の活動がないとき，たとえば睡眠中には下顎は開口する(図5-1)[26]．歩行中やランニング中，下顎閉口筋の伸展反射によって，下顎の動きは制限される．これは，頭部が活発に動いている間に，受動的な力と能動的な反射反応の両者が下顎位をごく狭い範囲内に制限維持することによる[26, 27]．

身体の姿勢反応は調和的な緊張性のものであり，中枢性プログラムによって制御された誘発的動作である．下顎位についても同様の様式によって制御されていると推察されている[26, 28, 29]．

筋緊張を制御する神経筋機構は，神経筋フィードバックを用いたサーボコントロールメカニズムと表現されてきた[30]．サーボメカニズム，もしくはサーボは，メカニズムの遂行を是正するためのエラー検知フィードバックを用いる自律的な装置である．緊張性を呈するベースライン筋活動は，咬筋と側頭筋の深部に存在するタイプⅠ繊維の緊張性伸張による単一発火によると考えられており，この背景には運動ニューロンの興奮と筋紡錘システムの緊張性発火が存在する[28, 30]．睡眠中および全身麻酔時には，結合組織が主となって下顎を支持するので，下顎挙上筋の収縮は減少もしくは中断されている．緊張性筋電図活動のレベルは，全身麻酔，睡眠，催眠状態，自律的弛緩状態，バイオフィードバック時，あるいは休養時には最小レベルから変化しうる．筋電図レベルは注意や緊張状態での警戒のレベルが増すとともに増加する[30-38]．咬筋および側頭筋前腹の安静時筋電図レベルは，身体姿勢，閉眼，および周囲の光の強さのレベルによって減少する[30, 37, 38]．標準的な安静時最小筋電図レベルが，筋・筋膜痛機能障害と頭蓋下顎機能異常群で増加した筋電図レベルと比較されており，さまざまな結果が報告されている[39-45]．筋電図の値は基準値として報告されている(第2部3章参照)[42, 46]．安静時筋電図の最小ベースラインレベルは，記録装置の条件や電極貼付位置に加えて，計測時のリラックスの程度によって影響される．

バイオフィードバックは，筋原性の顎関節症(TMD)症例を対象として，緊張性筋電図レベルを減少させるのに使用される．電極は特定の筋もしくは筋群に貼付され，筋収縮の程度に比例した音や可視アナログ信号が出力される．筋の自発的弛緩によって，被験者は音の強さやアナログ表示出力を最小レベルまで減少させることが可能であり，これによって安静時の筋緊張を減少させる．安静時筋レベルを減少する能力は，情動ストレスや自律的な弛緩を行う能力といった主観的な変動にも左右される．

表5-1 有歯顎者の垂直的顎間関係

著者	被験者数	咬合面間距離[mm]	変量	筋		方法
			臨床的安静位			
Garnik と Ramjford[22]	20	1.7 ± 1.28			指示，発音法，嚥下法	SE, NHR, EO, MD
Rugh と Drago[24]	10	2.1			発音法	SE, NHR, EO, EID
Wessberg ら[54]	4	2.5 ± 1.2			発音法	STE, HR, EO, EID
Peterson ら[55]	10	4.6 ± 1.42	下顎下縁平面角が20°以下の低角度下顎下縁平面角群		発音法	SE, HR, EO, SPM
Peterson ら[55]	10	3.2 ± 1.09	下顎下縁平面角が30°以上の高角度下顎下縁平面角群		発音法	SE, HR, EO, SPM
Van Sickles ら[56]	12	3.2 ± 2.1	垂直的上顎過成長患者		発音法	SE, SPM, HR
Gross と Ormianer[57]	8	2.6 ± 0.33			指示	SE, HR, EO, SPM
Michelotti ら[50]	40	1.4 ± 1.1			発音法	SE, HR, EO, SPM
Michelotti ら[50]	8	2.0 ± 1.3	下顎下縁平面角が20°以下の低角度下顎下縁平面角群		発音法	SE, HR, EO, SPM
Michelotti ら[50]		0.8 ± 0.8	下顎下縁平面角が28°以上の高角度下顎下縁平面角群		発音法	SE, HR, EO, SPM
			最小筋電図安静位（MERP）			
Rugh と Drago[24]	10	8.6（範囲 4.5–12.6）		非特異的顔面筋		SE, NHR, EO, EID, IOS, BFB
Manns ら[49]	8	10		咬筋		SE, HR, EC, SPM, IOS, ITR
Wessberg ら[54]	4	5.3 ± 1.9		非特異的顔面筋		STE, NHR, EO, IOS, EID
Peterson ら[55]	10	9.7 ± 4.24	下顎下縁平面角が30°以上の高角度下顎下縁平面角群	非特異的顔面筋		SE, EO, EID, IOS, ITR
Peterson ら[55]	10	9.95 ± 2.09	下顎下縁平面角が20°以下の低角度下顎下縁平面角群	非特異的顔面筋	下顎逐次開口動作あるいは閉口動作時の静止状態	SE, EO, EID, IOS, ITR
Van Sickles ら[56]	12	10.1 ± 3.6	逐次開口	非特異的顔面筋		SE, HR, EO, EID, ITR
Plesh ら[51]	9	9.2 ± 3.9	逐次開口	咬筋		SE, HR EO, EID, IOS, ITR
Plesh ら[51]	9	11.9 ± 6.1	逐次閉口	咬筋		SE, HR EO, EID, IOS, ITR
Plesh ら[51]	9	6.1 ± 2.2	逐次開口	非特異的顔面筋		SE, HR EO, EID, IOS, ITR
Plesh ら[51]	9	8.3 ± 3.5	逐次閉口	非特異的顔面筋		SE, HR EO, EID, IOS, ITR
Michelotti ら[50]	40	7.7 ± 2.7	逐次開口	非特異的顔面筋		SE, HR EO, EID, IOS, ITR
			最小筋電図安静範囲			
Manns ら[49]	8	12.5 / 12–19	逐次開口	側頭筋前腹		SE, HR, EC, SPM, EID, ITR
Manns ら[49]	8	15.5 / 6–8	逐次開口	側頭筋後腹		SE, HR, EC, SPM, EID, ITR
Majewsky と Gale[52]	22	4–16		側頭筋前腹	下顎逐次開口動作あるいは閉口動作時の静止状態	SE, HR, EC, SPM, MD, IOS
Majewsky と Gale[52]	22	4–16		非特異的顔面筋		SE, HR, EC, SPM, MD, IOS
Plesh ら[51]	9	10.8 ± 4.4	逐次開口	側頭筋前腹		SE, HR, EO, EID, IOS, ITR
Plesh ら[51]	9	10.3 ± 4.4	逐次開口	側頭筋前腹		SE, HR, EO, EID, IOS, ITR
Michelotti ら[50]	40	4–18	逐次開口	咬筋		SE, HR, EO, EID, IOS, ITR
Michelotti ら[50]	40	4–18 / 1–19	逐次開口	側頭筋前腹		SE, HR, EO, EID, IOS, ITR
Gross ら[53]	19	1–19	逐次開閉口	咬筋	逐次開口各時でのバイオフィードバック	SE, HR, EO, EID, ICS, BFB
van Mens と de Vries[58]	60	2.12 ± 0.74		側頭筋前腹	バイオフィードバック	SE, HR, EO, EID, IOS, BFB
George と Boone[59]	14	2.9				SE, NHR, EID
Wessberg ら[54]	4	5.2 ± 1.5			経皮的神経電気刺激誘導性	STE, NHR, EO, EID
Konchak ら[60]	62	2.6 ± 1.5 (TENS前) / 3.4 ± 1.9 (TENS後)				SE, HR, EO, EID
Cooper と Kleinberg[64]	313	1.81±0.15 (TENS前) / 3.44±0.11 (TENS後)				
Monaco ら[65]	20	1.23 (0.72) (TENS前) / 3.03 (1.17) (TENS後)				
Gross と Ormianer[57]	8	4.4 ± 0.67			深い弛緩状態（弛緩安静姿勢）	SE, HR EO, EID, IOS
Ormianer と Gross[61]	8	3.1 ± 0.04				SE, HR EO, EID, IOS
Manns ら[62]	12	8.9			催眠状態	SE, HR, EO, SPM
			最大咬合力顎位			
Storey[63]	3	17.5				
Manns ら[66]	8	15–20			最大咬合力時の下顎位	
MacKenna と Türker[67]		17				
Lindauer ら[68]		15–20	最小筋電図，準最大咬合力			

略語一覧：SE：垂直椅座位；STE：垂直立位；NHR：ヘッドレストなし；EO：開眼；MD：器具による咬合面間距離計測；EID：電気的咬合面間距離計測；HR：ヘッドレスト；SPM：顔面皮膚基準点計測；NSF：非特異的顔面筋；IOS：逐次開口研究；BFB：逐次変化後のバイオフィードバックによる弛緩状態；ITR：逐次変化後の安静指示；EC：閉眼；TENS：経皮的神経電気刺激

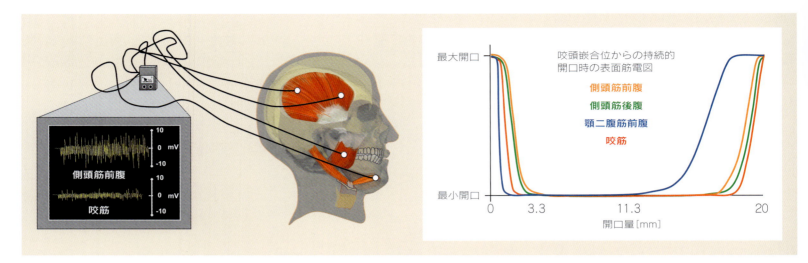

図5-6 筋電図活動積分値の表面筋電図計測．筋活動は咬筋，側頭筋，顎二腹筋前腹で計測されるかもしれない．最大咬頭嵌合(MI)から持続的(動的)に開口．筋電図筋活動は3.3mmと11.3mmとの間で減少した．ゆっくりとした動的開口が記録されたが，安静時の姿勢は記録されていない被験者数：20(Gamik と Ramfjord の報告[22]から引用し改変した定型化イラスト)．

安静時および運動時の下顎の振動

下顎は頭位が安静位もしくはその付近に位置するときに，6 Hzの低周波振動を行うことが示されている．その振幅は大抵非常に小さいため，肉眼で見ることはできない．咬筋筋電図は中枢性にプログラムされた調節機構の下で調整される．この調節機構と下顎運動との間に可干渉性があることから，6 Hz程度の安静時振動は，下顎閉口筋のリズミカルな活性によるものと結論づけられている[27, 47, 48]．

安静時の姿勢の上下顎間関係についての筋電図研究

筋電図の使用は古くから報告されており，その一例として，ゆっくりとした持続的な開口時の筋電図活動の計測がGamikとRamfjord[22]によって報告されている．表面電極は咬筋，側頭筋前腹・後腹および顎二腹筋前腹に貼付された．校正水銀管に沿って移動する小さな重りが，被験者のオトガイから吊るされ，被験者は最大咬頭嵌合(MI)からゆっくりと開口するように指示された．開口量はこの重りの移動量によって計測された．筋電図上の筋活動は，咬合面間距離にして3.3mmから11.3mmの間で最小レベルまで減少し，その後の20mm開口まで筋活動レベルは増加した．他の研究でも，ゆっくりとした持続的な開閉口運動時にこの現象が観察されている[29, 30]．これらの研究では静的な安静時の姿勢における筋電図は計測されていない．最小筋電図活動がみられるこの開口範囲は安静範囲(resting range)と呼ばれるが，下顎は運動し安静ではないため，安静(rest)という言葉は筋電図に関する表現であり，下顎が動かない静的な姿勢安静位を指すものではない(図5-6)．

頻繁に引用される2つの報告では[24, 49]，静的な下顎安静位の咬筋，側頭筋の表面筋電図変化が，逐次増加する開口時のそれぞれの顎間距離において計測されている(図5-7, 5-8a)．筋電図レベルは，特定の量まで開口した後に下顎が弛緩しているときに計測された．この計測手順に従って，下顎を1〜2mm開口させた後に安静を維持させる動作を順次行わせ，安静時ごとに筋電図計測を行った．最終的な開口量は，16mm[24]と40mm[49]であった．

姿勢に伴う最少筋活動についての研究

RughとDrago[24]は垂直椅座位させた被験者に，咬頭嵌合から16mmまで開口を1mmずつ順次増加させた．被験者には，それぞれの開口時において静的な姿勢位を維持しつつ安静を保つように訓練がなされた．20名の被験者に，被験者自身が開口量を目視できるようにオシロスコープ付きのキネジオグラフを装着した．両側咬筋に表面電極，オトガイ部に不関電極を貼付して，表面筋電図活動が記録された．筋電図は「非特異的な顎顔面筋活動」を記録している[24]．被験者が特定の量の開口状態に達すると，被験者は安静状態を保ち，そのときの筋電図レベルが記録された．次の開口量までの開口，安静，筋電図記録，さらに次の開口といった一連の過程は，16mm開口量まで継続された(図5-7)[24]．

全被験者の筋表面筋電図レベルは，平均8.6mm，範囲4.5〜12.6mmの咬合面間距離(IOD)で固有の最小値に達し，その後の開口／安静時では筋電図レベルが上昇し始めた．筋電図レベルが最小となるこの固有開口点は，最小筋電図レベル，もしくは，「最小筋電図安静位」(minimum EMG rest position；MERP)と呼ばれている．発音法を用いた臨床的安静位における安静空隙も，全被験者から記録され，その結果は1.5〜3mmであった[24]．最小筋電図がみられるこの下顎位は，米国歯科補綴用語集では「生理的安静位」と関連するとされ始めた[19]．

Mannsらによる同様の研究では[49]，咬筋，側頭筋前腹・後腹の表面筋電図が別々に記録された．彼らは咬頭嵌合から40mmまで逐次開口，安静時の筋電図積分値を記録した(図5-8a)．8名の男性被験者を対象として，ノギスによって皮膚基準点を計測して，顎間距離の変化が記録された．咬合面間距離10mmのときに，咬筋において固有の限定的な最小筋電図安静位が観察された．

最小筋電図安静範囲

Michelottiら[50]は，非特異的顔面筋のMERPとともに，咬合面間距離4mmと16mmとの間で咬筋と側頭筋に最小筋電図安静範囲(minimum EMG resting range：MERR)を報告した．Pleshら[51]は，咬筋のMERPについて，咬合面間距離5mmまでの開口時のものと15mmまでの閉口時のものとが顕著に異なることを報告している．図5-8b に図示しているように，非特異的顔面筋でも同様の現象が観察されており，このことから，上述の方法で計測したMERPは

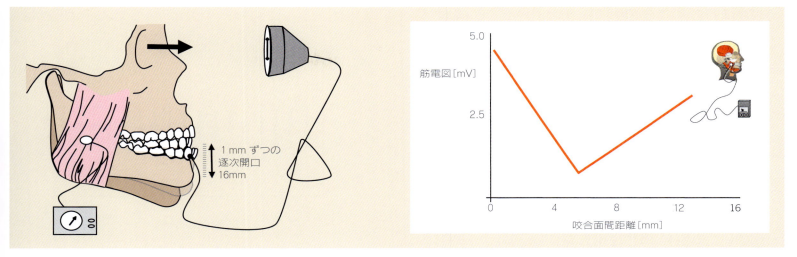

図5-7　平均8.3mm，範囲4.5〜12.6mmの咬合面間距離での限定的な最小筋電図安静位．筋電図は非特異的な顔面筋から導出．咬頭嵌合位から逐次1mmずつ開口．逐次開口後の安静位は，電子的に可視化（RughとDrago[24]より再描画）．

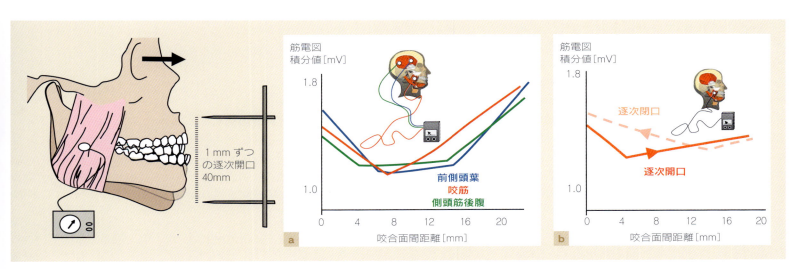

図5-8a, b　逐次1mmずつの開口．限定的な点としての最小筋電図安静位（MERP）が咬合面間距離10mmのとき咬筋筋電図上にみうれる（赤線）．最小筋電図安静範囲（MERR）は，咬合面間距離13mmのとき前側頭葉の筋電図上でみられる（青線）．咬合面間距離16mmでは，側頭筋後腹筋電図上で最小筋電図安静範囲がみられる（緑線）（Mannsらの報告[49]を改編）．咬筋筋電図上の限定的な点である最小筋電図垂直位MERPは，開口動作時と閉口動作時で異なる（Pleshら[51]より再描画）．

直前の下顎動作に影響されることが示唆されている．

　同一被験者において，最小筋電図レベルは，筋肉が異なれば異なる顎間距離において観察されることが，いくつかの研究で報告されている[49-51]．Mannsらは[49]，咬筋では10mm開口時に最小筋電図点が，側頭筋前腹では13mm開口時，側頭筋後腹では16mm開口時に最小筋電図範囲（MERR）がみられることを報告した（図5-8a）．5-8aにあるように，MERRの範囲では水平的なプラトーがみられるが，図5-7と5-8に示すように咬筋のMERPは限局した点となっている．側頭筋におけるMERRは，開口時と閉口時とでは異なるプラトーがみられる[51]．Mannsらは[49]，垂直的顎位の補助は用いなかったが，PleshらとMichelottiらは[50, 51]，筋弛緩は指示によって行い，垂直的顎位の補助にはキネジオグラフを用いた．MajewskyとGaleは[52]，メカニカルな垂直計測装置を使用して開口量を段階的に大きくしては安静を指示する方法をとったが，一方でRughとDragoは[24]，安静のための視覚的フィードバックと垂直的下顎位の規定を同時に行った（図5-7）．直前の下顎運動の効果についてのPleshらの所見から[51]，開口量を順次増加させる方法では十分な筋弛緩が得られないことが示唆された．筋紡錘活動の事後効果によって，筋電図記録とMERP記録とが異なること，および，逐次開口時と逐次閉口時のMERP記録とが異なることが説明されてきた[51]．

　その後の研究基準では，20名の被験者に対してバイオフィードバックと術者の補助による安静によって，ベースライン筋電図と咬筋筋電図レベルが記録された（図5-9）[53]．被験者各自は開眼垂直椅座位をとり，ヘッドレストによって頭位は支持された．被験者には，最大咬頭嵌合から20mmまで1mmずつ逐次開口させ，その後は1mmずつの逐次閉口を最大咬頭嵌合まで行わせた．それぞれの時点での静的な安静姿勢位において，筋電図記録が行われた．オトガイに設置したセンサーによる視覚的アナログ装置によって，被験者は1mmずつの静的な逐次開口時および閉口時の下顎位を保つことが可能であった．筋電図装置からの音が筋活動の程度に比例した強さで出力された．逐次開口もしくは閉口時の安静状態において，被験者は音が最小レベルになるまで音を減少させた．この被験者による筋電図出力音調整は，逐次開口時および閉口時に連続的に行われた．その結果，全被験者において静的な逐次開口時および閉口時に最小筋電図活動のプラトーが観察された（図5-9）[53]．

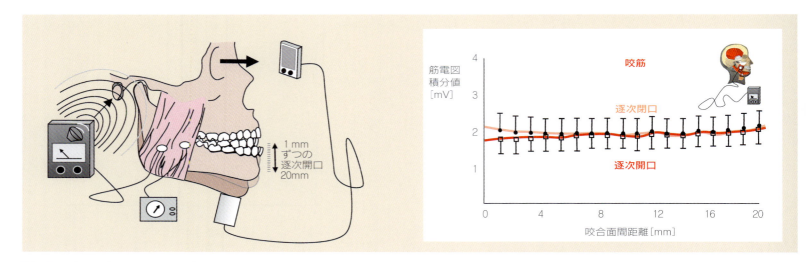

図5-9　19名の被験者に逐次1mmずつ開口させ，咬筋表面筋電図積分値を導出．それぞれの被験者は，下顎を位置付けるための可視的アナログ装置を用いて，筋電図計測時に下顎位を維持．それぞれの静的な開口時において，筋活動レベルの音は最小となるように減少され，その時の筋電図レベルが記録された．結果としては，開口動作と閉口動作において最小筋電図活動のプラトーが観察された[53]．

CRP，PRP，最小姿勢筋活動に関する議論についての結論

米国歯科補綴用語集で定義されている限定的な生理的安静位(PRP)の概念は，筋肉が最小活動状態にあることを想定している[19,20]．これまでのディスカッションと研究から，最小筋活動は多くの変動因子の影響を受けることは明らかである．最小筋活動は，姿勢，情動ストレスの程度，筋弛緩の程度，もしくは残留過緊張，協収縮，注意の程度，弛緩状態をとる能力，閉眼，環境光によって変化しうる[22,24,49-68]．最小筋電図がみられる特定の顎間関係での限定的な点は，咬筋と非特異的顔面筋に対してみられることがいくつかの研究において報告されており，平均開口量は4.5～13mmであった[24,49-51]．しかし，側頭筋前腹では13mm開口時，側頭筋後腹では16mm開口時に最小筋電図の平坦なプラトーがみられた[49]．

したがって，筋が異なれば，最小筋電図活動を伴う開口時の静的な安静空隙は異なっており，最小筋電図活動は限定的な点としてのMERPとプラトーとしてのMERRとの間を変化する(表5-1, 5-7, 5-8a)．これらは開口時と閉口時との間で変化することが観察されている(図5-8b)[51]．異なる開口量における筋弛緩の程度と記録される顎間距離の保持能力は，研究間においてさまざまであった．咬筋表面筋電図の聴覚バイオフィードバックによる最小活動のプラトー所見は，最小活動の限局点概念をさらに混乱させる(図5-9)[53]．しかし，このことは顎関節症(TMD)の治療において，筋弛緩のためのバイオフィードバックの使用効果に一致している．緊張性筋痛患者では，視聴覚バイオフィードバックから筋電図レベルを減少させることによって，筋緊張と疼痛を減少させるためにバイオフィードバックが用いられる[1,36]．バイオフィードバックによって筋を弛緩させる能力は，TMDの治療において，最小筋収縮活動がみられる特定の顎間距離とは関連していない．臨床的安静位(CRP)は，発音，嚥下，口唇閉鎖および上下口唇接近による直前の下顎挙上に起因した「サーボコントロール[30]」による筋「記憶」の結果と結論づけられるのかもしれない．逐次開口計測法には，開口および閉口動作による影響を受けた筋記憶が必然的に伴っているのかもしれない．したがって，この計測法は，特定の垂直的姿勢位の筋活動を実は反映していないのかもしれない．

考察：顔面高径不変の概念，CRP，OVDの変更，および顎関節症(TMD)

下顎の姿勢が極めて変動しやすく，多くの顎間関係を想定しうることは明らかである[28]．特定の顎間関係を定義する必要性は，総義歯での咬合高径再建のための開始基準位を提供する必要性のために，歯科補綴学から生じた．安静空隙と咬合高径は，臨床的安静位から2～3mm減した顎間距離によって設定された．このことは，臨床的安静位の再現性を示した研究によって，より強固となった．このことを報告した研究で用いられた発音法と嚥下法は，臨床的安静位には，2～3mmの安静空隙を伴うという概念に支えられたものである[15-17]．また，その時代に普及した概念では，臨床的安静位を越えた咬合高径増加は「安静空隙」を乱し，顎関節症(TMD)，筋過緊張および歯の圧下の原因となるとされており，この概念によっても安静空隙と咬合関係の設定方法は補強された[12-18]．加えて，咬合高径の喪失が顎関節の病的状態を惹起するという考えが，元来の咬合高径を再建するための臨床術式を発展させた．この考えでは咬合高径は安静時顎間距離，すなわち臨床的安静位に従って設定されなければならなかった．安静時の筋長によって決定される，固有の限定的な安静位の概念(顔面高径の定常性概念)[4-7]は，正確な定義，臨床的位置づけおよび臨床的安静位の記録を必要とした．その後，これらの3つの要件(定義，位置づけ，記録)を満たすことはできなかった．安静位の定義はいまだ混迷に陥っており，不十分である[19]．

垂直的な下顎位を設定する方法で，発音，嚥下，咬合もしくは口唇舐めを行った後に不随意安静状態をとる方法は不正確である．オトガイ筋上の皮膚基準点は，越えることが禁忌である安静空隙を越えて不随意に動くことが可能であるため，この基準点を用いて安静咬合高径を計測することは極めて不正確である．さらに混乱を大きくしたのが，臨床的に計測することができないにもかかわらず，安静位を最低限の筋活動下の「生理学的安静位」とするかたくなな定義といえる．この生理学的下顎安静位は実験的にも不安定であり，リラックスした安静時姿勢においては，安静空隙は5～13mmを呈し，臨床的安静位における安静空隙の2～3mmと比較してもっと著明に開口している．したがって，安静時の姿勢は持続的に変化していることは明らかである[29]．臨床的安静位と生理的安静位の範囲に影響を及ぼす前述および表5-1の因子に加えて，疼痛，年齢，歯の喪失，口腔内装置，情動緊張状態，口唇支持，睡眠および投薬といった因子も臨床的および生理的安静位に寄与する[15,28]．

咬合高径の増加と減少およびその顎関節症（TMD）との関連

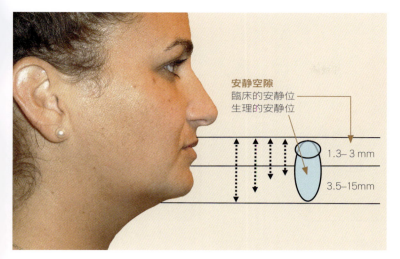

図5-10 安静空隙（IORS），臨床的安静位（CRP），生理的安静位（PRP）は，弛緩安静姿勢（RRP）の範囲と同等である．

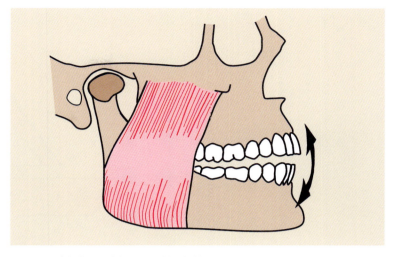

図5-11 咬合高径の増加には，神経筋機構，顎関節，および，心理状態の協調的順応が必要である（RughとJohnsonの報告[15]から引用し改変）．

結論

この混乱から抜けて，臨床的に適切な結論が記述される必要がある．ある者は，下顎がとりうる姿勢位には可能な位置が多くあると結論づけるかもしれない[28]．多かれ少なかれ，再現性のある静的範囲は2つある．
1．臨床的安静位（CRP）の安静範囲．
2．筋弛緩状態安静姿勢（RRP）の安静範囲（**図5-10**）．

臨床的安静位は，咬頭嵌合付近の範囲であり，特定の点ではない．臨床的安静位が臨床的に計測されるときには，直前の発音，咬頭嵌合，嚥下，もしくは口唇接近によって下顎が挙上運動を行った結果として臨床的安静位に到達している．可撤性および固定性修復の両者において，2～3mmの安静空隙を伴う咬合高径を再設定するための開始基準範囲として用いられ得るかもしれない．開始基準点として臨床的安静位を用いたときには，発音，嚥下，口唇接近後の弛緩状態がかなり変化しうるという事実に留意すべきである．この方法で臨床的安静位を計測することによって決定される顎間関係を臨床的に確認および修正するために，さらなる臨床的判断基準が必要である．これらの判断基準は症例特異的なものである．そしてこの判断基準は，審美，音声，生体力学，神経筋順応，精神生理学についての配慮と修復治療の因子を包含した「個々の臨床的決定因子」といえるかもしれない．「弛緩安静姿勢[53,57]」，「生理的安静位[19,20]」，「EMG安静[24,51,54]」，「弛緩安静位[28]」としてさまざまに記述される弛緩状態のより大きな開口位は，最小筋活動を表しているものであり，臨床的安静位の範囲とは異なる可変的な範囲であって，限定的な下顎位ではない．TENS誘導安静位は，TENS誘導性閉口がいわゆる「筋原性」下顎位に誘導されることから，基準位としていくつかの臨床グループによって用いられている．神経筋機構が望ましい閉口位を生み出すために，このことを考慮する者もいる[64]．

咬合高径の増加と減少およびその顎関節症（TMD）との関連

咬合高径は，いくつかの治療上の理由から増加あるいは減少させる必要があるかもしれない．形態，機能，審美，快適さの回復を目的として補綴的に喪失歯列と歯槽堤の回復を試みるうえで，咬合高径の変化が選択される場合があるかもしれない．代替的には，一般に可撤性オクルーザルアプライアンスを用いて行われることが多い咬合高径の修正は，顎関節症（TMD）の治療の1つとして用いられるかもしれない[69-72]．そのような変化に適応を要する機構には，神経筋機構，心理状態，顎関節領域および歯が含まれる（**図5-11**）．

概して，これらの機構はそのような変化に対して好ましい適応を示すが，望ましい適応能力が欠如している場合には，これらの要素の部分もしくはいくつかに関連した不利な反応が生じるかもしれない[28,69,70]．神経筋機構は変化した歯の高径と形態に対して，変化した姿勢位を構築することと，すべての意識的あるいは無意識の反射活動を順応させることによって適応する必要がある．

高位咬合と低位咬合

伝統的な概念では，臨床的安静位は，生理的な「安静空隙」を伴った安静時の筋の長さによって決定される空隙内の生理的な定点とされてきた．「高位咬合」によって安静空隙を越えることは，パラファンクションおよび下顎機能障害を惹起すると考えられてきた．また，喪失した顎間距離を元々の顎間距離まで回復することが必要とも考えられており，「低位咬合」は顎関節に対する潜在的な外傷因子と考えられてきた．これらの理論的枠組みの大部分はもはや有効ではない[28,68-70]．咬合高径の変化に対する有害反応は，大抵の場合は個々の事例に関するものであり，基準というよりもむしろ例外を構成する．筋肉は低くなった咬合高径に順応するので，咬合高径の減少は筋疲労を伴うかもしれない．逆に多くの人たちは，咬合高径が低下した「低位」状態の咬合高径でも無症状に過ごしている．顎間距離を変化することは，顎関節内の荷重接触点を変化させるかもしれず[1]，いくつかの関節炎状態では関節症状の緩和が得られる．

低位咬合と関節症状

伝統的には，臼歯部咬合支持の喪失を伴った低位咬合の概念は，顎関節の負担増加とその病理についての重要な病因因子と考えられてきた．このことから，臼歯部咬合支持は，慢性的に顎関節に過負荷を付加的に加えることを避けるために，回復しなければならないばかりでなく，元来の咬合高径が再設定されなければならないという信念が導かれてきた．

この信念は，顎関節症（TMD）の症状の兆候に対する治療として，固定性あるいは可撤性補綴装置による見境のない「咬合挙上」の実践を正当化するものとされてきた．これらの主張を支持するエビデンスは得られておらず，この概念は捨て去られている[69,70]．咬合高径が減少した歯列は，おのずとリスクが増加した状態であるとはいえず，必ずしもTMDの症例の増加がみられるとはいえない．

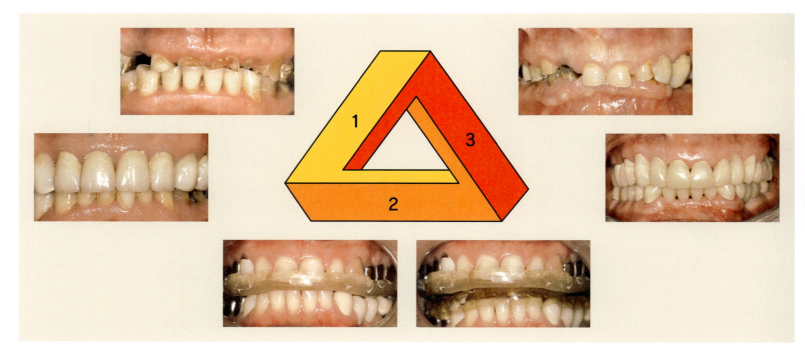

図5-12 垂直高径の矛盾．1．元来の安静空隙を補綴的に削除することは，かつては機能障害の原因とされてきた．2．対照的に，顎関節症(TMD)の治療として，オクルーザルアプライアンスは頻繁に臨床的安静位を越える．装置の高径を変えることによってTMD症例の症状軽減が得られる．3．臨床的安静位と生理的安静位は，元来の咬合面安静空隙を越えた新しい咬合高径に順応するのかもしれない．臨床的安静位を越えて咬合高径を増加させ，新しい臨床的安静位と生理的安静位を獲得した臨床症例．

顎関節症(TMD)の兆候と症状

近年の概念では，臼歯部咬合支持の喪失によって，顎関節の病理がおのずと増加するものではないとされている[72]．近年のエビデンスと概念を考慮すると，単に顎関節症(TMD)を避ける予防的処置としてのみならず，筋および顎関節におけるTMDの兆候もしくは症状に対する第一選択治療としても，固定性補綴装置による咬合高径の増加を図ることは正当化できなくなっている．しかし，可撤性スタビライゼーションスプリントによって筋と顎関節の症状を治療することは，受け入れられている治療方法の1つであり，この治療方法は，TMDの本質が個人ごとに多因子的かつ経時的変動があるとする枠組み内で考慮されなければならない．

咬合高径と顎関節症(TMD)の治療

顎関節症(TMD)は，個々の筋を関節構成体が強力な精神生理学的因子によって混ぜ合わされた状態である．この精神生理学的因子は一過性あるいは慢性的な行動因子であるグラインディングやクレンチングと，それらが筋，関節，歯列に及ぼす影響に相互作用している．咬合障害は軽微な病因因子とみなされるようになった．しかし，可撤性のオクルーザルアプライアンスを用いた機械的療法は，その動作様式が十分に理解されていなくとも，いまだに有効な治療法とされている．慢性的に治療効果が得られにくい(治療に対する反応が鈍い)症例では，可撤性アプライアンスは筋および顎関節の両者における疼痛緩和を得る目的で用いられてもよい．

可撤性アプライアンスによる治療が奏効しても，これは，TMD症状が再発しないことを必ずしも保証するものではない．可撤性アプライアンスを固定性補綴装置に置き換えて，不可逆的に咬合高径を変化させることには，固定性補綴装置の使用と，必然的に生じる治療，および経済的な代償が正当化できる注意深い熟慮が必要である．

固有の安静空隙を越えることによる顎関節症の誘発(時代遅れの理論的枠組み？)

長年にわたって，安静位は生涯を通じて不変であり，安静時の筋組織の長さによって決定されるということが信じられてきた．咬合高径を元来の高径を越えて増加させると，元の高径が回復されるまでは，筋活動の増加，下顎機能障害，歯の圧下が生じると考えられていた(図5-12)[4-15]．下顎機能異常は，筋と顎関節の両方の機能障害を網羅する，広く普及した用語である．定義が「疼痛機能障害症候群」に修正されたときには，まだ下顎挙上筋の過伸張が，筋スパズムと筋筋膜疼痛機能障害症候群の発生を導く可能性が支持されていた[16-18, 71]．

オクルーザルアプライアンス

並行的かつ逆説的に，顎関節症(TMD)における筋および顎関節の症状を軽減するためにオクルーザルアプライアンスを使用することは，効果的な治療であると一貫して証明されてきた[1, 72, 73]．これらのオクルーザルアプライアンスは，任意の可変的な咬合高径で作製され，多くの場合，既存の安静空隙を越えてはいない(図5-12)．ある1つの研究ではオクルーザルアプライアンスの咬合面の厚さが大きいほど，よりよい治療効果がより早く得られることが示されている[73]．

安静空隙を越える咬合高径増加に対する姿勢順応

重要な咬合高径概念の矛盾として，安静空隙は，元来の高径範囲内とそれを越えた範囲の両者において，咬合高径の増加に適応することが，いくつかの研究で示されている(図5-12～5-14)[57, 61-79]．いくつかの筋および顎関節の症状が最初に生じたが，1週間後には解決している[57]．咬合高径の減少とTMDとの間には関連がみられていない[80, 81]．

動物実験

咬合高径の増加によって，筋と顎関節に有害な変化が生じることがいくつか報告されている[82, 83]．一方，他の報告では，咬合高径を増加させたラットとネコでは，3～4週間以内に錘外筋線維内に筋

咬合高径の増加と減少およびその顎関節症（TMD）との関連

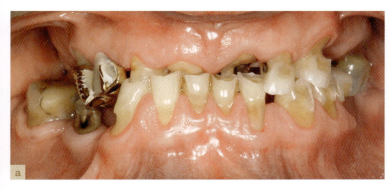
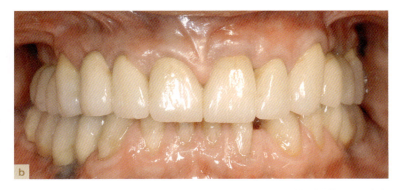

図5-13a, b　新しい臨床的安静と生理的安静位に順応した臨床症例．咬合高径は6mm増加．咬合高径を増加させて臨床的安静位を越えることは筋過活動，圧下および元来の咬合高径を回復しようとする神経筋活動を招くとされていたが，この概念はもはや有効ではない（Dr. E Zenziperのご厚意による画像）．

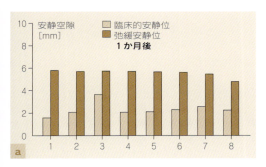
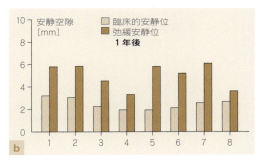
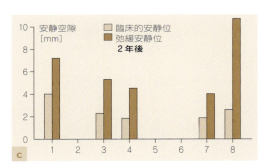
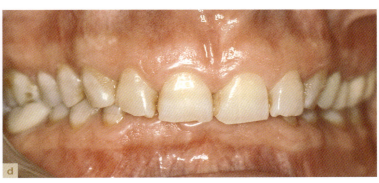
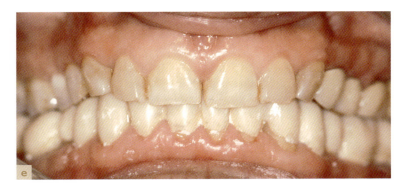

図5-14a〜e　a〜c：8名の被験者を対象に，安定した最大咬頭嵌合とアンテリアガイダンスを具備した全顎的被覆型修復物を合着．臨床的安静位と弛緩安静姿勢時の安静空隙が，咬合高径増加1か月後に再度確立された．すべての被験者の咬合高径は，以前の安静空隙を越えて，4〜5mm増加．筋不快感と発声障害は，修復物装着1〜2週間後に沈静化．新しい安静空隙は，1〜2年後に安定．d, e：症例6の下顎被覆型修復物．オリジナルデータを改編[57, 61]．

節の増加を伴って，急速な適応がみられた[84-86]．このように，動物実験では咬合高径増加による影響の矛盾が証明されてきた．

筋線維を23％伸展させるように咬合高径を増加させることによって，急性炎症を伴う筋線維の退行性変化がラットにおいて観察された．この変化はおおむね最初の14日間以内に改善された[84, 85]．これらのモデルにおける過剰な咬合高径の増加は，人に当てはめてみると，顎顔面外科手術のいくつかの症例でみられるように，増加した顎間距離においてのみ生じると考えられる[87-89]．

咬合高径を変化させる

いくつかの研究と臨床経験から，臨床的安静位を越えて咬合高径が増加すると，大抵の場合症状を伴わない適応と新しい姿勢位の獲得が生じる（図5-13，5-14）．サンプルサイズが小さいため，この記述を支持する科学的エビデンスレベルは低い[57, 61, 74-79]．固定性の残存歯支持型修復における種々の理由によって，臨床症例のなかで咬合高径の増加を必要とする場合は多い．これらの手順はルーチンにとられており，過去10年においてこれらの手順の有害反応，あるいは機能障害反応を報告した出版物はほとんどない．しかし，大多数の症例は適応していると思われる一方で，特殊なケースでは咬合高径の挙上によって神経筋機構や関節に望ましくない反応が見られ

る場合もある．

全部床義歯症例における咬合高径の増加と減少に対する代償も報告されている[90, 91]．加えて，全顎的インプラント支持型固定性補綴装置では，普及している臨床的個性決定因子に従って咬合高径が変更され再設定さていれる．このような症例で，有害な機能障害反応が報告されることはまれであり，症例報告レベルである．

新しい臨床的安静と生理的安静位は順応するのか？

咬合高径の増加に対する安静位の順応に関する研究

新しい咬合高径に対する安静位の適応を示した研究は限られている[57, 61, 74-79]．3つの研究では，可撤性の被覆型装置の使用後に，新しい臨床的安静位の順応と獲得がみられている[77-79]．Hellsing[79]は，10人の顎関節症（TMD）患者においてオクルーザルアプライアンスの装着と調整の直後に新しい臨床的安静位が得られることを発見した．Christensen[77]は，20人の有歯顎者を対象に切歯間距離にして4mmの咬合挙上を両側性臼歯被覆型スプリントによって1週間行った[77]．Carlssonら[78]は，7名の被験者を対象に犬歯から臼歯の被覆型修復物によって咬合高径を1週間増加させた．どちらの研究においても，初期症状として頭痛，クレンチング，グラインディング，

筋および顎関節疲労感，修復物装着歯の疼痛，発音および咀嚼障害が報告されている．Carlssonら[78]は，1名を除く全被験者において1～2日後に症状の強さが軽減したと報告している．これらの研究では，最大咬頭嵌合時の前importantly接触とアンテリアガイダンスの両者が欠如している．固定性修復物による長期経過研究では[61, 74, 75]，いくつかの症例で少しの後戻りがみられたが，長期経過後の好ましい順応がみられた[74]．

8名の被験者を対象に，最大咬頭嵌合時の全歯列咬合接触と前方・側方運動時の誘導を備えた固定性のアクリル製全顎的修復物を用いた研究がある（図5-14）[57, 61]．

8名の被験者全員の咬合高径は，切歯間距離にして4～5mm増加している．臨床的安静位と弛緩安静姿勢（RRP）が1か月間計測された．弛緩安静姿勢は，術者が下顎の弛緩状態を誘導することによってとられた．このことは，生理的安静位と同等と示されてきた[57]．臨床的安静位は，下顎を閉口後安静を指示する方法によって決定された．2～4mmの新しい臨床的安静位と4～9mmの新しい弛緩安静姿勢が4週間後に設定され，この変化は8名の被験者で1年間，6名の被験者で2年間維持された（2名はリコールできず）（図5-14）．7名の被験者において筋と発音の不快感は1週間後に，1名の被験者では2週間後に消失した[57]．

長期経過症例における後戻り

固定性補綴装置と矯正治療によって咬合高径を増加させた研究では，治療初期の小さな後戻りが報告されている．しかし，咬合高径は初期値には戻らなかった[74, 75]．後戻りは咬合高径の増加には関連せず，大抵は最初の1か月において著明であった．これらの研究[57, 74, 75]と矯正治療の研究[28, 87, 88]から，有歯顎者では咬合高径を数mm突然増加させたときでさえも，咬合高径増加後にある程度の後戻りは初期に生じるものの，咬合高径は初期値には戻らず，機能は障害されなかった[28]．

咬合高径の変化に対する筋肉の順応

咬合高径増加後に，下顎挙上筋の姿勢筋緊張が減少することが筋電図で示されている．咬合高径が安静空隙を越えて増加した場合でさえも，挙上筋と下制筋の姿勢緊張の変動によって，安静空隙は保存される[28, 72, 78, 79]．

増加した安静空隙に対する筋肉の順応は，姿勢筋緊張の変動と組織の順応によるものかもしれない[28]．最小筋電図範囲内での顎間距離の増加に対する順応は，姿勢筋緊張の変動によって最初に生じることが前提とされている（表5-1）[28]．より大きな変化に対する順応は，いくつかの矯正治療症例のように[15]，筋組織順応によって生じるだろう[28]．

このことは，筋腱接合部の筋節に並行した筋線維の伸張と再配列によって，また，筋腱接合部と筋付着部において，結合組織付着のような筋線維の方向の再配列によって生じるとされている[28]．

研究結果からは，咬合高径は天然歯と全部床義歯のいずれにおいても，有害な結果を予期することなく増加させうると結論づけられている[28, 69-79, 82-86]．

顔面高径と顎間距離

顔面高径は，伝統的に1/3ずつの水平面によって分類される．下方1/3は下顎の高さ，歯槽の位置および歯の影響を受ける．水平的な基準線には任意に，また一般的に，生え際，瞳孔線，眉（を結ぶ）線，鼻の先，オトガイの先を横切る水平面が用いられる（図5-15）．顔貌の下方1/3と中央1/3との比率は個々にばらつきを示す．審美面における顔貌の評価は，全体の顔貌や軟組織により決定される．標準的な顔貌から大きく逸脱する場合は，非審美的であると解釈されるかもしれない（図5-16）．正常歯列および標準的な顔型において，MI（最大咬頭嵌合）の閉口時，CRP（臨床的安静位）の範囲における安静位，スマイル時の安静位の間で，顔面高径は有意には変わらない（図5-17）．

軟組織，硬組織の評価

成長期，慢性的な摩耗とその補償の発生の影響に関連した，さらには長期にわたる歯槽骨吸収などの顔面高径の変化を評価した研究において，顔面高径は矢状面の骨のランドマークや頭蓋の基準点により評価される．軟組織のランドマークや軟組織の顔貌から顔面高径を評価することは正確さに欠けており，それのみで量的に比較することはできず，さらに主観的である．よって，硬組織のランドマークから測定しうる変化は，顔面の評価において視覚的に明らかではないのかもしれない．

顔面高径の低下

咬合高径の喪失による顔面高径下方1/3の低下は，「咬合が低位した」顔貌となる．

顔面高径は直接的に咬合高径に関連する．というのも，それは顔貌下方1/3と顔貌上方2/3との関係に影響を与えるからである．通常，顔面高径は，正常なまたは連続して遺伝学的に決定された成長・発育の範囲内でわずかに変化する．ナチュラルバリエーションは，下顎のゴニアルアングルの変化，下顎枝の高さ，上顎・下顎間の大きさの比率の変化により生じる．顔面高径は，一般的に，正常な応答時や機能活動時の表情，会話時の姿勢変化や顔の表情の変化などのすべての起こりうる変化により認識される．垂直的顎間関係が重度に失われた症例においては，その変化は顔の表情に明らかにみられる．これは，無歯顎の状態において「咬合が低下した」顔貌としてよく見受けられる（図5-16）．

咬合挙上が顔面高径に与える影響

咬合高径が下顔面高および顔貌に直接影響を与えることが，一般的に支持されている[92]．さまざまな考え方が，咬合高径の変化が歯牙顔面の審美性を変え，顔面高径における改善された見た目の比率を作り出すことを支持している[92-95]．どの範囲で，またはどの程度，より繊細な咬合挙上量の変化が顔面高径において客観的または主観的に認知できる変化を生じるかは不明である．

22名の有歯顎若年被験者に対して，上下顎切歯間距離が2mm，4mm，6mm，8mm増加するよう製作された4種類の可撤性上顎アクリル製咬合面被覆装置が装着された[96]．被験者は，最大咬頭嵌合（MI）またはCRPの状態で歯列を含めた前頭面から写真撮影された．

MIから順次咬合面を被覆（挙上）した状態の写真が用意された．10人の観察者は，ランダムに置かれた写真を顔面高径の上昇系列順に並べるよう指示された．しかしながら，主観評価では口腔内の変化が2～6mmの間については，観察者が顔面高径の変化を識別することが困難であった（図5-17）．咬合高径の増大による下顔面高の変化は，顔貌写真においてMI時では実際の咬合挙上量の50%であり，CRP時ではその40%であった．

顔面高径の増加は，MI，CRPともに咬合高径の増加と正比例していない．このことから，2～6mmの範囲における固定性補綴装置による咬合高径の変化は，視覚的に下顔面高が変化しないと結論付けることができる．これは，若年成人の「正常な」咬合高径の範囲とみなされる．審美的な理由により顔の比率を変更するために，この範囲内で顔面高径を変更しようとする試みはうまくいかないことがある[96]．

これらの知見は，咬合挙上が必ずしも下顔面高に直接的に影響を与えるという考え方を支持していない．

顔面高径と顎間距離

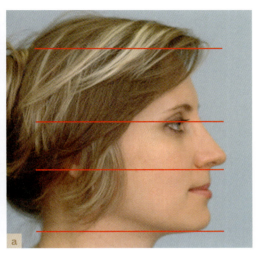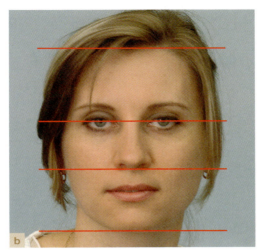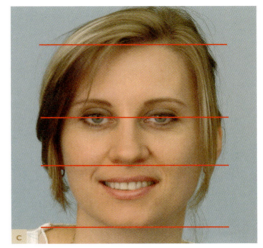

図5-15a〜c　a：MI（最大咬頭嵌合）．b：安静時の姿勢．c：スマイル時における顔面高径の様相．

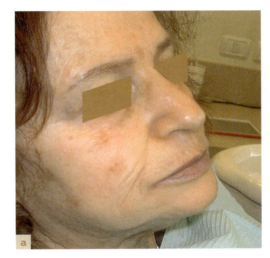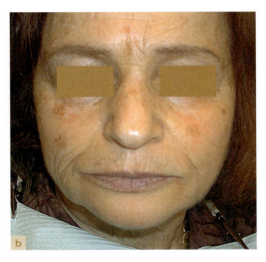

図5-16a, b　咬合高径の喪失による下方1/3の顔面高径の減少により，「咬合が低位した」顔貌となる．

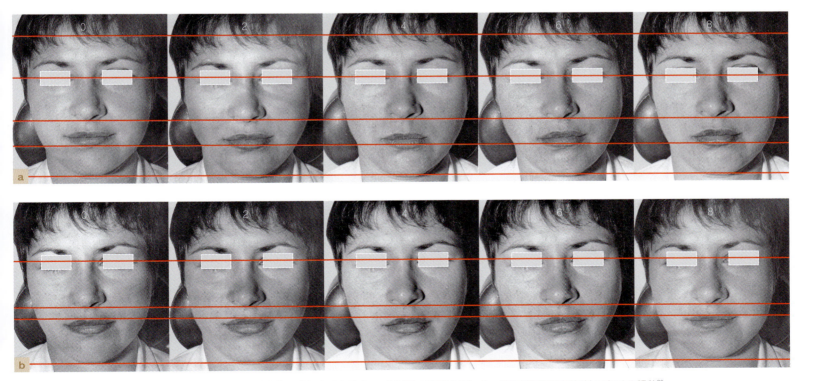

図5-17a, b　OVD（咬合高径）を2，4，6，8 mm垂直的に増加させた時のa：MI（最大咬頭嵌合），b：CRP（臨床的安静位）における顔貌[96]．

第5部　咬合高径

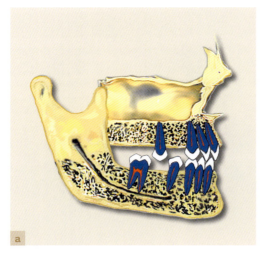
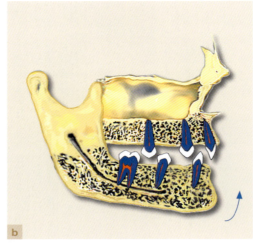
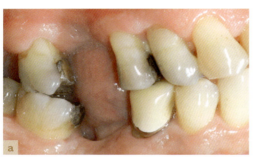
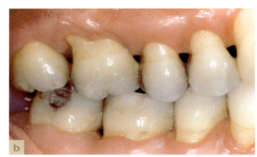

図5-18a, b　a：臼歯部ストップの喪失により，前歯部ストップで咬合高径を維持する．b：臼歯部および前歯部ストップの喪失により，咬合高径は減少する．

図5-19a, b　小臼歯部および大臼歯部がバーティカルストップと咬合高径を維持する．a：傾いた小臼歯部と大臼歯部は顎間距離が喪失していることを示唆しており，その状態は臼歯部低位咬合とも呼ばれる．b：上下顎の小臼歯が損傷なく直立している場合，咬合高径が喪失していないことを示唆している．

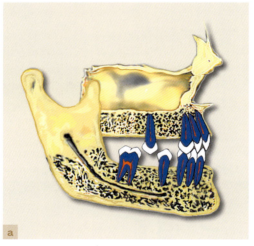
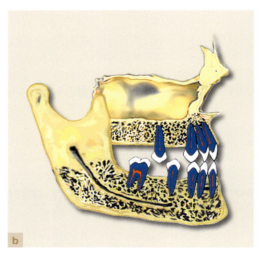
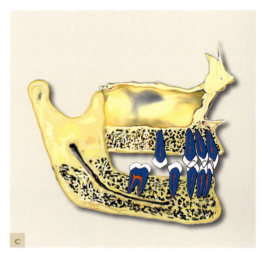

図5-20a～c　Ⅰ級（a），Ⅲ級（b），いくつかのⅡ級2類の切歯関係（c）は，臼歯部が摩耗，崩壊，喪失している時，咬合高径を維持することができる．

咬合高径の減少と喪失

　咬合している歯の構造上の進行的喪失，歯の移動，および咬合している箇所の歯の喪失により，咬合高径は減少する（図5-18）．
　1対または2対の小臼歯による小臼歯部での咬合は，咬合高径を維持するのに十分である．上下顎の小臼歯どうしが損傷なく直立している場合，一般的に本来の咬合高径が維持されていることの指標となる（図5-19）．

臼歯の喪失と臼歯部低位咬合

　臼歯部が次第に摩耗，崩壊，さらには喪失すると，もし前歯部の関係がⅠ級，Ⅲ級さらにはⅡ級2類のように安定した接触関係であれば，咬合高径は前歯部のみの接触により維持されることとなる（図5-20）．しかし，前歯部の喪失や歯体移動，または臼歯部の摩耗などによりバーティカルストップを維持することができない場合，咬合高径が低下する．この現象は，臼歯部低位咬合と定義される[19]．臼歯部低位咬合はまた，Ⅱ級1類，前歯部開咬，または重度の垂直被蓋を有するⅡ級2類において，前歯が動揺している，傾斜している，安定していない，摩耗している時あるいは接触していない時に生じる（図5-21，5-22，第4部参照）．垂直的な変化がさらに著明である場合，下顎がオートローテーションすることがある（図5-23）．

顔面高径と顎間距離

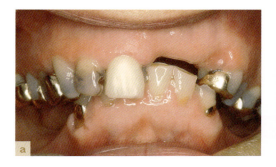
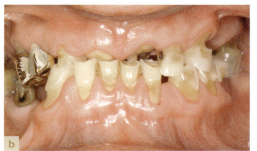

図5-21a, b　臼歯部低位咬合　a：Ⅱ級1類における臼歯部バーティカルストップの喪失および前歯部ストップの欠如．b：Ⅲ級関係における臼歯部バーティカルストップの喪失と前歯部の摩耗．これは，下顎が反時計回りに回転（オートローテーション）していることを示す．

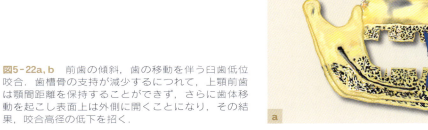
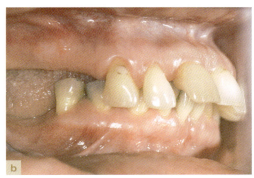

図5-22a, b　前歯の傾斜，歯の移動を伴う臼歯低位咬合．歯槽骨の支持が減少するにつれて，上顎前歯は顎間距離を保持することができず，さらに歯体移動を起こし表面上は外側に開くことになり，その結果，咬合高径の低下を招く．

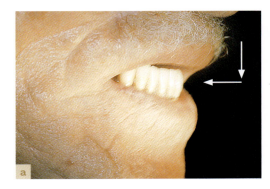
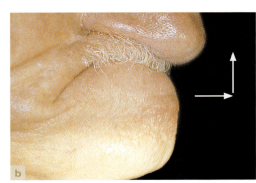

図5-23a, b　オートローテーション．開口するたび，下顎切端が後下方に移動する．閉口するたび，下顎切端は前上方に移動する．

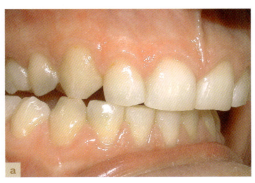
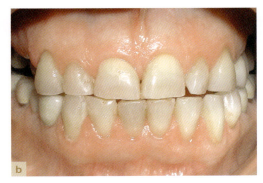
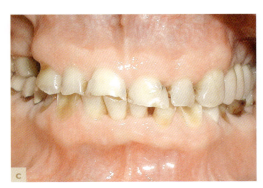

図5-24a～c　摩耗による歯の高径の喪失は，歯冠高径の垂直的減少量に応じて，軽度，中等度，重度に分類される．a：軽度；1～3mm．b：中等度；3～6mm（歯冠高径の1/3～1/2）．c：重度；6mmより大きい（歯冠高径の1/2より大きい）．

歯の高径の喪失の分類

　咬合面の摩耗が水平的に生じるとき，それは片顎または対顎の歯列の歯の高径の喪失を招く可能性がある．歯の代償と歯槽部の代償が同時に起こるが，歯槽部の代償の量は歯の喪失の量よりも有意に小さい．歯冠高径の喪失は，元々の歯冠高径を予測して，それから歯の喪失量を見積もって評価することができる．便宜的および診断目的で，歯冠高径の損失の程度は，軽度，中等度，重度に分類される．軽度の咬合高径の損失は，1～3mmである．中程度の損失は，3～6mm（歯冠高径の1/3から1/2）である．重度の損失は，6mm以上（歯冠高径の1/2以上）である（図5-24）．

咬合高径の減少の評価

　咬合高径は，さまざまな理由で減少する．摩耗に加えて，歯の移動（チッピング，歯体移動，およびフレア）または歯冠崩壊および/または咬合低下が進行した修復物に起因するバーティカルストップの喪失とともに歯も喪失する．摩耗した歯や対合のない歯，または歯や歯槽頂が歯槽骨とともに挺出した場合，咬合高径の喪失の評価が困難である．

　分類および診断目的で，部分無歯顎歯列において，咬合高径の喪失の程度は任意に，軽度，中程度，および重度の3つのカテゴリーに分類することができる．咬合高径の喪失は，上顎と下顎の歯高径の大きさに関連して（図5-24），および上下顎歯槽堤の高さの減少に関連して（図5-25）生じる．既存の残存解剖学的指標を基に，

第5部　咬合高径

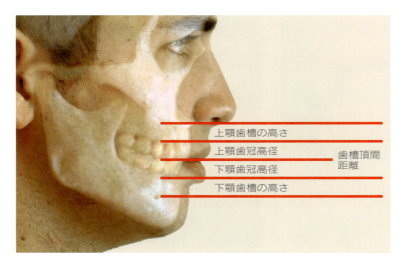

図5-25　咬合高径は，歯科疾患によって減少する可能性がある4つの垂直的要素から構成される．パラファンクション，咬耗，酸蝕，う蝕，斬進的な回復，補綴装置の崩壊，チッピング，傾斜さらには最終的には抜歯により上下顎の歯冠高径は，上下顎別々に，または同時に減少する可能性がある．減少した歯冠高径は，歯槽頂間距離の減少をもたらす．歯槽の高さの減少は，慢性または進行性歯周炎や抜歯後の吸収により生じる可能性がある．

元の歯の高さや支持組織形態の寸法から喪失の程度を予測することができる．

伝統的に，咬合高径は安静時の安静空隙や顔面高径により評価される．（前述したように）安静位の範囲のばらつきやパラダイムの変化を考慮すると，この評価は現在あまり重要でないと考えられている．以前の考え方では，咬合高径の減少が安静空隙量の増大をもたらすとされていた．しかしながら，安静時の姿勢が咬合高径の変化に順応する場合があり，失われた歯や歯槽の高さを反映するとはもはや考えられていない．さらに，安静位の測定は筋の弛緩の程度によって影響され，緊張している被験者ではある特定の時に安静空隙（IORS）が小さくなるが，同一被験者がよりリラックスした状態の時には，より大きい弛緩安静位（RRP）を呈し，そのどちらも歯および歯槽の高さの喪失の影響を受けない．

顔面高径の喪失

顔面高径の喪失により，下方1/3の顔面高径が減少し，口角部の皮膚に折り目がつき，閉口時に唇がめくれあがり，短縮した顔貌となる（図5-16）．重度に顔面高径を喪失すると，下顎骨がオートローテーションし，鼻に向かって移動しているように見える（図5-23）．大開口すると，下顎は開口し，さらにオートローテーションして後方に移動する（図5-23）．より小さな範囲で咬合高径が変化する場合には，顔面高径の評価がいつも顎間距離の増加の正確な指標になるとはかぎらない．咬合高径の増加が6mmまでの範囲では，顔面高径の変化は明らかではない可能性がある（図5-17）[96]．6〜8mmの咬合高径の変化では，顔面高径の変化がより明らかになる．

咬合高径の喪失と減少の意義

咬合高径の減少または喪失は，さまざまな側面で歯列および顎顔面に複雑に影響を与える可能性がある．具体的には，以下のとおりである．

- *審美*．顔面高径が減少し，歯の見え方が安静時やスマイル時において口唇により減少するかまたは一切見えなくなる．その代償となる全顎的または部分的な挺出により，咬合平面は審美的に不良かつ不均一となる．
- *機能*．咀嚼や発話に悪影響を及ぼす可能性がある．前歯部の短縮および前歯関係の変化は，発話に影響を与える可能性がある．咀嚼能率と快適さは，部分的または全顎的な歯冠高径の低下，前歯部垂直被蓋の増加または軟組織との衝突により障害を受ける可能性がある．
- *機能障害*．以前は筋肉や顎関節に著しく有害となると考えられていたが，咬合高径の喪失または低下それ自体は，今日では顎関節症（TMD）における筋または顎関節症状のリスク因子となる可能性が低いと考えられている．「安静位」を超えた過度な咬合挙上は元々の咬合高径を回復しようとするため，筋肉の過緊張を引き起こすと考えられていたが，咬合高径の喪失は関節の病理に寄与すると考えられていた[12-17]．これらの概念は，固定された顔面高径と安静時の姿勢とともに障害を受け，もはや真実であると考えられている[1,15,69]．
- *生体力学的変化*．咬合高径の変化は，歯冠高径，歯冠-歯根比，歯冠-インプラント比，水平被蓋に依存した前歯部および臼歯部垂直被蓋を変え得る．これは，閉口終末での水平ベクトルに影響を与える．そして機能時とパラファンクション時の偏心位における咬合負荷にも影響を与える．
- *低位咬合*．低位咬合という用語の定義は次のとおりである：「減少した顎間距離における咬合高径．下顎が安静位に位置する時に，過度に咬合面間距離を小さくさせる咬合高径．歯が接触した時に，顎間距離を小さくさせる[19]」．安静時の顎間距離や安静位が咬合高径の変化に適応することができるという考え方に変わってきていることを考慮すると，この定義の最初の部分には問題がある．咬合高径の減少は，つねに安静空隙量を増加させるとは限らない．咬合高径の減少が機能的な問題かつ／または審美的問題に関連がある場合において，咬合挙上を行うことが一般的に患者主体の治療方針として望ましい場合がある．

咬合高径の回復

すべての残存歯が失われた場合には，欠損歯とともに咬合高径を回復させる必要がある．

この骨格と顔面要素の再構築は，咬合リハビリテーションの計画と実行において主たる臨床目的であり不可欠である．形態，機能，審美と快適さを回復させるための治療目標には，垂直的な臼歯部咬合支持と偏心運動時の誘導を統合した咬合要素を含める必要がある．咬合高径や安静位に関連する臨床的および理論的な概念には，いまだ議論の余地がある．

安静位，咬合高径および咬合高径の変化に関する現在の考え方

診断と治療計画において，咬合高径の現在の考え方に関連する補綴治療を明確にする必要がある．第1部で提起された臨床的な質問に対応して，表5-1に要約している．

咬合高径の変更：治療計画のための考慮事項

歯列および咬合高径の回復に関する治療計画の考え方には，さまざまな要因が影響する．治療計画は個々のケースで異なり，症例特有の「個々の臨床的決定因子（ICDs）」を考えて分析する必要がある．

新しい咬合高径を確立するための6つの臨床指針

Box5-1 臨床的質問とその回答

安静位とは何か？	複数の安静関係 　臨床的に再現可能な範囲： 　臨床的安静位（CRP） 　生理学的安静位（PRP）
安静位は固定されているのか？	いいえ
重要な1つの安静位は存在するのか？	いいえ
咬合高径（OVD）が臨床的安静位を超えて増加したら，何が起きるのか？	通常，神経筋機構が順応する
OVDを増大したり減少したりしたら，下顎位は適応するのか？	新しいCRP，新しいPRP
OVDを変えると下顔面の高さが変化するか？	6mm以上であれば（視覚的に明白である）
OVDは臨床的にどのように決定すべきか？	6つの決定要因： 神経筋機構 審美 発音 生物力学的 補綴的な快適性 適応能力

Box5-2 6つの臨床指針は，新たに咬合高径を設定するために用いられる

神経筋	開始基準関係としての2～3mm未満のCRP
審美	歯の露出度 上顎前歯部咬合平面 臼歯部咬合平面
発音	下顔面高 最小発音空隙
生物力学的	臼歯部歯冠-歯根比 歯冠-支台歯比 歯冠-インプラント比 前歯部垂直被蓋 偏位運動時の誘導（エクセントリックガイダンス）
補綴的	顎間距離の減少 咬合面間距離の減少
適応能力	可逆性の移行アプライアンスを用いて検証する

Box5-3 歯牙支持型の固定性補綴装置による補綴の際に垂直的関係に影響を与える関連因子

垂直的要因	生物力学的	審美	発音
咬合高径	歯冠-歯根比	安静時，スマイル時の歯および歯肉の露出度	最小発音空隙
安静空隙	歯冠-支台歯比	切縁平面の位置 臼歯平面の位置	前歯位置関係
歯槽頂間／顎間距離	抵抗・維持		垂直被蓋
歯冠高径			水平被蓋
			頭蓋位置関係

これらの決定因子の妥当性は，歯牙支持型の固定性補綴装置，インプラント支持型の固定性補綴装置，歯牙・インプラント混合支持型の可撤性補綴装置，可撤性義歯，全部床義歯を必要とする患者ごとに異なる．ICDsは，以下の5つの項目で検討される．

1. 患者関連因子
2. 顔面要因
3. 歯列内要因
4. 顎間要因
5. 補綴要因

患者ごと，歯列ごとに異なるため，これらの決定因子を個々の組み合わせにより検討する必要がある．

これらの5つの項目に追加して，適切な治療計画を統合する必要がある．意思決定プロセスは複雑で多因子である．意思決定プロセスには，分析，合成，臨床意思決定，および治療計画の協調的な組み合わせを必要とする．理想的には個々の決定は，入手可能な最良のエビデンス（best available evidence, BAE）に従ってなされる必要がある．これは，第9部で取り上げられている．これらの基準が相互的に作用して，最終的には最適な臼歯部咬合支持，咬合高径，および偏心運動時の誘導を決定する．

新しい咬合高径を確立するための6つの臨床指針

咬合高径は，特異的な決定因子に応じて，症例ごとに確立される．その決定因子には，神経筋，審美，発音，生体力学，補綴，および個々の適応能力の要因（表5-2, 5-3）が含まれる．

1. *神経筋決定因子*．臨床的安静位（CRP）の範囲内での咬合高径の神経筋決定因子としては，安静時顎間距離（RVD）より2～3mm小さい安静空隙を含めた咬合高径から開始される．
2. *審美的要因*．歯の見え方や上下顎前歯および臼歯部咬合平面の審美的要因は，最初に確立されるべき要件であり，重要な役割を担っている．
3. *発音要因*．発話障害を認めないように前歯の位置および前歯部関係に従い，最小発音空隙を確認する．
4. *生体力学的要因*．歯冠-歯根比，歯冠-支台比，歯冠-インプラント比，および歯冠高径の臼歯部の因子は，追加決定因子と関連して評価される．垂直被蓋，水平被蓋，偏心運動時の誘導などの前歯部の因子が確立されており，それらの生体力学的意義を評価する．

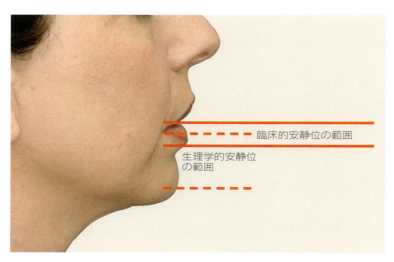

図5-26 安静時の姿勢の神経筋決定因子は，どの程度下顎が，閉口，発声，または嚥下を指示した後と，口唇が近接した後に弛緩しているかにより影響を受ける．一般的に，下顎の弛緩は臨床的安静位の範囲にある．しかし，下顎は生理学的安静位を超えてさらに弛緩するかどうか，それ以上の制御はない．

5. **発音要因**．減少したまたは過大な顎間距離および咬合面間距離，抵抗や維持，アバットメント，歯冠高径のスペースによる発音要因が，補綴の必要性と関連して評価される．
6. **適応能力**．個々の適応能力は，さまざまな患者の耐性，快適さ，パラファンクション，個々の性格，および顎関節症（TMD）の既往に応じて評価される．

神経筋組織

安静時顎間距離（RVD）の測定

口唇が離れている場合，RVDは口腔内でのみ計測できる．というのも，口唇が離れていると患者は気が散って反射的に姿勢を変化させることがあるからである．口腔外の基準点は，従来咬合高径や安静時の顎間距離を計測するために用いられた．オトガイの皮膚点を使用した口腔外からの測定法では，測定中のオトガイの収縮に影響を受ける可能性がある．この方法はまた，口唇と一緒に，または口唇とは関係なく口唇が閉鎖することによって影響を受ける可能性がある（図5-26，5-27）[21-25]．

審美的決定因子

審美的決定因子は安静時とスマイル時において見える歯と，歯肉の量を検討することにより決定される．これらは，上下顎前歯部および臼歯部の咬合平面の位置によって決定される．咬合高径によりもっとも影響を受ける垂直的顔面の決定因子は，下顔面の高さである．もし筋肉が新しい姿勢位の範囲内に適応するならば，極端な変化（6〜8mm以上）により咬合時の顔面高径や姿勢位の顔貌は大きく変わるだろう．

歯の露出度

安静時の口唇からの歯の露出度は，一般的に満足のいくものと考えられている．歯が口唇から露出していない場合は，歯が欠損しているという印象を与えることになる．会話中または半笑いや満面の笑みでの表情では，前歯がより見えるようになる．満面の笑みでは，前歯部および臼歯部の審美的な咬合平面は主として，審美的指標に従って設定される（図5-27e）．

前歯部および臼歯部咬合平面

上顎の平面は，口唇および支持歯槽骨の解剖学的形態に従い設定される．安静時，最小限の前歯切縁の露出度が顎間距離と上顎切歯の長さを設定する．残りの前歯および臼歯部咬合平面は，満面の笑みで口唇によって作られた笑顔の窓に関連して設定される．上顎前歯部咬合平面は，安静時とスマイル時に下唇との調和を与えるために設定される．上顎臼歯咬合平面は，前後的な段階変化，対称性，幅，および適切な前庭スペースを与えるために設定される．基準はまた，フランクフルト平面および鼻−耳珠を始点とした平面により構成される．しかし，一般的には，審美的基準がもっとも優勢な決定因子である．下顎前歯および臼歯部咬合平面が下唇と視覚的に調和して，安静時，会話時，スマイル時において歯の露出度が審美的に好ましいように設定される（図5-27，5-28）．

安静時，スマイル時の歯肉ライン

歯肉ラインは，前歯および臼歯部咬合平面と調和して並列である必要がある．垂直的な歯肉露出度に対する臼歯歯冠高径の比率は，審美的に喜ばしい関係であるべきである．好ましくない歯肉−歯冠高径比と露出度は修正する必要がある．高位リップラインと組み合わせることで，歯肉および咬合平面の位置を上げる必要があるかもしれない（図5-28）．

咬合平面の位置を上げることにより咬合高径は減少する．あるいは，臨床的に歯冠が短いために審美的でなく口唇から歯が露出しない場合は歯冠長を延長する必要があり，ついで上顎前歯および臼歯部咬合平面を下げることにより咬合高径を上げる必要がある．これは，歯冠−歯根比または歯冠−インプラント比，維持や支持の補綴的要素への影響を考慮して行わなければならない（図5-27c，5-27e）．

顔面高径

顔面高径，とくに下顔面高は，咬合高径や歯の長さや支持組織と密接に関連している．顎間関係を変えることは，伝統的に顔面高径の変化に関連している．垂直的な顔面高径の喪失と中顔面高の減少には関連があり，咬合高径の喪失の診断基準の1つとして使用されている．「低位咬合」の診断基準は，とくに全部床義歯患者の場合，「誇張された口角のひだ，反転した口唇，深い唇褶，口角炎」である（図5-30）．

安静空隙（IORS）が3mm以上であることが，咬合高径の喪失の診断に使用されている．しかしながら，CRPおよびPRPは変わりやすく，計測中に弛緩の程度を評価することは不可能である．患者が緊張している場合，IORSは小さくなる．もし患者が非常にリラックスしていて，自由に開口，閉口，発声，または嚥下することができれば，IORSは大きくなるだろう．それゆえ，IORSの値を固定性補綴において咬合高径の増加の指標として使用する場合は，とくに慎重に扱うべきである（図5-26）．

もし仮に適応しうる範囲より開口した姿勢位が達成される場合，咬合挙上は，MI（最大咬頭嵌合時）および安静時において顔面高径を増加させる手段として提唱されている．2〜6mmの範囲の咬合挙上では顔貌が視覚的に変化しないかもしれないので，可逆的な方法式により事前に評価する必要がある．若年成人において2〜6mmの咬合挙上では主観的な視覚的評価によって検出されず，切歯間の増加は顔面の基準点の対応する増加に反映しないが，40〜50%減少する（図5-17）[96]．

総義歯では，顔の変化の評価は，咬合高径の変化による垂直的変

新しい咬合高径を確立するための6つの臨床指針

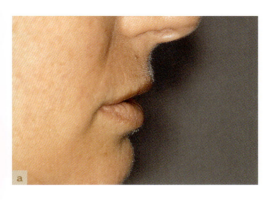
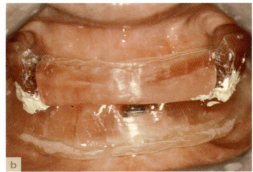
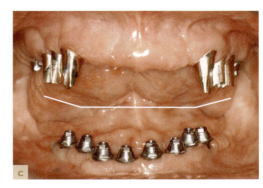
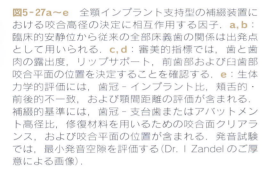
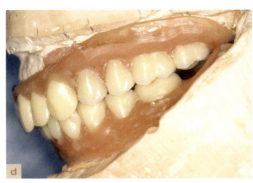
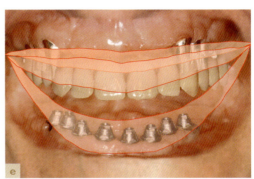

図5-27a〜e 全顎インプラント支持型の補綴装置における咬合高径の決定に相互作用する因子. **a, b**:臨床的安静位から従来の全部床義歯の関係は出発点として用いられる. **c, d**:審美的指標では, 歯と歯肉の露出度, リップサポート, 前歯部および臼歯部咬合平面の位置を決定することを確認する. **e**:生体力学的評価には, 歯冠-インプラント比, 頰舌的・前後的不一致, および顎間距離の評価が含まれる. 補綴的基準には, 歯冠-支台歯またはアバットメント高径比, 修復材料を用いるための咬合面クリアランス, および咬合平面の位置が含まれる. 発音試験では, 最小発音空隙を評価する(Dr. I Zandelのご厚意による画像).

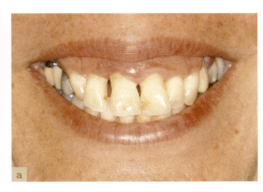
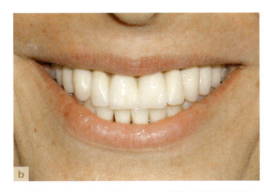
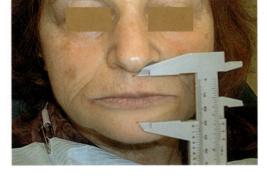

図5-28a, b 審美的要因. 歯および歯肉の露出度は, 咬合平面と歯肉ラインの挙上, および咬合高径の閉鎖に対する考慮が必要である(Dr. O Ghelfanのご厚意による画像).

図5-29 低位咬合の診断に用いられる標準的な指標には, 角度のある固形空隙, 反転した口唇, 深い唇褶, 口角炎が含まれる. 安静空隙が3mmより大きい場合, 咬合高径の喪失の診断として用いられる. しかしながら, CRPおよびPRPの可変性により, 測定中に弛緩の程度を評価することは不可能である. したがって, この測定は, とくにもしこの値を咬合挙上の理由として用いるのであれば, 注意深く扱われるべきである.

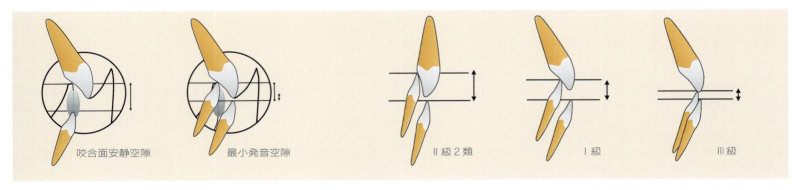

咬合面安静空隙　　最小発音空隙　　Ⅱ級2類　　Ⅰ級　　Ⅲ級

図5-30 最小発音空隙は安静空隙(IORS)とは異なる. IORSは, CRPの静止範囲で機能する. CRPはその範囲でまたは臨床的安静位として同じ人でも異なる. 最小発音空隙は, 前歯垂直被蓋が異なることを含めて個々で異なる.

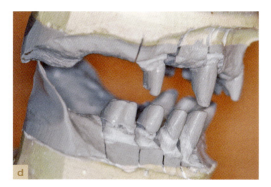
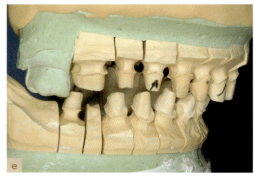
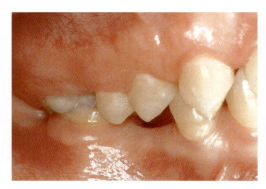

図5-31d,e 垂直的な補綴的要因．咬合面のクリアランス，陶材とそれに対する金属とのクリアランス，抵抗と保持のための支台歯形成高径，咬合平面の位置．

図5-32 臨床的に高径の小さい歯冠は，陶材焼付合金を咬合面に用いるための咬合面のクリアランスを確保するために，咬合高径の増加を必要とする．歯冠長延長術は，合着の失敗を回避するために十分な抵抗および維持を付与するために必要である．

化の影響とともに，しばしば排列人工歯の唇面や頬側フレンジからの口唇や頬のサポートの影響を評価することの組み合わせである．歯の位置やフレンジの厚みのわずかな変化は，咬合高径のわずかな変化よりも顔貌により明白な影響を与える．咬合高径の増減はまた，安静時およびスマイル時に上下顎の歯の露出度に直接影響を与えるだろう．

発音決定因子

最小発音空隙は顎間距離を確立するための補助として使用されるべきであると一部の臨床医は示唆している[13, 14, 25]．しかし，前歯部発音空隙を形成するために必要とされる上下顎切歯間を基準とした開口量は，MI（最大咬頭嵌合）における前歯部の垂直被蓋，水平被蓋により異なる．過蓋咬合を有するII級2類の関係では，切端位となるIII級の関係より大きく開口しなければならない．最小発音空隙は，前歯部被蓋関係が異なる歯列ごとに変化する（**図5-30**）．新しい切歯関係では発音への適応が必要とされ，これはすぐには起こらない．そのため，これは咬合高径と前歯関係への適応を検証するための補助的なツールとして使用されるが，そのことを心に留めておくべきである．プロビジョナルレストレーションを用いて発音への適応を検証することが望ましい．

生体力学的要因

垂直的な関係の決定に影響を与える生体力学的要因には，顎間距離，歯冠－歯根比，歯冠－インプラント比，咬合平面の位置，頬舌的関係，曲げモーメント，および頬舌的モーメントが含まれる．咬合高径が増加するにつれて，歯槽頂間距離もそれに応じて増加する．そして，歯冠－歯根比や歯冠－インプラント比さらには補綴装置やその支持組織に対するトルク締め効果と曲げモーメントが増加する．さらに，支持構造物の適応範囲が増え，支台歯の抵抗と維持，インプラント・スタック，および機械的連結によるストレスが増加する．

OVDを変更することにより，臼歯部および前歯部咬合平面の位置に影響を与え，さらに審美面にも影響を与えうる．垂直的な変化は，前歯の垂直および水平被蓋，偏心運動時の誘導傾斜，および上下顎の歯の歯冠高径の割合に影響を与える可能性がある（**図5-27**）．

補綴的な決定要素

異なる臨床症状は，固定性補綴装置の装着を可能にするために咬合挙上が必要であることを示す．いくつかの例を，**図5-31～5-33**に示す．これらの臨床症状には，重度の摩耗，増大した垂直被蓋，減少した顎間距離，部分的な挺出，不揃いな咬合平面が含まれる．これらはさまざまな症例特有の組織学的，審美的，機能的，生体力学，補綴的要因に起因する．

垂直咬合顎間距離／咬合面のクリアランス

咬合面のクリアランスが限られている場合には，金属や陶材で十分なスペースを獲得するために，咬合挙上を行う必要があるかもしれない（**図5-31b**）．歯牙支持型の固定性補綴装置において，形成後の支台歯の残存量について，咬合面のクリアランスと咬合高径と関連付けて抵抗性および維持に配慮することになる．つまり，咬合平面の位置を変えるために咬合挙上が必要な場合がある．

咬合平面の位置の昇降による審美性も評価する必要がある．潜在的に有害な生体力学的効果も，顎間距離の変化に適応しうる神経筋機構の能力とともに考慮すべきである．

歯冠－支台歯高径の比率

審美的指標と臨床的安静位に基づいた咬合高径に準じて咬合平面が決定されている場合では，結果的に顎堤頂間の距離と咬合平面の位置が好ましくないことがある．歯冠高径と支台の高さとの比率は，歯冠高径のスペースが過度に大きくなることにより，好ましくないことがある．過度の歯冠－支台歯高径比は，固定性補綴装置の抵抗と保持を侵害し，将来的に合着の失敗をもたらす可能性がある．これはとくに重度の摩耗症例にあてはまり，パラファンクションが持続して咬合力のモーメントアームとトルクを増加させるブラキサーにおいて一般的である．これは，とくに終末の支台においてセメント脱離のリスクを増加させる．そのような場合において，補綴装置の維持力を増すために歯冠延長術が必要になることがある．

不適切な垂直なインプラントアバットメントと復元スペース

インプラント支持型の補綴装置において，顎間距離や歯槽頂間距離が小さくなると，たいていインプラントアバットメント，固定スクリュー，オーバーデンチャーにとって十分な垂直的スペースがなくなる．いくつかのケースでは，修復するための十分な垂直的スペースを獲得するために顎間距離を増大しなければいけない．逆に，好ましくない歯冠－支台歯比のケースにおいては，潜在的セメント脱離や補綴装置の不安定性を最小限にするために顎間距離を減少させなければならない（**図5-31**）．

不揃いな咬合平面

その他に，咬合高径の変更を必要とする場合は，不均一な咬合平面を再編する必要がある場合，局所的に挺出している場合，または

新しい咬合高径を確立するための6つの臨床指針

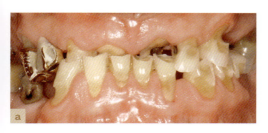
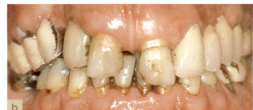
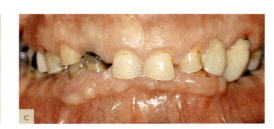
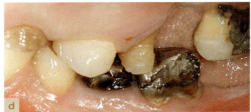
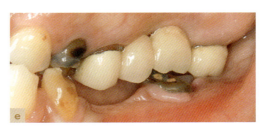

図5-33a〜e　a：重度の摩耗．b：増大した垂直被蓋．c：減少した顎間距離．d：部分的な挺出．e：不揃いな咬合平面．これらはさまざまな症例特有の組織学的，審美的，機能的，生物力学的，補綴的要因に起因する．

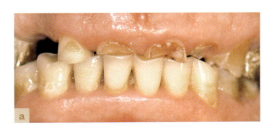
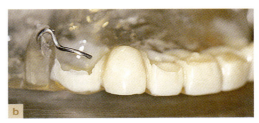
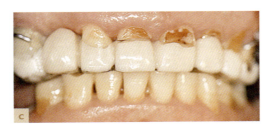
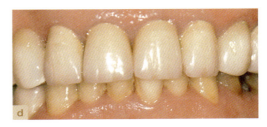

図5-34a〜d　重度摩耗と咬合高径の低下．新たな咬合挙上への適応を検証するために用いられた可撤性アプライアンス．

過剰に挺出している歯を修正する場合である．これらの場合は，咬合挙上なくして修復することができない．

咬合面のクリアランス：抵抗／維持

垂直的な要因は，歯牙支持型の固定性補綴装置の抵抗および維持に著しく影響を与える．維持はその着脱方向に対して補綴装置の離脱に拮抗する力である．

歯冠外補綴装置は，大部分は補綴装置と歯冠形成やポスト形成との機械的インターロックにより，弱い結合を生成し，セメントとの保持のために，対向する外部軸の表面を利用している．

歯冠形成の長さ，咬合面のクリアランス，修復材料，および咬合平面の位置の垂直的な考慮事項は，各々の場合の決定因子に応じて相互に作用する（図5-31）．

ここでも咬合高径の高さの考慮，咬合平面の位置，生体力学的トルク，および咬合体系など個々の症例に対する決定要因が，補綴装置への適切な維持と抵抗を設計するうえで相互作用する．

適応能力

咬合高径の増加に適応する能力には個人差がある．臨床的安静位を超えて咬合高径を増加させるという考え方は，もはや一般的に受け入れられていない．これが顎関節症の原因となるという根拠は不確かであり[28, 69]，良好に適応するという結果を示している研究もある[74-81]．

しかしながら，限られた数の患者においては新しい咬合高径に慣れることができない場合もある．これは，数名のブラキシストまたは筋肉や関節の不快感を経験した患者において起こることがある．敏感な被験者は，咬合に対する過剰な意識「強い咬合感覚」を抱くことがある．彼らは新しい修復物で過度にくいしばりや歯ぎしりをすることがあり，場合によっては，これらのよく起こりうる不快症状を軽減することが非常に困難である．

新しい咬合高径を検証する

いくつかのケースにおいて，試験的な可撤性装置を限られた期間用いて計画的に咬合高径の増加に適応する能力を検証することは賢明である．可撤性装置の装着期間について，咬合挙上に将来的に適応できることを保証するだけの十分な根拠はない．2週間〜2か月という期間が，任意で推奨されている[28, 69]．しかし，大幅な咬合挙上が予想される場合には，上下顎の両顎に暫間的な可撤性のアプライアンスを装着する必要がある．口蓋部アクリル床や厚い下顎プレート，または摂食時や会話時の不安定さや困難さによる新しい可撤性アプライアンスのかく乱効果により，患者にとっては面倒なことがある．これらの影響は，咬合高径の増加による影響と区別する必要がある．新しい咬合高径により，早期にクレンチングを，ついで筋痛または筋の感覚過敏を引き起こすことがある．筋の不快感や感覚過敏は，クレンチングとは関係なく起こることもある．咬合高径を変更した直後の影響を検証した研究では，1または2週間を過ぎて多様な反応を示す傾向にあった[57, 76-79]．これらの研究におけるサンプルサイズは非常に小さいため，個々の利点から各症例を評価し，予定されていた咬合挙上への順応について，患者のフィードバックや入手可能な最良のエビデンスの結果を統合したうえで，臨床判断スキルを適用することが賢明である（図5-34）．

咬合挙上の本来の考え方では，少しずつ咬合挙上を行い，また一度に「咬合を急に変化させること」を避けるべきであると提唱されている．徐々に咬合挙上を行うことは技術的に難しく，各時点ですべてのオクルーザルストップを再構築し，偏心運動時の誘導を付与する必要がある．しかしながら，必要に応じてオプションを減らして一度に挙上することが好ましい場合もある[57, 69]．

参考文献

1. Mohl N, Zarb G, Carlsson, Rugh J. A Textbook of Occlusion. Chicago: Quintessence, 1982.
2. Murphy T. Compensatory mechanisms in facial height adjustment to functional tooth attrition. Austr Dent J 1959;17:312–323.
3. Crothers AJ. Tooth wear and facial morphology. J Dent 1992;20:333–341.
4. Nisswonger ME. The rest position of the mandible and the centric relation. J Am Dent Assoc 1934;21:1572–1582.
5. Thompson JR. The rest position of the mandible and its significance to dental science. J Am Dent Assoc 1946;33:151–180.
6. Thompson JR, Brodie AG. Factors in the position of the mandible. J Am Dent Assoc 1942;29:925–941.
7. Moyers RE. An electromyographic analysis of certain muscles involved in temporomandibular movement. Am J of Orthod 1950;36:481–515.
8. Silverman MM. Vertical dimension must not be increased. J Prosthet Dent 1952;2:188–197.
9. Sicher H. Positions and movements of the mandible. J Am Dent Assoc 1954;48:620–625.
10. Duncan ET, Williams ST. Evaluation of rest position as a guide in prosthodontic treatment. J Prosthet Dent 1960;10:643–650.
11. Atwood DA. A critique of research of the rest position of the mandible. J Prosthet Dent 1966;16:846–854.
12. Dawson PE. Evaluation, Diagnosis, and Treatment of Occlusal Problems. St Louis: CV Mosby, 1974.
13. Boucher C, Hickey J, Zarb G. Prosthdontic Treatment of Edentulous Patients, ed 7. St. Louis: Mosby, 1975.
14. Pound E. Let S be your guide. J Prosthet Dent 1977;38:482–489.
15. Rugh JD, Johnson W. Vertical dimension discrepancies and masticatory pain dysfunction. In: Solberg WK, Clark GT (eds). Abnormal Jaw Mechanics. Chicago: Quintessence, 1984.
16. Ramfjord SP. Bruxism: a clinical and electromyographic study. J Am Dent Assoc 1961;62:21–44.
17. Ramfjord S, Ash M. Occlusion, ed 2. Philadelphia: WB Saunders, 1971.
18. Shore NA. Temporomandibular joint dysfunction and occlusal equilibration. Philadelphia: JB Lippincott, 1976.
19. Glossary of prosthodontic terms, eighth edition. J Prosthet Dent 2005;94:10–92.
20. Glossary of prosthodontic terms, seventh edition. J Prosthet Dent 1999;81:48–110.
21. Turrell AJ. Clinical assessment of vertical dimension. J Prosthet Dent 2006;96:79–83.
22. Garnik J, Ramfjord SP. Rest position. An electromyographic and clinical investigation. J Prosthet Dent 1962;12:895–911.
23. Gilliss RR. Establishing vertical dimension in full denture construction. J Am Dent Assoc 1941;28:430–436.
24. Rugh JD, Drago CJ. Vertical dimension: a study of clinical rest position and jaw muscle activity. J Prosthet Dent 1981;45:670–675.
25. Fayz F, Eslami A. Determination of occlusal vertical dimension: a literature review. J Prosthet Dent 1988;59:321–323.
26. Taylor A. Proprioception in the strategy of jaw movement control. In: Kawamura Y, Dubner R (eds). Oral-Facial Sensory and Motor Functions. Tokyo; Quintessence, 1981:161–173.
27. Jaberzadeh S, Brodin P, Flavel SC, O'Dwyer NJ, Nordstrom MA, Miles TS. Pulsatile control of the human masticatory muscles. J Physiol 2003;547:613–620.
28. Woda A, Pionchon P, Palla S. Regulation of mandibular postures: Mechanisms and clinical implications. Crit Rev Oral Biol Med 2001;12:166–178.
29. Shpuntoff H, Shpuntoff W. A study of physiological rest position and centric position by electromyography. J Prosthet Dent 1956;6:621–628.
30. Möller E. Evidence that the rest position is subject to servo control. In: Anderson DJ, Mathews B (eds). Mastication. Bristol: John Wright and Sons, 1976:72–80.
31. Watkinson AC. Biofeedback and the mandibular rest position. J Dent 1987;15:16–22.
32. Manns A, Zuazola RV, Sirhan R, Quiroz M, Rocabado M. Relationship between the tonic elevator activity and the vertical dimension during the states of vigilance and hypnosis. Cranio 1990:3:163–170.
33. Watkinson AC. Biofeedback and the mandibular rest position. J Dent 1987;15:16–22.
34. Yemm R. Neurophysiological studies of temporomandibular dysfunction. Oral Sci Rev 1976;7:31–53.
35. Yemm R. The role of tissue elasticity in the control of mandibular resting posture. In: Anderson DJ, Matthews B (eds). Mastication. Bristol: John Wright and Sons, 1976:81–89.
36. Bydyzinski T, Stoyva J. An electromyographic feedback technique for teaching voluntary relaxation of the masseter muscle. J Dent Res 1972;52:116–119.
37. Kawamura Y, Fujimoto J. Some physiological considerations on measuring rest position of the mandible. Med J Osaka Univ 1957:3:247–255.
38. Miller AJ. Electromyography and TMJ. In: McNeill C (ed). Current Controversies in Temporomandibular Disorders. Chicago: Quintessence, 1992:118–129.
39. Burdette BH, Gale EN. The effects of treatment on masticatory muscle activity and mandibular posture in myofascial pain dysfunction patients. J Dent Res 1988;67:1126–1130.
40. Gervais RO, Fitzsimmons GW, Thomas NR. Masseter and temporalis electromyographic activity in asymptomatic, subclinical and temporomandibular joint dysfunction patients. Cranio 1989;7:52–57.
41. Glaros AC, McGlynn D, Kapel L. Sensitivity, specificity, and the predictive value of facial electromyographic data in diagnosing myofascial pain-dysfunction. Cranio 1989;7:189–193.
42. Ferrario VF, Sforza S, Miani A Jr. D'Addona A, Barbibi E. Electromyographic activity of human masticatory muscles in normal young people. Statistical evaluation of reference values for clinical application. J Oral Rehabil 1993;20:271–280.
43. Paesani DA, Tallents R, Murphy WC, Hatala MP, Proskin HM. Evaluation of the reproducibility of rest activity of the anterior temporal and masseter muscles in asymptomatic and symptomatic temporomandibular subjects. J Orofac Pain 1994;8:402–406.
44. Lund IP, Widmer CC. An evaluation of the use of surface electromyography in the diagnosis, documentation and treatment of dental patients. J Craniomandib Disord Facial Oral Pain 1989;3:125–137.
45. Mohl N, Lund JP, Widmer CC, McCall WD. Devices for the diagnosis and treatment of temporomandibular disorders. Part II: Electromyography and sonography. J Prosthet Dent 1990:63:332–336.
46. Castroflorio T, Bracco P, Farina D. Surface electromyography in the assessment of jaw elevator muscles. J Oral Rehabil 2008;35: 638–645.
47. Miles TS. Postural control of the human mandible. Arch Oral Biol 2007;52:347–352.
48. Palla S, Ash MM Jr. Frequency analysis of human jaw tremor at rest. Arch Oral Biol 1979;24:709–718.
49. Manns A, Miralles R, Guerrero F. The changes in electrical activity of the postural muscles of the mandible upon varying the vertical dimension. J Prosthet Dent 1981;45:438–445.
50. Michelotti A, Farella M, Vollaro S, Martina R. Mandibular rest position and electrical activity of the masticatory muscles. J Prosthet Dent 1997;78:48–53.
51. Plesh O, McCall WD Jr, Gross A. The effect of prior jaw position on the plot of electromyographic amplitude versus jaw position. J Prosthet Dent 1988:60:369–373.
52. Majewsky RF, Gale EN. Electromyographic activity of anterior temporal area, pain patients and non-pain patients. J Dent Res 1984;63:1228–1231.
53. Gross MD, Ormianer Z, Moshe K, Gazit E. Integrated electromyography of the masseter on incremental opening and closing with audio biofeedback: a study on mandibular posture. Int J Prosthodont 1999;12:419–425.
54. Wessberg GA, Epker BN, Elliot AC. Comparison of mandibular rest positions induced by phonetics, transcutaneous electrical stimulation, and masticatory electromyography. J Prosthet Dent 1983;49:100–105.
55. Peterson TM, Rugh JD, McIver JE. Mandibular rest position in subjects with high and low mandibular plane angles. Am J Orthod 1983:83:318–320.
56. Van Sickles JE, Rugh JD, Chu CW. Electromyographic relaxed mandibular position in long faced subjects. J Prosthet Dent 1985:54:578–581.
57. Gross MD, Ormianer Z. A preliminary study on the effect of occlusal vertical dimension increase on mandibular postural rest position. Int J Prosthodont 1994;7:216–226.
58. van Mens P, de Vries H. Interocclusal distance determined by electromyographic biofeedback compared with conventional methods. J Prosthet Dent 1984:52:443–446.
59. George JP, Boone MD. A clinical study of rest position using the kinesiograph and myomonitor. J Prosthet Dent 1979:41:456–462.
60. Konchak PA, Thomas NR, Lanigan DT, Devon RM. Freeway space measurement using mandibular kinesiograph and EMG before and after TENS. Angle Orthodont 1988;58:343–350.
61. Ormianer Z, Gross MD. A 2-year follow-up of mandibular posture following an increase in occlusal vertical dimension beyond the clinical rest position with fixed restorations. J Oral Rehabil 1998;25:877–883.
62. Manns A, Zuazola RV, Sirhan R, Quiroz M, Rocabado M. Relationship between the tonic elevator activity and the vertical dimension during the states of vigilance and hypnosis. J Craniomandib Pract 1990:3:163–170.
63. Storey AT. Physiology of a changing vertical dimension. J Prosthet Dent 1962:12:912–921.

64. Cooper BC, Kleinberg I. Establishment of a temporomandibular Physiological state with neuromuscular orthosis treatment affects reduction of TMD symptoms in 313 patients. Cranio 2008;26:104–117.
65. Monaco A, Sgolastra F, Ciarrocchi I, Cattaneo R. Effects of transcutaneous electrical nervous stimulation on electromyographic and kinesiographic activity of patients with temporomandibular disorders: A placebo-controlled study. J Electromyo Kinesio 2012;22:463–468.
66. Manns A, Miralles R, Palazzi C. EMC bite force and elongation of the masseter muscle under isometric voluntary contractions and variations of vertical dimension. J Prosthet Dent 1979,42:674–682.
67. MacKenna BR, Türker KS. Jaw separation and maximum incising force. J Prosthet Dent 1983;49:726–730.
68. Lindauer SI, Gay T, Rendell J. Electromyographic-force characteristics in the assessment of oral function. J Dent Res 1991;70:1417–1421.
69. Rivera-Morales WC, Mohl ND. Relationships of occlusal vertical dimension to the health of the masticatory system. J Prosthet Dent 1991;65:547–553.
70. De Boever JA, Carlsson GE, Klinberg IJ. Need for occlusal therapy and prosthodontic treatment in the management of temporomandibular disorders. Part II. Tooth loss and prosthodontic treatment. J Oral Rehabil 2000 27:647–659.
71. Ekberg EC, Vallon D, Nilner M. The efficacy of appliance therapy in patients with temporomandibular disorders of mainly myogenous origin. A randomized, controlled, short-term trial. J Orofac Pain 2003;17:133–139.
72. Kovaleski WC, De Boever J. Influence of occlusal splints on jaw musculature in patients with temporomandibular joint dysfunction. J Prosthet Dent 1975;33:321–327.
73. Manns A, Miralles R, Santander H, Valdivia J. Influence of the vertical dimension in the treatment of myofascial pain dysfunction syndrome. J Prosthet Dent 1983;50:700–709.
74. Dahl BL, Krogstad O. Long-term observations of an increased occlusal face height obtained by a combined orthodontic/ prosthetic approach. J Oral Rehabil 1985;12:173–176.
75. De Boever JA, Adriaens PA, Seynhaeve TM. Raising the vertical dimension of occlusion with fixed bridges (abstract). J Dent Res 1989;68:902.
76. Kohno S, Bando E. Functional adaptation of masticatory muscles as a result of large increase in the vertical occlusion. Dtsch Zahnarztl Z 1983;38:759–764.
77. Christensen I. Effect of occlusion-raising procedures on the chewing system. Dent Practit Dent Rec 1970;20:233–238.
78. Carlsson GE, Ingervall B, Kocak G. Effect of increasing vertical dimension on the masticatory system in subjects with natural teeth. J Prosthet Dent 1979;41:284–289.
79. Hellsing G. Functional adaptation to changes in vertical dimension. J Prosthet Dent 1984;52:867–870.
80. Magnusson T. Change in recurrent headache and mandibular dysfunction after treatment with new complete dentures. J Oral Rehabil 1982; 9:95–105.
81. Wilding RIC, Owen CP. The prevalence of temporomandibular joint dysfunction in edentulous non-denture wearing individuals. J Oral Rehabil 1987;14:175–182.
82. Ramfjord SP, Blankenship JR. Increased occlusal vertical dimension in adult monkeys. J Prosthet Dent 1981;45:74–83.
83. Yaffe A, Tal M, Ehrlich J. Effect of occlusal bite raising splint on electromyogram motor unit histochemistry and myoneuronal dimensions in rats. J Oral Rehabil 1991 Jul;18:343–351.
84. Akagawa Y, Nikaido T, Tsuru H. Histologic changes in rat masticatory muscles subsequent to experimental increase the occlusal vertical dimension. J Prosthet Dent 1983;50:725–732.
85. Goldspink G. The adaptation of muscle to a new functional length. In: Anderson DJ, Matthews B (eds). Mastication. Bristol, UK: John Wright & Sons, 1976:90–99.
86. Yabushita T, Zeredo JL, Fujita K, Toda K, Soma K. Functional adaptability of jaw muscle spindles after bite raising. J Dent Res 2006;85:849–853.
87. Bell WH, Scheideman G. Correction of vertical maxillary deficiency: stability and soft tissue changes. J Oral Surg 1981;39:666–670.
88. Ellis E 3rd, Carlson DS, Frydenlund S. Stability of midface augmentation: an experimental study of musculoskeletal interaction and fixation methods. J Oral Maxillofac Surg 1989;47:1062–1068.
89. Hunt NP, Cunningham SJ. The use of kinesiography to assess mandibular rest positions following corrective orthognathic surgery. J Craniomaxillofac Surg 1998;26:179–184.
90. Tallgren A. The continuing reduction of the residual alveolar ridges in complete denture wearers: a mixed- longitudinal study covering 25 years. J Prosthet Dent 1972;27:120–132.
91. Lambadakis J, Karkazis HC. Changes in the mandibular rest position after removal of remaining teeth and insertion of complete dentures. J Prosthet Dent 1992;68:74–77.
92. Kois IC, Phillips KM. Occlusal vertical dimension: alteration concerns. Compend Contin Educ Dent 1997;18:1169–1177.
93. Mack MR. Vertical dimension: A dynamic concept based on facial form and oropharyngeal function. J Prosthet Dent;1991;66:478–485.
94. Ricketts RM. The biologic significance of the divine proportion and Fibonacci Series. Am J Orthod 1982;81:351–370.
95. Rufenacht CR. Fundamentals of esthetics. Chicago: Quintessence Publishing, 1990.
96. Gross MD, Nissan J, Ormianer Z, Dvori S, Shifman A. The effect of increasing occlusal vertical dimension on face height. Intl J Prosthodont 2002;15:353–357.

第6部 偏心運動時の誘導

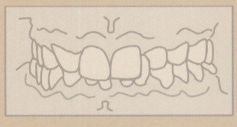
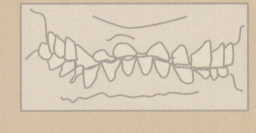
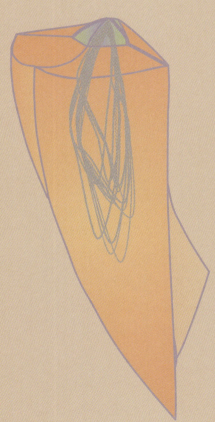
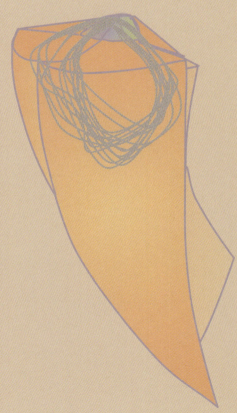

第6部1章 偏心運動時の誘導：定義

目次

- アンテリアガイダンスと臼歯部咬合支持
- 用語の注意点と定義
- 用語集の定義とコメント
- アンテリアガイダンスと臼歯離開咬合を治療モデルとして用いることを支持する際の一般的議論
- ナチュラルバリエーション
- 偏心運動時の誘導の修復

本章で解説する偏心運動時の誘導に関連する臨床的疑問は，Box6-1-1に列挙されている．

Box6-1-1　偏心運動時の誘導に関する臨床的疑問

- 前方運動時に臼歯を離開させるアンテリアガイダンスが必要か？
- 側方運動時に非作業側の歯を離開させるアンテリアガイダンスおよび／またはラテラルガイダンス（側方運動時の誘導）が必要か？
- 咬合干渉を避けるために前方運動時のアンテリアガイダンスおよび／またはラテラルガイダンスが必要か？
- 咬合干渉と顎関節症（TMD）およびパラファンクションとの関係は何か？
- アンテリアディスオクルージョン（前歯による臼歯離開咬合）がない場合，臼歯の接触は咬合干渉なのか，それとも臼歯による誘導なのか？
- アンテリアガイダンスと咀嚼およびブラキシズムとの関係は何か？
- ミューチュアルプロテクション（相互保護）は有効な治療モデルか？
- 誘導の傾斜とカントゥアに関連があるか？
- 平坦な誘導は偏心運動時の負荷を減少させるか？
- サイドシフトは側方運動時の誘導の咬合接触にどのような意義があるか？
- 連結固定はアンテリアガイダンスにどのような影響を及ぼすか？
- グループファンクションの作業側の接触は，どの程度遠心の歯まで与えるべきか？
- 偏心運動時の誘導は選択的で実用的か？
- 歯とインプラントの相対的配置によって誘導はどのような影響を受けるか？

アンテリアガイダンスと臼歯部咬合支持

咬合を支持する3つの主要要素は，顎関節，臼歯，前歯である．咬合は基本的に臼歯に支持されており，それは臼歯部咬合支持（ポステリアサポート）と呼ばれる．前歯は，いわゆる「アンテリアガイダンス」に関与する[1]．

臼歯は咀嚼，嚥下およびパラファンクション時に咬合支持を与え，咬合高径（OVD）を維持するバーティカルストップとなる．また，臼歯は，咀嚼力に対する支えにもなる．臼歯は食物を剪断，粉砕して食塊を形成し，連続的かつ反射的な咀嚼サイクルを経て食塊はさらに小さくなる．その後，咀嚼された食塊を嚥下するため下顎は臼歯により安定化される．

一方，前歯は食物を細かく切断し，また古くからいわれているアンテリアガイダンスの役割を担っている．

アンテリアガイダンス

Ⅰ級咬合における犬歯誘導のアンテリアガイダンスは，上顎切歯と犬歯による前方，側方，前側方運動時の誘導であり，その偏心運動は最大咬頭嵌合位から切端位までである．これらの接触は，非機能的なパラファンクションあるいはMI（最大咬頭嵌合）から切端位までの食塊のない「空の」偏心運動も誘導する．この運動は「空の運動」と呼ばれ，通常，歯科医師が患者に偏心運動を指示した際にのみ行われる．

パラファンクションによる非機能的な歯の接触

パラファンクションのほとんどは潜在意識下で，前述の空の運動として行われ，歯の接触を伴い，さまざまなパターンがある．パラファンクションは，MIと中心位（CR）の間の数mmの範囲内で生じる場合もあり，側方や前方への偏心運動時に発生する場合もある．また，切端位からMIまでの広範囲に渡って発生することもあるし，犬歯や切歯の切端位だけで起こるかもしれない．ヒトによって多種多様なパラファンクションがある．パラファンクションによるグラインディングでは，グラインディングをする部位に極めて大きな負荷がかかる（図6-1-2）．

機能的咀嚼運動と歯の接触

咀嚼は，随意的に始められるが，反射が関与し，意識して努力しなくても自動的に行われる運動である．咀嚼における咬合接触は，食塊が小さくなった咀嚼の最終段階で生じる．この接触は咬頭嵌合位の直前の1mmの範囲内で起こり，弱い力で瞬間的な接触であるといわれている[2]．咬合力は粉砕，切断および剪断の際に発揮され，食品の硬さに応じて大きくなる．これは主に作業側で発生し，前方および側方運動時の咬合接触を含むことがある．その後の反射的咀嚼サイクルは軽い力で行われ，偏心運動時の誘導の傾斜面でわずかに接触する[2,3]．また，作業側，前方運動および非作業側のガイダンスの傾斜面は咀嚼サイクルの形態を決定する．Ⅱ級2類のような急な誘導や深い垂直被蓋関係の場合は，垂直的咀嚼パターンを示す．Ⅱ級1類やⅢ級のように，まったく，またはほとんど垂直被蓋関係をもたない場合は，咀嚼パターンは幅広くなる[2]（図6-1-2a, 6-2-14, 6-2-15）．

第6部1章　偏心運動時の誘導：定義

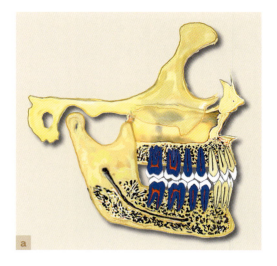
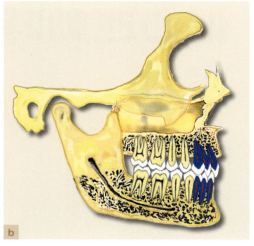

図6-1-1a, b　**a**：臼歯部咬合支持（ポステリアサポート）．咀嚼，嚥下あるいはパラファンクションによる力を臼歯が支持し，咬合高径を維持する．**b**：前歯による偏心運動時の誘導．前歯が咀嚼サイクル，パラファンクション時の偏心運動，およびMIから切端位までの空の偏心運動を誘導する．

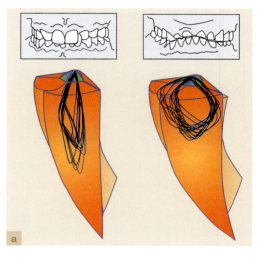
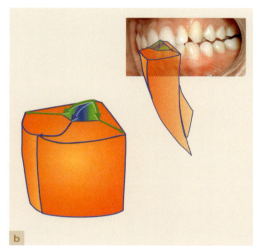

図6-1-2a, b　**a**：咀嚼パターンは，水平および垂直被蓋の影響，そして前方運動と作業側の誘導の傾斜の影響を受けている．前頭面からみた咀嚼サイクルの形は誘導の傾斜に従う．**b**：最大咬頭嵌合位から切端位までの前方運動，前側方運動および作業側の運動は非機能的な「空」の偏心運動である．青および緑で示している領域は，MIから切端位までの偏心運動時の誘導の全範囲である．

歯の誘導，咀嚼機能および筋機能障害

　偏心運動時の誘導傾斜に関連する自己受容器からのフィードバックが，咀嚼サイクルを制御するために大きな役割を果たしている．機能的，反射的な咀嚼サイクルにおいてスムーズに滑走接触する能力は，筋肉の調和，不調和に関係しているが，過去数十年間その関係は明らかにされていない[4-6]．一方，正常な機能の障害となる咬合接触のことを干渉という．干渉は，機能時に干渉を回避するような運動や筋の不調和に関与すると考えられている．しかし，この咬合干渉や筋の不調和が筋の機能障害を引き起こすかどうかについては明らかにされていない．偏心運動時の誘導を修正した場合や咬合干渉による咀嚼サイクルへの影響については，第6部の後の章でさらに述べる．また，形態学的，記述的，概念的に混乱をきたしている偏心運動時の誘導という用語の意味を，より明確にする必要がある．

用語の注意点と定義

　現在，偏心運動時の歯の接触に関して使用される用語は不明確で，混乱を招いている．不明確で曖昧な用語は，誤解や意見の相違を招く可能性がある．

アンテリアガイダンスと偏心運動時の誘導

　歯科の文献で使用されている「アンテリアガイダンス」という用語の正確な意味は，しばしば不明瞭である．アンテリアは臼歯に対する前歯のことを指し，下顎の後方部に対する前方部ということではない．米国歯科補綴用語集（8th edition；GPT8）の定義では「アンテリアガイダンスとは，前歯の接触面による下顎運動を制限するような影響」[1]とある．したがって，臼歯が下顎の動きを誘導する場合にアンテリアガイダンスという用語を用いると意味が不明瞭となる．

　I 級咬合の犬歯誘導では，アンテリアガイダンスの側方成分は上顎犬歯によって誘導され，作業側の犬歯以外の歯や非作業側の歯は離開する．グループファンクションでは，側方運動は作業側の臼歯のみ，あるいは前歯と臼歯に誘導され，非作業側の歯は離開する．グループファンクションは臼歯も誘導にかかわっているため，アンテリアガイダンスと称するのはふさわしくない．

偏心運動時の誘導

　前方および側方運動時の誘導を説明するための，より適切で正確な用語は，偏心運動時の誘導である．偏心運動とは，咬頭嵌合位から離れていく下顎の動きである．偏心運動は側方，前方およびすべての前側方運動を含む[1]．アンテリアガイダンスは切歯および犬歯

用語の注意点と定義

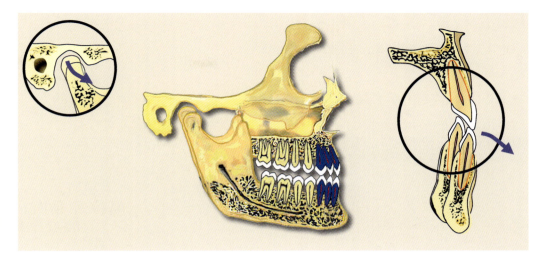

図6-1-3 前方運動時のアンテリアガイダンスと臼歯離開．前方運動時の切歯誘導は臼歯を離開させる．関節の誘導は後方で臼歯を離開させる．

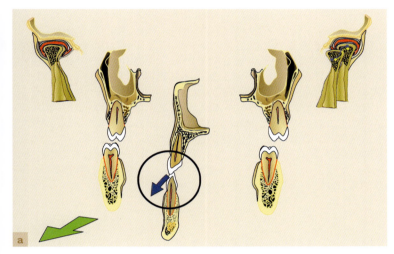

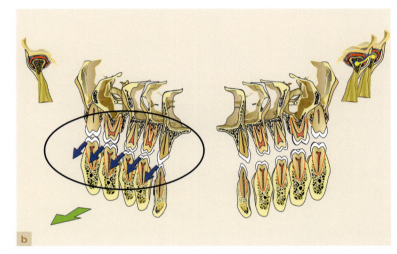

図6-1-4a, b　a：犬歯誘導．犬歯が側方運動を誘導する．アンテリアガイダンスの側方成分．b：グループファンクションの側方運動時の誘導．臼歯による誘導をアンテリアガイダンスと定義することは不可能である．

のみによる誘導を説明するときのみ，正しい意味をなす（図6-1-3，6-1-4a）．

これは単に知識をひけらかすために述べているのではない．これらの用語の不正確な使用は情報伝達の際に混乱を招き，概念の理解に困難を生じる．とくに，「前歯」「誘導」「保護」などの単語は細心の注意を払う必要がある．米国歯科補綴用語集（GPT8）では，ガイダンス（誘導）およびアンテリアガイダンスという用語は臼歯の離開に関連しており「相互保護」[1]と関連している．この離開は生体力学的に有利であり，神経筋による「保護」特性と関連している．その他の離開咬合の保護特性は，歯の修復における治療概念に取り入れられている．

アンテリアディスオクルージョン（前歯による臼歯離開咬合），ポステリアディスオクルージョン（臼歯離開咬合）およびミューチュアルプロテクション（相互保護）（概念的な意味と注意点）

I級咬合の犬歯誘導では，アンテリアガイダンスは前歯のみによって提供され，すべての偏心運動において臼歯が離開する（図6-1-3，6-2-4a）．これは前歯による臼歯離開咬合（アンテリアディスオクルージョン）と呼ぶことができる．I級咬合のグループファンクションでは，前方運動時には切歯が臼歯を離開させ，側方運動時には作業側の小臼歯と大臼歯が一部または全体で，非作業側の小臼歯および大臼歯を離開させる．グループファンクションが両側性であれば，右側方運動時には左側が離開し，また逆の場合は右側が離開する（図6-1-4b）．

誘導か干渉か？

離開咬合は，咬合干渉を防止する目的，あるいは治療上の目標として提唱されている．しかしながら，次のセクションで述べるように，ほとんどの天然歯列では偏心運動時の臼歯部咬合接触（single excursive posterior occlusal contacts：SEPOCS）が起こることが多く，そのような接触は偏心運動の最大咬頭嵌合位から切端位までのさまざまな位置で認められる．問題はこれらの接触が誘導による咬合接触なのか，または干渉なのかということであり，何に対する干渉であるのかも明らかにされる必要がある[7,8]．

この矛盾を解決するには，切歯，犬歯，臼歯のそれぞれに離開と保護の役割を唱えるような従来の修復の概念やドグマを受け入れるか，拒否するかが重要である．この問題は，過去の咬合修復の概念を理解するうえで基本的なことであり，また現在の臨床における治療法の適用に際しても重要である．

用語の定義とコメント

GPT8における用語の説明とその問題点を議論する.

コメント：誘導（ガイダンス）

GPT8では，ガイダンス（誘導）という用語は前歯による誘導のみに用いられる．一般的には，誘導は臼歯部単独または前歯と臼歯による偏心運動時の接触を含む．グループファンクションは誘導ではないのだろうか？

コメント：犬歯保護

GPT8のなかの犬歯の誘導機能に関係する定義はすべて，「犬歯保護咬合」と相互参照されている．これは側方運動時の犬歯誘導の意味を，機能的な意味合いに変化させ，「保護」を目的とすることに変化させている．

GPT8の定義する「犬歯保護咬合」は「相互保護咬合」[1]である．相互保護という概念モデルは，多くの意味や仮定を含んでいるが，それらは完全に解決されていない．進化論，発生論，生体力学，機能，神経筋，機能障害，そしてパラファンクションのすべてが関連している．これらは相互保護の役割を全面的に受け入れるか拒否するかを決める前に，十分に検討する必要がある．

コメント：ミューチュアルプロテクション（相互保護）

GPT8における相互保護咬合の定義は不明確であり，未解決の仮説や未証明の概念が含まれている．MI（最大咬頭嵌合）時の臼歯の接触が，前歯の過度の接触や損傷を防止するという主張は支持されていない．I級咬合，II級2類咬合およびIII級の切端咬合では，MIで臼歯と前歯が同時に咬合接触する．II級2類咬合および前歯部開咬では，咬合接触が臼歯部のみで起こる．垂直被蓋と水平被蓋が偏心運動時に臼歯を離開させるというメカニズムが，保護の役割を担っているとされるが，これは論争となっており，次のセクション（第6部2章）と第4部で議論している．この保護を失った歯列では，歯の寿命が短くなるとか，パラファンクションや顎関節症（TMD）を生じやすい傾向があるといった明確な証拠はない．

コメント：グループファンクションと犬歯保護

GPT8の定義では，グループファンクションは，犬歯誘導を説明するために使用される「保護」という単語とは対照的に，「接触関係」として表現されている．グループファンクションの定義は，犬歯誘導における保護の役割とは対照的に，咬合力の分布，機能として表現されている．この定義が自然に発生した状態を説明しているのか，補綴設計の目標を説明しているのかは明らかではない．自然に発生した状態を説明しているのならば，グループファンクションの目的は咬合負担を分散するということであり，進化や成長・発育の結果生じたものと想定されていることになる．これは犬歯誘導の場合の保護の役割と矛盾する．次項で説明する天然歯列でのグループファンクションの発生率の研究において，診査する側方運動量の大きさによってグループファンクションを示すのか犬歯誘導を示すのかが異なってくるため，研究によって結果が一定していないことが示されている．この研究結果を考慮すると，この2つの用語の定義はさらに複雑になる[7,8]．

コメント：偏心運動時の誘導（エクスカーシブガイダンス），アンテリアガイダンス

アンテリアガイダンスという用語の使用に関連して矛盾や混乱があるため，本書では最大咬頭嵌合位（MIP）から切端位に達するまでの前方，側方，側方前方のすべての偏心運動における歯の誘導を偏心運動時の誘導（エクスカーシブガイダンス）として説明している．偏心運動時の誘導は，前歯のみ，臼歯のみ，また前歯と臼歯の両方が関与する可能性がある．これは動的機能，パラファンクション，生体力学，審美に関連する歯の接触であり，補綴治療と関連がある．切端位を超えた偏心運動はパラファンクショナルで，通常，咀嚼には到達しない．また，パラファンクション時にも到達することはまれである．このような状態は過度のクロスオーバー咬合接触と呼ばれ，逆の被蓋の範囲にあり，臨床的な重要性は低い．

偏位運動時の誘導（エクセントリックガイダンス），偏心運動時の誘導（エクスカーシブガイダンス）

この2つの用語の区別は「偏位（エクセントリック）」と「偏心（エクスカーシブ）」の違いにある[1]．偏位運動（エクセントリックムーブメント）またはエクセントリックポジションは，中心位から離れたところで生じる運動または位置である．偏心運動はMIから離れて行く時に発生する運動と定義されている．したがって，MIが中心位よりも前方にあるならば「偏心運動時の誘導（エクスカーシブガイダンス）」という用語がより適切である．

混乱を避けるために，本書では「偏心運動時の誘導（エクスカーシブガイダンス）」や「偏心運動（エクスカーシブムーブメント）」という用語をMIから離れて行く時の誘導や運動に対して用いる．「偏位運動時の誘導（エクセントリックガイダンス）」や「偏位運動（エクセントリックムーブメント）」という用語は，中心位から離れて行く時の誘導や運動のみに厳しく制限して用いる．

アンテリアガイダンスと臼歯離開咬合を治療モデルとして用いることを支持する際の一般的議論

最良な修復治療モデルとしてアンテリアガイダンスと臼歯離開咬合を支持する一般的な議論では，生体力学的な利点や神経筋を保護するメリットなどが用いられる．

生体力学的利点

顎は第三種のテコであるため，前方位で前歯に向かって閉口する際には，前歯と支持組織にかかる閉口力は減少すると考えられている[9]．すなわち，誘導する咬合接触は臼歯よりも前歯のほうがより利益があると考えられている．こうした考えが「離開」や「保護」の概念に組み入れられている[9]．

神経筋保護

前歯はより敏感な特性を有するため，前方や前側方位での閉口時には神経筋保護メカニズムが働き，接触する前歯やその支持組織の荷重を減じるという概念がある[9]．この概念は，固定性の補綴や修復において偏心運動時の誘導を計画する際に重要な臨床的意味をもつ．この概念は，前歯による偏心運動時の誘導が臼歯を保護するという相互保護の概念と結び付けられている．しかし，もし臼歯が側方運動時や前方運動時に誘導するとしたら，このメカニズムはもはや機能せず，誘導する歯はより大きな負荷にさらされるのか？ という疑問が生じる．もしそうであれば，この荷重は有害なものなのだろうか？ また，この概念を臨床的，疫学的に証明するエビデンスはあるのだろうか？

さらに，支持する歯を連結固定することに関して臨床的疑問が生

ナチュラルバリエーション

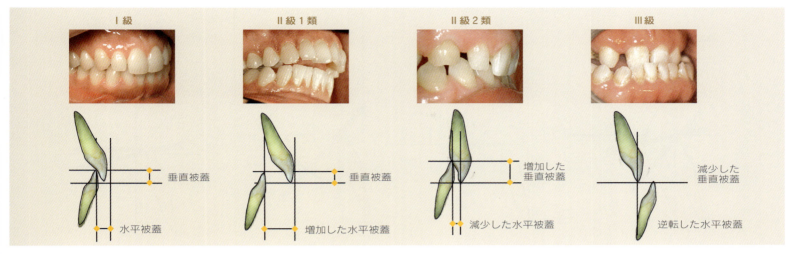

図6-1-5 正常者のナチュラルバリエーション．I級咬合，II級1類咬合，II級2類咬合，III級咬合．前歯の垂直被蓋，水平被蓋に応じて，前方運動時の接触は異なったパターンを示す．

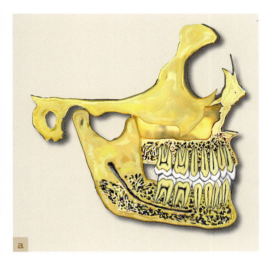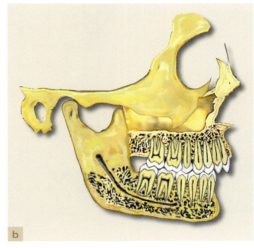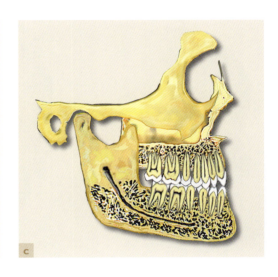

図6-1-6a～c 正常者の分布．**a**：I級咬合70%．**b**：II級咬合22%．**c**：III級咬合8%[9-13]．

じる．もし歯が連結固定されていれば，このメカニズムは無効もしくは減弱するのだろうか？　メカニズムが基本的に歯周組織からのフィードバックによって機能するなら，それは前歯の歯数の減少や支持骨の吸収とともに失われるだろう．インプラントを支台歯として使用すると何が起こるのだろうか？　インプラントでは，この感覚要素が欠落しているのか？　あるいは，筋肉の腱や関節受容体からの感覚フィードバックを含む神経筋による自己受容がもっと働くのだろうか？　もしそうならアンテリアディスオクルージョン（前歯による臼歯離開咬合）とミューチュアルプロテクション（相互保護）の概念は，天然歯の補綴治療に用いる時と同じ理由でインプラント補綴治療に用いることはできないことになる．

ナチュラルバリエーション

一般集団で自然に発生した骨格性のI級，II級，III級咬合の発生率（ナチュラルバリエーション）は，以下のように要約できる．
- 60～70%はI級関係である
- 20%はII級関係である．
- 8～10%はIII級関係である[9-13]．

I級，II級，III級のどの咬合関係でも，前歯の垂直被蓋と水平被蓋にバリエーションがあるので，それによって前方運動時の誘導は変動する．一般集団で大多数を占めるI級では，前方運動のごく初期から臼歯が離開する（図6-1-4，6-1-5，6-1-6）．

誘導面の傾斜を説明するには「緩やかな(mild)」「険しい(severe)」「浅い(shallow)」「平らな(flat)」「急な(steep)」という用語はとても便利である．傾斜角で大まかに分類した場合，0～20°は「浅い」「緩やかな」または「平らな」インサイザルガイダンス（切歯誘導）（I級とIII級）であり，20～50°は「適度な」誘導傾斜角（I級）であり，50～90°なら「急な」あるいは「険しい」誘導傾斜角である（II級2類）（**図6-1-7**）．

正常集団のナチュラルバリエーションを調査した他の研究においても，I級，II級およびIII級咬合は同様の割合を示している．ほとんどの歯列では，平均的なI級咬合であっても多様性がある[9-14]．

側方運動時の誘導，自然発生率

II級1類とIII級においては，前方運動時の誘導には前歯が接触する場合や臼歯が接触する場合などのナチュラルバリエーションがあることが一般に受け入れられているが，側方運動時の誘導は，犬歯誘導かグループファンクションのどちらかであるとされている[1]（図6-1-8）．いくつかの研究において，側方運動時の誘導は，この2つだけでは単純化しすぎであることが示されている[7, 8, 15]．

欠損のない，正常な若年成人集団での研究によると，最大咬頭嵌

第6部1章　偏心運動時の誘導：定義

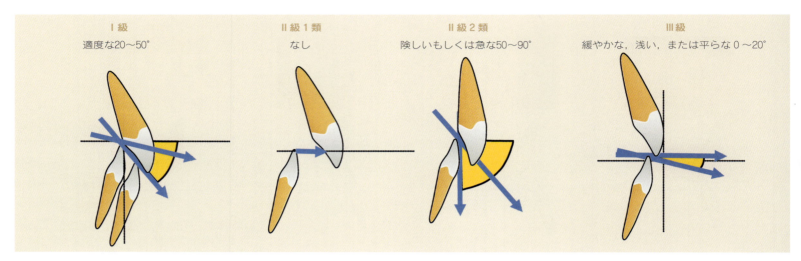

図6-1-7　誘導傾斜角の分類．Ⅰ級における「適度な」傾斜は20〜50°．Ⅱ級1類の傾斜「なし」．Ⅱ級2類の「急な」あるいは「険しい」傾斜は50〜90°である．Ⅲ級といくつかのⅠ級では「浅い」「緩やかな」または「平らな」傾斜は0〜20°である．

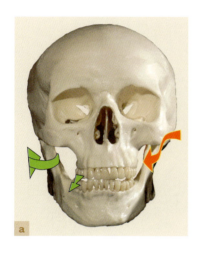
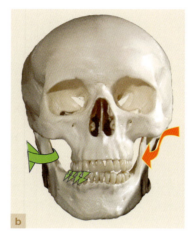
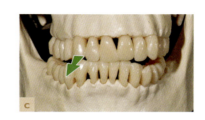
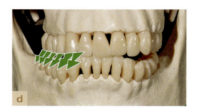

図6-1-8a〜d　側方運動時の誘導．従来の側方運動時の誘導の分類は犬歯誘導とグループファンクションであった．自然発生率の研究によれば，この分類は単純化しすぎであることが示されている[7, 8, 15]．

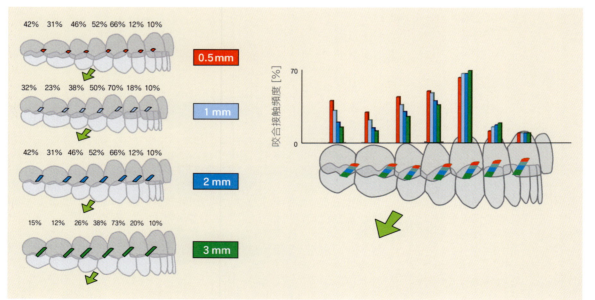

図6-1-9　正常なⅠ級咬合の86名の側方運動時のMIから0.5mm（赤），1mm（水色），2mm（濃い青），3mm（緑）の下顎位での誘導の自然発生率を示す（Ogawaら[7]の許可のもと引用・改変）．

舎（MI）時から切端位までの側方運動時の咬合接触は変化に富むことが示されている．作業側の咬合接触のバリエーションを調査した研究では，健常なⅠ級咬合で，咬頭を修復されていない20歳から29歳の若年成人86名を測定している．MIから0.5mm，1mm，2mm，3mmにおける側方の咬合接触が調査された（図6-1-9，6-1-10）[7]．作業側では，86％の歯列がグループファンクション，10.5％が犬歯誘導であり，その他が3.5％であった．作業側の接触パターンは，側方運動のすべての範囲をとおして一貫性があるわけではなく，0.5〜2mmの範囲では小臼歯と臼歯の接触が頻発していた．第二大臼歯の咬合接触は小臼歯よりも多かった．非作業側の咬合接触の発生率は41.8％であった．作業側の接触でもっとも発生頻度が高いのは，第二大臼歯（32％）であった（図6-1-9，6-1-10）[7]．

欠損のない歯列，犬歯誘導，AngleⅠ級の臼歯関係の72名（19歳から35歳）を調査対象とした研究では，側方運動時の作業側での

偏心運動時の誘導の修復

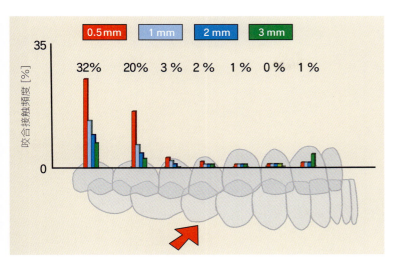

図6-1-10 非作業側の咬合接触は41.8％にみられる．非作業側では第一大臼歯の20％に接触がみられ，第二大臼歯の接触は32％でもっとも頻度が高い（Ogawaら[7]の許可のもと引用・改変）．

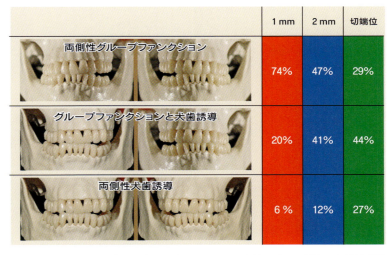

図6-1-11 72名の正常I級集団における，1mm（赤），2mm（青），切端位（緑）までの偏心運動における，側方運動時の歯の誘導の自然発生率[8]．

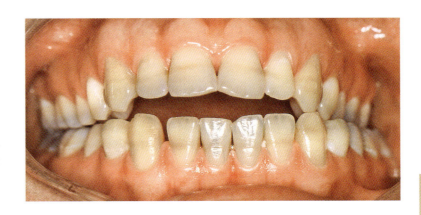

図6-1-12 症状や欠損のない前歯部開咬症例．適応が起こった極端な例．側方および前方運動時の臼歯部の接触は健康な集団の30％にみられる．このようなケースでは，アンテリアディスオクルージョン（前歯による臼歯離開咬合）は起こらず，多くの場合，側方運動時の臼歯による誘導がみられる．「臼歯による誘導」と「咬合干渉」について概念を明確に区別する必要がある．

接触を1mm，2mm，切端位において計測している（図6-1-11）[8]．1mmでは，両側性グループファンクションが74％，グループファンクションと犬歯誘導の組み合わせが20％，両側性の犬歯誘導が6％であった．2mmでは，両側性グループファンクションが47％，グループファンクションと犬歯誘導の組み合わせが41％，両側性犬歯誘導が12％であった．切端位では，両側性のグループファンクションが29％で，グループファンクションと犬歯誘導の組み合わせが44％，両側性の犬歯誘導が27％であった．

他の多くの研究においても，非作業側の咬合接触の発生率は高いことが示されている．これらの研究結果は，現在の集団では犬歯誘導やグループファンクションにおいても，側方運動時の非作業側の接触はよく見られることを示唆している[7]．

臼歯による誘導と咬合干渉

正常集団における自然発生率の研究結果をみると，咬合が機能に適応して自然に形態変化した結果として，偏心運動時の誘導の多様なパターンが生じていることは明らかである．正常集団の中にはアンテリアガイダンスや臼歯離開咬合をもたない人も相当数存在する（図6-1-6，6-1-12）．これらの歯列は臼歯による誘導をもっている．偏心運動時の臼歯の接触は一般的に「咬合干渉」といわれており，咬合干渉は古くは顎関節症（TMD）やパラファンクションに関与しているとされた．したがって，臼歯の偏心運動時の誘導と咬合干渉は区別されなければならない．これらの咬合接触とTMDやパラファンクションとの関係については，さらなるパラダイムシフトがなされなければならない．現在ではTMDとパラファンクションの原因としての，咬合の役割は最小限と考えられており，行動的，精神生理的，心理社会的ファクターが，もっとも重要な因子と考えられている．

偏心運動時の誘導の修復

歯や咬合の欠損のある歯列の修復治療において，治療上の偏心運動時の誘導を計画する必要がある．さまざまな咬合の概念が，過去数十年にわたって提案されてきたが，これらはすべて最適な形態と機能を提供しようと試みてきた．

咬合の概念の発展

無歯顎や歯の喪失は，何世紀にもわたってヒトに見られる一般的な状態と認識されている．歯の喪失は，歴史的には，木，象牙，蒸和ゴム，そしてアクリルレジンを利用して修復がなされてきた．最近では，金，レジン，セラモメタル，ポーセレン単独などによる修復が，天然歯支台の修復治療，そして現在ではチタン性のインプラント上部構造に使用されている．修復物の種類は，修復物の製作技術の進歩とともに発展してきた（図6-1-13）[9, 16-20]．歯科材料の進歩，鋳造技術，CAD/CAMのスキャンと切削技術の発達によって，可撤性部分床義歯，天然歯支台の金あるいはレジン製のブリッジ（固定性），セラミックスや陶材焼付冠による歯冠修復，そしてチタン製のインプラント治療と発展してきた．咬合の概念は長年にわたって，これらの臨床的，技術的進歩とともに発展してきた．

第6部1章　偏心運動時の誘導：定義

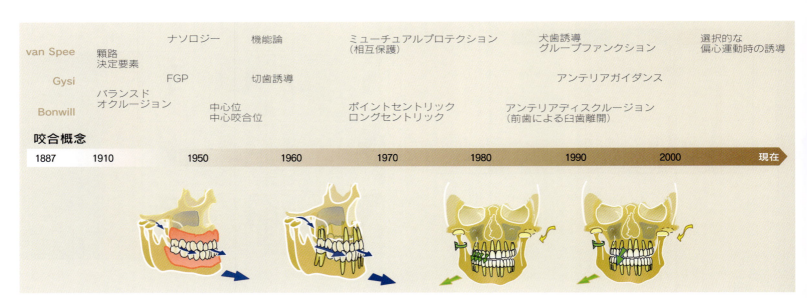

図6-1-13　咬合の概念は，修復方法の改善ならびに歯科技術の進化とともに発展してきた．フルバランスドオクルージョンは総義歯に適当な咬合であるが，短期間だけ固定性修復にも用いられた．しかし，「ミューチュアルプロテクション（相互保護）」，「アンテリアガイダンス」そして「アンテリアディスクルージョン（前歯による臼歯離開）」の概念の登場により，固定性修復に対してフルバランスドオクルージョンは用いられなくなった．現在では，「アンテリアディスオクルージョン（前歯による臼歯離開）」を伴う「ミューチュアルプロテクション（相互保護）」から，個々の臨床決定因子に応じて「選択的離開」を伴う「選択的な偏心運動時の誘導」にパラダイムシフトしている[9, 16-20]．

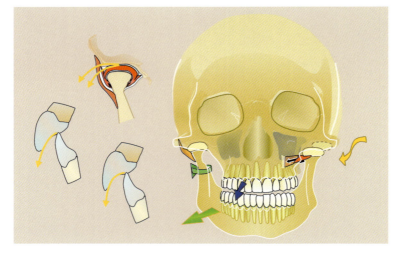

図6-1-14　ナソロジーの概念では，アンテリアガイダンスは顆路要素と協調する必要があるとされている．この概念では，作業側の誘導傾斜は，顆路要素，とくにサイドシフトと調和する必要があるとされている．また，新しい咬合を作る場合は，イミディエイトサイドシフトを許容するために側方運動初期には側方方向の自由域を必要とし，そのために上顎歯の誘導面の傾斜，臼歯の中心窩の幅，咬合面の隆線と裂溝の方向を調節する必要があるとしている．この概念はすでに根拠がないものとして，受け入れられていない．

バランスドオクルージョン

　1887年から1920年の間，初期の咬合の概念は，総義歯に関するものが中心であった[9, 16]．

　バランスドオクルージョンは総義歯に最適な咬合様式として出現し，これを与えるためには顆路指導要素をもつ咬合器が必要とされた．鋳造冠やレジン前装冠を用いた歯冠修復の発達に伴い，咬合の概念は徐々に修正されてきた．

　その後ナソロジストとして知られるようになったグループから複数の論文が発表された．彼らは当初，フルマウスの固定性補綴装置による治療にバランスドオクルージョンを付与することを提唱した．それとともに，彼らは理想咬合を達成するためには，顆路要素を正確に咬合器上で再現する必要があるという理論を主張した[9, 19, 20]．彼らの咬合論を実現するために全調節性咬合器が開発された．彼らの咬合論は，当初はバランスドオクルージョンであり，後にはいわゆるミューチュアルプロテクション（相互保護）であった．この目的のために種々の全調節性咬合器が開発され，その臨床応用が奨励された．こうした咬合論と咬合器は，最近に至るまで論争の的となっている[9, 17-26]．

歯冠修復におけるバランスドオクルージョンの失敗

　1926年から1953年までの間，バランスドオクルージョンは歯冠修復に最適な方法として提唱されたが，その後この概念は放棄されることとなった[9, 20]．バランスドオクルージョンの失敗の原因として，摩耗の増加，咬合の不安定化，平衡側の咬合接触による咬合性外傷，治療後の失敗，そしてバランスドオクルージョンを付与するためには咬合高径を過度に挙上し，前歯を短くする必要があることなどが報告された[9, 20]．

アンテリアディスオクルージョン（前歯による臼歯離開咬合）とミューチュアルプロテクション（相互保護）

　バランスドオクルージョンに代わって，アンテリアガイダンスやミューチュアルプロテクション（相互保護），グループファンクションの概念が主流となった．前歯は偏心運動時に臼歯を保護する役割があり，臼歯は閉口路の終末期において前歯を保護するものとされた．顆路要素に関する概念の実現のために，あるいは偏心運動時の臼歯の接触による咬合性外傷を避けるために全調節性咬合器の使用が必要という概念に固執する者もいた．顆路要素，たとえばサイドシフト量に合わせて，偏心運動時の歯による誘導傾斜を決める必要があるとする概念は，長年にわたって提唱され続け，現在でもいくつかの書籍に記載されている．アンテリアガイダンスの優位性を強調する考えや歯冠修復は顆路要素と調和しなければならないとする考えなど，矛盾する「学派」や「哲学」が記述されてきた．こうしたドグマは，アボリジニの人類学的観察研究のような報告を拠り所にしているだけで，信頼性のある研究の裏打ちがない（**図6-1-13，6-1-14**）[9, 17-26]．

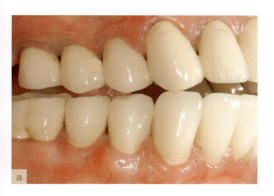
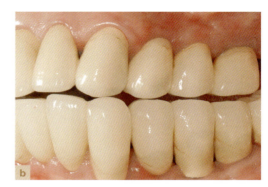
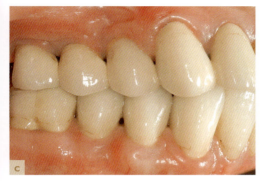
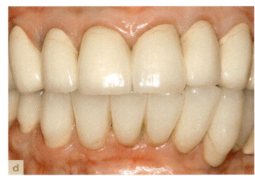
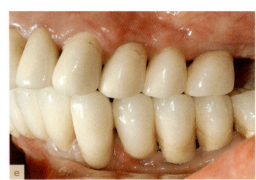

図6-1-15a～e 骨格，審美，発音，支台歯の分布状況などが，前歯の垂直被蓋を調節して前歯による前方および側方運動時の誘導の傾斜を大きくすることを許すなら，アンテリアディスオクルージョン（前歯による臼歯離開咬合）を達成できるだろう．

アンテリアガイダンス，アンテリアディスオクルージョン（前歯による臼歯離開咬合），ミューチュアルプロテクション（相互保護）が修復治療モデルとして最適であるという主張のポイント

　アンテリアガイダンス，アンテリアディスオクルージョン（前歯による臼歯離開），ミューチュアルプロテクション（相互保護）については，数多くの書物で提唱され続けてきた．その中で主張されている利点は，咬合干渉とTMDの減少または排除，パラファンクションの減少または排除，そして臼歯の咬合性外傷の減少と保護である．アンテリアガイダンスは，神経筋保護メカニズムがあること，およびⅢ級のテコの前端にあるという生体力学的利点から，歯列，修復物，支持組織にかかる力を減少させると主張されている．

　これまでの治療結果に関する症例対照研究は，これらの概念について証明も否定もできていない．自然に発生した（治療によって付与されたものではない）アンテリアガイダンス，アンテリアディスオクルージョン（前歯による臼歯離開），Ⅰ級咬合関係を全顎的修復治療モデルとして使用することが適切であることは，多くの臨床例で証明されているようである．この咬合は多くの臨床的状況で成功しており，時の試練に耐えているようである．骨格，審美性，発音，支台歯の分布などの条件が，前歯の垂直被蓋を調節して前歯による誘導の傾斜を大きくすることを許すなら，前歯による臼歯離開を達成できるだろう（図6-1-15）．

他のモデル

　近年，広く受け入れられている治療モデルはHenry Beyron[24, 25]のものである．これは前方運動と側方運動において水平的運動の自由度を付与するという概念で，厳密なアンテリアディスオクルージョン（前歯による臼歯離開咬合）の概念からは離れたものである．作業側をグループファンクションとすることが，側方運動時の誘導として提案された．この誘導では，スムーズで均等に配分された偏心運動時の接触が必要とされる．インプラントの出現によって，実用的な治療モデルの探求が行われ，臨床的な状況に合わせて選択的に応用可能な咬合様式を適用することが提案されている．これについては第10部で議論する．

選択的な偏心運動時の誘導と選択的離開咬合

　さまざまな異なる状況のすべてにⅠ級モデルを適用するような柔軟性のない治療に代わるものは「選択的な偏心運動時の誘導」と「選択的離開咬合」である．偏心運動時の誘導を犬歯誘導かグループファンクションのいずれにすべきかは，術者が信じる哲学によって選択するのではなく，それぞれの症例の臨床的状況に応じて考慮すべきである．それぞれの症例の臨床決定因子は個々の症例によってかなり異なる（Box6-3-3）．それぞれの症例に対する選択的誘導様式の選択は実際的に行う必要がある．具体的には，それぞれの症例の骨格性，審美性，生体力学的観点，補綴学的な上下歯列間および歯列内の状況に適合させる必要がある．選択された選択的誘導様式は実際的で柔軟でなくてはならないが，実証された補綴学的原則に準じているかどうかを吟味する必要がある．（第6部3章，第10部，第13部参照）．

患者因子と患者主導の意思決定

　患者因子は，治療計画および補綴治療の選択と実施における支配的因子である．患者主導型の治療では，個々の患者のために，そして患者のQOL，快適性，年齢，健康，精神生理，精神状態にとって最良の治療オプションを検討する必要がある．ここでも，過度に硬直した概念は避け，患者のニーズと期待に合わせて決定する必要がある．この患者・術者間のインフォームドパートナーシップの概念が，適切な選択的な偏心運動時の誘導を始め，さまざまな臨床判断に適用されなければならない[26]．

参考文献

1. The Glossary of Prosthodontic Terms. (eighth edition). J Prosthet Dent 2005;94:10–92.
2. Gibbs CH, Messerman T, Reswick JB, Derda HJ. Functional movements of the mandible. J Prosthet Dent 1971;26:604–620.
3. Ahlgren J. Masticatory movements in man. In: Anderson DJ, Mathews B (eds). Mastication. Bristol: Wright & Sons, 1976.
4. Posselt U. Physiology of Occlusion and Rehabilitation. Philadelphia: Blackwell FA Davis,1968.
5. Ramjford SP, Ash MM. Occlusion. Philadelphia: WB Saunders Co, 1971.
6. Ash MM. Paradigmatic shifts in occlusion and temporomandibular disorders. J Oral Rehabil 2001;28:1–13.
7. Ogawa T, Ogimoto T, Koyano K. Pattern of occlusal contacts in lateral positions: canine protection and group function validity in classifying guidance patterns. J Prosthet Dent 1998;80:67–74.
8. Yaffe A, Ehrlich J. The functional range of tooth contact in lateral gliding movements. J Prosthet Dent 1987;57:730–733.
9. Mohl ND, Zarb GA, Carlsson GE, Rugh JD. A Textbook of Occlusion. Chicago: Quintessence Publishing,1988.
10. Scaife RR, Holt JE. Natural occurrence of cuspid guidance. J Prosthet Dent 1969;22:225–229.
11. Ingervall B. Tooth contacts of the functional and non-functional side in children and young adults. Arch Oral Biol 1972;17:191–200.
12. Helm S. Prevalence of malocclusion in relation to development of the dentitiaion. An epidemiological study of Danish schoolchildren. Acta Odontol Scand 1970;58(Suppl):1+.
13. Proffit WR, Fields HW Jr, Moray LJ. Prevalence of malocclusion and orthodontic treatment need in the United States: estimates from NHANES III survey. Int J Adult Orthodon Orthognath Surg 1998;13:97–106.
14. Rinchuse DJ, Kandasamy S, Sciote J. A contemporary and evidence-based view of canine protected occlusion. Am J Orthod Dentofacial Orthop 2007;132:90–102.
15. Woda A, Vigneron P, Kay D. Non-functional and functional occlusal contacts: a review of the literature. J Prosthet Dent 1979;42:335–341
16. Gysi A. Masticating efficiency in natural and artificial teeth. Dent Digest 1915;21:74–78.
17. McLean DW. Physiologic vs. pathologic occlusion. J Am Dent Assoc 1938;25:1583–1594.
18. MacMillan HW. Unilateral vs bilateral balanced occlusion. J Am Dent Assoc 1930;17:1207–1220.
19. Stuart CH, Stallard CE. Principles involved in restoring occlusion to natural teeth. J Prosthet Dent 1960;10:304-313.
20. Schuyler CH. Fundamental principles in the correction of occlusal disharmony, natural and artificial. J Am Dent Assoc 1935:1193.
21. D'Amico A. The canine teeth: normal functional relation of the natural teeth of man. J S Calif Dent Assoc 1958;26:6–23.
22. Beyron H. Occlusal relations and mastication in Australian aborigines. Acta Odont Scand 1964;22:597–678.
23. Begg PR. Stone Age man's dentition. Am J Orthodont 1954;40:298–312.
24. Beyron H. Point of significance in planning restorative procedures. J Prosthet Dent 1973;30:641–652.
25. Klineberg I, Stohler CS. Introduction to study group reports. Interface of occlusion. Int J Prosthodont 2005;18:277–279.
26. Zarb G. The interface of occlusion revisited. Int J Prosthodont 2005;18:270–271.

進化論的視点：ミューチュアルプロテクション（相互保護）

第6部2章 偏心運動時の誘導：教育的な視点

目次
- 進化論的視点：ミューチュアルプロテクション（相互保護）
- 人類学的研究
- 神経筋保護
- 生体力学的考慮事項
- 偏心運動時の誘導と咀嚼の相互関係
- 咬合干渉と偏心運動時の誘導の相互関係
- 水平被蓋，垂直被蓋と顎関節症（TMD）
- 偏心運動時の誘導とブラキシズム
- 修復モデルとしてのアンテリアガイダンス

偏心運動時の歯の接触というテーマは，多くの関連する視点やトピックを含んでいる．本章では，これらについてレビューするので，偏心運動時の歯の接触の重要性とその特質の全体的理解に役立つものと思われる．

これらの相互にかかわる複雑な領域を，アンテリアガイダンスという単純なひとつの概念に簡素化することは困難である．多くの矛盾を含んだ全体をまとめた，より柔軟な概念が必要である．領域のすべてを幅広く概観することによって，それぞれの領域の重要性と貢献度がさまざまであることを考慮に入れた結論を得ることができる．関連する事実や領域を包括的に認識することにより，より理解しやすい用語や適切な治療概念を提供することができる．この治療概念とは，さまざまな臨床的，形態的，心理社会的および社会経済的状況に応用可能なものであり，今日でも妥当なものでなければならない．

進化論的視点：ミューチュアルプロテクション（相互保護）

I級咬合で臼歯が咬合を支持し，前歯がすべての偏心運動で接触するという骨格／歯科モデルは，現代の一般集団の標準像である．これらの相互関係はミューチュアルプロテクション（相互保護）と呼ばれている[1]．相互保護は歯を切歯，犬歯，臼歯のグループに分けて，それぞれが相互に保護する役割をもつことであり，自然現象と仮定されてきた[1]．この仮定の妥当性は，系統発生学，古生物学，動物学の記録に基づいて検証する必要がある．淘汰などの生態環境の変化に適応し存続する能力に応じて，形態，機能および行動の分化が現れる．恐竜が地球規模で大量絶滅し，恒温動物である有胎盤哺乳類が，扁平な顎関節ならびに生物学的要求により分化した歯列をもつ現代の哺乳類へと進化した[1,2]．その歯種の分布は生物種によって異なっており，標準的な哺乳類の歯種の分布は以下のとおりである．

- 切歯 3/3
- 犬歯 1/1
- 小臼歯 4/4
- 大臼歯 3/3

ヒト科の動物の歯列の発達

キツネザル，サル，類人猿，ヒトを含む霊長類は，真獣亜綱の亜型の哺乳類として発生し，サル，類人猿，ヒトにみられるような臼歯，小臼歯の形態を発達させた．ヒト科の動物では，大臼歯のサイズは類人猿に近似しており，ヒトよりも大きい[1-4]．

絶滅した類人猿のピテカントロプスとネアンデルタール人では，近心から遠心に向けて歯のサイズの増大がみられる．ヒトでは，大臼歯のサイズは近心から遠心に向けて減少している．アウストラロピテクス以来，ヒト科の動物では，進化とともに歯のサイズが小さくなるという特徴があるが，永久歯の大臼歯の咬頭数が減少する以外，歯の形態変化はわずかである．大きな歯の摩耗が犬歯を含むすべての歯にみられる．この摩耗は食料の採集方法に起因する（図6-2-1）．

ヒト科の動物の犬歯

ヒト科の動物の犬歯は一般的に小さく，残りの歯と同等に均等に摩耗しているが，それは雑食性の食料採集と食事に起因してい

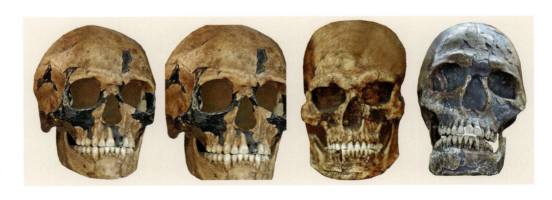

図6-2-1　ヒト科の動物は小さな犬歯と切歯をもつ．摩耗は歯列全体に均一に認められる．

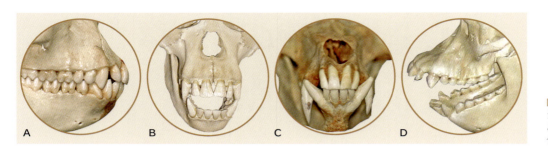

図6-2-2 サルと類人猿．A：マカク．B：チンパンジー．C：ヒヒ．D：オランウータン．
これらの切歯は，樹木の皮や果物を食べるために進化した．

る（図6-2-1）．ヒト科の動物およびヒトの犬歯は，類人猿の犬歯と比較して徐々に小型化してきた．霊長類では犬歯の機能は，防御兵器であるとともに視覚的に脅威を与える道具でもある．進化の過程で，ヒトとヒト科の動物の犬歯のどちらの起源が原始的であるかは不明である．そして類人猿の犬歯がこの原始的な形態から特化して増大したのか，あるいはヒトの犬歯が類人猿の犬歯から退化のプロセスを経て導かれたのかは不明である[2,5]．ヒト科の動物の犬歯が類人猿の祖先よりも小さいことには論拠があり，またヒト科の動物の犬歯が退化したという考えが十分に支持されないことにも論拠がある[5]．

霊長類であるサルおよび類人猿では大きなヘラ状の切歯が発達したが，これは樹木を食べる際に皮を剥いだり，果物を採ったりするためである（図6-2-2）．ヒト科の動物の切歯は，ヒト科の進化の過程でとくに変化していない．

結論

哺乳類における大臼歯，犬歯，そして切歯への分化は，多種多様な食性や生存競争上の戦略により生じたとする多くの証拠がある．それぞれの種によって，歯と咀嚼の機能は，生体全体と協調しながら発達した．食料の調達と準備，捕獲や逃亡，あるいは木登り，歩行，走行，泳ぎといった移動システム，消化器系，そしてライフスタイルなどのすべてが，それぞれの種を存続させるために不可欠である．

500〜600万年前のヒト科の動物の歯列をみると，小さな犬歯と切歯があり，摩耗がみられ，小臼歯と臼歯が存在していた．系統発生学的，古生物学的，動物学的知見では，前歯と臼歯が相互保護の役割を発達させるための兆候は認められない．すべての種において，大臼歯と小臼歯は咀嚼と臼磨に使用され，犬歯と切歯は食物の種類と生態環境により多種多様に変化し，特殊な進化を遂げた．

系統発生学的，古生物学的視点から，前歯が偏心運動時に臼歯を保護するように進化し，大臼歯が最大咬頭嵌合位において前歯を保護するように進化したとする証拠はみられない（第2部1章参照）．

人類学的研究

偏心運動時の誘導と人類学的研究の関係

バランスドオクルージョンを放棄した後，理想的咬合論に関する議論や考察は，ごく最近まで盛んであった．前方運動時の誘導は臼歯の離開に必要であり，作業側での誘導は非作業側の離開に必要であることが受け入れられるようになった．議論は，側方運動時の作業側での誘導が犬歯誘導なのか，グループファンクションなのかということに集中した．根拠となる証拠がないため，そのときどきで入手可能なエビデンスが論拠として用いられた．これらの概念についての論議は，歯の人類学的研究から大きな影響を受けた．米国のインディアンとオーストラリアのアボリジニの歯列に関する人類学的研究に集中している．D'Amico[6]の研究は，カルフォルニアインディアンの頭蓋骨をヨーロッパ人の移住前後で観察したものである．Beyron[7]とBegg[8]の研究は，オーストラリアのアボリジニの歯列についての研究である．

D'Amicoと犬歯誘導

D'Amicoは解剖学者であり，ヨーロッパ人がカリフォルニアに到着する前後のカリフォルニアインディアンの頭蓋における歯の摩耗に関する論文を1958年に発表した[6]．彼はヨーロッパ人が移住する前のほうが，歯列の摩耗が多いことを報告した．また，彼は同じ頭蓋の集団を調査し，ヨーロッパ人がその地域に移住した後，犬歯と臼歯の咬合面の摩耗が減少し，摩耗の発生率も減少したことを観察した．これにより彼は，固定性補綴を行う際，作業側の誘導の修復時には犬歯誘導が好ましい治療モデルであると結論づけている．

Beyronとグループファンクション

Henry Beyronは著名なノルウェーの歯科医師で，オーストラリアに行き，アボリジニの歯列について研究した．都市部でない自然環境下におけるアボリジニの研究で，臼歯と前歯の両方に重度の摩耗が観察された．彼はこの研究から，このような摩耗は自然なプロセスであり，このような歯列を治療モデルとして活用すべきであると結論づけた．彼は前方と側方に「フリーダムインセントリック」をもち，側方運動時の誘導がグループファンクションである歯列への修復を提唱した．彼は下記を補綴治療のための要件として提唱した[9]．
すなわち
- 両側での最大数のセントリックストップ
- 適切な咬合高径
- 下顎後退範囲での咬合接触のフリーダム
- 咬合接触を伴う下顎運動の多次元的フリーダム

彼の概念を概説した論文は，偏心運動時および前方運動時の誘導に関与する咬合接触は，スムーズで均等であることが必要と述べている[9]．後にこれらの原則が支持され，歯列を修復する際の基礎として引用されている[10]．

考察

長年にわたりD'AmicoとBeyronは犬歯誘導とグループファンクションの提案者として引用されてきた[6,7]．オーストラリアのアボリジニの歯列を研究したBeggを含め，大方の結論としては，このような摩耗は生理的なものであることが示されている[6-8]．しかしながら，農村のアボリジニ社会のような場所では，咬合面の摩耗の主な要因は食物であることは明らかである．あまり調理されていない粗い食物や，小石や砂の入った鍋で調理された食事が，これらの集団でみられる高度な摩耗の原因となっている可能性がある．同様の摩耗がエスキモー，ブラジルのインディアン，その他の農村やアボリジニのような社会で報告されている．さらにヒト科の動物の歯の記録によると，咬合面に共通した摩耗がみられ，それは主に食物による摩耗であると報告されている[3]．

D'AmicoとBeyronの研究から導かれた結論は，固定性補綴装置による歯列の修復の基盤としては不十分である．アボリジニらの摩耗の主な原因は食物による影響であった．どちらの研究でも，砂が混じるような環境での粗い食物は，歯の摩耗を増加させる主要な要因であった可能性が高い．十分に調理され，加工された食物のある都市環境では，食物中の摩耗成分がかなり少ない．狩猟する人びとを対象とした歯の摩耗に関する研究では，歯の摩耗パターンはその当時の鍋料理の中に入っていた小石や砂の大きさにかなり影響をう

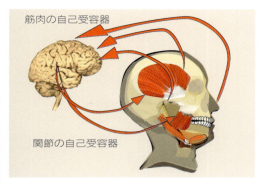
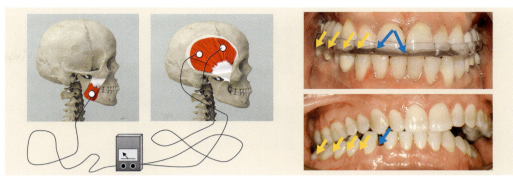

図6-2-3 動的なあるいは側方運動時のクレンチに関する多くの実験的筋電図研究は，筋活動が減少したことを反射抑制機構によるものと主張している．このメカニズムと作用機序は証明されておらず，この概念は議論の的となっている．

図6-2-4 咬筋，側頭筋前腹と後腹の表面筋電図を測定した研究が，上顎スプリント，オーバーレイ，天然歯そして総義歯を対象として，過去30年にわたり実施されてきた．過去の研究では，犬歯誘導とグループファンクションにおける偏心位での強いクレンチ，そしてMIでのクレンチングが比較検討されることが多かった[15-24]．

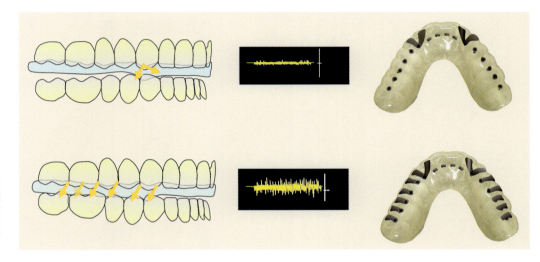

図6-2-5 偏心運動時の臼歯離開を付与した上顎型レジンスプリント上での力をかけた偏心運動．側頭筋と咬筋の筋活動は，グループファンクションに比べて犬歯誘導のほうが低かった[15]．上顎スプリントを装着した犬歯誘導とグループファンクションの咬筋筋活動に差を認めなかったとする報告もある[16]．

けていた．

したがって，近年の都市環境において摩耗が食物により引き起こされることは考えにくい．アボリジニの歯の摩耗研究に基づいた古典的議論は説得力に欠ける．今日では摩耗は，エナメル質が磨り減った後に象牙質が酸蝕することや，パラファンクションによるものが主であると考えられている．

結論として，作業側の誘導を固定性補綴装置で回復する際に，これら2つのアボリジニ集団の研究に基づいて判断することには，根拠が見当たらない[5-10]．

神経筋保護

神経学的および神経筋的考慮事項

前歯には，接触部位が有害な強い力を受けるのを避けようとする神経筋保護メカニズムがあるといわれている[1, 11-13]．

歯周組織の機械的受容器は圧力に繊細に反応し，その求心性情報は三叉神経核を介して，中枢の運動野に伝わる．歯周組織の機械的受容器に機械的刺激を加えて，一定の生理学的許容レベルに達すると，閉口筋の運動ニューロンが反射的に抑制されることがネコを用いた研究で示されている[13]（図6-2-4）．歯の機械的受容器の感受性閾値の研究によって，犬歯はより圧力感度が高く，臼歯と比較して定位的であることが示されている[13, 14]．

これらの研究結果のみでは，前歯による保護メカニズムという概念が証明されたとはいえない．この主張を検証するために，他にも多くの筋電図研究が実施されている．

筋電図（EMG）測定

筋肉組織における活動電位の神経筋メカニズムは第2部でより詳しく論じられている．単一の運動ニューロンの筋収縮によって細胞膜の脱分極が起こり電気活動がピークに達するが，これらは「活動電位」と呼ばれている．筋肉内の複数の活動電位は表面電極を用いて記録することができ，表面電極に到達した複数の活動電位は，リクルートされた神経筋単位の量に比例した筋活動として測定され，相応の力が発生したことがわかる[1]．多くの研究で，咬筋と側頭筋前腹と後腹の筋活動を測定し，犬歯誘導とグループファンクションの神経筋活動を評価している．最大咬頭嵌合（MI）でのクレンチング時，側方位や前方位でのクレンチング時，随意的な滑走運動時，咀嚼時などの表面筋電図の積分値が解析されている[15-24]（図6-2-4〜6-2-11，表6-2-1）．

筋電図（EMG）研究

レジン製スプリント

犬歯誘導とグループファンクションを付与した上顎のレジン製スプリントを比較した多くの研究では，犬歯誘導のほうが，偏心運動時，最大噛み締め時，咀嚼時のすべてにおいて筋活動が少なかった

第6部2章　偏心運動時の誘導：教育的な視点

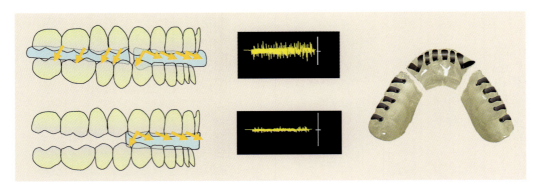

図6-2-6　3つに分割された上顎スプリントにより，犬歯誘導とグループファンクションを同じ咬合高径で比較した研究．グループファンクションよりも犬歯誘導に筋活動の減少が認められた[11]．

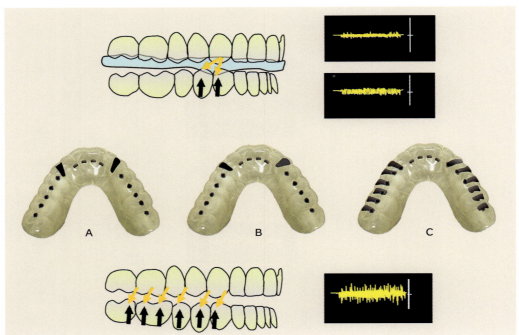

図6-2-7　随意最大クレンチングと最大咬頭嵌合（MI）からスプリント上の切端位までの側方グラインディング様運動時の筋電図．急傾斜の犬歯誘導（**A**），浅い傾斜の犬歯誘導（**B**）とグループファンクション（**C**）では，グループファンクション（**C**）が大きな筋活動を示し，急傾斜の犬歯誘導（**A**）が小さな筋活動を示した[17]．

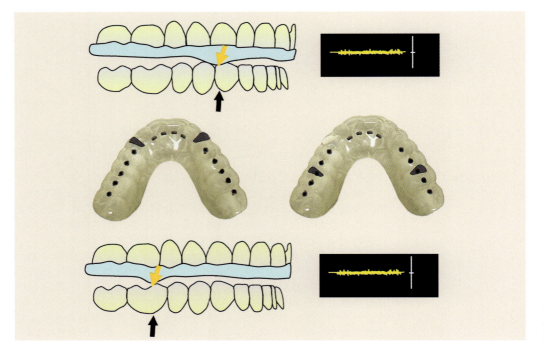

図6-2-8　犬歯誘導と第一大臼歯による誘導では，側方運動時と側方位でのクレンチング時における咬筋と側頭筋前腹の筋活動の減少は同程度であった[18]．

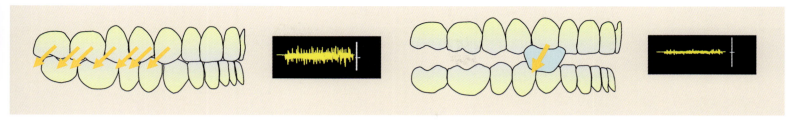

図6-2-9 天然歯列でオーバーレイを用いて実験的にグループファンクションと犬歯誘導を付与した2つの研究．どちらの研究においても，側頭筋と咬筋の筋活動が，偏心位での随意最大噛み締め時と滑走運動時に低下していた[12, 21]．

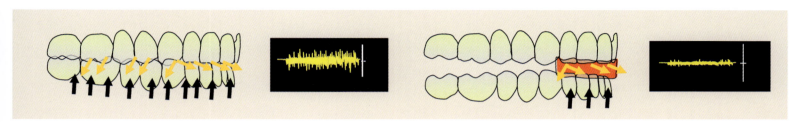

図6-2-10 アンテリアジグは前歯部で閉口をストップし，クレンチング時とグラインディング時に咬筋と側頭筋前腹および後腹の筋活動を顕著に減少させた[20]．

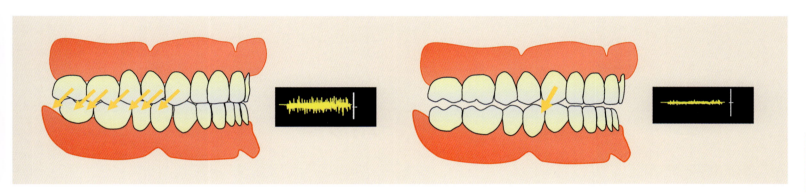

図6-2-11 総義歯の研究において，Miralles ら[22]は，両側性平衡咬合に比べて犬歯誘導で筋活動が低かったと報告している．

と報告している．誘導傾斜が急なほど筋活動が低いと報告されている．咬合高径の変化は，ブロックを前方に置いて挙上しても後方において挙上しても，あるいは片側の前方，中間部，後方に置いて挙上しても筋活動量に影響を与えていないようである．平坦な誘導面をもつアンテリアジグでは，クレンチング時とグラインディング時の筋活動レベルの減少を認めたとする報告がある[20]（図6-2-10）．

正常な被験者に上顎スプリントを装着し，犬歯誘導とグループファンクションで切端位でのクレンチングを比較し，咬筋筋電図に差がないことを報告した研究がある．咬合バランスを変化させると筋活動は有意に減少するという報告がある[16]．他の研究では，犬歯誘導と第一大臼歯誘導を付与した上顎スプリントでは，側方運動時と側方位でのクレンチング時の咬筋と側頭筋前腹の筋活動は同等であったとしている[18]（図6-2-8）．

天然歯

グループファンクションと犬歯のオーバーレイによる実験的犬歯誘導を比較した研究では，犬歯誘導は咀嚼時の筋活動を有意に変化させなかったが，側方位でのクレンチング時の筋活動を優位に減少させた[12]．天然歯列でのグループファンクションに実験的犬歯誘導を付与して，グループファンクションと犬歯誘導を比較したもう1つの研究では，すべての筋において筋活動の減少がみられた[21]（図6-2-9）．

義歯

9名の総義歯患者（男性1人，女性8人，平均年齢59歳）を対象とした研究において，最大咬頭嵌合位と側方の切端位での随意最大噛み締め時の側頭筋前腹と咬筋の筋活動を記録し，犬歯誘導とバランスドオクルージョンの義歯を比較した．その結果，バランスドオクルージョンと比較して犬歯誘導で筋活動が低いことが示された[22]（図6-2-11）．

結論

神経筋保護メカニズムのエビデンスは強くない．論点はアンテリアガイダンスと前歯の接触は，前歯の負荷を減少させるような神経筋保護メカニズムを備えているかということである．この概念は，固定性修復治療において前方運動時および側方運動時の離開を付与することを正当化するための1つの根拠とされている．しかし，このメカニズムは証明されていない．犬歯では圧受容器の数が多いことが示されている．歯根膜受容器と筋の自己受容性感覚の関与が示唆された．ほとんどの筋電図研究で，グループファンクションの側方位でのクレンチングに対して，前方位でのクレンチングでの筋活動の減少を報告している．上顎スプリント装着時の側方位でのクレンチングは，天然歯でのパラファンクションと同等とは考えにくい．天然歯において，犬歯誘導がグループファンクションよりも筋活動を減少させることを2つの研究が示している[12, 21]．パラファンクションによる過度の負荷は，歯や支持組織に大きなダメージを与える．アンテリアガイダンスにおける「保護」の目的は，このパラファンクションによる過度の負荷を減少させることである．しかしながら，実験で用いられる前方切端位における随意性のクレンチングは，昼間や夜間のクレンチングやグラインディングとは異なる．睡眠時のグラインディングは，もっとも有害なパラファンクションと思われるが，側方切端位における随意性のクレンチングと睡眠時のグラインディングとの関係についてのエビデンスはみられない．

表6-2-1　筋電図研究

著者	咬合試験モデル	被験者	咬合様式と方法	結果	著者の結論
Williamson と Lundquist[15]	上顎レジンスプリント．臼歯による離開 vs 偏心運動の接触	5名の女性，4名の男性 7/9名，4/5名にTMDの既往	側方滑走運動＋閉口力	全被験者で，側方運動および前方運動時に臼歯が離開するに従って，EMG活動は急激に減少した．この現象は偏心運動時に臼歯が接触する場合には起こらなかった	偏心運動時の臼歯による離開は不随意的に筋（EMG）活動を抑制する
Shupe ら[17]	上顎スプリント．フラットな犬歯誘導，急傾斜の犬歯誘導，臼歯によるグループファンクション（偏心運動時に小臼歯および大臼歯の接触）	健常な成人9名（23歳～41歳）I級咬合，機能障害なし	随意性最大クレンチ10秒間，随意性最大側方グラインディング10秒間，ガム咀嚼90秒間	スプリント上でのグラインディングと咀嚼時のEMG活動は，急傾斜の犬歯誘導で最小，フラットな犬歯誘導ではやや大きく，グループファンクションで最大であった	
Belser と Hannam[12]	1. 上顎犬歯への鋳造オーバーレイ vs 天然歯によるグループガイダンス 2. 常温重合レジンによる第一大臼歯へのオーバーレイ：作業側での干渉と非作業側での過度なバランス vs 天然歯によるグループファンクション	健常な成人12名（34歳～45歳）欠損歯なし，犬歯の咬耗，平衡側臼歯の接触あり	咬筋，側頭筋前腹，後腹のEMG 側方クレンチ，側方運動，片側ガム咀嚼	1. 側方クレンチでは，オーバーレイによる犬歯誘導はグループファンクションよりEMG活動が小さかった（咬合高径は違うが） 2. 側方クレンチでは，臼歯のオーバーレイと天然歯のグループファンクションのEMG活動は同等．咀嚼時も差がなかった 3. 非作業側の干渉はクレンチ時のEMG活動を抑制しなかったが，左右側EMGパターンが変化した	犬歯保護咬合は咀嚼時のEMG活動を変化させなかったが，随意的側方クレンチ時のEMG活動を抑制した
Manns ら[11]	上顎レジンスプリント 上顎歯列に3個の挙上ブロック．犬歯～第二大臼歯のグループ接触 vs 犬歯誘導 上顎スプリントは，前歯部と左右臼歯部の3つのブロックに切断	健常な成人6名（17～35歳）欠損歯なし，機能障害なし	咬筋，側頭筋前腹，後腹のEMG 中心位および側方運動中の随意性最大クレンチ	犬歯誘導はグループファンクションと比べて，すべての条件で，EMG活動を抑制した 非作業側の側頭筋は非作業側の咬筋より抑制された 作業側では咬筋は側頭筋より抑制された	1. 咬合接触が少ないほど，歯周組織レセプターの閾値が低く，EMG活動を抑制する（侵害反射による抑制メカニズムによるものと推定される） 2. 犬歯は臼歯よりも敏感と主張している 3. 安定性が低下すると力が抑制される：犬歯誘導では下顎の不安定性が筋のEMG活動を抑制する
Graham と Rugh[18]	上顎レジンスプリント 犬歯誘導 vs 単一臼歯誘導（咬合高径は同一）	健常な成人10名（23～32歳）		犬歯誘導と単一臼歯誘導に差はなかった	どちらの誘導でもEMG活動の低下が見られたのは，側方運動を行うために必要な開口量を確保するため中枢性の閉口筋弛緩が生じたからである
Miralles ら[22]	総義歯 フルバランスドオクルージョンと犬歯誘導	9名（41～71歳）	咬筋，側頭筋前腹，後腹のEMG 最大咬頭嵌合時および偏心運動時の随意性最大クレンチ	グループファンクションより犬歯誘導のほうがEMG活動が低かった	
Visser ら[23]	厚さ2mmおよび3mmのスタビリゼーションスプリントとリポジショニングスプリント	健常な成人10名 最大収縮の10%および50%のクレンチ		前方運動時はEMG活動が低かった	
Manns ら[24]	3分割された上顎の片側性のレジン製のオーバーレイ 側切歯と犬歯，2本の小臼歯，2本の大臼歯に3分割	健常な成人8名（21～26歳）同側（作業側）咬筋，側頭筋前腹に表面電極	1. 側切歯から大臼歯までのグループファンクション 2. 犬歯の切端位 3. 急傾斜で高い犬歯の切端位	前方ブロックでの下顎挙上筋EMG活動は，中間ブロックや後方ブロックよりも低かった．中間ブロックのみ，中間＋後方ブロック，全ブロックのどれも差がなかった	
Borromeo[16]	上顎レジンスプリント	正常な成人10名（20～35歳）	側方位での最大クレンチ	犬歯誘導とグループファンクションに差はなかった．咬筋EMG活動は中心位と同程度抑制された	筋の長さの変化と咬合高径の増加がEMG活動を低下させる
Becker ら[20]	レジン製のアンテリアジグ	30名	咬筋，側頭筋前腹，後腹，顎二腹筋前腹のEMG クレンチングとグラインディング	すべての筋のEMG活動が，クレンチとグラインディングの両方で減少した	
Okano ら[21]	金属とレジンのオーバーレイ 金属オーバーレイで，犬歯誘導，グループファンクション，バランスドオクルージョン（1箇所のバランシングコンタクト）をシミュレーション	健常な成人20名		犬歯のオーバーレイでは，天然歯のグループコンタクトよりもEMG活動が低かった	側頭筋前腹のEMG活動は，グループファンクションとバランスドオクルージョンでは，犬歯誘導よりも大きかった
Scott ら[25]	前方位での最大クレンチと最大咬頭嵌合（MI）時の最大クレンチを比較	天然歯の被験者10名	側頭筋前腹および後腹の計測と比較	MI時の最大クレンチでは，前腹と後腹に差はなかった．どちらもまったく，あるいはほとんど活動がなかった	

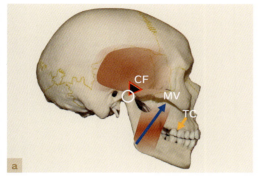
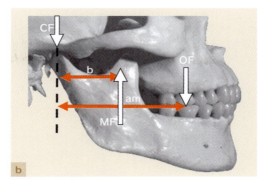
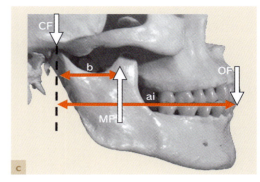

図6-2-12a～c　a：下顎はⅢ級のテコである．CF：下顎頭の支点．MV：筋肉のベクトル．TC：歯の接触．b,c：力点が前方に，すなわち筋力から離れるほど荷重は小さくなる．MF：筋力．OF：咬合力．

生体力学的考慮事項

下顎の閉口に影響を与えるテコ

前方位で閉口した場合の前歯への荷重は，同じ力で最大咬頭嵌合位へ閉口した場合に臼歯にかかる荷重よりも小さい．下顎の閉口はⅢ級のテコであり，前歯のほうが荷重が小さくなるのはその効果のためである（図6-2-12）．これは，偏心運動時の誘導による前歯の接触が筋力を減少し，咬合負荷を減少させることを意味している．この仮説は，パラファンクションによる偏心位でのグライディングやクレンチングが，口腔の前歯部で生じる場合のほうが臼歯部で生じる場合と比較して外傷性が少ないことを示している[26]．

偏心位での閉口の不安定性

天然歯列における骨格や筋肉の解剖学的関係は，最大咬頭嵌合位で最大咬合力を発揮できるように設計されている（図6-2-12）．前方または側方偏心位で強く閉口すると，不安定な偏った位置で筋骨格系に負荷がかかることになる．筋は閉口に強い力を発揮したうえに，下顎と顆頭をこの位置で安定させるために働かなければならない．これは，臼歯で閉口した時のように，筋と関節が最適な関係で力が発揮されることを阻害している．前方位で傾斜した上顎切歯に向かって閉口する場合や，側方偏心位で傾斜した犬歯に向かって閉口する場合は，同様に筋は下顎を安定させるために働く必要があり，最大咬合力を発揮できない（図6-2-13）．

アンテリアディスオクルージョン（前歯による臼歯離開咬合）とミューチュアルプロテクション（相互保護）についての考慮事項

前歯でのパラファンクションでは，Ⅲ級のテコのメカニズムが支持組織に外傷を与えることを潜在的に減少させるものと考えられてきた[26,27]．このことに加え，偏心位が不安定なために力が減少すること，前方での閉口が神経筋に抑制的に影響することが，アンテリアディスオクルージョン（前歯による臼歯離開咬合）を治療概念とする根拠とされてきた．これらの理由により，すべての偏心運動で臼歯を離開させる，前歯による偏心運動時の誘導は最適な治療モデルであると考えられている．こうした考えがミューチュアルプロテクション（相互保護）の概念，すなわち偏心運動時に前歯が臼歯を保護する概念を支持する基礎としても使用されている．

対抗する見解についての考慮事項

前述の概念と合致しない問題がいくつかある．切端位では，Ⅲ級のテコの影響や不安定さのために大きな力が発揮されないはずである

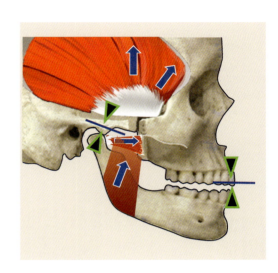

図6-2-13　前方位での閉口は，咬合を不安定化し，下顎頭を前方に移動させてしまうため，咬合力を加えた際に不自然な状態で咬合を安定化させなければならない．

にもかかわらず，多くの症例でパラファンクションによる破壊的なエナメル質の摩耗が切端位で生じている．さらに，その咬合力は最大咬合力よりも小さいにもかかわらず，偏心位でのパラファンクションは破壊的で，エナメル質を摩耗させ，修復物を破壊し，インプラントを破損する．犬歯の切端や切歯の切縁の摩耗が，こうした現象の初期によく見受けられる．

偏心位での強い閉口におけるモーメントの腕の長さの影響もまた負荷の増加あるいは歯や支持組織への外傷の重要な因子である．モーメントの腕は，垂直被蓋ならびに水平被蓋の程度，歯冠‐歯根比，歯冠‐インプラント比の影響を受ける．さらに，臨床的因子である歯槽頂間距離や臨床的歯冠長，支台歯の連結固定，誘導傾斜角などはすべて，偏心運動時のモーメントや，偏心運動時の負荷の大きさに影響を与える．歯列の修復について計画する際は，患者それぞれの臨床的状況が異なるため，個々の生体力学的要素やその他の臨床的要素の状況に従って計画を決めることになる．

前方咬合位への閉口

閉口する位置が筋肉のベクトルから大きく前方に離れている場合，生体力学的な構成は，最大咬頭嵌合(MI)で咬合する際のⅢ級のテコ本来の安定した構成とは違ってしまう．下顎頭が前方に移動している場合や関節円板が下顎頭の中心にない不安定な場合は，最大咬頭嵌合位で咬合した際の外側翼突筋上頭の安定性や，関節結節に対する筋の協調性に影響を与える．こうした関節の状態は，最大咬頭嵌合位に閉口するときの安定した回転軸とはならない．そのため，臼歯部の骨および歯は，臼歯部の閉口力に対して安定した拮抗作用

を示さない．前方咬合位での強い閉口は，前方のピボットのように働いてバランスをとるため，下顎挙上筋群と下顎を前方移動させる外側翼突筋下頭との間の協調性が求められる．下顎の閉口ベクトルからかなり離れた前方咬合位での閉口では，顎関節の外側靱帯と関節包からなる複合体に対して下顎頭を遠心に動かすような影響を及ぼす（図6-2-13）．

顎関節への負荷

現在，咬合力が働いている間，下顎頭は圧縮されていることが知られている[26]．非作業側における顎関節の圧縮と犬歯誘導との相対的な違いに関する研究の重要性は明確でない．顎関節の圧縮は，関節円板と関節隆起への圧縮および剪断，そして関節包靱帯への引張として現れる．この相対的な違いが関節円板の付着構造に影響を与え，将来的に関節円板の障害を引き起こすか否かについてはまったくわかっていない．屍体を用いた研究では，関節の変形および円板の変性や穿孔がみられているが，この相対的な違いが生体においても屍体研究と同様に影響するのかについても不明である．パラファンクションによる負荷の大きさ，それらの持続時間，そして長期間にわたるクレンチング，グラインディングの反復的，累積的影響などが関連する要因であるとすることは論理的と思われる．生体力学的要因の組み合わせ，パラファンクションの行動や環境への影響，そしてパラファンクションの状態，時間，周期性などのすべてが促進因子，素因，永続化因子として働くが，それぞれの患者によってこの状況は異なる．

偏心運動時の誘導と咀嚼の相互関係

機能的調和

偏心運動時の誘導と機能的調和は，古くから結び付けて論じられてきた．「機能」と「機能的調和」という単語は頻繁に使用されているが曖昧で，明確な定義はない．機能的調和を障害するという表現は，顎関節症（TMD）とくに筋の要素を含んだTMDと結び付けられている[28, 29]．

機能的下顎運動は，米国歯科補綴用語集（The Glossary of Prosthodontic Terms : GPT）において「会話，咀嚼，あくび，嚥下，その他の関連する運動時に行われる下顎の正常で適切で特徴的な運動」[30]と記述されている．この中でもとくに咀嚼と嚥下は，下顎運動と歯や咬合関係との機能的調和が要求される機能である．咀嚼，嚥下機能が良い状態にあることの臨床的特徴は，快適であることと咀嚼が能率的にできることである．

安静時の緊張と緊張亢進

機能的調和は，円滑な咀嚼サイクルと正常な安静時の筋緊張として特徴付けられる．機能の不調和は，保護的筋スプリンティング，咀嚼の協調障害，あるいは無症状の咀嚼サイクルの円滑性の変調といった形で現れる[31-33]．

機能の相互作用や，機能時および安静時の筋の活動性を研究するために筋電図が使用されてきた．正常で健康な歯列において，安静時に筋は正常で最小の筋緊張を示す．安静時の筋緊張は，中枢の反射的活動により無意識に亢進することがある．この安静時の筋緊張の亢進（「緊張亢進状態」ともいわれる）は，臨床的には無症状で表面筋電図でしか検知できない[1]．この緊張亢進状態では，いくつかの筋の同時収縮が起こり，筋電図でより強い信号を示す場合や，保護的筋スプリンティングによって特定の下顎の動きが制限される場合もある．しかしTMDとの関係は明確ではない．この緊張亢進状態は，心理的要因，感情的要因，ストレス，パラファンクション，筋痛などと関連するとされている[31]．保護的筋スプリンティングは，疼痛領域を保護するためのメカニズムとして説明されている．これは末梢性や中枢性の神経感作，上行性および下降性の変調，そして神経可塑性と関連してみられ，行動的，心理社会的状況に影響される[31-33]．

正常および障害された咀嚼適応

正常な咀嚼サイクルは，種々の運動記録装置によって記録されている．咀嚼サイクルは，特徴的な反復性の運動で，古くから前頭面，矢状面において記録されてきた[34-36]．咀嚼サイクルは，側方および前方咬合関係における垂直被蓋，水平被蓋の状況を反映する．偏心運動時の誘導がフラットであれば，平坦で幅広い咀嚼パターンとなり，垂直被蓋が急であれば，垂直的な咀嚼パターンとなる（図6-2-14, 6-2-15）．

誘導か干渉か

側方運動時あるいは前方運動時の誘導傾斜を変化させることは，咀嚼サイクルを新しい傾斜に適応させるという負荷を作り出すことになる．これは，既存の作業側，非作業側あるいは前方運動時の誘導の傾斜角よりも急な咬頭傾斜の前歯や臼歯の修復物により付与することができる．この新しい修復物は，偏心運動時に短時間接触するだけで，その後は既存の誘導による接触が切端位まで続く場合も，新たに設置した修復物が最大咬頭嵌合位から切端位までの間ずっと接触する場合もある．こうした変化は，新しい修復物を装着するときに意図せずに生じることもあるし，意図して計画的に誘導傾斜が付与されることもある．

この新しい接触や傾斜は，咀嚼や安静時の緊張を制限，障害あるいは干渉するかもしれないし，何の症状も生じずに正常機能への適応が起こるかもしれない．したがって，安静時の緊張は論争の的となり，調査対象となっている．

新しい接触が誘導として作用するのか，「干渉」あるいは「偏向性接触（deflective contact）」となるのかははっきりしない．新たな咬合接触が症状を引き起こせば干渉とされる．しかし，同じ接触でも無症状であれば正常な偏心運動時の接触とされ，何も干渉しない[37-39]．

新しい誘導の傾斜への適応

新たな誘導の傾斜あるいは咬合接触によって，咀嚼サイクルは変化するか，適応するか，あるいはそれを避けるような咀嚼サイクルとなるが，咀嚼運動の円滑性には変化はなく，安静時の筋緊張が影響を受ける．この適応が起こる場合は，新たな傾斜や咬合接触の存在を神経筋が学習し，咀嚼サイクルの最大咬頭嵌合位付近でその接触を避けるように神経筋が適切に機能する．好ましくない反応は，咀嚼サイクルの障害や咀嚼パターンの変化といった形で初期に現れる．障害となる咬合接触あるいは傾斜は，干渉あるいは「顎運動を制限するような傾斜」として働く．このように，それまでの習慣的かつ反射的咀嚼サイクルで咀嚼する能力が干渉を受ける．適応反応によって，それが咬合干渉として認識されるのか，もしくは神経筋機構が適応する制限的な傾斜であるのかどうかが決まる．咬合接触または傾斜が，新たな偏心運動の誘導の傾斜として認識された場合は好ましい適応が起こる．好ましくない適応とは，神経筋機構がこれらの傾斜を干渉，あるいは制限と認識した場合に起こり，さまざまな外的要因によって適応できないことである．後者の状況において，好ましくない宿主反応は，種々の要因に影響され，時とともに変化する．このため，正常な偏心運動時の咬合接触なのか，偏心運動時の臼歯部咬合接触（SEPOCs）なのか，あるいは咬合干渉なのかの区別は困難である[37]．

偏心運動時の誘導と咀嚼の相互関係

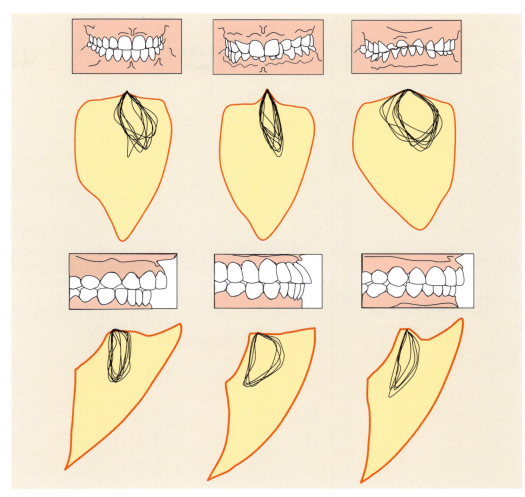

図6-2-14 咀嚼サイクルは、歯の垂直的、水平的被蓋により決定される。

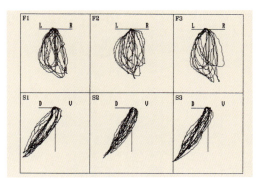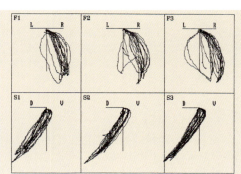

図6-2-15 前頭面、矢状面における咀嚼運動経路。咀嚼運動の閉口路と開口路の角度は、前頭面、矢状面での傾斜によって決定される。

咀嚼サイクル

咀嚼運動の周期的パターンは、脳にある中枢性パターンジェネレータに支配されると考えられている。中枢性パターンジェネレータは周期的咀嚼運動を引き起こすが、末梢からの入力と中枢神経システムとの間の相互作用によって複雑な咀嚼パターンが形成される。咀嚼サイクルの咬合相はリズミカルで垂直的な開閉口相よりも、咬合の変化による末梢からの入力に対して、より敏感である。咀嚼は、成人歯列が確立されるまで、そして確立後も正常な歯と顎骨の成長・発達による変化に適応する[33,34]。

咀嚼におけるオクルーザルガイダンス

閉口路の最終段階は、矢状面、前頭面における歯の傾斜に誘導される。下顎が最大咬頭嵌合（MI）に近づくに従って、上顎頬側咬頭の内斜面と上顎犬歯の舌側面によって、前頭面における涙滴状の咀嚼運動経路の傾斜角が決定される。作業側の傾斜はMIへと誘導し、非作業側の傾斜はMIからの運動を誘導する。切歯および犬歯の矢状面における垂直被蓋および水平被蓋は、MIへのアプローチおよびMIからの出口での角度および臼歯部（後方）へのCR-MI滑走を支配する（図6-2-14、6-2-15）。

偏心運動時の誘導の変化への適応

乳歯列および混合歯列の正常発達期に咬合は劇的に変化するが、咀嚼サイクルはこの変化に対して何ごともなく適応する。この形態と機能を適応させる自然のプロセスは、多くの生物学的システムの特徴である。システムが新たな誘導に適応できるか、あるいは適応能力に問題を引き起こすのはどのような特徴かということが、治療に際して新たな偏心運動時の誘導を決定する際の主要な関心事である。

咀嚼サイクルに影響を与える因子

機能的咬合接触に関する文献レビューによると，滑走運動時の咬合接触範囲と咀嚼時の咀嚼サイクルは，個人間で大きく異なる[34, 37-39]．

咀嚼サイクルに影響を与える要因には，以下の事項がある．

- 食物の粘稠度
- Angleの分類
- オクルーザルガイダンス
- 誘導傾斜
- 誘導のタイプ
- 犬歯誘導またはグループファンクション
- 咬合干渉と姿勢

食物の粘稠度

食物の粘稠度は，垂直的な開口量には影響を与えないが，咀嚼時における閉口時の入射角と咀嚼経路の幅の広さに影響を与えることが示されている[40]．他の研究では，食塊の硬さ，粉砕の程度，食塊の大きさにより，咀嚼サイクルが変化することが示されている．ヒトは，大きな食塊に対しては，咀嚼サイクルの形状と周期を変えることなく，咀嚼サイクルの大きさと咀嚼スピードを増加させることで適応している[40-43]．

Angleの分類

134名の被験者を対象として，硬い食物と柔らかい食物での下顎切歯点の咀嚼パターンが評価されている．硬い食物での咀嚼は，ほとんどが角度のあるグラインディングタイプの動きを示し，柔らかい食物の場合は一貫して，しずく形で凸レンズ状のパターンを示した．I級咬合とII級2類咬合では，咀嚼パターンの分布に違いは認められなかった．しかし，III級咬合の下顎前突の被験者では明らかな違い，すなわちS字状のチョッピングパターンを示した[44]．臼歯部交差咬合では，前歯部交差咬合の被験者と比較して，より異常な咀嚼経路を示した．また，過蓋咬合の被験者でも咀嚼サイクルの形状や経路が影響を受けて変形していた[44-46]．

咬合平面の傾斜

咬合平面の傾斜は，自然な咀嚼サイクルに影響を与えることが示されている．

咬合接触が直接関与しない範囲での咀嚼閉口路は，主に咬合平面の傾斜度に影響を受ける．咬合接触域に近い咀嚼閉口路のみが，オクルーザルガイダンスによる影響を受ける．矢状面内で後方に咬合平面が傾斜している被験者では，平坦なグラインディングパターンの咀嚼が主に観察された．反対に，咬合平面が前方に傾斜している被験者では，垂直的なチョッピングパターンの咀嚼が観察された．これらの特徴は，咬合平面の傾斜が平衡側下顎頭が中心位に戻るタイミングと相関しているために生じると説明されている．閉口路での咬合接触域に近い範囲を除いた場合，咬合平面の傾斜が咀嚼運動に与える影響は，オクルーザルガイダンスよりも大きい[44, 45]．

オクルーザルガイダンス，誘導傾斜

いくつかの研究において，オクルーザルガイダンスは咀嚼サイクルに影響を与えると報告されている[34, 37, 39]．その側方運動時の誘導を変えることにより，咀嚼サイクルの変化が認められたとする報告もある[12, 45-48]．

犬歯誘導またはグループファンクション

12名の被験者でのEMG研究では，アンレーをセメント合着し，グループファンクションから犬歯誘導に作業側での誘導を変化させている．その被験者に対して，片側でのガム咀嚼時における両側の側頭筋前腹，側頭筋後腹，咬筋の筋活動を記録した．その結果，犬歯誘導への変化により，片側ガム咀嚼時の筋活動に変化は認められなかった．咀嚼サイクルは咬合相付近では制限され，滑走運動での咬合接触が増加した[12]．26歳から54歳までの9人の健康な被験者における10秒間の両側での片側咀嚼時の筋活動が測定された．平衡側の咬合接触のないグループと比較して，平衡側で咬合接触しているグループでは，より非対称な閉口筋筋活動が観察された[49]．

グループファンクションと犬歯誘導の間の筋活動に差は認められなかったが，犬歯誘導では前頭面において咀嚼サイクルが狭かったという報告がある[50]．作業側での誘導を10°増加させてグループファンクションから犬歯誘導に変えたところ，垂直的咀嚼タイプ群では咀嚼サイクルの形態的変化はみられなかったが，水平的咀嚼タイプ群では咀嚼サイクルがより垂直的になったという報告がある[51]．

咬合干渉と咀嚼サイクル

非作業側の干渉を与えた多くの研究では，干渉を付与しても咀嚼パターンに大きな変化はなく，咀嚼システムは新しい非作業側の歯の接触に適応しているが，わずかな変化がみられたとする報告もある[12, 37, 52-59]．

また，頭位や頭位の傾斜が咀嚼サイクルを変化させることが示されている[60, 61]．

結論

- 誘導の変化によって咀嚼周期を変化させることができるが，その臨床的な意義は報告されていない．
- 咀嚼サイクルに制限を受けることと顎関節症（TMD）の自覚症状や他覚症状との間の相関は証明されていない．
- 急傾斜の誘導が機能に悪影響を与える証拠はない．

咬合干渉および偏心運動時の誘導との相互関係

早期接触と咬合干渉：定義，論争と混乱の源

早期接触や咬合干渉に関する文献の中で，意見の相違や論争に遭遇する[37-39, 62, 63]．この論争は，自然発生率についての知見，機能障害やパラファンクションに対する概念が研究の発展とともに変遷することによって生じる．また，偏心運動時や後方運動時の臼歯における咬合接触と機能，機能障害，パラファンクションとの因果関係についての知見が研究の発展により変遷することによっても生じる．用語の定義はコンセンサスの欠如を反映する．一般的に，干渉という用語は偏心運動時または閉口時の咬合接触のことを指す．早期接触は最大咬頭嵌合位へ閉口する際に起こり，干渉は偏心運動時に起こると説明されている．ここでいう咬合接触とは，ほとんどの場合，臼歯の咬合接触を指すが，前歯の咬合接触を指す場合もある．用語の定義は，時とともに変化し，混乱を引き起こす[30]．

早期接触

早期接触は，習慣的閉口路上で，最大咬頭嵌合位ですべての歯が接触する前に起こる単独歯の早期の接触と説明されてきた．これは通常，新しい修復物や「高い」修復物で発生する．早期接触（新しい接触または古い接触）は，最終的に咬合するに至る閉口路上で下顎を偏向させ，偏向性の咬合接触あるいは阻止性咬合接触とも呼ばれる[30, 54]．

咬合干渉および偏心運動時の誘導との相互関係

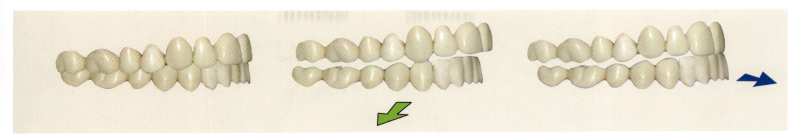

図6-2-16 伝統的な咬合干渉のパラダイムは，I級咬合におけるアンテリアディスクルージョン，すなわち偏心運動時に前歯の接触によって臼歯が離開することであり，これにより咬合干渉を回避することができることである．

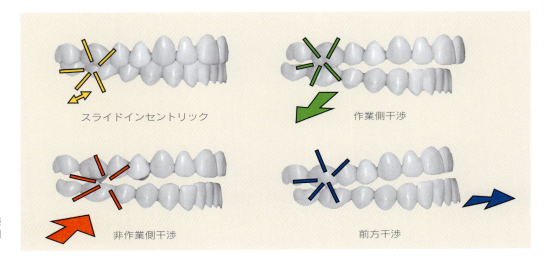

図6-2-17 古典的な咬合干渉．中心位と最大咬頭嵌合との間（CR-MI）での滑走；作業側干渉；非作業側干渉；前方干渉[28]．

古典的な説明と咬合干渉のパラダイム

　伝統的な咬合干渉のパラダイムは，I級咬合において，偏心運動時に前歯の接触によって臼歯が離開するアンテリアディスクルージョンであり，これにより咬合干渉を回避することができる（**図6-2-16**）．このことをふまえると，咬合干渉は，通常臼歯の接触で，以下の4つの基本的な偏心運動の際の接触と定義される．
1．中心位での干渉または中心位から最大咬頭嵌合位への滑走（CR-MI slide）．これは，中心位早期接触とも呼ばれる．
2．作業側の干渉
3．非作業側の干渉
4．前方運動時の干渉[1, 28]（**図6-2-17**）
　臼歯に「干渉」がないアンテリアディスクルージョン（前歯による臼歯離開）は，臼歯を保護し，機能的調和を促進し，臼歯の負荷を減少させ，パラファンクションを減少させ，顎関節症（TMD）を減少させるといわれている[1, 28, 29, 64, 65, 68]．これはいわゆる過度の単純化である．偏心運動時の臼歯部接触（SEPOCs）は，無症状で機能も正常なI級，II級およびIII級咬合において，一般的にみられる[37-39, 51, 73-87]（**表6-2-2**）．この意味で，それらは正常な機能を干渉したり障害したりしない通常のバリエーションの一部と考えられる．次に問題となるのは，実際にこれらの接触が確かに干渉しているかどうかの解釈と概念を定義するのが難しいことである．したがって，定義に関しても特定の概念またはパラダイムを反映したさまざまな，かなり異なる定義が示されている．これらの定義は次の2つに大別される．すなわち，好ましくない宿主反応か，あるいは，筋と関節の適応不全や機能障害などにかかわる心理社会的要因，行動学的要因および遺伝的要因の2つである．

中心位，早期接触，スライドインセントリック

　多くの用語が，中心位における初期の咬合接触とその後の最大咬頭嵌合位への滑走を説明するために用いられてきた．多くの用語とは，具体的には中心位での早期接触，スライドインセントリック，中心位から中心咬合位への滑走（CR-CO），下顎後退位から咬頭嵌合位への滑走（RC-IC），そして中心位から最大咬頭嵌合への滑走（CR-MI slide）などである[1, 28, 30]．無症状の正常集団では，前方滑走は1〜1.5mmの大きさである．滑走量が小さい場合には，ノーマルバリエーションの範囲内である（**図6-2-18**）．滑走量が大きい場合，あるいは一致しない場合は，下顎頭の中心位からの偏向[1, 28, 30, 65]，回避咀嚼パターン，筋活動の上昇，パラファンクション，筋スプリンティング[29, 64, 65-69]，そして筋原性の症状[29, 64, 65]などを招くと記述されてきた．これらの説の多くは，もはや妥当とは考えられてはいない．広く受け入れられ，いまだに維持されている説や概念としては，中心位での大きな側方滑走（>1.5mm）は一部のTMDの発症と関連しているとする説や[37, 70]，長期にわたる下顎頭の中心位からの偏位は望ましくないという説などがある．現在でも，大きなCR-MI滑走は顎関節症（TMD）のリスク因子の1つであると考えられている[69-72, 88]．このような滑走や早期接触そして咬合干渉は，パラファンクションによるグラインディングの原因ではないとしても，グラインディングが行われる場そのものである．新しい修復物で生じるスライドインセントリックは，下顎咬頭の遠心斜面と上顎咬頭の近心斜面との間で生じる（**図6-2-19**）．新しい修復物には，このような咬合接触がないことが望ましいといわれている．

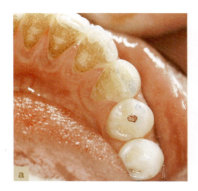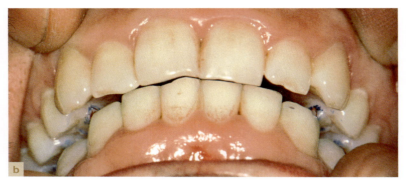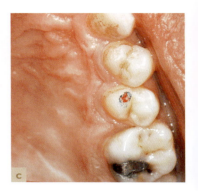

図6-2-18a〜c　自然なスライドインセントリック．下顎咬頭の遠心斜面と上顎咬頭の近心斜面との間の滑走．

非作業側の，内側運動時の，あるいは平衡側の干渉の役割についてのパラダイムの変化

　中心位での咬合干渉において生じたのと同様に，非作業側または平衡側の干渉や接触についても古くからある概念が再検討されているが，いまだに概念が固定された状態ではない．非作業側の接触は古くから咬合干渉と呼ばれ，潜在的病因と考えられ，天然歯列では回避すべきであると考えられてきた．天然歯列や修復歯列そして固定性補綴装置における最適な治療モデルは，作業側の誘導によって非作業側の咬合接触を離開させることとされてきた．用語のうえでは，これらの接触は，内側運動時の，非作業側の接触，または非作業側の干渉と呼ばれてきた．非作業側の干渉と非作業側の接触の区別は曖昧にされてきた．作業側の接触と同時に非作業側の咬合接触が起こる場合，これは干渉ではなく非作業側の咬合接触と呼ばれてきた[1, 38]．側方への偏心運動が非作業側の咬頭傾斜によって誘導された場合は，これは非作業側の干渉と呼ばれてきた．しかし，非作業側での接触が症状のない正常者に広くみられることや，偏心運動時の移動距離によって接触のパターンが変化する（前項を参照）といった種々の研究により，これらの接触が疾患を引き起こす可能性は疑問視されている．CR-MI 滑走と同様に，この接触も無症状の正常集団に高頻度にみられるので，ノーマルバリエーションの一部と考えられる（表6-2-2）[51, 73-87]．

　無症状の若年成人の研究によると，それぞれがもっている天然の非作業側の咬合接触/咬合干渉は長期間にわたって存在していたが，咀嚼機能はこの接触に適応していた．これらの接触を削除した研究では，筋活動の変化は認められなかった．この研究の著者はこれらの接触を「干渉」と記していたが，その接触は何も干渉していないので，今ではこのような接触は非作業側の接触または内側運動時の接触と呼ぶべきかもしれない[56]．

非作業側の内側運動時の接触の発生率

　"A century of controversy regarding the benefit and detriment of occlusal contacts on the mediotrusive side（内側運動時の咬合接触の利益と損害に関する論争の世紀）" と題したレビュー論文において，正常集団に非作業側接触が高頻度で認められたことが強調された[38]．17編の研究の5,736症例における発生率は，研究によって，また対象とした集団によって大きく異なっていた．発生率は1〜84%の範囲であり，平均発生率は35%であった．いくつかの研究では，接触と干渉が区別されていた．子供と大人での発生率の違いに関する研究結果を調査したところ，差異がみられなかったとする研究[73]がある一方，大人の発生率のほうが小さい，あるいは大人の発生率のほうが高いとする研究[74, 75]もあった[76]（表6-2-2）．

非作業側の干渉と TMD の関係に関する研究

　いくつかの疫学研究で，非作業側の内側運動時の干渉と TMD の自覚症状，他覚症状との間の相関が報告されている一方で，有意な相関はないとする研究もある．これらの研究のほとんどが横断研究であるが，横断研究から原因と結果の関連性について結論を導くのは困難である[38, 39]．

　レビュー論文のほとんどは，非作業側の干渉を TMD の直接的原因因子とする十分な証拠はなかったと結論付けている[1, 38, 39, 67, 88]．

表6-2-2　正常集団における，非作業側の内側運動時の接触/干渉の発生率に関する研究[38]

研究	対象	被験者数	発生率
Ahlgren と Posselt[77]	小児	120	34
Ingervall[73]	小児	100	85
	成人	50	84
Geering[78]	TMD 被験者	251	15
Molin ら[79]	成人	253	15
Egermark-Erikkson ら[74]	小児	402	2 - 40
Nilner[80]	10代	309	77
de Laat と van Steenberg[81]	歯学生	121	61
Wannman と Agerberg[82]	10代	285	30
Agerberg と Sandstrom[83]	10代および若年成人	140	5 - 25
Heikinheimo ら[76]	10代	334	18 - 46
Minagi ら[84]	成人	464	4 - 15
Pahkal と Laine[75]	小児および10代	754 254	61 - 58
Ogawa ら[51]	成人男性（1級咬合）	86	42
Ingervall ら[85]	成人	75	30
Tipton と Rinchuse[86]	歯学生	101	74
Hochman ら[87]	成人	96	94

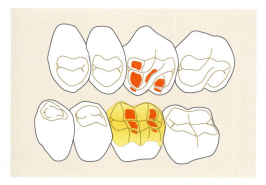
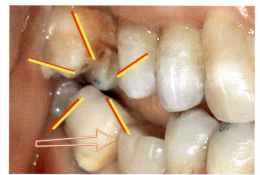
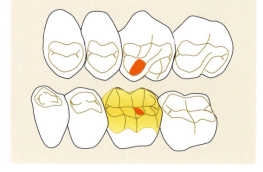

図6-2-19 新しい修復物は，スライドインセントリックを引き起こすかも知れない．その接触は，上顎歯の咬頭の近心斜面と下顎歯の咬頭の遠心斜面に対する滑走運動時に生じる．

図6-2-20 非作業側の接触／干渉．咬合接触は対合歯の支持咬頭の内斜面に発生する．

非作業側接触と下顎頭負荷の安定性

　さらに混乱する問題として，非作業側の咬合接触が下顎頭への負荷の安定性に影響するという報告がある[89-94]．いくつかの研究は，非作業側の内側運動時の咬合接触は，同側の顎関節を保護する可能性を示唆している[89-95]．「平衡する」非作業側接触は，顎関節に安定性をもたらす可能性があるという指摘もある[93, 94]．

　しかし，この結論をもう一歩先まで考えてみると，固定性補綴の治療モデルとして，側方の「バランスドオクルージョン」を提唱するのは時期尚早で，不適切であるように思われる．非作業側の内側運動時の咬合接触は，対合歯の支持咬頭の内斜面で起こる（図6-2-20）．これらを新たな補綴治療時に導入するのは，望ましくないことと考えるべきである．

SEPOC とさまざまな宿主反応

　偏心運動時の臼歯部咬合接触（SEPOC）は，歴史的に機能障害と関係し，顎関節症（TMD）やブラキシズムを引き起こす要因として考えられてきた．これらの接触は，ほとんど共通して咬合干渉といわれてきた[1, 12, 29, 64-68]．それらの接触は何かを干渉していることを意味している．それらの接触は下顎運動を干渉し，神経筋の適応を必要とする．神経筋の機能的適応がうまくいかない場合には，機能障害シンドローム，TMD，パラファンクションそしてブラキシズムを生じると説明されてきた[1, 12, 28, 29, 54, 96, 97]．

　数十年以上にわたって，咬合干渉は，歯や咀嚼システムにさまざまな局所的影響を及ぼす有害事象と考えられてきた．咬合干渉は咀嚼パターンの乱れ，咬合力分布，下顎位の変化，嚥下時の反射の変化，昼間のブラキシズムをとおして，有害な影響を与える可能性があるとされた[1, 12, 28, 29, 54, 96-98]．しかし，これらの接触は一般の無症候性の集団のほとんどにみられるとされ（表6-2-2），咬合形態のノーマルバリエーションの一部と考えられる．今日では，科学的なレビュー論文の多くが，咬合干渉はもはや TMD の重要な病因因子とは考えられないとしている[37-39, 67, 73]．

長期に存在する SEPOCs と新たな臼歯の接触

　咀嚼機能の正常な適応過程と神経筋機能障害のさまざまな病因因子に関する考察の中に，この明らかな矛盾が説明されている．正常な成長と発達において，機能的咀嚼サイクルは長期間にわたる咬合の発達変化に徐々に適応していく．結果として，成人では偏心運動時の臼歯の接触（SEPOCs）があってアンテリアディスオクルージョン（前歯による臼歯離開咬合）がなくても，調和した咀嚼サイクルがあり安静時の筋緊張が正常で筋肉の不調和もない状態となることができる．

　しかし，これらの成人がストレスやその他の心理社会的要因のためにクレンチングやグライディングを開始した場合，この SEPOCs のいずれかが接触する．もしその人が，筋骨格系の反応や口腔顔面領域の疼痛をきたしやすい，あるいは生活ストレスを感じやすい性質やうつ病の素因をもつ場合，その後，筋痛あるいは顎運動の制限が生じるかもしれない．パラファンクションと筋の反応が同時に発生するかもしれない．グラインディングやクレンチングは顎関節周囲に一過性の疼痛を引き起こすかもしれない．以前は，このような患者が来院した場合，臼歯の接触がこれらの有害な筋骨格系症状を引き起こした原因とされ，それは咬合干渉と呼ばれた．中心位における早期接触と非作業側の接触は，通常，このように説明されてきた[1, 12, 28-30]．もしこの同じ患者がもう少し遅く，初期のストレスの多い状態を脱し筋痛や筋拘縮が改善されてから来院したら，同じ接触でも咬合干渉と呼ぶことにはならない．

干渉は何を干渉するのか？

　上記のすべての定義において繰り返し述べられていることは，干渉とは，最適な顎機能と調和した正常な滑走運動に対して回避，妨害，障害となるような咬合接触であるということである[1, 28-30, 66, 68]．

　これらの定義では，このような偏心運動時の臼歯の咬合接触が無症候の歯列のほとんどでみられる正常像であり，顎運動を妨害も障害もしないということが考慮されていない．これらの歯列では，適応した無症状の口腔機能および咀嚼機能が営まれ，MI（最大咬頭嵌合）に向かって，あるいは MI から，どの偏心運動でも「干渉」なしに自由に滑走ができる．

　これらの定義の多くでは，長期的に適応した偏心運動時の臼歯の接触と，新しく付与された臼歯の接触によるポステリアガイダンスとを区別していない．新しく付与された接触は，初期に咀嚼サイクルに対して妨害的に作用するが，偏心運動に関してはブラキシズム様の運動を円滑に行うことができる．

新たな偏心運動時の臼歯の接触／干渉の傾斜，長さ，粗さ

　偏心運動時に干渉となる新たな咬合接触によって，滑らかな偏心運動が妨害，ブロックされることがあるといわれている[1, 28, 29, 76]．これらの新たな接触が急で，長く，粗い場合は，この好ましくない影響をもたらす要因となる．このパラダイムでは，新たな干渉となる接触は，咀嚼時の回避反応やその接触を探し出す反応を惹起するとされている．接触を探し出す動きというのは，不快な接触上で活発なグライディングやクレンチングを行うといった形で現れる（図6-2-21）[1, 67]．

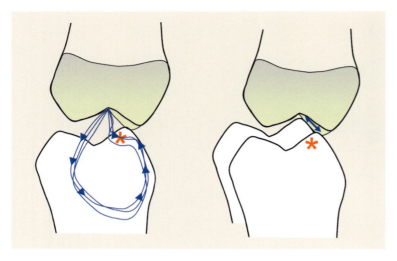

図6-2-21 新しい咬合干渉は，その接触を探し出す反応やグラインディング（右），あるいはその接触を回避する咀嚼パターン（左）を誘発させると考えられてきた．

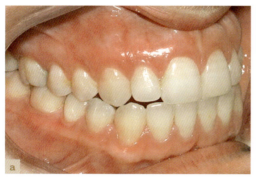
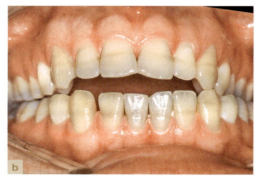
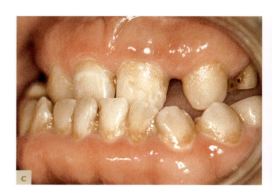

図6-2-22a〜c 無症状の咬合．a：Ⅲ級の切端咬合．b：前歯部開咬．c：前歯の逆の水平被蓋．偏心運動時の誘導は臼歯で起こっている．偏心運動時の接触は，誘導する接触であって干渉ではない．

正常な下顎運動の干渉

上述のとおり，定義や概念から多くの疑問が生じるが，いまだ未解決である．新しい偏心運動時の接触／干渉が咀嚼サイクルを妨害したら咀嚼は最終的に適応するのだろうか？ あるいは適応できず，筋や顎関節に好ましくない機能あるいは機能障害を誘発するというエビデンスはあるのだろうか？ いくつかの定義では，干渉は，異常なまたは不調和な顎運動パターンを引き起こすとしている．以前のセクションで述べたように，咀嚼に関する研究の大半では，非作業側の干渉は，初期には一過性の変化を生じさせるが，通常の場合，咀嚼サイクルは適応し，無症状となる[38, 53, 55, 56, 58, 99, 100]．

Claytonらは，咬合干渉による機能運動範囲の制限や回避パターンについて報告している[101-104]．干渉を除去すれば，運動範囲の制限はなくなる．これらは筋スプリンティングまたは筋拘縮と呼ばれ，運動範囲が制限される[102-104]．咀嚼運動が，パントグラフで記録された限界運動範囲まで届かない場合は，機能障害と判断すべきであること，そしてパントグラフの再現性インデックスが提案されたが[102-104]，この概念は否定された．機能不調和の定義はいまだにわかりにくい．神経筋の適応による咀嚼パターンの回避が，安静時の筋緊張の上昇，筋スプリンティング，筋拘縮，筋スパズムなどの臨床的な筋筋膜症状を誘発するかどうかは不透明である．これは症例ごとに特有な素因，発症因子，永続化因子，その他のリスク因子などの組み合わせに依存する．長時間継続しているSEPOCsと新しく付与されたSEPOCsでは異なった反応がみられる．

このような一連の症例を，図6-2-22〜6-2-25に提示したが，適応にはさまざまなバリエーションがあることを示している．Ⅲ級の切端咬合，前歯部開咬，前歯の逆の水平被蓋の症例で，機能的適応が起こり無症状である．これらの症例では，アンテリアディスオクルージョン（前歯による臼歯離開咬合）はみられず，偏心運動時の誘導は臼歯で起こっている．偏心運動時の接触は誘導する接触であって干渉ではない（図6-2-22）．

まったく対照的に，図6-2-23のⅠ級咬合の患者は，新しい修復物によるわずかな偏向性の咬合接触によって，ひどい筋スプリンティングによる疼痛および筋拘縮を経験した．テンポラリーブリッジ上の小さな非作業側の干渉によって，激しい筋痛，筋拘縮，筋スプリンティングが発症し，改善するのに数か月を要した（図6-2-23）．

対照的に，図6-2-24の症例では，新しい「高い充填物」の装着によって，短期間の筋痛を生じたが，5日で自然寛解した．図6-2-25の症例では，新しい作業側の干渉によって，無症状ではあるものの咀嚼サイクルに変化が起こった．しかし，その作業側の干渉を除去することによって，咀嚼サイクルの変化は解決した．

これらのいろいろな反応は，新たな修復物による早期接触あるいは偏向性の接触に対する反応として起こるが，大半の症例ではとくに異常な反応を誘発しない．こうした違いは，個人個人の適応能力の違いによって生じる．個々の反応は多くの要因の影響を受けるが，それらには知られているものと知られていないものがある．適応不全反応による機能障害に影響を与える要因には，環境および心理的ストレスに対する身体反応プロファイル，心理社会的状態，昼間と夜間のパラファンクションの程度，ホルモン，そして疼痛変調に関する遺伝因子などがある（表6-2-3）[72]．

個々の歯における，実験的咬合干渉の影響

新たに付与された咬合干渉の影響を評価するために，多くの動物およびヒトを用いた研究が行われた．歯周組織や支持構造への組織学的影響は主に動物研究で評価された．ヒトを用いた研究では，機能や症状への影響が評価された．すなわち，症状への影響は自覚症

咬合干渉および偏心運動時の誘導との相互関係

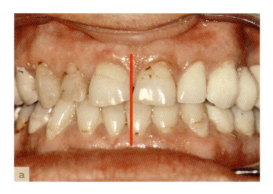
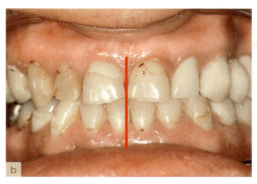
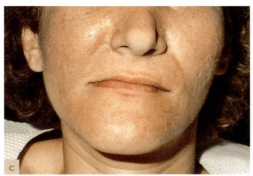
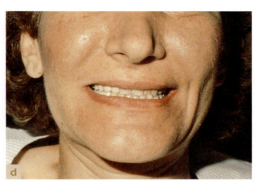

図6-2-23a〜d この患者は最大咬頭嵌合で閉口することができず，側方位でのみ閉口することができた．MIに閉口しようと努力すると，激しい筋痛と不快感を生じた．筋は拘縮（あるいはスプリンティング）を呈し，強度の圧痛があった．上顎左側にテンポラリーブリッジを装着した後に症状が生じた．テンポラリーブリッジに偏向性の咬合接触が認められた．偏向性の咬合接触を除去し，ナイトガードを装着したところ，数週間後に症状が解消した．偏向性咬合接触，ストレス，痛みの変調，筋骨格系の素因のいずれが病因として大きく影響しているか，区別することはできなかった．小さな咬合異常に対してこのような厳しい反応が生じることはまれである．

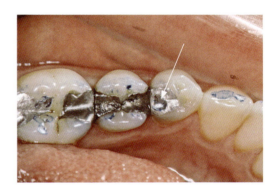

図6-2-24 新しく付与された干渉または「高い」咬合接触．患者は新しいアマルガム修復を下顎右側第一小臼歯に受け，歯の不快感と筋痛を3日間訴えた．5日後に症状が自発的に消失した．光沢のあるファセットは，患者が新たな「干渉する」修復物を探し，そこで，グラインディングして摩耗させたものである．この例では，SEPOCによる「干渉」は不快ではなかった．

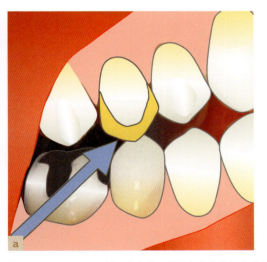
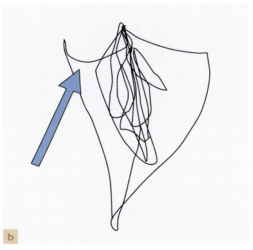
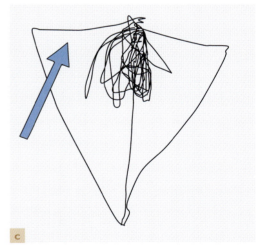

図6-2-25a〜c **a**：第二小臼歯の新たな修復物による新しい作業側の誘導／干渉．**b**：咀嚼サイクルの右側の閉口角度が変化した．**c**：小臼歯の咬合接触を削合し，元の誘導を復元したら，元の咀嚼サイクルに戻った（Prof. Arthur Levinのご厚意による画像）．

状および他覚症状によって評価され，神経筋反応はEMGや下顎運動計測によって評価された．

咬合性外傷（動物研究）

ワイヤーやゴムによって歯を前後に揺さぶる，あるいは高いクラウンや修復物を装着するなどした動物研究が長年にわたって実施されてきた．これらの研究の結論として（歯周組織の炎症の非存在下では），これらの干渉により，まず骨吸収，その後に修復，歯根膜腔の拡大，歯の動揺といった外傷性の変化が起こるが，歯頸部の結合組織性付着の喪失は起こらなかった（表6-2-4）[105-107]．咬合性外傷は，過度の咬合力によって付着に生じた外傷と定義された[30]．ビーグル犬を用いた実験で，歯周炎と咬合性外傷の両方があると歯周炎単独のときより大きな喪失を引き起こしたことから[108-110]，咬合性外傷と歯周炎を組み合わせた共同破壊理論が提案された．リザルの研究ではこの理論は完全には実証されなかった（表6-2-4）[111-113]．ビーグル犬の研究では，咬合性外傷と歯周炎の同時存在下では歯の

表6-2-3　顎関節症(TMD)のリスクファクター

TMDのリスクファクター	咬合のリスクファクター	リスクファクターであると証明されていない咬合の不調和
性別／ホルモン因子[72]	前歯部開咬[143] f Js	偏向性の接触[37-39, 62]
うつ／身体化[72]	片側性クロスバイト[143] f Js	咬合干渉[37-39, 62, 70-72, 88, 124]
多数の疼痛性疾患／広範囲の疼痛[72] Ms Js	オーバージェット＞6〜7mm f Js[143, 146, 148]	過度に高い咬合高径[62]
ブラキシズム／パラファンクション 自己申告によるブラキシズム[71, 72, 130] Js	5〜6歯以上の臼歯欠損[143] f Js	低位咬合
外傷[130]	RCP-ICPのずれ＞2mm f Js[143]	臼歯部咬合支持の欠如 関係なし[124, 132] f
脆弱な遺伝子型[131]	咬耗[71]	垂直被蓋／水平被蓋 関係なし[62, 143, 144]
	臼歯部咬合支持の喪失[132] m JsとMs	
	ICPでの下顎の不安定性 f[88] m[132]	

f：女性；m：男性；Js：顎関連の自覚症状と他覚症状；Ms：筋関連の自覚症状と他覚症状

表6-2-4　動物による咬合性外傷研究

研究	動物	実験モデル	時間	所見
GottliebとOrban[105]	犬, n=33	高いクラウン	12時間〜13か月	24時間後に歯槽骨の吸収
Box[106]	ヒツジ	高いクラウン コントロールされていない歯周炎	104日	動揺の増大 ポケットの深化
Wentzら[107]	サル：上顎第二大臼歯	高いクラウンとリンガルアーチワイヤーによる揺さぶり力 歯周炎 対照群	2〜6か月	短期的には歯槽骨吸収と炎症 3〜6か月で歯根膜腔の拡大と適応
Glickmanとmulow[108]	アカゲザル			共同破壊理論の提案
SvanbergとLindhe[109]	ビーグル犬, n=14	揺さぶり力＋結紮による歯周炎 対照群	7, 24, 39, 280日間	歯周炎なし群では適応した 歯周炎群では炎症と骨吸収
LindheとSvanberg[110]	ビーグル犬	揺さぶり力＋結紮による歯周炎 対照群	10か月	短期：相互作用なし 長期：6か月で骨吸収の増大，歯周病変＋咬合性外傷
Meitner[111]	リスザル, n=4	顎間ゴムによる傾斜＋結紮による歯周炎	20週	歯周炎と傾斜が同時に生じる場合は，アタッチメントロスはない ゴムの追加によりアタッチメントロスの増加
PolsonとZander[112]	リスザル, n=10	結紮による歯周炎＋顎間ゴムによる揺さぶり力	10週	既存の骨縁下ポケットへの外傷により骨吸収の増加．しかし，結合組織性付着には影響しない
Polsonら[113]	リスザル	揺さぶり力(ゴム)＋結紮による歯周炎有り，なし	10週および20週	既存の辺縁組織の炎症が揺さぶり力からの骨再生を抑制する
EricsonとLindhe[114]	ビーグル犬, n=8	結紮による歯周炎＋揺さぶり力有り，なし	12か月	歯周組織破壊速度の上昇 歯周炎＋揺さぶりによる咬合性外傷

動揺が増大し，付着領域の共同破壊が起こるという理論は支持された[110, 114, 115]．炎症の経路は，共同破壊領域の咬合性外傷，動揺，歯周炎によって変化する．このことによってプラーク関連炎症の経路が変化し，より深い歯周組織への炎症の拡散が促進される．縫合糸を巻いて誘発した歯周炎と歯を揺する動きによる外傷の両方が存在すると，歯周炎単独の場合に比べて骨吸収や結合組織性付着の喪失が多いことが，犬を用いた研究によって示された[114]．この炎症では歯根膜腔の拡大，コラーゲン組織の量の減少，脈管構造や白血球の増加がみられた．これらの所見をヒトの咬合性外傷にあてはめて一般化することには注意を要する．共同破壊の理論に関してはいまだに論争がある．咬合性外傷と歯周炎が重なると歯周炎単独の時と比べて骨吸収量は増加するが，アタッチメントロスは必ずしも増加しないということは受け入れられている．インプラントにおける強い咬合接触の研究結果はさまざまである[110, 112, 115-117]．ある犬の研究は，オーバーロード(過重負担)とインプラント周囲炎はインプラント周囲炎単独と比較して，辺縁骨の吸収が増加することを示した[118]（第7部参照）．

2000年に，米国歯周病学会が歯周病の診断と治療に関するパラメータを発表し[117]，以下のことが提案された．「慢性歯周炎患者において咬合性外傷の適切な治療に失敗すると，骨の進行性の喪失と，予後不良を招く可能性がある」「咬合による外傷病変は歯周炎と併せて，あるいは独立して起こる」「咬合による外傷と歯周炎は同時に起こるかもしれないが，それぞれの状態を分けて治療してもよい．それぞれの状態の治療のゴールおよびエンドポイントは互いに独立している．咬合治療は一般的に炎症性病変の治療と同時に，または治療後に行われる治療である」[117]．

ヒトにおける実験的咬合干渉(experimental occlusal interferences：EOIs)に対する支持組織の反応

MIにおける早期接触または偏向性接触をもつ修復物の装着は，支持組織に有害な影響を与える可能性がある[39]．早期接触する歯は，

主として歯周炎によって，まれに歯髄炎によって敏感になる．咬合性外傷の病変部位には，圧縮，吸収，歯根膜腔の拡大，歯槽硬線の拡大，硬化性骨炎そして歯の動揺などがみられる．

これらのうち，歯に対する影響は数日間〜数週間程度の一過性のものである．有害な咬合力によって外傷を受けた歯の移動は病的移動といわれる．パラファンクションの力により歯が揺さぶられるような場合は，動揺が大きくなり収まらない[117]．プラーク性歯周炎がなければ，アタッチメントロスも起こらないし，ポケットも形成されない．進行性歯周炎においては，歯の動揺を招くような咬合力によってアタッチメントロスが加速されることがある．炎症や知覚過敏を招くような歯髄に対する有害な影響は，多くの場合一過性であることが報告されてきた．咬合性外傷による症状を軽減するための咬合調整は正当なものと考えられている[39, 117]．動揺あるいは咬合性外傷を軽減するために，偏心運動時の臼歯の接触を削合することは，歯周炎罹患歯の治療や新しい補綴物の調整の際の通常の処置として受け入れられている．

EOIs による TMD の自覚症状と他覚症状

EOIs に関するいくつかの研究がヒトで行われている（Clark ら[39]のレビュー参照）．ほとんどの研究の観察時間は 4 〜 12 日間の範囲で，長くても 1 か月であり一般的に短い．慢性症状を誘発する危険を回避するため，干渉は研究の終了時に削除される．ある 14 日間の研究では，8 例中 1 例でクリッキングと不快感が生じ，その症状は 9 か月間持続したと報告された[119]．

これらの研究のサンプルサイズは一般的に小さい．通常，若く健康でとくに症状もなく，歯列にう蝕，歯周炎，欠損等のない被験者が用いられる[120-124]．このため，これらの研究結果を TMD 集団に適用する際には注意を要する．加えて，これらの研究は個々の TMD 患者の易罹患性，素因，永続化因子あるいは他のリスク因子を特定してコントロールすることができない．TMD の既往のない被験者は EOI にかなりうまく適応したが，TMD の既往のある被験者では他覚症状が有意に多かったとする報告がある[123]．これらの研究は研究期間が短いため，自覚症状と他覚症状が観察された場合でも，その期間は短い．解析対象となったパラメータはさまざまであるため，コンセンサスを得るのは困難である．安静時，クレンチング時，咀嚼時の EMG を解析した研究がある一方で，咀嚼サイクルへの影響を検討した研究もある[120-124]．

最大咬頭嵌合における EOIs

MI における EOIs は，干渉が付与された歯の歯周組織および歯髄組織に有害な影響を与える．スムーズな顎機能を阻害する場合もあるし，頭痛，顎筋痛，そして顎関節症状を引き起こす場合もある[39]．矛盾する研究結果が論争の元となっている[121-123]．片側の 0.25mm 高い干渉は，6 人の被験者に頭痛，筋痛，咀嚼困難，顎関節症状，そして EMG 波形が非対称なクレンチングを短期間引き起こしたが[120]，その他の被験者では症状はみられず，筋収縮時間が減少した[121, 122]．

偏心運動時の EOIs

偏心運動時のみで接触している EOIs は，さまざまな結果を起こした．非作業側の咬合干渉を付与した 2 週間の研究では，12 人の被験者のうち 10 人が顎の痛みや症状を，一方で奇妙なことに対照群 12 人のうち 3 人は顎の痛みの自覚症状を経験した．この研究結果は，見つけにくい潜在的な素因と発症リスク因子の重要性を示唆している[57]．

これらの研究で認められた影響は，一時的な局所の歯の痛み，歯の動揺，姿勢筋の緊張レベルのわずかな変化，咀嚼ストロークの変化そしてクリッキングなどであった[39]．

EOI 研究と顎関節症（TMD）の結論

報告された症状のほとんどは TMD ではない被験者にも認められ，それぞれの研究の最後で干渉が削除された後は治まっている．大部分の EOI 研究で，EMG に即時の影響が観察された．収縮パターンの非対称性，下顎運動速度の変化，サイレントピリオド数の増加，そして筋収縮の協調パターンの変化である．2 〜 3 人の被験者に機能障害の他覚症状が認められた[39]．グラインディングの一時的な増加が観察される被験者もいた[39]．対照研究において，EOIs は夜間のブラキシズムを引き起こさなかった[98]．

レビュー論文では，研究期間が短いこと，ならびに宿主反応が一時的であることなどのために，咬合干渉と慢性の顎筋痛あるいは TMD との因果関係は証明されなかった[1, 38, 39, 67, 72, 124]．

早期接触に対する筋の反応

Clark ら[39]のレビュー論文によると，いくつかの EOI 研究で，実験的咬合干渉によってグライディングとクレンチングが誘発され，咀嚼パターンが変化したと報告されている．実験的咬合干渉は筋痛を誘発し，安静時の緊張を増加させ，クレンチングの対称性を減少させた[39, 120-128]．外傷をうけた筋は，その局所に疼痛を引き起こし，伸張反射が誘発されやすくなった．実験的疼痛に対する反応として，閉口筋の安静時の EMG 活動が増大することが示されてきた[127]．この閉口筋の安静時の EMG 活動の増大が，実験的疼痛によるのか，慢性筋痛を永続化させるフィードバックによるのかは不明である[126-128]．従来の概念では，パラファンクションやストレスが局所的な虚血を引き起こし，筋痛は筋の過緊張と関係しているとされてきた[29]．現在では，パラファンクションが局所的な筋の虚血，マイクロトラウマ（微小外傷），そして抹消性感作を引き起こすと考えられている．これらのことに加え，ストレスによる中枢性感作と個々の患者の素因が，筋膜痛や痛覚過敏を引き起こす可能性がある[129]．末梢性感作，中枢性感作，虚血，疼痛調節共収縮，筋の過緊張などが寄与すると考えられているが，いまだに十分に解明されていない．

顎関節症（TMD）における咬合の役割についての古い概念

1960 年代と 1970 年代の伝統的な概念では，咬合の不調和や咬合干渉が機能障害症候群やブラキシズムの寄与因子または原因因子であるとされた[1]．病因因子と考えられている咬合の「不調和」とは作業側，非作業側，前方運動時，そして中心位における干渉と考えられていた．ここでいう中心位における干渉とは，大きなあるいは側方への「スライドインセントリック」のことを指している．アンテリアディスオクルージョン（前歯による臼歯離開咬合）の欠如，犬歯誘導，アンテリアクロスバイト，ポステリアクロスバイト，過蓋咬合，大きな水平被蓋，臼歯部咬合支持の喪失，下顎頭の偏位，そして不適切な咬合高径もまた寄与因子と考えられていた．しかし，これらの「正常な」I 級咬合とは違う状態は，正常集団に無症候性に存在し，形態と機能が適応可能な正常範囲内の多様性の一部である．これらの因子のうち，種々の研究で一貫して顎関節症（TMD）の自覚症状や他覚症状の寄与因子であることが示された因子はない[62]．疫学研究と臨床研究のレビュー論文では，咬合因子は TMD の病因として重要な影響を与える因子ではないという結論が示されている[1, 38, 39, 62, 63, 67, 72, 124]．

現在の概念

いくつかのレビュー論文が，矯正学的な不正咬合および咬合の不調和は顎関節症（TMD）の重要な病因因子ではないと結論付けている[1, 67, 72, 88]．現在では，咬合は TMD の痛みの発症や持続においてわずかな役割しかないと考えられている．

咬合因子は TMD の自覚症状および他覚症状のわずかにしか寄与していないと考えられている．ストレス，うつ，身体化，ブラキ

シズムなどの中枢性の心理社会的因子がリスクファクターであるとするエビデンスが，末梢性の咬合因子よりも多く報告されている[72, 88, 130, 131]．しかしながら，多くの研究において特定の患者と咬合因子がTMDの自覚症状や他覚症状に関連があることを示されている（これらは表6-2-3に記載されている）[38, 39, 62, 70-72, 88, 130-148]．咬合干渉を咬合のリスクファクターのリストに含まない報告[72]がある一方，関連があるとする報告[88, 132]もある．SEPOCsは，前歯部開咬，6〜7mm以上の水平被蓋，2mm以上のCR-MI滑走などの症例では必ず存在する．SEPOCsはさまざまなタイプのTMD症状と関連する因子あるいはリスク因子としてリストされている（表6-2-3）[38, 39, 62, 70-72, 88, 130-148]．リスクファクターは関連を示すが，因果関係は証明されていない．これらの因子は単独では影響しないが，その他のリスクファクターとともに作用することで，ある種の患者群においてはTMD症状を引き起こすかもしれない．

咬合の変化に対する反応は人によって異なる．「咬合状態に対する注意が過剰な人やTMDの既往をもつ人では，咬合障害に対する反応は異なる」[133]．TMDの既往のない人はEOIによく適応したが，TMDの既往のある人では他覚症状が有意に多くみられたことが，二重盲検法による無作為化試験によって示された[123]（第2部6章参照）．

リスクファクターと関連 vs 因果関係

関連とは，ある咬合因子が症状をもつ集団の一定の割合の人にみられる，あるいはある咬合因子が特定の自覚症状あるいは他覚症状と関連して存在していることをいう．しかしながら，症状のある患者の多くが特定のリスクファクターをもっているわけではなく，リスクファクターを有する人の多くが症状をもっていないため，直接的な因果関係があると仮定することには無理がある．

素因，発症因子，永続化因子

研究で，直接の因果関係はなく，有意だが弱い関連があることが示された場合，その因子は，単独で，あるいは他の筋や関節の障害因子とともに，素因，発症因子あるいは永続化因子として作用する[62, 70]．

これらは顎関節症（TMD）のリスクを増大させる可能性があると考えられるかも知れない．発症（あるいは促進）因子には次のものがある．外傷（マクロおよびマイクロトラウマ），パラファンクション，有害な咬合負荷因子．永続化（または持続）因子としては，機械的ストレス，筋へのストレス，代謝の問題，そして行動的，社会的，情緒的問題などがある．あるリスクファクターがどの程度，発症および／あるいは永続化に関与するかは明らかではない．有意だが弱い関連を示すことが研究によって明らかにされている因子を表6-2-3に示した．多くの人達は，これらの問題があってもTMDを経験せず，幸せに暮らしていることを意味する．もっとも論争の的になっている因子の1つに咬合干渉がある[1, 10, 28, 37-39, 62, 88, 134, 151]．TMDと干渉の関連の強さについては，研究によって異なる結果が報告されている．多くの研究者が干渉をリスクファクターとは考えていない[62, 63, 72, 88, 124, 151]．一方で，5〜6mm以上の水平被蓋とクロスバイトの場合は，SEPOCsが偏心運動を誘導することになり，多くの研究者がリスクファクターと考えている（表6-2-3）．

水平被蓋，垂直被蓋と顎関節症（TMD）

水平被蓋，垂直被蓋と顎関節症（TMD）の関係は，歯科補綴学では病因論上の論争としても選択的な離開咬合の概念としても重要である．水平被蓋，垂直被蓋とTMDの関係を検討した研究を表6-2-5に示した[70, 71, 134-146, 148, 149]．いくつかの研究で，AngleⅡ級咬合では，大きな水平被蓋および／または垂直被蓋は，ある種のTMD発症のリスクファクターであることが示された[70, 71, 135, 136, 139, 140, 142, 146, 149]．一方で，垂直被蓋はリスクファクターではないとする研究もある[72, 134, 141, 144]．

表6-2-5 水平被蓋（HO），垂直被蓋（VO）と顎関節症（TMD）の自覚症状，他覚症状との関連に関する研究

著者	HO/VOとTMDの関連	TMD	HO VO
Mohlinら[134]	関連なし	筋圧痛	HO，VO
Rioloら[135]	正の相関	クリッキングとクレピテーション	7mmより大きいHO
Liebermanら[136]	関連	機能障害の3つの他覚症状	VO VO＞5mm
Robertsら[137]	有意な相関なし	TMD	VO
Cacchiottiら[138]	関連なし	TMD	VO
Kahnら[139]	統計学的に有意な有病率	円板障害	HO＞4mm
Al-Hadi[140]	有病率と関連	TMDの自覚症状と他覚症状	HO＞6mm
PullingerとSeligman[149]	関連	変形性関節炎，筋痛，円板障害の既往	HOの増加
Tsolkaら[141]	有意な相関なし	TMD	VO
Henriksonら[142]	関連	TMDの確率の増大	VO＞6mm
SeligmanとPullinger[71]	関連 n=381	TMD患者特定のコファクター	過度のHO/VO 前歯開咬
Pullingerら[70]	関連 n=413	リスクの有意な増大	大きなHO＞6〜7mm
Johnら[144]	VOあるいはHOと自己申告によるTMDに関連なし n=3,033	TMD疼痛，関節雑音，開口制限	大きなあるいは小さなHOとVO
CelicとJerolimov[145]	より大きな有病率 n=230	TMD関節円板障害および筋障害	HOとVO＞5mm
Selaimenら[146]	関連 n=72	TMD	側方運動時の両側性の犬歯誘導の欠如，そして特にAngleⅡ級不正咬合はTMD発症の重要なリスクインディケーターである

HO：水平被蓋，VO：垂直被蓋

水平被蓋と垂直被蓋に関する研究は，研究デザインや測定項目が異なるため，一定の結論を導くのが困難である．大きな垂直被蓋はTMDと関連があることが，症例対照研究やコホート研究で示されている[71, 139, 143, 144]．それらの研究はサンプルサイズが小さいか，あるいは研究によって測定項目が異なるので，影響についての結果も異なっている．さらに，これらの関係は弱いにもかかわらず，その役割を過剰に強調する研究者もいる[143, 144]．大きな水平被蓋は，重要なリスクファクターとされている[71]．サンプルサイズの大きな研究で，垂直被蓋と自己申告によるTMDに関連はないという強い証拠が示されている[144]．

現在のところ，TMDの病因はマルチファクターであるというコンセンサスがある．ブラキシズム，心理的問題，ストレス，うつ，身体化などの中枢性の因子のほうが，末梢性で局所的な咬合因子よりも，TMDのリスクファクターであるというより多くのエビデンスが示されている[147]．水平被蓋と垂直被蓋は，顎口腔系の適応能力を超えない範囲であれば，必ずしもTMDを引き起こすとは限らない．垂直被蓋がかなり大きくても小さくても，咀嚼筋と顎関節の正常機能を障害しないということができるだろう．歯科治療で「より正常な」量の垂直被蓋を与えることによってTMDを予防しようとすることは支持されていないし，臨床的に正当とも言えない[143, 144]．

スタビリゼーションアプライアンス

スタビリゼーションアプライアンスは，筋原性および関節包内のTMD症状を抑えるのに効果的な治療法として長年用いられてきた．これらのアプライアンスの作用機序は十分には解明されていないものの，アプライアンスの前方部にアンテリアガイダンスと類似した前方運動時の誘導傾斜を与えることは一般的な方法である．偏心位でのクレンチングについてのEMG研究で示唆されたのと同様のメカニズムによって，この装置がパラファンクションの活動を抑制するか，あるいは筋原性の症状を減じるかは不明である．

偏心運動時の誘導とブラキシズム

偏心運動時の誘導と昼間および夜間のブラキシズムの関係
- 咬合干渉はパラファンクションを引き起こすのか？
- アンテリアディスクルージョン（前歯による臼歯離開）は昼間あるいは夜間のブラキシズムを予防あるいは減弱するのか？
- 咬合調整あるいはスプリント治療はブラキシズムを予防できるのか？

パラファンクションと顎関節症（TMD）

パラファンクションとTMDにおける筋と関節の自覚症状および他覚症状との関係は十分には解明されていない．ブラキシズムはTMDのリスクファクターとされている[88, 127]．長期間にわたる慢性の負荷は，関節に病的問題を起こす因子と考えられている[150]．筋と関節の自覚症状および他覚症状は，パラファンクションと明らかな関連なく生じる．個々の症例においては，現在リスクファクターと考えられている因子のいずれもが病因因子となり得る（表6-2-3）．筋症状は，筋の自発痛，圧痛，そして拘縮（スプリンティング）のいずれかである．筋の虚血およびマイクロトラウマ（微小外傷）が筋痛と末梢性感作の発症に関与するといわれている[129]．昼間および夜間のブラキシズムは，ストレスが強い時に短期間生じる場合もあるし，長期間にわたって生じることもあるが，いずれの場合でも筋と関節の自覚症状および他覚症状は伴わないことがある．逆に，ストレスと関連した短期間の昼間のパラファンクション／ブラキシズムが，筋痛，筋の過緊張，筋の共収縮，顎運動制限と関連している場合もある．

こうしたことが独立してあるいは重なって起こり，時間経過の中で変化するかも知れない．咬合の不安定，特定の咬合関係，誘導様式，そして偏心運動時の臼歯の接触が，パラファンクション／ブラキシズム，心理社会的相互作用，ストレス，筋および関節障害との相互関係の中で，付加的な発症因子あるいは永続化因子として関与するとされている．これらの咬合因子が影響を与える状況というのは，それらが急に付与されて適応する十分な時間がない場合である．

これらの因子および相互関係がわかっているにもかかわらず，それぞれの症例のある時点において，かかわっている因子を特定することは通常は不可能である．

咬合干渉はパラファンクションを引き起こすのか？

長年にわたって，多くの研究者および臨床家は，パラファンクションおよびブラキシズムは咬合の不調和あるいは咬合の不調和とストレスのコンビネーションによって生じると考えてきた．いまだに多くの人が，ブラキシズムは咬合調整により治療することができると考えている[1, 64-68, 120]．この同じ，咬合の不調和とストレスのコンビネーションが筋および関節障害の病因として重要な役割を果たしていると考えられ，そして機能障害症候群としてさまざまに記述されてきた．アンテリアガイダンス，アンテリアディスオクルージョン（前歯による臼歯離開咬合），咬合干渉，パラファンクション，そして機能障害が相互に関係しているといわれてきたが，明快に定義されてはいない[64-68]．

現在では，夜間のブラキシズム（nocturnal bruxism），現在は睡眠時ブラキシズム（sleep bruxism）という用語が使われているは中枢性の問題で，睡眠中の覚醒反応と関連する睡眠障害とされており，咬合の不調和は睡眠時ブラキシズムとはほとんど関係しないと考えられている[150]．

新しい干渉と歯列の修復

長期にわたって存在する咬合の不調和に対しては適応が起こることが示されているが，新しく付与された不調和の影響については明快に示されていない．新しく付与された咬合干渉はクレンチングあるいはグラインディングといったパラファンクションを引き起こすことが示されてきた（図6-2-24参照）．実験的咬合干渉に関する短期的研究および「高い」修復物を付与した症例報告によると，このような咬合接触は，光沢のあるファセット，干渉している歯の動揺と知覚過敏，そして筋痛と不快感を引き起こした[39, 120]．これらの接触が何らかの形で刺激を与え，パラファンクションを誘発したと考えるのが妥当であろう．結果として生じるのが昼間のブラキシズムなのか夜間のブラキシズムなのかについては，依然としてはっきりしていない．これらの効果が長期間持続することについては疑問視されている．このことは時間とともに適応が起こることを意味している[129]．新しく付与された，あるいは「医原性の」干渉は，機能を障害するので除去されなければならない．しかしながら，ほとんどの研究において，咀嚼は新しい修復物に適応することを示している．咀嚼と快適性については経時的に適応が達成されるとしても，グラインディングとクレンチングは中枢性に生じるものなので，その後もこの咬合接触を伴って繰り返し起こり，対合歯，修復物，支持する歯根，インプラント，そして支持骨に応力集中をもたらす．

干渉は原因でなく，問題の生じる場である

新しい干渉あるいは偏心運動時の誘導が，グラインディングやクレンチングなどのパラファンクションの原因でないとしても，パラファンクションが行われる場所となる．

もしもこれがSEPOC（あるいは干渉）で生じた場合，この接触は，強くて，破壊的に働く可能性がある咬合負荷が集中する場となる．その結果，その接触の原因因子としての役割についての論争とは無関係に，その歯あるいは支持組織への外傷が生じることになる．したがって，その接触は病的に働く可能性のある咬合力が負荷される

第6部2章　偏心運動時の誘導：教育的な視点

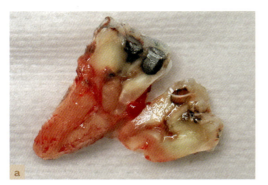
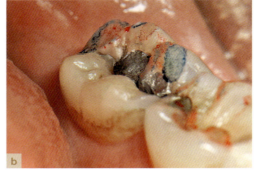

図6-2-26a, b　60歳の患者の天然歯列における非作業側および中心位での干渉．ストレスがある時に生じたブラキシズムによって，近遠心方向に破折している．

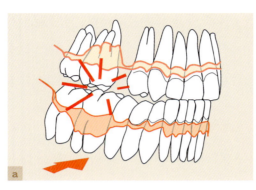
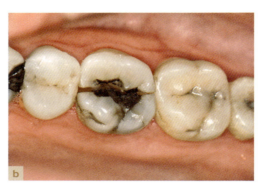

図6-2-27a, b　a：咬合干渉あるいは非作業側の偏心運動時の臼歯部咬合接触は，パラファンクションによるグラインディングの原因でないとしてもパラファンクションが行われる場所になる．b：パラファンクションによるグラインディングで破折した臼歯．

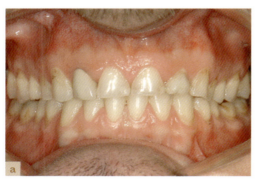
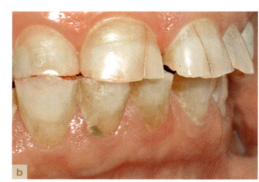
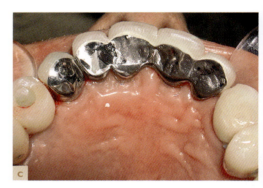

図6-2-28a〜c　a：切歯および犬歯は，アンテリアガイダンスを担っているにもかかわらず咬耗する．b：天然歯の咬耗．c：金属表面の咬耗とポーセレンの破折．中枢性のパラファンクションは，偏心運動時に前方位と後方位の両方で咬合接触部位の咬耗の原因となる．

場となる（図6-2-26，6-2-27）．

アンテリアディスオクルージョン（前歯による臼歯離開咬合）は昼間あるいは夜間のパラファンクションを予防あるいは減弱するのか？

側方運動時の犬歯誘導および前方運動時の切歯誘導は，パラファンクションを予防しない．以前は，極端な犬歯誘導を付与すればブラキシズムは減弱あるいは除去できると考えられていた．また，過度のクレンチングを阻止できるかもしれないと考えられていた．この概念は，もはや妥当とは考えられていない．誘導で過度のクレンチングを阻止できるとする主張を支持するような臨床研究はない．

犬歯の咬耗は非常に一般的で，切端咬合位で切端から始まる（図6-2-28，6-2-29）．中枢の刺激によるグラインディングが続けば，犬歯は作業側あるいは非作業側の臼歯が接触し，咬耗し始めるまで咬耗する．

修復治療モデルとしてのアンテリアガイダンス

前方運動時および側方運動時に，犬歯誘導によって臼歯が離開するアンテリアガイダンスは，パラファンクションのある症例の治療，修復，管理を行うのに最適であると，多くの臨床医が考えている．修復治療における基本原理は，パラファンクションによる荷重を，臼歯とその支持骨ではなく前歯とその支持骨に最適に分配することである．すなわち，臼歯およびその支持骨へのパラファンクションによる破壊的な影響を可能なかぎり小さくすることである．これは治療モデルとして好ましいものであるが，実際に適応できない場合もあるので，その適応に限界があることと柔軟な対応が必要なことを認識しておく必要がある．誘導がパラファンクションを予防あるいは中止できるという考えは捨てなければならない．パラファンクションは中枢性の活動なので，アンテリアガイダンスがあったとしても，前方運動時や側方運動時に前歯に咬耗を引き起こす（図6-2-28，6-2-29）．多くの症例において，犬歯誘導の代わりにグループファンクションを採用することは，パラファンクションによる荷重を変更することができるのでより適切かもしれない．付与する誘導様式，歯列全体の状況，そして修復方法の選択を，症例ごとの個々の臨床決定因子に合わせて統合しなければならない．

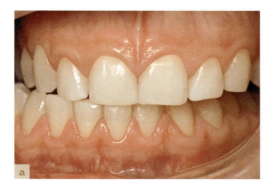
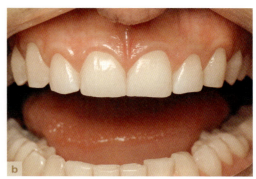

図6-2-29a, b　アンテリアガイダンスはパラファンクションおよび咬耗を予防しない．中枢の指令が十分に強ければ，グラインディングによって前歯は摩耗する．これが継続すれば，前歯は臼歯と同じくらいまで摩耗してしまうだろう．多くの場合，最初にパラファンクションによって前歯や犬歯の切縁に咬耗が生じ，続いて象牙質の酸蝕が生じる．その後はこの2つのプロセスが平行して継続する．II級1類の症例では，前歯の水平被蓋と垂直被害がないため臼歯の咬耗が進む．

咬合干渉とブラキシズム

　咬合干渉がブラキシズムを引き起こすという従来のパラダイムは，著しく疑問視された[1, 63, 98, 120, 129]．現在のところ，ブラキシズムの予防に咬合調整を用いることを支持する研究はほとんどない．咬合干渉が長期間にわたって睡眠時ブラキシズムを引き起こす，あるいは止めることができるということを支持する信頼性の高い研究はない[120, 129]．新しく付与された干渉が短期間，一時的にブラキシズムを抑制したという報告はある（図6-2-24）[37-39]．咬合調整のみではブラキシズムを予防できない．しかし，有害な咬合負荷を防止するための咬合調整は適用されてもよいだろう（表6-2-6）．

咬合調整あるいはオクルーザルスプリントはブラキシズムを予防できるか？

　ブラキシズムを抑制するための咬合治療には，咬合調整，オクルーザルリハビリテーション，そして矯正治療がある．オクルーザルスプリントがパラファンクションを予防することは証明されていないが，顎関節症（TMD）の治療やブラキシズムによる有害な影響を防ぐために広く用いられている．咬合調整が不可逆的治療であるのに対して，オクルーザルスプリント治療は可逆的治療であり侵襲的ではない．咬合調整はいまだに論争の的である．いまだに推奨する者もわずかにいるが，今日では大多数が咬合調整はパラファンクションやTMDの予防や治療には効果がないと考えている．成功したとする意見は，個人的な臨床経験に基づくものである[152]．しかしながら，文献的にはブラキシズムの予防やTMDの治療に咬合調整を用いていることを支持する質の高い科学的なエビデンスはない．咬合調整が有効だという考えを支持する論文のほとんどは，臨床経験または個人的見解に基づいている[64-67, 120]．パラファンクションの停止や抑制を確認することが難しいので，そのような症例や個人的見解に基づく主張の妥当性を検証することも受け入れることも困難である．

　このように咬合調整に関するエビデンスは限られており，咬合調整は破壊的で不可逆的であるため，大多数が臨床で用いることは避けるべきだと考えている[62, 63, 98, 121, 151, 153]．ある高名な著者は次のように述べている．「咬合調整は，ブラキシズム自体が破壊するよりもさらにひどく歯列を破壊する．これは治療の有効性についてのエビデンスがない不可逆的な治療を誤用した典型例である」[151]．

有害な負荷の集中を予防し，最適化するための咬合調整

　しかしながら，咬合調整が必要であり適応となる臨床的状況もある（表6-2-6）．たとえば，早期接触や偏心運動時の咬合接触で強い応力集中が生じ，咬頭，修復物，支持組織に有害な影響を及ぼす可能性が高い場合は，咬合調整が適応となるかもしれない（図6-2-27）．咬合性外傷症例の治療では，追加的な歯周病治療とともに咬合調整が推奨されるだろう（表6-2-6）[117, 154]．この咬合調整は，パラファンクションの負荷による破壊的な影響を最適に分配するために行う．このような咬合調整は，歯の動揺の増大，フレミタス，歯根膜腔の拡大などが適応となる．歯周組織が退縮しているが健全であるような状況において，歯の連結固定とともに用いられるだろう（表6-2-6）．

表6-2-6　咬合調整の適応と禁忌

	咬合調整			臨床的指標
	研究	適応		臨床的指標
TMDの治療	支持されなかった	禁忌[62, 63, 98, 121, 149-151, 153]		なし
TMDの予防	支持されなかった	禁忌[62, 63, 98, 121, 149-151, 153]		なし
パラファンクションを止める	支持されなかった	禁忌[62, 63, 98, 121, 149-151, 153]		なし
パラファンクションを予防する	支持されなかった	禁忌[62, 63, 98, 121, 149-151, 153]		なし
咬合性外傷を予防または減らす	支持された	適切な場合は適応[154, 155]		動揺の増大，フレミタス，歯根膜腔の拡大
機能とクレンチングのための安定した基盤を与える	研究が不十分	経験的には適応　最大咬頭嵌合（MI）における安定した両側性の接触は望ましい．これは治療パラダイムとして受け入れられている		不安定なMI
機能および快適性を妨げる接触の除去	研究が不十分	適応		患者の快適性
新しい修復物を調整する	研究が不十分	望ましい，必須　主として最適な荷重分配の保証および生体力学的偶発症の回避		必須　治療コンセプトに準ずる　選択的な偏心運動時の誘導

スタビリゼーションアプライアンスに付与したアンテリアガイダンスはパラファンクションを予防あるいは減弱するか？

ブラキシズム症例におけるオクルーザルアプライアンスの効果に関する研究の多くは，ブラキシズムによるアンテリアガイダンスあるいは偏心運動時の誘導の特徴を特定していない．上顎のオクルーザルアプライアンスには，一般的に前方に傾斜した誘導面が与えられる．スタビリゼーションアプライアンスは顎関節症（TMD）の治療やパラファンクションやブラキシズムから歯を守るために使用されてきた．なぜアプライアンスがある種のTMD症状を緩和するのかは不明であり，いくつかの理論が議論されてきた[1]．

これらの理論には，咬合接触による歯周組織のレセプターへの直接的な影響の除去，咬合高径の増大，認知，アンテリアガイダンスの神経筋効果，そして気道の拡大などが含まれる[1,67]．これらは組み合わせて，類似した目的を兼ねて，パラファンクションやTMDの治療に用いられる．パラファンクションの治療に用いる場合は，クレンチングに対する安定性を確保するために，全歯列を被覆して左右同時均等接触を与えることが必須となる．多くの場合，偏心位でのクレンチングあるいはグラインディングが，咬筋／内側翼突筋の最大ベクトルが発揮される第一大臼歯部から離れた前方部で行われるように，前方の誘導面が付与される．このことで，不安定な前方位でクレンチングあるいはグラインディングの最大力が発揮されないようにする効果が期待できる．しかしながら，これは推測であって，平坦な偏心運動時の誘導のために平坦な咬合平面を付与することが好まれる場合もある．垂直的被蓋がある場合，グラインディングを行うための平坦な面を得るためには，咬合高径を挙上する必要がある．咬合挙上量は，少なくて1〜2mm，多くて4〜6mmの範囲で調整できる．

参考文献

1. Mohl ND, Zarb GA, Carlsson GE, Rugh JD. A Textbook of Occlusion. Chicago: Quintessence Publishing, 1988.
2. Scott JH, Symons NBB. Introduction to Dental Anatomy. Edinburgh and London: E & S Livingstone, 1965.
3. Kay RF. The functional adaptations of primate molar teeth. Am J Phys Anthropol 1975;43:195-215.
4. Zhe-Xi Luo, Cifelli RL, Kielan-Jaworowska Z. Dual origin of tribosphenic mammals. Nature 2001;409:53-57.
5. Kinzey WG. Evolution of the human canine tooth. Am Anthropol New Series 1971;73:3:680-694.
6. D'Amico A. The canine teeth: normal functional relation of the natural teeth of man. J S Calif Dent Assoc 1958;26:6-23.
7. Beyron H. Occlusal relations and mastication in Australian aborigines. Acta Odont Scand 1964;22:597-698.
8. Begg PR. Stone Age man's dentition. Am J Orthodont 1954;298-312.
9. Beyron H. Optimal occlusion. Dent Clin N Am 1969;13:537-554.
10. Klineberg I, Stohler CS. Introduction to study group reports. Interface of occlusion. Int J Prosthodont 2005;18:277-279.
11. Manns A, Chan C, Miralles R. Influence of group function and canine guidance on electromyographic activity of elevator muscles. J Prosthetic Dent 1987;57:494-501.
12. Belser UC, Hannam AG. The influence of altered working side occlusal guidance on masticatory muscles and related jaw movement. J Prosthet Dent 1985;53:406-412.
13. Hannam AG, Mathews B. Reflex jaw opening in response to stimulation of periodontal receptor mechanoreceptors in the cat. Arch Oral Biol 1969;14:415-419.
14. Anderson DJ, Hannam AG, Mathews B. Sensory mechanisms in mammalian teeth and their supporting structures. Physiol Rev 1970;50:171-195.
15. Williamson EH, Lundquist DO. Anterior guidance its effect on EMG activity of the temporal and masseter muscles. J Prosthet Dent 1983;49:816-823.
16. Borromeo GL, Suvinen TI, Reade PC. A comparison of the effects of group function and canine guidance interocclusal device on masseter muscle electromyographic activity in normal subjects. J Prosthet Dent 1995;74:174-180.
17. Shupe RJ, Mohamed SE, Christensed LV, Finger IM, Weinberg R. Effects of occlusal guidance on jaw muscle activity. J Prosthet Dent 1984;51:811-818.
18. Graham GS, Rugh JD. Maxillary splint occlusal guidance patterns and EMG activity of the jaw-closing muscles. J Prosthet Dent 1988;59:72-77.
19. Okano N, Baba K, Akishige S, Ohyama T. The influence of altered occlusal guidance on condylar displacement. J Oral Rehabil 2002;29:1091-1098.
20. Becker I, Tarantola G, Zambrano J, Spitzer S Oquendo D. Effect of a prefabricated anterior bite stop on electromyographic activity of masticatory muscles. J Prosthet Dent 1999;82:22-26.
21. Okano N, Baba K, Igarashi Y. Influence of altered occlusal guidance on masticatory muscle activity. J Oral Rehabil 2007;34:679-684.
22. Miralles R, Bull R, Manns A, Roman E. Influence of balanced occlusion and canine guidance on electromyographic activity of elevator muscles in complete denture wearers J Prosthetic Dent 1989;61:494-501.
23. Visser A, McCarrol RS, Naeije M. Masticatory muscle activity in different jaw relations during submaximal clenching efforts. J Dent Res 1992; 71:372-379.
24. Manns A, Rocabado M, Cadenasso P, Miralles R, Cumsille MA. The immediate effect of the variation of anteroposterior, laterotrusive contact on the elevator EMG activity. Cranio 1993;11:184-190.
25. Scott BJJ, Mason AG, Cadden SWJ. Voluntary and reflex control of the human temporalis muscle. J Oral Rehabil 2002;29:634-643.
26. Hylander WL. Functional anatomy and biomechanics of the masticatory apparatus. In: Laskin DM, Greene C, Hylander WL (eds). TMDs: An Evidence-based Approach to Diagnosis and Treatment. Chicago: Quintessence Publishing, 2006.
27. Caputo AA, Standlee JP. Biomechanics in Clinical Dentistry. Chicago: Quintessence Publishing, 1987.
28. Posselt U. Physiology of Occlusion and Rehabilitation. Philadelphia: Blackwell, 1968
29. Ramjford SP, Ash MM. Occlusion. Philadelphia: WB Saunders, 1971.
30. The glossary of prosthodontic terms. J Prosthet Dent 2005;94:10-92.
31. Okeson JP (ed). Management of Temporomandibular Disorders and Occlusion, ed 3. Chicago: Quintessence Publishing, 1993.
32. Lund JP. Evidence for a central neural pattern generator regulation the chewing cycle. In: Anderson DJ, Matthews B (eds). Mastication. Bristol: John Wright and Sons, 1976:204.
33. Lund JP. Mastication and its control by the brain stem. Crit Rev Oral Biol Med 1991;2:33-64.
34. Gibbs CH, Lundeen HC. Jaw movements and forces during chewing and swallowing and their clinical significance. In: Lundeen HC, Gibbs CH (eds). Advances in Occlusion. Boston: John Wright, 1982.
35. Bates JF. Stanfford GD, Harrison A. Masticatory function - a review of the literature 1. The form of the masticatory cycle. J Oral Rehabil 1975;2:281-301.
36. Suit SR, Gibbs CH, Benz ST. Study of gliding tooth contacts during mastication. J Periodontol 1976;47:331-334.
37. Woda A, Vigneron P, Kay D. Nonfunctional and functional occlusal contacts: a review of the literature. J Prosthet Dent 1979;42:335-341.
38. Marklund S. Wanman A. A century of controversy regarding the benefit or detriment of occlusal contacts on the mediotrusive side. J Oral Rehabil 2000;27:553-562.
39. Clark GT, Tsukiyama Y, Baba K, Watanabe T. Sixty-eight years of experimental occlusal interference studies: what have we learned? J Prosthet Dent 1999;82:704-713.
40. Agrawal KR, Lucas PW, Bruce IC. The effects of food fragmentation index on mandibular closing angle in human mastication. Arch Oral Biol 2000;45:577-584.
41. Anderson K, Throckmorton GS, Buschang PH, Hayasaki H. The effects of bolus hardness on masticatory kinematics. J Oral Rehabil 2002; 29:689-696.
42. Filipic S, Keros J. Dynamic influence of food consistency on the masticatory motion. J Oral Rehabil 2002;29:492-496.
43. Bhatka R, Throckmorton GS, Wintergerst AM, Hutchins B, Buschang PH. Bolus size and unilateral chewing cycle kinematics. Arch Oral Biol 2004; 49:559-566.
44. Ogawa T, Koyano K, Suetsugu T. Correlation between inclination of occlusal plane and masticatory movement. J Dent 1998;26:105-112.
45. Ogawa T, Koyano K, Umemoto G. Inclination of occlusal plane and occlusal guidance as contributing factors in mastication. J Dent 1998;26:641-647.
46. Proschel P, Hofman M. Frontal chewing patterns of the incisor point and their dependence on resistance of food and type of occlusion. J Prosthet Dent 1988;59:617-624.
47. Shiau YY Syu JZ. Effect of working side interferences on mandibular movement in bruxers and non-bruxers. J Oral Rehabil 1995;22:145-151.
48. Ogawa T, Ogawa M, Koyano K. Different responses of masticatory movements after alteration of occlusal guidance related to individual movement pattern. J Oral Rehabil 2001;28:830-841.
49. Nishigawa K, Nakano M, Bando E. Study of jaw movement and masticatory muscle activity during unilateral chewing with and without balancing side molar contacts. J Oral Rehabil 1997;24:691-696.
50. Akoren AC, Karaagaçlioglu L. Comparison of the electromyographic activity of individuals with canine guidance and group function occlusion. J Oral Rehabil 1995;22:73-77.
51. Ogawa T, Ogimoto T, Koyano K. Pattern of occlusal contacts in lateral positions: canine protection and group function validity in classifying guidance patterns. J Prosthet Dent 1998;80:67-74.

52. Schaerer P, Stallard RE. The effect of an occlusal interference on the tooth contact occurrence during mastication. Helv Odontol Acta 1966;10:49-56.
53. De Boever J. Experimental occlusal balancing-contact interference and muscle activity. An electromyographic study with permanently applied electrodes. Parodontologie 1969;23:59-69.
54. Bakke M, Moller E. Distortion of maximal elevator activity by unilateral premature tooth contact. Scand J Dent Res 1980;88:67-75.
55. Hannam AG, Wood WW, DeCou RE, Scott JD. The effects of working-side occlusal interferences on muscle activity and associated jaw movements in man. Arch Oral Biol 1981;26:387-392.
56. Ingervall B, Carlsson GE. Masticatory muscle activity before and after elimination of balancing side occlusal interference. J Oral Rehabil 1982;9:183-192.
57. Magnusson T, Enbom L. Signs and symptoms of mandibular dysfunction after introduction of experimental balancing-side interferences. Acta Odontol Scand 1984;42:129-135.
58. Karlsson S, Cho SA, Carlsson GE. Changes in mandibular masticatory movements after insertion of nonworking-side interference. J Orofac Pain 1992;6:177-183.
59. Yashiro K, Fukuda TK, Takada K. Masticatory jaw movement optimization after introduction of occlusal interference. J Oral Rehabil 2010;37:163-170.
60. Mohl ND. The role of head posture in mandibular function. In: Solberg WK, Clark GT (eds). Abnormal Jaw Mechanics: Diagnosis and Treatment. Chicago: Quintessence Publications, 1984.
61. Yamada R, Ogawa T, Koyanon K. The effect of head posture on direction and stability of mandibular closing movement. J Oral Rehabil 1999;26:511-520.
62. Stohler CS. Clinical decision-making in occlusion: a paradigm shift. In: McNeill C (ed). Science and Practice of Occlusion. Chicago: Quintessence Publishing, 1997:294-305.
63. Ash MM. Paradigmatic shifts in occlusion and temporomandibular disorders. J Oral Rehabil 2001;28:1-13.
64. Shore NA. Occlusal Equilibration and Temporomandibular Joint Dysfunction. Philadelphia: Lippencott, 1959.
65. Krough-Pousen WG, Olssen A. Occlusal disharmonies and dysfunction of the stomatognathic system. Dent Clin N Am 1966;Nov:627-635.
66. Ramfjord S. Bruxism, a clinical and electromyographic study. J Am Dent Assoc 1961;62:21-44.
67. Bush F. Occlusal etiology of myofascial pain dysfunction syndrome. In: Laskin D (ed). The President's Conference on the Examination, Diagnosis and Management of Temporomandibular Disorders. Chicago: American Dental Association, 1982:98-103.
68. Dawson PE. Evaluation, Diagnosis and Treatment of Occlusal Problems. St Louis: CV Mosby, 1974.
69. Solberg WK, Woo MW, Houston JR. Prevalence of mandibular dysfunction in young adults. J Am Dent Assoc 1979:25-34.
70. Pullinger AG, Seligman DA, Gornbein JA. A multiple logistic regression analysis of the risk and relative odds of temporomandibular disorders as a function of common occlusal features. J Dent Res 1993;72:968-979.
71. Seligman DA, Pullinger AG. Analysis of occlusal variables, dental attrition, and age for distinguishing healthy controls from female patients with intracapsular temporomandibular disorders. J Prosthet Dent 2000;83:76-82.
72. Svensson P, Jadidi T, Arima L, Baad-Hansen, Sessle B. Relationships between craniofacial pain and bruxism. J Oral Rehabil 2008;35:524-547.
73. Ingervall B. Tooth contacts on the functional and nonfunctional side in children and young adults. Arch Oral Biol 1972;17:191-200.
74. Egermark-Erikkson I, Carlsson GE, Ingervall B. Prevalence of mandibular dysfunction and orofacial parafunction in 7-, 11- and 15-year-old Swedish children. Eur J Orthod 1981;3:163-172.
75. Pahkala R, Laine T. Variation in function of the masticatory system in 1008 rural children. J Clin Pediatr Dent 1991;16:25-30.
76. Heikinheimo K, Salmi K, Myllarniemi S Kirveskari P. A longitudinal study of occlusal interferences and signs of craniomandibular disorder at the ages of 12 and 15 years. Eur J Orthod 1990;12:190-197.
77. Ahlgren J, Posselt V. Need of functional analysis and selective grinding in orthodontics. Acta Odontol Scand 1963;25:3-13.
78. Geering AH. Occlusal interferences and functional disturbances of the masticatory system. J Clin Periodontol 1974;1:112-119.
79. Molin C, Carsson GE, Friling B, Hedegard B. Frequency of symptoms of mandibular dysfunction in young Swedish men. J Oral Rehabil 1976;3:9-18.
80. Nilner M. Prevalence of functional disturbances and diseases of the stomatognathic system in 15-18 year olds. Swed Dent J 1981;5:189-197.
81. de Laat A, van Steenberghe D. Occlusal relationships and temporomandibular joint dysfunction. Part I: epidemiologic findings. J Prosthet Dent 1985;54:835-842.
82. Wannman A, Agerberg G. Mandibular dysfunction in adolescents II: prevalence of signs. Acta Odontol Scand 1986;44:55-62.
83. Agerberg G, Sandstrom M. Frequency of occlusal interferences: a clinical study in teenagers and young adults. J Prosthet Dent 1988;59:212-217.
84. Minagi I, Watanabe H, Sato T, Tsuru H. The relationship between balancing-side occlusal contact patterns and temporomandibular joint sounds in humans: proposition of the concept of balancing-side protection. J Craniomandib Disord 1980;4:251-256.
85. Ingervall B, Hahner R, Kesse S. Pattern of tooth contacts in eccentric mandibular positions in young adults. J Prosthet Dent 1991;66:169-176.
86. Tipton RT, Rinchuse DJ. The relationship between static occlusion and functional occlusion in a dental school population. Angle Orthod 1990;61:57-66.
87. Hochman N, Ehrlich J, Yaffe A. Tooth contact during dynamic lateral excursion in young adults. J Oral Rehabil 1995;22:221-224.
88. Türp JC, Schindler H. The dental occlusion as a suspected cause for TMDs: epidemiological and etiological considerations. J Oral Rehabil 2012;39:502-512.
89. Baba K, Yugami K, Yaka T, Ai M. Impact of balancing side tooth contact on clenching induced mandibular displacements J Oral Rhabil 2001;28:721-727.
90. Minagi S, Ohtsuki H, Sato T, Ishii A. Effect of balancing side occlusion on the ipsliateral TMJ dynamics under clenching. J Oral Rehabil 1997;24:57-62.
91. Korioth TW, Hannam AG. Effect of bilateral asymmetric tooth clenching on load distribution at the mandibular condyles. J Prosthet Dent 1990;64:62-73.
92. Korioth TW, Hannam AG. Deformation of the human mandible during simulated tooth clenching. J Dent Res 1994;73:56-66.
93. Carlsson GE, Egermark I, Magnusson T. Predictors of bruxism, other oral parafunctions and tooth wear over a 20-year follow-up period J Orofac Pain 2003;17:50-57.
94. Okano N, Baba K, Ohyama T. The influence of altered occlusal guidance on condylar displacement during submaximal clenching. J Oral Rehabil 2005;32:714-719.
95. Sarinnaphakorn L, Murray GM, Johnson CWL, Klineberg IJK. The effect of posterior tooth guidance on non-working side arbitrary condylar point movement. J Oral Rehabil 1997;24:678-690.
96. Schuyler CH. Fundamental principals in the correction of occlusal disharmony, natural and artificial. J Am Dent Assoc 1935;22:1193-1202.
97. Jarabak JR. The adaptation of the temporal and masseter muscles: an electromyographic study. Angle Orthodont 1954;24:193-213.
98. Rugh JD, Baarghi N, Drago CJ. Experimental occlusal discrepancies and nocturnal bruxism. J Prosthet Dent 1984;51:548-553.
99. Schaerer P, Stallard RE, Zander HA. Occlusal interferences and mastication: an electromyographic study. J Prosthet Dent 1967;17:438-449.
100. Shiau YY, Syu JZ. Effect of working side interferences on mandibular movement in bruxers and non-bruxers. J Oral Reahbil 1995;22:145-151.
101. Clayton JA, Kotowitz WE, Myers GE. Graphic recordings of mandibular movements: research criteria. J Prosthet Dent 1972;25:287-298.
102. Crispin BJ, Myers GE, Clayton JA. Effects of occlusal therapy on pantographic reproducibility of mandibular border movements. J Prosthet Dent 1978;40:29-34.
103. Clayton JA, Beard CC. An electronic computerized pantographic reproducibility index for diagnosing mandibular joint dysfunction. J Prosthet Dent 1986;55:500-505.
104. Dewe-Mathews J. Observations of Graphic Tracings of Functional Mandibular movements [thesis]. Ann Arbor: University of Michigan, 1975.
105. Gottlieb B, Orban B. Tissue changes in experimental traumatic occlusion, with special reference to age and constitution. J Dent Res 1931;11:505-510.
106. Box HK. Experimental traumatogenic occlusion in sheep. Oral Health 1935;25:9-15.
107. Wentz FM, Jarabak J, Orban B, Experimental occlusal trauma imitating cuspal interferences. J Periodontol 1958;28:117-127.
108. Glickman I, Smulow JB. Adaptive alterations in the periodontium of the rhesus monkey in chronic trauma from occlusion. J Periodontol 1968;39:101-105.
109. Svanberg G, Lindhe J. Vascular reactions in the periodontal ligament incident to trauma from occlusion. J Clin Periodontol 1974;1:58-69.
110. Lindhe J, Svanberg G. Influence of trauma from occlusion on progression of experimental periodontitis in the beagle dog. J Clin Periodontol 1974;1:3-14.
111. Meitner S. Co-destructive factors of marginal periodontitis and repetitive mechanical injury. J Dent Res 1975;54 Spec no C:C78-85.
112. Polsen AM, Zander HA. Effect of periodontal trauma upon intrabony pockets. J Periodontol 1983;54:586-591.
113. Polson AM, Meitner SW, Zander HA. Trauma and progression of marginal periodontitis in squirrel monkeys. IV. Reversibility of bone loss due to trauma alone and trauma superimposed upon periodontitis. J Periodontal Res 1976;11:290-299.
114. Ericsson I, Lindhe J. Effect of longstanding jiggling on experimental marginal periodontitis in the beagle dog. J Clin Periodontol 1982;9:497-503.
115. Ericsson I, Lindhe J. Periodontal ligament tissue reaction to trauma and gingival inflammation. An experiment study in the beagle dog. J Clin Periodontol 1995;22:772-779.
116. Nyman S, Lindhe J, Ericsson I. The effect of progressive tooth mobility on destructive periodontitis in the dog. J Clin Periodontol 1978;5:213-225.
117. American Academy of Periodontology. Parameter on occlusal traumatism in patients with chronic periodontitis J Periodontol 2000;71:873-875.
118. Kozlovsky A, Tal H, Laufer B-Z, Leshem R, Rohrer MD, Weinreb M, Artzi Z. Impact of implant overloading on the peri-implant bone in inflamed and non-inflamed peri-implant mucosa. Clin Oral Implants Res 2007;18:601-610.

119. Randow K, Carlsson K, Edlund J, Oberg T. The effect of an occlusal interference on the masticatory system. An experimental investigation. Odontol Revy 1976;27:245-256.
120. Li J, Jiang T, Feng H, Wang K, Zhang Z, Ishikawa T. The electromyographic activity of masseter and anterior temporalis during orofacial symptoms induced by experimental occlusal high spot. J Oral Rehabil 2008;35:79-87.
121. Michelotti A, Farella M, Gallo LM, Velri A, Maritina R. Effect of occlusal interferences on habitual activity of human masseter. J Dent Res 2005;84:644-648.
122. Michelotti A, Farella M, Steenks MH, Gallo LM, Palla S. No effect of experimental occlusal interferences on pressure pain thresholds of the masseter and temporalis muscles in healthy women. Eur J Oral Sci 2006;114:167-170.
123. Le Bell Y, Jamsa T, Korri S, Nierni PM, Alanen P. Effect of artificial occlusal interferences depends on previous experience of temporomandibular disorders. Acta Odontol Scand 2002;60:219-222.
124. De Boever JA, Carlsson GE, Klineberg IJ. Need for occlusal therapy and prosthodontic treatment in the management of temporomandibular disorders. Part I. Occlusal interferences and occlusal adjustment. J Oral Rehabil 2000; 27: 367-79.
125. Riise C, Sheikholeslam A. The influence of experimental interfering occlusal contacts on the postural activity of the anterior temporal and masseter muscles in young adults. J Oral Rehabil 1982; 9:419-25.
126. Ikeda T. Influence of occlusal overload on tooth sensation and periodontal tissue. J Jpn Prosthodont Soc 1987;31:675-688.
127. Svensson P, Wang K, Sessle BJ, Arendt-Nielsen L. Associations between pain and neuromuscular activity in the human jaw and neck muscles. Pain 2004;109:225-232.
128. Zhang X, Lund JP. The effect to the experimental jaw muscle pain on postural muscle activity. Pain1996;66:215-221.
129. Clark GC. Treatment of myogenous pain and dysfunction. In: Laskin DM, Greene C, Hylander WL (eds). TMDs: An Evidence-based Approach to Diagnosis and Treatment. Chicago: Quintessence Publishing, 2006:483-500.
130. Johansson A, Unell L, Carlsson GE, Söderfeldt B, Halling A. Risk factors associated with symptoms of temporomandibular disorders in a population of 50 and 60 year old subjects. J Oral Rehabil 2006;33:473-481.
131. Diatchenko L, Slade GD, Nackley AG, Bhalang K, Sigurdsson A, Belfer I et al. Genetic basis for individual variations in pain perception and the development of a chronic pain condition. Hum Mol Genet 2005;14:135-143.
132. Gesch D, Bernhardt O, Alte D, Kocher T, John U, Hensel E. Malocclusions and clinical signs or subjective symptoms of temporomandibular disorders (TMD) in adults. Results of the population-based Study of Health in Pomerania (SHIP). J Orofac Orthop 2004;65:88-103.
133. Palla S. The interface of occlusion as a reflection of conflicts within prosthodontics. Critical commentaries. Int J Prosthodont 2005;18:304-306.
134. Mohlin B, Ingervall B, Thilander B. Relation between malocclusion and mancibular dysfunction in Swedish men. Eur J Orthodont 1980;2:229-238.
135. Riolo ML, Brandt D, Tenhave TR. Associations between occlusal characteristics and signs and symptoms of TMJ dysfunction in children and young adults. Am J Orthod Dentofacial Orthop 1987;92:467-477.
136. Lieberman MA, Gazit E, Fuchs C, Lilos P. Mandibular dysfunction in 10-18 old school children as related to morphological malocclusion. J Oral Rehabil 1985;12:209-214.
137. Roberts CA, Tallents RH, Katzberg RW, Sanchez-Woodworth RE, Espland MA, Handelman SL. Comparison of internal derangements of the TMJ with occlusal findings. Oral Surg Oral Med Oral Pathol 1987;63:645-650.
138. Cacchiotti DA, Plexh O, Bianchi P, McNeill C. Signs and symptoms in samples with and without temporomandibular disorders. J Craniomandib Disord 1991;5:167-172.
139. Kahn J, Tallents RH, Katzberg RW, Moss ME, Murphy WC. Association between dental occlusal variables and intraarticular temporomandibular joint disorders: horizontal and vertical overlap. Journal of Prosthet Dent 1998;79 658-662.
140. Al-Hadi LA. Prevalence of temporomandibular disorders in relation to some occlusal parameters. J Prosthet Dent 1993;70:345-350.
141. Tsolka P, Walter JD, Wilson RF, Prieskel HW. Occlusal variables, bruxism and temporomandibular disorders: a clinical and kinesiographic assessment. J Oral Rehabil 1995;22:849-856.
142. Henrikson T, Ekberg EC, Nilner M. Symptoms and signs of tempormandibular disorders in girls with normal occlusioin and Class II malocclusion. Acta Odontol Scand 1997;Aug;55:229-235.
143. Pullinger AG, Seligman DA. Quantification and validation of preductive values of occlusal variables in temporomandibular disorders using a multifactorial analysis. J Prosthet Dent 2000;83:66-75.
144. John MT, Hirsch C, Drangsholt MT, Mancl LA, Setz JM. Overbite and overjet are not related to self-report of temporomandibular disorder symptoms. J Dent Res 2002;81:164-169.
145. Celić R, Jerolimov V. Association of horizontal and vertical overlap with prevalence of temporomandibular disorders. J Oral Rehabil 2002;29:588-593.
146. Selaimen CM, Jeronymo JC, Brilhante DP, Lima DP, Lima EM, Grossi PK, et al. Occlusal risk factors for temporomandibular disorders. Angle Orthodont 2007 May;77:471-477.
147. Slade GD, Diatchenko L, Bhalang K, Sigurdsson A, Fillingim RB, Belfer I, et al. Influence of psychological factors on risk of temporomandibular disorders. J Dent Res 2007;86:1120-1125.
148. Sonnenson L, BakkeM, Solow B. Malocclusion traits and symptoms and signs of temporomandibular disorders in children with severe malocclusion. Eur J Orthod 1998;20:543-559.
149. Pullinger AG, Seligman DA. Overbite and overjet characteristics of refined diagnostic groups of temporomandibular disorder patients. Am J Orthod Dentofacial Orthop 1991;100:401-415.
150. Paesani D. Introduction to bruxism. In: Paesani D (ed). Bruxism, Theory and Practice. Quintessence Publishing, 2010.
151. Greene C. Concepts of TMD Etiology: Effects on diagnosis and treatment. In: Laskin DM, Greene C, Hylander WL (eds). TMDs: An Evidence-based Approach to Diagnosis and Treatment. Chicago: Quintessence Publishing, 2006.
152. Dawson PE. Position paper regarding diagnosis, management, and treatment of temporomandibular disorders. J Prosthet Dent 1999;81:174-178.
153. Koh H, Robinson PG. Occlusal adjustment for treating and preventing temporomandibular joint disorders. J Oral Rehabil 2004 31;287-292.
154. American Academy of Periodontology. Proceedings of the World Workshop in Clinical Periodontics. Chicago: American Academy of Periodontology, 1989.

第6部 3章 選択的な偏心運動時の誘導

目次
- 選択的な偏心運動時の誘導の目的
- 選択的な偏心運動時の誘導
- 個々の臨床的決定因子
- 選択的な偏心運動時の離開
- 要約および結論

第6部2章のエビデンスを分析すると，「ミューチュアルプロテクション（相互保護）」は生物学的法則ではなく，最大咬頭嵌合において臼歯が前歯を保護し，偏心運動時に前歯が臼歯を保護する概念は，自然の中では成立しない概念と結論できる．

すべての症例に対する治療モデルとして「相互保護」を使用することには疑問がある．前方運動時の臼歯の離開と作業側による非作業側の離開を基盤とする修復治療モデルには臨床的妥当性があり，魅力的なパラダイムである．しかし，この相互保護がすべての症例に適していると考えるべきではない．相互保護が適当でない場合は，個々の臨床的決定因子に基づいて，選択的な偏心運動時の誘導や選択的離開を使用することができる（Box6-3-1）．

Box6-3-1　偏心運動時の誘導と相互保護についての結論

- ミューチュアルプロテクション（相互保護）は自然の法則ではなく，臨床的妥当性は証明されていない．
- 文献での記述には不備があり，混乱している．
- 犬歯誘導によるアンテリアディスクルージョン（前歯による臼歯離開）は，つねに固定性補綴における偏心運動時の咬合接触の最適な治療モデルとは限らない．
- 代替治療モデルは，個々の臨床的決定因子に基づいた選択的な偏心運動時の誘導および選択的な偏心運動時の離開を基本としたものである．

選択的な偏心運動時の誘導の目的

選択的な偏心運動時の誘導の目的は，以下のように要約できる．
- パラファンクション，咀嚼，嚥下による咬合力の最小化と最適な配分．
- 主に咀嚼能率，そして咀嚼の快適性を通じた機能の向上．
- 審美性の向上．
- 修復物と歯列の寿命の延伸．

これらの目的を達成するために，個々の症例に特有の因子に基づいて代替的な選択的な偏心運動時の誘導や咬合パターンが用いられるだろう．ここでいう症例に特有の因子というのは，患者個々の状況，顔貌や審美，上下の顎間関係，歯列内の状況，修復物，歯などの因子であり，患者ごとにさまざまで，ばらつきがあるものである．

選択的な偏心運動時の誘導

選択的な偏心運動時の誘導とは，臨床医が個々の症例に特有の臨床的目標を達成するためにもっとも適切と考えて選択する偏心運動時の誘導のことである．これは個々の臨床的決定因子に基づいて，それぞれの症例に特有の偏心運動時の誘導が決定される．

選択的な偏心運動時の離開

選択的な偏心運動時の離開とは，臨床医が個々の症例にもっとも適切と考えて決定する離開のことである．ここでいう離開のうち，前方運動時の離開については，前歯による臼歯の離開，およびⅡ級，Ⅲ級や前歯部開咬症例では犬歯と小臼歯による大臼歯の離開の2つがある．側方運動時の誘導については，非作業側の離開が，主要なパラダイムと考えられている．作業側による誘導は，症例固有の状況に基づいて選択し，非作業側の接触を離開させる．いずれも個々の臨床的決定因子に応じて確立される（表6-3-1）．

個々の臨床的決定因子

個々の症例の決定因子は，相互に関連してその臨床症例を特徴づけている．以下の因子がある．
- 患者因子
- 顔面因子
- 歯列間因子
- 歯列内因子
- 修復因子

各々の症例の固有の特性によって，どの偏心運動時の誘導がもっとも適しているかが判断される（表6-3-1）．

患者因子

患者因子には，医学的因子，心理社会的因子，行動的因子がある．医学的，精神的，心理的障害により，患者が特定の外科処置や補綴的処置に適しているかどうかを判断する．歯科疾患に対する遺伝的素因がある場合は，特殊な補綴的アプローチが選択される．社会的，文化的背景がかかわる心理社会的因子によって，患者が好む最適な治療を決定する．行動的因子は，口腔清掃に対するコンプライアンス，可撤性義歯挿入時の手技，治療コンプライアンス，パラファンクションの既往と素因などにかかわる．

顔面因子

顔面因子は顔と口腔顔面の容貌に関係する．軟組織によるフェイシャルサポートには，顔面歯槽骨によるサポートと，臼歯，前歯による咬合支持がある．安静時やスマイル時のリップサポートおよび安静時やスマイル時の歯肉の見え方も顔面因子に含まれる．

表6-3-1　個々の臨床的決定因子は，偏心運動時の誘導のデザインに影響を与える

患者因子	歯列間因子	歯列内因子	個々の歯の因子
年齢，服薬状況	スケレタルパターン	歯列弓形態	骨支持
病歴	垂直被蓋	歯の分布	動揺度
全身状態と全身疾患の既往	水平被蓋	支台歯の分布	偏心運動時の接触，干渉
精神的状態	審美的外観	欠損の長さ	歯冠長
心理社会的状態	審美的咬合平面	臼歯部咬合支持	維持／抵抗
習癖，摂食，飲水	偏心運動時の誘導	偏心運動時の誘導	歯冠 - 歯根比
パラファンクション	咬合パターン	歯槽骨の支持	生活歯か失活歯か
	歯槽頂間距離		歯内治療の状態

歯列間因子

　上下顎歯列の前後的，頬舌的関係は，達成できる咬合様式の重要な決定要因である．ノーマルバリエーションに応じて，すなわち，Ⅰ級，Ⅱ級，Ⅲ級咬合あるいは他の咬合などの状況に応じて，水平被蓋および垂直被蓋の程度が決まり，その結果，偏心運動時の誘導が決定される．顎間距離や上下の咬合面間距離は，咬合高径および歯槽頂の高さによって決まり，選択的な偏心運動時の誘導にも影響を与える．

歯列内因子

　歯列内因子は，歯列弓の形状，歯と支台歯の分布，骨形態，歯の動揺などである．これらの因子とその他の症例に特有の歯列内因子は，適切な臼歯部咬合支持の選択と選択的な偏心運動時の誘導のデザインに影響する．

修復因子

　修復因子には，歯髄の状態，歯周支持組織，歯根長，フェルール，修復物の維持，インプラントコンポーネントの維持，修復物の状態などがある（第10部参照）．

選択的な偏心運動時の離開

　ミューチュアルプロテクション（相互保護）およびアンテリアディスオクルージョン（前歯による臼歯離開咬合）あるいはグループファンクションなどの極端に簡素化されたパラダイムは，個々の臨床的決定因子に合わせて修正する必要がある．前方運動時のアンテリアディスクルージョン（前歯による臼歯離開）および犬歯またはグループファンクションによる側方運動時の離開は，実行可能なモデルと考えられるが，個々の臨床的決定因子に応じて，側方運動時の離開が得られる選択的な偏心運動時の誘導を代替え案として用いることもあり得るだろう．前方運動による臼歯離開および側方運動時の作業側による離開という原則がガイドラインとして使用されるが，患者の臨床的状況に応じて修正する必要がある（表6-3-1）．

支台歯の分布と骨支持

　それぞれの症例に対して，適切な偏心運動時の誘導を選択する際には，誘導部位と離開部位の骨支持ならびに安定性を十分に考慮せねばならない．前歯部を支持する歯が不十分で弱い場合は，偏心運動時の負荷を支え，後方の臼歯または修復物を「保護」するには適していない．他に歯列間因子および歯列内因子も影響する．すなわち，歯槽堤の前後的および頬舌的関係，咬合高径，上下歯槽頂間距離，クラウンの高さのクリアランス，クラウン／歯／インプラント比，および審美的要素のすべてについて考慮しなければならない．歯と支台歯の分布，歯やインプラントの骨支持，支台歯の連結固定，垂直被蓋および水平被蓋などの歯列内因子についても検討せねばならない．これらの検討に基づいて，最善の新しい修復物の誘導の傾斜および作業側の誘導の前後的配分を確立する．

　選択的な離開を担う部位が離開する部位を保護するという概念は，離開を担う部位と離開する部位が連結固定されている場合には混乱をきたす．連結固定された上部構造とその支台歯には，生体力学的にテコの原理が働き回転モーメントが負荷される．この結果，離開によって負荷がかからないはずの部位にも大きな力がかかることになる．それゆえ，側方運動時の誘導では非作業側には咬合接触がないにもかかわらず，非作業側の支台装置と上部構造との連結部に引張負荷が生じる．このような場合，グループファンクションと犬歯誘導のどちらが適切かという判断は困難である．他の歯列内因子やシングルユニットの要素も，この判断に影響する．

要約と結論

　以上，自然発生率と多様な因子についてレビューし，偏心運動時の誘導に関連した概念と背景にある知識を概観した．結論とまとめは，Box6-3-2〜6-3-4に臨床的疑問に対する回答として記述した．

選択的な偏心運動時の離開

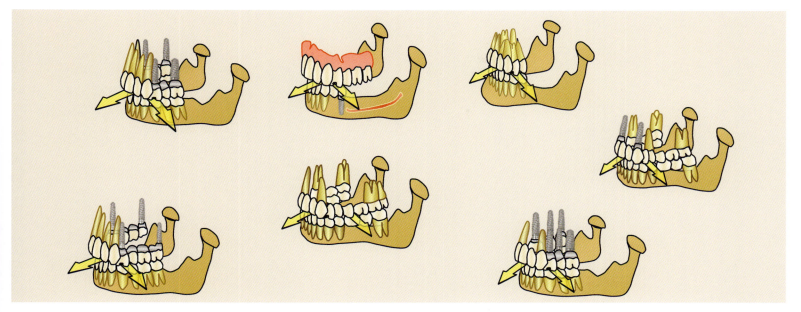

図6-3-1 選択的な前方運動時および側方運動時の偏心運動時の誘導は，離開を担う部位と離開する部位の相対的な支持能力と相対的な安定性を考慮して計画する必要がある．歯やインプラントの周囲骨による支持，支台歯の数と位置，審美性，咬合高径，歯列間距離，垂直被蓋，水平被蓋などのすべてが症例に特異的な決定因子である．前方運動時および側方運動時の離開に関する原則は前述の決定因子に基づいて修正する必要がある．

Box6-3-2 側方運動時の誘導，SEPOCs —まとめと結論

Q：前方運動時に臼歯を離開させるアンテリアガイダンスが必要か？
A：それが適切な症例では，答えは"yes"である．しかし個々の臨床的決定因子から代替の誘導が必要と考えられる場合は，選択的な偏心運動時の誘導が適切である．
Q：側方運動時に非作業側を離開させるアンテリアガイダンスおよび／またはラテラルガイダンス(側方運動時の誘導)が必要か？
A：原則的に"yes"である．
Q：咬合干渉を避けるために前方運動時のアンテリアガイダンスおよび／またはラテラルガイダンスが必要か？
A：干渉と長期間持続している症状がないSEPOCsとは区別されなければならない．選択的な誘導を適用する場合は，望ましくないSEPOCsは避けるべきである．長期間持続している無症状のSEPOCsは残してもよい．生体力学的に好ましくないと判断されたSEPOCsは，離開させるか，削合するか，あるいは除去するのが良い．

Box6-3-3 偏心運動時の誘導，干渉，SEPOCs —まとめと結論

Q：咬合干渉と顎関節症(TMD)およびパラファンクションとの関係は何か？
A：偏心運動時の干渉／SEPOCsは，顎関節症(TMD)のリスクファクターではない．CR-MIの不調和が2mm以上であればTMDのリスクファクターと考えられている．偏心運動時の干渉／SEPOCsは，長期間持続するパラファンクションの原因ではない．また，これらの咬合接触はパラファンクションの原因ではないが，パラファンクションの場となる．
Q：アンテリアディスオクルージョン(前歯による臼歯離開咬合)がない場合，臼歯の接触は咬合干渉なのか，それとも臼歯による誘導なのか？
A：誘導の接触である．
Q：アンテリアガイダンスと咀嚼およびブラキシズムとの関係は何か？
A：第6部2章を参照．
Q：ミューチュアルプロテクション(相互保護)は有効な治療モデルか？
A：そうではない．選択的な偏心運動時の離開が有効な治療モデルである．

第7部 インプラントの咬合

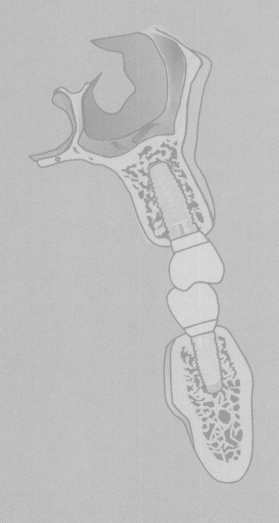
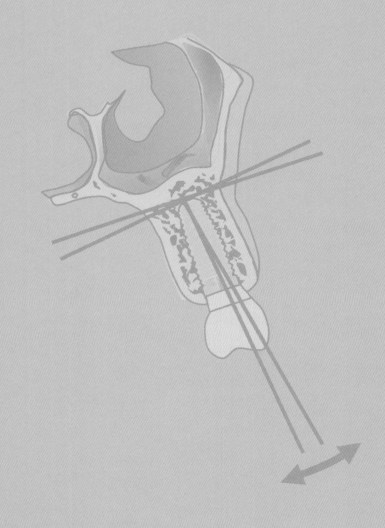

第7部　インプラントの咬合

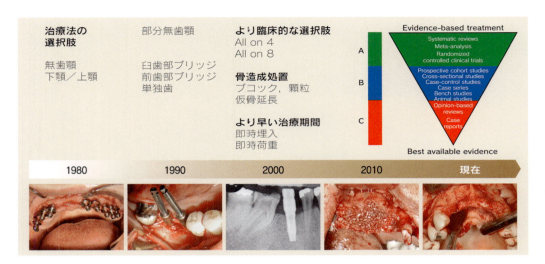

図7-1　治療法の選択肢は，臨床的な選択肢や骨造成方法やそのスピードにおける選択肢の増加とともに，この20年で発展してきている．エビデンスに基づいた治療がより一般的にうたわれ，研究数は増加しているが，入手可能な最良のエビデンスは不十分であることが多い．

目次

- インプラントの咬合の原則
- 咬合力の分散
- インプラントの荷重応答に影響を与える因子
- インテグレーション後ならびに治癒期間における早期の辺縁骨の吸収
- インプラントへのオーバーロード（過重負担），疲労，微小外傷（マイクロトラウマ）
- インプラント周囲炎
- 臨床パラダイムと近年のコンセプト
- 修復治療の選択肢
- 偏心運動時の誘導
- 無歯顎における考慮事項
- インプラントの生体力学
- 生体力学モデル
- 頭蓋への荷重シミュレーション

はじめに

臨床家は，機能的またはパラファンクショナルな咬合圧をサポートするために必要となるインプラントの数，配置とその分布，そしてその傾きにかかわるさまざまなコンセプトに直面する．適切な咬合機構の計画ならびにその達成は，インプラント支持型補綴装置の必須項目である．これらには，適切な骨指示の獲得，インプラントの配置，数，長さ，分布，傾き，連結，垂直的咬合高径，静的・動的咬合機構などさまざまな相互因子への配慮が含まれる．

過去20年，近代の歯根型インプラントは，その表面性状や材質が絶え間なく発展してきた．この絶え間ない発展は，単独歯修復から全顎的な修復にわたる部分あるいは無歯顎患者の補綴修復に対する治療オプションの幅の増加を促進してきた．補綴治療のオプションは，骨造成や治療期間のスピードの治療オプションの増加に伴い拡大し，取り残された臨床家は，それらの治療オプションによく当惑する．発展の度合いが意味のある長期結果に関する研究を報告する能力を超えており，これらはしばしば，エビデンスに基づいた治療法に至していない（図7-1）．

顔面骨格に対する力の分散

臼歯は，咀嚼することにより食物を粉砕し，嚥下時に下顎骨を固定する．骨格は第一，第二大臼歯の上方に存在する頬骨部にて最大限の力を発揮しながら臼歯部咬合支持を与える咬頭嵌合が得られるようにデザインされている．上顎骨においては，上顎洞ならびに鼻腔が根尖部の上部に直接存在し，咬合力は力の加わる平面において上顎骨ならびに前上顎骨に沿って周囲に分散される．下顎の歯は，周囲を厚い皮質骨に覆われた管腔構造状の歯槽骨に支えられている．下顎の臼歯部を除く，上下顎のすべての歯は一般的には非常に薄い頬側板を有している．とくに下顎骨においては，臼歯部への最大荷重は，前歯部よりも梁状の傾向をとる．

残存歯槽骨内にて固定性補綴装置（FDPs）を支持するチタン製のスクリュー型インプラントを用いて歯列の修復を行うことは，これらの複雑な適応システムを著しく変化させる．後方へのカンチレバーを伴った前歯部の連結されたFDPs，上顎洞を再建した部分に埋入されたインプラントやその長さ，直径，分布，傾斜やポンティックの付与は，すべてそれぞれの症例においてさらなる適応性に対する挑戦であり，適切な科学的研究に十分には支持されていないこれらの多数の選択肢に直面した臨床家に対する診断能力および予後への挑戦である．

インプラントの咬合の原則

第一の臨床におけるジレンマとして，インプラントの最大あるいは最小本数，角度，長さやそのサイズや残存支持骨の骨質に関して，適切な臨床研究に基づく見解がないことである．

歯およびインプラントは，それぞれ異なった固有感覚を有し，また機能時ならびにパラファンクション時に加わる荷重を支えるメカニズムも異なっており，このことが部分無歯顎への修復処置の概念に影響を与えている[1-9]．インプラントと骨の界面における骨感覚受容ならびにメカノレセプターの存在が示され，荷重を受けたインプラント体からの感覚のフィードバックに関する仮説を支持している[10]．

咬合性外傷や疲労性微小損傷（マイクロダメージ）に関する考察，歯周炎あるいはインプラント周囲の炎症もしくはそのコンビネーションは，隣在するインプラントや歯との連結や臼歯部咬合支持，偏心運動時の誘導に関する臨床的配慮に影響を与える．

天然歯列の咬合修復は，快適性と審美を備えるために十分な臼歯部咬合支持，咬合高径（OVD）と偏心運動時の誘導に関する配慮に分けられる．相互保護およびアンテリアディスオクルージョン（前歯による臼歯離開咬合）に関する治療モデルは，インプラント支持型の修復治療に適応されてきた．しかしながら，インプラントと天然歯の支持機構のメカニズムの違いとインプラント歯科学の絶え間

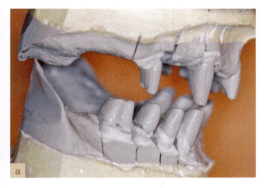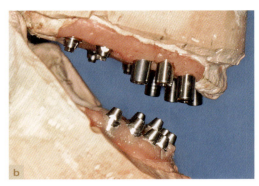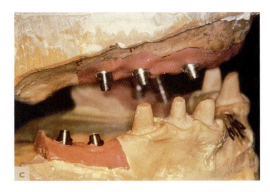

図7-2a〜c 咬合様式は補綴的な決定因子の相互関係により決定される．臼歯部咬合支持と選択的な偏心運動時の誘導は，歯やインプラントおよびその支持骨の配置により計画される．**a**：歯牙支持．**b**：インプラント支持．**c**：歯およびインプラント支持．

ない発展と進化において，インプラント支持型の修復物に対するこれらの様式の妥当性に関して，多くの疑問がまだ解き明かされていない（図7-2）．

インプラントの生体力学・生物学・結合特性が，天然歯とその補綴装置の場合とは異なる性質をもつというエビデンスが進展しているため，咬合修復の原則である臼歯部咬合支持，咬合高径，偏心運動時の誘導という3つの基本的な要素は，種々のパラダイムの変化とともに見直され，修正される必要がある．

パラファンクション

パラファンクションであるクレンチングとグライディングは非常に強く，そして場合によっては破壊的な力を引き起こす可能性があり，歯の摩耗，クラウンや歯の破折，固定性補綴装置のセメントの漏出や破損，アバットメントスクリューの破損や緩み，ポーセレンや上部構造の破損，支持骨の外傷やインプラント体の破折に対して十分な力となる．治療計画の考察は，われわれがまだよく理解できていないこれらの現象による潜在的な破壊効果を最小限にすることにフォーカスをあてる必要がある．

相互保護（ミューチュアルプロテクション）

前項での考察より，発展した専門性の結果として，「相互保護」（ミューチュアルプロテクション）と呼ばれるものに対する系統だったエビデンスがないことは明白である．犬歯は獲物を噛み切るためにあり，切歯は肉を切り裂き，果実の皮を剥ぐためにあり，パラファンクションから臼歯を守るためではない．Angle II級1類やIII級やその他のアンテリアディスオクルージョン（前歯による臼歯離開咬合）が欠如している歯列は，病的な状態あるいは顎関節症状やパラファンクションをより引き起こしやすいという納得できるエビデンスもない．このことは，インプラントに支持された咬合と臼歯，前歯ならびにインプラントの相互作用に関連している．前方運動時のアンテリアディスオクルージョン（前歯による臼歯離開咬合）ならびに側方偏心運動時の非作業側の離開が天然歯の固定性補綴装置における永続した臨床的なパラダイムである一方で，これらをインプラント支持型の修復物にそのまま適応することは，個々の症例すべてにおいて適切な咬合様式となるとは限らない．

相互保護とアンテリアディスクルージョン（前歯による臼歯離開）

インプラント体の頬側部は，歯周組織学的レセプターを有さず，そしてオーバーロード（過重負担）による辺縁骨の骨吸収に感受性をもつ薄い頬側板により支持されている．天然歯とインプラントが混在した歯列とすべてインプラントにより支持された修復物において，それぞれ異なった考察が適応される．天然歯とインプラントが混在した歯列において，天然歯とインプラントの咬合接触を与えるかどうか，インプラントもしくはインプラントと天然歯で偏心運動時の誘導を支持させるかどうか，補綴装置を独立させるか連結させるかについて考える必要がある．局所的な生体力学的考慮は，アンテリアディスオクルージョン（前歯による臼歯離開咬合）と相互保護による神経筋機構の保護という理論的な利益を上回るかもしれない．

フルアーチスプリントを行っている補綴装置においては咬合離開の考慮は複雑で，それによって前歯部および臼歯部のセグメントはもはや独立したものではなく，異なった生体力学的特性を有した強固な構造物の一部となる．

補綴的な決定要素の相互作用

咬合におけるさまざまな決定要素の相互作用はまた，インプラントの配置，平面，傾斜，支持ならびに咬合デザインに影響を与える．安静時ならびにスマイル時における審美的な歯の見え方は，上顎のクラウンの長さを決定する．垂直的な咬合高径は，上下顎間の距離，クラウン-インプラント比（C/I）ならびにクラウンの高さのスペース（CHS）を決定する[11]．骨格と前後ならびに頬舌側の残存歯槽骨の関係は，インプラントの傾斜の程度，軸を外した（off-axis）荷重や骨造成の必要性を決定する．

それゆえ，インプラントの平面，配置，傾斜，支持，上部構造のデザインや咬合様式の計画は，これらのさまざまな相互作用を考慮すべきである．そしてそこで要求される事項は症例ごとに特有なものであるが，臼歯部の適切な咬合支持を適切な垂直的顎間関係において確立し，パラファンクションによってもたらされるかもしれない破壊的な効果を最適に分散させる偏心運動時の誘導を与えるべきである．前処置，診断用あるいは手術用ガイド，プロビジョナルレストレーション，そしてクロスマウントを適切に使用することにより，これらの困難な臨床課題を容易に治療することができる．

咬合力の分散

天然歯

天然歯とインプラントはそれぞれ異なった接着メカニズムを有している（図7-3，7-4）．天然歯は歯槽骨に歯周組織を介して，垂直的には25〜100μm，頬舌的に56〜108μmの距離をもって保持されており[1-5]，習慣的な咬合力に応答することによって歯槽骨を維持している（図7-3）．過剰な力は圧迫側の外傷を引き起こし，その後，歯周靱帯（PDL）の修復と拡大が生じる．正常な歯周組織のスペースは，オーバーロード（過重負担）によるジグリングの力に応答し，吸収，修復，拡大ならびに動揺が増加する．歯周組織に炎症がなければ，根尖側へのアッタチメントロスは生じない．この現象は可逆性である（図7-5）．歯周炎を有する領域への外傷は，非可逆的な骨吸収を引き起こす[12-14]．

第7部 インプラントの咬合

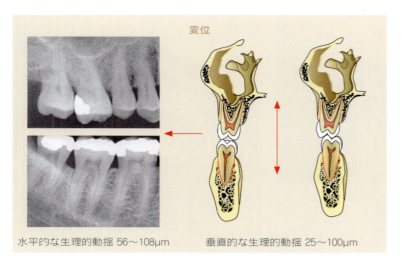

図7-3 天然歯は歯周靱帯（gomphosis）により骨と接合しており、垂直的には25〜100μm、水平的には56〜108μmの生理的動揺として、歯槽窩内を動く。

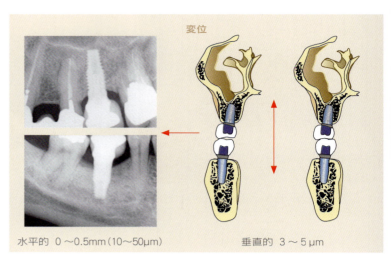

図7-4 インプラントは骨と強固に接合し（オッセオインテグレーション）し、周囲の骨に依存した形で、垂直的には3〜5μm、水平的には10〜50μmの限られた動揺を示す。

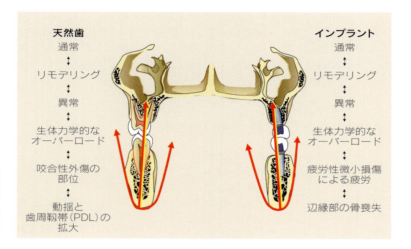

図7-5 天然歯およびインプラントは、通常あるいは過剰な咬合荷重に対してそれぞれ異なったメカニズムで応答する。歯およびインプラントに対しては通常の荷重によって骨のリモデリングが維持され、骨を健康で安定した状態に保つ。異常な荷重は、天然歯ならびにインプラントに対して生体力学的なオーバーロード（過重負担）を引き起こすかもしれない。天然歯においては、外傷により圧迫を受けた部位は、歯周靱帯（PDL）が拡大し、天然歯の動揺が増加し、付着の喪失はしない。インプラントにおいては、生体力学的なオーバーロードは疲労性微小損傷による疲労が生じ、辺縁部の骨喪失を起こす可能性がある。

インプラント

　インプラントはより強固に骨と接合しており、おおよそ垂直的に3〜5μm、頰舌的に10〜50μmの変位で保持されている（図7-4）[6, 7]。インプラント表面の状態は、継続的な微小外傷と修復としての骨の「リモデリング」が安定して維持されている（図7-5）[15]。インプラントは、重大な荷重が加わったときに天然歯にあるような可逆性の動揺の増加という機能を有していない。正常あるいは過剰な咬合力が加わった際のインプラント周囲の組織応答についてのコンセプトは、まだ発展しているところである[15-17]。

正常あるいは異常な荷重応答

　強固なオッセオインテグレーションによって骨と結合したインプラントは咀嚼機能に適応し、骨－インプラント界面のリモデリングを伴って正常な荷重に応答する。オッセオインテグレーションが確立される初期の治癒過程の後、持続した咀嚼機能ならびに顎顔面機能により一時的な適応過程が続いていく[18]。
　この適応は、インプラントによる顎顔面機能のレベルと骨のリモデリングによる骨－インプラント界面のレベルで生じる。

異物反応

　オッセオインテグレーションは、インプラント体に対する異物反応に関係している。インプラント周囲における、異物反応による慢性炎症は避けられないと考えられる。ほとんどのインプラントにおいて、免れない異物反応は「バランスが安定している状態」で生じており、辺縁骨の吸収がない、あるいはごくわずかな状態で維持されていると思われる[16]。

骨認識

　骨認識（オッセオパーセプション）は顎顔面機能、ならびに咀嚼機能による運動感覚の生物学的フィードバックを行うと仮定されている機構である。咀嚼ならびにその他の口腔機能における運動感覚はインプラントを仲介した骨認識、末梢フィードバックならびに神経の可塑性により適応する。骨とインプラントの界面を通して加わる機能的な荷重は、骨の形質導入と連続したリモデリングの持続を刺激する[19, 23]。

オッセオインテグレーションの持続の適応性

　持続したリモデリングの適応性は、複数の生体に関連した生物学的、補綴学的因子によるものである[18, 21, 23]。インプラント表面の微小破壊を伴ったリモデリングのメカニズムがインテグレーションを維持する。疲労性微小損傷に対して修復の速度が維持できない限界まで荷重が増加すると、不可逆的な骨吸収を伴った辺縁部のモデリングによるインプラント辺縁部の骨接触の喪失が生じると推察される[20, 21]。

インプラントの荷重応答に影響を与える因子

インプラントに関わる因子
- インプラントの形状
- 表面のマクロな幾何学（スレッド，ピッチなど）
- 表面性状の粗造度とマイクロな形態学（材料）
- インプラントの傾斜，長さおよび幅径

補綴装置に関わる因子
- 連結
- アバットメントの分散
- 補綴装置のデザイン
- 咬合様式

骨に関わる因子
- 表面の結合
- 支持骨の幾何学および形態と骨とインプラントの接触
- 支持骨の解剖学

荷重に関わる因子
- 筋の収縮
- 程度，強度，持続時間
- パラファンクション

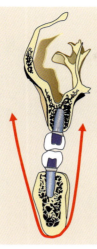
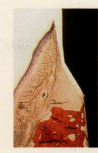
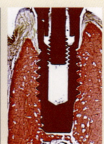
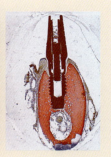

図7-6 咬合力の分散に影響を与える因子（左）．インプラントに関わる因子，骨に関わる因子，荷重および補綴装置に関わる因子．（右）骨とインプラントの接触（Prof. A Koslovsky のご厚意による画像）．

インプラントの荷重応答に影響を与える因子

機能圧に対する良好あるいは良くない応答は，さまざまな因子に影響を受ける．これらの因子には，骨のハウジング，骨認識，荷重因子，インプラント関連因子ならびに補綴的因子のマクロならびにマイクロな構造が含まれる（図7-6）．骨のハウジングの応答は，骨の生物学，骨とインプラントの接触，表面における結合，インプラントを取り囲む形態，歯槽骨の幾何学や支持顎骨の解剖学的性質に支配される．インプラント関連因子は形態，幾何学，表面性状とその程度は，筋肉の収縮と骨認識による即時の周囲への荷重応答に影響を与える．またインプラント周囲の健康は，生物学的な適応および長年にわたる表面の完全性とインテグレーションを達成するための「異物反応の均衡」を保つために「十分な骨」を維持する必要がある[16, 18, 21, 23]．

骨のハウジングの因子

インプラントの埋入後，接触している骨の強度は，骨密度とミネラルの増加を伴って最初の1年間で増加する[21, 22]．骨形成による外傷により周囲の骨は壊死し，次第に繊維性骨が形成され，この骨は数か月後に層板骨に置換される．十分に形成されミネラル化した層板骨は，繊維性骨よりも強度を有する[21, 23]．

局所の骨，手術，インプラント体，荷重および宿主に関連する因子は，オッセオインテグレーションの成否を決定する．インテグレーションの成功は，これらの因子が好ましいコンビネーションで「十分な骨」を構成した際に生じ，この「十分な骨」はインテグレーションという治癒期間とそれに続く適応期間における好ましい結果にとって必要となる因子を意味する言葉である[18]．この十分な骨の維持と「異物反応の均衡」の継続は，荷重における機能的，パラファンクショナルな要求と局所および宿主因子の長期にわたる順応が必要となる[16, 18]．

骨密度

骨-インプラント界面の永続化と機能に対する対応は，周囲骨の振る舞いに大きく決定される．これら因子に界面の結合の性質や骨-インプラント接触率（BIC）があり，インプラント体周囲のすべての範囲で均一でない．BIC は骨密度，骨の小柱構造とその空洞の程度，周囲の皮質骨の幅を反映したものである（図7-7, 7-8）．骨密度は通常，4つのカテゴリーに分類され，クラス I が高い骨密度，クラス II が適度な小柱構造を伴った中等度の骨密度，クラス III では小柱構造が際立った中等度の骨密度，そしてクラス IV は小柱構造が高い割合で認められる低い骨密度とされる（図7-7, 7-8）[24-26]．骨密度のエックス線を用いた評価は，画像の観察あるいはハンスフィールドユニットによる画像濃度値によってなされる[26]．

ヒト骨の組織形態計測による骨密度は，骨全体における骨小柱の割合で表現されている．クラス I では77％±17，クラス II では67％±16，クラス III は60％±20，そしてクラス IV では28％±12としている[27]．支持骨の幾何学は，下顎骨に見られるような硬い構造をとった骨から，骨小柱構造を有し，上顎洞下および鼻腔下に薄い皮質骨構造をとった上顎大臼歯，小臼歯部まで多様である（図7-6, 7-7, 7-8）．高い骨密度と BIC はインプラントの剛性を強め，骨のリモデリングと機能的な順応の継続を維持するのにより適している[18]．個々の骨密度における生物学的な応答メカニズムは，長期にわたって異なったものとなる[18, 23]．

筋による荷重因子

筋による荷重は，骨-インプラント界面に伝達され，周囲の骨構造に分散されていく．荷重の強度および持続時間はさまざまである．筋，口唇ならびに嚥下による荷重が小さい場合，リモデリングは安定した状態に維持される．咀嚼による破壊的な力は短い期間だけ発生するが，パラファンクションであるクレンチングやグラインディングは，長期にわたり定期的に強い力を発生させる．

筋による荷重因子は多岐に渡り，その強さと持続時間ともに個々の筋ならびにその関連筋の収縮の程度による．従来のモデルは，力の垂直方向のベクトル成分がインプラント体の長軸方向に伝達され，対称性に平行するように表現されている（図7-9）．しかしながら，最大咬頭嵌合（MI）による閉口はほとんど対称的ではなく，力の垂直成分として必要となるすべての閉口筋も同じ強さとタイミングで収縮しない[28, 29]．もっとも主要な閉口筋である咬筋は，下顎骨下縁から頬骨突起に向かって外側性に走行している．その結果として，片側により強い閉口となったり，側方や前側方運動の結果，力の向

第7部　インプラントの咬合

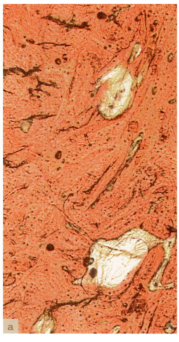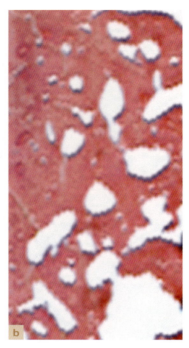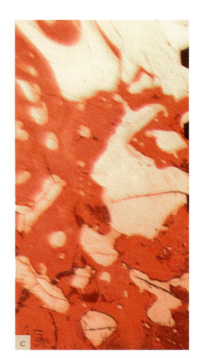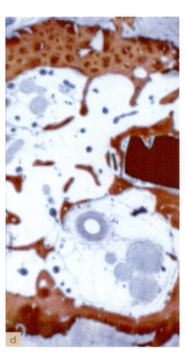

図7-7a〜d 歯槽骨の分類．**a**：クラスⅠ；高い密度．**b**：クラスⅡ；適度な小柱構造を伴った中等度の骨密度．**c**：クラスⅢ；小柱構造が際立った中等度の骨密度．**d**：クラスⅣ；小柱構造が高い割合で認められる低い骨密度（Prof. A Koslovskyのご厚意による画像）．

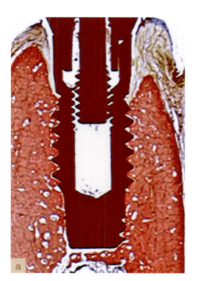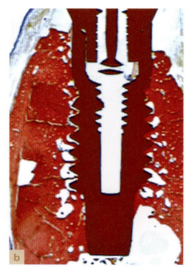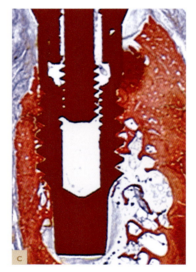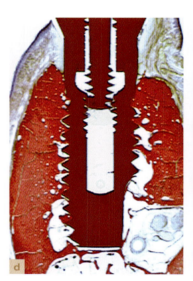

図7-8a〜d 左から右にクラスⅠ，Ⅱ，ⅢおよびⅣの骨質におけるインプラント．密度とインプラントと骨の接触の割合は，同じインプラントでも周囲の形態によってさまざまである（Prof. A Koslovskyのご厚意による画像）．

きはより側方方向に向く（図7-10）．力のベクトルは図7-11に描くように，コーン状のようにさまざまな方向に向いている[28, 29]．これは食塊の存在によってより強まる（図7-11）．

インプラントの因子

インプラントの形状

インプラント個々の因子は，インプラントの形状（テーパーあるいはストレート），幅そしてスレッドのデザイン（ピッチ，深さ，配置）により影響を受ける．異なったデザインにより周囲の骨へのストレス集中はさまざまなものとなる．しかしながら，インプラントの形態がインテグレーションを確立した骨に対してどのような影響を与え，長期的な臨床結果に影響を及ぼすかは，ほとんど明らかとなっていない．

インプラントの全長におけるスレッドの間隔，角度配置などさまざまな要求に応じて製作されているが，完全な正当化はなされていない．現時点で，ストレート形状およびテーパー形状の軸面と先端部のバリエーションにより，スレッドの角度はおおよそ30°とされているようである[30]．テーパー型インプラントおよびワイドタイプのインプラントでは，BICが最大になるようにデザインされており，しばしば頬側の骨支持を犠牲にする．必要最小限の頬側骨の幅は2mmである．

インプラントの表面性状

いくつかの研究において，粗造なプラズマ加工をされたシリンダータイプのインプラントとスレッドを付与したこれらのインプラントは，機械研磨されたスレッドを有するインプラントと大きな差を有することなく骨と結合し，長期の成功を達成したと報告されている[30-32]．現在のマイクロスレッドや中等度の粗面加工は早期のインプラント治療の失敗を減少させ，上顎骨やショートインプラント，上顎洞に対して骨造成した症例において，機械研磨インプラント（最小限の粗面加工）よりも優れるとされている[16, 33-35]．

インテグレーション後ならびに治癒期間における早期の辺縁骨の吸収

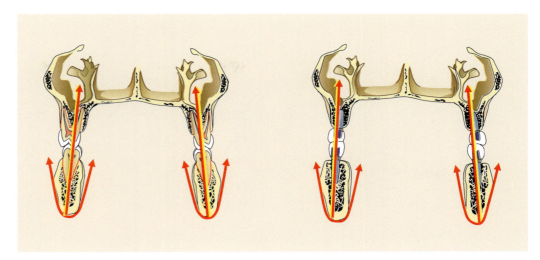

図7-9　最大咬頭嵌合時のインプラントと天然歯の荷重．従来，力の方向と分散は荷重を受けたインプラントの軸方向と考えられた．閉口筋やその他の因子の強度と同調性に影響を受けている．

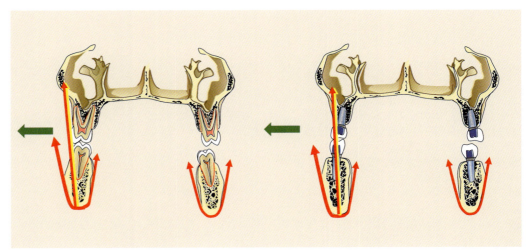

図7-10　歯の誘導による側方への力は，インプラントおよび天然歯において頬側の構造物に伝わる．

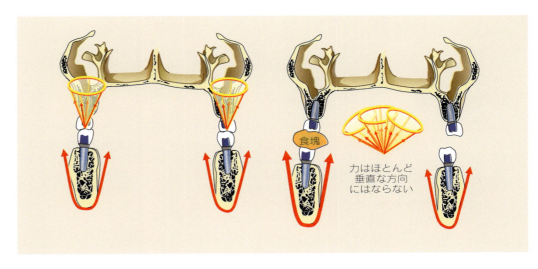

図7-11　力は，めったに垂直方向にはならず，支持している顎間関係，歯槽骨および顎骨の形態，閉口筋の収縮の強度，閉口筋と歯の形態における収縮と協調の程度に依存している．力は多方向性で，コーンのようにあらゆる方向に表現される（図示）．食塊の咀嚼，切断や粉砕，パラファンクションは，咬合力の強度と側方力を増加させる[29]．

インプラント頸部の幾何学

　インプラント頸部の幾何学とその表面加工は，辺縁骨の吸収に関係があるとされている因子である[36, 37]．頸部の幾何学は長年にわたり，ストレート形状，テーパー形状，スレッドの付与，プラットフォームスウィッチと呼ばれる内側化や嵌入などさまざまに変化してきた[38, 39]．頸部の形状の論理的な根拠としては，皮質骨部における頸部の応力分散のためのデザインであり，このことにより辺縁骨の吸収を促進する力を減少させることである．初期の骨吸収の後，これらのデザインはプラークの付着を促進する傾向にある．

インテグレーション後ならびに治癒期間における早期の辺縁骨の吸収

　機能後1年間におけるインプラントの周囲に観察される辺縁骨吸収は一般的なものである[40]．この吸収は，エックス線では水平的吸収あるいは「ソーサライゼイション」として観察され，しばしば第一スレッドを越える1～1.5mmの骨吸収となる．その後の安定した状態では，1年につき0.2mmの最小限の骨吸収とされている[30]．
　治癒期間における辺縁骨吸収に関係する因子には，いくつかの異

第7部　インプラントの咬合

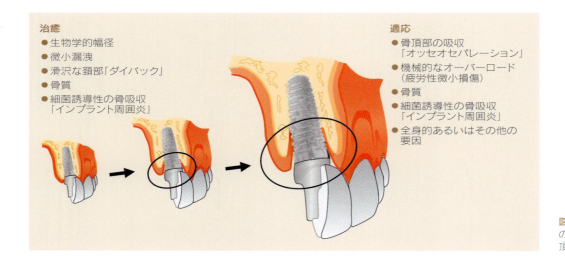

図7-12　通常，初期の辺縁骨の吸収は機能後1年間の治癒期間に生じる．これに続く適応期における骨頂部の喪失はさまざまな因子により生じる[40].

なった原因が挙げられている（図7-12）．これらの因子と異物反応が初期の骨吸収を引き起こすと考えられている[18].

これらには以下の因子が含まれる．
- インプラント床の手術による形成．
- 生物学的幅径の確立．
- アバットメント／インプラントのマイクログャップの位置．
- 咬合によるオーバーロード（過重負担）．
- インプラント体頸部の形状と表面性状．

さらには，骨密度，骨量や頬舌的骨幅も示唆されている[20, 25, 40]. 治癒期間後の骨-インプラント界面の恒常性の維持は，適応の継続的なプロセスによってなされる．適応期間における骨頂部の吸収はいくつかの因子により生じ，これらには機械的なオーバーロードや細菌が含まれる（図7-12）．

生物学的幅径

インプラント，骨そして歯肉の界面は，天然歯に見られる生物学的幅径の構築が認められる．動物あるいはヒトモデルにおいて，さまざまな長さの上皮組織ならびに結合組織の程度が示されている[41-43]. この生物学的幅径は，外被から骨頂のBICを封鎖するために必要となる[41]. 歯肉が退縮すると骨頂部の骨は根尖側に吸収し，ふたたび生物学的幅径を確立する．臨床でみられる初期の骨吸収は，生物学的幅径の構築によるものである[41]. またこの現象は，アバットメントによるインプラント体とのマイクログャップのないモデルにおいても確認できる．組織が歯冠側に成長するのか骨が根尖側に吸収するのかという疑問はまだ明らかになっていない[41-44].

滑沢なカラー「ダイバック」

スクリュータイプインプラントの頸部は，プラークの付着抑制とインプラント周囲の炎症を減少させるために伝統的に滑沢な機械研磨面を設置している．しかしながら，この部位が骨縁下に設置された場合，この平らな機械研磨面には骨は結合せず，つねにこのスクリューインプラントの第一スレッドあるいは粗面加工がなされている境界まで骨吸収が生じる．この過程は一般的に「ダイバック」と呼ばれている[44]. したがって，インプラント頸部の表面性状は現在まで，機械研磨やマイクロ加工などさまざまなバリエーションが存在してきた．そしてそのバリエーションそれぞれのコンセプトに従って，あるインプラントでは頸部の機械研磨部が非常に短く加工されていたり，他のものでは頸部と最初の3スレッドが機械研磨されていたり，インプラントの上面までマイクロ加工されているものもある．

アバットメントとインプラント界面の微小漏洩

辺縁骨の吸収に影響を与えるさらなる因子にマイクロギャップにおける微小漏洩がある．いくつかの研究において，インプラントとアバットメントの結合部（マイクロギャップ）を通して，インプラント体の内側にさまざまな細菌やその浸出液による細菌の移動が生じることが避けられないことを示されている[45-47]. イヌのモデルおいて，この現象がインプラント-アバットメント界面の炎症性反応の原因となることが示されている[47]. サルを使用したモデルにおいて，マイクロギャップと骨頂の距離が，骨吸収量に影響を与えるとしている[48]. この微小漏洩は荷重後1年における第一スレッドまでの骨吸収に影響を与えると考えられている．

プラットフォームスウィッチング

プラットフォームスウィッチングあるいは接合部の中央化のコンセプトは，インプラント径よりも小さい径のアバットメントを利用する．この目的は，骨頂からマイクロギャップまでの距離を増加させ，生物学的幅径を中央化させることにより骨吸収を抑制し，微小漏洩による影響を減少させることにある[38, 39]. この効果に関する臨床研究は数多くあるが，一般的にはこれ以外の研究には支持されていない．

Frostのメカノスタットモデル

オッセオインテグレーションの維持において，通常あるいは過剰な荷重による骨応答は顕著である[21, 23, 49-53]. さまざまな荷重強度に対する骨反応のモデルはWolffによって提唱された；そして後に，Frostによってメカノスタットモデルとして発展した（図7-13）[21, 51, 52]. このモデルは長管骨における骨反応に基づいておいり，荷重の程度はそれぞれ，生理学的なもの，やや強いもの，病的なオーバーロード（過重負担）が加えられる．生理的な荷重の範囲では，リモデリングが生じる．リモデリングは，絶え間ない骨のターンオーバーで安定して骨の形態を維持するプロセスである．このモデルによると，やや強い荷重に対する反応で骨の形態は変化する．ポジティブなモデリングでは，荷重が加えられた側面で骨の増加や肥大化が生じる．逆にネガティブなモデリングは骨が吸収するとしている．このモデルはしばしば，骨-インプラント接合面に対して想定されている[21, 49]. 800～1,500マイクロストレイン程度の生理的な荷重は，接合面を安定した状態に保つリモデリングを維持すると考えられている[23]. 強い荷重は，疲労性微小損傷の原因になると考えられている．

通常リモデリングは損傷を修復し，疲労の蓄積を予防する[22]．
　反対に，不十分な荷重は骨密度を減少させ，このことはストレスの遮蔽として知られている．インプラント表面における骨のターンオーバーにとって十分な応力は，インプラント体のスレッドと粗造な表面から供給されると考えられている[23, 53]．十分な粗造差は，デュアル酸エッチング，ブラストエッチングや陽極酸化処理などの中等度の粗造処理と考えられる．粗造差のカテゴリーとしては，最小限の粗造表面の平均表面粗さ（Sa）で決定され，研磨表面でSa 0.0～0.4μm，最小の粗造表面でSa 0.5～1μm（機械研磨表面など），中等度の粗面加工でSa 1～2μm（酸エッチング，サンドブラストや陽極酸化処理），粗造加工でSa 42μm（プラズマスプレー処理）となっている[34, 35]．

インプラントへのオーバーロード，疲労，微小外傷（マイクロトラウマ）

　疲労性微小外傷（マイクロトラウマ）や疲労性微小損傷は，過剰な咬合圧による頸部の骨吸収やネガティブな骨の「モデリング」によって引き起こされる．疲労性微小損傷による破壊の割合が，修復の割合を上回ると，頸部の骨は非可逆的に喪失する．犬やウサギの脛骨に対して，動的な繰り返し荷重を加えた結果，臨床で見られるような頸部のソーサライゼイション様の骨吸収が引き起こされる[20, 50]．

咬合によるオーバーロード

　咬合によるオーバーロード（過重負担）は，臨床家，理論家そして研究者によりそれぞれ考え方が異なり，定義することは難しい．Frostの仮説によると，中等度のオーバーロードは微小骨折を増加させ，2,500～3,000マイクロストレインではネガティブなリモデリングと吸収を増加させるとしている[20, 21, 49, 51, 52]．骨‐インプラント接合部の応力レベルは測定できず，そのため，インプラント周囲に対するオーバーロードがどれほどのものかを決定することはできない[20, 84]．
　荷重に対するオーバーロードの結果の1つとしては，ある程度の生物学的幅径を有するインプラントの界面の石灰化した組織に対して，望ましくない病的な反応が生じることである[20, 84]．しかしながら，いくつかの動物実験においては，さまざまな咬合荷重に対して，インプラント周囲の炎症を引き起こすプラークが存在しなければ，異化反応よりも同化反応が生じることを示している[49, 86, 87]．臨床家は，咬合や補綴装置のデザイン，パラファンクションは高い応力集中と力の集中を招き，インプラントの喪失や骨吸収を引き起こすと考えている[22, 56, 87]．理論的なオーバーロードのモデルにおいて，疲労性微小損傷による疲労，マクロあるいはマイクロな細胞反応，細胞センサー，経時的荷重そして一時的な経過は予測できるが，一般的なオーバーロードのモデルとはいえない[15, 21-23]．治癒による適応や異物反応を含めたモデルでは，荷重，炎症性反応や潜在的な因子となるバイオフィルムの相互作用を推測できる[16, 18, 51-53]．臨床あるいは動物を使用した荷重研究により，さまざまな方法論と結果が示されてきた[22, 49, 54-56]．
　臨床研究におけるシステマティックレビューでは，ある研究ではオーバーロードと骨吸収やインプラント体の喪失の関連を報告しているが，研究デザインが不十分で，その原因と効果を支持するものではないと結論づけている[22, 49]．
　プラーク誘発性のインプラント周囲炎[57-71]とオーバーロード[72-86]の相互作用はいくつかの動物モデルで示されているが，ヒトにおける関係はまだ議論の余地がある．

動物モデルにおけるインプラントの咬合荷重

　動物モデルにおいて，インテグレーションしたインプラント体に静的あるいは動的な荷重を加えて組織形態計測分析がなされている．

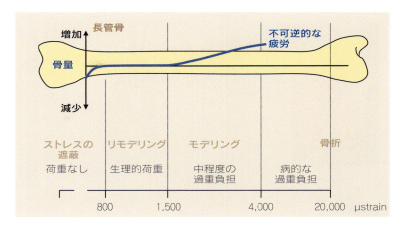

図7-13 Frostの長管骨モデル．このモデルはしばしば，骨‐インプラント接合面に対して想定されている．リモデリングは骨を安定した状態に維持する．モデリングとは骨の形態の変化である．ポジティブなモデリングでは骨は増加し，ネガティブなモデリングでは，骨は減少する[21, 51-53]．

　サルとイヌにおいて，機能的な荷重が骨の密度ならびに高いBICを導くことが示されている[22]．サルにおいて，過剰な垂直的，水平的な咬合を付与した上部構造にてオーバーロードを加えた結果，18か月で部分的あるいは完全なオッセオインテグレーションの喪失が示された[22]．上部構造の高さを180μmから250μmへ増加させていくと，隣接したコントロールと比較し，より頸部の骨吸収が生じた[55]．反対に，他のイヌやサルを用いた同様の研究では，骨吸収はほとんどないあるいはまったくないことが示されている[54, 55, 84]．
　スプリングや隣接したインプラントに対して拡大スクリューを用いた静的な荷重モデルでは，テスト群とコントロール群において辺縁骨の吸収に差がなかったとしている．荷重を受けた隣接しているインプラント体の高い骨密度と石灰化したBICが，加えられた力へのリモデリングを行った結果と判断されている[56]．

静的荷重と動的荷重

　イヌの脛骨に埋入されたスクリューインプラントの研究において，周期的な強い垂直的な引張りを加えた機械研磨インプラントでは，コントロール群では見られなかった骨の喪失とクレーター状の骨吸収が見られたとしている[20]．
　他の研究において[50]，ウサギの脛骨に埋入された10本のブローネマルクインプラントに周期的に静的あるいは動的荷重を与えている．その結果，静的な荷重とコントロール群において差はなかったと報告している．動的な荷重は14日間なされた．インプラントの周囲にクレーター状の骨吸収が形成され，辺縁部にハウシップ窩と明確な骨吸収の兆候が認められた．BICは減少していない[50]．システマティックレビューでは，動物実験および臨床研究からさまざまな結論が述べられている．あるレビューでは，動物実験ならびに臨床研究は限定的であり，オーバーロードと骨吸収の関係性は明らかではないと結論づけている[22]．動物実験において厳格な包含基準ならびに除外基準を設けた他のシテマティックレビューでは，過高な咬合を付与してオーバーロードを想定した研究結果から，インプラント周囲に炎症がなければ，オッセオインテグレーションにネガティブな影響を与えず，同化作用を引き起こすとしている[49]．また炎症の存在下での過高なオーバーロードは，プラーク誘導性の骨吸収を引き起こすとしている[49]．

インプラント周囲炎

　インプラント周囲炎はインプラント周囲の炎症の過程である．インプラント周囲炎は，プラーク誘導性の炎症と微生物叢に関連している[57-59]．インプラント周囲の頂部の骨吸収に対する全般的な言葉ではない[60]．ヒトにおける機能しているインプラント体周囲の骨吸収に対するプラーク（バイオフィルム）の作用については，長く議論

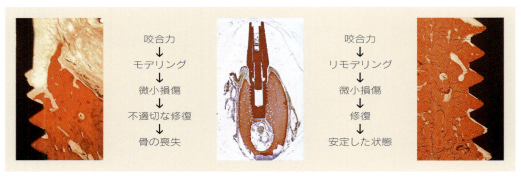

図7-14 正常あるいは過剰な咬合力に対する応答．リモデリングは正常な咬合力に対する応答として，微小損傷とその修復を絶え間なく続け，骨の健康を安定した状態に維持する．微小損傷のスピードが修復スピードを上回ると辺縁骨の喪失が生じる（Prof. A Koslovsky のご厚意による画像）[20-23, 52]．

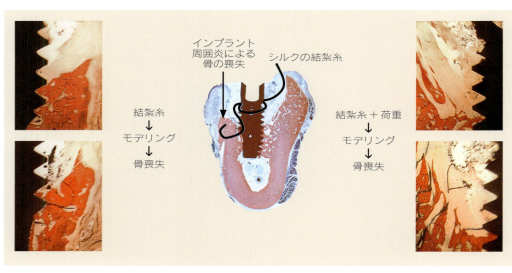

図7-15 結紮糸により誘発されたインプラント周囲炎．左：ビーグル犬において，荷重を受けていないインプラントに対してシルクの結紮糸を12か月間，設置することにより生じた骨吸収．右：咬合によるオーバーロード（過重負担）と結紮糸によるインプラント周囲炎の誘発のコンビネーションにより増加した骨の喪失（Prof. A Koslovsky のご厚意による画像）[84]．

されている[58, 59, 61]．

インプラント周囲炎は，長期症例の経過に伴って増加していることが報告されている[62]．インプラント周囲炎およびインプラント周囲粘膜炎に関するさまざまな定義が発表されている．

インプラント周囲炎およびインプラント周囲粘膜炎は感染性疾患とされている．インプラント周囲粘膜炎は，初期の治癒に続く骨吸収を伴わない粘膜に限局した炎症病変である[60, 64]．インプラント周囲炎は周囲粘膜の炎症と生物学的な骨のリモデリングを超える進行性の骨吸収を生じるインプラント周囲の炎症性疾患とされる[59, 60, 63, 64]．

インプラント周囲炎の診断

インプラント周囲粘膜炎は軟組織の発赤と腫脹により臨床的に判断できるが，近年，プロービング時の出血が重要な所見とされている[64]．

インプラント周囲炎においては，粘膜部にしばしば，プロービングによる出血，排膿，深いポケットが認められるが，つねに支持骨の喪失が伴う．プロービングは難しく，上部構造の撤去を必要とする．辺縁骨の吸収は平行法によるデンタルエックス線により評価され，インプラントを設置した際のベースラインとなるエックス線を必要とする．

インプラント周囲炎の発症頻度

発症頻度に関する報告は非常に幅が広い[62, 68]．9年および14年経過における発症頻度は，患者レベルで16％，インプラントレベルで6.6％とされている[68]．5年以上の経過症例において，なんらかのインプラント周囲炎の発症に関する報告は，研究手法によって2〜48％とさまざまである[62, 68]．

ほとんどの研究は横断研究である．それぞれの研究において，異なったプロービング値とエックス線による骨吸収評価がなされている．ある研究においては，エックス線にて2mm以上の骨吸収が認められたものをすべて含んでおり，高い割合で発症したとしている[67]．一方で，他の研究では3あるいは4スレッド以上の骨吸収を生じたものをインプラント周囲炎としており，このことが発症率の差の原因となっている[66-69]．定義の違い，臨床時の測定値を使用していること，臨床研究であることもまた，このような幅のある結果に関係している[62, 65, 67]．歯周病の既往（とくに進行性や侵襲性歯周炎），喫煙，メインテナンスプロトコル，糖尿病，補綴装置，遺伝的要素や宿主因子は長期における発症に影響を及ぼし，リスクインディケーターである．

用語とコンセプトの競合

一般的に使用される用語には，インプラント周囲骨の喪失，骨頂部の吸収，辺縁骨吸収，オッセオセパレーションやディスインテグレーションが挙げられる[18, 60, 70]．用語におけるインプラント周囲炎は周囲の軟組織の炎症を意味し，原因となる過程は炎症およびプラークによるものである．ヒトにおいては一般的に，数年かけて数％のインプラント周囲に骨吸収を生じる．インプラント周囲炎は，活発な炎症がなく，プロービングによる出血や浸出液を伴わない骨吸収を引き起こすことから[18, 70]，骨頂部の吸収が生じる好ましくない用語として考えられている．炎症所見は生じた骨の喪失に重ね合わせて考えられる．

それぞれの症例によって，さまざまなインプラントと宿主因子の相互作用が存在するため，病因を特定することは困難である[71]．これらの因子は単に相関関係として含まれ，原因としては現れない．たとえば，強い荷重因子は細菌誘発性の炎症と相互作用を有する．それぞれの症例において，骨吸収の原因がどちらであるのか，またその他の因子がどのように相互作用を及ぼしたかを知ることは困難である．

治癒と適応の理論

「治癒と適応の理論」が提唱されている．これは，十分な骨である

インプラント周囲炎

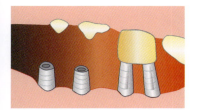
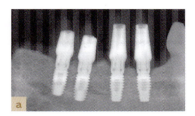
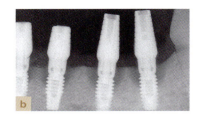
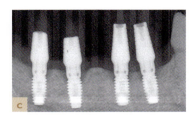

図7-16 ビーグル犬におけるインテグレーションしたインプラント．近心側のインプラントには過高な咬合が付与されている．遠心側のインプラントには咬合力を与えていない．結紮糸によって誘発されたインプラント周囲炎の有無におけるオーバーロード（過重負担）と荷重を受けないインプラントの比較[84]．

図7-17a〜c 結紮糸の設置の有無における荷重後のエックス線画像．a：結紮糸によるインプラント周囲の炎症がない状態で遠心側のインプラントは力を受けておらず，近心側のインプラントは荷重を受けている．b：結紮糸によるインプラント周囲の炎症が存在する状態で遠心側のインプラントは力を受けておらず，近心側のインプラントは荷重を受けている．c：結紮糸によるインプラント周囲炎のみ（Prof. A Koslovsky のご厚意による画像）．

状態が新しく設置されたインプラントにとって必要であり，これに続く機能的な荷重に対して長年適応していくこととしている．治癒および適応期間における十分な骨は，局所的，全身的，あるいは宿主に関連し，個々の症例に依存する[18]．

十分な骨は状態あるいは状態のコンビネーションを意味し，長期にわたり適応していくプロセスと同様，治癒期間における骨と生物学的反応に対して不利にも影響を与える[18, 71]．

インプラント周囲炎の病因論

ヒトにおける機能しているインプラント周囲の吸収において，プラーク（バイオフィルム）誘発性のインプラント周囲炎の作用機序について議論されている[57-60, 70]．頸部の骨吸収が，プラーク誘発性の炎症のみによるものか，機械的なオーバーロード（過重負担）や，異物反応，喫煙やその他の宿主の因子などの他の因子の補助的なものかについては，まだ議論の余地がある[16, 57-60, 69-71]．

結紮糸誘発性インプラント周囲炎

結紮糸誘発性のインプラント周囲炎は，さまざまな動物モデルにおいてなされてきている[72-74]．ヒトおよびイヌにおける自然の発症したインプラント周囲炎と結紮糸によって誘発されたインプラント周囲炎の比較において，イヌにおける結紮糸誘発性インプラント周囲炎の骨欠損の形態ならびにサイズは，ヒトでの病態に似ていると結論づけている[75]．他の報告では結紮糸は異物反応を促進し，結紮糸への反応はインプラント周囲炎とは関連がないとしている[69]．しかしながら，広い意味では結紮糸は細菌の蓄積を促進し，縁下の細菌叢を確立し，その後ポケットの形成と急速なインプラント周囲の骨吸収を引き起こしている[72-74, 84]．それゆえ，結果生じた骨吸収はプラークによって誘導されたと考えられる[57, 72-75]．

細菌による炎症と咬合によるオーバーロード

イヌにおける咬合によるオーバーロード（過重負担）と結紮糸によって誘発された歯周炎のコンビネーションモデルにおいて，歯周炎単独のものに比較し骨吸収が促進する[76-78]．この現象はリスザルモデルでは立証されていない[79-81]（第2部5章参照）．

歯におけるこのメカニズムとしては，歯周炎を生じた部位に外傷が重なった結果，さらなる非可逆的な骨吸収が生じたとされている．歯とインプラントのメカニズムは異なるため，ヒトのインプラントにおいて同じような相互作用が生じるかどうかは明らかにはなっていない．

動物研究

サルにおいて持続的な外傷性の荷重を加えた研究と，ビーグル犬において静的な荷重を加えた研究において，数か月間結紮糸によって誘発された健康あるいは病的なインプラント周囲骨の喪失に対して組織学的に影響を与えなかったことを示している[82, 83]．

ビーグル犬において過高な上部構造を装着しオーバーロード（過重負担）を与えた状態で，結紮糸によりインプラント周囲炎を誘発させた場合，12か月後において結紮糸単独のものより，辺縁骨の吸収が促進されたとしている[84]．プラーク誘発性のインプラント周囲の炎症の存在により，オーバーロードは骨吸収を促進し，インプラント体の頬側および舌側の骨吸収を引き起こす（図7-15〜7-19）[84]．同じ研究において，インプラント周囲の炎症のない過高な上部構造を装着しオーバーロードを与えたインプラントでは，異化反応よりもむしろ同化反応が認められた[49-84]．ビーグル犬におけるオーバーロードを受けたインプラントはBICの増加を示し，わずかな辺縁骨の吸収を示した．インプラントの頸部を越えて骨吸収は促進されなかった[84]．

インプラント周囲骨の早期の喪失と治癒

ヒトにおける長期にわたる良好な臨床結果が報告されている[18, 60, 61]．しかしながら，ある程度の割合で，早期あるいは遅延性の骨吸収が生じ，ある症例ではインプラントの喪失を生じる．早期あるいは遅延性の骨吸収とインプラントの喪失の間に区別がなされている．1〜2 mmの早期の骨吸収は非常に頻繁に生じ，その後継続した生体の適応により安定した状態が保たれる．早期の喪失は喫煙，骨質，手術あるいは荷重プロトコル，マイクロギャップ，荷重，炎症，インプラントの表面性状やその他の部位特異的な因子や宿主因子に影響を受けることにより治癒が阻まれることによる．1つの因子のみにより辺縁骨の吸収は引き起こされず，いくつかの因子が含まれることが動物やヒトでの研究で示されている[22, 49, 54-56, 72-84]．

遅延性のインプラント周囲骨の吸収

機械的なオーバーロード（過重負担）と細菌により炎症は，初期の辺縁骨の吸収に関係すると長らく考えられてきた．咬合によるオーバーロードと炎症により誘発されるインプラント周囲炎の相互関係については，意見の相違が存在する．ヒトにおいてインプラント周囲の骨吸収は非常に少ない．インプラント周囲炎に関して，報告されている発症割合は5年〜14年経過で3％〜40％とされており，さまざまな骨吸収様相を示す[62-68]．

症例によっては，骨吸収は急速に生じたり，ある程度経過した後や数年後に生じることもあり，しばしばはっきりとした機械的な

313

第7部 インプラントの咬合

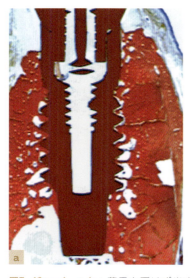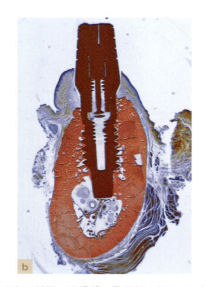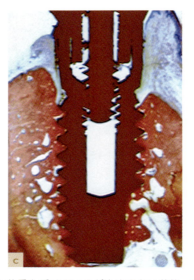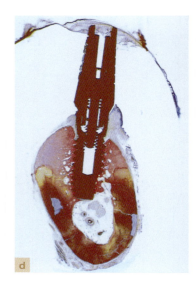

図7-18a〜d　a, b：荷重を受けず炎症のない状態．辺縁部に骨吸収はない．c, d：荷重を受けているが炎症のない状態．若干の辺縁部の骨吸収を認める（Prof. A Koslovskyのご厚意による画像）．

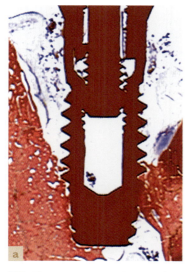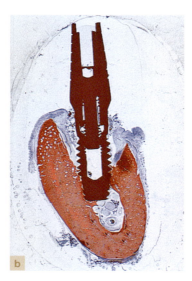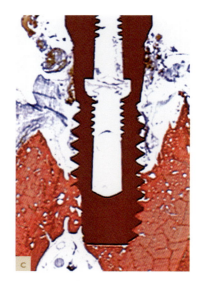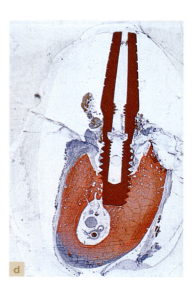

図7-19a〜d　a, b：荷重を受けず炎症のない状態．c, d：荷重を受けているが炎症のない状態（Prof. A Koslovskyのご厚意による画像）．

オーバーロードやプロービング時の出血や排膿を伴わない．一般的な用語としての辺縁骨の喪失は，病因論を意味するものではない[60]．

インプラントに接触している骨の吸収は，辺縁骨が生物学的に骨-インプラント界面および辺縁部の骨接触に対するリモデリングと恒常化の適応維持ができなくなった際に生じる．この骨の適応能力の欠陥は不十分な骨と呼ばれ，その結果，宿主反応において認識されない一部としてオッセオセパレーションが生じる[18, 21, 70]．

他のコンセプトにおいては，遅延性の骨吸収は異物反応におけるバランスの取れていない状態と考えられている[16]．この状態は，さまざまな症例特異的な因子によって生じるとされている．別の考え方としてプラークのバイオフィルムが述べられている．米国歯周病学会を含む歯周病専門医やその他のコンセンサスグループの声明の意見として，炎症過程は支持骨の喪失と縁下の細菌バイオフィルムに関連した結果であるとしている[57, 59, 63-68]．いくつかの研究は，炎症の過程とインプラント周囲の骨破壊に微生物が中心的な役割を果たしているとの知見を引用している[57]．他の研究においては，炎症反応は細菌によるとの証拠はないとしている．これらの主張としては，バイオフィルムに関連する炎症は初期の骨吸収に対する二次的なものと考えられている[16, 60, 69, 70]．年齢による骨の生物学的性質の変化，微小な解剖と遺伝的要素やその他の全身的要素，局所的な宿主因子が示されている．喫煙は治癒を阻害することが示されているが，適応作用に対しては長期的な影響はない．過去の放射線治療は長期的な適応作用と遅延性の喪失に関連している．ステロイド，ビスフォスフォネート製剤やその他の薬剤による作用は，他のリスクインディケーターとともに潜在的なリスク因子となる[85, 86]．

臨床パラダイムと近年のコンセプト

咬合パラメータ

インプラントを用いた補綴臨床は，天然歯における補綴治療と同様の原則に基づいている．研究ならびに臨床知見は継続的に拡大している一方で，多くの臨床家は依然として疑問を有している．それゆえ臨床家は，個々の症例に対して入手可能な最良のエビデンスと臨床パラメータに応じて治療を計画し，補綴処置を行わなければならない．合理的な臨床ならびにエビデンスに基づいた原則に従った臼歯部咬合支持の確立，垂直的な咬合高径や偏心運動時の誘導のコンセプトは，インプラントならびに天然歯とのコンビネーションの両方において適切な臨床原則として残っている（図7-20）[87, 88]．

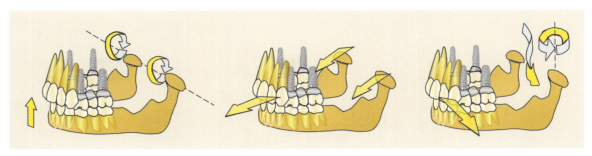

図7-20 インプラント支持型の補綴装置による歯列の修復には、臼歯部咬合支持、垂直的な咬合高径、偏心運動時の誘導の3つの要素が必要である。インプラントと天然歯の違いから、補綴装置と咬合に関する考察は異なり、選択的パラダイムと治療のストラテジーに配慮する。

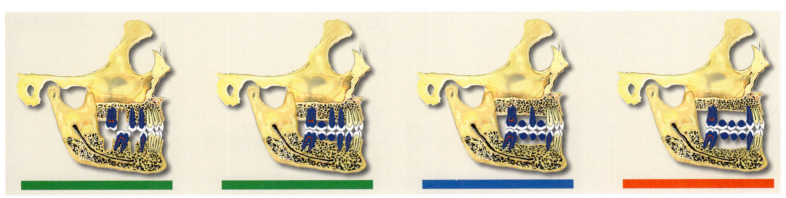

図7-21 歯および歯槽骨の支持を喪失した臼歯部咬合支持の喪失。支持が減少するため、長期予後、予知性、インプラントおよび骨造成を併用した歯槽骨の修復の必要性に関する臨床的な評価が必要となってきている。エビデンスおよびリスクについて、入手可能な最良のエビデンスに基づいて評価する。

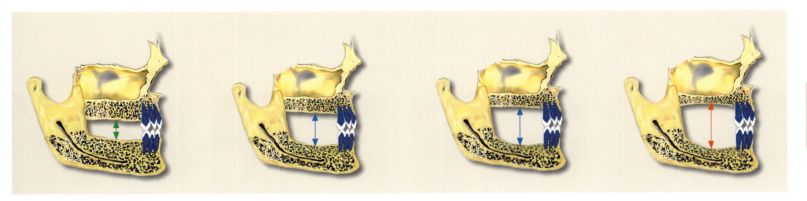

図7-22 臼歯部歯槽骨の垂直的高径の喪失により、顎間距離が増加する。これにより、クラウンの高さが増すことにより、好ましくないクラウン-インプラント比、曲げモーメント、回転力を増加させる。

臼歯部咬合支持の減少

大臼歯が徐々に喪失していくと、歯牙支持の固定性補綴装置や可撤性補綴装置あるいは短縮歯列として小臼歯により機能を維持するといった複雑な歯列が必要となってくる。臼歯部咬合支持の確立のために固定性補綴装置を計画する場合、支台歯の支持骨が減少していたり、ロングスパンであると、その予知性や長期の予後に疑問が生じるため、追加のインプラント治療や骨造成の必要性について配慮する（図7-21～7-28）。

大臼歯および小臼歯が喪失すると、補綴治療における選択肢として、長さ、角度、上部構造のデザインを有する複数本のインプラント治療が挙げられる（図7-28）。残存歯槽骨の高さ、骨質、上顎洞の形態や歯槽骨内部の神経は、重要な決定因子である。

臼歯部の歯槽骨の高さが垂直的に喪失すると、顎堤間距離は増加する。クラウンの高さが増加することにより、クラウン-インプラント比が増加し、曲げモーメントが発生し、回転力が増加していく。さまざまな期間にわたる長期的な臨床結果が利用できる[91,92]。10年にわたる観察研究において、クラウン-インプラント比が1：2～1：3であれば、インプラント補綴装置が成功していることが示されている[91]。CHSはクラウン-インプラント比よりも重要である。CHSが15mm以上になる場合は、生体力学的に好ましい状況ではない[92,93]。顆粒あるいはブロック骨を利用した上顎洞挙上術は、良好な結果が報告されているが[94,95]、これら骨による骨造成や骨形成の喪失による垂直的な骨造成では支持は十分とはいえない（図7-21～7-27）。

骨吸収と垂直的、水平的顎堤関係のジレンマ

インプラントの垂直的、水平的な傾斜、クラウン-インプラント比は、生体力学的配慮に関係する。骨吸収が促進し、垂直的、水平的な顎堤間の不調和（ディスクレパンシー）が増加すると生体力学的リスクが増加する。これらの不調和が極端になると、インプラント支持型補綴装置での修復は妥協的なものとなる（図7-21～7-27）。

修復治療の選択肢

修復治療の選択肢は、最小限の小臼歯部の単独インプラントや小臼歯部単独インプラントと隣在歯の連結といったものから、2、3あるいは4本の臼歯部インプラントまで幅がある（図7-28）。このことは、連結するか単独なのか、ポンティックを間に使用するのか、近遠心にカンチレバーを含めるかということになる。上顎洞挙

第7部　インプラントの咬合

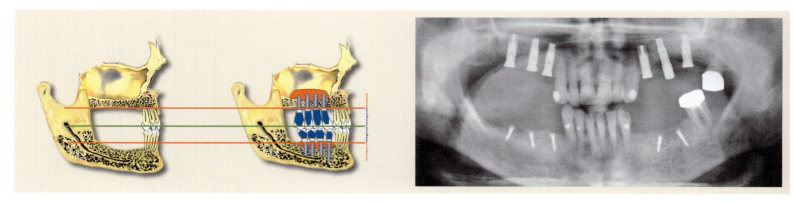

図7-23　骨造成処置は支持骨のボリュームを増加させることができる．顆粒あるいはブロック骨を利用した上顎洞挙上術は良好な結果が報告されているが，これら骨による骨造成や骨形成の喪失による垂直的な骨造成では，支持は十分とはいえない．長いクラウン形態をとることにより，クラウン-インプラント比が好ましくない状態となる[91-94]．

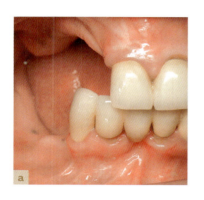 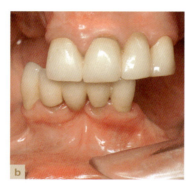 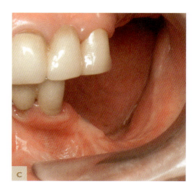

図7-24a～c　臼歯部咬合支持の喪失．臼歯の喪失と著明な歯槽骨吸収．距離のある顎間スペースと大きなCHS．臼歯部の垂直的な造成処置の予知性が限定され，この症例では有用な治療オプションとしてインプラント治療は勧められない．

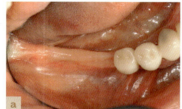 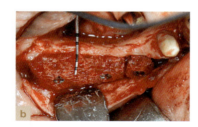 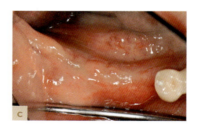 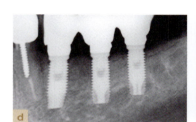
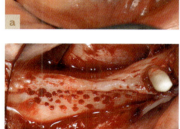 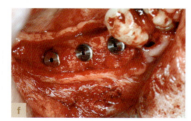 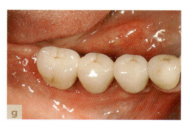 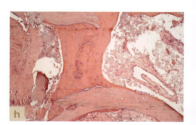

図7-25a～h　前歯部および臼歯部における骨造成処置において，人工骨ブロックは予知性が高いようである[94, 95]．萎縮した下顎骨の側方への骨造成（Prof. Gabriel Chauchu と Prof. Joseph Nissan のご厚意による画像）．

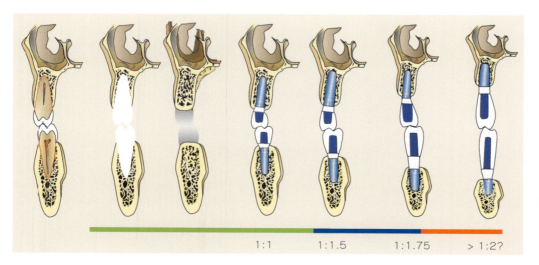

図7-26　垂直的な骨の喪失は，クラウン-インプラント比，曲げモーメント，リスクを増加させる．クラウン-インプラント比が1：1.5以上となるとハイリスクと考えられ，1：1.3では禁忌と考えられている．エビデンスレベルは低い[91, 92]．

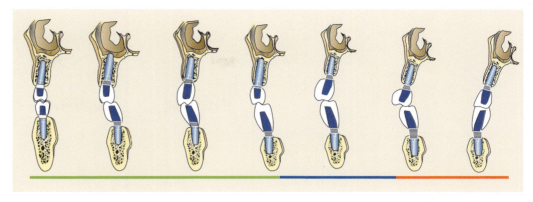

図7-27 歯列弓の頬舌的な差．頬舌側の不均衡が増加すると，好ましい角度と頬側での審美性のためのスペースが維持できる．どこからが不適切な状態で禁忌に移行するのかは，まだ定義されていない．

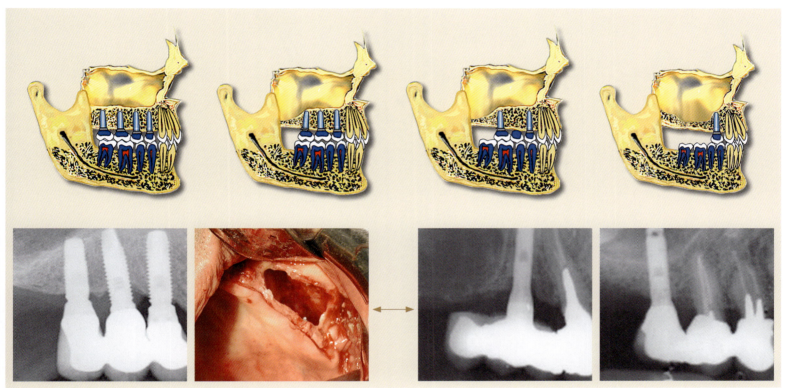

図7-28 臼歯部でインプラント支持の上部構造で補綴する場合の選択肢は，最少から上顎洞挙上術を伴う最大の数のインプラントまで多様である．どれを選択すべきかは，可能であればエビデンスに基づいて決定する．十分なエビデンスがない場合には，個々の臨床的決定因子と患者中心の主観的な判断に基づいて決定する．

上術や水平的，垂直的骨造成によって臨床的な選択肢はさらに広がる．短縮歯列の有効性に対する知見の出現によりパラダイムが変化し，顎関節部へのオーバーロード（過重負担）を避けるための大臼歯部単独の支持の必要性を不要にしている．

多数の選択肢の臨床的ジレンマ

臨床家は，つねにたくさんある選択肢のなかから，どれを選ぶかのジレンマに直面しているが，入手可能な最良のエビデンスに頼るべきである．これらの選択肢の多くが臨床試験において分離して検討されているわけではないので，そのエビデンスは著しく不足している．臨床的には，意思決定は，患者の健康度，心理的，行動的，経済的要素を考慮し，術者の認識度，個人的な考え方，教育背景，個人的経験に関連させてより主観的になされた結果となる．

臼歯部咬合支持のためのインプラント数

臨床成績の研究では，たいてい補綴装置とアバットメントの要素を分離していない．部分欠損症例に対する固定性上部構造は10年で95％の高い成功率が報告されているが，支台の配置，数，インプラントの長さ，直径の詳細は示されていない[89,90,96,97]．Kennedy I級症例におけるスプリットマウスのデザインで，片側は臼歯とインプラントを連結したショートスパンブリッジとし，反対側はインプラント支持の固定性上部構造として補綴し比較検討した研究では，歯とインプラントとの連結での成功率は88.14％で反対側のインプラント補綴との差はなかった．69本のインプラントが研究開始時に使用された[98]．2本，3本のインプラントでの補綴での5年経過には差が認められなかったという報告もある．臼歯部を上顎洞挙上術とともに補綴した症例に関する39論文（3論文がRCT）のシステマティックレビューでは，6,913本のインプラント，2,046症例が対象とされたが，39論文全体としてのインプラントの生存率は92％で，インプラントの表面が粗面のものが96％，機械仕上げのものが86％であった[100]．

第7部　インプラントの咬合

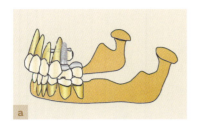 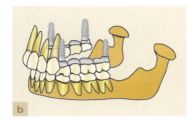 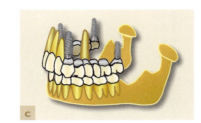 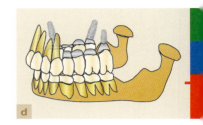

図7-29a〜d　研究の不十分なもの．a：犬歯1歯支台の上顎小臼歯延長ブリッジ．b：3，4歯以上のロングスパンのポンティック．c：中間支台として天然歯を伴う半固定性ブリッジ．d：ロングスパンの固定性上部構造．C/I比が著しく大きい，長軸から著しくずれている，そして傾斜させて埋入したインプラントの使用は増加しているが，その是非には論争はある．

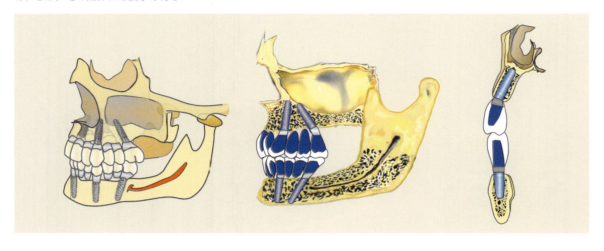

図7-30　傾斜埋入インプラントの三次元表示で，矢状面，前頭面ロングスパンの固定性上部構造．近遠心的に傾斜インプラントはその状態で骨に取り囲まれ，咬合力に抵抗して曲がることになる．上顎で頬舌的に傾斜したインプラントは抵抗できる骨の量はないが，頬側に曲がって荷重を骨面に伝えることになる[105, 108]．

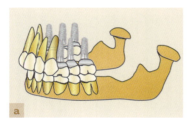 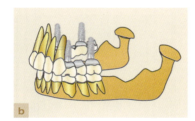 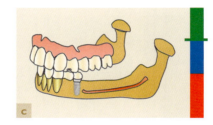

図7-31a〜c　3本，2本と1本でカンチレバーを伴うものとの組み合わせは5年から10年で良好な生存率を示す[92, 97, 99, 112-114, 119]．

ショート，ワイドインプラント

下顎臼歯におけるショートインプラント，ワイドインプラントの臨床成績は，67〜100％と幅がある．外科的手技，インプラントの表面性状，骨量と骨密度が相乗して影響する因子となり，インプラントの長さや直径の効果を不明確にしている可能性がある．1977年以降の研究で，骨密度，表面仕上げの違い（微細粗面構造と機械研磨）を含んだものでは，ショートインプラントはスタンダードインプラントと同等の生存率を報告している．インプラントの表面構造を機械仕上げから微細粗面構造に変えたことがショートインプラントおよびワイドインプラントの予後を著しく改善させた[101, 102]．これによって，最小限から最大限までの選択肢において，同等な成功率が達成できるようになっている．臨床における意思決定は，その症例に特有の心理的要件，経済的要件，咀嚼能率や審美性，快適性についての主観的要件に従って行う必要がある（図7-28）[103]．それには上顎小臼歯部に単独のインプラントを埋入して天然犬歯あるいは前歯部の固定性ブリッジと連結するもの，臼歯部のロングスパンインプラントブリッジ，インプラントを支台として天然歯とともに固定性ブリッジとして使用する場合，1：1より大きなC/I比の研究のなかで許容できるものには，下顎で2〜3本のインプラントとインプラントに連結したカンチレバーとを組み合わせたものがある（図7-30，7-31）．

十分に研究されているものと，不十分なものの結果の組み合わせ

補綴的なオプションの組み合わせで，十分に臨床成績が検討されていないものがある．それには，上顎小臼歯部で最遠心となる小臼歯の単独インプラントを天然の犬歯あるいは前歯部の固定性ブリッジと連結するもの，臼歯部のロングスパンのインプラント支持の上部構造，インプラントを中間支台として周囲の天然歯とともに固定性ブリッジに使用するもの，1：1よりも大きなC/I比や30°以上過剰に長軸からずれて傾斜しているもの，そしてさまざまな骨の因子を含んでいる（図7-29）．長さ10mm以上，直径3.75mm以上のインプラントを利用した5〜10年の臨床成績に関する研究で承認できるものとしては，下顎で2，3本のインプラント，インプラントとそれに付随したカンチレバーとの組み合わせがある（図7-30，7-31）[90, 96-101]．

傾斜したインプラント

これまでの考え方では，頬側に30°傾斜し，矢状面では垂直方向に埋入されたインプラントのオーバーロード（過重負担）が懸念されてきた．この懸念は現在もあり，インプラント頸部への応力集中が疲労性微小損傷と骨吸収を誘発するというものである．

近遠心的，頬舌的に傾斜しているインプラントがよく利用されるようになってきている．上顎では上顎洞を避け，下顎では下顎神経を避けるために傾斜させる（図7-30）．いずれの場合も，傾斜インプラントはその状態で骨に取り囲まれ，咬合力に抵抗して曲がることになる．上顎で頬舌的に傾斜したインプラントは抵抗できる骨の量はないが，頬側に曲がって荷重を骨面に伝えることになる．傾斜埋入のインプラントの使用は，「オールオン4」が治療法として普及するようになってとくに増加している．臨床成績に関する研究も出始めており，パラダイムシフトが起こった（あるいはその途上にある）と考える人もいるが，それに強く反対する人や，その判断を控えている人もいる[104-108]．

修復治療の選択肢

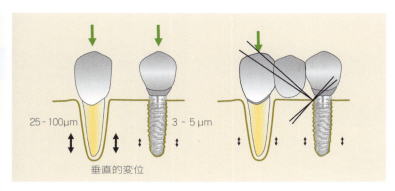

図7-32 被圧変位性の違いで，歯はインプラント（3〜5μm）よりも大きく垂直方向に変位する（20〜100μm）．インプラントと強固に連結すると一体となり変位に対する抵抗性が増すが，被圧変位性の異なる支持しているインプラントにトルク（回転力）をかける動きをも増す（右図）．最終的なセメント合着をすると，ポーセレンが破折した場合や，スクリューが緩んだ場合に，アバットメントへの再治療ができなくなる．セメントによる仮着は，二次う蝕のリスクとなる[111-116]．

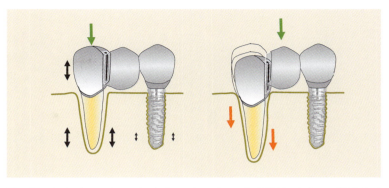

図7-33 セミプレシジョンタイプのアタッチメント（緩圧タイプ）で天然歯とインプラントを連結することは，歯の独立した動きを許容することになる．5％の症例で，歯は根尖方向圧下することがある[90, 116]．

図7-34a〜c　a：隣接する歯とインプラントをテレスコープの支台として連結すると，歯の独立した垂直方向への動きを許容することになる．
b：テレスコープのクラウンをセメントで仮着や水平方向のねじを利用すると圧下を防止する．c：歯の圧下はテレスコープクラウンをセメント合着していないと圧下する場合がある[109-115]．

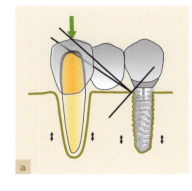
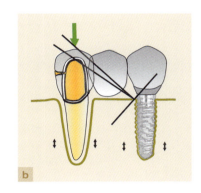
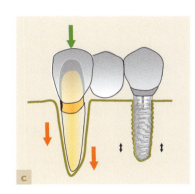

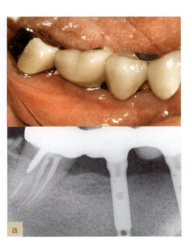
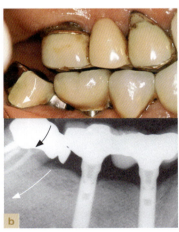
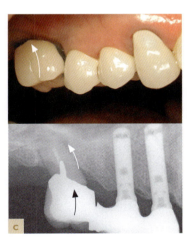
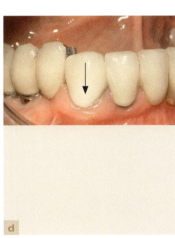

図7-35a〜d　ノンリジッドなコネクター（緩圧性アタッチメント）でインプラントと連結された天然支台歯の圧下．Tコネクターやセメント合着しないテレスコープでは5％の症例で圧下が生じる[116]．a：第一大臼歯はリジッドに連結された．b：3年後の変位．連結を分離した結果，歯は元の位置に復帰した．これを圧下されたままにしていると機械的なアタッチメントはテレスコープの接触によって制限を受け，さらに圧下が進む可能性があった．c：上顎右側の最遠心の大臼歯は圧下されたままとなり，咬合に参加しない安定した状態で9年経過した．d：下顎の前歯部のブリッジは，緩圧性のアタッチメントでインプラントの上部と連結されていると圧下する場合がある．

天然歯とインプラントの連結固定

連結固定に関する疑問は咬合にもあてはまる．天然歯の連結固定，とくに動揺歯は，連結した補綴装置が側方力に対して統合されて抵抗を増すうえで有利である．このことはさらに，非直線的あるいはクロスアーチにわたる連結固定で増強される．この考え方は，天然歯とインプラント，隣接するインプラント同士を連結する際に，さまざまな形で試みられている[109-111]．

天然歯とインプラントとを連結することは，被圧変位性の違いによるインプラントへのオーバーロード（過重負担），セメント合着による強固な固定のための再治療の可能性の喪失，緩圧性の連結による天然歯支台の圧下の可能性（図7-32〜34）[109-111]，などの問題のために複雑なものとされてきた．もしも歯がインプラントにセメント合着されたクラウンで連結されていると，ポーセレンの破折や，スクリューの緩みなどの問題が生じても再治療性（リトリバビリティ）がないために，解決を不可能にしてしまう．咬合面側からアバットメントスクリューに対するアクセスのために，アバットメントとクラウンにアクセスのためのチャンネルを残しておくことは，将来の撤去やスクリューの締め直しを可能にする．クラウンを仮着用セメントで合着すると，セメントが流出し，支台歯に二次う蝕が生じる可能性がある．天然支台歯をテレスコープクラウンにする方法も解決法のひとつである．テレスコープクラウンを仮着用セメントや固定用スクリューを用いずに固定すると，支台歯の圧下が起こる（図7-34, 7-35）．圧下のプロセスに関してはよくは理解されていない[112-117]．強固に連結しない場合にはわずかな割合でも圧下がみられるのに対して，強固に連結した場合の多くの症例は長期的に安定している[112-117]．

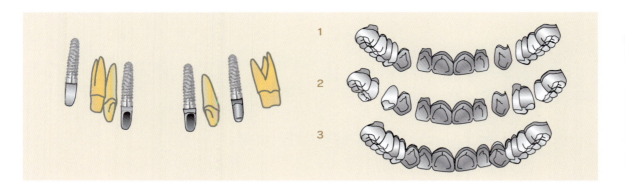

図7-36 インプラントと天然歯を連結する場合のジレンマ．歯とインプラントの配置が左の図のようであると，いくつかの連結の選択肢が可能となる．1：小さな部位での歯とインプラントはセメント合着，異なる被圧変位性，再治療性（再治療が容易か否か）に関して困難さがある．2：連結しない場合は多数のカンチレバーが必要になる．3：フルアーチの連結はセメント合着，再治療性，圧下などの問題がある．

隣接するインプラントの連結，曲げのオーバーロード

インプラントを連結する理由は，荷重を分散し抵抗する領域を増して応力を最小にすることにある[118]．しかし，これに反して臨床研究によるとインプラント支持の固定性上部構造ではインプラントを連結することでの成功率は97.1％で，単独補綴が94.3％であり著しく改善することはない[96]．連結は異なるC/I比の骨頂の吸収に影響しない[31]．とくに歯冠高径がより大きく，不良なC/I比を有する場合の連結は，上部構造，インプラント，支持骨へのトルクの負荷と曲げモーメントを増加させることと関連づけられてきた．

インプラント間にスペースがある場合，その間はポンティックを入れて連結することを免れない（図7-36）．リジッドな上部構造にすること，カンチレバーを減らすこと，咬合面を狭くすること，十分な骨支持が得られるように配置すること，偏心運動時の誘導を平坦にすることでトルクの影響は少なくできる．小さな範囲での連結は，10～15年の経過での良好な臨床成績が示されている[112, 114, 117, 119]．

140のインプラントと天然歯の連結の15年までの経過（平均6.5年）の研究結果では，連結したものとコントロールした単独のもの，いずれも生存率は高い．インプラントと天然歯を強固に固定したものが，コントロールの単独のものと比べて有意に大きな骨吸収を示した（0.7mm）[114]．

インプラントと天然歯の連結についてのシステマティックレビューでは，緩圧タイプの連結においては5.2％の症例で支台歯の圧下が生じた（5年経過）．インプラントの喪失は5年で3.4％，10年で15.6％の症例に生じた．支台歯の喪失は5年で3.2％，10年で10.6％の症例に生じた．歯とインプラントの連結による生存率は，5年で94.1％，10年で77.8％であった．このことから，連結しないことが第一選択肢であると結論づけることができる．連結する場合には，支台歯の圧下を防ぐためには強固にすべきである[90]．他のインプラントのみとインプラントと天然歯の支持による固定性上部構造のレビューでは，インプラントのみに支持されたものの方が成功率は高く，それぞれ97％，89％であったが，有意差はなかった[96]．

歯の連結固定

動揺歯の固定は固定した部位が個々の支台歯の骨支持を統合したものとなって，1単位としてより安定する利点があると伝統的に考えられてきている．同一線上でない歯やクロスアーチでの固定は，回転中心を改善して歯周組織による支持が減少した動揺歯を安定させる．歯の固定は患者には快適性を提供し，咀嚼しやすくし，動揺が増加する可能性を軽減させる．連結した部位や上部構造の動きが小さくなることで，個々の支台歯の寿命が維持されていることは，それらの連結している装置を除去した際に明らかにされている[120, 121]．

下顎骨のたわみ

問題を生じた上部構造を修理する際に，フルアーチで連結するか，分割してするのかについては，下顎骨のたわみと再治療性を考慮する[89]．

下顎が最大の30％以上開口すると，筋と腱が下顎骨をたわませる．大臼歯部では1～1.5mmになる．小臼歯部ではそれよりも量は少ない．論文の著者の中には，下顎の上部構造は正中で分離することを提唱し，下顎のたわみがフルアーチの上部構造を支える最遠心部のインプラントを危うくする要因であるとする者もある．しかしながら，多くの臨床成績の報告では，この要素が骨吸収ならびにインプラントの喪失に関与する因子であることを示さない高い成功率を示している．下顎骨のたわみが起こりうるもうひとつの原因として，印象を開口状態で採得することが挙げられる．閉口状態で適合している鋳造でのフルアーチの構造が拡大することになるからである[89]．

咬合高径の考慮事項

臼歯部咬合支持を失うと被蓋が深くなり，咬合高径（OVD）が低下する．臼歯部の補綴においては，顎間距離を増やす，垂直的な歯冠スペースを増やす，補綴しやすくする，また審美性を向上させるためにOVDを挙上する必要もある．逆に，高度に骨吸収している場合には顎堤間距離が過剰になり，C/I比が不良になるのでOVDを下げることを考慮する．この場合，審美性の観点からは歯の露出が少なくなることを考慮しなければならない．骨格的，審美的条件によって前歯の被蓋が大きい場合には，OVDを増やして偏心運動の誘導傾斜を平坦にすることを考える必要がある．これは側方へのベクトルを小さくできるが，C/I比を大きくしたり，歯列全体に追加の修復処置をしたりすることの軽重を考えなければならない．

偏心運動時の誘導

偏心運動時の誘導については，部分欠損と無歯顎でのインプラント支持の治療法において異なった考慮をする．

部分欠損補綴

部分欠損の状況で前歯部が残存し，かつ骨植が良好であれば，前方運動時に臼歯部のインプラント部を離開させるのに利用できる．健全で丈夫な犬歯や前歯があれば，側方運動を誘導して臼歯部のインプラント部を離開させ非作業側の接触をなくすという，すでに天然歯で試されて立証された伝統的な考え方に従う．前歯部のインプラントが前方偏心運動時に接触する役割が必要な場合，インプラン

偏心運動時の誘導

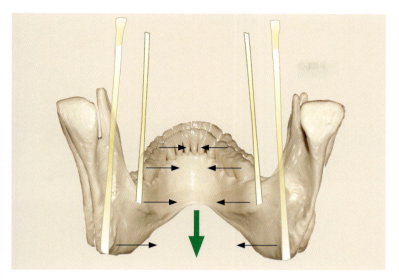

図7-37 下顎骨の変形．下顎骨は最大の30％以上開口すると両側の臼歯は1～1.5mm近づく．

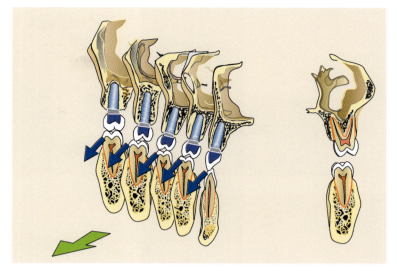

図7-38 インプラント支持による作業側での誘導の選択に関する因子．考慮事項としては頬側の骨量，インプラントの長さと直径，インプラント間の連結，犬歯誘導，グループファンクションなどの因子が含まれる．その症例ごとに得られる入手可能な最良のエビデンスを探す．適切な臨床成績に関する科学的根拠がない場合には，個々の臨床的決定因子に基づいて臨床的判断を下す．

トの長さと直径が決まれば何本のインプラントが必要になるか，長軸がずれたインプラントがどの程度傾斜するか，頬側に骨移植が必要かなどの疑問が生じる．薄い頬側の骨量が2mm以下の厚みであれば長期的には吸収することが報告されている．多くの臨床家が，頬側に骨移植を行うことで前歯部でのアンテリアガイダンスによる咬合支持を提供できると主張している（図7-38～7-40）．同様な考え方が側方運動時の誘導にも適応され，誘導に適した天然歯がない場合には，臼歯部のインプラントが作業側での誘導に利用される（図7-38，7-39）．

側方力をグループファンクションでの作業側の接触で分散させるべきか否か，グループファンクションをどこまで遠心方向に求めるのか，そして伝統的なアンテリアガイダンスの考え方を考慮すべきか否かを決定する必要がある．

この決定を下す助けとなる臨床成績の研究結果は不十分である．ここでは，ほとんどの結果が臨床的に関連するパラメータを分離できていない．多くの臨床的技術の報告では，前歯部のインプラント支持の上部構造に関する審美的要素について述べている．生体力学的な研究では，長軸からずれた部位への負荷，垂直方向の被蓋の増加は，頚部ならびに唇側での応力集中を伴う唇側の負荷のベクトルを増加させる．

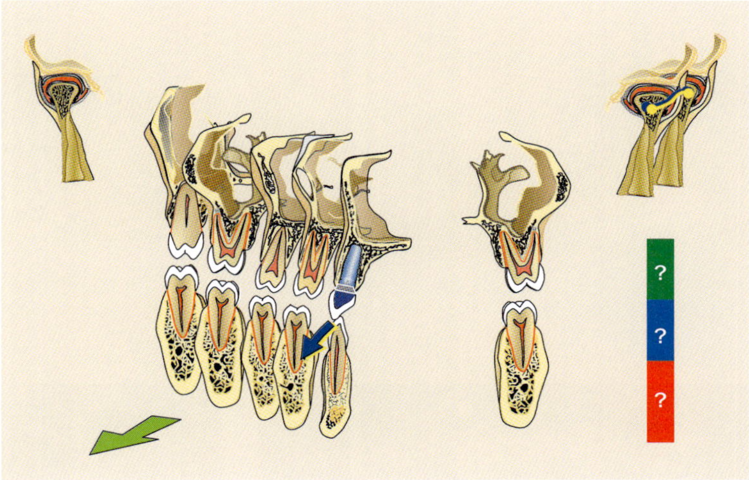

図7-39 インプラント支持による犬歯誘導が天然の犬歯と同様な機能的，生体力学的，感覚受容的な性質を有するかという疑問には，臨床結果の根拠に基づく答えはない．現在の見解としては，もしも代替の誘導があるとすれば，単独のインプラントに誘導を求めることは可能であれば避けることである．

アンテリアディスクルージョン（前歯による臼歯離開）とミューチュアルプロテクション（相互保護）

天然歯でのアンテリアディスオクルージョン（前歯による臼歯離開咬合）咬合とミューチュアルプロテクション（相互保護）で主張されている神経筋機構上の利点を，前歯部のインプラント支持型上部構造における前方運動時の誘導に当てはめるべきであるかは明白ではない．オッセオパーセプションの考えは認められているが，それが前歯部の神経筋的な防御機能に貢献しているのかは不明である．加えて，薄い頬側の骨支持とインプラントと骨との界面の違い，負荷に対する反応を天然歯の歯周靱帯（PDL）と比べると，前歯部の離開が臼歯部の天然歯やインプラントを保護することは正当性が疑われる．この不確かさは犬歯誘導にも通じる．上顎犬歯の部のインプラントを被覆する頬側の骨は，時として薄く，天然犬歯ならび歯槽骨による支持と同様の生体力学的ならびに感覚的な特性は備わっていないように思われる．審美的，骨格の要件が主となる場合には，前歯部インプラント補綴での誘導は避けられない．

選択的な偏心運動時の誘導，犬歯またはグループファンクションか？

偏心運動時の誘導の考え方は，健全で良好な支持のある前歯が存在し，その歯が偏心位で臼歯部のインプラント補綴部を離開させることになる（図7-41）．良好な支持を有するインプラントは，弱った前歯とともに偏心運動時の誘導を助ける（図7-41，7-42）．

誘導は臨床的決定要件に従って選択する．優先されるパラメータは骨支持であり，誘導を行う要素の機械的な耐久性である．多数の接触の分散，最大のインプラントの長さ，理想的な骨の抵抗性，隣接するインプラントを連結することが障害の発生を抑制する．Ⅲ級のテコの原理で下顎を閉じることが負荷を減らすことになるが，個々の症例はそれぞれの臨床的要件に従って計画する必要がある．

第7部　インプラントの咬合

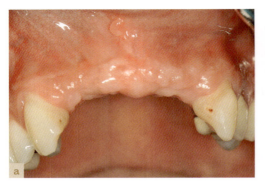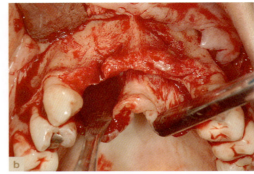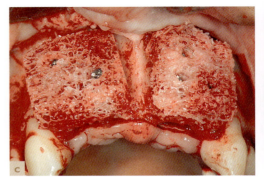
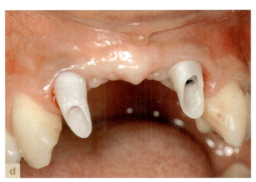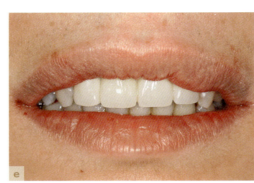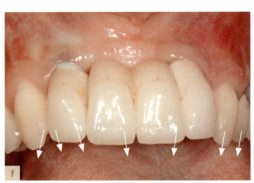

図7-40a〜f　同種海綿骨ブロック移植で頬側の骨造成を行った．前方ならびに側方運動時にインプラント支持による誘導を得るには，場合によっては骨移植が必要で，これを行わないと不十分な結果となるいうエビデンスがある．頬側の骨を増やすことは，偏心位でのパラファンクショナルな力に対する抵抗を大きくする（Prof. G Chauchu と Prof. J Nissan のご厚意による画像[94, 95]）．

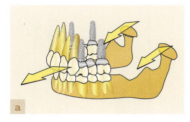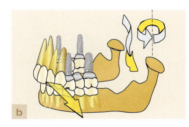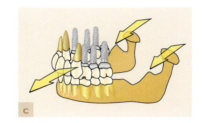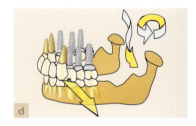

図7-41a〜d　選択的な偏心運動時の誘導は，残存歯とインプラント支持骨の相対的かつ全体としての負担能力に従って確立する．**a, b**：健全で骨植の良好な前歯部は，偏心運動時に臼歯部のインプラント支持補綴を離開させる．**c, d**：しっかり支持されたインプラントは，偏心運動時に弱った前歯を助ける．

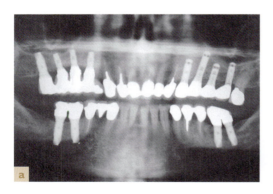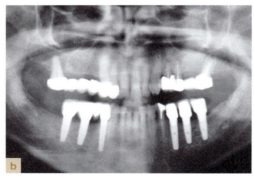

図7-42a, b　**a**：強固な臼歯部でのインプラントによる支持に対する骨支持の少ない前歯．このような症例では，選択的な偏心運動時の誘導は側方運動時はインプラント上のグループファンクションとし，前方運動時は前歯に与えることが望ましい．**b**：前部にしっかりした骨支持がある場合には，偏心運動時の誘導をすべて前歯に求めることが選択肢となる．

作業側の誘導は，反対側の非作業側の接触を離開させることが一般的な考え方である．偏心運動時の誘導をポーセレンに設定する場合には，浅くかつ十分な支持を与える．中等度のインプラント支持によるアンテリアディスオクルージョン（前歯による臼歯離開咬合）と犬歯，第一小臼歯の同時接触を伴う平坦な前方運動時の誘導のどちらを選択するかは時として困難である．中等度の前歯離開で伝統的な考え方に従うことは仕方がないことであるが，しかしながら，いずれのアプローチも支持する科学的根拠はなく，すでに述べた他の臨床的なジレンマがある．

II級1類またはIII級の骨の関係では，前方ならびに作業側の誘導は誘導の傾斜を平坦にして偏心位での負荷を可能な限り多くの支台に分散させ，平滑で均等な接触を与えることで好ましくない生体力学的なリスクを最小限にすることができる．

ブラキシズム

ブラキシズムを診断し，それが複雑でかつ付加的なリスクファクターであることを説明しなければならない．上顎歯列全体を覆うアプライアンスであるナイトガードは，夜間のパラファンクションによるオーバーロード（過重負担）の可能性を軽減させる意味で利点がある．

ブラキシズムは骨の存続といつも関係してきたわけではないといくつかのレビューが示す一方で，上部構造とインプラント群に問題事象を生じさせる可能性は現実であるとする研究もある．

したがって，常識的には精神社会的かつ社会経済的な患者の因子を，治療計画における意思決定と咬合のデザインにおける意思決定の指針とすべきである．

無歯顎における考慮事項

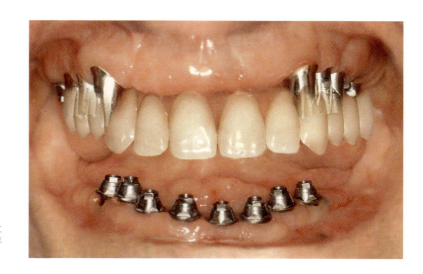

図7-43 個々の臨床的決定因子を検討する際は，インプラントを埋入する位置，配置，またこれに続く修復装置が何であるかを考慮しなければならない．それには顎間関係，顎堤関係，OVD，解剖学的支持構造，顎間距離，審美的な咬合平面の位置づけ，歯の露出，リップサポートが含まれる．

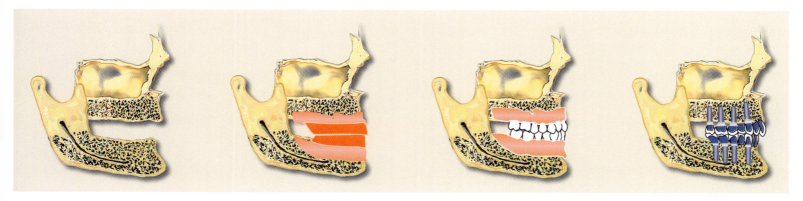

図7-44 咬合高径の決定因子．インプラント補綴における咬合高径（OVD）の決定において，全部床義歯での咬合高径ならびに咬合平面の決定の考え方が伝統的に利用されている．これは，個々の臨床的決定因子によって修正が必要な場合もある．

　パラファンクションに関してのエビデンスや既往は，偏心運動時の誘導を計画したり，付与する咬合を設計したり，あるいは骨支持を理想的に設計することでブラキシズムの破壊的な力の影響を最小限度にするうえで重要な因子となる．誘導の傾斜を平坦化すること，インプラントの数と骨支持を増やすこと，咬合高径（OVD）を減らしてクラウン-インプラント比を小さくすること，歯の露出において審美性を犠牲にすることなくポーセレンによる咬合面を減らすことを考慮すべきである．

無歯顎における考慮事項

　無歯顎に対する固定性上部構造の場合，咬合，機能，審美性のカテゴリーをあらかじめ診断用セットアップ（ワックスアップ）で達成して，これをCT用ならびに外科用ガイドに適応し，計画した位置にインプラントを埋入しなければならない．上部構造は，すべての補綴的決定因子との関係を考慮して設計すべきである．固定性と可撤性では，上部構造には異なった咬合が必要になる．

臨床的決定因子の相互作用

　無歯顎における計画では，上下の顎骨の関係，上下の顎堤の関係，咬合高径，支持部位の解剖学的要素，顎堤間距離，咬合面の位置による審美的要素，歯の露出度，リップサポートとインプラントの位置決めなどの相互作用が，付与する咬合のデザインなどを決定する重要な因子である．CT撮影と外科用のガイドを適切に製作するには，その準備段階で前述の因子の相互作用を考慮する必要がある．

　個々の症例では，その症例固有の臨床的決定因子を考えて計画する必要がある（図7-43）．治療の目標をガイドすることは，天然歯の健康，形態，機能と審美性を維持するように修復するのと同様に補綴治療のパラメータを誘導することである．咬合治療における基本指針は，計画する骨結合したインプラントをベースとして，理想的な咬合高径において，偏心運動時の誘導を伴いつつ，咀嚼，嚥下，パラファンクションによる力を支持できるように臼歯部に適切な咬合を付与することにある．

咬合高径

　咬合高径の決定法はもともと，伝統的な全部床義歯の領域で確立された．伝統的な方法を利用して，臨床的な安静位から2～3mm低くして最初のOVDを決定することが，出発点の位置関係となる．旧義歯が適切であれば，これを最初の基準の位置関係の決定の指針として利用することもできる．この基準の位置関係は不正確さ，多様性があり，安静位と咬合面観の安静空隙量との関係を考慮して，考え方を変えることを考慮すべきである．

　臨床的な安静位は，最初に基準の位置関係を計測する際の顎位をリラックスさせる方法によって幅がある．リラックスの程度のコントロールの欠如や皮膚上の基準点間の関係のバラつきにも注意しなければならない．姿勢制御的な安静位と顎間の安静空隙の範囲には適応性があるので，その症例に特有な審美的，生体力学的なパラメータに従って咬合高径を決定することができる．大きく変化させる場合にはより注意が必要で，最初に可撤性の補綴装置を用いて神経筋機構が適応することを確認する必要がある（図7-44）．

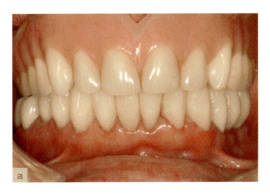
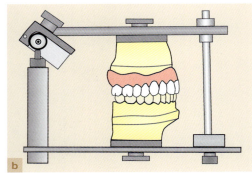

図7-45a, b　a：上顎のインプラント維持によるオーバーデンチャーが，下顎の天然歯を支台としたフルアーチの修復と対向している．b：半調節性咬合器を用いて平衡咬合を付与することは，前方運動や側方への偏心運動時にチッピングを生じることを少なくできるという点でも価値がある．達成が困難であれば，グループファンクションを与える（Dr. B Oz-Ariのご厚意による画像）．

審美的決定要件

　ワックスによる咬合床を用いて，臼歯部咬合平面，前歯部の切端の位置と審美的な平面，歯の露出度，リップサポートを決定することが行われてきた．これらの審美的決定要件は，義歯用人工歯の排列，試適によって確認することができる．人工歯は，計画するインプラントとの近遠心的ならびに頬舌的な位置関係で排列する．発音に関する決定因子もこの段階でチェックする．旧義歯が適切なものである場合には複製して使用する．テストした排列によって，歯とその下にある顎堤との位置関係が明らかになる．この段階の咬合器に装着した模型で，生体力学的な因子も審美的要件との関係から明確にできる．垂直的には咬合平面ならびに顎間関係に影響される上下顎の歯冠の高さを評価することになる．咬合高径（OVD）を減少あるいは挙上させることも，歯冠高径の要件と顎間関係から考慮する．咬合平面についても審美的な効果から考えて，挙上または低下することの判定が必要になる場合がある．前歯の位置，顔面のサポート，切端の位置，前歯部の審美的平面の因子も，その下にある顎堤との関係で評価する．このことはシリコーンインデックスを用いるとよくわかる．もしも大きな不調和が明らかな場合，現存しているか計画している顎堤との関係において，人工歯をより適切な位置に移動する．これらの審美的ならびに機能的な変化を口腔内で確認し，診断用のセットアップを複製して撮影用ガイドとし，コーンビームCT（CBCT）を撮影して顎堤と計画しているインプラントとの位置関係を評価することになる．さらなる評価は，視覚的に行うか，あるいはインプラントの位置を計画できる，またはサージカルガイドを製作することができる適切なコンピュータソフトを利用して行う（第15部参照）．

選択的な偏心運動時の誘導，バランスドオクルージョン

　偏心運動時の誘導は，その下のインプラントの配置と骨支持に従って計画する．誘導は，咬合力を支持構造にもっとも適切に分散させるよう計画しなければならない．非作業側での離開を伴う作業側の誘導は，インプラント支持による固定性修復においても臨床的な考え方として存在する．可能であれば，可撤性のインプラントオーバーデンチャーにはバランスドオクルージョンを与えることがガイドラインとなっている．このことは，対合が全部床義歯あるいはオーバーデンチャーの場合にはより達成しやすい．半調節性咬合器ではコンダイラーガイダンス（顆頭誘導）の角度が設定できる．アンテリアガイダンス，臼歯部咬合平面，調節彎曲，咬頭傾斜，コンダイラーガイダンスにはバランスドオクルージョンを達成するうえでの相互関係がある（ハノーの五辺形）．バランスドオクルージョンを達成することは，対合歯が天然歯あるいは修復装置で固定されている場合のシングルデンチャーではより困難になる（図7-45）．インプラントオーバーデンチャーでの維持装置は，完全なバランスドオクルージョンによって義歯床が動かないよう設計する必要性を軽減させる．このような場合には，咬合を個々の症例のインプラントの維持，支持ならびに顎堤の支持に応じてより現実的に修正できる．

インプラントの数

　オリジナルのブローネマルクの設計では，下顎両側オトガイ孔間，上顎切歯骨にインプラントを配置し，遠心にカンチレバーを付与することで長期的な高い成功率を示し，時としては短縮歯列を模倣することになる．さらに進んだ選択肢として上顎洞内に骨造成を行い，インプラントの数を増やすことで臼歯部の支台を増やすことができ，前歯部においては両側犬歯間をポンティックで修復することができる．これによって審美性のコントロールを大きく改善できるが，前方へのカンチレバーを大きくすることになる．代替の選択肢として4，5，6，8，10のインプラントを1顎に埋入することが推奨されているが，最少限から最大限までの選択肢のジレンマを生むことになる（図7-46，7-47）．

　治療計画の意思決定は，心理社会的，精神生理学的，患者個人の経済的因子に基づくが，可能な治療の選択肢を患者が情報提供されたうえで決定される．この観点から，適切な科学的根拠に基づいた計画と予後の判定のために，良質で長期期間での臨床成績に関する研究が緊急に求められている（第15部参照）．

臨床的通則と現在の考え方

　臼歯部，前歯部，そして無歯顎において，インプラント補綴を計画し製作する場合に適応できる臨床的な要因と決定因子をBox7-1〜7-5に示した．補綴装置は，事前に咬合器上の診断用のセットアップ，必要ならばエックス線撮影用ならびに外科用ガイドを用いて計画すべきである．コンピュータガイダンスシステムは計画を容易にし，外科的精度を上げることができるが，それはとくに顎堤と解剖学的関係が不良な場合である．臨床成績に関する研究結果は，さらに関する将来の研究結果が得られるまでは，Box7-1〜7-5に挙げた補綴に関する項目を詳細に分けて考えることができないので，ここでは生体力学的な配慮と現在の治療における考え方に基づいた

Box7-1　臼歯部の単独のインプラント上部構造：理想的なクライテリアと現在の考え方

- 臼歯部でのインプラント長軸を垂直にすることは，いまだ理想的な考え方である（30°以上の傾斜については論争中）
- 長さ10mm以上
- 直径3.75mm以上
- 中心部に咬合接触させる（ポイントセントリックあるいは1〜1.5mmのフリーダムインプラントセントリック）
- 咬合面の幅は狭くする
- 咬頭傾斜はフラットにする
- カンチレバーは最小にする
- CR-MI間の滑走，作業側，非作業側，前方運動時の干渉がないようにする
- 偏心運動時の誘導が残存歯によって十分に存在する場合には，単独のインプラント補綴部に過剰な誘導を求めない

無歯顎における考慮事項

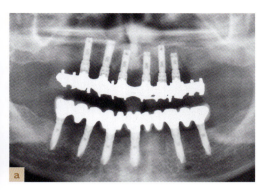
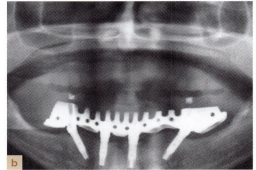
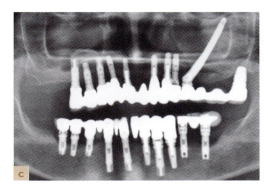
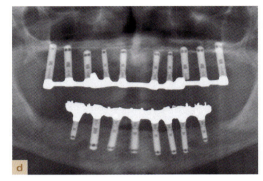
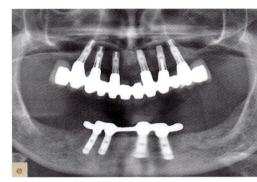

図7-46a〜e　無歯顎に対するインプラント支持の補綴装置のオプション。多様な数、長さ、直径、配置、傾斜のインプラントが使用されたオプション。多くの臨床的成績に関する報告があるが、その信頼性には差がある。

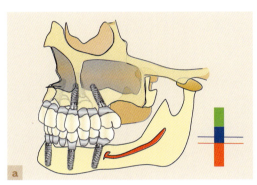
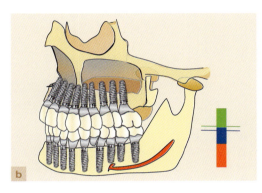

図7-47a, b　最少限ならびに最大限のインプラント支持による固定性上部構造のオプション。多くの臨床的成績に関する報告がある。a のように遠心に傾斜したインプラントを併用した最少限度の数のインプラントが一般化されてきており、その臨床成績のエビデンスによってこれが支持されるようになりつつある。しかし、傾斜埋入したインプラントによる最少限度の治療へのアプローチと、b のように最大限のインプラントを用いたり、オーバートリートメントと考えられる過剰なインプラントや骨造成をしたりする場合との間では論争がある[104-108]。

Box7-2　臼歯部の固定性インプラント上部構造：理想的なクライテリアと現在の考え方

- 可能であればインプラントは咬合平面に対して垂直にする（現在の考え方）。
- 近遠心的傾斜、頬舌的傾斜は30°以下にすることがより一般的とされているが、まだ論争はある。
- インプラント間の距離を3mm以下にはしない。
- インプラントの数は4区分ごとに1〜4本の間（それ以上に数が増えると、生体力学的なリスクはより小さくなる）。
- 現在隣接するインプラントを連結することが多い（隣接するインプラントを連結しないことはまだ論争がある）。
- インプラント補綴部分がそれだけで独自に支持を受けるほうが、歯に支持を受ける補綴部分と連結されているよりも望ましい。
- 隣接する歯と強固に連結することはあまり好ましくないが、スパンが短い場合には容認できる（強固な連結でない場合には、支台歯の圧下のリスクがある）。
- クラウン-インプラント比（C/I比）が1：1以上になると、力学的に好ましくない。
- インプラントの直径は3.75mm以上（より直径の小さなインプラントはリスクファクターを増加させる）。
- インプラントの長さは10mm以上（より短いもの、直径の大きなものにはリスクがあるが、より一般的に利用されるようになっている）。
- 最大咬頭嵌合時は中央で接触させる（ポイントコンタクトあるいは自由度を与えた状態）。
- 天然歯での考え方に従い、中心位あるいは確立された咬頭嵌合位で補綴する。
- アーチ全体での同時接触（歯に比べてインプラントの咬合を低く設定することには論争がある）。
- 咬合面の幅は可能な限り狭くする。
- 咬頭傾斜を鋭くすると、生体力学的リスクと曲げモーメントが増加する。
- 必要であれば頬舌的な交叉咬合を用いる。
- 可能であればカンチレバーを避ける（頬舌的、近心、遠心へのカンチレバーが大きくなるとリスクは増加する）。
- 近心カンチレバーは、遠心カンチレバーよりもより好ましい。
- カンチレバー部では、咬合面を低く設定して生体力学的リスクを軽減する。
- 可能であれば偏心運動時の誘導は骨植のよい前歯に求め、臼歯部のインプラント補綴部位を離開させる。
- インプラント補綴のみで単独で偏心位で接触させることは、その補綴装置、インプラント-アバットメント-クラウン、さらには支持骨をより大きなリスクに曝す（臼歯部での咬合干渉は避ける）。
- 臼歯部のインプラント補綴の作業側にグループファンクションを選択したら、咬頭傾斜を緩く滑らかにして側方滑走時に均等に接触するようにさせることが生体力学的を軽減させるうえで望ましい。
- 作業側での誘導は非作業側での接触を分離する。
- 作業側での誘導はもっとも頬側の骨の幅を有する支台に求めて側方力への抵抗を最大にして生体力学的リスクを軽減させる。
- ポーセレンを使用する場合には十分な金属の支持を与える。
- とくにブラキシズムがあったり、その疑いがある場合には、上顎フルアーチへのスタビライゼーションタイプのアプライアンスの適応が推奨される。

325

第7部　インプラントの咬合

Box7-3 前歯部の固定性インプラント上部構造の臨床的ガイドライン，考慮事項，論争

- 頬側骨は最小限2mm．
- 頬側に骨造生することは側方力に対する生体力学的リスクを軽減するように思えるが，その適応はまだ決定されていない（造生した骨の生体力学的耐久性と寿命については現在レビューが行われている）．
- 長さ10mm以上．
- 直径3.75mm以下のインプラントは好ましくない場合があり，結合部のコンポーネントの破折のリスクが大きい．
- クラウン-インプラント比（C/I比）が＞1：1以上になると生体力学的リスクが増加して好ましくない．臨床成績のデータに基づいた絶対的な禁忌のクライテリアはない．
- 前歯部で隣接するインプラントを連結することは現在容認される考え方である．
- 骨との接触表面積が大きなより直径の大きなインプラントで頬側の骨が薄い場合と，直径がそれより小さく頬側により骨があり側方力への抵抗がある場合との安定性の違いは結論が出ていない．
- インプラントの数：2～4本（骨の寸法，アーチの幅，審美的要因による．最小限のインプラントの数やサイズに関して決定できるエビデンスはない）．
- 垂直ならびに水平被蓋は，前方ならびに側方の誘導の傾斜を可能な限り平坦化するか，緩やかに彎曲させて側方力を減少させる（上下骨関係と歯の露出とリップサポートなどの審美的要件の制約の中で）．
- 上下の骨ならびに歯列の関係が許せば，最大咬頭嵌合（MI）で残存する臼歯部と同時に接触させる（前歯部でのMI時での接触をさせないように弱くすることについては検証されていない）．
- 選択的な偏心運動時の誘導の付与：前方ならびに作業側の誘導は生体力学的にもっとも有利な位置と骨支持を有するアバットメントを選択する．
- 骨格性Ⅱ級1類：中等度の上顎前突（下顎後退）症では前歯部舌側のプラットフォームは発音，快適性の制約の中で平坦化する．重度の上顎前突症では前方運動時の誘導を上顎小臼歯部の近心の斜面に求める．
- 骨格性Ⅱ級2類：垂直被蓋が大きい場合—これを避けられない場合には生体力学的にリスクは増加する．咬合高径（OVD）を挙上してアンテリアガイダンスを平坦化するには全顎的な補綴が必要となり　医原性の生体力学的リスクを増す．
- 骨格性Ⅲ級：平坦な前方運動時の誘導—各症例の臨床的な決定要素に従って，中等度のアンテリアディスオクルージョン（前歯による臼歯離開咬合）にわずかな離開を与えて臼歯部を離開させるか，これと臼歯部での前方運動時の接触はそのまま継続させることを組み合わせる．

Box7-4 無歯顎の固定性上部構造の臨床的ガイドライン，考慮事項，論争

- 1顎あたりのインプラントの数は論争中．
- 上顎では6～8本のインプラントは容認．4本には論争がある．10本またはそれ以上は過剰．
- 下顎では5～8本のインプラントは容認．3～4本には論争がある．10本またはそれ以上は過剰．
- 傾斜：従来の考え方では咬合平面に対して垂直．
- 30°以上傾斜させることには論争がある．近遠心方向と頬舌方向に傾斜させることには得られる支持と生体力学的な点に違いがある．最遠心部のインプラントを遠心に傾斜させることが一般化してきている．
- 咬合高径は伝統的な全部床義歯の考え方によってまず決定する．これは個々の症例の，安静ならびにスマイル時の歯の露出，咬合平面の露出，リップサポート，顎堤間の関係，CHS，C/I比などの個々の臨床的因子により修正する．
- カンチレバー：小臼歯1歯分の遠心のカンチレバーは安全．1歯以上には論争がある．負荷による圧縮への抵抗をカンチレバーに隣接するインプラントが受けもつ．それより離れたインプラントは力の分散に参加しない．
- 前歯部での近心カンチレバーは，それが臼歯により咬合を支持するインプラントのもっとも近心側から大きく前方に位置する場合には，生体力学的に好ましくない状態になる可能性がある．
- クロスアーチでのスプリンティングかセグメント化か．伝統的な考え方では，クロスアーチでのスプリンティングは機能的，パラファンクショナルな力の側方ベクトル成分に対して抵抗する合成構造を提供するとされてきた．ストレインゲージ法による研究結果から，フルアーチの固定性または可撤性のクロスアーチでのスプリンティングとセグメントとの構造間には差がないことが明らかにされている．スプリンティングは曲げモーメントを増加させる（これは論争中である）．
- C/I比が1：1より大きくなると生体力学的リスクは増加する．
- 垂直被蓋を最小限度にして誘導する咬頭傾斜を平坦化する．
- 付与する咬合は個々の臨床的決定因子（上下顎骨の関係，インプラントの配置，OVD，臼歯部咬合支持，顎間距離，C/I比，セグメントの傾斜，審美的な咬合平面の位置，歯の露出度，リップサポートなど）に応じて決定する．
- 前方運動時の誘導は個々の症例的決定因子（ICDs）に従い可能な限り平坦化する．アンテリアディスオクルージョン（前歯による臼歯離開咬合）または前方でのグループファンクションとするかは，ICDsによる．
- 作業側での誘導では，グループファンクションのように理想的な荷重の分散をはかり咬頭傾斜を平坦化する．

Box7-5 無歯顎の可撤性オーバーデンチャーの臨床的ガイドライン，考慮事項，論争

- 伝統的な全部床義歯の審美性，咬合平面，咬合高径，中心位，両側性平衡咬合に関する考え方を利用する．
- アタッチメントやメタルベースのために垂直的なスペースを得るために，咬合平面との関係からOVDを増加させることが必要なこともある．
- 両側性の平衡を得やすいように，リンガライズドオクルージョンを用いる．
- 天然歯に対向するシングルデンチャーの場合，前方ならびに側方偏心運動時に3点接触が達成できるようにバランスをとる．
- インプラントに付与したアタッチメントと維持が，義歯床の移動を防ぐためのバランスの必要性を軽減させる．

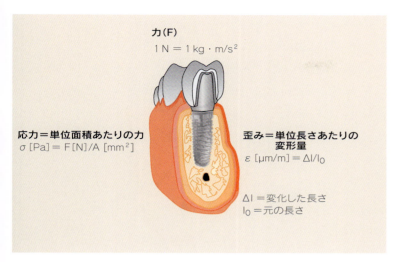

図7-48 力，応力と歪みの定義．非常に微小な変形を測定し，これをマイクロストレインで表現する．1マイクロストレインは100万分の1の変形をする歪みである．

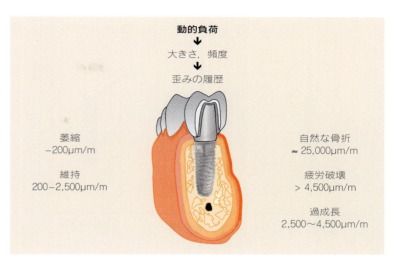

図7-49 多様な大きさ，頻度の力による動的な骨への負荷は，歪みの履歴の時間の枠に応じて骨吸収を生じさせる．骨の萎縮，形態の維持，過成長，疲労性破壊，自然発生的な破折は，機能力の強度に関連していることが実験的な長骨モデルで検証されている[20, 23, 52-54].

臨床的なガイドラインを示している．

インプラントの生体力学

咬合力の伝達と顔面骨のマトリックス

下顎骨は上顎顔面骨の起始点に向かって挙上筋の収縮によって引き上げられ，上顎に向かって閉じることになる．左右の咬筋，内側翼突筋は，頬骨弓と内側翼突版に対して下顎角部を引き上げる．筋突起は，側頭筋により頭蓋骨の両側にある側頭骨に向かって引き上げられる．歯は歯槽骨のハウジングに対して圧縮されるが，根尖方向への移動は支持歯槽骨とその上を覆う顔面骨のマトリックスによる抵抗により防止されている．上顎骨ならびに顔面骨の歯の直上にあり，上顎洞，鼻腔という空洞を伴った構造では，さらにその上には眼窩と脳がある．これらは薄い膜様の骨の壁に支持され，かつ分離されており，殻の構造として生体力学的に反応する（第2部7章参照）．

咬合力と咀嚼力

正常な歯列では，平均的な垂直方向（軸方向）への力は犬歯部で469±85Nにも達し，小臼歯では583±99N，第二大臼歯では723±138Nである[29].

インプラントによる咬合力の分散

咬合力がインプラントに負荷された場合には，その負荷は以下の部位で負担される．
- インプラントと骨との界面．
- 周囲歯槽骨とその周囲組織との界面．
- 歯槽骨のハウジング部を解剖学的に支えている顔面骨マトリックス．

顎骨が挙上筋によって圧縮されると，構造全体が顕微鏡的に変形する．正常な条件においては，この過程は正常な骨のターンオーバーを刺激し，顕微鏡的な確認可能な解剖学構造は安定した状態が持続できる．骨はマクロならびにマイクロな解剖学的形態を正常で機能的な力に対する反応においてリモデリングすることで保っている（図7-48，7-49）．リモデリングは吸収と添加の過程のカップリングであり，以前あった骨を置き換える．リモデリングの周期は1リモデリングサイクルまたは"Sigma"と呼ばれ，ヒトでは4～6か月である[15, 20, 21, 52, 53].

全体の骨組織，形態は負加わった歪みの強度，頻度という荷の履歴の関数である．骨の微細な構造は機能的な力によって維持されているが，皮質骨というシェル構造で，内部に骨髄という新陳代謝の盛んな組織を伴った海綿質部と空洞を取り囲んでおり，最少限度の組織の量で生体力学的にも理想の効率を生み出している[15, 20, 21, 53].

疲労性微小損傷

骨においては，疲労性損傷あるいは微小外傷が，比較的に多くの繰り返しや長期にわたる負荷によって生じる．

繰り返しての負荷は，疲労性微小損傷をコラーゲンマトリックスがミネラル層から剥離するという限局した部位に生じさせる．骨の疲労，微小骨折が蓄積すると，リモデリングが開始されて微小損傷の部位が修復される．居所の骨芽細胞のアポトーシス（細胞死）とサイトカイン（RANKL）がこの過程の引き金となる．微小な骨疲労の部位がリモデリングのプロセスによって除去され置き換わる．この過程は破骨細胞と骨芽細胞とがカップリングした基礎的多細胞性単位（BMU）を構成するシステムである[21, 23].

微小損傷の割合が修復のそれを越えた場合，実質的な骨組織の喪失が生じる（疲労性微小損傷）．負荷下において，特定の部位が他の部位よりも大きく変形し，歪むことがある．この歪みの中央部では微小損傷が生じる可能性が高まり，それが修復能力を超えてしまう可能性がある．修復できる割合が微小損傷の割合を超えなければ，マイナスのモデリングあるいは骨の喪失を生じることになる[20, 21]．生体力学モデルは高い応力と歪みが咬合力や負荷の反応として生じることを示している．

インプラントが圧縮，引張りの応力に曝されると，力ならびにモーメントの双方が生じることになる．インプラントならびに支持構造の変形はストレインゲージによって測定可能であり，マイクロストレインとして表現される（図7-48～7-50）．

第7部　インプラントの咬合

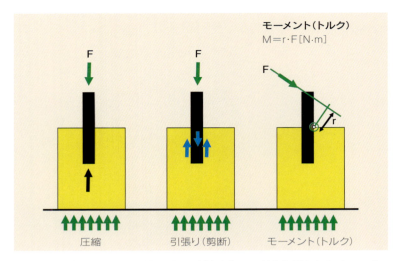

図7-50　軸方向の力には圧縮と引張りが含まれる．軸から離れた力はモーメント（トルク），圧縮，引張りを生む．ここでの反力（反応）は，剛体が平面にあって同等の抵抗を受けていると仮定した場合のものである．

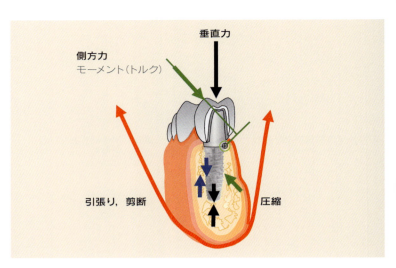

図7-51　軸方向の力と軸からずれた方向の力は圧縮，引張り，モーメントを負荷したインプラントの周囲と支持骨に生じさせる．下顎骨には海綿質の構造があり，硬い皮質骨の殻を伴っていて内側の海綿質での弾性はさまざまである．変位させようとする咬合力への抵抗は，咬筋が下顎を上方に吊り上げていることで得られている．

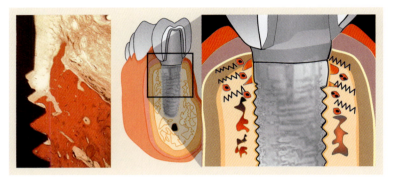

図7-52　界面ならびに周囲支持骨での圧縮と引張りは，微細骨折を伴う微小外傷を生じさせ得る．骨芽細胞と繊維芽細胞が刺激を受けて，この微小損傷を修復する．もし，このある部位で微小損傷の割合が修復できる量を越えると著明な変形，歪み，実質的な骨吸収が生じる[20, 21]（Prof. A Koslovskyのご厚意による画像）．

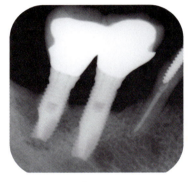

図7-53　インプラント周囲での骨吸収．大きな歪みの集中領域は，微小骨折，疲労性微小損傷，骨のモデリングの部位を構成し，将来の骨喪失部位となる．

　これらのモデルは荷重の方向，解剖学的支持，咬合のデザイン，補綴学要素の相対的な影響を示すことができる．これらの情報を臨床に直接役立つように解釈することは難しい．しかし，臨床家が応用可能な多様な治療方法と順序の選択肢に関して，それらが伴う相対的な生体力学的負荷のリスクファクターの存在を気づかせるには役立つ可能性がある．

計画される歯槽骨喪失のメカニズム

　骨の降伏点よりも大きな主歪が骨頂の内側表面部分に起こる可能性がある．周囲骨との界面での圧縮と引張りは，微細骨折を伴う微小外傷を生じさせうる．大きな歪みは，界面部の骨への損傷を与えるとともに，皮質骨にリモデリングならびに骨膜表面では吸収によるモデリングのサイクルを開始させる刺激となる．安定した状態は，モデリングとリモデリングの修復のバランスがとれていることを示している．計画される実質的な骨吸収のメカニズムは，モデリングとリモデリングとさらなる咬合による負荷がやがて骨頂での骨を喪失させ，それが骨膜のダウングロースによりさらに増強されるというものである（図7-51〜7-53）[15, 20, 21, 52, 53]．

生体力学モデル

　いくつかの物理学的，数学的な方法で，咬合によるローディングのシミュレーションがなされている．それらには二次元，三次元の光弾性モデル，ストレインゲージ法，二次元，三次元の有限要素法（FEA）が含まれている．それぞれに特有の利点，弱点があり，モデル化した構造，インプラント，その支持構造での応力や歪みが集中する領域あるいは点を明らかにしている．骨が変形する条件下において，歪みを定量的に計測し，疲労によるオーバーロード（過重負担）となる値と関連付けているモデルもある（図7-54〜7-59）[20, 120]．

解析モデル

　解析モデルは位置情報と荷重の条件から応力と歪みの反応を計算によって予測するものである．単純なブロックで対抗する境界がなく，均質の弾性を有した場合には直線的な反応を示すが，単純化しすぎているといえる（図7-54）[122]．多様な解析シェルや有限要素モデルでは，二次元，三次元の有限要素モデルを計算上で組み合わせて分析することができる．これらを用いると，複雑な構造や内部の構成要素の相互の反応に関して予測することができる．このシステムの限界は，インプラント[123]や頭蓋骨の形態などの，多層で複雑な

生体力学モデル

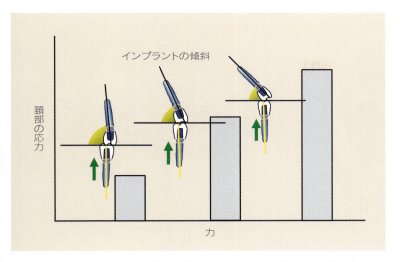

図7-54　分析モデル．力の計算と抵抗の角度とモーメントから，インプラントの傾斜が圧縮荷重において生体力学的にどう反応するかを計算することができる[122]．これは，支持組織が均質の弾性体であると仮定した単純化しすぎたモデルである．

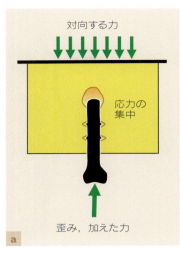
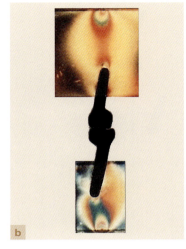

図7-55a, b　a：均質の弾性を有するブロックに設置したインプラントへの荷重シミュレーション．ブロックが移動しない平面に対抗しているのであれば，ブロックの中での応力の集中部位は支持組織の解剖学的な構造や境界での抵抗条件に影響されない状態となる．b：二次元の単一の弾性係数を有する光弾性プレートに埋入された金属製の歯根形態のインプラントが対向する場合．2つのプレートで，2本のインプラントを結ぶ力の方向を，対向する点で中心軸が垂直軸に一致するように荷重し偏光下で観察した．小さなカラーのリング（フリンジ）が上下のプレートの荷重を受けたインプラントの先端部にあることから，応力の集中がわかる．カラーのリングが入り込んでいることは，プレートが対向する荷重点によってどのように変形したのかを物語っている．

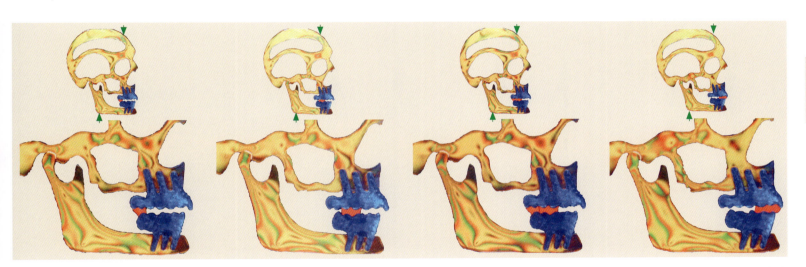

図7-56　光弾性モデルは顔面骨の矢状断面での荷重を想定したもので，強固に固定されたインプラントと臼歯から前歯への種々の荷重点を想定したものである．矢印は荷重点を意味する．荷重の方向は前方に傾斜している．臼歯部での荷重の組み合わせでは，応力は後方の2本のインプラントにみられた．前歯部への荷重においては，臼歯部のインプラントでの応力は小さくなった．

モデルを正確に分析できる能力がある．微細なネジの界面部に関しても[20]頭蓋の三次元（FEA）モデルに荷重する場合と同様に計算できる[124]（図7-69）．

光弾性モデル

光弾性モデルは等方性プラスティック（単一の弾性係数）で形を作り，二次元の物体，ブロック，あるいは計測したい物体に張り付けたシートに偏光をあてて計測する．このプラスティック材料は単一の弾性しか有さないので，骨のようにより硬い皮質骨とよりフレキシブルな海綿質構造から構成されるような，多様な弾性係数や複雑な構造を有する物質のシミュレーションには適さない．変形する部位では異なった色の縞模様（フリンジ）が形成される（等色のバンド）．歪みや変形が増加すると，バンドあるいはフリンジの段階的色調の連続性がより密になり，歪みがより増加し集中するとそれらが繰り返して表示される．モデルは二次元あるいは三次元の単純なブロック（図7-55），または二次元，三次元の解剖学的モデル（図7-56，7-57）である．この方法の利点は，シミュレーションしたい挙動や形態が目に見える形に表現できることにある．応力が生じている部位についてはさらにストレインゲージ法で，興味の対象となる部位の詳細かつ正確な情報を得ることができる．二次元のモデルは容易に製作することができるが，三次元の表現はできない．三次元モデルは複雑で多様な弾性係数を与えることは難しい．三次元のブロックにはある程度価値はあるが，現実の形態や境界条件を表現しているものではない．光弾性プレートを複雑に構成されている物体の表面に張り付けることで，この物体に負荷がかかった場合の表面の挙動に関する情報を得ることはできる（図7-67）．

ストレインゲージ

ストレインゲージは小さなセンサーで，通常は荷重する物体の表面に接着する．ストレインゲージには微小な金属のバンドがあり，

第7部 インプラントの咬合

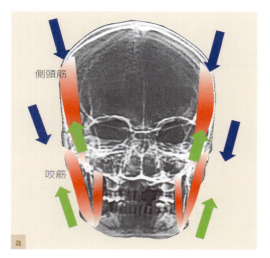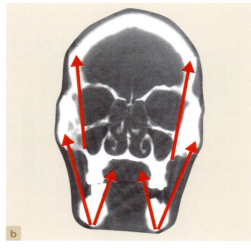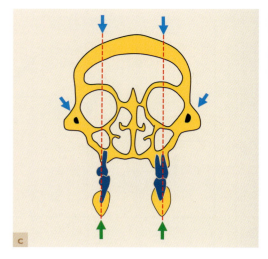

図7-57a～c　a：挙上筋の収縮は，咬合する歯を介して下顎によって顔面の骨を圧縮する．b：挙上筋の前頭面での作用方向は下顎角から側方に通過して頬骨弓に達する咬筋，筋突起から側頭骨筋窩に達する側頭筋からなる．c：第一大臼歯部前頭断面の光弾性プレートは緻密骨に似た弾性係数を有しており，咬合するインプラントと歯のアナログを伴っている．インプラントのアナログは光弾性プレートと同じ弾性係数を有するセメントで固定した．歯のアナログは荷重時に歯根膜を介した圧縮が可能になるように1mmの厚みのシリコーンを周囲に設定してある．青い矢印は頭蓋と頬骨での荷重点を示す．緑の矢印は下顎のプレートの荷重点と方向を示している．

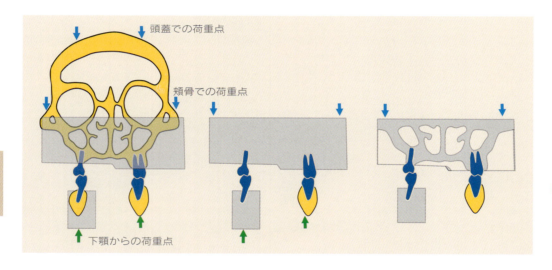

図7-58　図左：頭蓋の前頭団モデルに中顔面部のブロックモデルを重ね合わせた状態．図中央：前頭断面の解剖学的モデルと同じ大きさの中顔面部のブロック．図右：頬側のカントゥア，口蓋側のカントゥアを与え，上顎洞，鼻腔などの部分を取り除いたブロックモデル．

これが計測する物体の表面に貼付し，そこから出ているワイヤーで測定装置に接続されている（図7-72）．測定する物体に荷重がかかると，センサーは微小な長さの変化を金属バンドの抵抗の変化として記録する．センサーは変形する方向に合わせるか3方向（2つは互いに直角に，1つは45°の角度となるよう）に設置し（これをロゼッタゲージと呼ぶ），それによってその部位の平均の歪値が計算できる（図7-68, 7-72）．ゲージは方向性に敏感で，ある1か所のみが計測できる．このため，FEAや光弾性モデルがどこにゲージを設定すべきかを決定するのに用いられる．

頭蓋への荷重シミュレーション

矢状モデル

頭蓋骨は中空な部位を有した複雑な構造なので，中顔面部での荷重を矢状断面でシミュレーションすることは難しい（図7-57）．二次元の光弾性モデルで矢状面での荷重状態を示そうとした試みがある（図7-56）．図7-56の矢状面モデルは，顔面前方部での変形を示しており，その傾向は荷重が前方に移動すると著明になった．二次元モデルの性質上，三次元的な中空構造のある顔面骨を疑似的に再現することには限界がある．

前頭断面二次元光弾性モデル

図7-57bの前頭面のCTは，前頭面での頭蓋骨の中空断面の寸法を示している．二次元での荷重状態の分析は，中顔面部を伴う頭蓋骨のモデル化であること，種々の密度，弾性を有した骨があること，力が作用する筋の方向がある，という意味で大胆な設定をしていることになる．挙上筋の収縮は咬合している歯を介して下顎骨によって顔面頭蓋骨を圧縮する．

前頭面での挙上筋は，下顎の角部から頬骨弓に対して上方かつ側方に主要な筋である咬筋と，筋突起から側頭筋窩に走行する側頭筋が作用する方向を有している（図7-57）．CTでの第一大臼歯部断面のデータを基にした二次元の合成断面で，断面頭蓋骨の前頭面でインプラントへの荷重状態を分析しようと試みた（図7-59, 7-63, 7-64）．

第一大臼歯部前頭断面の光弾性プレートは緻密骨に似た弾性係数を有しており，咬合するインプラントと歯のアナログを伴っている．インプラントのアナログは，光弾性プレートと同じ弾性係数を有するセメントで固定した．歯のアナログは，荷重時に歯周靱帯（PDL）を介した圧縮が可能になるように1mmの厚みのシリコーンを周囲に設定した．荷重点は下顎から垂直に上方に，頬骨側面と頭蓋の点からは下方に挙上筋の作用を想定して与えた（図7-57, 7-58）．

頭蓋への荷重シミュレーション

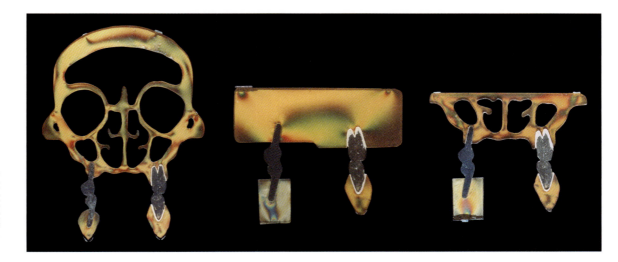

図7-59 光弾性モデルに荷重したモデル．左図は両側の頬骨と頭蓋部に荷重したモデルで，中央図と右図は頬骨に荷重したモデル．左図と右図の解剖学的な荷重モデルでは，中顔面での応力が同様に分布していることがわかる．

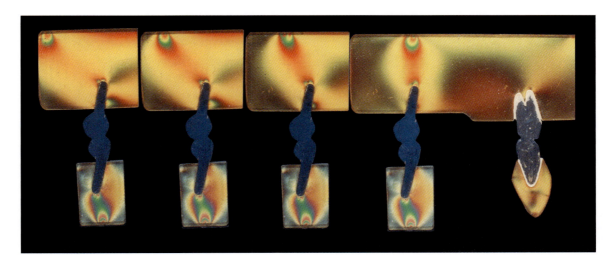

図7-60 インプラントを埋入した中顔面部のブロックモデルに頬骨部の側方から垂直に荷重点を連続的に移動した結果．応力は，荷重が垂直に近づくにつれて下顎の荷重しているプレートと同様に上顎のインプラントの先端に集中している．側方上方の荷重点では，応力集中はインプラント頸部にみられる．

中顔面と疑似頭蓋の二次元モデル

複雑な境界条件，荷重方向を伴った疑似頭蓋形態の二次元モデルとの違いを調べるために，中顔面部の二次元の矩形のモデルを前頭断面と同じ寸法で製作した（図7-58，7-59）．頭蓋モデルの荷重は頬骨から頭蓋の種々の点に行った．中顔面のプレートは頬骨部の点から頬骨の側面からインプラント上の点を通過するように荷重した．中顔面部のブロックは段階的にモデルの上顎洞，部空，頬側ならびに口蓋側のカントゥアを変え，荷重は継続して側方から垂直軸方向に荷重点を変えて加えた（図7-58，7-59）．

プラスティックプレートの変形は種々の支持形態を有する単一弾性係数の二次元モデルの挙動を示すことになる．矩形のモデルは境界がない場合と比べてインプラントの長軸に荷重した場合に異なった挙動を示す．ブロックの上方の荷重点を側方から軸方向に移動した場合の応力パターンと集中は，上顎のインプラント周囲で異なった．同様に，ブロックの形態を変えるとインプラント周囲の応力パターンは変化した．側方上方の荷重点では，軸方向への荷重の場合とことなり，上顎インプラント口蓋側頸部に応力集中がみられた（図7-60，7-61）．中顔面部のブロックにカントゥアを製作したものでは，解剖学的な頭蓋全体の前頭面モデルと同様な応力分布を示し，応力は頬側の陥凹部と上顎洞の側壁に及んだ（図7-62〜7-76）．

荷重点を側方（頬骨部）から垂直の軸方向に変えると（図7-63〜7-65），矩形モデルでは（図7-60〜7-62）解剖学的に修正した中顔面部の矩形プレート（図7-63，7-64）よりも大きな影響がみられた．中顔面部のブロックから段階的に上顎洞，鼻腔，頬側ならびに口蓋側のカントゥアなどの解剖学要素を削除して得られた頭蓋の前頭断面では，応力の分布はその形がより解剖学的なものに近づくほど変化した．垂直と傾斜のインプラントの間には大きな違いは見られなかった（図7-63，7-64）．頭蓋に，あるいは頭蓋と頬骨部に荷重した場合，応力はつねにインプラントの頬側に生じた．頬側の寸法を小さくすると，垂直，傾斜いずれのインプラントでも頬側の陥凹部に主に応力集中が生じた（図7-63〜7-66）．すべてのモデルは，より解剖学的に近づくと同様な応力分布を示すようになった．上顎洞がない場合には，垂直ならびに傾斜したインプラントの先端部には応力がみられなかった．下顎のモデルではインプラントの先端部に応力がみられた（図7-59〜7-6）[125, 126]．

二次元モデルのまとめ

二次元の光弾性モデルにはいくつかの制限がある．たとえば，三次元の中空構造をモデル化するには限界がある，単一の弾性係数材

第7部　インプラントの咬合

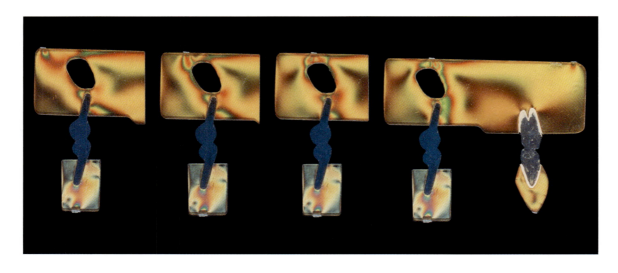

図7-61　上顎洞をシミュレート部分の材料を取り除いた．荷重点が側方から上方に移動すると，異なった応力のパターンがみられる．

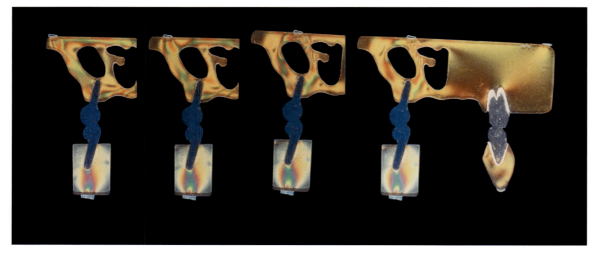

図7-62　口蓋，鼻腔，頬側壁の厚みを減らした．応力集中は頬側の陥凹部に．上顎のインプラント先端部には応力線はない．どの荷重条件においても下顎のインプラント先端部には応力集中がみられる．

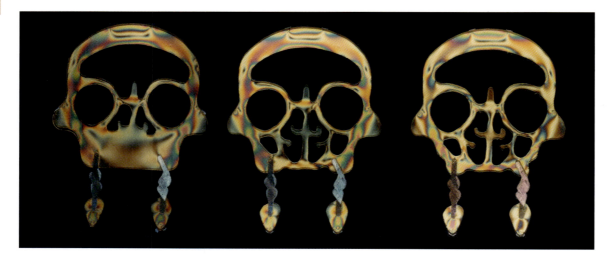

図7-63　前頭断面の二次元の光弾性モデルで，両側性に頬骨と頭蓋に荷重した．左：中顔面部がすべて満たされた状態，中央：口蓋，上顎洞，鼻腔の部分を薄くし，本来の頬舌的な厚みに設定，右：頬舌的厚みを薄くしたもの．上顎の中顔面のモデルでは応力はつねにインプラントの側面にみられる．頬側の厚みが減少すると，応力は頬側の陥凹部に集中している．

料で構成される異なった密度や弾性が組み合わさった形態を完全に再現できない，などである．しかしながら，工学で利用されているように，ある物体の平面断面において，コントロールされた荷重下での定性的な表示ができる．

　三次元的な分析は表面の光弾性分析で行える．荷重を受けた物体の表面の挙動の分析は，その表面の選択した部位に光弾性のプレートを接着することで行える．複雑な硬くて組み合わさった構造では，たとえば飛行機の翼などでは，二次元モデルで著しい表面応力や歪みを予測できた部位に光弾性プレートを設置してモデル化する．頭蓋骨は緻密骨の殻をともなった中空の状態で構造を保っているので，荷重時の表面の挙動を理解することには価値がある．二次元の前頭部モデルに荷重した場合の結果は，もっとも高い応力集中が頬側の陥凹部に生じることを示しており，荷重時にはインプラントと歯槽突起が頬側に変形していることを示唆している（図7-66）．

表面に光弾性プレートを伴った乾燥頭蓋骨モデル

　ヒトの乾燥頭蓋骨の小臼歯，犬歯領域にシリンダータイプのインプラントを埋入した（図7-67）[126]．骨と同じ弾性係数を有する光弾性シートを，インプラントを埋入した部位の側面から上顎洞の側壁にかけて適合させて接着した．インプラントへの軸方向ならびに側方方向への負荷は，眼窩縁と頬骨弓に設置したカムを用いて与えた．表面のプレートによる光弾性分析からは，軸方向の荷重にお

頭蓋への荷重シミュレーション

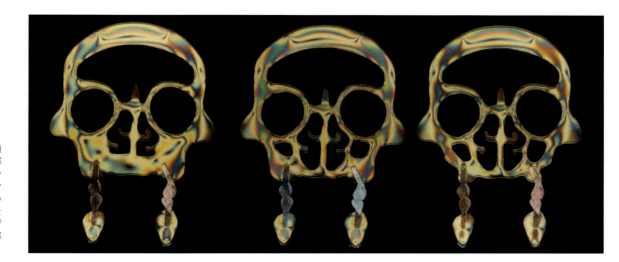

図7-64 犬歯に荷重点を有する前頭部の二次元光弾性モデル．中顔面部の輪郭のない部分での垂直インプラントの頬側部と傾斜したインプラント頸部から放射状に応力が生じている（左図と中央の図）．頬側の厚みを薄くして荷重した場合，垂直ならびに傾斜のインプラントの頬側陥凹部に応力集中がみられる．

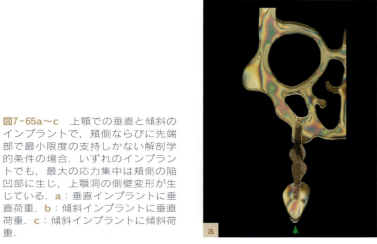
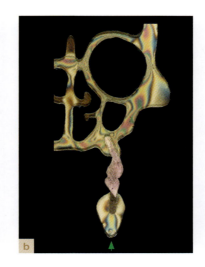
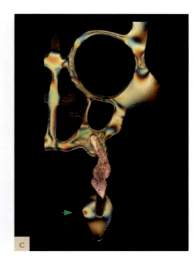

図7-65a〜c 上顎での垂直と傾斜のインプラントで，頬側ならびに先端部で最小限度の支持しかない解剖学的条件の場合．いずれのインプラントでも，最大の応力集中は頬側の陥凹部に生じ，上顎洞の側壁変形が生じている．a：垂直インプラントに垂直荷重．b：傾斜インプラントに垂直荷重．c：傾斜インプラントに傾斜荷重．

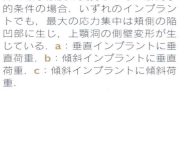
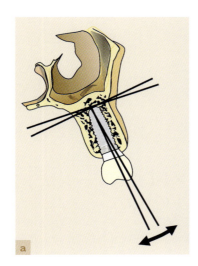
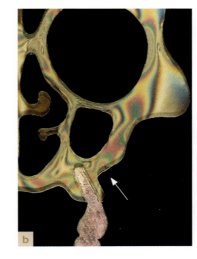
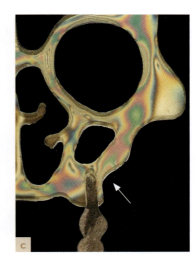

図7-66a〜c 頬側ならびに口蓋側の陥凹部に応力集中を示すモデルは，荷重にインプラントと歯槽突起が変形していることを示唆している[124, 125]．もっとも高い応力集中は，頬側の陥凹部にみられる（白い矢印）．

いては側壁が均一に負荷されており，荷重をかけたインプラントの頬側感凹部で1か所のみもっとも応力が高くなった．側方の荷重下においては，高い応力集中部位は，頬側の陥凹部と荷重したインプラントの垂直部分の2か所であった（図7-67）．このモデルの結果は，二次元の光弾性プレートでも荷重したインプラントの側方の頬側陥凹部の表面の変形部位の定性的評価の結果によっても支持される．光弾性モデルにおけるフリンジの色の変化から定量的分析することは可能ではあるが，つねに正しいとはいえない．より正確で定量的な情報は，ストレインゲージ法により得られる．

乾燥頭蓋骨でのストレインゲージモデル

ストレインゲージは反対側に貼付した．ロゼッタゲージを頬側の陥凹部，インプラント先端部，インプラント頸部の骨に垂直に貼付した．軸方向の荷重下では，インプラント頸部の歪みは頬側の陥凹部の12倍の値を示した（図7-68）．

第7部　インプラントの咬合

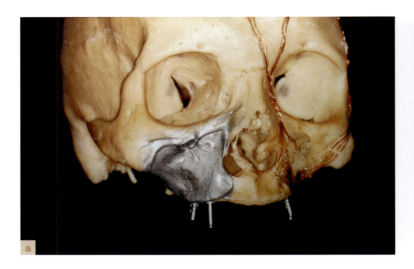
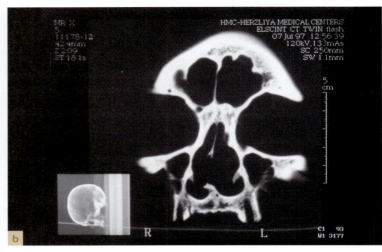
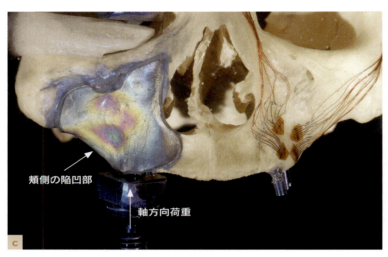
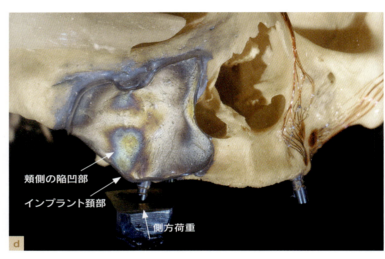

図7-67a～d　**a**：頭蓋の右側の光弾性プレートには4本のインプラントが埋入されている．ストレインゲージは左側に貼付されている．**b**：インプラント窩形成時のCT像で，インプラントは犬歯と小臼歯部に埋入した．**c**：犬歯部のインプラントに軸方向の荷重を与えた場合に最大の応力が発生した．**d**：側方荷重においては，頬側からインプラント頚部にかけて，および頬側の冠凹部に最大の応力集中がみられた．

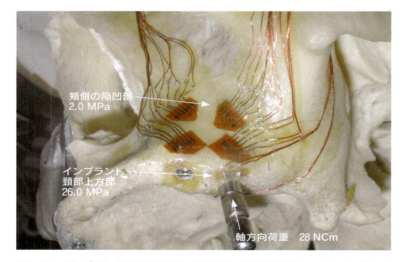

図7-68　インプラント頚部付近ならび先端部，頬側陥凹部にストレインゲージを貼付した．インプラント頚部付近の歪みは頬側陥凹部の12倍大きな値を示した．

ストレインゲージ法，光弾性法，有限要素モデルの比較

　すべてのモデルで歪みが頬側の陥凹部に集中することが示された．このことは，頭蓋骨に負荷を与えた場合の微小な変化の指標である．光弾性モデルは負荷に対する頚部の骨の変形を定量するには十分な感度がない．ストレインゲージ法はこれが可能で，有限要素モデルでもインプラント付近から歯槽骨のハウジング部に至る領域での影響をモデル化することが可能である．CTスキャンのデータから構築した三次元の頭蓋骨全体のモデルに点荷重した場合には，荷重点直上の頬側の陥凹部に応力が集中することがつねにみられる（**図7-69**）[124, 127]．現在の技術では，インプラント，骨，頭蓋骨全体の詳細を再現して咬合力が作用した状態を効果的に分析できる有限要素モデルはできていない．下顎においては多様なモデルがこのことを実現しており，負荷下での変形や，インプラントの寸法，位置，上部構造のデザインの影響についてモデル化して分析できる．

上顎インプラントのハウジングの変形性

　光弾性法，有限要素法，ストレインゲージ法において，上顎骨に埋入したインプラントに負荷を与えた場合には，頬側の陥凹部の周

頭蓋への荷重シミュレーション

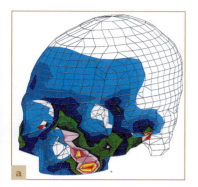
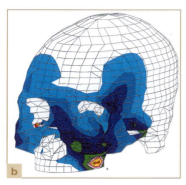

図7-69a, b　三次元FEAにおいて1点に負荷を加えると，荷重点の直上の頬側の陥凹部にもっとも高い応力集中がみられる（赤色の領域）．a：小臼歯部荷重点．b：大臼歯部荷重点．

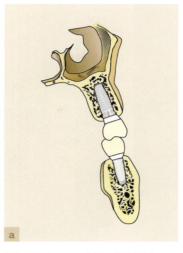
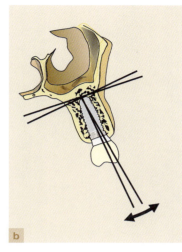

図7-70a, b　a：上顎の解剖学的モデルでは，最大の応力集中はインプラント頚部と頬側の冠凹部に生じる．b：モデルはインプラント-歯槽骨の複合体が軸方向ならびに側方方向の荷重下で生じることを示している．

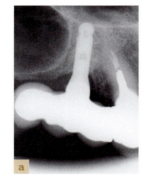
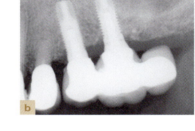
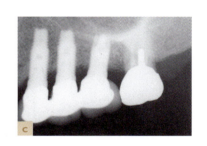
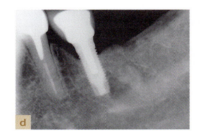
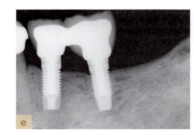
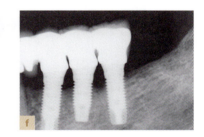

図7-71a〜f　多くの補綴的な因子があるが，その多くにはほとんど支持するエビデンスがない．補綴学的要素としては，隣接するインプラントの連結，非連結，インプラントを隣接させるか離すか，隣接かカンチレバーを付与するか，C/I比，軸方向を垂直にするか傾斜させるかなどがある．

囲に曲げが生じ変形すると結論づけたくなる（図7-70）．有限要素モデルは力が分散し頬骨を圧縮させ，鼻骨，前頭骨を横切って面内に支持され上顎骨の側壁，垂直壁に負荷を与えていることを示している．側方に変形することはインプラントの先端にストレスが集中することを防いでいる．インプラントは軸面で先端にいたるまで完全なBICにより保持される．海綿構造が顕著なIV級の骨が存在する場合，インプラントは頚部の皮質骨によってその位置に保持される．上顎臼歯部におけるIV級の骨でのインプラントの喪失が高いとの当初の報告は，機械仕上げの表面のインプラントで機能するBICの量が少ないことによるものと考えられる．上顎臼歯部は下顎，骨造成した上顎洞部での臨床成績は著しく改善したが，これは表面のマイクロ構造の機能によるものと考えることができる[97, 100-102]．

きな応力や歪みが生じるであろう部位を示せるからである．また，補綴学的なデザインや支持状態の違い，たとえばインプラントの寸法，配置，埋入角度，ポンティックの配置，クラウン-インプラント比，荷重の方向，強さなども比較することができる．

経験的な問題事象（失敗）とリスクの予測

よく話にでる失敗は，カンチレバーや著しい傾斜などの特定の生体力学的なリスクと関連していることがある．しかしながら，コントロールがない，成功例との比較において十分な症例数がないといったことで，経験的な報告と生体力学リスク予測因子との因果関係を正当化することは難しい．

補綴的な因子

リスク予想因子としての生体力学モデルにおける補綴学的要素

生体力学モデルが価値を示す領域は，補綴的な因子を比較できるところにある（図7-71）．臨床家はインプラントの埋入に際して，配置，上部構造のデザイン，付与する咬合など多様な選択肢をもっている．しかしながら，臨床的な決定を下す基礎となる臨床的データやエビデンスはほとんどない．臨床的なデータに置き換えることはできないが，生体力学モデルはリスク予想として価値がある．大

臨床的な疑問

臼歯部におけるインプラント支持の固定性上部構造（FPDs）を計画する場合には，隣接するインプラントの連結が疑問として挙げられることが多い．連結すべきなのか，すべきでないのか？　より多くの支持を得るには，インプラントを離して埋入して間にポンティックを設置すべきか，あるいは隣接して埋入すべきなのか？　カンチレバーを使用すべきなのか，そうでないのかも一般に問われる．カンチレバーはどこまで長くできるのか？　カンチレバーを設定するには何本のインプラントが必要か，またインプラントはどの

第7部 インプラントの咬合

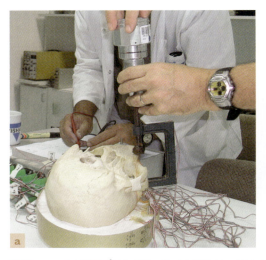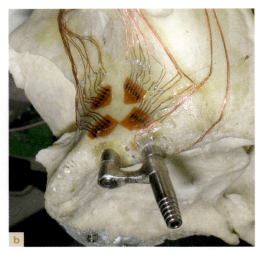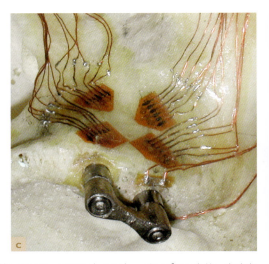

図7-72a〜c　a：荷重プロトコル．b, c：歪みゲージをインプラント頸部と先端相当部および頬側豊隆部の骨に貼付している．アバットメント－インプラント比，角度およびインプラントの連結について検討した．隣接するインプラントへの強固な連結により，インプラント頸部の応力が減少し，頬側豊隆部の骨の応力が増加した．

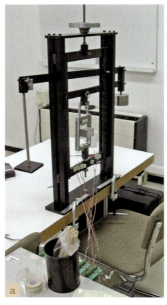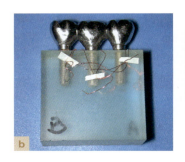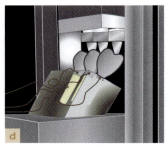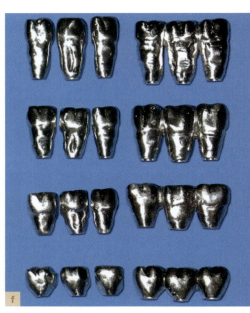
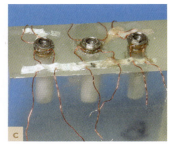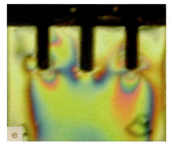

図7-73a〜f　2〜3本のインプラントにより維持される上部構造に関する補綴的要素を検討するための研究デザイン．異なる上部構造のデザインに対して専用のフレームを用いて長軸方向ならびに30°の傾斜荷重を与えた．定量的にはインプラント頸部に生じた歪みをストレインゲージによって測定し，定性的には支持用のプラスティックブロックの光弾性分析を行った．

ように分散すべきなのか？　クラウン－インプラント比が不良な場合や軸が傾斜している場合は適切なのか，不適切なのか？　残念ながら，これらの多くの疑問に対して，臨床的研究や動物実験の結果からは十分な解答が得られない．生体力学モデルの設定条件を考慮すれば，これらに対していくらかの情報が得られ，臨床の助けとなる可能性がある．しかしながら，臨床に適応する場合には十分に注意して行う必要がある[128]．

カンチレバー

いくつかの研究がカンチレバーの問題を取り上げている．有限要素法，光弾性実験，ストレインゲージによるすべての検討が，カンチレバーに隣接したインプラントにもっとも大きな負荷を負担していること，カンチレバーを伴った隣接した2本のインプラントは負荷を負担することには貢献するが，3本目の貢献はわずかであることを示している[118]．われわれの研究では，カンチレバー部に対する負荷が生むモーメントがインプラントへの負荷を増加させる原因であると結論づけた[129]．インプラントの長軸方向への荷重の大きさはカンチレバーを伴うことによって2倍に増加することもある[98]．1本以上のインプラントで上部構造を支持する場合には，支持しているインプラントに加わる力が，力によるモーメントのために，荷重以上に大きくなる場合がある[118]．

ドライスカルモデル（乾燥頭蓋骨モデル）

乾燥頭蓋骨の第一大臼歯部に固定したインプラントのアバットメントに負荷を与えていた場合，負荷されたインプラント頸部の骨表面の頬側，口蓋側で種々の歪みが生じた（図7-68〜7-72）．
軸方向の負荷における，アバットメント／インプラント比，傾斜，連結状態の影響を検討した．隣接するインプラントと連結した場合には，インプラント頸部の歪みは確実に減少し，頬側の冠凹部では増加した．垂直と15°の傾斜では，頸部ならびに頬側での歪みにおいて差はほとんどなかった．傾斜を25°まで増加させると，頸部ならびに頬側の冠凹部での歪みが集中して増加した．アバットメントの長さを増すと頸部での歪みが増加した．

インプラント頸部ストレインゲージモデルとブロックの光弾性モデル

種々の上部構造のデザイン

骨の弾性を有した光弾性モデルに3本のインプラントを平行に並べて埋入し，その頬舌側のインプラントの頸部に短軸のストレインゲージを貼付した．異なったデザインの上部構造を装着して特製の荷重フレームを介して長軸から30°の角度で負荷を与えた．アバッ

頭蓋への荷重シミュレーション

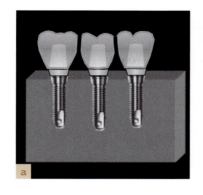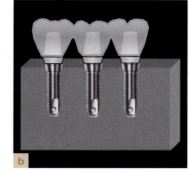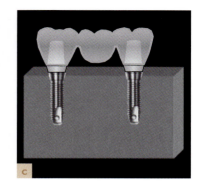
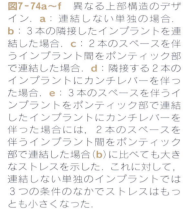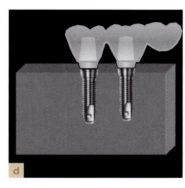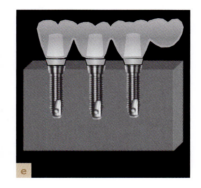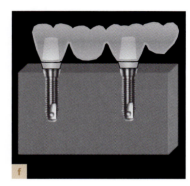

図7-74a〜f　異なる上部構造のデザイン．**a**：連結しない単独の場合．**b**：3本の隣接したインプラントを連結した場合．**c**：2本のスペースを伴うインプラント間をポンティック部で連結した場合．**d**：隣接する2本のインプラントにカンチレバーを伴った場合．**e**：3本のスペースを伴うインプラントをポンティック部で連結したインプラントにカンチレバーを伴った場合には，2本のスペースを伴うインプラント間をポンティック部で連結した場合（**b**）に比べても大きなストレスを示した．これに対して，連結しない単独のインプラントでは3つの条件のなかでストレスはもっとも小さくなった．

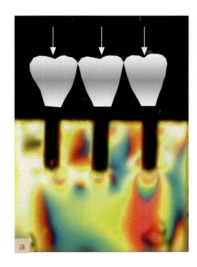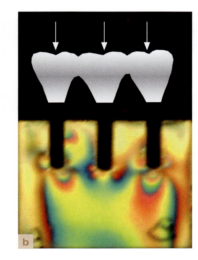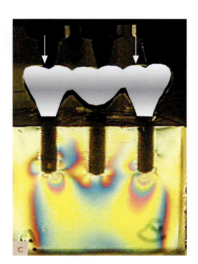

図7-75a〜c　光弾性のブロックモデルに対して軸方向に荷重を与えた場合，連結しない単独のインプラント先端部（**a**）でのストレスは連結した場合（**b**）よりも小さい．また連結した場合には，間のポンティック部により大きなストレスを認めたが，3本を連結しない場合（**c**）には，わずかなストレスしか示さなかった．

トメントの配置，ポンティック，カンチレバーのデザイン，C/I比，長軸方向または非長軸方向への荷重，上部構造の連結または非連結の違いについて分析した．
　荷重は20Kgとして各インプラントならびにポンティックの中央部に同時に与えた（図7-73〜7-79）[130,131]．

長軸に対して30°傾斜した負荷

　長軸に対して30°傾斜した負荷においては，垂直負荷に比較して有意に大きな歪値が生じた（$P<0.001$）．この軸から外れた負荷での全歪量は，軸方向の負荷に比べて8倍の歪値を示した．

インプラントがポンティックを伴う場合と隣接して連結する場合

　負荷モデルは，インプラントがポンティックを伴う場合の方が隣接したインプラントを連結した場合よりも良好か，あるいは同等の歪みの分布を示す傾向がみられた（図7-75, 7-78, 7-79）．

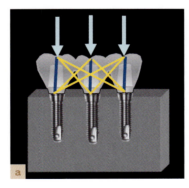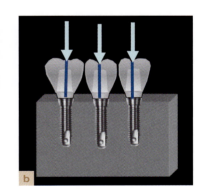

図7-76a, b　連結した補綴装置におけるモーメント力（黄線）は，インプラント頸部および支持している補綴装置により大きな応力が加わる原因となる．

クラウン-インプラント比（C/I比）

　10年経過の臨床研究ではC/I比が大きく，1：2，1：3となっても良好な成績が報告されている[91]．インプラントを連結することが不良なC/I比であっても，有害事象が生じる可能性を軽減している可能性がある[49]．クラウンの高径スペース（Crown Height Space：CHS）のほうが，C/I比よりも意味がある可能性がある．

第7部　インプラントの咬合

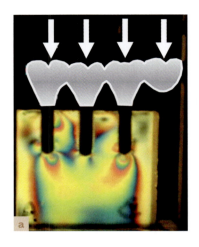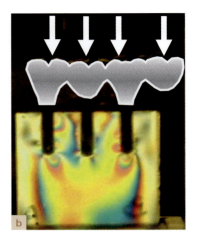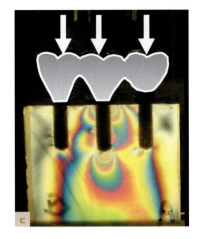

図7-77a～c　光弾性モデルは2本のインプラントにカンチレバーを伴った場合にもっとも大きなストレスを示している．

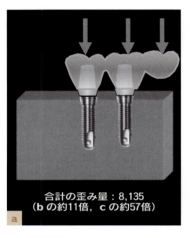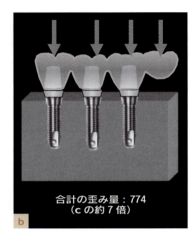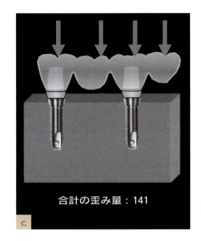

図7-78a～c　カンチレバーを伴った上部構造を支えるインプラント頸部における全歪量．a：2本の並んだインプラントの場合8,135マイクロストレイン．b：3本の並んだインプラントの場合774マイクロストレイン．c：ポンティックを伴った2本のインプラントの場合141マイクロストレイン．cでは，aの1/57のインプラント頸部における全歪量となった．

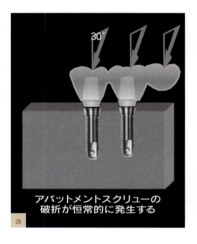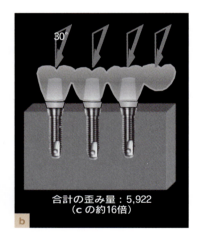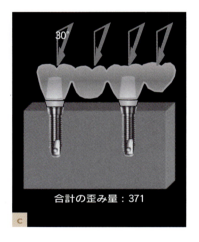

図7-79a～c　30°傾斜した負荷におけるインプラント頸部における全歪量．2本の並んだインプラントの場合（a）にはアバットメントスクリューの破折が繰り返して生じ，3本の並んだインプラントの場合（b）には5,922マイクロストレイン，ポンティックを伴った2本のインプラントの場合（c）には371マイクロストレイン．cではbの1/16の全歪量となった．

CHSが15mm以上に大きいと生体力学的に不利になるとされている[92]．この研究の結果では（図7-73），C/I比が小さい場合にはその値が1：1.5と大きい場合に比べより小さなストレスを伝達した．C/I比が1：1.75と1：1.2の場合に30°の傾斜荷重を加えた場合には，クラウンの脱離に続いてアバットメントスクリューの破折を生じた．クラウンの高径は10～20mmであった．クラウンの脱離は，高径が15mmよりも大きい場合で30°の傾斜荷重を与えた場合であった．連結した場合にはインプラント頸部での応力を増加はさせたが上部構造の破綻はなかった．連結，非連結のいずれの上部構造においても，C/I比が1：1.5よりも大きくなるとアバットメントスクリューが破折することが多かった．

連結冠と非連結冠

非連結冠において，連結冠よりも低い応力のレベルが観察された（$P < 0.001$）．このことは図7-76に示したように，連結されたインプラントに負荷した場合には隣接するインプラントへのモーメントアームが形成されるためと考えられる．

カンチレバー

カンチレバーを伴ったFPD（固定性上部構造）が，異なったインプラントの数ならびに配置において垂直負荷を受けた時，最悪の組み合わせとなるのは2本のインプラントにカンチレバーが隣接している場合である．この場合，カンチレバーに隣接したインプラント頸部において生じる全歪は8,135マイクロストレインであるが，これに対して3本のインプラントとカンチレバーの場合は774マイクロストレインであり，さらにポンティックを伴った2本のインプラントとカンチレバーでは141マイクロストレインとなる（図7-78）．カンチレバーに隣接した2本のインプラントへの負荷は3本の場合の11倍に達することになる．2本のインプラントとカンチレバーの場合に比べ，ポンティックを伴った2本のインプラントでは3本のインプラントの場合1/57となり，3本の場合の1/7になる．30°傾斜した負荷においては，2本のインプラントとカンチレバーの場合にはアバットメントスクリューの破折を繰り返した．3本のインプラントとカンチレバーの場合には5,922マイクロストレインで，ポンティックを伴った2本のインプラントでは371マイクロストレインで歪みは1/16となった（図7-79）．

生体力学モデルの結論

異なった生体力学モデルによって先に示したように，想定された修復装置，インプラントならびに支持構造への疑似的な荷重時における応力と歪みの分布表示や量的分析が提示されている．

歯頚部における高い応力集中や高頻度の繰り返しの負荷は，よりリスクとなる．これらの部位では，疲労によるマイクロクラックを生じ，吸収と修復の反応を惹起しやすい．修復あるいはリモデリング，吸収，またはモデリングが生じる，生じないは，これまでに述べてきた種々の要因による．したがって，多様な荷重条件における機械的な挙動に関して適応する場合に，モデル化したパラメータを臨床的な挙動に当てはめる場合には十分に注意しなければならない．インプラントと骨との界面での歪みを測定できないことは，骨表面における反応を予測することに限界をもたらしているからである[49]．

もっとも価値ある臨床的な予測因子は，うまくデザインされた長期的な臨床研究の結果である．それがない場合には，動物実験や生体力学的な研究の結果を，臨床家が個々の症例において主観的に行う治療計画上の意思決定の補助にすることができる．しかし，生体力学的モデルならびに動物での負荷実験の結果の限界を理解し，考慮しなければならない．

参考文献

1. Schulte W. Implants and the periodontium. Int Dent J 1995;45:16–26.
2. Mühlemann HR. Tooth mobility: a review of clinical aspects and research findings. J Periodontol 1967;38:686–713.
3. Parfitt GJ. Measurement of the physiologic mobility of individual teeth in an axial direction. J Dent Res 1960;39:608–618.
4. Parfitt GJ. The dynamics of a tooth in function. J Periodontol 1961;32:102–107.
5. Willis DJ, Picton DCA, Davis WIR. The intrusion of the tooth for different loading rates. J Biomech 1978;11:429–434.
6. Sekine, H, Komiyama Y, Hotta H, Yoshida K. Mobility characteristics and tactile sensitivity of ossointegrated fixture-supporting systems. In: van Steenberghe D (ed). Tissue Integration in Oral Maxillofacial Reconstruction. Amsterdam: Excerpta Medica, 1986:326–332.
7. Picton DCA, Johns RB, Willis DJ. The relationship between the mechanism of tooth and implant support. Oral Sci Rev 1974;5:3–22.
8. Uhlrich R, Muhlbrandt L, Mohlmann H, Schmid M. Qualitative mechanoperception of natural teeth and endosseous implants. Int J Oral Maxillofac Implants 1993;8:173–178.
9. Lundquist S, Haroldson T. Occlusal perception of thickness in patients with bridges on osseointegrated oral implants. Scand J Dent Res 1984;92:88–92.
10. Wada S, Kojo T, Wang Y-H, et al. Effect of loading on the development of nerve fibres around oral implants in the dog mandible. Clin Oral Implants Res 2001;12:219–224.
11. Misch CE, Goodacre CJ, Finlay JM, et al. Consensus conference panel report: crown-height space guidelines or implant dentistry – Part 2. Implant Dent 2006;15:113–121.
12. Ericsson I. The combined effect of plaque and physical stress on periodontal tissues. J Clin Periodontol 1986;13:918–922.
13. Biancu S, Ericsson I, Lindhe J. Periodontal ligament tissue reaction to trauma and gingival inflammation. J Clin Perio 1995;22:772–779.
14. Giargia M, Lindhe J. Tooth mobility and periodontal disease. J Clin Periodontol 1997;24:785–795.
15. Hoshaw SJ, Brunski JB, Cochran GVB, Higuchi KW. Bone modeling and remodeling around control and axially-loaded fixtures in canine tibiae. In: Laney WL (ed). Tissue Integration in Oral, Orthopedic and Maxillofacial Reconstruction. Chicago: Quintessence Publishing, 1990:275–280.
16. Albrektsson T, Dahlin C, Jemt T, Sennerby L, Turri A, Wennerberg A. Is marginal bone loss around oral implants the result of a provoked foreign body reaction? Clin Implant Dent Relat Res 2013. doi: 10.1111/cid.12142. [Epub ahead of print].
17. Kim Y, Oh T-J, Misch CE, Wang H-L. Occlusal considerations in implant therapy: clinical guidelines with biomechanical rationale. Clin Oral Implants Res 2005;16:26–23.
18. Koka S, Zarb G. On osseointegration: the healing adaptation principle in the context of osseoinsufficiency, osseoseparation and dental implant failure. Int J Prosthodont 2012;25:48–52.
19. Jacobs R, Van Steenberghe D. From osseoperception to implant-mediated sensory-motor interactions and related clinical implications. J Oral Rehabil 2006;33:282–292.
20. Hoshaw SJ, Brunski JB, Cochran GVB. Mechanical loading of Branemark implants affects interfacial bone modelling and remodelling. Int J Oral Maxillofac Implants 1994;9:345–360.
21. Stanford CM, Brand RA. Toward an understanding of implant occlusion and strain adaptive bone modelling and remodelling. J Prosthet Dent 1999;81:553–561.
22. Isidor F. Influence of forces on peri-implant bone. Clin Oral Impl. Res 2006;17:8-18.
23. Stanford CM. Biomechanical and functional behavior of implants. Adv Dent Res 1999;13:88–92.
24. Lekolm U, Zarb GA. Patient selection and preparation. In: Branemark, PI, Zarb GA, Albrektsson T (eds). Tissue-integrated Prostheses, ed 1. Chicago: Quintessence Publishing, 1985:199–210.
25. Misch K. Bone density: a key determinant for clinical success. In: Contemporary Implant Dentistry, ed 2. St Louis: Mosby, 1999:109–118.
26. Molly L. Bone density and primary stability in implant therapy. Clin Oral Implants Res 2006;17:(Suppl 2):124–135.
27. Trisi P, Rao W. Bone classification: clinical-histomorphometric comparison. Clin Oral Implants Res 1999;10:1–7.
28. MacDonald JW, Hannam AG. Relationship between occlusal contacts and jaw-closing muscle activity during tooth clenching. Part I. J Prosthet Dent 1984;52:718–728.
29. Van Eijden TMJ. Three-dimensional analysis of human bite-force magnitude and movement. Archs Oral Biol 1991;36:535–539.
30. Lindquist LW, Carlsson GE, Jemt TA. A prospective 15-year follow-up study of mandibular fixed prosthesis supported by osseointegrated implants. Clinical results and marginal bone loss. Clin Oral Implants Res 1996;7:329–336.
31. Buser D, Merickse-Stern R, Bernard JP, et al. Long-term evaluation of non-submerged ITI implants. Part 1: 8-year life table analysis of a prospective multi-center study with 2,359 implants. Clin Oral Implants Res 1997;8:161–172.
32. Eckert SE, Choi Y, Sanchez AR, Koka Soka S. Comparison of dental implant systems: quality of clinical evidence and prediction of 5-year survival. Int J Oral Maxillofac Implants 2005;20:406–415.
33. Cochran DL. A comparison of endosseous dental implant surfaces. J Periodontol 1999;70:1523–1539.
34. Albrektsson T, Wennerberg A. Oral implant surfaces: Part 1 – review focusing on topographic and chemical properties of different surfaces and in vivo responses to them. Int J Prosthodont 2004;17:536–543.
35. Albrektsson T, Wennerberg A. Oral implant surfaces: Part 2 – review focusing on clinical knowledge of different surfaces. Int J Prosthodont 2004;17:544–564.
36. Hansson S. Implant–abutment interface: biomechanical study of flat top versus conical. Clin Inplant Dent Relat Res 2000;2:33–41.
37. Hansson S. The implant neck: smooth or provided with retention elements – a biomechanical approach. Clin Oral Implants Res 1999;10:384–405.
38. Lazzara RJ, Porter SS. Platform switching: a new concept in implant dentistry for controlling post restorative crestal bone levels. Int J Periodontics Restorative Dent 2006;26:9–17.
39. Maeda Y, Miura J, Taki I, Sogo M. Biomechanical analysis on platform switching: is there any biomechanical rationale? Clin Oral Implants Res 2007;18:581–584.
40. Oh TJ, Yoon J, Misch CE, Wang H. The causes of early implant bone loss: myth or science? J Periodontol 2002;73:322–333.
41. Berglundh T, Lindhe J. Dimension of the periimplant mucosa. Biological width revisited. J Clin Perodontology 1996;23:971–973.
42. Hermann JS, Buser D, Schenk RK, Higginbottom FI, Cochran DI. Biologic width around titanium implants. A physiologically formed and stable dimension over time. Clin Oral Implants Res 2000;11:1–11.
43. Klinge B, Meyle J. Soft-tissue integration of implants. Consensus report of Working Group 2. Clin Oral Implants Res 2006;17(Suppl 2):93–96.
44. Hämmerle CMF, Bragger U, Burgin W, Lang NP. The effect of subcrestal placement of the polished surface of ITI implants on marginal soft and hard tissues. Clin Oral Impl Res 1996;7:111–119.
45. Gross MD, I Abramovich, E Weiss. Microleakage at the abutment/implant interface of osseointegrated implants: a comparative study. Int J Oral Maxillofac Implants 1999;14:94–100.
46. Jansen VK, Conrads G, Richter EJ. Microbial leakage and marginal fit of the implant-abutment interface. Int J Oral Maxillofac Implants1997;12:527–540.
47. Hermann JS, Schoolfield JD, Schenk RK, Buser D, Cochran DL. Influence of the size of the microgap on crestal bone changes around titanium implants. A histometric evaluation of unloaded non-submerged implants in the canine mandible. J Periodontol 2001;72:1372–1383.
48. Piatelli A, Vrespa G, Petrone G, Iezzi G, Annibalu S, Scarano A. Role of the microgap between implant and abutment: A retrospective histologic evaluation in monkeys. J Periodontol 2003;74:346–352.
49. Naert I, Duyck J, Vandamme K. Occlusal overload and bone/implant loss. Clin Oral Implants Res. 2012 ;23 :95-107.
50. Duyck J, Naert I, Van Oosterwyck H, Naert I, Vander Sloten J, Ellingsen JE. The influence of static and dynamic loading on marginal bone reactions around ossecintegrated implants: an animal experimental study. Clin Oral Implants Res 2001;12:207–218.
51. Wolff J. The Law of Bone Remodelling. New York: Springer, 1986.

52. Frost HM. A 2003 update of bone physiology and Wolff's law for clinicians. Angle Orthcd 2004;74:3–15.
53. Wiskott HW, Belser UC. Lack of integration of smooth titanium surfaces: a working hypothesis based on strains generated in the surrounding bone. Clin Oral Implants Res 1999;10:429–444.
54. Isidor F. Loss of osseointegration caused by occlusal load of oral implants. A clinical and radiographic study in monkeys. Clin Oral Implants Res 1996;7:143–52.
55. Miyata T, Kobayashi Y, Araki H, Ohto T, Shin K. The influence of controlled occlusal overload on peri-implant tissue. Part 3: a histologic study in monkeys. Int J Oral Maxillofac Implants 2000;15:425–431.
56. Gotfredsen K, Berglundh T, Lindhe J. Bone reactions adjacent to titanium implants subjected to static load. A study in the dog (I). Clin Oral Implants Res 2001;12:1–8.
57. Mombelli A, Lang NP. The diagnosis and treatment of peri-implantitis. Periodontology 2000 1998;17:63-764:74–80.
58. Albrektsson T, Isidor F. Consensus report of session IV. In: Lang NP, Karring T (eds). Proceedings of the 1st European Workshop on Periodontology. London: Quintessence Publishing, 1994.
59. Quirynen M, De Soete M, van Steenberghe D. Infectious risks for oral implants: a review of the literature. Clin Oral Implants Res 2002;13:1–19.
60. Albrektsson T, Buser D, Chen ST, Cochran D, DeBruyn H, Jemt T, et al. Statements from the Estepona consensus meeting on peri-implantitis, February 2–4 2012. Clin Implant Dent Related Res 2012;14:781–782.
61. Adell R, Lekholm M, Rockler B, Brånemark PI. A 15 year study of osseointegrated implants in the treatment of the edentulous jaw. Int J Oral Surg 1981;6:387–416.
62. Huynh-Ba G. Peri-implantitis: 'Tsunami' or marginal problem? Int J Oral Maxillofac Implants 2013;28:333–337.
63. American Academy of Periodontology. PeriiImplant mucositis and peri-implantitis: a current understanding of their diagnoses and clinical implications. J Periodontol 2013;84:436–443.
64. Lindhe J, Meyle J. Group D of European Workshop on Periodontology. Peri-implant diseases: Consensus Report of the Sixth European Workshop on Periodontology. J Clin Periodontol 2008;35(Suppl):282–285.
65. Fransson C, Lekholm U, Jemt T, Berglundh T. Prevalence of subjects with progressive bone loss at implants. Clin Oral Implants Res 2005;16:440–446.
66. Tomasi C, Derks J. Clinical research of peri-implant diseases – quality of reporting, case definitions and methods to study incidence, prevalence and risk factors of peri-implant diseases. J Clin Periodontol 2012;39(Suppl):207–223.
67. Koldsland OC, Scheie A, Aass AM. Prevalence of peri-implantitis related to severity of the disease with different degrees of bone loss. J Periodontol 2010;81:231-238.
68. Roos-Jansåker AM, Lindahl C, Renvert H, Renvert S. Nine- to fourteen-year follow-up of implant treatment. Part II: Presence of peri-implant lesions. J Clin Periodontol 2006;33:290–295.
69. Qian J, Wennerberg A, Albrektsson T. Reasons for marginal bone loss around oral implants. Clin Implant Dent Relat Res 2012;14:792–807.
70. Albrektsson T, Buser D, Sennerby L. On crestal/marginal bone loss around dental implants. Int J Prosthodont 2012;25:320–322.
71. Esposito M, Hirsch J, Lekholm U, Thomsen P. Differential diagnosis and treatment strategies for biologic complications and failing oral implants: A review of the literature. Int J Oral Maxillofac Implants 1999;14:473–490.
72. Lindhe J, Berglundh T, Ericsson I, Liljenberg B, Marinello C. Experimental breakdown of peri-implant and periodontal tissues. A study in the beagle dog. Clin Oral Implants Res 1992;3:9–16.
73. Lang NP, Bragger U, Walther, D, Beamer B, Kornman KS. Ligature-induced peri-implant infection in cynomolgus monkeys. I. Clinical and radiographic findings. Clin Oral Implants Res 1993;4:2–11.
74. Zitzmann NU, Berglundh T, Ericsson I, Lindhe J. Spontaneous progression of experimentally induced peri-implantitis. J Clin Periodontol 2004;31:845–849.
75. Schwarz F, Herten M, Sager M, Bieling K, Sculean A, Becker J. Comparison of naturally occurring and ligature induced peri-implantitis bone defects in humans and dogs. Clin Oral Implants Res 2007;18:161–170.
76. Lindhe J, Svanberg G. Influence of trauma from occlusion on progression of experimental periodontitis in the beagle dog. J Clin Periodontol 1974;1:3–14.
77. Ericsson I. The combined effect of plaque and physical stress on periodontal tissues. J Clin Periodontol 1986;13:918–22.
78. Biancu S, Ericsson I, Lindhe J. Periodontal ligament tissue reaction to trauma and gingival inflammation. J Clin Periodontol 1995;22:772–779.
79. Meitner S. Co-destructive factors of marginal periodontitis and repetitive mechanical injury. J Dent Res 1975;54:78–85.
80. Polsen AM, Zander HA. Effect of periodontal trauma upon intrabony pockets. J Periodontol 1983;54:586–591.
81. Polson AM, Meitner SW, Zander HA. Trauma and progression of marginal periodontitis in squirrel monkeys. IV. Reversibility of bone loss due to trauma alone and trauma superimposed upon periodontitis. J Periodontal Res 1976;11:290–299.
82. Hurzeler MB, Quinones CR, Kohal RJ, et al. Changes in periimplant tissues subjected to orthodontic forces and ligature breakdown in monkeys. J Peridontol 1998;69:396–404.
83. Gotfredsen K, Berglundh T, Lindhe J. Bone reactions at implants subjected to experimental peri-implantitis and static load. A study in the dog. J Clin Periodontol 2002;29:144–151.
84. Kozlovsky A, Tal H, Laufer B-Z, Leshem R, Roher MD, Weinreb M, et al. Impact of implant overloading on the peri-implant bone in inflamed and non-inflamed peri-implant mucosa. Clin Oral Implants Res 2007;18:601–610.
85. Sahin S, Cehreli MC, Yalcın E. The influence of functional forces on the biomechanics of implant-supported prostheses—a review. J Dent 2002;30:271–282.
86. Esposito M, Hirsch JM, Lekholm U, Thomsen P. Biological factors contributing to failures of osseointegrated oral implants. (II). Etiopathogenesis. Eur J Oral Sci 1998;106:721–764.
87. Taylor TD, Wiens J, Carr A. Evidence-based considerations for removable prosthodontic and dental implant occlusion: A literature review. J Prosthet Dent 2005;94:555–560.
88. Gross MD. Occlusion in implant dentistry. A review of the literature of prosthetic determinants and current concepts. Aust Dent J 2008;53:(Suppl):S60–S68.
89. Law C, Bennani V, Lyons K, Swain M. Mandibular flexure and its significance on implant fixed prostheses: a review. J Prosthodont 2012;21:219–224.
90. Lang NP, Pjetursson BE, Tan K, Bragger U, Egger M, Zwahlen M. A systematic review of the survival and complication rates of fixed partial dentures (FPDs) after an observation period of at least 5 years. II. Combined tooth–implant-supported FPDs. Clin Oral Implants Res 2004;15:643–653.
91. Blanes RJ, Bernard JP, Blanes ZM, Belser UC. A 10-year prospective study of ITI dental implants placed in the posterior region. II: Influence of the crown-to-implant ratio and different prosthetic treatment modalities on crestal bone loss. Clin Oral Implants Res 2007;18:707–714.
92. Misch CE, Goodacre CJ, Finley JM, Misch CM, Marinbach M, Dabrowsky T, et al. Consensus conference panel report: crown-height space guidelines for implant dentistry-part 2. Implant Dent 2006;15:113–121.
93. Nissan J, Ghelfan O, Gross O, Priel I, Gross M, Chaushu G. The effect of crown/implant ratio and crown height space on stress distribution in unsplinted implant supporting restorations. J Oral Maxillofac Surg 2011;69:1934–1939.
94. Nissan J, Mardinger O, Calderon S, Romanos GE, Chaushu G. Cancellous bone block allografts for the augmentation of the atrophic maxilla. Clin Implant Dent Relat Res 2011;13:104–111.
95. Chaushu G, Mardinger O, Calderon S, Moses O, Nissan J. The use of cancellous block allograft for sinus floor augmentation with simultaneous implant placement in the posterior atrophic maxilla. J Periodontol 2009;80:422–428.
96. Weber H-P, Sukotjo C. Does the type of Implant prosthesis affect outcomes in the partially edentulous patient? Int J Oral Maxillofac Implants 2007;22(Suppl):140–172.
97. Pjetursson BE, Tan K, Lang NP, Bragger U, Egger M, Zwahlen M. A systematic review of the survival and complication rates of fixed partial dentures (FPDs) after an observation period of at least 5 years. I. Implant supported FPDs. Clin Oral Implants Res 2004;15:625–642.
98. Gunne J, Rangert B, Glantz P-O, Svensson A. Functional loads on freestanding and connected implants in three-unit mandibular prostheses opposing complete dentures: an in vivo study. Int J Oral Maxillofac Implants 1997;12:335–341.
99. Jemt T, Lekholm U. Oral implant treatment in posterior partially edentulous jaws: a 5-year follow-up report. Int J Oral Maxillofac Implants 1993;8:635–640.
100. Del Fabbro M, Testori T, Francetti L, Weinstein R. Systematic review of survival rates for implants placed in the grafted maxillary sinus. Int J Periodontics Restorative Dent 2004;24:565–577.
101. Renouard F, Nisand D. Impact of implant length and diameter on survival rates. Clin Oral Implants Res 2006;17:35–51.
102. Misch CE, Steigenga J, Barboza E, Misch-Dietsh F, Cianciola FJ, Kazor C. Short dental implants in posterior partial edentulism: A multicenter retrospective 6-year case series study. J Periodontol 2006;77:1340–1347.
103. Ichikawa T, Nagao K, Goto T. Alternative decision-making considerations in prosthodontics. Int J Prosthodont 2012;25:260–261.
104. Branemark PI, Svensson B, van Steenberghe D. Ten-year survival rates of fixed prostheses on four or six implants ad modum Branemark in full edentulism. Clin Oral Implants Res 1995;6:227–231.
105. Capelli M, Zuffetti F, Del Fabbro M, Testori T. Immediate rehabilitation of the completely edentulous jaw with fixed prostheses supported by either upright or tilted implants: a multicenter clinical study. Int J Oral Maxillofac Implants 2007 Jul-Aug;22:639–644.
106. Agliardi E, Panigatti S, Clericò M, Villa C, Malò P. Immediate rehabilitation of the edentulous jaws with full fixed prostheses supported by four implants: interim results of a single cohort prospective study. Clin Oral Implants Res 2010;21:459–465.
107. Penarrocha M, Carillo C, Boronat A, Penarrocha M. Maximum use of the anterior maxillary buttress in severe maxillary atrophy with tilted, palatally positioned implants: a preliminary study. Int J Oral Maxillofac Implants 2010;25:813–820.

108. Patzelt SB, Bahat O, Reynolds MA, Strub JR. The all-on-four treatment concept: a systematic review. Clin Implant Den Relat Res 2013;15:10–14.
109. Laufer B, Gross MD. Splinting osseointegrated implants and natural teeth in rehabilitation of partially edentulous patients. Part II: Principles and applications. J Oral Rehabil 1988;25:69–80.
110. Richter EJ, Orschall B, Jovanovic SA. Dental implant abutment resembling the two-phase tooth mobility. J Biomech 1990;23:297–306.
111. Richeter EJ, Spiekerman H, Jovanovics SA. Tooth to implant fixed prostheses: biomechanics based on in vitro and in vivo measurements. In: Laney WR, Tolman DE (eds). Tissue Integration. Chicago: Quintessence Publishing, 1990.
112. Lang NP, Pjetursson BE, Tan K, Bragger U, Egger M, Zwahlen M. A systematic review of the survival and complication rates of fixed partial dentures (FPDs) after an observation period of at least 5 years. II. Combined tooth implant-supported FPDs. Clin Oral Implants Res 2004;15:643–653.
113. Block MS, Lirette D, Gardiner D, Li L, Finger IM, Hochstedler J, et al. Prospective evaluation of implants connected to teeth. Int J Oral Maxillofac Implants 2002;17:473–487.
114. Naert I, Duyck J, Hosny M, Quirynen M, van Steenberghe D. Freestanding and tooth-implant connected prostheses in the treatment of partially edentulous patients. Part II: An up to 15-years radiographic evaluation. Clin Oral Impl Res 2001;12;245–251.
115. Sheets CG, Earthman JC. Natural tooth intrusion and reversal in implant-assisted prosthesis: evidence of and a hypothesis for the occurrence. J Prosthet Dent 1993;70:513–520.
116. Reider CE, Parel SM. A survey of natural tooth abutment intrusion with implant-connected fixed partial dentures. Int J Periodont Restorative Dent 1993;13:334–337.
117. Nickenig HJ, Schafer C, Spiekermann H. Survival and complication rates of combined tooth–implant supported fixed partial dentures. Clin Oral Implants Res 2006;17:506–511.
118. Brunski JB, Puleo DA, Nanci A. Biomaterials and biomechanics of oral and maxillofacial implants: Current status and future developments. Int J Oral Maxillofac Implants 2000;15:15–46.
119. Gunne J, Astrand P, Ahlen K, Borg K, Olsson M. Implants in partially edentulous patients. A longitudinal study of bridges supported by both implants and natural teeth. Clin Oral Implant Res 1992;3:49–56.
120. Renggli HH, Schweizer H. Splinting of teeth with removable bridges. Biological effects. J Clin Periodontol 1974;1:43–46.
121. Renggli HH. Splinting of teeth – an objective assessment. Helv Odontol Acta 1971;15:129–131.
122. Misch CE, Bidez MW. Implant protected occlusion: a biomechanical rationale. Compend Contin Educ Dent 1994;15:1330–1343.
123. Rungsiyakull C, Rungsiyakull P, Li Q, Li W, Swain M. Effects of occlusal inclination and loading on mandibular bone remodeling: a finite element study. Int J Oral Maxillofac Implants 2011;26:527–537.
124. Gross MD, Arbel G, Hershkovitz I. A three-dimensional finite element analysis of the facial skeleton on simulated occlusal loading. J Oral Rehabil 2001;28:684–694.
125. Gross MD, Nissan J, Rellu S. Stress distribution around maxillary implants in anatomic photoelastic models of varying Geometry. Part I. J Prosthet Dent 2000;85:442–449.
126. Gross MD, Nissan J, Rellu S. Stress distribution around maxillary implants in anatomic photoelastic models of varying Geometry. Part II. J Prosthet Dent 2001;85:450–454.
127. Arbel G, Hershkovitz I, Gross MD. Strain distribution on the skull due to occlusal loading: an anthropological perspective. Homo 2000;51:30–55.
128. Nissan J, Ghelfan O, Gross MD, Chaushu G. Analysis of load transfer and stress distribution by splinted and unsplinted implant-supported fixed cemented restorations. J Oral Rehabil 2010;37:658–662.
129. Richter EJ. In vivo horizontal bending moments on implants. J Oral Maxillofac Implants 1998;13:232–244.
130. Nissan J, Ghelfan O, Gross O, Priel I, Gross M, Chaushu G. The effect of crown/implant ratio and crown height space on stress distribution in unsplinted implant supporting restorations. J Oral Maxillofac Surg 2011;69:1934–1939.
131. Nissan J, Gross O, Ghelfan O, Priel I, Gross M, Chaushu G. The effect of splinting implant-supported restorations on stress distribution of different crown-implant ratios and crown height spaces. J Oral Maxillofac Surg 2011;69:2990–2994.

第8部 咬合器

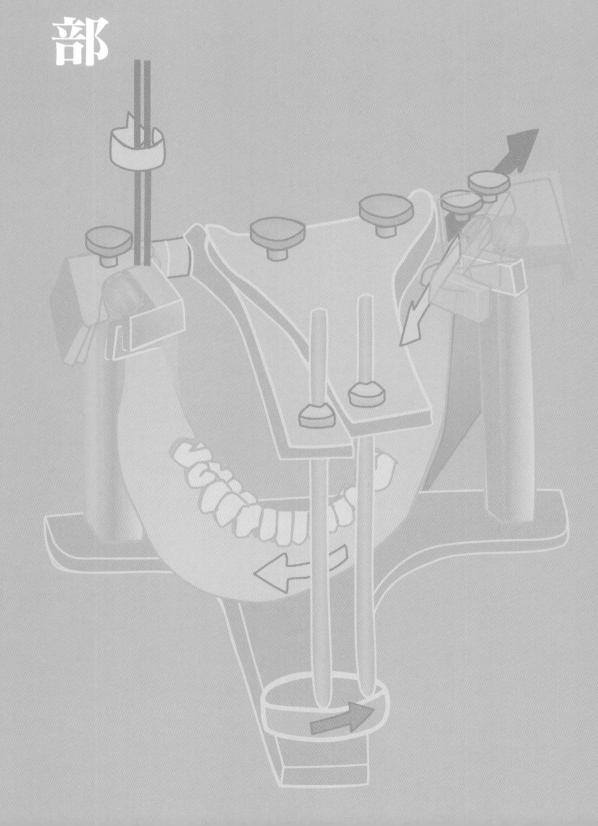

第8部 咬合器

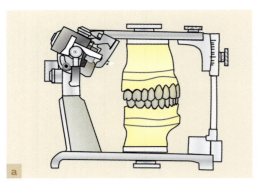
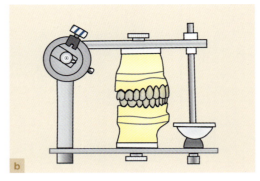
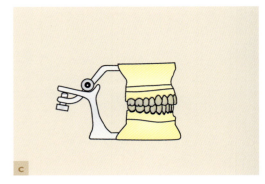

図8-1a〜c 咬合器は基本的に3つの基本タイプに分類される．a：全調節性咬合器．b：半調節性咬合器．c：平線咬合器．

van Spee	顆路決定要素	ナソロジー	機能論	ミューチュアルプロテクション（相互保護）		犬歯誘導 グループファンクション	選択的な 偏心運動時の誘導
Gysi		FGP	切歯誘導			アンテリアガイダンス	
Bonwill	バランスド オクルージョン		中心位 中心咬合位	ポイントセントリック ロングセントリック		前歯による臼歯離開	
咬合のコンセプト							
1887	1910	1950	1960	1970	1980	1990	2000 今日
平線 非調節性			全調節性 ダイナミック記録 蝶番軸フェイスボウ		半調節性咬合器 互換性アナログ誘導	チェック バイト	平均値的顆路調節

図8-2 この咬合様式には，偏心位に動く，生体を模倣した咬合器が必要とされた．

目次

- 咬合器の種類
- 咬合器の理論
- 中心位における下顎の開口と閉口
- 中心位における模型の装着
- 臨床的，概念的考慮事項
- 咬合器の選択

咬合器の種類

　歯科における咬合器は，歯の欠損や不足に対する修復に使用する道具として開発された．3つの基本的な咬合器のタイプ，平線咬合器，非調節性咬合器，半調節性咬合器・全調節性咬合器が挙げられる（図8-1）．咬合器のそれぞれの種類の進歩と使用は，治療の概念に関連して発展，衰退を繰り返した．平線咬合器は平線上に顆路誘導メカニズムを有し，それは一般的に小さく，フェイスボウトランスファー機構をもたない．半調節性咬合器はフェイスボウトランスファー機構をもち，その多くは矢状面の顆路誘導角をもつフラットな顆路誘導メカニズムとベネット角の調整機構をもつ．これらは，前方と側方の口腔内記録を用いて調整する．全調節性咬合器は機械的なパントグラフ，三次元的，そしてのちの電子的な記録システムを備えた顆路誘導メカニズムで開発された．バーチャルデジタルシステムは，異なるデジタルテクノロジーを応用し，開発段階である．

定義

　多くのさまざまに異なる咬合器が今日，使用可能である．それらはアナログ的手法，あるいは下顎運動の種々の決定要素の能力に従って，いろいろな使用法で分類されている．臨床的には，全調節性，半調節性，平線咬合器に分類される[1-7]．

咬合器の進化と咬合のコンセプト

　長年の間，欠損と咬耗した歯に対する修復を行うための下顎の閉口運動の再現装置として，咬合器は補綴学において使用されてきた．咬合のコンセプトが発展する時，道具は最初の非調節性の平線から半調節性咬合器，そして全調節性咬合器へと変化した．一般的に，咬合のコンセプトは，とくに咬合器のタイプと関連した変遷をたどった（図8-2）．

　これら3つの基本的な咬合器は，修正されながら今日まで製造されている．咬合の概念は，1887〜1920年までは義歯の咬合が中心であった．バランスドオクルージョンは，総義歯に最適の咬合様式として提唱された．この咬合様式には，生体に近似した顆路をもち生体の偏心運動を模倣できる咬合器が必要とされた．

　咬合器上で顆路を再現する必要性から，前方・側方の咬合記録を用いて調節される半調節性の咬合器の開発へとつながった．

　動的記録や顆路を備えた全調節性咬合器の時代は，機械的な段階から電子的な段階になり徐々に衰退した．これらはいわゆる「ナソロジスト」と呼ばれる学派の概念である．彼らは，顆路決定要素と下顎のサイドシフトを備えた正確な咬合器は，本来の誘導の傾斜と合致すると考えた．下顎運動の限界まで自由に動くことは重要で，これらの決定要素の協調は機能障害を防止し，いわゆる咬合に関連する問題を回避すると信じられた[8-18]．動的記録から調節される交換型の彎曲した顆路誘導機構をもつ中間的なシステムは，現在も使用されている．

中心位における下顎の閉口と開口

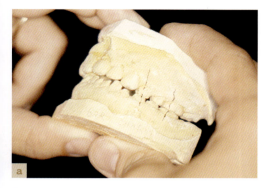
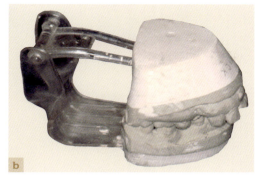
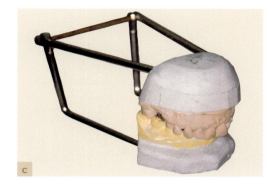

図8-3a〜c　a：手で嵌合させた状態の模型．b, c：垂直的なオクルーダーは最大咬頭嵌合（MI）を再現できるが，閉口や偏心運動の終末円弧は再現できない．

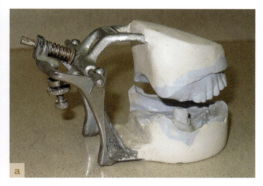
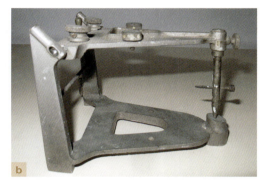
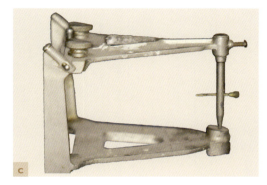

図8-4a〜c　非調節性の平線咬合器は大きさに差があり，平坦な非調節性の側方顆路をもっている．さらにこれらはフェイスボウトランスファーの機構は備えていない．

単純な咬合器と平線咬合器

　単純な平線咬合器とオクルーダーは，一般的に毎日の臨床で使用されている．それらは咬頭嵌合位において模型を嵌合させることはできるが，閉口路と下顎の偏心運動を正確に再現する機能に欠ける．これらは，この点においてより大きなエラーを含んでいて，とくに大きな修復物において顕著である（図8-3, 8-4）．

咬合器の理論

理論と実際

　さまざまな咬合器に関するコンセプト（概念），パラダイム（典型），そしてドグマ（独断）は何十年もの間，存続してきた．本項では，さまざまなシステムの精度と欠陥に関する研究を提示しながら，咬合器に関する一般的理論，それらの特性，理論的配慮を示す．

下顎閉口と下顎運動の機械としての咬合器

　咬合器は，下顎の閉口と下顎運動をアナログで機械的に操作するものとしてデザインされた．基本的で，理論的な原則は下顎の開口，閉口，偏心運動を模倣する能力について考慮されている．下顎は通常，複数の投影面において三次元的に閉口し，咬頭嵌合位に落ち着く．自発的な閉口は一般的に安静位から起こり，その運動を複数の投影面から正確に再現することは困難である（図8-5）．

閉口時の経路

　咬合器の閉口時の経路は，水平的回転軸に対する模型の距離に影響する．小さな平線咬合器は，真の閉口時終末円弧に対してまったく異なる閉口時の小さな曲率半径になってしまう．

中心位における下顎の閉口と開口

　中心位における下顎の閉口と開口は，顆頭を通過する水平軸の周囲に起きる．水平的軸はあらゆる前方運動中の開口・閉口運動，そして閉口運動を行わせるために，関節結節後縁の斜面上を滑らかに上下的に動くことができる．水平軸のもっとも後方位は中心位に位置する．それによって下顎は，この固定された「終末蝶番軸」の周りを下顎正中切端が約20mmの円弧で回転することができる．終末蝶番軸を中心に起こる下顎切端正中の回転は，固定された半径と回転円弧で起こる．安静位，あるいはもっと前方位からの閉口は，水平軸が前方に移動しながら異なる軌跡をたどる（図8-5, 8-6）．この弧を模倣するために，上顎はフェイスボウトランスファーにより正確に終末回転軸に位置づけられなければならない．さらに，下顎は上顎に対して中心位における嵌合位で正確に位置づけられなければいけない[19-21]．

第8部　咬合器

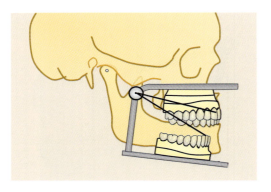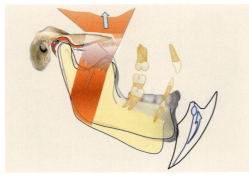

図8-5　小さな平線咬合器に付けられた模型．水平軸は，実際の下顎の回転軸とは一致しない．

図8-6　最大咬頭嵌合での自発的な閉口は安静位から始まり，複雑な軌跡をたどることができる．

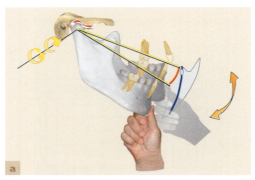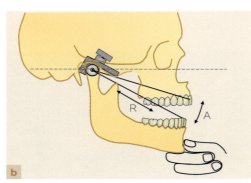

図8-7a, b　中心位での下顎の開閉は，固定された半径（R），そして特有の「終末回転軸」（赤線）（A）で水平の回転軸を生じる．安静位もしくは前方位での閉口は，前方に移動した水平軸となり，さまざまな軌跡を描く（青線）．

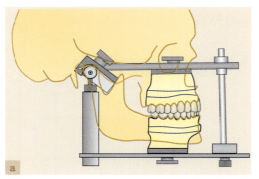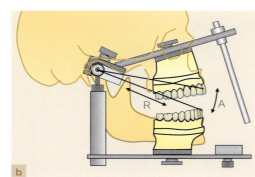

図8-8a, b　中心位での半径（R）と閉口路の円弧（A）は，（ⅰ）回転の水平軸が正確に再現され，（ⅱ）上顎模型が正確に回転軸に位置づけられ，（ⅲ）下顎模型が上顎模型に対して中心位で正確に位置づけられた際に，患者の状態を正確に再現する．

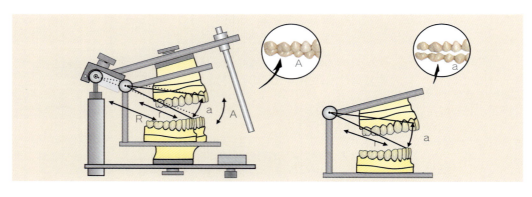

図8-9　小さな咬合器の回転円弧（a）と小さな半径（r）．大きい咬合器の半径（R）と円弧（A）．早期接触は，さまざまな閉口の円弧によって異なってくる．

水平的な回転中心と閉口円弧

　中心位での開閉は，終末蝶番軸（水平軸）の固定された回転軸で起こる（図8-7）．もし，咬合器の回転の中心がその対象の回転の中心と一致すれば模型は水平軸で正しい位置関係にあり，半径と咬合器の回転の円弧はその対象と極めて近いものとなる．咬合器に装着された模型に対して回転軸が正確ではない小さい咬合器では，回転の円弧と半径は実際の回転軸と異なる（図8-8, 8-9）．

口腔内レコードの厚さ

　厚みのある口腔内記録材料が模型の装着に使用され，そして記録材料が取り除かれた場合，模型は患者の実際の弧よりも小さい回転の弧上で閉口することになる．このことにより，不正確な嵌合位の接触になってしまう[22-26]．歯の模型上で見込まれる不一致は，0.2〜0.5mmの範囲である[26, 27]（図8-10）．

垂直的回転軸の不一致

　嵌合位の模型が不正確に作業側顆頭の垂直的回転軸に位置づけら

中心位における下顎の閉口と開口

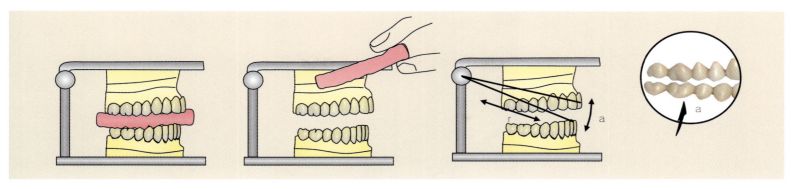

図8-10 小さい咬合器は，咬合面の記録を取り除いた後は小さい円弧（a）で閉じる．

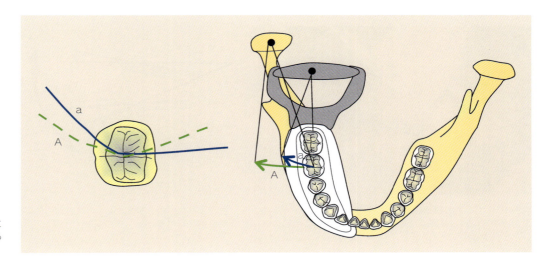

図8-11 小さい咬合器の垂直的な回転の軸を中心にした側方の円弧（a）．垂直的回転軸の作業側顆頭である解剖上の円弧（A）．

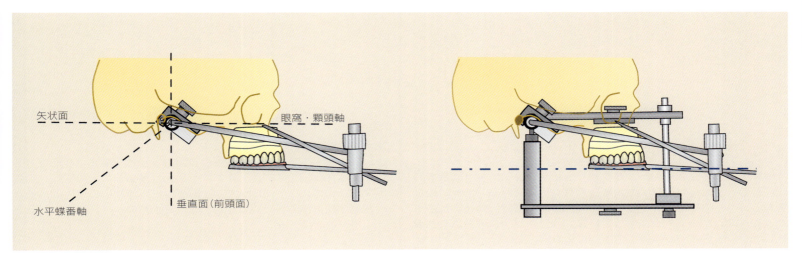

図8-12 フェイスボウトランスファーは，上顎模型を水平的，垂直的，矢状の軸に位置付ける．

れると，再現される側方運動中の作業側と非作業側の垂直軸で行われる側方回転円弧は，真の回転円弧とは異なってしまう（図8-11）[28]．

フェイスボウトランスファー

　フェイスボウは，上顎模型を咬合器に装着するために使用される装置である．それは上顎の咬合平面の特別な関係を顆頭の回転軸である水平的，垂直的，そして前頭面軸に対して移すものである（図8-12）．フェイスボウの顆頭のバーは，両側の平均的あるいは真の顆頭の位置の上に位置づけられる（図8-13，8-14）．真の蝶番軸は，動的な蝶番軸計測器を使用した別の過程で決定される（図8-15）．

　側方回転軸の垂直軸に対する位置は，平均的な位置である．より正確な関係のために，顆頭間距離の調節性メカニズム（機構）が必要となる．全調節性咬合器において，顆頭間距離の最終調整は動的なパントグラフ記録によって行われる．矢状面の軸に対する調整もこれと同じようにして行われる．

　フェイスボウの2つのバーは，左右の顆頭に対するフェイスボウの後方点（末端）と関連させ，そして第三の基準ポイントは顔面骨上に前方点として関連させ，通常それらは眼窩あるいはナジオン窩の下縁である（図8-12）．このことは，顔面骨格の眼窩・顆頭軸の水平的基準面に対する上顎骨を関連づけることである．このようにして，上顎模型はとくに咬合器の水平回転軸に，また咬合器の上弓は眼窩・顆頭軸平面と平行に位置づけられる（図8-12）[22-29]．

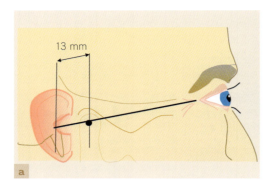 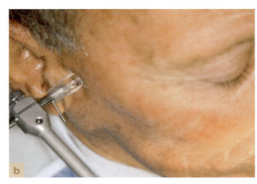 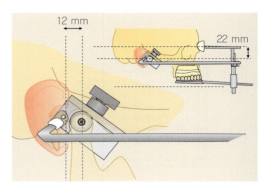

図8-13a, b　平均的蝶番軸点は，一般的に耳珠 - 眼角線上の耳珠の先端13mm前方に位置づけられる．

図8-14　外耳道から水平軸に12mmの補償を備えたイヤーピースフェイスボウ．ナジオン - オルビタール軸面の垂直的補償は22mm．

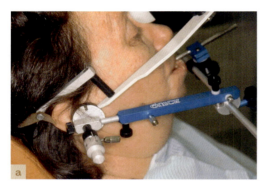 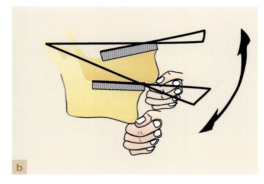 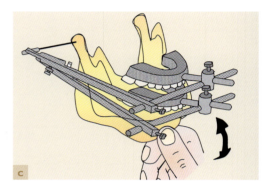

図8-15a〜b　真の蝶番軸（トゥルーヒンジ）の位置．キネマティックフェイスボウ．下顎は中心位におけるその終末蝶番軸を中心に回転する．ダイナミック蝶番軸ロケータの水平ピンは，下顎が回転した時に滑走せず，回転のみになるまで調整される．チンポイントガイダンスと両手による回転で得られる蝶番軸の位置の違いは，0.1〜0.3mmである[36, 44]．

平均的蝶番軸とイヤーピースロケーター

従来のフェイスボウトランファー，Snowフェイスボウは習慣的に任意の蝶番軸点は耳珠 - 眼角線上の耳珠の先端から13mmに描記される．多くのフェイスボウは両側の外耳道に正確に調整されるイヤーピースロケーターを使用している．イヤーピースの先はおおよそ12mmの前方補償で顆頭に位置づけられる（図8-13，8-14）[29]．イヤーピースと皮膚上で行うフェイスボウシステムの比較は，模型の位置で1mmの誤差において有意な差は認められなかった[30]．

真の蝶番軸と平均的蝶番軸の見込まれる誤差

平均的蝶番軸と真の蝶番軸との位置の違いで，模型上で見込まれる両者の誤差は非常に小さい．終末蝶番軸の位置のばらつきは前方，後方，上方，そして下方に5〜8mmであった[26]．

切歯間距離で3〜6mmの厚みの口腔内記録材料で，第二大臼歯の咬頭の高さで垂直的に0.15〜0.4mmの範囲の違いがあった．内側には0.51mmから外側に向かって0.52mmの範囲で違いがあった[26]．

真の蝶番軸（トゥルーヒンジ）の記録

蝶番軸の位置は，フェイスボウやキネマティックフェイスボウを用いて得ることができる（図8-15）．これは下顎の歯に取り付けられ，下顎を中心位で回転させる．水平ピンが静止するまで下顎が回転され，顆状突起の水平ピンは上下，前後に動かされる．これらの点は，終末水平軸を表す顆回転の真中心として皮膚上に描記されている[31-35]．ある研究では，チンポイントガイダンスと両回転，無誘導閉鎖法は顆に0.1〜0.3mmの差を示した．これらの違いは，それらが臨床的に無関係であると考えるほど小さい．

フェイスボウの対称的な関係

水平および前頭面に偏った上顎模型の向きを回避するために，フェイスボウは上からと正面から見たときの頭に対称的に位置づける必要がある（図8-16）．前頭面から見たときに，フェイスボウの横腕と前のバーは前歯部咬合平面のゆがみを回避するために水平方向に整列する必要がある（図8-17）[37-40]．

水平的基準平面に対する上顎模型の位置づけ

上顎面の正確な水平方向を保障するための追加の方法は，他の水平方向の顔の基準面または任意の蝶番軸点を加えて使用することである．もっとも一般的に提唱されている基準線は，両瞳孔間線である（図8-17）[41]．非対称性は，頭を直立した時の顔面と水平面に対する瞳孔間線，交連線，耳の状態を見ることで理解できる．フェイスボウの水平バーは，顆頭またはイヤーピースとの関係において変化してしまうので，選択された水平方向の顔面基準平面に対して平行に位置づけられている[41]．

中心位における下顎の閉口と開口

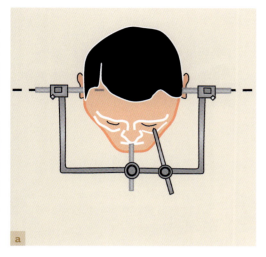
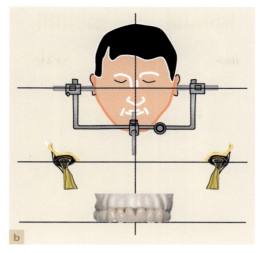
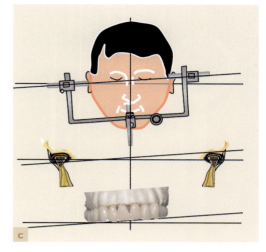

図8-16a～c フェイスボウは，模型関係のエラーを回避するために頭部に対称的に位置づけなければならない．a：上方から見た図．b：対称的に位置づけられた前頭面図．c：非対称的に位置づけられた前頭面図．その結果，前歯部咬合平面が傾斜してしまう．

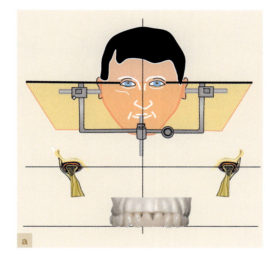
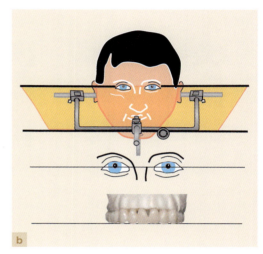

図8-17a, b 顔面骨格に対するフェイスボウの前頭水平面の位置づけ．a：対称的な平均的蝶番軸ポイントからの水平面の位置づけ．b：瞳孔間線に平行に位置づけられたフェイスボウの水平的位置づけ．これにより，咬合平面は水平的な瞳孔基準平面に対して正しく位置づけられる．

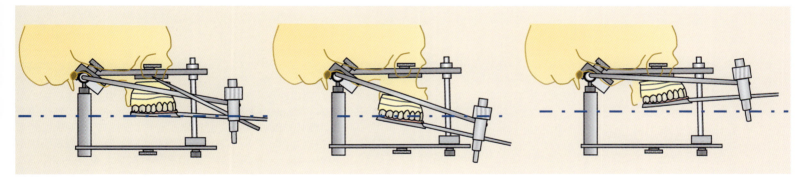

図8-18 3番目のリファレンスポイントは，上顎咬合平面を眼窩・蝶番軸の平面に対して位置づける．この基準点を使用しない場合，模型は水平瞳孔間基準面に対して本来の水平的咬合面に対して低過ぎたり，高過ぎたりする．

瞳孔間線あるいは任意の蝶番軸の位置か？

フェイスボウの使用に関して，いくつかの異なる考え方がある．顆頭間軸とあらゆる顔面の水平基準面が平行でないと模型は傾いてしまう[38, 39]．水平面に対する上顎の審美的な位置付けは，任意の顆頭間軸の回転に対する関係よりも重要であるといわれている．その一派は，上顎模型を任意の水平面に対して任意に位置づけられる審美的な咬合平面に装着するか，水準器の使用あるいは調節性ナジオンとレベルゲージを使用して装着することを好む[38, 39]．それ以外の場合は，任意の上顎模型装着は咬合器の上弓に平行になるように咬合器の中心に置かれる[42, 43]．

3番目のリファレンスポイントと基準平面

3番目のリファレンスポイントは，顆頭蝶番軸とフェイスボウを使用して模型を装着する時，顔面骨格に対する矢状面の関係において上顎咬合平面を関連付けるために必要であると考えられる．この基準点なしで上顎模型を装着すると，咬合平面は正しい方向性に対して下方もしくは上方に回転した咬合平面になってしまう（図8-18）．従来の基準点は眼窩とナジオンの下縁である．咬合器の上弓は，水平的の基準面として眼窩・顆頭蝶番軸の平面に対して平行に通常設定される．模型の装着工程で垂直的調整においてナジオンが使用されるとき，咬合器の上弓が眼窩蝶番軸面に近似するように調節される．20mmの範囲内で解剖学的な平均値の設定が使用され

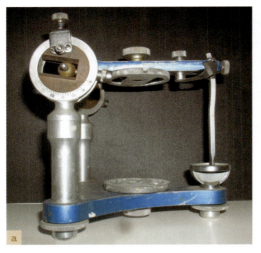
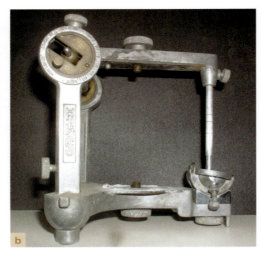
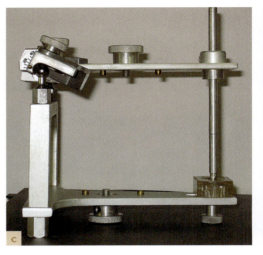

図8-19a〜c　ノンアルコンタイプの咬合器．a：デンタータス．b：ハノウH2．c：1960年代に紹介されたアルコンタイプのウィップミックス．

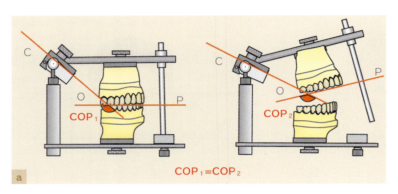
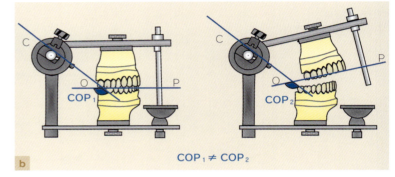

図8-20a, b　アルコンとノンアルコン咬合器．a：アルコン咬合器において，顆頭球は下弓に固定されている．開口，閉口時，咬合平面と顆路の間の角度の関係は同じ状態を保っている．b：ノンアルコン咬合器の場合，咬合平面と顆路角の関係は上弓が開口すると小さくなってしまう．

る（図8-14）．個々の咬合器間でわずかな違いがあるが，多くの咬合器の上弓は眼窩蝶番軸平面と平行になるよう調整されている[37]．

フェイスボウは本当に必要か？

「スカンジナビアでは，ここ20年から30年間のあいだ，フェイスボウを使用したほうが使用しないよりもいい臨床的結果になるというエビデンスが発表されなかったために，フェイスボウはほとんど使用されなかった」[42]．この発言は，スカンジナビア人の集団において長期成功した主に総義歯について言及されたもので，そしてこの考え方はさらにインプラント支持による修復やフルマウス修復にも及んだ[43]．これらの集団は，歯列模型の製作においてフェイスボウを使用せず，「模型は咬合平面が咬合器の上部に平行になるように合わせて装着した」[43]として，半調節性咬合器上に平均値で装着し修復されたと報告した．

他の大学の見解は，第三の基準位を用いた任意の軸か，真の蝶番軸の使用を推奨している．彼らは，ずれた水平的軸上における垂直的な咬合高径の変更は，閉口時の円弧と咬頭嵌合位に至る円弧において誤差を生じると考察している．

半調節性咬合器：アルコンとノンアルコン，その違いと臨床的意義

半調節性咬合器の最初の世代は，咬合器の上部要素に固定された顆頭球をもち，下部要素に固定された円形の顆頭球が通る軌道をもつ機構であった（図8-19）．これらの後に現れた最近の世代の咬合器は，咬合器の下部要素に固定された顆頭球と咬合器の上部要素に固定された顆頭球を入れるボックス，あるいは顆路機構をもっている．これらのarticulator condyleという名称から，「アルコン（型）」という言葉で呼ばれた．上部構成要素に顆頭球と下部に誘導部をもつ咬合器は，非アルコン型咬合器と呼ばれる．その2つのシステム間の違いは，アルコン型では咬合高径が挙上あるいは低下される時，上顎咬合平面の顆頭誘導平面に対する角度は同じ角度を保つことができる（図8-20）．一方，非アルコン型では，咬合平面と顆頭球トラック傾斜のなす角度は咬合器上部が開口するとき減少し，逆に閉口するときには増加する．臨床においては，理論的には中心位記録材料の厚みの撤去時や，咬合器閉口時の記録材料の厚みによって，咬合平面に関連する顆路傾斜は増大する．同様に，咬合高径の変更は，上顎の咬合平面に関連する顆頭誘導の傾斜度を変化させ，重要な垂直的要素を含む偏心運動も変化させる．このような違いが臨床的に有意な差があるかどうかは議論のあるところである．偏心運動時の離開とバランスドオクルージョンにおいて，その変化は非常にわずかなもので臨床的な妥当性はない．

中心位における模型の装着

上下顎間関係の採得

口腔内で記録される中心位（CR）は，下顎の終末蝶番軸で誘導さ

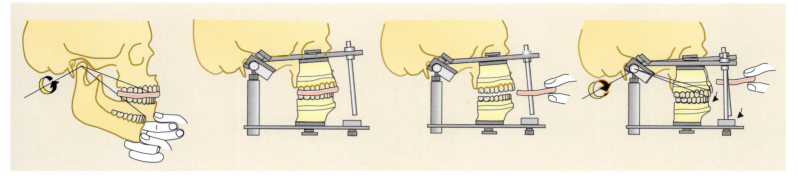

図8-21　中心位記録で模型装着．その記録材料を取り除くと，咬合器はその厚みの分，閉じる．

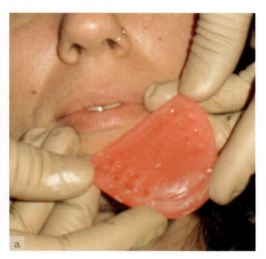
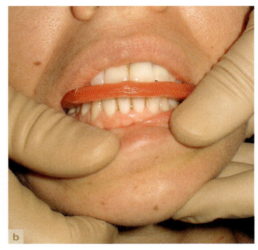
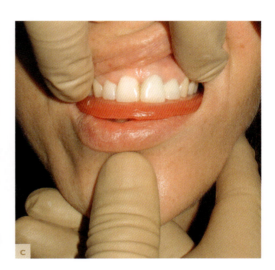

図8-22a〜c　a：中心位の記録．b：両手による誘導．c：オトガイ部の誘導（右側方位）．

れ決定される．下顎模型は，上顎模型の中心位の記録に対して装着される．記録が撤去されるとき，上部要素は水平面での円弧で閉口する（図8-21）．中心位の記録はチンポイント誘導あるいは両手による誘導から得られる（図8-22）．

顆頭位での違いと咬合位での違いは，これらの記録法で計測されてきた．顆頭領域での違いの範囲はチンポイント誘導，両手誘導，そして自発的閉口の間で0.3mmの幅があることがわかった[36,44]．

両側誘導法では，咬合位での再現性があることがわかった[45]．垂直的な0.5mmの違いが，作業用模型上で口腔内記録の位置として認められた[46]．嚥下あるいは自然な閉口記録では，中央値0.40mmの違いであった．チンポイント誘導では中央値0.14mm，前歯部ジグ付チンポイント誘導では中央値0.07mm，両手誘導法では中央値0.05mmの違いであった[47]（第4部参照）．

ゴシックアーチ描記

中心位はゴシックアーチ描記装置で記録することができる．これは上顎平面に設定した平坦な描記板に対して，口腔内誘導ピンによって誘導され，反対に表現される口腔内クラッチで構成されるのが原則である．下顎は中心位から右へ，そして左への限界運動で誘導される．その描記装置は，中心位を意味するアペックスのアーチを描記する（図8-23）[48-51]．これはもともと全部床義歯の製作においてよく使用されていた．口腔内で記録されるゴシックアーチは，中心位を記録する両側の手で誘導するテクニックに比較して，若干再現性が高いことがわかった[51]．

中心位装着における採得材料の影響

ある研究で，セントラルベアリングポイント（CBP），ゴシックアーチ，酸化亜鉛ユージノール付の錫フォイル，コンパウンド，光硬化型アクリル板，コンパウンドの前歯部ジグ，補強なしのワックス（ピンクワックス），補強ありのワックス（酸化亜鉛ユージノールアルーワックス付きのピンクワックス）を使用した中心位（CR）の記録法と装着法の比較をした．補強なしのワックス（ピンクワックス）記録の精度の範囲は0.33〜0.44mmで，アクリル板が最少であった．錫フォイルと補強されたワックスと同様に，CBPと前歯部ジグではワックスとアクリル板の中間の精度を示した．その結果は，異なる記録材料の影響は使用材料の臨床的再現性よりも小さいことが示された[52]．ポリビニールシリコーン，即時重合アクリルレジンによる咬合器装着の狂いは，単独大臼歯において0.05mm以下であった[53]．模型の垂直的偏位ではポリエーテルはワックスより良好で，次にコンパウンド，アクリルレジンであった．口腔内記録用で調整されていないレジンは元々の模型上そして装着用の石膏から30分後に350μm以上の垂直的な移動と463μmの水平的変位が生じる．ポリエーテルでは，咬合器の左右の顆頭球の変位は47〜187μmの範囲であった．ポリエーテルの垂直的偏位の範囲は0〜200μmであった[54]．

最大咬頭嵌合での模型の装着

安定した咬耗の少ない天然歯列では，手で嵌合させることは咬頭嵌合位の記録で咬合器に装着するより正確であることが証明されている．閉口を再現したワックス，ポリビニールシリコーン，ポリエー

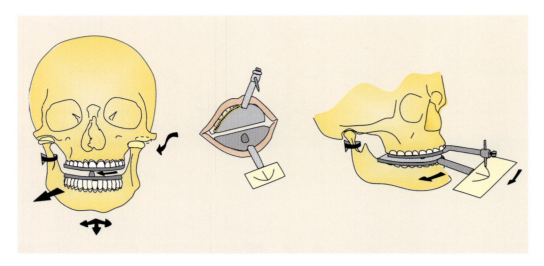

図8-23 ゴシックアーチ描記．口腔内の描記板が平坦な上顎の面に対して滑走する下顎のセントリック誘導ピンによって誘導される．下顎が中心位から右側の限界位，そして左側の限界位に誘導されるとき，上顎のピンは動く下顎の描記板に対してゴシックアーチを描記する．そのアペックスは中心位を示す．

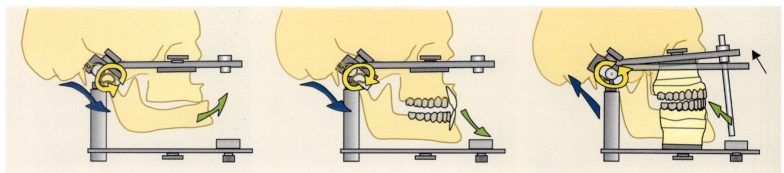

図8-24 前方運動時，臼歯部は顆路に，前歯部は前歯の接触により誘導される．

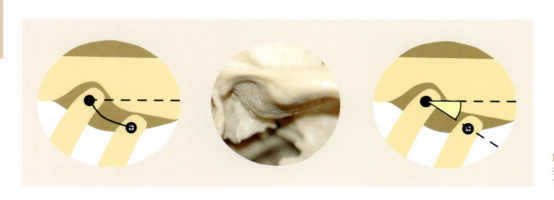

図8-25 前方運動時の顆路．顆路は一般的に曲線を描く．顆路傾斜角は前方運動時の顆路の位置によって決定される．

テルの咬頭嵌合位の記録を比較してみると，小さな垂直性の不一致が3つの材料間に24〜74μmの範囲で観察された[46]．

嵌合が金属模型上で位置づけられた時，垂直性の不一致はポリビニールシリコーンで101μm，ポリエーテルで107μm，ワックスで168μmであった．エポキシ模型上で記録を位置づけた時は，すべての材料で不一致は約0.5mmであった．この研究を行った著者は，咬合器上で咬頭嵌合位の記録材料を介在させ閉口，そして取り除き，再度位置づけることは，臨床上意味のある差として小さな垂直性の不一致を生じると結論づけた．テストされたすべての材料の記録が模型上に移動された時，どれも臨床上意味があると判断できる約0.5mmの不一致を生じた[46]．

コンダイラーガイダンス（顆頭誘導）

偏心運動の間，下顎は顆頭がその関節結節の遠心に接触することで，また顆頭が誘導されることで，さらには歯が前歯部に接触することで誘導される．水平軸を中心として動く顆頭の回転が，顆頭の関節結節の下降を行わせると同時に，偏心運動時の歯の誘導によって誘導される（図8-24）．関節結節を下降した顆頭の運動路は，通常，関節結節の解剖学的形態に従ってわずかに彎曲している．

前方と非作業側下顎頭の顆路角

前方運動時の水平面に対する前方運動路により作られる平均角度は顆路角（C）として描かれる（図8-25）[55]．矢状面における前方運動時と側方運動時の非作業側の顆路の角度には少し違いがあり，非作業側の顆路角が少し急である（図8-26，8-27）．これをフィッシャー角と呼び，平均は6°である[56]．その前方の傾斜は前方口腔内記録から求められ，そして非作業側の傾斜は側方の口腔内記録から求められる．作業側の下顎頭の経路は小さく，外側に彎曲し，パントグラフ描記針や他の動的記録システムで記録することができる（図8-26）．

中心位における模型の装着

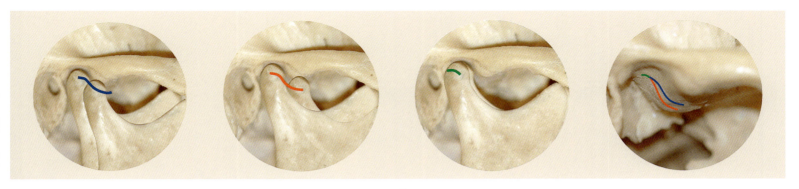

図8-26 顆頭の動き．青：直線的な前方運動．赤：非作業側の動き．緑：作業側の動き．

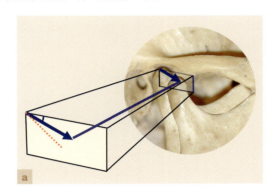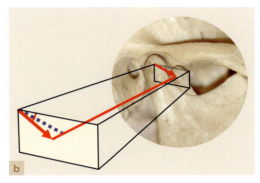

図8-27a, b　a：前方運動時の顆頭の動きと前方顆路角(青矢印)．b：非作業側の顆頭は，関節窩に沿って前下内側に移動する．矢状面に対する水平軸との角度は，非作業側の顆路の方が大きくなる(赤矢印)．一般的に前方運動時の顆路角(青)との差は6°である．この差はフィッシャー角と呼ばれる[1]．

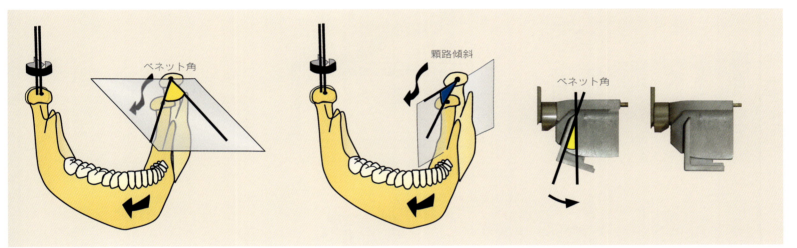

図8-28　側方運動時，ベネット角は非作業側顆頭における正中矢状面とのなす角度である(黄)．非作業側における顆路傾斜(青)は水平面における垂直面に対する非作業側顆頭の角度である．

ベネット角(側方顆路角)

側方運動中に，非作業側顆頭は水平面において前後的な線分で角度を示す．その角度をベネット角，ベネット傾斜または，側方顆路角と呼ぶ．咬合器上では，非作業側の関節窩構造における内側壁を調節する(図8-28～31)．

前方運動時の口腔内記録からのコンダイラーガイダンス(顆頭誘導)の調整

矢状顆路誘導のメカニズムは直線的か曲線的である．直線的な誘導は前下内側への動きで調節することができる(図8-32, 8-34)．

前方位の口腔内記録は，厚さの十分ある約3〜4層のピンクの板状ワックスを用いる．患者は，前方位の切端位において，手鏡を見ながら何回か開閉口を練習する．できれば切端は接触させるべきでない．前方位のワックス記録は冷やし，そして咬合器の下顎模型上に置く(図8-34)．

上顎模型は記録の圧痕に位置づけられる．左右の咬合器上部の顆頭誘導ボックスの中で，両側の顆頭球は下降する．顆頭誘導ボックスは誘導面が顆頭球にちょうど接触するまで下方に回転し，接触したところでハウジングのネジが締められる．顆頭誘導ボックスの傾斜した表面は，中心位から切端位までの顆路誘導の平坦な前方運動を再現する．前方運動の機能的範囲ということで，記録は切端位の関係で行われる．非作業側の矢状面の顆路の記録は，同じように側方記録から行われる．非作業側の矢状面の顆路は，理論的には前方顆頭誘導傾斜より低い傾斜になる．しかしながら，両者の違いは非常に小さく(6°のフィッシャー角)，臨床的には問題とならない．

第8部 咬合器

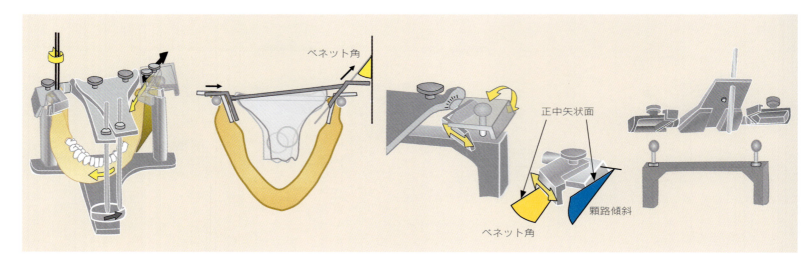

図8-29 正中矢状面に対して，側方誘導板の内側面の傾斜がベネット角である．顆路のアナログボックスは水平面におけるベネット角，矢状面における顆頭の誘導角と関節結節の傾斜の角度を再現する．反対側の垂直軸の側方誘導面の回転がベネット角を生む．

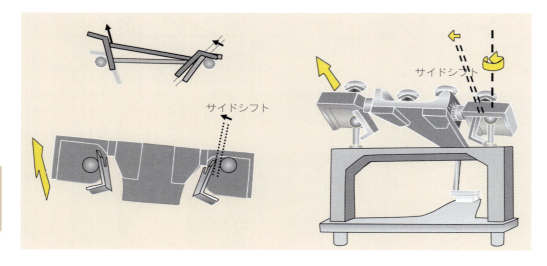

図8-30 側方運動は非作業側の側方誘導板の内側板により誘導される顆頭球によって再現される．これが起こるために，作業側のフォッサボックスは少し内側に動かなければいけない．そしてその時，垂直的な軸回転をする．この小さな側方運動が，サイドシフトを生む．

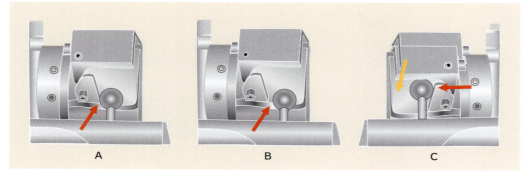

図8-31 Aは終末閉口位．顆頭球は後方，内方，上方位で接触する．Bは作業側．Cは非作業側．作業側運動において，作業用のフォッサボックスは反対側の非作業側の内側壁により誘導され内方に動く．

コンダイラーガイダンス(顆頭誘導)調節の不確実性

いくつかの研究では，これらの機器を使用したときの下顎頭の記録法と再現法の不確実性について示している[57-60]．術者間で，記録材料間で，また咬合器間で変化する傾斜角度が，一連の記録の結果から報告されている[57-74]．いくつかの研究では，±10〜30°の顆路調整の誤差があると報告している．

平均的顆路角での調節

別の方法として，正常な成人の関節結節の解剖学的形態の平均的な傾斜角度を任意で使用する．この角度はおおよそ30〜40°である[7,74,75]．母集団の研究における顆路傾斜の平均値は21〜64°である[76-79]．ある著者は，偏心運動中の新しい臼歯部の補綴の離開を確実にするために，平均値より平坦な顆路角にすることを勧めている[7,80]．しかしながら，もし患者の関節結節の傾斜が非常に急峻あるいは平坦であると，平均値での咬合器装着はポステリアディスオクルージョン(臼歯部離開咬合)や両側性平衡咬合など特定の臨床目的を獲得したい場合においては誤差が大きくなり，問題を生じる．

中心位における模型の装着

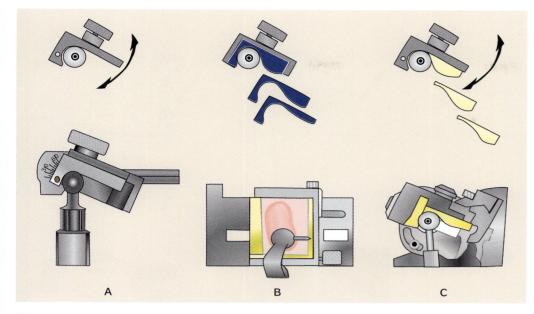

図8-32 顆路のメカニズム．A：平均的顆路角を得るために平坦な面は前方と側方の口腔内記録から調整される．B：顆頭の動きのアナログは既製のもの，あるいは個別に作る．C：回転するハウジングに入れる彎曲した前方インサートは，動的パントグラフの記録から選択される．

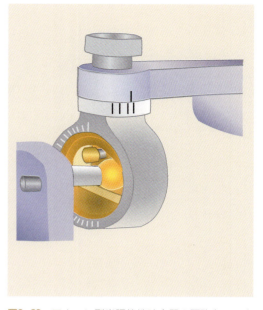

図8-33 アルコン型半調節性咬合器の顆路トラック機構．アルコン型咬合器の顆頭球は下弓に付き，顆頭球の誘導機構は上弓に付く．

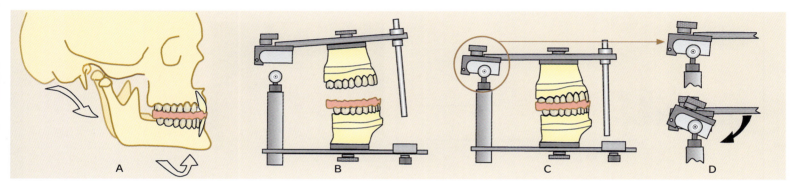

図8-34 前方位の咬合記録からの顆路の調整．A：最大咬頭嵌合から4〜5mmの前歯部の前方位記録．B：前方位記録は下顎模型に置かれる．C：上顎模型が前方位記録の上に置かれる．フォッサボックスが上弓にあり，そして顆頭球に接触はさせない．D：顆頭誘導の機構は上部ボックス面に顆頭球が付くまで回転させる．

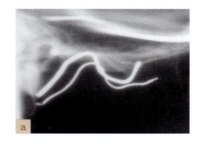
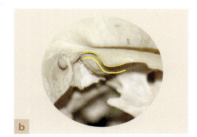
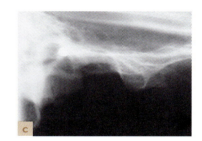

図8-35a〜c パノラマエックス線画像における関節窩と関節隆起の外形と頬骨弓の外形の区別．a：エックス線画像上の太い関節隆起の線は下方の細い線の上にある．b：細い線は頬骨に一致し，太い線は関節窩と関節隆起に一致している．c：関節隆起の外形は薄い線で上方にある．頬骨の外形は厚い線で下方にある[81]．

顆路傾斜度とオルソパントモグラフ画像

　パノラマエックス線画像は関節隆起の傾斜と相関を示す[81]．側頭骨の領域は，パノラマエックス線画像上で2本の不透過性の線として現れる[81]．その1本が描写するのは関節の隆起と関節窩の外形であり，もう1本は頬骨弓の下縁である．これらの線はしばしば交差し，紛らわしいことがある．関節隆起の外形は一般的に，より明るく，より上方部にあり，軽い感じで，頬骨弓境界部の下縁を表す線のより下方の線である（図8-35）[81]．

顆路傾斜角と骨格の関係

　I，II，III級の骨格パターン間での顆路傾斜角の比較をした研究では，わずかな違いが報告されている．いくつかの研究はII級の骨格パターンがもっとも急な傾斜をもつことを報告しており，III級の骨格パターンでもっとも浅い傾斜を報告している．I級の傾斜はII級とIII級の間の幅に収まっていた．ある研究では，57人の白人患者でI級では58°[82]，II級では61°，III級では47°であったと報告している[82-84]．

第8部　咬合器

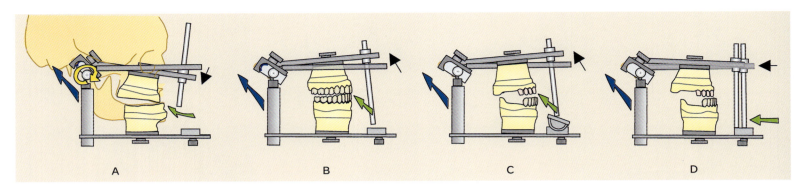

図8-36　顆路とアンテリアガイダンスの相互関係．上弓を遠心に動かすと，下顎の前方運動を再現することになり，上弓は顆路によって遠心に，アンテリアガイダンスによって下顎は前歯部に誘導される．**A**：前歯誘導なし．**B**：咬合器上での歯による前歯誘導．**C**：傾斜をつけた切歯指導板上での角度のついた前歯誘導．**D**：平坦な切歯指導板上での平坦な前歯誘導．

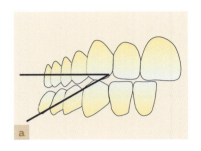
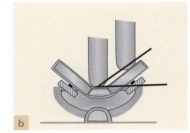
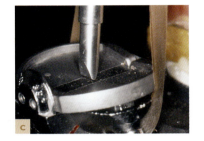
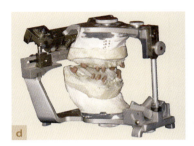
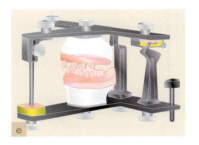
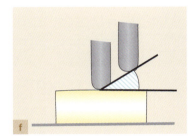
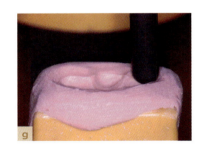

図8-37a～g　**a**：側方誘導がマウントされた石膏模型の歯の誘導によって起きている．これは切歯指導板の側方傾斜の調節によって再現される（**b～d**）か，もしくはアクリルレジンにより作られる固有の指導板によって再現される（**e～g**）．

コンダイラーガイダンス（顆頭誘導）と前歯指導板

　動的な運動は咬合器装着された石膏模型の歯の偏心運動時の誘導，あるいは切歯指導板（インサイザルテーブル）によって誘導される（図8-36）．顆頭部は前歯の偏心運動時の誘導に従うために垂直軸，水平軸で回転しながら関節隆起の傾斜を滑走する（図8-36）．
　偏心位での接触は，装着された石膏模型の咬合面上，あるいは切歯指導釘（インサイザルピン）と切歯指導板（インサイザルテーブル）の間で行われる（図8-36）．咬合器の前方部分で前方運動時の誘導，側方運動時の誘導を行わせるために，切歯指導板は前後的に回転し，側方板は上げたり，下げたりする．その傾斜は，臨床症例に合わせることができる．もし偏心運動時の誘導がプロビジョナルレストレーションや現状の誘導と同じでよければ，これは咬合器の設定の調節で機械的に達成できることになる．事前に装着された模型やプロビジョナルレストレーションは，前方や側方運動において上手くコントロールされ，そして切歯指導板は症例に応じて上げたり，回転したりする．臨床家の中には，プロビジョナルレストレーションにおいて得られた誘導を再現するために固有の切歯指導板の使用を好む者もいる（図8-37）[7]．

固有のアンテリアガイダンス

　固有の切歯指導板はアクリリックレジンで作られる．餅状になったレジンを切歯指導板上に設置する．切歯指導釘は最大咬頭嵌合で指導板基底部に接触させる．石膏模型を前方，側方，そして後方において石膏模型前歯によって誘導し，切歯指導板上に置いたアクリリックレジンが切歯指導釘の前方運動により生体の動きと同様の形態を作る．この方法は，装着した石膏模型の誘導を正確に再現するまで，何度かやり直したり，精度を高めたり，滑走運動させる必要性がある．

動的な矢状面前方描記

　もしより正確な顆路傾斜角度が必要と判断された場合，矢状面の動的記録が顆頭の動きを画像としてよりわかりやすく示してくれる．この画像は，機械的に得られた誘導斜面によって傾斜角度に置き換えられるか，あるいはパナデントシステムやその他のシステムによって得られた生体の顆頭運動が傾斜角度として置き換えられる．（図8-38）．

アキシオグラフによる機械的，電気的記録システム

　矢状面にトレースする記録針と側方滑走のためのマイクロメーターダイヤルをもつ下顎クラッチにより，偏心運動の矢状面描記を正確に表示することができる[84]．側方滑走はアンテリアガイドプレーンによって別個に記録される．チェックバイトによる記録と電気的なディナーキャディアックスコンパクト（CDX）記録システムを比較すると，前方の矢状面の記録においてチェックバイトによる記録は電気的な記録より5°浅いことがわかっている．電気的記録の再現性は非常に高い[85]．

中心位における模型の装着

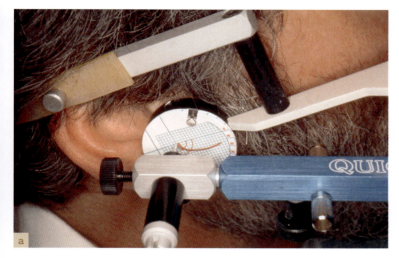
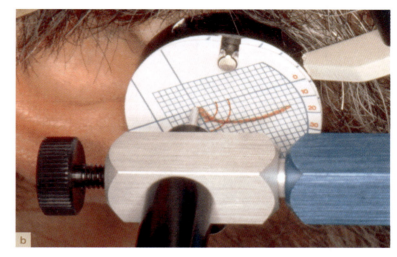

図8-38a, b　前方運動経路の動的前方運動記録（Dr. V Serfaty 先生のご厚意による画像）．

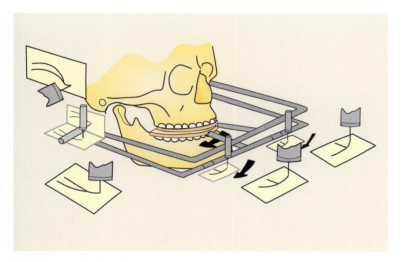

図8-39　パントグラフ描記．描記板は中心位からはじまる限界運動として誘導された前方，右側，左側下顎運動を描記針に対して移動し，描記される．

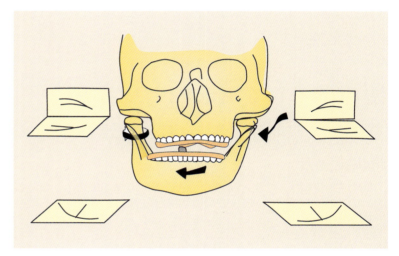

図8-40　パントグラフ描記は下顎運動とともに記録され，上顎の誘導面に対する下顎の中央に付いているベアリングピンによって誘導される．

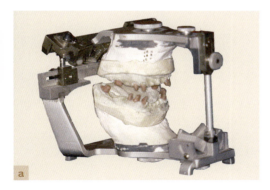
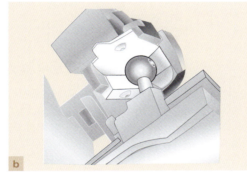
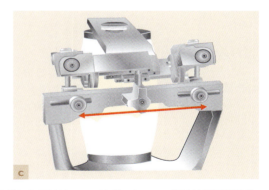

図8-41a〜c　パントグラフ描記を使用したディナー全調節性咬合器．b：内側，上方，後方壁の傾斜とインサートを備えた調節性フォッサボックス．c：調節性顆頭間距離．

全調節性咬合器とパントグラフ描記法

　垂直的および水平的平面における運動経路の動的記録は，メカニカルパントグラフによって行われる．水平および垂直描記針が，セントラルガイドピンと上顎誘導板によって誘導される下顎の左右の限界運動や直線的な前方運動によって誘導された線を描く．クラッチとフレームは，咬合器に装着された模型へと移行された．この模型には，キネマティックフェイスボウによって得られた真のヒンジアキシスポイントと中心位記録，フェイスボウトランスファーの情報が含まれている．描記されたテーブル上で正確な運動経路どおりに咬合器が動くまで，あらゆる顆頭調節（顎間距離も含めて）を調節されたインサートを使用して行う．

　電気的パントグラフを使用した電気的装置により，あらゆる調節性のデータと水平面における非作業側の運動経路を紙の情報として得ることができる．TMJ咬合器は，セントラルベアリングピンをもつ口腔内のクラッチ上に立体的に形成された生体固有の顆頭の運動の情報を用いる（図8-39〜8-42）．

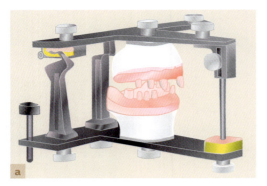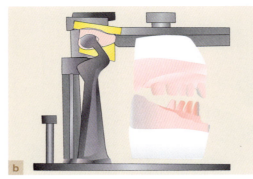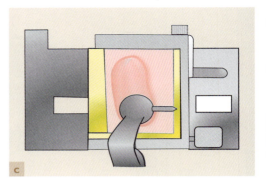

図8-42a〜c　TMJ咬合器は，セントラルベアリングピンの付いた口腔内クラッチ上で生体固有の顆頭の動きが立体的に写しとられ，この情報が用いられる．

臨床的そして概念的考慮事項

アンテリアガイダンスと臼歯部形態における顆路決定要素

顆路決定要素は，前歯と後歯の咬合面形態の構築に組み込まれることが要求される[86-89]．このために調節性咬合器を使用する必要性がある．

固定性修復で歯列を回復する臨床的コンセプトは，アンテリアガイダンスにより前方および側方運動時に臼歯を離開させることである．臼歯の咬頭接触を確実に回避するために偏心運動時のガイダンスを作ること，そして高い咬頭傾斜を与えるために，咬合器における垂直的，水平的咬合要素の精密な再現が要求される（図8-43〜8-45）．

咬合の垂直的と水平的要素

側方運動は作業側の歯の誘導により誘導される．偏心位運動時の歯の誘導面と豊隆は，新しい修復物において自然（必然的）に，あるいは経験（意図）的に作られる．非作業側の顆路は下顎の非作業側を誘導し，非作業側の歯を離開する．臼歯部非作業側の歯の垂直的な離開は，作業側の誘導傾斜角と接触していない臼歯の咬頭の高さと傾斜によって決まる．側方のサイドシフトは影響しない（図8-43, 8-44）．

側方水平的決定要素

側方水平的決定要素は，作業側垂直的回転軸の周囲を回転する時の歯の運動経路を決定する．回転中心に対する歯の距離，顆頭間距離を含み，ベネット角と同様に重要な決定要素である．側方へのサイドシフトは，臨床的には決定要素としての意味は少ない．これらの要素は，古典的に反対側の咬頭の運動経路の隆線と溝の方向を決定する（図8-44）．それらは，咬頭が通過する時に互いに接触するような場合，非作業側の臼歯と咬頭接触，すなわち咬頭干渉と認識され，適切に避けるように考慮されてきた[86]．しかしながら，それらの要素は今日ではあまり関係はないと考えられている．というのは，作業側の誘導は偏心時の誘導面の傾斜を任意に変更することによって作業側と非作業側の歯を離開させることができるからである．さらに，臼歯の咬頭は幅の広い咬頭展開角と短い咬頭頂をもち平坦になる．急峻な咬頭頂で最低限の咬頭間離開を得ようとした場合[87]，側方運動時の反対側の咬頭接触を避けることは困難である．

しかしながら，急峻な偏心時の誘導傾斜，そして平坦で幅広い臼歯の咬頭で1mm以上の離開量を作ることは可能である．鋭く急峻な臼歯の咬頭は，咀嚼機能のためには望ましくなく，陶材で作ると破折する傾向がある．

垂直矢状的決定要素

垂直的な決定要素の中でもっとも意義があるのは前方運動時の歯の誘導で，それは通常前歯部において起こる．顆路はアンテリアディスオクルージョン（前歯による臼歯離開咬合）のため，臼歯の接触を離開させる．バランスドオクルージョンの達成のために，咬合平面，代償性彎曲，咬頭頂の高さ，そして咬頭傾斜角の要素がより影響する（図8-45）．しかしながら，チェックバイトによる顆路の調節は不確実なため，一般的な関節結節の傾斜が浅いもの，中間的なもの，急峻なものに対して，ポステリアディスオクルージョン（臼歯離開咬合）が達成できる平均的な調節を用いる（30°〜40°が通常使用される）．

側方運動時のベネットサイドシフト

ベネットサイドシフトは，上顎舌側の誘導面に組み込まれるべき初期の側方運動時の自由域の必要性という論点で何年間も永続してきた[86-90]．これを達成するために，全調節性咬合器が必要とされると主張されてきた（図8-46）[87, 88]．

ベネットサイドシフトに関して報告されている値は，いくつかの研究では患者の85%は1.5mmかそれ以下で，平均0.75mmのサイドシフトでさまざまである[89, 91-97]．ある著者たちは，ベネットサイドシフトの拡大は術者の強制力などによるもの[92, 93, 96]などと主張し，その記録されたベネットサイドシフト量は，側方限界運動の記録時に下顎にかけた術者の側方への力がどれくらいかという作用を表すものである．これは正常な顎関節に適応される．弛緩した関節では，側方滑走は有意に増加する（図8-47）．このことはいまだ証明されず，臨床的な妥当性はない．

側方誘導傾斜角が顆頭の記録に影響する

運動路は，前方の誘導平面で記録される．研究では，側方誘導平面の傾斜を変更することは，元々の状態とサイドシフトと顆頭運動のパターンを変更するとしている[96, 98-101]．側方誘導平面の傾斜を変更することは，作業側描記路（図8-48）[100]とイミディエイトと連続的なサイドシフト記録（図8-49）[96]を変更することになる．側方誘導平面の傾斜の変更が作業側描記路とイミディエイトとプログレシブサイドシフトの水平的記録を変えるとなると，咬合器の顆路調節

臨床的そして概念的考慮事項

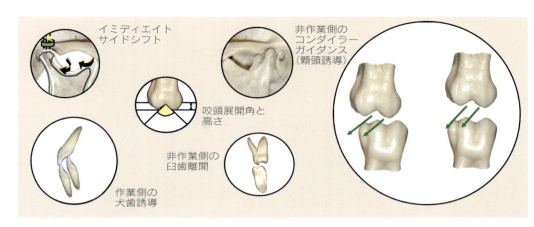

図8-43　側方運動時の垂直的決定要素．臼歯部の垂直性離開の程度は，主として作業側犬歯の傾斜と形態によって決まる．非作業側のコンダイラーガイダンス（顆頭誘導）は，主として非作業側顆路によって影響を受ける．作業側の頬側咬頭の傾斜と咬頭の高さは，対合歯の咬頭の運動経路に影響する．

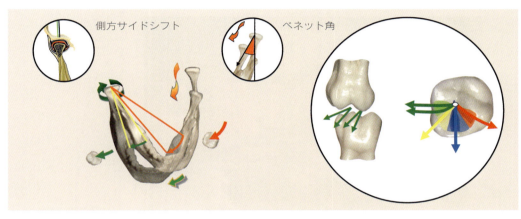

図8-44　側方運動時の水平的決定要素．作業側と非作業側の下顎咬頭の側方運動経路は回転の半径，顆頭間距離，そして非作業側誘導と運動時の顆路（ベネット角）によって決まる．側方のサイドシフトは，最低限の影響である．

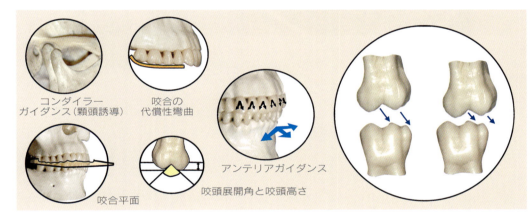

図8-45　垂直的前方決定要素．臼歯の垂直性の離開の程度はアンテリアガイダンス，コンダイラーガイダンス（顆頭誘導），咬合平面，咬合彎曲，そして固有の咬頭の高さと咬頭展開角によって決定される．

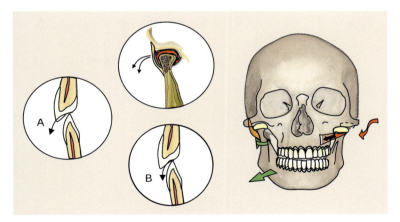

図8-46　側方運動時のイミディエイトサイドシフトは，新しい修復物の作業側誘導に組み込む必要がある（このコンセプトはいまだ証明されず，臨床的な妥当性はない）．天然の犬歯は個々の舌面の解剖学的形態として遺伝的に決定されている．A，Bはサイドシフトとは無関係である．

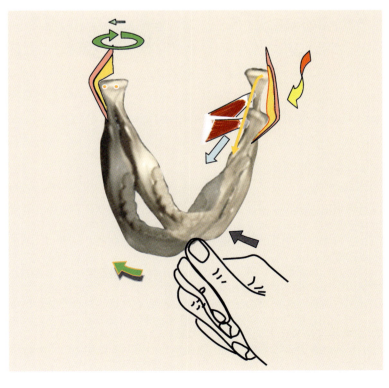

図8-47　記録された側方のサイドシフトは，術者の側方への力によるものであろう．

第8部 咬合器

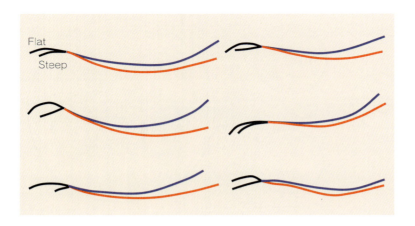

図8-48 6名における緩やかな側方運動時の誘導と急峻な側方運動時の誘導での作業側の矢状面のさまざまな描記経路（黒のライン）．非作業側の経路（赤のライン）は影響を受けなかった．前方運動時の経路の変化はなかった（青のライン）（参考文献[100]から引用し、再描画）．

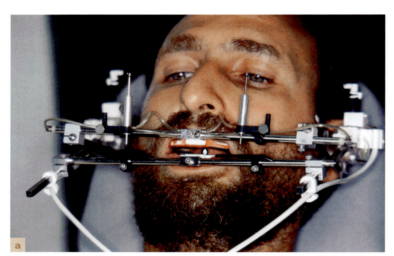
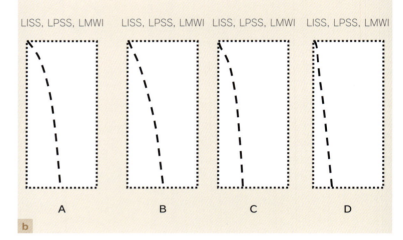

図8-49a, b さまざまなプログレシブサイドシフト，変化させた誘導傾斜から得られたイミディエイト，アーリィ，ディレイド，プログレシブサイドシフトの描記．側方クラッチ誘導傾斜角は，0，30，45，60°であった．非作業側水平テーブルの経路：**A**：0°の平坦誘導，**B**：30°誘導傾斜角，**C**：45°誘導傾斜角，**D**：60°誘導傾斜角[96]．

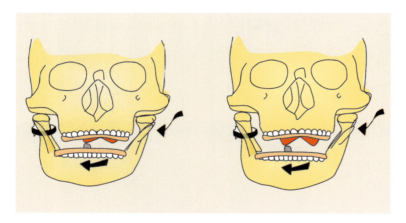

図8-50 緩やかな誘導は，よりイミディエイトな側方移動を許容する．

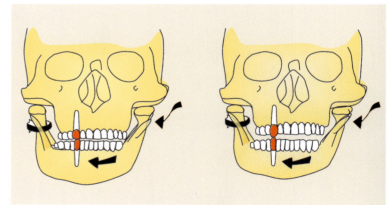

図8-51 緩やかな誘導は，イミディエイトサイドシフトを許容する．急峻な誘導は，イミディエイトサイドシフトを減少させる．

は誘導平面の傾斜を変えることになる．咬合器のサイドシフトを調整するために作業側誘導を加工することは前方誘導斜面を変更することを意味し，そこには矛盾があり，無意味であると結論づけることができる．

同じような影響が，平坦な場合の歯の誘導傾斜と急峻な場合の歯の誘導斜面の間で認められる（**図8-50，8-51**）[101]．平坦な誘導ではより側方滑走が限界運動上で起こり，そして急峻な誘導では起こりにくい．三次元の分析システムを用いたある研究では，天然の犬歯を10°急峻な誘導にすれば作業側の顆頭はより前方，下方に動くが，ベネット角を含めて非作業側の顆頭運動の方向と量において大きな変化はなかった[101]．

最終的に疑問がある．天然の犬歯は遺伝的に形態を決定されていて，その舌側の解剖学的形態はサイドシフトと関係はないのか？作業側顆頭の運動の1mmの範囲内でのわずかな変化がTMDの兆候や症状，関節病理あるいは下顎運動に影響をもたらすという証拠はない．イミディエイト，プログレシブあるいはディレイドサイドシフト，それらに関連する咬合器の使用と調節を議論したこれまでの時代はいくぶん的外れ，あえていえば時間の浪費という結論になる．

それぞれに異なる作業側の動きをもつ6名の被験者の側方運動時の誘導平面を平坦と急峻な傾斜にすると，その運動路はさまざまな軌跡を示した（**図8-48**）．電子化したパントグラフ（パントロニック）において，変化するプログレシブサイドシフト，すなわち異なる側

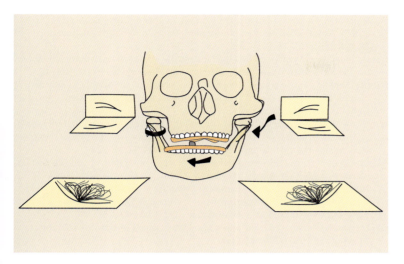

図8-52 パントグラフ再現性指数(PRI).咀嚼中に限界域に達しないのは,機能障害の適応として考えられ,臨床的診断の道具として提案された(このコンセプトは忘れ去られたが).いくつかの研究では,限界位まで達しない機能的描記経路は,神経筋防御スプリンティングあるいは咬合干渉に関係した防御機構によるものと報告している[102-105].

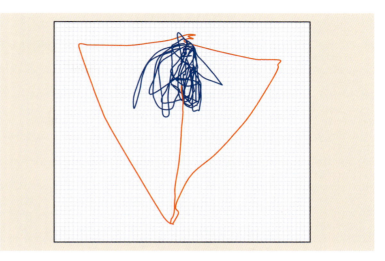

図8-53 咀嚼運動の研究では,機能的な咀嚼や嚥下(青)中は,運動の限界(赤)に達しないということが示されている(Prof. A Lewinのご厚意による画像).

方記録傾斜により変化したイミディエイト,アーリィ,ディレイド,プログレッシブサイドシフトの投影図を示した(図8-49)[96].図8-49bに,0°の平坦な側方誘導,30°,45°,60°の傾斜角度による投影図を示す.このことは,平坦な誘導面は下顎運動を側方的なイミディエイトに移動させることを示し,そして側方誘導が急峻になったとき,プログレッシブ的な移動は減少することを示している(図8-49,8-50)[96].

運動の限界に達するまでの自由域

運動限界に達する能力は,(神径・筋の)健康状態に関する必要な基準などによって決定される[102,103].しかしながら,この概念は咀嚼は通常下顎運動の限界範囲内で起こるという根拠のうえで議論されてきた(図8-52,8-53)[89].誘導された運動限界に到達することができない場合は,筋肉の共収縮とスプリンティングの結果である.しかしながら,このような場合は無症状で,痛みは不明瞭で,そして咀嚼機能を障害する,あるいは不快感を引き起こすものではない.さらにいえば,すべての他の関節は腱の緊張の限界まで機能しないし,これらの限界に到達する能力は神径・筋の健康状態とは無関係である.実際,腱の限界での機能を制限する筋肉の防御反射は,有害というよりはむしろ有益なものである.パントグラフによる再現性による指標(PRI)の概念は,有意な臨床上の評価を得ることはなかった[104].

咀嚼中,終末閉口に至る時,咀嚼経路は作業側の限界運動経路に一致し[78,89],それら閉口経路自体が側方誘導傾斜の1つの機能となる.最大咬頭嵌合(MI)への閉口は,一般的に限界の下方で行われ,下顎が咀嚼サイクルの咬頭嵌合位に向かって閉口したり,開口したりするのは,側方誘導傾斜角によって誘導される.咀嚼時の接触はほんの少しで,0.5~1mmまでである.限界位にあるべきという必要性はない.一方,限界位における機能が多くなればなるほど,本来順応不能状態を可能にする靭帯の限界上での緊張がさらに強いられることになる.

咬合器の選択

本項では,咬合器システムの範囲,それらの歴史的発展,その能力と限界の概要を述べてきた.長年の間,継続してきたシステムに関するいくつかの誤りを理解する一方,それでもなお,われわれは必要とされる修復物製作と失われた咬合の回復を容易にする機構を備えたシステムを決定しなければならない.各臨床家は,計画された特定の臨床工程あるいは修復において,どの器具が適切なのかの決定を任されている.それぞれのシステムの可能性と限界に対する知識をもつことによって,臨床家は適切な,より良い決定をすることができる.

参考文献

1. The Academy of Prosthodontics. The glossary of prosthodontic terms. J Prosthet Dent 2005;94:26.
2. Lang B, Kelsey CC (eds). Articulators and Articulation. International Prosthodontic Workshop on Complete Denture Occlusion. Ann Arbor: University of Michigan, 1972.
3. Hall EE. An analysis of the development of the articulator. J Am Dent Assoc 1930;17:3–51.
4. Celenza FV. An analysis of articulators. Dental Clinics N Am 1979;23:305–326.
5. Mohl ND, Zarb GA, Carlsson GE, Rugh JD. A Textbook of Occlusion. Chicago: Quintessence, 1988.
6. Becker CM, Kaiser DA. Evolution of occlusion and occlusal instruments. J Prosthodont 1993;2:33–43.
7. Gracis S. Clinical considerations and rationale for the use of simplified instrumentation in occlusal rehabilitation. Part 2: setting of the articulator and occlusal optimization. Int J Periodontics Restorative Dent 2003;23:139–145.
8. Gysi A. Masticating efficiency in natural and artificial teeth. Dent Digest 1915;21:74–78.
9. Stuart CH, Stallard CE. Principles involved in restoring occlusion to natural teeth. J Prosthet Dent 1960;10:304–313.
10. Schuyler CH. Fundamental principles in the correction of occlusal disharmony, natural and artificial. J Am Dent Assoc 1935;22:1193.
11. McLean DW. Physiologic vs pathologic occlusion. J Am Dent Assoc 1938;25:1583–1594.
12. D'Amico A. The canine teeth: normal functional relation of the natural teeth of man. J S Calif Dent Assoc 1958;26:6–23.
13. MacMillan HW. Unilateral vs bilateral balanced occlusion. J Am Dent Assoc 1930;17:1207–1220.
14. Beyron H. Characteristics of functionally optimal occlusion and principles of occlusal rehabilitation. J Am Dent Assoc 1954;48:648–656.
15. Klineberg I, Stohler CS. Study group report and discussion. Int J Prosthodont 2003;16(Suppl):89–90.
16. Turp JC, Greene CS, Strub JR. Dental occlusion: a critical reflection of past present and future concepts. J Oral Rehabil 2008;35:446–453.
17. Klineberg I, Jagger R (eds). Occlusion and Clinical Practice – An Evidence-based Approach. Edinburgh: Wright, 2004.
18. Zarb G. The interface of occlusion revisited. Int J Prosthodont 2005;18:270–271.
19. Posselt U. Studies in the mobility of the human mandible. Acta Odontol Scand 1952;10:1–160.

20. Posselt U. The Physiology of Occlusion and Rehabilitation. London: Blackwell, 1971.
21. Ash M, Ramfjord SP. An Introduction to Functional Occlusion. Philadelphia: WB Saunders, 1982.
22. Craddock FW, Symmons HF. Evaluation of the face-bow. J Prosthet Dent 1952;2:633–642.
23. Brotman, DN. Hinge axis part II: Geometric significance of the transverse axis. J. Prosthet Dent 1960;10:631–636.
24. Weinberg LA. An evaluation of basic articulators and their concepts. Part II. Arbitrary, positional, semi-adjustable articulators, J Prosthet Dent 1963;13:645–663.
25. Balthazar M, Ziebert M, Donegan SJ. Effect of interocclusal records on transverse axis position. J Prosthet Dent 1984;52:804–809.
26. Gordon SR, Stoffer WM, Connor SA. Location of the terminal hinge axis and its effect on the second molar cusp position. J Prosthet Dent 1984;52:99–105.
27. Thorp ER, Smith DE, Nicholls JI. Evaluation of the use of a face-bow in complete denture occlusion. J Prosthet Dent 1978;39:5–15.
28. Hobo S, Schillinburg HT, Whittsett LD. Articulator selection for restorative dentistry. J Prosthet Dent 1974;36:35-43.
29. Teteruck WR, Lundeen HC. The accuracy of an ear face-bow. J Prosthet Dent 1966;16:1039–1046.
30. Gold B, Setchell D. An investigation of the reproducibility of face-bow transfers. J Oral Rehabil 1983;10:495–503.
31. Kurth L, Feinstein IK. The hinge axis of the mandible. J Prosthet Dent 1951;1:327–332.
32. Borgh O, Posselt U. Hinge axis registration: Experiments on the articulator. J Prosthet Dent 1958;8:35–40.
33. Lauritzen AG, Wolford LW. Hinge axis location on an experimental basis. J Prosthet Dent 1961;11:1059–1067.
34. Preston JD. A reassessment of the mandibular transverse horizontal axis theory. J Prosthet Dent 1979;41:605–613.
35. Walker PM. Discrepancies between arbitrary and true hinge axes. J Prosthet Dent 1980;43:279–285.
36. Hobo S. Reproducibility of mandibular centricity in three dimensions. J Prosthet Dent 1985;53:649–654.
37. Gross M, Nemcovsky C, Friedlander LD. Comparative study of condylar settings of three semiadjustable articulators. Int J Prosthodont 1990;3:135–141.
38. Stade EH, Hanson JG, Baker CL. Esthetic considerations in the use of facebows. J Prosthet Dent 1982;48:253–256.
39. Chiche GJ, Aoshima H, Functional versus aesthetic articulation of maxillary anterior restorations. Pract Periodontics Aesthetic Dent 1997;9:335–342.
40. Gracis S. Clinical considerations and rationale for the use of simplified instrumentation in occlusal rehabilitation. Part 1: Mounting of the models on the articulator. Int J Periodontics Restorative Dent 2003;23:57–67.
41. Fraedani M, Barducci G. Esthetic Rehabilitation in Fixed Prosthodontics, Volume 2: Prosthetic Treatment: A Systematic Approach to Esthetic, Biologic, and Functional Integration. Chicago: Quintessence Publishing, 2008.
42. Carlsson GE. Some dogmas related to prosthodontics, temporomandibular disorders and occlusion. Acta Odontol Scand 2010;68:313–312.
43. Carlsson GE. Dental occlusion: modern concepts and dental occlusion: modern concepts and their application in implant prosthodontics. Odontology 2009;97:8–17.
44. Teo CS, Wise MD. Comparison of retruded axis articular mountings with and without applied muscular force. J Oral Rehabil 1981;8:363–376.
45. Tripodakis AP, Smulow JB, Mehta NR, Clark RE. Clinical study of location and reproducibility of three mandibular positions in relation to body posture and muscle function. J Prosthet Dent 1995;73:190–198.
46. Vergos VK, Tripodakis AP. Evaluation of vertical accuracy of interocclusal records. Int J Prosthodont 2003;16:365–368.
47. Kantor ME, Silverman SI, Garfinkel LA. Centric relation recording techniques – a comparative investigation. J Prosthet Dent 1972;28:593–600.
48. Myers ML. Centric relation records – historical review. J Prosthet Dent 192;47:141–145.
49. Kapur KK, Yurkstas AA. An evaluation of centric relation records obtained by various techniques. J Prosthet Dent 1957;7:770–786.
50. Michman J, Langer A. Comparison of three methods of registering centric relation for edentulous patients. J Prosthet Dent 1963;13:248–254.
51. Paixaol F, Silva WA, Silva FA, Ramos Gda G, Cruz M. Evaluation of the reproducibility of two techniques used to determine and record centric relation in angle's class I patients. J Appl Oral Sci 2007;15:275–279.
52. Utz KH, Miller F, Lukerath W, Fuss E, Koeck B. Accuracy of check-bite registration and centric condylar position. J Oral Rehabil 2002;29:458–466.
53. Breeding LC, Dixon DL, Kinderknecht KE. Accuracy of three interocclusal recording materials used to mount a working cast. J Prosthet Dent 1994;71:265–270.
54. Muller J, Gotz G, Horz W, Kraft E. An experimental study on the influence of the derived casts on the accuracy of different recording materials. Part II: Polyether, acrylic resin, and corrected wax wafer. J Prosthet Dent 1990;63:389–395.
55. Shillingburg HT. Fundamentals of Fixed Prosthodontics. Chicago: Quintessence Publishing, 1979.
56. Guichet N. Occlusion: A teaching Manual. Anaheim: Denar Corporation,1970.
57. Gysi A. Practical application of research results in denture construction. J Am Dent Assoc 1929;16:199–223.
58. Donegan SJ, Christensen LV. Sagittal condylar guidance as determined by protrusion records and wear facets of teeth. Int J Prostodont 1991;4:469–472.
59. dos Santos J Jr, Nelson S, Nowlin T. Comparison of condylar guidance setting obtained from a wax record versus an extraoral tracing: a pilot study. J Prosthet Dent 2003;89:54–59.
60. Gross M, Nemcovsky C, Tabibian Y, Gazit E. The effect of three different recording materials on the reproducibility of condylar guidance registrations in three semi-adjustable articulators. J Oral Rehabil 1998;25:204–208.
61. Craddock FW. The accuracy and practical value of records of condyle path inclination. J Am Dent Assoc 1949;38:697–710.
62. Posselt U. Sagittal condylar guidance. Odont Revy 1960;2:32–36.
63. Posselt U, Franzen G. Registrations of the condyle path inclination: variations using the Gysi technique. J Prosthet Dent 1960;10:243–247.
64. Langer A, Michman J. Evaluation of lateral tracings of edentulous subjects. J Prosthet Dent 1970;23:381–386.
65. Agerberg G, Carlsson GE. Intraoral och rontgrologsk bestmning av kondylbanelutingrn pabetandade individer. Sver Tandlakarforb Tidn 1969; 61(3): 95–99.
66. Carlsson GE, Astrand P. Registrering av kondylbanelutingrn medelst intraorala vaxindex hos patienter med totala plattproteser. Svensk Tandlakare-Tidskrift 1964;56:1.
67. Nevakari K. Sagittaalisen leukanvelraden yksiloosen kaltevuuden maarttamiistarkudesta intraorlista vahaindksitekinka kaytteaen. Finska Tandl Sallsk Forth 1975;53:205.
68. Frazier QZ, Wesley RC, Lutes MR, Henderson D, Rayson JH, Ellinger CE, et al. The relative repeatability of plaster interocclusal eccentric records for articulator adjustment in construction of complete dentures. J Prosthet Dent 1971;26:456–467.
69. Ecker CA, Goodacre CJ, Dykema RW. A comparison of condylar settings obtained from wax interocclusal records and simplified mandibular motion analyzers. J Prosthet Dent 1984;51:404–406.
70. dos Santos J Jr, Ash MM. A comparison of the equivalence of jaw and articulator movements. J Prosthet Dent 1988;59:36–42.
71. Stern N, Hatano Y, Kolling JN, Clayton JA. A graphic comparison of mandibular border movements generated by various articulators Part I: methodology. J Prosthet Dent 1988;60:194–198.
72. Tsau-Mau C, Pameijer CH. An investigation of the reproducibility of articulators. J Prosthet Dent 1987;58:442–448.
73. Curtis DA. A comparison of lateral interocclusal records to pantographic tracings. J Prosthet Dent 1989;62:154–156.
74. Zarb GA, Bolender CL. Prosthodontic Treatment For Edentulous Patients: Complete Dentures and Implant-Supported Prostheses, ed 12. St Louis: Mosby, 2004.
75. Ash MM, Ramjford S. Occlusion. 4th ed. Philadelphia: Saunders; 1996.
76. Hangai K, Aridome K, Wang C, Igarashi Y. Clinical evaluation of semi-adjustable articulators: reproducibility of sagittal condylar path inclination assessed by a jaw-tracking system with six degrees of freedom. J Jpn Prosthodont Soc 2008;52:360–365.
77. Isaacson D. A clinical study of the condylar path. J Prosthet Dent 1959;9:927–935.
78. Lundeen HC, Shyrock EF, Gibbs CH. An evaluation of mandibular border movements: their character and significance. J Prosthet Dent 1978;40:442–452.
79. Preti G, Scotti R, Bruscagin C, Carossa S. A clinical study of graphic registration of the condylar path inclination. J Prosthet Dent 1982;48:461–146.
80. Dawson PE. Evaluation, diagnosis and treatment of occlusal problems, ed 2. St Louis: Elsevier, 1989.
81. Gilboa I, Cardash HS, H, Kaffe I, Gross MD. Condylar guidance: Correlation between articular morphology and panoramic radiographic images in dry human skulls. J Prosthet Dent 2008;99:477–482.
82. Zimmer B, Jäger A, Kubein-Meesenburg D. Comparison of 'normal' TMJ function in Class I, II, and III individuals. Eur J Orthod 1991;13:27–34.
83. Stamm T, Vehring A, Ehmer U, Bollmann F. Computer-aided axiography of asymptomatic individuals with Class II/2. J Orofac Orthop 1998;59:237–245.
84. Anders C, Harzer W, Eckardt L. Axiographic evaluation of mandibular mobility in children with angle Class-II/2 malocclusion (deep overbite). J Orofac Orthop 2000;61:45–53.
85. Hangai K, Aridome K, Wang C, Igarash Y. Clinical evaluation of semi-adjustable articulators reproducibility of sagittal condylar path inclination assessed by a jaw-tracking system with six degrees of freedom. J Jpn Prosthodont Soc 2008;52:360–365.
86. Ramfjord SP, Ash MM. Occlusion. Philadelphia: WB Saunders, 1966.
87. Granger ER. Functional relations of the stomatognathic system. J Am Dent Assoc 1954;48:638–647.
88. McCollum BB, Evans RL. The gnathological concepts of Charles E. Stuart, Beverly B. McCollum and Harvey Stallard. Georgetown Dent J 1970;36:12–20.
89. Gibbs CH, Lundeen HC. Jaw movements and forces during chewing and swallowing and their clinical significance. In: Advances in Occlusion Lundeen HC, Gibbs CH(eds). Boston: John Wright, 1982:2–32.
90. Lucia V. Priciples of articulation. Dent Clin N Am 1979;23:199–211.

91. Prieskel HW. Ultrasonic measurements of movement of the working condyle. J Prosthet Dent 1972;27:607–615.
92. Tupac R. Clinical importance of voluntary and induced Bennett movement. J Prosthet Dent 1978;40:39–43.
93. Valentin C, Morin F. Comparison des enregisments pantographique des mouvements mandibulaires passifs et actifs. Les Cahiers de Prothese 1980;32:85–91.
94. Belanti ND, Martin KR. The significance of articulator capability. Part II The prevalence of immediate side shift. J Prosthet Dent 1979;42:255–256.
95. Hobo S. A kinematic investigation of mandibular border movement by means of an electronic measuring system. Part II: a study of the Bennett movement. J Prosthet Dent 1984;51:642–646.
96. Gross MD, Nemcovsky CE. Investigation of the effects of a variable lateral guidance incline on the pantronic registration of mandibular border movement: Part II. J Prosthet Dent 1993;70:336–344.
97. Preiskel H. Bennett's movement: a study of human lateral movement Br Dent J 1970;129:372–377.
98. Kitschenberg B. The significance of the Bennett movement as a border movement, its pantographic reproducibility under experimental conditions [thesis]. Michigan: University of Michigan School of Dentistry, 1977.
99. Kamimura Y. The effect of the central bearing plate form on the angle. J Gnathol 1983;2:45–54.
100. Gross MD, Hirsh N. Investigation of the effect of a variable anterior guidance incline on the graphic registration of mandibular border movement. Part I. J Prosthet Dent 1985;53:731–736.
101. Ogawa M, Ogawa T, Koyano K Suetsugu T. Effect of altered canine guidance on condylar movement during laterotrusion. International J Prosthodont 1998;11:139–144.
102. Lederman KH, Clayton JA. Restored occlusions. Part II: the relationship of clinical and subjective symptoms to varying degrees of TMJ dysfunction. J Prosthet Dent 1982;47:303–309.
103. Shields JM, Clayton JA, Sindledecker LD. Using pantographic tracings to detect TMJ and muscle dysfunction 1978;39:80–87.
104. Mohl ND, Lund JP, Widmer CG, McCall WD. Devices for the diagnosis and treatment of temporomandibular disorders. Part II: Electromyography and sonography. J Prosthet Dent 1990;63:332–326.
105. Dewe-Mathews GJ. Observations of graphic tracings of functional mandibular movements [thesis]. Michigan: University of Michigan, 1975.

第9部 治療計画と診断

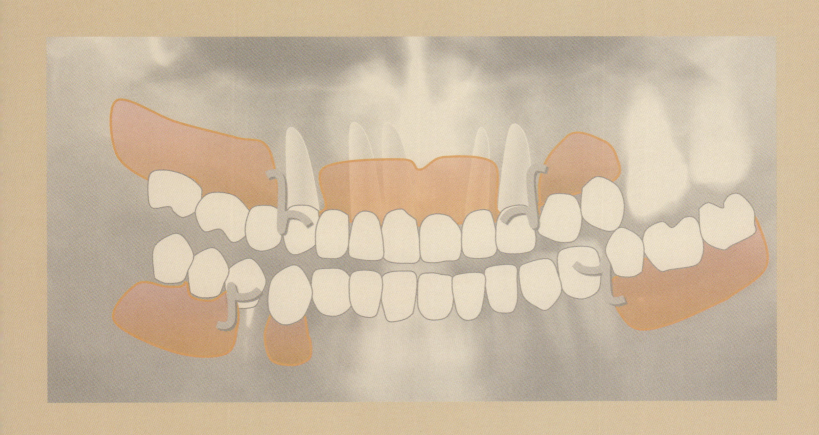

目次

- 補綴治療計画立案における意思決定手順
- 意思決定における認知および個人的バイアス
- 意思決定モデル
- 歯科および補綴学的診断
- 歯科関連疾患および疾病
- 患者関連因子
- 形態の変異
- 拡大する治療の選択肢
- 治療計画モデル
- 構造化予知モデル
- 個々の臨床的決定因子と歯科的状態の統合
- 症例提示

補綴治療計画立案における意思決定手順

EBMに基づく治療といわれる時代において，治療計画の複雑性はより難解なものとなってきている．治療選択肢の増加とインプラント学および骨造成に関する予後データの出現によって，われわれの治療計画手順は見直しを迫られている．この過程における「入手可能な最良のエビデンス(Best Available Evidence；BAE)」の適用には，現在の知識レベル，現在の知見および臨床ガイドラインの改変を継続的に更新する必要がある．加えて，それぞれの症例には，形態的，病理学的，習慣的および宿主特異的因子といった効果的な分析と治療計画立案を行うためのテンプレートとして使用可能な診断フォーマットに集約されるべき，個々の臨床的決定因子(ICD；Individual Clinical Determinants)が存在している[1-3]．

意思決定は，一様でない選択肢と要因の中での行動方針の決定につながる認知過程である．これは合理的あるいは非合理的にもなりえる理由付けの過程であり，非定量的な不確実性とリスクとして取り扱う必要があり，さらに客観的および主観的に複合的に相関する多数の因子に基づいて構築されるべきである[1-6]．

補綴学的意思決定

補綴学的意思決定は複合的であり，客観的な臨床データに対する個々の歯科医師の解釈と，歯科医師と患者の相互の関係の双方を組み合わせることが必要になる．原則的に，意思決定はBox9-1に示す非常に複雑な客観的因子を必要とする[7]．BAEによるエビデンスに基づいた治療を目指したいという望みは困難であり，多くの場合，高いレベルのアウトカムが欠如しているため実現できていない．根本的な問題として，正確で高い水準のエビデンスが欠如している．結果として，歯科医師は治療アウトカムとリスクの客観的な予測を患者に対して提供できない．

加えて，歯科医師の認知様式，教育および社会経済的な環境は，どのような治療法が可能か，また何が望ましい治療なのかを判断する際に，さらにはそのことをどのように患者に伝えるのかということに影響を及ぼしうる[8-18]．その判断，影響にかかわる歯科医師および患者の因子をBox9-1に示す．個々の治療法を受容あるいは拒否する最終的な決断は患者に委ねられる[19-24]．この決断は，心理社会的因子や社会歯科的因子だけでなく，患者が高額な外科的および補綴的治療費を支払うことができるかという点も含め，多様な因子が影響することになる[25-27]．

直感的および構造的意思決定

治療計画立案における意思決定法は「直感的」と「構造的」に大別される．構造化合理的意思決定は，すべての科学に基づく専門職にとって重要な要素である．医学的意思決定は，診断と適切な治療戦略の策定という手順を必要とする．多くの歯科臨床場面では，高度な複雑性と不確実性を伴う．臨床的，歯科的，患者に関連した決定要因および合理的決定樹あるいは段階的なアルゴリズムを用いた構造化意思決定手順を系統的に分析することにより，適切な治療戦略を最終決定するうえでの適切な手法が提供できる．

臨床家の多くは，直感的な意思決定手法を用いている．直感的な方法は「認知先行決定」の過程をたどる．これは秤量的な選択肢の有無にかかわらず，行動の最終進路の決定を誘発する臨床家の経験，知識および教育の指標として適している．これは「発見的」な手法である．発見的とは意思決定手順を迅速，目の子勘定的，教育された

Box9-1 補綴治療計画立案と意思決定に影響する因子の3大分類

客観的影響因子	主観的歯科医師因子	主観的患者因子
■ 入手可能な最良のエビデンス(根拠)(BAE；Best Available Evidence)	■ 個別の治療法に対する個人的なバイアス	■ 年齢
■ 個々の臨床的決定因子	■ 最大限／最小限の治療選択肢の傾向	■ 全身の健康状態
■ 顎内因子	■ 高額／適正額／低額の料金体系	■ 医科的，行動科学的状態の不安
■ 診断リスト	■ 危険負担者，実験者	■ ブラキサー：重度／中等度／軽度
■ 複雑性	■ 保存的，低リスク寄り，妥協者	■ 歯科疾患感受性(高／低リスク)
■ 費用	■ 熟練／未熟	■ 社会経済的地位
■ 専門家の補助および歯科技工サービスの提供	■ 継続的教育	■ 自己イメージ
■ 単独あるいは複合的な外科分類の必要性	■ 生涯学習者	■ 審美的および機能的要望
■ 外科的合併症のリスク	■ 専門教育	■ 口腔衛生とホームケアに対するコンプライアンス
■ 治療期間	■ 営利マーケティング感受性	■ 最適／最大限の生活の質治療選択肢に対する願望
■ それぞれの治療法の予後		■ 妥協をしないという意思
■ 早期あるいは長期的失敗に対するリスク予測		■ 広範囲の補綴的および外科的療法への同意／拒絶の意思
■ 必要とされるメインテナンスの予測		■ 高／中／低社会経済的許容性
■ 能力，費用，時間，労力，コンプライアンス，予測される将来のメインテナンスおよび要望の改変		

推測，直感的な判断あるいは常識として表現され，試行錯誤ないしは大雑把な規定に基づく，そして認知的なバイアスに影響されたであろう解決法へとつながるのである[6,28-32]．

意思決定様式

非常に多くの因子が関与する（Box9-1）ので，臨床家はそれぞれ異なる意思決定様式を有することとなる．究極的な決断には，客観的な臨床判断の歯科医師の解釈，個々の診断・意思決定様式，歯科医師と患者の相互の関係，個々の治療法に対する患者のインプット・理解・許容あるいは拒絶，という事柄の相互作用がかかわってくる．それぞれの歯科医師は経験，知識，教育，居住地，心理社会的環境および個性に基づき，異なる意思決定様式を有している．加えて，多くの感情的，認知的および個人的バイアスのそれぞれは，特定の意思決定に到達するまでの過程の一部になっている[8-18]．

補綴学的な意思決定には，不明瞭な度合いの「不確実性」と「リスク」を伴った複雑で数多ある意思決定要素に基づいて，いくつかの実現可能なゴールを導き出し，そしてそこから1つを選ぶための分析が必要とされる．

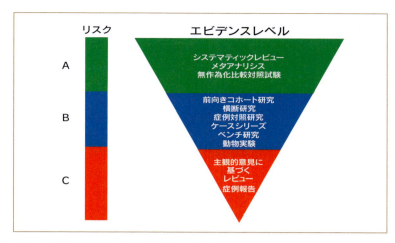

図9-1　A：（成功予後に対する）高水準の科学的妥当性は低リスクかつ予知性が高い．B：中水準の科学的妥当性，中等度のリスクおよび予知性．C：低水準の科学的妥当性，最大のリスクおよび最低レベルの予知性（第1部参照）．

不確実性とリスク

不確実性とリスクは判断理論に用いられ，他の状況および教練において定義される．判断理論において，不確かさは「存在している状態あるいは未来のアウトカムや結果の予見を正確に表現することが不可能であること」と定義される．

リスクとは「起こりうるアウトカムが求めていない効果を有するかもしれない不確実な状態」と定義される[33]．不確実性の計測には起こりうるアウトカムを計測することが必要であり，治療計画立案においては提供可能な他の治療法の適切な臨床的アウトカム調査が必要不可欠である[6,33-35]．

リスクおよび不確実性の定量化

最低限の臨床治療上のリスクを最適に定量することは，統計学的有意差のある成功した高いレベルの臨床アウトカムで示される．これらは良好な科学的根拠（予後のシステマテイックレビュー，無作為比較試験，コントロール試験および多施設臨床試験）による臨床予後調査により構築される．それに対して，類似した高水準の予後調査の研究で低い成功率を示していることは，否定的な結果として定義できるリスクであり，リスクが高いことを示す最良の予測である．否定的な予後調査は，この種の研究ではまれである．別の信頼性の低い手法は，十分なエビデンスの欠如ゆえの高いリスクを含む最低レベルの科学的な支援をともなう治療と相関する．残念なことに，予後の予測をするために必要とされる知識と，知識量との乖離は頻繁に生じる．しかしながら，選択がなされたならば，代替パラメータを利用しつつ，今持ち合わせている知識を信頼すること，また残された不確実性をよく考えること，その両方で意思決定を行う（図9-1）[6,33-37]．

不確実性の定量化

不確実性は，客観的および主観的不確かさに分けられるかもしれない．客観的な不確かさとは（知識に基づく）認識論的あるいは（概念に基づく）存在論的なものであろう．客観的な不確かさは，適切な知識による知識誘導型の判断によって獲得できると解釈されている．

存在論的不確かさは，準合理的判断として解釈される．補綴学においては，高，中および低水準の科学的質が「エビデンス（根拠）に基づく」認識論的指標となる．存在論的不確かさは治療理念，「臨床的哲学」，パラダイムおよび臨床的伝承のような概念に基づき，「順合理的な」判断へとつながる．

主観的不確実性は，規則の適用による道徳的な不確実性として解釈されるかもしれない．規則を適用できないあるいは該当しない場合では，不確実性の判断は直感的になる．主観的な判断は，認知と個人的なバイアスに影響される（Box9-2）[38-42]．

Box9-2　客観的および主観的不確実性と判断[38]

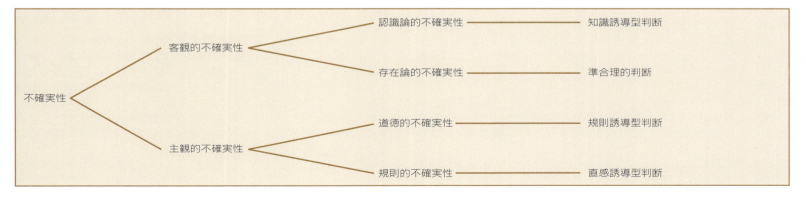

意思決定における認知および個人的バイアス

補綴治療計画立案において，多数の主観的なバイアスは判断の客観性に影響する意思決定過程に関与する．測定できない不確実性と複雑さに直面して，主観的感情および認知バイアスが影響することとなる．認知バイアスは帰納的推論の錯誤を生じ，心理学においては多様な個々の起源や動機付けの精神的行動過程を伴うものとして表現される．多くの人はこれらのバイアスそのものやバイアスが意思決定に及ぼす影響に気づいていない，ないしは認めていないのかもしれない[28, 43]．

認知バイアス

心理学の領域から引用あるいは適用した，補綴学的治療計画立案に影響を及ぼしうる認知的バイアスのいくつかを下記に示す[28, 43]．

- アンカリング(Anchoring)：断片的な情報のみに過度に影響された判断によってその後の情報の見方が左右される．最初の情報の断片である「アンカー」がその後の判断の基準となる．
- 因果帰属(Attribution of causality)：理論的根拠(エビデンス)が関連や相関を連想させているだけなのに，原因に関連付けようとする傾向．日が昇るのでニワトリが鳴くというのはニワトリが鳴いたから日が昇るということではない．歯科的な類似事象は咬合干渉の分野である．咬合干渉を伴う症例で筋痛が生じることが，咬合干渉が筋痛を発生させるわけではない．
- 確証バイアス(Confirmation bias)：個人的な結論や先入観を支持するような根拠(エビデンス)を選択的に検索し，また好む傾向．
- 基準率錯誤(Base rate fallacy)：好みや独自の視点で妥当性のある統計的なデータを無視する傾向．
- 経験バイアス(Experience bias)：個々の過去の経験の範疇を超えるものに対する拒絶あるいは受け入れず，親近感のないものを拒絶する傾向．
- 慣性(Inertia)：状態や見解が変化するにもかかわらず，一度確立した考え方や方針を変えることに対しての抵抗感．
- 選択的知覚(Selective perception)：妥当性を考慮せずに情報を拒絶すること．それ自身が多様な主観的および客観的起源を有している個人的な先入観に影響されること．
- 浅薄調査(Shallow research)：もっともらしい最初の選択肢を容易に受け入れる意思．
- 希望的観測(Wishful thinking)：理解や考え方をゆがめる肯定的な発想の下で，物事を見ようとする傾向．
- 選択支持バイアス(Choice supportive bias)：過去に下した決断を実際以上に正当化する傾向．
- 新知見の拒絶(New evidence rejection)：これまでに確立した見解に反する新しい知見を拒絶する傾向．
- ラストレクチャーバイアス(Last lecturer bias)：遠い過去の情報を無視あるいは忘れ，より直近に得た情報に指向が寄る傾向．例としては，最近の専門学会での力強いカリスマ性のある講演の効果．
- 反復バイアス(Repetition bias)：多数の異なる情報源から高頻度に伝えられるものを信じ込むこと．このことは従来のマーケティングや臨床家に向けた学術情報を介しての歯科製品の営利マーケティング効果ととくに強く関連している．
- バンドワゴン効果(Bandwagon effect)：集団や同僚がしているあるいは信じている同じ物事を行ったり信じたりする傾向．
- 友好的圧力(Peer pressure)：これは臨床家が関心あるいは真似たいと思うような集団やオピニオンリーダーの発言する意見を強めるものとして示される．
- 信用元バイアス(Source credibility bias)：個人や団体あるいは集団などのバイアスのある情報元からの理念や臨床手技を拒否すること．適切とみなされる個人や集団からの理念を受け入れる傾向．
- 認知的不調和(Cognitive dissonance)：矛盾する考えを同時に擁することによる困惑効果．どちらか1つを拒絶するまたは妥協すると増強されることもある．
- 帰属の非対称(Attribution asymmetry)：個人的な能力を成功の原因とし，失敗は不運や外部因子によるものと捉える傾向．他者の成功は運によるものとし，失敗は彼らのミスによるものと捉える．
- 役割遂行(Role fulfilment)：確かな地位に就く他者の期待に基づいて意思決定を確定すること．ノブレス・オブリージュ．地位や役職によって行動するべきという考え方．
- 不確かさの過小評価(Underestimating uncertainly)：物事が実際よりも多いと勘違いして信じることで，不確かさを過小評価する傾向．
- 概念の欠如(Flawed generalizations)：複雑な事象を単純化するために単純な概念に構造体を分類すること．これらは意思決定過程を偏らせる[28, 43]．

医学的意思決定

歯科は，医科からの診断および意思決定モデルを伝統的に採用してきた．伝統的医科モデルは，利益とリスクおよび何もしなかった場合を検討した治療の秤量として考慮する必要がある．その一方で，利益はより容易に可視化され，リスクは予測がより困難となる．個々の高水準な予後調査が欠落している中では，治療リスクと予後を調査するためのBAE(入手可能な最良のエビデンス)として低水準な調査を用いなければならない(Box9-2)[6, 38, 44-46]．

意思決定モデル

意思決定モデルはあるときは系統的であり，またあるときは直感的である．系統的な方法は段階的で万遍なく，アルゴリズムに従いエビデンスに基づいたものとなる．これらは，統計学的な有意差や特定の結果や指標に基づいていて確率的に捉えられてきた．直感的な方法は思いつきや曖昧な論理(おおよその推論)に基づいていると思われる．思いつきは「目の子勘定」であり，過去の経験や直感や第六感に基づいてすばやい意思決定がなされる[33-37, 45]．

エビデンス(根拠)に基づいたモデル

エビデンス(根拠)に基づいたモデルは，臨床家に大量の歯科系文献による最新情報を更新し続けることを要求し，最低でもシステマティックレビューと臨床ガイドラインに基づいて行われる必要がある．エビデンスのレベルに対する認識と，治療予後の影響に対する評価が必要とされる．意思決定には，多様な臨床特有の疑問や選択肢に対し，おのおのに理想的なBAE(入手可能な最良のエビデンス)に基づいて決定された多くの選択を必要する．それに加え，実践モデルでは患者の希望と情報源を考察したBAEを加味する必要がある．直感的で根拠がなく，名声に基づいたモデルを最小限に減らすために，正式な解析モデルとしてBAEを応用する能力が必要である[6, 44-50]．

患者主導治療と意思決定の共有

エビデンス(根拠)に基づく治療の限界として，意思決定には症例の特異性に基づくBAEを超えた考察に対する評価が必要となる点が挙げられる．もちろん，患者因子は意思決定リストの上位にあり，患者特有の価値や必要性に対する好みやBox9-1にあるような検討項目に対する考慮が含まれることとなる．

患者主導治療と意思決定の共有は，個々の臨床的決定因子に関連するエビデンスベースでの考慮事項と患者の因子，また利用可能な資源を組み合わせることで行う．

これらの複雑性に対処するために，エビデンスに基づく臨床とともに，その他の変異型には「3つの円モデル」が提案された．エビデ

ンスに基づく臨床は，以下の3つの情報源を統一することに関与すると定義された．
1．もっとも優れた研究のエビデンス
2．臨床的な専門知識を含む資源
3．患者要件，患者評価，特質，状態，環境，好み[6, 45, 46]

直感モデル

直感は理由に影響されず，ないしは関係なく知ることや感じる能力である．直感で得られる確信は，証明や正当化がなされないかもしれない．これとは対称的に，推論は論理や統計をエビデンス（根拠）として結論づける過程をとる．導き出された結論もまた推論と呼ばれる．多様な観察から推測されて結論に至る過程は，帰納的な推論と呼ばれる．結論は正しいか，正しくないか，ある範囲で正しいか，ある状態のもとでは正しいということになるだろう．数多の観察から推論された結論は，さらなる観察や統計学的解析から検証可能である．このようにして確率の水準が設定される．直感的な過程とおおよそで不正確である認知分析は専門分野において「曖昧な理論」と表現される[6, 45, 46]．

曖昧な理論とは，明確というよりむしろ，おおよそのようなものという論拠として曖昧な理論からなる学問に導き出された多面的な解析形式である．曖昧な理論と確率論は不確実性の表現法が異なる．曖昧な理論は「真実の程度」に相当する一方，確率論は「起こりうる可能性」に相当する．曖昧な理論と確率論は，医学的もしくは補綴学的治療計画における対照的なモデルを代表する2つの理論といえる[6, 45]．

医科的診断

医科的診断は，診断の過程の中で疾患もしくは疾病の認知を必要とする．古典的には，疾患や疾病は表面的な兆候および症状や，生理学，解剖学，認識力，感情，表情，行動の正常状態との乖離を分析することにより認識される．これらすべてのパラメータに関する標準データの蓄積が疾患や疾病の伝統的な評価を作り出し，そして身体的，画像，電子的，化学的，組織学的検査として利用できる．正常な解剖学，生理学，機能，行動，心理学に通じることにより，正常との逸脱程度を評価し，診断するという形でこの状態を表現することとなる．一度診断に至れば，医師は治療と観察を含む管理計画を提案するであろう．

歯科および補綴学的診断

伝統的に，歯科疾患における診断の重要性は，患者の宿主因子と形態の変異の領域であり，全身的な影響は少ないとされてきた．包括的な診断と各々の症例に対する分析能力に対しては，以下の3つの診断サブグループに分類することにより診療情報の複雑さを減少させる．
1．歯科関連疾患と障害
2．患者関連因子
3．形態の変異（Box9-3）

歯科関連疾患および疾病

歯科関連疾患と障害は，主に治療を必要とするものである．その内容は歯周病，う蝕，パラファンクション，口腔病理，根尖病巣，外傷，顎関節症（TMD）である．治療は現時点の病因学コンセプトと臨床により認められた標準的な治療に基づくものとなる．

分類

歯科の典型的な診断は，主にう蝕と歯周疾患に対するものであった．病因論と診断分類とリスク因子に対する知識と概念は発展してきた．これらは，障害の程度が臨床症状としての兆候や症状だけで

Box9-3　診断サブグループ

診断		
病理学	患者宿主因子	形態学的な正常と障害
歯科関連疾患と障害	患者因子	機能障害	形態の変異
■ 歯周病 ■ う蝕 ■ 口腔病理 ■ 根尖病巣 ■ 外傷 ■ 顎関節症（TMD） ■ パラファンクション	■ 医学 ■ 心理学 ■ 適応能力 ■ 疾病傾向 ■ 社会心理的 ■ 社会経済的	■ 唾液分泌減少 ■ 非定型性顎顔面痛 ■ 睡眠時無呼吸 ■ 異常な嚥下運動 ■ 会話 ■ 吐き気，悪心 ■ 癖 ■ 顎関節症 ■ 筋緊張性開口障害	■ ナチュラルバリエーション ■ 発達障害 ■ 組織欠乏症，たとえば 　● 歯の喪失 　● 臼歯咬合支持（の喪失） 　● 審美的な不調和 　● 前歯部欠損 　● 咬合高径の喪失 　● 叢生，フレア 　● 厳しい偏向的な接触 　● 外傷
治療するかしないか？	変容因子		治療するかしないか？

なく，リスク因子，遺伝，個人の易感染性の付加的鑑別がどのように診断されるかという点に影響をもたらした．

う蝕

う蝕のリスク検知のモデルとして，たとえばリスク評価によるう蝕管理(CAMBRA)が使用されている[51, 52]．歯冠補綴とう蝕再発の可能性を評価する時，もしう蝕発生率が高い場合，細菌数と唾液のpH値などのリスク因子がそのことを示す[51, 52]．同様に，歯周疾患の性質の理解にも変化が生じている．

歯周疾患

慢性および急性歯周炎の改訂された分類が基準となっている．歯周炎は局所的もしくは全顎的に分類されている．範囲と重症度を基準としてさらに分類がなされている．一般的な手引きとして，範囲は局所的(30%以下の部位を占める)と全顎的(30%を超える部位に及ぶ)に特徴づけられた．重症度は，以下に示すような付着歯肉幅の減少(CAL)を含む基準を基に分類される．

- 軽度＝1ないし2 mm
- 中等度＝3ないし4 mm
- 重度＝5 mm以上[53]

慢性歯周炎は，単にプラークや歯石の発生率と比例的に関連するわけではない．現在，局所的には時間依存性の連続的な局所感染と考えられている．高いリスクの症例では，歯周疾患管理の決定と計画に影響し，潜在的なリスクは補綴治療の計画を行うタイミングと治療経過に悪影響を及ぼす．範囲と時間経過の診断分類項目は将来の治療結果に関連する．さらなる因子は，おそらく歯周組織破壊増進の重要な寄与因子である，パラファンクションに関連する咬合性外傷である．

行動障害

パラファンクション(ブラキシズム)は，歯の喪失，機械的な破壊，咬合性外傷，修復の複雑化にもっとも関連する行動障害の1つである．日中のブラキシズムか睡眠時ブラキシズムかの細分類が必要である．局所的もしくは全顎的な歯の摩耗，破折や修復の破壊に影響するという範囲や時間経過に関するさらなる情報が必要とされる．

患者関連因子

患者因子は，治療計画の本質に影響する変更を伴う修飾因子である．これらは，2つのサブグループで説明される．

年齢，健康状態，病歴という患者因子は，歯科疾患の疾患素因に加えて適応能力が含まれる．心理学上の決定因子には，IQ，デンタルIQ，自己イメージ，期待，承諾，診療態度などが含まれる．心理社会学的および社会経済学的な因子は，本質的な治療と拡張した治療における経済的な許容範囲を規定することと関連性がある．

患者関連因子の第二グループは，治療の本質に影響する修飾因子を担う機能障害である．これらには，唾液の状態(唾液分泌減退)，非定型性顎顔面痛，睡眠時無呼吸，呼吸障害，発音障害，吐き気もしくは悪心，有害な癖，顎関節症関連障害を含む．多くは治療できないであろうが，治療結果に影響することから今後の治療方針(Box9-3)に影響を及ぼす．

形態の変異

このサブグループは，一般的にもっとも補綴と関連し，歯槽骨格複合体における解剖学的多様性と広範囲に関連する．第3部4章で記述しているように，これらのことは形態における多様性の一部である．これらはナチュラルバリエーション，発達性組織障害，組織欠乏の一部として考えられる(第3部4章，Box3-4-1〜3-4-5)．

ナチュラルバリエーション

正常集団というものは，骨格の前後方向および垂直方向，歯列のⅠ級，Ⅱ級，Ⅲ級といったバリエーションがあり，その結果，前臼歯における咬合関係のナチュラルバリエーションを示す．最大咬頭嵌合(MI)における咬頭嵌合接触時と，MIから中心位への偏心滑走の程度と位置にも変動がある．内外側の多様性は臼歯部での交叉咬合や歯の舌側転位として生じる．前歯部では，水平および垂直被蓋の状態により，さまざまな程度の開口状態を呈する．側方運動では犬歯誘導接触，作業側の咬合接触，非作業側の咬合接触でそれぞれ大きく異なる．垂直性骨格変動は顔の三等の割合(facial third proportion)，長貌もしくは短貌症候群を生じる．咬合高径および歯槽頂間距離，隆線距離，歯冠高径に変化が生じる．各々の歯の位置関係，接触程度により，空隙，叢生，歯の移動といった状態を生じ，とらえ方によっては，偏心運動の接触もしくは干渉とみなされる[54-61]．これらの変化は個々の症例の診断リストには，機能的もしくは形態学的な自然発生変化として記述される．一方，歯科矯正学の文献にはこれらは奇形と不正咬合と記述される．

Ⅰ級の標準からの逸脱は好ましくなく，潜在的に異常であるという議論の余地がある仮説は広くは支持されていないことから，不正咬合の分類はあまり適切とはいえない(第3部4章，Box3-4-1)．

発達性障害

発達性障害は，発達性もしくは遺伝が原因の変化として形態学的な部分集合とされる．形態学的な分類の記述的評価と同様に，逸脱の原因を明確な形態異常，形成障害もしくは症候群として，その病原学的原因と定義する(第3部4章，Box3-4-2)．

自然な歯科的および咬合発達過程を変化させる歯科障害，う蝕，歯内病理，摩耗，歯の破折，歯の欠損などの変化局所的な変化により起こる発達中の変化は，この診断区分に含まれる．これらとともに，指しゃぶりのような機能因子も，正常もしくは異常な歯の関係となる発達変化に影響を及ぼすこととなるであろう[62-71]．

咬合不全

歯列発達後の変化はう蝕，歯周病，パラファンクション，外傷を含む多くの理由で起こりうる．歯質欠損，歯の喪失，咬合および顎間関係の変化の結果は，咬合不全に分類される．咬合不全の本質は少数歯欠損から歯の移動，咬合支持の減少または喪失，咬合高径，顎堤間距離さらには無歯顎まで広範囲に改変できる．症例特有の欠損分類は，各症例の歯列歯槽骨複合体の骨格的な形態診断に対する記述過程の一部である．病因，各構造と咬合不全の病的過程と病歴の評価を行うことは，歯列の修復を行う際に同じような病因危険子に対する原因と将来への影響を評価するうえで価値がある．(第3部4章，Box3-4-1〜3-4-5)．

形態の変異の病因と宿主の相互作用

最後に考えるべき因子は，患者の宿主因子に，これもまた関与することであるが，特定の形態学的多様性に対する個々の宿主相互作用である．これらはパラファンクション，咬合性外傷，顎関節症の症状ないし兆候，審美もしくは機能障害，咀嚼困難，心理的苦痛といった点で明らかになるであろう．付加的な寄与因子としては，もっとも一般的には心因性のものであり，症例ごとの素因，誘発，持続的な影響，依存と多様性である．これは病因の診断と形態学的多様性を結びつけて評価しなければならない．たとえば，筋痛，歯の感受性や動揺度の相互関連，パラファンクションに関連する臼歯部のみの接触は，その接触が新しく生じたものなのか長年存在してきたものかによって異なるだろう．これらの因子は，宿主の適応能力，病気や障害の性質および心理的因子に関連することとなる．

拡大する治療の選択肢

インプラントや他の先端科学が出現し，歯科医師は多様な幅広い治療選択肢の中から治療法を選択できる[1]．新しい技術とデータの出現により治療計画立案はより複雑となった．

従来からの治療目的は，病態のさらなる崩壊を避けること，残存歯の保持，審美的な形態および機能を回復することである．このゴールを達成するために，今日ではさまざまな再建的な可能性があるが，状況によっては治療を行わないことも妥当な手段となることもある．

アウトカム研究のレビュー結果によるリスク評価

寿命延長の正確な予測はまだ不可能である一方で，特異的なリスク因子は臨床的な研究結果から見出すことができる．う蝕，歯内療法処置歯である支台歯に対する生物力学的な過重負担，カンチレバー，水平的荷重は修復に対するリスク因子である[72-74]．

7～8ユニットの固定性ブリッジに関する生存研究のメタ解析では，失敗の割合が10年後15%，15年後33%となり[75]，15年後の生存率は74%と示された．後ろ向き研究では，18～23年後の生存率は65～79%であった[76]．総説と個別の科学的変化を調べた研究結果は，ランダム化試験のシステマティックレビューからケースシリーズ，または症例報告に至るまでさまざまなサイエンスレベルの結果やレビューがあり，多くの治療選択肢として利用できる．BAE（入手可能な最良のエビデンス）の表現としてこれらのことに精通することにより，治療計画立案において生ずる疑問に対し系統的に判断することが可能となる[72-81]．

最大限と最小限の治療の選択肢

治療計画では，一般に最大限と最小限の間の治療を選択するというジレンマに遭遇する．これらは，時間，労力，苦痛，不安，費用という点で大きな差を生じるであろう．いくつかの症例では，最大限と最小限のどちらの選択肢も正しい判断となるが，臨床研究では症例により明確な線引きが可能となる結果を導いておらず，多くの場合，歯科医師や患者によって主観的に決断されなければならない．

倫理的および道徳的な因子

倫理的および道徳的な因子もまた，考慮すべき点が多々ある．患者の要望や趣向，経済力は，経済的負担や大規模な処置を受ける負担とともに明確にされなければならない．単純な修復は，より多くの複合治療と同等に有益であるかもしれないし，インプラント支持型固定性補綴治療に比較し可撤性義歯といったシンプルな選択の方がより良い治療となることもあるということに留意すべきである[82-92]．歯科医師は自分の認識程度や個人のバイアス，さらには患者に対するさまざまな臨床選択肢の明確な説明を行うための道徳的な意味を認識しなければならない．社会経済的観点に立ち，QOLの面で患者に本当に必要なことに対する正しい評価が必要である[88-92]．

歯科医師は道徳的，政策的原則として定義される「予防原則」についても注意を払うべきである．この原則は，行動や方針が（公的に）重篤ないし不可逆的な害になりうる場合，その害が不確実であるという科学的根拠（エビデンス）がないとすれば，証明しなければならないという負担が生じることとなる．したがって，「不確定な熟練に注意」し「慎重さを知らせる」ことは倫理的に適切な手段である[93]．

社会歯科学的，また心理社会的な因子

社会歯科学的また心理社会的な因子は，最終的な治療における重要な決定因子となる．それらの因子は，補綴的要求を公平に評価することが求められる．快適さや機能，審美，セルフイメージという点について，患者の訴えが十分に評価されなくてはならない．これらのことは，患者のライフスタイルや年齢，社会的環境の観点について評価されるべきである．患者の願望や期待は歯科医師の決定に患者が満足し，可能な限り一致している必要がある．

患者中心の治療計画と患者参加型治療計画は，医科の治療計画において現在受け入れられているモデルである[6, 82-86]．患者の好みを明らかにし，できるだけ患者のQOLへの介入の効果を評価すべきである[88-92]．予後や予測性やリスクはBAEにより可能な限り評価する必要があり，それでも不十分なら主観的に評価しなければならない．最終的に歯科医師は，患者の治療選択に関与するストレスに対処する能力を評価する必要がある．患者の財力と経済的負担を考慮し，また別の選択肢と比較したうえで明確に評価し，考慮する必要がある[1, 25, 26, 90, 94, 95]．

治療計画立案モデル

多くの意思決定の過程と歯科医師によって異なるさまざまなモデルがある．地理的環境，教育，診療環境および歯科医師とチームの社会経済的状況はすべて関連している．もっとも一般的に行われているアプローチは，発見的で直感的な方法である．その次ぎに挙げられる方法は，ステップワイズアルゴリズムによるシステマティックなモデルを発見的なモデルと併用することである．

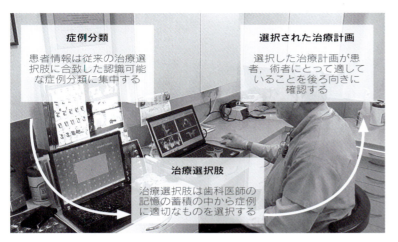

図9-2 臨床補綴の決定の発見的で直感的なプライムモデル.

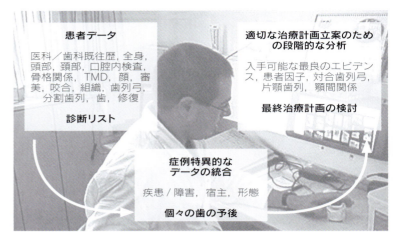

図9-3 治療計画のための臨床データ，診断，解析の段階的構造モデル.

アルゴリズム

アルゴリズムは，一連の指令や質問により問題を解決する方法である．アルゴリズムには，多くの異なった学問分野で使用されるものがある．具体的には，フローチャート，ステップワイズ解析，二分法，樹形図解析などである．古典的なアルゴリズムは有限系列指示，ないし問題を解決するためのステップバイステップ法であり，これらの手法はコンピュータ上で行うことができる．医科や歯科の治療計画において，樹形図は好都合である．個々の症例やその決定因子に対して，特異的となる重要な疑問を提起することに基づいた方法である．

直感的発見モデル

直感的発見的なアプローチは補綴治療計画においてもっとも一般的であるように思われる．この発見的手法は各症例の複雑さや不確実な要素を単純化し，認識しやすいまとまりとし，治療選択肢に適応するように解決するものである．歯科医師は複雑な臨床データを自身の記憶の中から認識できる治療選択肢に合うように症例を分類し，より単純化することに腐心する．もっともあり得る選択肢がいくつか選択され，患者個々に対する適応性が解析される．その過程は複雑であり「靴を選ぶために足を合わせる」ことが起こるかもしれず，より複雑で不明瞭な考えに遭遇する．患者コンプライアンス，同意，審美，機能的要求，心理社会的能力，理解といった因子は，特徴的な症例と考慮に対して重みをおくべきである．これらには，顎間関係への考慮，行動学的パラファンクション，審美的因子，顎堤における歯と骨植と分布，機械的補綴因子，抵抗維持，根尖性の病理学，生物力学的考慮が含まれる．付加的に考慮すべき点は，歯科疾患の管理，外科的選択肢への適合性，BAE（入手可能な最良のエビデンス），科学的背景のない症例ごとの不確実な疑問，その後のリスク評価が含まれる．

心理学的因子，性格，以前に述べた決定スタイル因子もまたこの過程に含まれる．個々のバイアスは解析過程や，過程を短縮することにより単純化したい，ないしはより深く追求したいという願望に影響され始めているかもしれない（図9-2）．多くの症例が複雑で不確実であるにもかかわらず，直感的なモデルが役立つように思われる．しかし，患者は大切な因子に対する考慮を潜在的に無視し，系統的な方法でアプローチしなければBAEで慎重な考慮が必要となる．

構造化予知モデル

2つ目の構造モデルは前向きの方法で問題に対応し，前もって諸因子を考慮するものである．この方法では治療選択肢の中で適応外のものや，特殊な症例にのみあてはまるものを除外し，個々の臨床的決定因子が残る（図9-3，Box9-3）．

構造化モデルでは，患者レベルと臨床レベルに併せ，臨床データの順序立てた収集と統合の下に，正しい診断が下されるべきである（Box9-4）．

患者情報と臨床データの収集

臨床データは，歯科医師の環境や習慣に依存して決められ，さまざまな方法によって認識され収集されている．原則的に，文献のレベルが上がれば，参照や分析の質は良いものになる．系統的な検査方法の開発は，患者の病歴と臨床症状の全体像を把握し，関連する詳細な点と見落とすことを防止する．

記述

最大限記述することは望ましいが，経験のある歯科医師は，さらに細かいことの詳細な点や関連に気付き，記憶にとどめるであろう．個々の歯や局所にただちに注意を向ける習慣は，歯列や顎間関係，社会心理学的，行動学的レベルによる因子を無視することにつながるかもしれない．

系統的なアプローチの応用は大切であり，大局から局所へという順で，顎間関係，歯列，六分割した歯列，個々の歯と広い視野から患者を総合的にみる．

Box9-4 治療計画に対するデータ収集と治療選択肢の流れ（Shifman プロトコール）．

1．臨床情報と宿主情報の収集
2．診断リスト，診断のサブリスト
3．個々の歯の予後
4．個々の臨床的決定因子と歯の状態の統合
5．治療のゴールの分析
6．治療計画立案，治療選択肢の選択

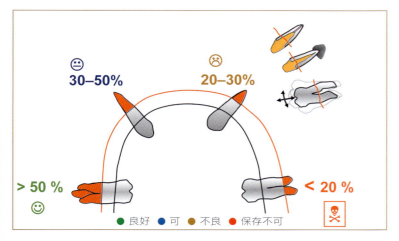

図9-4 良好，可，不良，保存不可の個々の歯の予後評価は，歯周，歯内，保存修復の基準に基づく[95-98]．

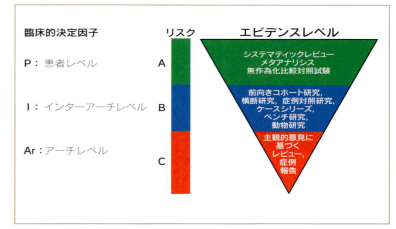

図9-5 患者によるそれぞれ2成分のための評価基準，インターアーチとアーチ（PIAr）．A, B, Cはエビデンス（根拠）レベルによる低，中，高リスク．

各歯種の予後評価のためのパラメータ

　最初に個々の歯の予後評価を行うことは，残存している歯の役割を決めるために必要である．個々の基準は「良好」，「可」，「不良」，「保存不可」とする．最初の評価は，各歯種の最適な治療と結果につながる．これには歯周治療や歯内治療，う蝕除去，支台築造や歯冠長延長術を含む．個々の歯のレベルでみたとき，支台歯選択のための歯の予後は最初に行われる．全体の治療レベルの予後は，全体の補綴的および歯周治療計画の立案に従って評価することができる．個々の歯の予後評価は歯周組織と歯内療法のパラメータで行う．
　歯周組織のパラメータは骨状態，歯周病の状態，咬合性外傷，骨欠損の割合，プロービングデプス，水平的ないし垂直的欠損，歯根分岐部病変の存在や重症度，動揺度（0，1，2，3），歯冠-歯根比，歯根形態などである[96-99]．

各歯種の予後

　McGuireとNuunによる古典的な10年予後の研究は，個々の予後の基準が歯周組織のパラメータを基にしたものである[96-99]．
- 良好：病因となる因子のコントロール，十分な歯周支持組織，臨床およびエックス線写真上で，約25%のアタッチメントロス，Ⅰ度の歯根分岐病変を評価し，患者と術者のコンプライアンスのために適切なメインテナンスが必要．
- 可：50%のアタッチメントロスとⅡ度の根分岐部病変で，メインテナンスには困難が伴う．10年予後は80%以上である．
- 不良：（以下の1つ以上に該当）：50%以上のアタッチメントロスによる不十分な歯冠-歯根比，不十分な歯根形態，メインテナンスが容易ではない根分岐部病変Ⅱ度または根分岐部病変Ⅲ度，Ⅱ度以上の動揺や根の著しい近接．
- 保存不可：歯の維持に不十分な付着，ただちに抜歯が必要[96-99]．

　個々の結果によっては，歯内療法や再生医療のような治療に依存する場合もあり，確定はできない．全体の評価として，歯内療法の追加や修復に関するパラメータは補綴支台歯に対するパラメータとなる（図9-4）．

個々の臨床的決定因子と歯科的状態の統合

　データ収集を行い，サブグループ診断を総括し個々の歯の予後を調べ，ICD（個々の臨床的決定因子）と歯の状態を統合する必要がある（Box9-4）．その後，その症例に特化した治療目標の分析と特定することが，順序立てた治療計画の手引きやもっとも適切な治療法選択をするうえで役立つ．

治療計画の分析

　第一に治療を行うか否かを，患者本位の立場から決定する．もし方針が形態的な欠如に対する治療であるならば，治療目標は部分床義歯や固定性補綴装置ないしインプラント支持型補綴装置による咬合の不全や，機能不全，審美障害に対する回復が治療のゴールになる．歯周組織の状態や残存歯のう蝕は治療対象となる．上下顎歯列に対する支持については支台歯，支持アバットメントの分布，歯槽骨による歯の支持ないしは想定されるアバットメントに対する支持，インプラントのための骨の質と量もしくは欠損歯列に対する可撤性補綴装置のための顎堤状態を評価する．対向する歯列の評価としては，歯列内の歯の位置関係や対向する歯列の治療の必要性について，咬合関係を含めて評価する．咬合関係は，臼歯部咬合支持，咬合高径，偏心運動時の誘導について評価する．

段階的決断のためのシステム

　補綴的治療計画に際し，解答が「はい」，「いいえ」の二択となる簡単な質問であることから，段階的な質問が便利である．この過程はフローチャートの形式として，頭の中でまたは図に表現して実行される（Box9-5）．解答が明らかになり，または不明瞭だとしてもそれらは3つの臨床レベルと3つのエビデンスに基づくレベルに評価される．3つの臨床レベルは第一に患者レベルであり，顎間関係，歯列内レベルと続く．3つのエビデンス（根拠）に基づくレベルはリスクのエビデンスの質の推定や高・中・低水準の予測スケールにより評価される（Box9-5，9-6，図9-5）．
　治療目標，修復や対向歯列に対する支持，代替治療に対する咬合の作用に革新的な示唆をもたらすフローチャートをBox9-6に示す．適応できる場合，それぞれの評価段階は臨床的パラメータの熟慮や

第9部　治療計画と診断

Box9-5　グラフによるアルゴリズムの説明

アルゴリズム—最初の状態から最終的な状態までの完成に必要となる項目のリスト
上顎の歯の喪失
↓
患者は総義歯を受ける　　　　　　　　　　　→　はい　→　総義歯で決定
↓
いいえ
↓
患者はインプラント支持型固定性修復で治してほしい　→　はい　→　インプラント支持型固定性補綴装置で治すことで決定

Box9-6　フローチャートは，治療計画の漸進的な考慮，修復物の支持，対合する歯列，代替の治療選択のための咬合関係を示す．適用できるとき，それぞれのステップはABC決定要因のリスクもしくはエビデンスレベルと臨床的なPIArの考慮を必要とする

	治療項目	
	支持	
	■ 歯の支持によるブリッジに対する歯の状態は？ ■ 可撤性の部分床義歯のための顎堤は？ ■ インプラント支持型固定性補綴装置の骨の支えは？	
上顎歯列弓	咬合の相互作用	下顎歯列弓
■ 何もしない ■ 軟組織を可撤性部分床義歯 ■ 歯とブリッジ ■ インプラントとブリッジ	■ 臼歯部咬合支持 ■ 咬合高径 ■ 選択的な偏心運動時の誘導	■ 何もしない ■ 軟組織を可撤性部分床義歯 ■ 歯とブリッジ ■ インプラントとブリッジ

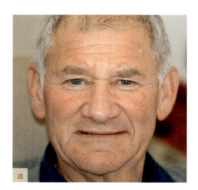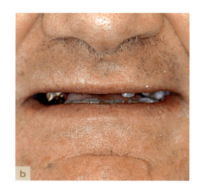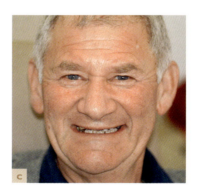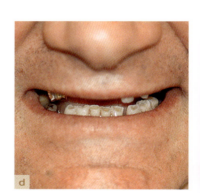

図9-6a〜d　58歳の男性．a, b：ハーフスマイル．c, d：フルスマイル（Dr. E Zensiperのご厚意による画像）．

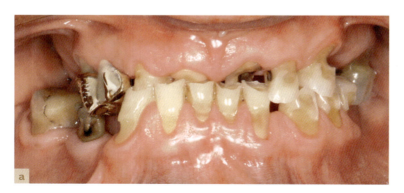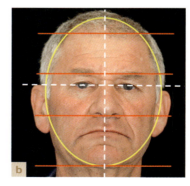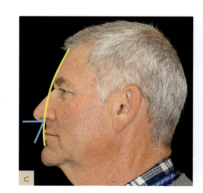

図9-7a〜c　a：前歯部の咬合．b：正面観．c：横顔．

リスクもしくはエビデンスレベルの評価を必要とする．臨床的パラメータには患者レベル（P），顎間関係レベル（I），歯列内レベル（Ar）が含まれる（包括的にPIArと呼ぶ）．リスクまたはエビデンスレベルはA—低リスク，良いエビデンス；B—中リスク，適度なエビデンス；C—高リスク，不十分なエビデンスもしくはエビデンスがないと分類できる（図9-5）．

症例提示

　この症例提示では，患者情報の収集，診断リストの作成，歯の予後診断，情報の統合，そして治療計画立案と治療オプションのための2つの意思決定システム，すなわち，発見的直観的プロセスと段階的系統的プロセスを，形態の変異に対する治療計画のフローチャートとともに示していく（図9-6〜9-16）．

症例提示

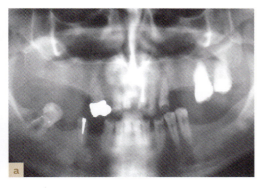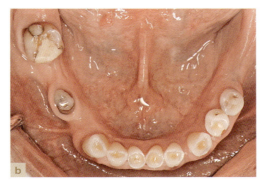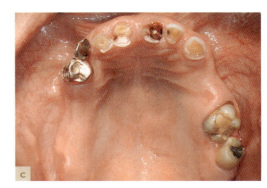

図9-8a〜c　a：パノラマエックス線写真．b，c：咬合面観．

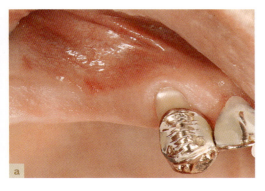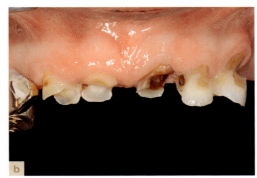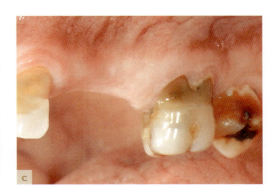

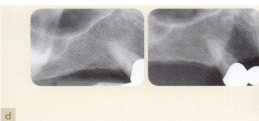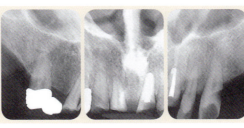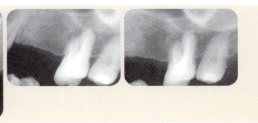

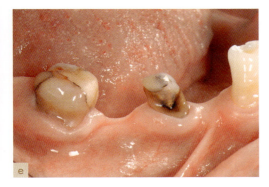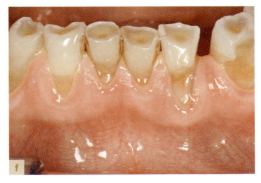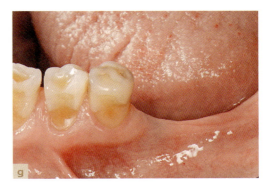

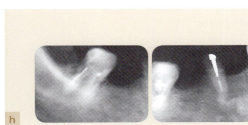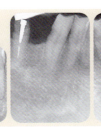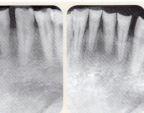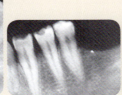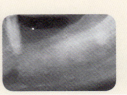

図9-9a〜h　著しい摩耗と欠損歯．

患者の詳細な情報

患者は58歳の男性．既婚で2人の子供がおり，企業で働いている．健康で，喫煙はしておらず，血圧の調整のため毎日10mgのコンバルチンを服用している．慢性的な疾患や薬物アレルギーはない．

11歳の時から普通の歯科治療が始まった．23歳の時，患者は根管治療を施され，上下顎にブリッジを装着した．24歳〜57歳の間，う蝕や破折のため歯を抜歯した．歯磨きは朝と晩に行っているが，歯科衛生士にはみてもらっていない．食事はバランスがとれていて，一日2〜3回の食事をとり，飲みものは水がほとんどなので，う蝕性のある酸を含む飲料や食物は口にしていない．

配偶者によると，患者は夜に歯ぎしりをするとのことである．患者はここ6年にわたり，歯ぎしりと歯の摩耗に気付いているが，クレンチングもしくは歯ぎしりを毎日していたのに気づいていなかった．口腔内の状態が良くないことを自覚しており，広範囲な治療が必要なことを認識している．

第9部　治療計画と診断

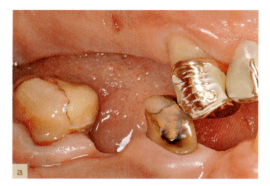
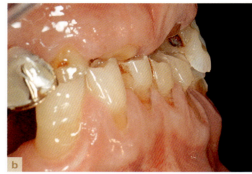
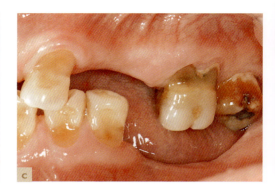

図9-10a～c 咬合時の唇面観．臼歯部咬合支持が減少していて，咬合高径の減少は中等度から高度，水平被蓋と垂直被蓋はない．咬耗は著しい．不揃いな咬合平面である．顎間距離は減少している．

図9-11　歯周検査表．

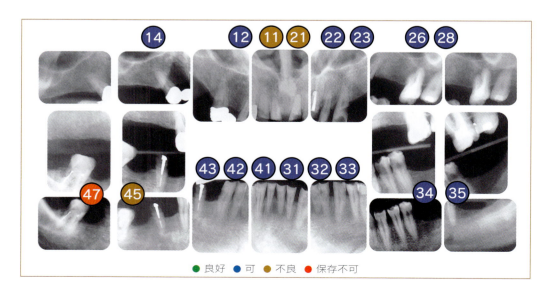

図9-12　個々の歯の予測．

症例提示

Box9-7 初期症状と全身の診断リストの要約，患者の身体的低下から個々の歯の状態に至る構成が挙げられている

症状と診断リストの要約
■ パラファンクション（夜間のブラキシズム），深刻な歯の摩耗（咬耗，酸蝕症，アブフラクション） ■ 高血圧 ■ 審美障害 ■ OVDの緩やか〜重篤な減少による臼歯部咬合支持の減少 ■ 前後の断片的な挺出と歯列弓周長の減少 ■ 欠損歯（#18-15, #13, #24-26, #48, #46, #44, #36-38） ■ 複数の歯肉退縮（#14, #12, #22, #23, #26, #35-43, #47）による全身性中程度の慢性歯周炎 ■ う蝕（#11, #21, #22, #35, #47）一次および二次 ■ 不完全であり失敗している補綴物（#14, #45, #47） ■ 一次性咬合性外傷（#14） ■ アマルガム充填（#36）

Box9-8 3つの診断サブグループ

形態の変異	歯科疾患／行動障害	患者宿主因子
■ 深刻な歯の摩耗（咬耗，酸蝕症，アブフラクション） ■ 審美的でない外見 ■ 臼歯部の咬合支持の減少 ■ 咬合高径（OVD）の緩やか〜重篤な喪失 ■ 前後的な挺出 ■ 歯列弓周長の減少 ■ 欠損歯 ■ 不完全であり失敗している補綴物	■ パラファンクション（夜間のブラキシズム） ■ 全身性中程度の慢性歯周炎 ■ う蝕 ■ 一次性咬合性外傷	■ 機能，審美障害 ■ 不平不満 ■ 好まれる補綴修復 ■ 最適な処置の希望

治療により審美性や機能的障害が回復することを期待している．息子の結婚式の前に見た目を改善したいと思っており，治療に対するモチベーションは高い．

検査により顔面が3等分になる卵円形の顔貌で，瞳孔間線は顔面に対称であり，鼻唇溝は深いことがわかった．唇が薄く，わずかにたれている．わずかに凸型の顔立ちで，唇は自信に満ち，鼻唇角は鋭く，唇頤の陥凹が強調されている．

下顎は突出し，あまり笑わない．スマイルラインは上唇低位となり，側切歯5mmと小臼歯もわずかに露出する．リンパ腫および筋肉や関節に関する兆候や症状はない．

診断リスト

患者の初期症状と全体的な診断リストについての要約をBox9-7に示す．患者の身体的レベルの所見から個々の歯のレベルに至る順にシステムが構築されている．形態の変異，歯科疾患／行動障害，患者宿主因子の3つのサブグループをBox9-8に示す．

発見的方法

発見的で直観的，かつ経験豊かな歯科医師は，既往歴と訴えに耳を傾け，患者を診察し，深刻な歯の摩耗，支持の不足，咬合高径の低下と審美的でない状態に目を向ける．パノラマエックス線写真を調べ，おそらく模型を咬合器に装着し，頭の中にある適切な治療オプションのメモリバンクを探索する．患者が固定性補綴装置を望んでいることを心にとめ，可撤性補綴装置の可能性を少しだけ考慮して否定し，固定性を適切な治療オプションとして導きだす．それから，患者と臨床データに関する治療計画の適合性の証明にとりかかる．これまでの経験や，これまでに読んだ論文ないし受講した講義を関連づけ，この点について患者と話し合う．そして患者と一緒に最終的な治療計画を導きだす．

段階を踏んだ分析

段階を踏んだアプローチは，組織化とデータ収集の3つの診断サブグループにおける最初の段階を必要とする．ICD（個々の臨床的決定因子）を統合し，分析される問題の公式化へと向かう．患者は治療を望んでおり，固定性補綴装置を好んでいる．治療しないことは，さらなる崩壊を引き起こす．このように，形態的な問題，顎間関係，さらに審美性と咬合高径の相互作用に対する影響を分析する方向へと向かうこととなる（図9-13, 9-15）．

形態的な問題に対するフローチャート

この症例の最大の課題となる，形態的な問題に対する段階を踏んだアプローチにより考えられる解決策の分析を図9-13にフローチャートで示す．歯の欠損，咬耗，ブラキシズムは極度の咬合高径（OVD）喪失，臼歯部咬合支持の減少，そして貴重な歯の摩耗を伴う形態の問題を生じる．これらのそれぞれに対して，以下のクリニカルクエスチョンが提起される．OVDを増加しなければならないか？ 臼歯部咬合支持を修復しなければならないか？ 失われた歯質は修復しなければならないか？

質問は，ICDと歯の状態の統合で確立される患者に特異的な治療対象の機能である．各質問のために，BAE（入手可能な最良のエビデンス）を分析し要約する必要がある．これらの質問は主要な主題を含み，BAEの深い知識と現在の概念と臨床に対する評価が要求

第9部　治療計画と診断

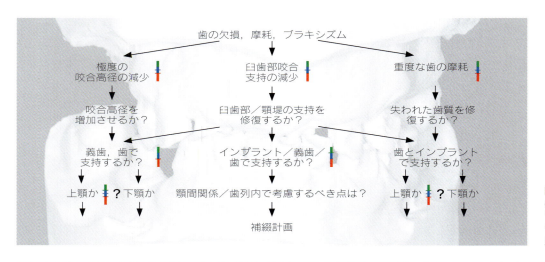

図9-13　咬合高径(OVD)の減少，臼歯部咬合支持の減少，重度な歯の摩耗を伴う歯の欠損，咬耗，ブラキシズムのような形態的な問題を分析するフローチャート．エビデンスとBAEのレベルは，個々の決定ごとに考慮される．

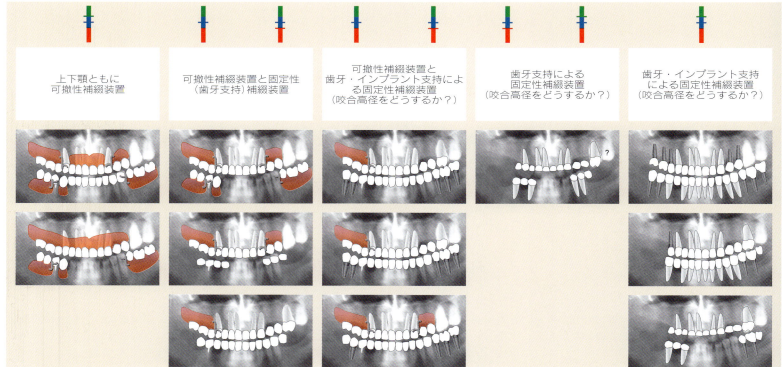

図9-14　可撤性補綴装置，歯牙支持型，インプラント支持型のいずれか，もしくはそれらの組み合わせのすべての支持様式が考慮されると治療の選択肢は多様となる．エビデンスとリスクのレベルは，それぞれの選択ごとに評価される必要がある．

される．BAEと現在の概念の概要は，リスクレベルと予知性または不確定性の程度を評価できる．たとえば，固定性修復物の生存率という点にしても，ブラキサーの修復における重度の摩耗に対するエビデンスがないという点が挙げられる．不確定な部分については，患者に伝える必要がある．今後のさらなる分析方向を決定するのは，患者の反応である．形態的な問題を修復しようと思うならば，次に考えるべき問題は支持骨の量と質である．残存歯に十分な骨支持があるか？　欠損部にはインプラントのための十分な骨支持があるか？　欠損領域に対する補綴は，インプラントアバットメントと可撤性部分床義歯のどちらがより適しているのか？　この重要事項について，可撤性義歯，インプラント支持，歯牙支持による治療，またはその組合せのどれが適しているかを分析する．繰り返すが，それぞれの方向性の決定は数多くの文献を参考とし，BAEの評価は各治療法にそれぞれ設定される必要がある．MI(最大咬頭嵌合)における支持と力の配分に関連する歯とアバットメントの顎内における配置という因子とともに，治療法ごとの顎間関係を分析する必要がある(図9-13)．

治療の選択肢

すべての支持様式による治療が選択肢として考慮され，この症例においては多くの治療法の可能性があることがわかった(図9-14)．可撤性補綴装置，歯牙支持の固定性もしくは可撤性補綴装置，インプラント支持による固定性もしくは可撤性補綴装置，歯牙支持もしくはインプラント支持による固定性補綴装置の組合せといった多くの選択肢がある．それぞれの組み合わせは，咬合高径，臼歯部咬合支持，審美性，生体運動学，偏心運動時の誘導様式と咬合高径の変更に関連する形態の問題に関連したさらなる分析を必要とする．各組合せには，それ自身の利点・欠点と，BAE(入手可能な最良のエビデンス)分析とリスクアセスメントを必要としているアウトカムエビデンスがある(図9-14)．

患者主導による治療の選択肢

この症例においては，患者は固定性修復治療を望み，インプラント外科手術に対しては抵抗があったので，固定性選択肢をより慎重

症例提示

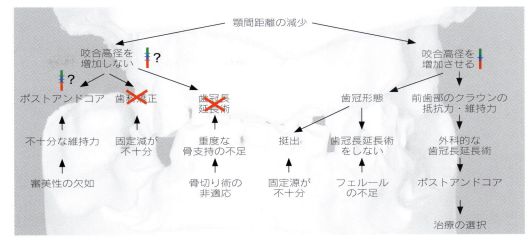

図9-15 顎間関係分析のためのフローチャート．それぞれの矢印にはBAE（入手可能な最良のエビデンス）による分析，リスクレベルとエビデンスの評価，臨床適用性を必要とする．

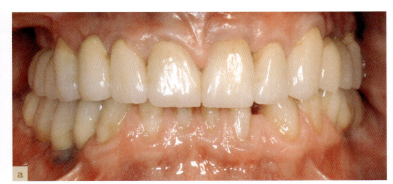
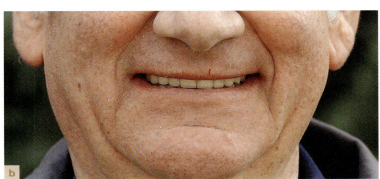
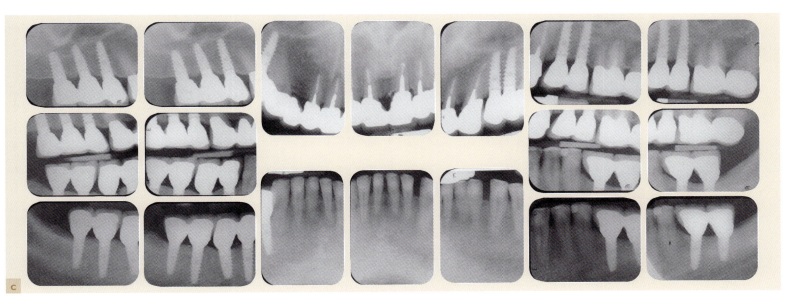

図9-16a〜c 最終的な治療結果．歯牙・インプラント支持による陶材焼付冠により修復された．スタビリゼーションスプリントは定期的に使われた（Dr. Eran Zensiperのご厚意による画像）．

に分析する必要がある．顎間関係の要因に関するBAEの研究結果は，さらに評価される必要がある．提起されるクリニカルクエスチョンは，顎間距離である．咬合高径（OVD）を増加させずに補綴するということは，非常に小さい歯冠のクラウンを支台歯に装着することとなり，抵抗力，維持力，審美性，咬合に対する材料の厚みの点で非常に難しい問題となる．選択的な歯内療法，歯科矯正および／または外科的な歯冠長延長術は，臨床的に実現可能であるかをBAEの見地から考慮する必要がある．OVDを増加させるということは，審美性，歯冠形態，抵抗力，維持力の観点から検討する必要がある（図9-15）．

審美性に影響する歯冠長，OVD，顎間スペースの関連をさらに評価する必要がある．このことは，模型の咬合器装着，診断用ワックスアップ，審美性の問題と，前向きな垂直的距離に対する関連性を評価するアクリルないしコンポジットによるオーバレイの製作が必要となる．

最終的な治療計画

診断予備段階に続く最終的な治療計画が立案された．患者は，さまざまな治療の選択肢とその結果として起こりうる可能性を伝えられた．そして，歯牙支持ならびにインプラント支持による固定性修復を行うことを選択した．その決定した内容は，歯牙支持ならびにインプラント支持による陶材焼付冠により咬合高径（OVD）を増加させることであった．欠損領域には，インプラント植立のための十分な骨が確認された．審美的な咬合平面と，審美性，維持力，抵抗力に要求される歯の位置を決定するため，新しい上顎の咬合平面を設定した．すべての欠損領域をインプラントで補綴し，喪失した臼歯部咬合支持を回復した．上顎前歯は，根管治療とメタルポスト・コアに続き外科的な歯冠長延長術を行い，そして最終補綴装置によって連結された．歯とインプラント支持部は連結されなかった．隣接するインプラントは連結された．下顎切歯，犬歯と左の小臼歯

には処置を行わなかった．ハードタイプのスタビリゼーションスプリントを毎晩使用してもらった．顎間関係，歯列内および1本の歯の治療決定において中等度のエビデンスがあった．この種の修復に対し，重度のブラキシズムの影響に関するエビデンスレベルは低い．16か月後にアクリルのプロビジョナルレストレーションにおいて明らかな摩耗または不安定性は見られなかった．リスクを理解したうえで，上顎のスタビリゼーションスプリントを夜間使用することで対応した（図9-16）．

要約：発見的 vs 段階を踏んだ分析

どちらの方法にも相対的な利点と欠点が存在する．発見的な方法はおそらくもっとも一般的に用いられることから，おおむねうまくいく．それはよりいっそう直接的であり，迅速であり，直観的であり，自動的であり，ルーチンとなっており，より活発な思考を必要とする．発見的方法の欠点は，臨床的検討事項を振り返って検討する場合，重要な因子が見逃される可能性があるということである．徹底さに欠け，振り返りが少なく，臨床経験と教育のレベルの差に影響される．BAE（入手可能な最良のエビデンス）を適応し分析することに適しておらず，理性的に正当化することが困難な場合がある．段階を踏んだ方法は直観的ではなく，学習曲線を必要としており，最初に紙面上ないしコンピュータで系統化される必要がある．忙しく経験豊かな臨床医にとっては難しい面があり，時間を消費するという問題がある．大学院生であれば，系統的に行う場合，段階を踏んだ分析では自動的で抵抗なく行える可能性がある．利点と有益性は，より徹底的であり，合理的，前向きであり，より組織化されているという点であり，系統的方法において BAE を分析することに対してより適合している．しかしながら，現実の臨床とエビデンスに基づく診療の間の境界は，どんなトップダウン法則的手法をもってしても完全に埋めることはできないように思われる．

参考文献

1. Rich G, Goldstein B. New paradigms in prosthodontic treatment planning: A literature review. J Prosthet Dent 2002;88:208–214.
2. Walthers W. On diverse approaches to prosthodontic research: the case series approach to prosthodontic research. Int J Prosthodont 2007;20:373–376.
3. Norman G. Research in clinical reasoning: past history and current trends. Med Educat 2005;39:418–427.
4. The glossary of prosthodontic terms. J Prosthet Dent 2005;94:10–92.
5. Narby B, Kronstrom M, Soderfeldt B, Palmqvist S. Prosthodontics and the patient: what is oral rehabilitation need? Conceptual analysis of need and demand for prosthodontic treatment. Part 1: conceptual analysis. Int J Prosthodont 2005;18:75–79.
6. Spring B. Health decision making: lynchpin of evidence-based practice. Med Decis Making 2008;28:866–874.
7. Hulley SB, Cummings SR, Browner WS, Grady D, Newman TB. Designing Clinical Research, ed 3. Philadelphia: Lippincott, Williams & Wilkins, 2007:23.
8. Koka S, Eckert S, Choi Y-G, Montori V. Clinical decision making practices among a subset of North American prosthodontists. Int J Prosthodont. 2007;20:606–608.
9. Elderton RJ, Nuttall NM. Variation among dentists in planning treatment. Br Dent J 1983;154:201–206.
10. Kronstrom M, Palmqvist S, Soderfeldt B. Prosthodontic decision making among Swedish general dentists. I: The choice between crown therapy and filling. Int J Prosthodont 1999;12:426–431.
11. Kronstrom M, Palmqvist S, Soderfeldt B. Prosthodontic decision making among Swedish general dentists. II: The choice between fixed and removable partial dentures. Int J Prosthodont 1999;12:527–533.
12. Kronstrom M, Palmqvist S, Soderfeldt B. Prosthodontic decision making among Swedish general dentists. III: The choice between fixed partial dentures and single implants. Int J Prosthodont 1999;13:34–40.
13. Kay EJ, Locker D. Variations in restorative treatment decisions: an international comparison. Community Dent Oral Epidemiol 1996;24:376–379.
14. Akeel R. Influence of educational background on stated retreatment choices for sub-optimal fixed prosthodontic conditions. J Prosthodont 2008;17:156–164.
15. Omar R, Akeel R. Prosthodontic decision-making: what unprompted information do dentists seek before prescribing treatment? J Oral Rehabil 2010;37:69–77.
16. Sondell K, Palmqvist S, Soderfelt B. The dentist's communicative role in prosthodontic treatment. Int J Prosthodont 2004;17:666–671.
17. Anderson JD, MacEntee M. On biological and social interfaces in prosthodontics: patient-prosthodontist interface-study group report and discussion. Int J Prosthodont 2003;16(Suppl):24–26.
18. Zarb G. The interface of occlusion revisited. Int J Prosthodont 2005;18:270–271.
19. Leles CR, Martins RR, Silva ET, Nunes MF. Discriminant analysis of patients' reasons for choosing or refusing treatments for partial edentualism. J Oral Rehabil 2009;36:909–915.
20. Awad MA, Shapiro SH, Lund JP, Feine JS. Determinants of patients' treatment preferences in a clinical trial. Community Dent Oral Epidemiol 2000;28:119–125.
21. Narby B, Kronstrom M, Soderfeldt B, Palmqvist S. Prosthodontics and the patient. Part 2: need becoming demand, demand becoming utilization. Int J Prosthodont 2007;20:183–189.
22. Schouten BC, Hoogstraten J, Eijkman MA. Patient participation during dental consultations: the influence of patients' characteristics and dentists' behavior. Community Dent Oral Epidemiol 2003;31:368–377.
23. Quran FA, Clifford T, Cooper C, Lamey PJ. Influence of psychological factors on the acceptance of complete dentures. Gerodontology 2001;18:35–40.
24. Scott BJ, Leung KC, McMillan AS, Davis DM, Fiske J. A transcultural perspective on the emotional effect of tooth loss in complete denture wearers. Int J Prosthodont 2001;4:461–465.
25. Leles CR, Freire MCM. A sociodental approach in prosthodontic treatment decision-making. J Appl Oral Sci 2004;12:127–132.
26. Maizels J, Maizels A, Sheiham A. Sociodental approach to the identification of dental treatment-need groups. Community Dent Oral Epidemiol 1993;21:340–346.
27. Srisilapanan P, Sheiham A. Assessing the difference between sociodental and normative approaches to assessing prosthetic dental treatment needs in dentate older people. Gerodontology 2001;18:25–34.
28. Kahneman, D, Tversky A. Subjective probability: a judgment of representativeness. Cogn Psychol 1972;3:430–454.
29. Watson Fowler H. Compact Oxford English Dictionary of Current English, Ed 3. Oxford: OUP, 2008.
30. Kahneman D, Slovic P, Tversky A. Judgment under Uncertainty: Heuristics and Biases. Cambridge: Cambridge University Press, 1982.
31. Edwards W. The theory of decision-making. Psychol Bull 1954;51:380–417.
32. Wegwarth O, Gaissmaier W, Gigerenzer G. Smart strategies for doctors and doctors-in-training: heuristics in medicine. Med Educ 2009;43:721–728.
33. Hubbard D. How to Measure Anything: Finding the Value of Intangibles in Business. Chichester: John Wiley & Sons, 2007.
34. Politser P. Decision analysis and clinical judgment: a re-evaluation. Med Decis Making 1981;1:361–389.
35. Reyna V, Brainerd C. Fuzzy-trace theory and false memory: new frontiers. J Exper Child Psychol 1998;71:194.
36. Reyna VF. Physician decision-making and cardiac risk: effects of knowledge, risk perception, risk tolerance, and fuzzy processing. J Exp Psychol Appl 2006;12:179–195.
37. Straszecka E. Combining uncertainty and imprecision in models of medical diagnosis. Inf Sci 2006;176:3026–3059.
38. Tannert, H Elvers D, Jandrig B. The ethics of uncertainty. In the light of possible dangers, research becomes a moral duty. EMBO Rep 2007;10:892–896.
39. Ghosh AK. On the challenges of using evidence-based information: the role of clinical uncertainty. J Lab Clin Med 2004;144:60–64.
40. Sassower R, Grodin MA. Scientific uncertainty and medical responsibility. Theor Med 1987;8:221–234.
41. Maupome G, Sheiham A. Clinical decision-making in restorative dentistry. Content analysis of diagnosic thinking process and current concepts used in an educational environment. J Eur Dent Educ 2004;4:143–152.
42. Koerkamp BG, Weinstein MC, Stijnen T, Heijenbrok-Kal MH, Hunink M. Uncertainty and patient heterogeneity in medical decision models. Med Decis Making 2010;30:194–205.
43. Croskerry P. From mindless to mindful practice – cognitive bias and clinical decision making. N Engl J Med 2013;368:2445–2448
44. McNeil, BJ, Keller E, Adelstein JS. Primer on certain elements of medical decision-making. New Engl J Med 1975; 293:211–221.
45. Reyna VF. A theory of medical decision-making and health: fuzzy trace theory. Med Decis Making 2008;28:850–865.
46. Reyna VF Theories of medical decision making and health: an evidence-based approach. Med Decis Making 2008;28;829–833.
47. Jacob RF, Carr AB. Hierarchy of research design used to categorize the "strength of evidence" in answering clinical dental questions. J Prosthet Dent 2000;83:137–152.
48. Plasschaert AJM, Verdonschot EHAM, Wilson NHF. Decision making in restorative dentistry: intuition or knowledge based? Br Dent J 1995;178:320–321.
49. Maupome G, Sheiham A. Clinical decision-making in restorative dentistry. Content-analysis of diagnostic thinking processes and concurrent concepts used in an educational environment. Eur J Dent Educ 2000;4:143–152.

50. Stewart K, Gill P, Chadwick B, Treasure E. Qualitative research in dentistry. Br Dent J 2008;204:235–239.
51. Featherstone JDB, Domejean-Orliaguet S, Jenson L, Wolff M, Young DA. Caries risk assessment in practice for age 6 through adult. J Cali Dent Assoc 2007;35:703–713.
52. Featherstone JD, Adair SM, Anderson MH, Berkowitz RJ, Bird WF, Crall JJ, et al. Caries management by risk assessment: consensus statement, April 2002. J Cali Dent Assoc 2003:31:257–269.
53. Armitage GC. Development of a classification system for periodontal diseases and conditions. Ann Periodontol 1999;4:1–6.
54. Emrich RE, Brodie AG, Blayney JR. Prevalence of class I, class II and class III malocclusions (Angle) in an urban population an epidemiological study. J Den Res 1965;44:947–953.
55. Brunelle JA, Bhat M, Lipton JA. Prevalence and distribution of selected occlusal characteristics in the US population, 1988–1991. J Dent Res 1996;75:706–713.
56. Proffit WR, Fields HW Jr, Moray LJ. Prevalence of malocclusion and orthodontic treatment need in the United States: estimates from NHANES III survey. Int J Adult Orthodon Orthognath Surg 1998;13:97–106.
57. Thilander B, Pena L, Infante C, Parada SS, de Mayorga C. Prevalence of malocclusion and orthodontic treatment need in children and adolescents in Bogotá, Colombia. An epidemiologic study related to different stages of dental development. Eur J Orthod 2001;23:153–167.
58. Scaife RR, Holt JE. Natural occurrence of cuspid guidance. J Prosthet Dent 1969;22:225–229.
59. Yaffe A, Ehrlich J. The functional range of tooth contact in lateral gliding movements J Prosthet Dent 1987;57:730–733.
60. Ogawa T, Ogimoto T, Koyano K. Pattern of occlusal contacts in lateral positions: Canine protection and group function validity in classifying guidance patterns. J Prosthet Dent 1998;80:67–74.
61. Woda A, Vigneron P, Kay D. Non-functional and functional occlusal contacts: a review of the literature. J Prosthet Dent 1979;42:335–341.
62. Kraus BS, Wise, WJ, Frie RH. Heredity and the craniofacial complex. Am Journal of Orthodontics 1959;45:172–217.
63. Pascoe J, Hayward JR, Costich ER. Mandibular prognathism its etiology and a classification. J Oral Surg 1960;18:21–24.
64. van der Linden FPGM. Genetic and environmental factors in dentofacial morphology. Am J Orthodont 1966;52:576–583.
65. Peck S, Peck L, Kataja M. Class II Division 2 malocclusion a heritable pattern. Angle Orthodont 1988;68:9–17.
66. Profitt WR. On the aetiology of malocclusion. The Northcroft lecture, 1985 presented to the British Society for the Study of Orthodontics, Oxford, April 18, 1985.
67. Turner S, Nattrazz C, Sandy JR. The role of soft tissues in the aetiology of malocclusion. Dent Update 1997 Jun;24:209–214.
68. Harpending H, Cochran G. Genetic diversity and genetic burden in humans. Infect Genet Evol 2006 Mar;6:154–162.
69. Mossery PA. The heritability of malocclusion: part 2. The influence of genetics in malocclusion. Br J Orthod 1999 Sep;26:195–203.
70. Markovic MD. At the cross-roads of orofacial genetics. Eur J Orthodont 1992;14:469–481.
71. Moss ML, Salentijn L Melvin L. Moss and the functional matrix. J Dent Res 1997;76:1814–1817.
72. Pjetursson BE, Lang NP. Prosthetic treatment planning on the basis of scientific evidence. J Oral Rehabil 2008 35 (Suppl. 1); 72–79
73. Torbjörner A, Fransson B. A literature review on the prosthetic treatment of structurally compromised teeth. Int J Prosthodont 2004;17:369–376.
74. de Backer HG, Decock V, van der Berghe L. Long-term survival of complete crowns, fixed dental prostheses, and cantilever fixed dental prostheses with post and cores on root canal-treated teeth. Int J Prosthodont 2007;20:229–234.
75. Tan K, Pjetursson BE, Lang NP, Chan ESY. A systematic review of the survival and complication rates of fixed partial dentures (FDPs) after an observation period of at least 5 years – III. Conventional FDPs. Clin Oral Implants Res 2004;15:654–666.
76. Scurria MS, Bader JD, Shugars DA. Meta-analysis of fixed partial denture survival: prostheses and abutments. J Prosthet Dent 1998;79:459-64.
77. Lindquist E, Karlsson S. Success rate and failures for fixed partial dentures after 20 years of service: Part I. Int J Prosthodont 1998;11:133–138.
78. Salinas TJ, Eckert SE. In patients requiring single-tooth replacement, what are the outcomes of implant- as compared to tooth-supported restorations? Int J Oral Maxillofac Implants 2007;22(Suppl):71–95.
79. Givol N, Taicher S, Halamish-Shani T, Chaushu G. Risk management aspects of implant dentistry. Int J Oral Maxillofac Implants 2002;17:258–262.
80. Armellini D, von Fraunhofer JA. The shortened dental arch: a review of the literature. J Prosthet Dent 2004;92:531–535.
81. Wostmann B, Budtz-Jorgensen E, Jepson N, Mushimoto E, Palmqvist S, Sofou A et al. Indications for removable partial dentures: a literature review. Int J Prosthodont 2005;18:139–145.
82. Feinstein AR, Horwitz RI. Problems in the "evidence" of evidence-based medicine. Am J Med 1997;103:529–535.
83. Narby B, Kronstrom M, Soderfeldt B, Palmqvist S. Prosthodontics and the patient: what is oral rehabilitation need? Conceptual analysis of need and demand for prosthodontic treatment. Part 1: conceptual analysis. Int J Prosthodont 2005;18:75–79.
84. MacEntee MI. Where science fails prosthodontics. Int J Prosthodon 2007;20:377–381.
85. Feine JS, Awad MA, Lund JP. The impact of patient preference on the design and interpretation of clinical trials. Community Dent Oral Epidemiol 1998;26:70–74.
86. Awad MA, Shapiro SH, Lund JP, Feine JS. Determinants of patients' treatment preferences in a clinical trial. Community Dent Oral Epidemiol 2000;28:119–125.
87. Walton JN, MacEntee MI. Choosing or refusing oral implants: prospective study of edentulous volunteers for a clinical trial. Int J Prosthodont 2005;18:483–488.
88. Schouten BC, Hoogstraten J, Eijkman MA. Patient participation during dental consultations: the influence of patients' characteristics and dentists' behavior. Community Dent Oral Epidemiol 2003;31:368–377.
89. Levin B. 'The 28-tooth syndrome' – or should all teeth be replaced? Dent Surv 1974;50:47.
90. Bowley J. Minimal intervention prosthodontics: current knowledge and societal implications. Med Princ Pract 2002;11:22–31.
91. Ozhayat EB, Stoltze K, Elverdam B, Owall B. A method for assessment of quality of life in relation to prosthodontics. Partial edentulism and removable partial dentures. J Oral Rehabil 2007;34:336–344.
92. Celebić A, Knezović-Zlatarić D. A comparison of patient's satisfaction between complete and partial removable denture wearers. J Dent 2003;31:445–451.
93. Raffensberger C, Tickner J. Protecting Public Health and the Environment: Implicating the Precautionary Principle. Washington: Island Press, 1999.
94. Anderson J. Need for evidence-based practice in prosthodontics. J Prosthet Dent 2000;83:58–65.
95. Sheiham A. Minimal intervention in dental care. Med Princ Pract 2002; 11(Suppl1):2–6.
96. McGuire MK. A long-term survey of 100 treated periodontal patients under maintenance care. J Periodontol 1991;62:51–58.
97. McGuire MK, Nunn ME. Prognosis versus actual outcome II. The effectiveness of commonly taught clinical parameters in developing an accurate prognosis. J Periodontol 1996;67:658–665.
98. McGuire MK, Nunn ME. Prognosis versus actual outcome III. The effectiveness of clinical parametersin accurately predicing tooth survival. J Periodontol 1996;67:666–674.
99. Faggion CM Jr, Petersilka G, Lange DE, Gerss J, Flemmig TF. Prognostic model for tooth survival in patients treated for periodontitis. J Clin Periodontol 2007;34:226–231.

第10部 咬合の回復：修復の考慮事項

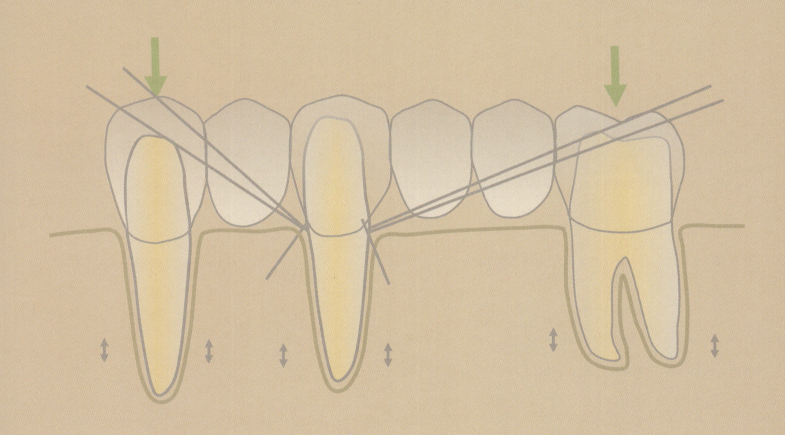

目次

- 治療計画
- 歯列と咬合回復のための一般的ガイドライン
- 個々の臨床的決定因子
- 支台歯の評価
- 偏心運動時の誘導
- 単独歯の考慮事項
- 抵抗と維持の考慮事項
- 症例提示
- 個々の臨床的決定因子の統合

治療計画

個々の臨床的決定因子

　個々の症例には歯槽骨の形態，歯の疾患や障害，患者固有の決定因子が組み合わさっている．形態異常には側切歯の破折から重度の骨格異常までさまざまなものがある．個々の形態の相違については，他の症例の決定因子や立案された治療計画を参考にして診断，分析しなければならない．もちろん，すべての形態の変異を治療する必要はない．すべての決定因子について診断および分析を行った後，その患者特有の形態異常を治療するか否かといった患者を中心とした決定がなされなければならない．

診断の分類

　治療とは，明確に分類された形態の変異を修復あるいは修正することを目的に，理想的には明確な理論的根拠に基づくべきである．これには形態的相違，欠陥の分析や定義が必要である．おそらく自然に生じる変化や発育上の異常，形態学的な欠陥もあるだろう（第3部4章Box3-4-1～3-4-5参照）．審美的異常は，評価のため診断リストに含めなければならない（第3部3章Box3-3-1，第3部4章Box3-4-8参照）．臨床的状態というのは，純粋に形態だけのものなのか，あるいは歯の疾患・異常，審美的，患者要因を組み合わせたものになるかもしれない．整然としたデータ収集や診断，特徴的なグループに関する一連の分析によって，もっとも適した患者中心治療のオプションを確立するのに必須な，意思決定のための根拠が提示される（第9部Box9-3参照）．

　明確な根拠に基づいた治療の理論的根拠は，顎関節症（TMD）の治療における咬合高径（OVD）の挙上や動揺歯への不必要なクロスアーチスプリントのような時代遅れの根拠のない補綴治療を避けることにつながるだろう．同様に，機能的で審美的な理論的根拠が明確に提示されなければならない．短縮歯列（SDA）が適切な患者もいれば，KennedyⅡ級の可撤性部分床義歯（RPDs）の装着が必要な患者，両側のサイナスリフトを行い臼歯部インプラント支台の固定性部分義歯（FPDs）がより適切な患者がいるかもしれない．審美に重点を置いた治療目標は，術者のコンセプトとなる考えやその時点で好まれている材料を使用するよりむしろ，患者の願望・要望に沿ったものでなければならない．正確に説明された患者中心の計画は，治療への究極の決定因子とならなければならない．

形態学的欠陥

　歯列が成長した後の異常は，う蝕，歯周炎，パラファンクション，外傷，修復物の破損等のさまざまな原因により生じる．その結果として，歯の実質欠損，歯そのものの喪失，咬合や顎間関係の異常が形態的な欠陥として分類される．欠陥の本質は小さな歯の欠損や歯の移動から，咬合支持や咬合高径，無歯顎者の顎堤間距離の減少まで多様である．症例特有の異常や欠陥に関する分類は，個々の症例における骨格歯槽部の形態学的診断の記述的なプロセスの一部分となる．これらは第3部4章Box3-4-1～3-4-5および表3-4-9に記載されている．

審美的診断の分類

　審美の不一致や不調和に関して，審美の評価には主観的要素が大きいため，正しく定義や分類を行うことは困難である．合理的な方法としては，現代の文化的な認識と矯正学的Ⅰ級咬合に基づいた「アルファスマイル」として，審美的基準を定義することである（第3部3章図3-3-31，第3部4章図3-4-59参照）[1-5]．これらの分類は形態異常の尺度として，Ⅰ級咬合を用いることと同様に比較を行うための基準として使用されるだろう．審美的異常はアルファスマイルモデルからの逸脱として説明される（第3部3章Box3-3-1参照）．非機能的あるいは主観的でない判断は，その分類が純粋に記述的であることをほのめかしている．

　機能的で主観的な判断は患者の入力情報の一部として考えられ，診断に役立つ決定要因として統合され，個々の患者に利用される意思決定モデルとして分析されるだろう（第3部3章，第9部参照）．

治療目標

　補綴治療の従来からの典型的な目標は，形態，機能，審美性，快適性，長期経過を維持・回復することであった（Box10-1）[6-8]．個々の症例の治療目標は明確に定義される必要がある．一般に補綴学は喪失した歯や歯槽骨の回復，歯科疾患，歯周炎，う蝕，またはパラファンクションによる障害，TMD，口腔顔面痛の管理・治療を合わせて対象としている．形態異常の範囲はとても広いので，標準的なⅠ級咬合における一般水準から外れているすべての症例を改めたり修復する必要は明らかにない．

　患者の歯科疾患や障害，形態の変異に関する特徴的な小グループの構成因子は，個々の症例を回復できるか，どうやって回復するかという決定に対して互いに作用し合っている．形態学的な欠陥は機能や審美を伴い，咬合崩壊に寄与し，疾患や障害から実質欠損までを含んでいる．

　3つの主要な特徴的な小グループを統合することにより，個々の症例特有の因子が定義づけられる．これらは治療計画の遂行と個々の症例の回復への直接関係因子となる構成グループまでさらに分類される．これらは個々の臨床的決定因子（ICDs）であり，患者，顔面形態，歯槽堤，歯列弓，歯，そして回復要因を含んでいる．

Box10-1　補綴治療における修復の目標点

- 最適な機能（咀嚼，発音，嚥下）
- パラファンクション，咀嚼，嚥下への最小あるいは最良の力の配分
- 最適な審美の向上
- 快適性や装着感の向上
- 歯列の修復や存続の寿命の向上と最適化

咬合の回復：過多な定説（ドグマ）

　個々の歯列は，咬合を定義づける臼歯部咬合支持，咬合高径，偏心運動時の誘導の3つの構成要素で成り立たなければならない（図10-1）．それらのいずれを回復するかは，個々の症例特有の多様な因子に依存する．以前の定説（ドグマ）は，一般的には回避される個々の症例の複雑な分析や不確かさを許容するものであった．しかしながら，今日普及している根拠に基づく歯科医療の選択や願望の観点から，これらの定説の多くは削除あるいは修正される必要があった．小臼歯・大臼歯がすべてそろっていることが，必ずしも顎関節症（TMD）の進行を防ぐわけではない．短縮歯列は許容してもよい臨床的選択肢である．スライドインセントリック（CR-MI か RC-IC）や咬頭嵌合位における下顎頭の位置に関する議論は，以前からほと

歯列と咬合の回復のための一般的ガイドライン

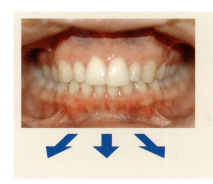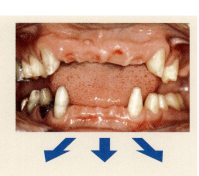

臼歯部咬合支持

咬合高径

偏心運動時の誘導

図10-1 維持あるいは修復されなければならない咬合の主な要素.臼歯部咬合支持,咬合高径,偏心運動.

んど重要でないということが立証されている.臨床的な下顎安静位における安静時の咬合高径は変化するものである.そして,ほとんどの人間は咬合高径の変化にも適応するであろう.前方運動時の切歯誘導(インサイザルガイダンス)は必ずしも臼歯が接触しないように設定する必要はないし,側方運動はつねに犬歯によって誘導させる必要もない.偏心運動時の臼歯部咬合接触は,通常の歯列でも認められるものである.咬合干渉を定義したり,臼歯による誘導と区別するのは難しく,また永続的に機能を障害したり,TMDを引き起こすものでもない.ミューチュアルプロテクション(相互保護)は普遍的な法則ではなく,証明された治療モデルでもない.咬合の要素はTMDの原因としては最小の役割を果たしている.咬合不調和がすぐにパラファンクションやブラキシズムを引き起こすものでもない[9-12].

歯列と咬合の回復のための一般的ガイドライン

伝統的な概念

これらのパラダイムシフトの面から,現代の概念や臨床的ガイドラインは個々の症例の臨床的な決定因子に従い変化するので,十分な受容性・順応性のあるものとして再評価される必要がある.歯列を修復,維持するために必要な咬合のガイドラインの実用的な定義は,1954年にヘンリー・ベイロン氏により提唱され[13-15],より最近の論文の中でも支持されており,時間の検証を受けているようである[16-18].最初の推奨は何度も言い替えられ,そしてBox10-2中に概説されている.それぞれはさまざまな解釈で広まっているが,全体として長期に残っており,継続されている推奨は柔軟性,実用性や非独断性をもっているように思われる.現在の概念は,解釈に関していくつかの修正を提案しているようでもある.非常に多くの咬合接触は,必ずしもより長いすべての臼歯部咬合接触を含むことを求めていない.咬合の安定性は,大臼歯の咬合修復と同様に小臼歯の咬合においても全歯列が両側で同時に接触することにより得られるかもしれない[19].反対側も接触する両側性咬合の本質は,接触の数よりむしろ重要な要素であると思われる.軸方向の負荷についてはさまざまな解釈がなされているが,一般的には適切な臨床指針としてまだ支持されている.後方への自由度および偏心運動時の接触の自由度は,多種多様な臨床的な決定因子に直面した時に柔軟性があり,十分実用的である.多次元的な側方運動の自由度は有効な修復の基準となりうる.グループファンクションか犬歯誘導咬合かはともに個々の臨床的な決定要因に依存する実現可能な選択である.臼

歯離開咬合を伴う前方運動中のアンテリアガイダンスは好ましい治療モデルである.これは個々の臨床的な決定因子の指針に従って順応するかもしれない.計画された偏心運動時の誘導の目標と適切な咬合高径の目標をBox10-3,10-4に記載した.

Box10-2 ヘンリー・ベイロン氏が意訳した固定性補綴による咬合修復のためのオリジナルな基準[13-15].MI閉口時はCR中かわずかに前方にある.これらは科学的に支持された中間的基準を有している

- どのような特殊な顎間関係にあろうとも,最大咬頭嵌合状態にある閉口中には両側に最大数のセントリックストップを有する.
- 可能な限り,歯槽部に最適な力を配分する臼歯部の軸方向への荷重.
- 咬合接触の後方範囲における自由度.
- 前方運動中の前歯部咬合接触と側方運動中のグループファンクションを伴った咬合接触運動の多次元的な自由度.
- 適正で十分な咬合高径.

Box10-3 選択的な偏心運動時の誘導の目的

- 個々の臨床的決定因子の調和.
- パラファンクション,咀嚼,嚥下における力の最小か最適な配分.
- 咀嚼能率と快適性としての機能向上.
- 審美の向上.
- ICDsに依存した臼歯が離開する歯列修復における前歯部の選択的な前方運動.
- ICDsに依存した非作業側の誘導の接触とは分離している選択的な作業側の誘導.

Box10-4 適切な咬合高径(OVD)の目的

- 不快で気に入らない筋や,関節の反応を除いた機能と位置において,神経筋機構の適応を可能にする.
- 満足な顔面や口腔顔面の審美の促進.
- 乱れていない口腔顔面の機能と発音,咀嚼,嚥下,それ以外の口腔機能を可能にする.
- 好ましい歯冠-歯根比や歯冠-インプラント比,歯冠長スペース,歯列間距離のための適切な生体力学的関係を可能にする.
- 補綴に都合のよい十分な咬合面間上のスペースと顎間距離.

咬合のガイドラインのエビデンス

根拠に基づいた歯科医学のより厳格な原理によると[20, 21]，現行の伝統的な咬合の原則とガイドラインの多くは，Beyronのものも含め，科学的な厳密さの最高レベル[11, 12]のうえに築かれていない（Box10-2）[13-15]．一般的に，科学的価値の程度が異なり，長く残っている研究は長期的に良い結果を証明する[22-29]．しかしながら，それらが過去の咬合様式や原理と分離されて行われることはほとんどない．多変数の標準化とコントロールは研究の達成を難しくするが，よく組み立てられた研究は，設計や遂行がなされていまだに残っている．

個々の臨床的決定因子

特定の治療の選択肢を検討することが決定されたら，より詳細な症例分析が必要となる．各々の症例は，それらの宿主，疾患／障害，および形態の変異の相違からなる個々の決定因子の独自の組み合わせを有している．個々の臨床的な決定因子は各臨床例を特徴づける複数の因子である．これらは患者因子，顔貌因子，顎間因子，顎内因子，および個々の歯と修復因子を含む（Box10-5）．

Box10-5　個々の臨床的決定因子．各々の症例は，もっとも適切なその症例特有の治療計画を確立するための意思決定プロセスに影響を与える独自の特定の組み合わせを有している

- **患者因子**：年齢，服薬歴，健康状態や既往歴，心理状態，社会的心理状態，習癖，たとえば飲食，咬合異常機能，日中および／または夜（活動時，パラファンクション時）の睡眠時ブラキシズム，その他のパラファンクション，摩耗の割合，歯科的既往，装置のコンプライアンス，特定の治療方法に対する好み
- **顔貌因子**：顔面高径，咬合高径，審美性，口腔顔面領域，リップサポート，歯列，審美的咬合平面
- **顎間因子**：骨格関係，垂直被蓋，水平被蓋，審美領域，審美的な咬合平面．偏心運動時の誘導，咬合面形態，歯槽頂間距離，顎間距離，安静位空隙と空隙量，咬合高径，歯冠－歯根／インプラント比，歯冠－支台形成面比，歯冠－支台比歯槽骨レベル，歯周状態
- **顎内因子**：歯列弓形態，歯の分布，支台歯の分布，支台歯間の距離の長さ，臼歯部咬合支持，偏心運動時の誘導，顎堤支持，歯冠高径，固定の形態
- **個々の歯と修復の因子**：骨の支持，動揺，偏心位での接触点，干渉，歯冠長，抵抗および維持，歯冠－歯根比，歯の生命力，歯内状態，歯根の強度，ポスト／コアの構成，歯根破折，クラウンから支台の高さの比率，歯根の形態，接着面破壊，分岐部病変，摩耗，審美的順応度

個々の臨床的決定因子の相互作用

複数の相互に関連する因子の検査においては，普遍的に適用できる咬合や修復の組み合わせがひとつも存在しないことは明らかである．すべての因子は，もっとも適切な治療方針を決定するためにさまざまなレベルで相互に作用する．総合的なリストはここに示されているように，全体的な目標を損なうことなく十分に汎用性の高い治療計画に組み込まれる必要がある．一連の日々の実践で浮かび上がる他の因子があるかもしれない．

患者因子

患者因子は，医学的，心理学的，心理社会的，または行動学的である場合がある．医学的因子は，患者が長時間の外科処置，大規模な補綴治療工程に耐えられるかどうかによって決定することができる．これらには糖尿病，心血管疾患，パーキンソン病，精神障害，およびその他の疾病が含まれる．個々の心理的な要因は，審美性，快適な咀嚼，固定式または可撤式のどちらの修復を希望するか，外科処置への恐怖，必要最小限の治療を望むか，より高度な治療の選択肢を希望するか，などによって個々の患者の治療アプローチを決定することができる．

特定の遺伝的また発達性の症候群や障害は，特別な治療アプローチといえるだろう．これらは，変化の正常範囲において骨格と歯の関係がより従来型のオプションと異なる場合がある．再発性う蝕，慢性または侵襲性の歯周炎の歯科疾患に対する遺伝的傾向は，現在の状態や咬合治療のアプローチ，特定の修復治療の予後の兆候から与えられる既往歴から実証されたものである．顎関節症（TMD）の既往歴においては精神心理的，筋骨格障害および機能障害の素因も関連している．

心理社会的因子は，社会的および文化的な環境と患者および臨床医の双方の背景によって左右される．これらは特定の治療アプローチへの心理学的嗜好を特定することができる．それらはまた，特定の患者が複雑で高価な時間がかかる治療に資金を支出するか，より簡易でかつ低コストの治療を選択することが可能な保険やヘルスケアシステムを利用して支払うかで判断することができる．

行動学的因子は，口腔衛生への協力と大規模な修復を維持する能力を含む．高齢者または衰弱した患者や，精神障害または手先が不自由な患者は適切な口腔衛生ができない，強い維持または着脱方向が困難な可撤性義歯を扱えないことがある．治療コンプライアンスおよび長引く治療に耐える能力を考慮することもまた必要である．

最後に疎かにできないのは，クレンチング（噛みしめ）および／またはグライディング（歯ぎしり）などのパラファンクションの素質と広義の既往歴，重症度を評価する必要がある．これらは，特定の治療計画とその咬合構成の性質や予後に大きな影響を与えるだろう．

顔貌因子

顔貌因子には，顔の全体的な外観と口腔顔面領域が関係する．異常な骨格関係や発達性の障害や症候群は下顎矯正手術や歯列矯正を組み合わせたかどうか，理想的な咬合様式か妥協した咬合様式のどちらが獲得されたかどうかにより左右される．顔面高径は，咬合高径が安静時および閉口時に顔の1/3の中央に及ぼす影響に関係している．顔面軟組織の支持は，顔面歯槽骨支持と臼歯と前歯の支持が関連している．安静時と笑った時のリップサポート，安静時と笑った時の歯の量と歯肉の見せ方がとても重要である．

顔面高径，口腔顔面の外観，審美的決定因子

顔貌因子を考慮することは，補綴の治療計画や支台歯形成に重要である．審美的な特徴と要求事項は初めに設定されなければならない．これらは，安静時と笑った時の口唇と口腔顔面の外観に関連して設定される．患者の満足のために，初めに可逆的な造形やイメージ操作により，それぞれの症例で望まれる審美面の基準がすべて設定されなければならない．切縁の位置，前歯部咬合平面，口腔顔面，顔の全体的な外観に関する他の顔貌因子との関係を確認する必要がある．外面的に顔貌軟組織に十分な歯槽骨の支持がない場合，可撤性義歯のフレンジや組織増大によって付加的な支持を得ることができる．安静時と笑った時の両方で十分な口唇の支持が要求され，適切な歯と歯肉の露出が確保されなければならない．

顎間因子

前後的，頰舌的な顎間因子は，正常範囲内で達成できる咬合を設定するのに重要な要素である．Ⅰ級，Ⅱ級，Ⅲ級の骨格関係は，水平被蓋と垂直被蓋の程度と，それによる前歯と臼歯の偏心運動時の誘導を規定する（図10-2）．これらは他の決定因子（患者，顔貌，審美，歯列弓，補綴）とさまざまな程度で相互に影響し合う．顎間距離，歯槽頂間距離，安静位空隙と空隙量の垂直的な顎間因子には，咬合高径の機能，歯冠長，歯槽骨レベル，歯冠－歯根／インプラント比のすべてが含まれている（Box10-5）．

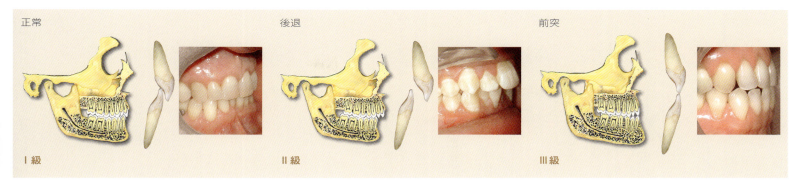

図10-2 平常，後退，前突の各状態における顎の前後的な偏差．

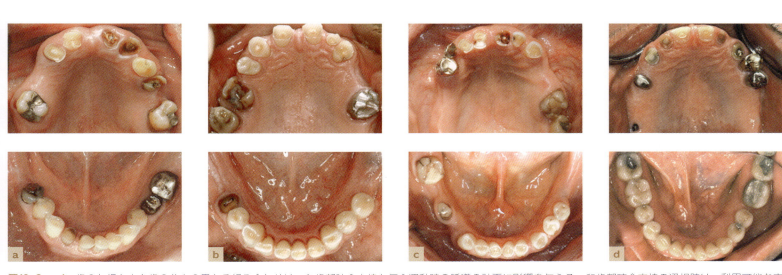

図10-3a〜d 歯の欠損と支台歯の分布の異なる組み合わせは，臼歯部咬合支持と偏心運動時の誘導の計画に影響を与える．臼歯部咬合支持の選択肢は，利用可能な支台歯，分布に従い計画されるか，補助歯のインプラント支持または可撤性部分床義歯が必要となる．偏心運動時の誘導の計画は，固定の方法，骨支持，さまざまな支台歯間の距離の長さ，隣接した支台との連結の必要性もしくはその適応症といった考慮事項に影響される．

　垂直的な骨格的顎間因子は，咬合の回復と治療計画に大きな影響を及ぼす．上下顎における前後，頰舌，垂直的な変化は，咬合の回復と治療計画にさまざまな点で強い影響を与える．これらは，歯と歯肉の露出と審美的咬合面により審美面に影響を与える可能性がある．それらは，咬合支持と対合歯／インプラントの軸傾斜に大きく作用する．それらは計画された偏心運動時の誘導にも大きな影響を与える．重篤なⅡ級，前歯部オープンバイトそしてⅢ級は，小臼歯を突き出すだろう．咬合高径の変化，歯槽頂間距離，顎間距離，安静位空隙量といった垂直関係は，生体力学，補綴，歯冠長の審美，安静位空隙，歯冠-歯根／インプラント比などに影響を及ぼす．標準状態からの変化の大きさは咬合を回復する能力に影響を及ぼす．標準的な変化と異常な関係は，第11部でさらに解説する（図10-2）．

顎内因子

　顎内因子は，それぞれ上顎骨弓内，下顎骨弓内の考慮する事項を含む．それらは，歯列弓の相対的な形状，歯の分布と傾斜，支台歯／インプラントの分布，インプラントの長さ・直径・傾斜，歯／インプラントの骨支持，欠損部顎堤間距離，骨密度，歯槽骨の支持と垂直的な骨レベル，歯の動揺度（増加した，もしくは増加している），歯とインプラントの固定を含む（図10-3）．

修復する歯列中で考慮される歯列弓形態

　考慮すべき顎内因子を，Box10-5に示す．また，歯列弓形態，歯と支台歯の分布，支台歯間の距離の長さ，臼歯部咬合支持，偏心運動時の誘導，歯冠長，固定が含まれる．それぞれの症例で，症例ごとに独自の変数の組み合わせとその構成を提示する．これらの因子の交互作用は，生体力学的な負荷と補綴の治療計画に影響を及ぼすので，それに応じて設計されなければならない．いくつかの例を図10-3に示す．補綴を必要とする欠損を有する症例において，歯列弓の広い狭いは支台歯の分布と支台歯間の距離（スパン）に影響を与

第10部　咬合の回復：修復の考慮事項

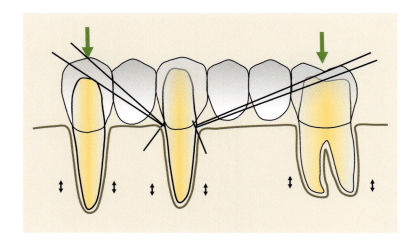

図10-4　ブリッジにおける中間支台歯は，連結している部位に不可避的な支持力をもたらす．生体力学的な相対リスクだといわれていたが，それらは好ましくない，もしくは禁忌とはもはや考えられない．

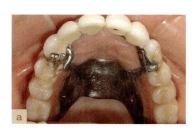 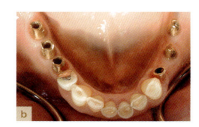 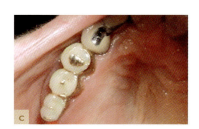 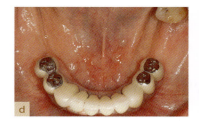

図10-5a〜d　臼歯部咬合支持．a：可撤性義歯．b：インプラント支持ブリッジ．c：カンチレバーブリッジ．d：歯牙支持による短縮歯列．グラインディングやクレンチングなどの機能的およびパラファンクションによる負荷に耐えるために，臼歯部咬合支持が必要となる．側方負荷は，偏心運動時の誘導やクレンチングによる修復物への負荷，そして咬頭嵌合位での構造物への支持に適用される（dは，Dr. G Rozenのご厚意による画像）．

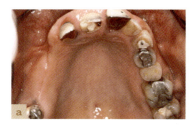 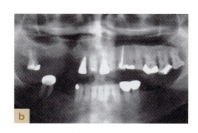 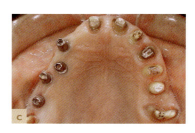 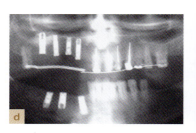

図10-6a〜d　a, b：歯牙支持による修復は，スパンが長いとき支台歯の過負荷および歯根破折のリスクを含んでいる．c, d：支台歯の間に埋入されたインプラントは支持を増強し，合併症のリスクを減少させる．サイナスリフトを用いた上顎インプラントは支持を増強し，アバットメントと補綴装置の脱落のリスクを減少させる．下顎インプラントによる支持は，見込みのない下顎大臼歯や小臼歯よりも好ましい（Dr. O Ghelfanのご厚意による画像）．

える．臼歯部咬合支持，支台歯間の距離の長さ（スパン），隣接する支台歯との連結，固定の方法は個々の症例で変化する．支台歯間の距離が長すぎる場合，インプラントまたは可撤性部分床義歯からの支持の追加が必要である．それぞれの治療の選択肢（可撤性部分床義歯，固定性インプラント支持遠心カンチレバー，短縮歯列弓といったさまざまな選択肢）に関して，予知性と危険性の程度，利点が評価されなければならない（図10-3〜10-5）．

インプラントが用いられる場合，インプラントと歯（歯根膜）の被圧変位量の違いのために，一般的にはインプラント支持部と歯牙支持部は連結すべきでないとされている．しかし，いくつかの研究は隣接するインプラントと歯が強固に連結されても，良好な長期経過を示すと報告している（第7部参照）[22]．

ブリッジの中間支台

ブリッジの中間支台は，不利な生体力学運動を惹起することと，中間支台に緩みが生じることが報告されている．有限要素解析および他の生体力学的研究は，近遠心に半固定性のアタッチメントを用いることで中間支台へのストレスが減少することを示唆している[30, 31]．しかしながら，こうした主張と，強固に連結された中間支台の使用が歯における不利な結果と関連しているかどうかは，どの臨床的実例も示していないようである．連結される支台歯の数は，支台歯の位置，骨による支持およびスパンの長さにより異なる（図10-4〜10-6）．

臼歯部咬合支持

支台歯の位置の変化が，臼歯部咬合支持の修復のためのさまざまな必要条件につながる．アーチの長さ，骨による支持および支持する支台歯数は，臼歯部咬合支持を歯牙支持として設計するかどうか，また，インプラント支台による支持の追加を必要とするかどうかにより決定される．偏心運動時の誘導の設計もまた，顎内因子の変化による影響を受ける．支台歯を連結することにより，偏心運動時の誘導の支持を増強できる可能性がある．これは骨による支持，抵抗，維持，および歯の動揺の程度に影響される．副子固定による治療計画もまたスパンの長さおよび支台歯の位置の影響を受ける．

歯槽骨による支持

歯槽骨による支持は，多くの点で治療計画と修復に影響を与える．支台歯に対しては，歯周治療後または消炎後に残存する骨によ

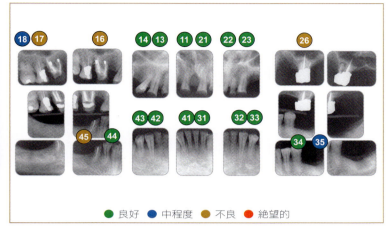
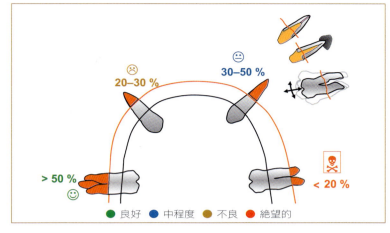

図10-7　根尖周囲のエックス線写真から評価した個々の歯の予後。歯槽骨による支持，歯内治療の状態，そして，歯根および歯冠の形態の強度と状態（第9部参照）[32-35]．赤色部は残存している骨による支持の割合を表す．

る支持の量を推測することが重要である．これは，歯の動揺，快適性，咀嚼力，機能力，パラファンクションを支持する能力の程度を決定する．残存している骨による支持の量は，歯の動揺に影響を与え，その歯が副子固定や咬合調整の必要があるかどうかを決定する．

支台歯の評価は，個々の歯のレベルで行う．もしくは，集合的に各歯列の歯の骨による支持を全体的に評価する．骨による支持が不十分な場合，望みのない歯を抜歯して残りの支台歯を連結するか，もしくは支持の増強のためにインプラントを追加してもよい．残存している歯槽骨のレベルは，インプラントのサイズ，傾斜，配置を決定する．骨のレベルは垂直的な顎間因子の検討事項を決定する．それらはまた，歯や歯肉の外観と同じように，リップサポートや歯肉，審美的咬合平面などの審美的要因にも影響を与える．

支台歯の評価

支台歯の評価基準は，個々の歯の予後を決定するために必要である．最初に，歯の予後は最適な歯周治療および歯内治療の結果として，個々の歯のレベルで評価することができる．予後の要因は，残存している骨による支持，歯内治療の状態，支台築造，歯根形態および歯の動揺である．評価のための主な因子は，全体の歯を1つひとつ支持している残存する骨のレベルである．アウトカム研究によると，残存している骨による支持は50％以上を「良好」，30～50％を「中程度」，20～30％を「不良」，20％未満を「絶望的」と個別に評価できる[32-35]．歯の動揺のレベルが大きいものや増加中のものも含んでいる．歯内治療の因子は，歯髄の生死，根管充填の質，根尖の所見の既往，そして再治療の方法を含んでいる．修復の要因は，残存している根の強度，ポストと築造体の寸法，根の長さと形態が含まれる．築造体修復のためのフェルールの寸法は，歯冠長延長術後に残存している骨の支持と同様に因子として含まれている（図10-7）[23-35]．

固定性補綴のアウトカム研究

臨床アウトカム研究では，前述したすべての特定の変数のために堅実なガイドラインを提供することができない．歯根膜を喪失した領域を，歯根膜領域と同等の支台歯に置き換える以前の実証的基準は，アウトカム研究によって支持されていない（Anteの法則）[36, 37]．スパンが過大と考えられる場合，骨量が十分であれば，インプラントにより支持を追加できる可能性がある（図10-6）．

スパンの長さ

無歯顎のスパンの長さは，喪失した歯および咬合機能を修復するために必要な支台歯の数に影響を与える．大きなスパンの長さや骨による支持の減少は，生体力学的過負荷による支台歯破損のリスクを高める．根管治療された歯にポストやコアを用いている場合，十分なフェルールが存在しても歯根破折を生じやすい．隣接する支台歯の連結や同一線上またはクロスアーチスプリントのための固定を考慮する必要がある．抵抗維持，歯冠－歯根比，固定特性，ねじり力およびパラファンクションの既往など，多数の要因を考慮しなければならない（図10-6）[26]．

歯牙支持型ブリッジのリスク要因

寿命の正確な予測はいまだ不可能であるが，特定のリスク因子が臨床アウトカム研究により明らかになった．歯牙支持型修復物の失敗に関するリスク因子は，う蝕，生体力学的過負荷，支台歯の歯内治療の既往，カンチレバー，修復の破損，および水平的応力などが含まれる．歯牙支持型ブリッジの生存率に関する7，8の研究報告のメタ分析では，15％が10年，33％が15年で脱落することを示し[40]，また支台歯の生存率は10年で96％であるとした．その他の後ろ向き研究では，18～23年後の生存率は65～79％であると示された[41, 42]．支台歯に歯内治療の既往がある，支台歯が末端に位置する，支台歯が下顎に位置する，そして歯槽骨吸収が進行している場合は，支台歯脱落のリスクが高くなる．歯内療法の成功率は，4～6年経過症例で510本中439本であり，86％であった[38-42]．歯牙およびインプラント支持型ブリッジの設計による生存率および合併症率に関する5年そして10年の前向きおよび後ろ向きコホート研究が体系的にレビューされた[34]．各補綴装置の5年生存率は，従来の歯牙支持型のブリッジが93.8％，カンチレバーブリッジが91.4％，インプラント支持型のみのブリッジは95.2％，歯牙支持型とインプラント支持型を組み合わせたブリッジの生存率は95.5％，インプラント支持型の単冠では94.5％，接着性ブリッジ（resin-bonded bridges）では87.7％であった[26]．10年間機能させたとき，推定生存率は従来のブリッジでは89.2％，カンチレバーブリッジでは80.3％，インプラント支持型のブリッジでは86.7％まで減少する[34]．

Anteの法則

Anteの法則[7, 36]：固定性ブリッジにおいて，ブリッジを支持する支台歯の歯根膜表面積の和は，修復されるべき歯根膜表面積の総和と同等以上でなければならない．可撤性義歯のための公式として，支台歯の歯根膜表面積および義歯床下粘膜の面積の総和は，修復さ

第10部　咬合の回復：修復の考慮事項

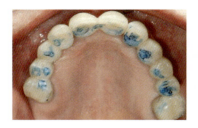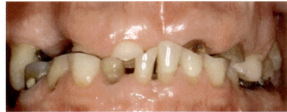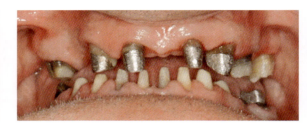
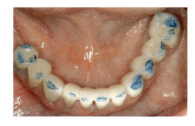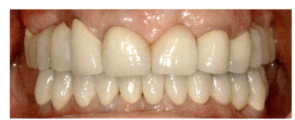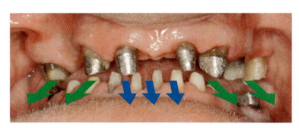

図10-8　選択的な偏心運動時の誘導は，個々の臨床的決定を考慮に入れ，その現実に十分即している範囲において，緩やかで平坦な前歯および側方の離開咬合を基本にして計画できる（Dr. H Sagui のご厚意による画像）．

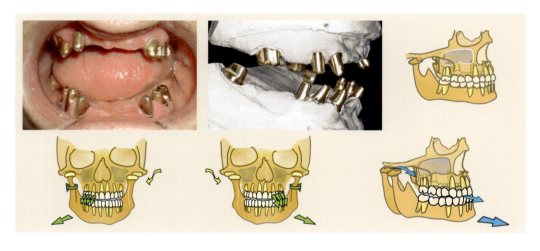

図10-9　支台歯の分布は，前方運動と偏心運動時の誘導での負荷の生体力学的分布に影響を与える．支台歯が固定されている場合には，前方および側方運動による離開咬合の生体力学的な意義は変更される．犬歯誘導により犬歯支台歯上に負荷を集中させるよりも，むしろグループファンクションの側方運動で，ほとんど均等に作業側の支台歯上に負荷を分散させた方がよい．平坦化のための小さな前歯部の水平被蓋，垂直被蓋を小さくすれば，最小限のアンテリアディスクルージョン（前歯による臼歯離開）を得るための平坦な誘導面を得ることができる．

れるべき歯の歯根膜表面積の総和と同等以上でなければならない[7]．この概念は，修復した歯列では，健康な歯周組織を除く慢性歯周炎の症例において減少するとした5年，10年，25年のアウトカムを評価したシステマティックレビューにより反論された[37]．このメタ分析の結論から，ブリッジの生存率は5年で96.4%，10年では92.9%であると推定できる．大幅に支台歯が減少したブリッジであっても，健全な歯周組織による支持があれば咀嚼機能の確立および維持ができると結論づけられた．また，ブリッジの生存率は重度歯周疾患歯列でない患者に装着されたブリッジのものとして，都合よく比較されたとも結論づけられた[37]．

偏心運動時の誘導

偏心運動時の誘導の原則と指針は Box10-3 に概説されている．従来法である犬歯誘導咬合やグループファンクションなどの咬合様式は，作業側と非作業側において多くの異なる咬合接触を有する偏心運動を天然歯列においてできるだけ単純化して示している．ミューチュアルプロテクション（相互保護）の概念は十分に支持されていないが，前方と作業側での臼歯離開咬合は現実的に可能な治療モデルとして受け入れられるようになってきている．前方と作業側での接触点の分布とその基礎となる支持の配分は，前述したようにBox10-5 に記載されている個々の臨床的決定因子である．

偏心運動時の誘導の計画は，支台歯の永続性，骨支持，および歯列弓内部分布の影響を著しく受けている．支台歯は支台歯間距離の長さを変えて固定されている場合，偏心運動の支持は臼歯部と前歯部の支持骨両方と支台歯の間への分布になる．これはアンテリアディスオクルージョン（前歯による臼歯離開咬合）の生体力学的な結果を変化させ，症例の決定因子に合わせて選択的に個々の誘導（ガイド）を決定している．臨床例を図10-8と図10-9に示す．

選択的な偏心運動時の誘導

相互的に影響する臨床的な決定因子の例を図10-8，10-9に示す．図10-8のようにブラキシズムによる咬耗の既往があると，臨床的歯冠長が短いクラウン，減少した顎間距離，減少した咬合高径といった事項が，生体力学的および審美的な面で特異的な配慮を生じさせる．連結固定を行う治療が歯根の耐久性，抵抗性と維持およびメインテナンスなどの将来性を考え計画された．側方運動は支台歯の分布に応じて計画され，可能な限り誘導を減弱した．作業側の誘導は臼歯部の非作業側の接触を離開させ，前方運動時の誘導は臼歯部の接触を離開させた．その場合には，アクリル製のナイトガードの使用が必須であった．図10-9のように，前歯，臼歯の支台歯の減少による歯槽堤間距離，歯槽頂間距離，クラウンの高径の増加は，審美，生体力学や機能に影響を与え，決定因子の異なる形状を生み出す．

たしかにミューチュアルプロテクション（相互保護）の概念は，この支台歯の形状では関係ない．偏心運動時の誘導は，特定の症例の選択的な偏心運動時の誘導と選択的な偏心運動時の臼歯離開咬合によって考えられている．

この症例では，テレスコープの支台歯は着脱できるように上部構

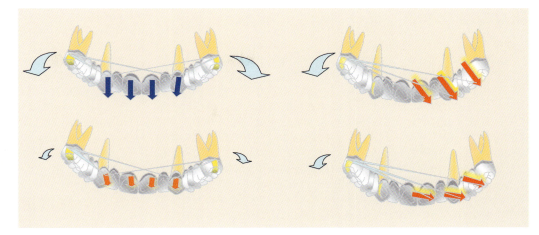

図10-10 偏心での負荷は，遠心の支台歯に咬合の方向へひねるようなてこ作用を作り出す．これらの力は十分に抵抗しないと脱離を引き起こす可能性がある．誘導の傾斜角を平坦化すると，トルク付与の力と運動率は減少する．他の決定因子としては，垂直方向の寸法，審美，骨格関係，垂直・水平被蓋がある．

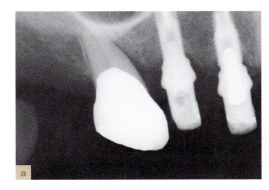
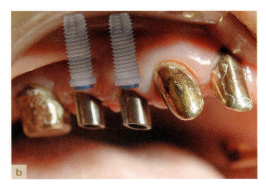
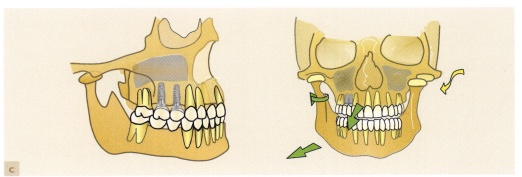

図10-11a〜c　a,b：インプラントの介在．インプラントの連結は，可能ならば行わないほうがよい．クロスアーチの固定において歯とインプラントが連結されている場合，異なる変位量と支持装置の差により問題を引き起こすことがある．c：インプラント支持型修復が導入されてから20年後，この症例（図10-9）で生体力学的な配置を変更した．このことが，連結固定した支台歯の生体力学，および偏心運動時の誘導の再考を必要にしている．

造は仮着され，セメント除去の問題も回避された．クロスアーチ固定は歯列弓内部の支台歯の分布に依存することが示唆されている．この患者は，Ⅲ級傾向であった．疑問は偏心運動時の誘導の計画に関して生じたものだった．支台歯の支持と維持が臼歯部の支台歯上にあるため，アンテリアディスオクルージョン（前歯による臼歯離開咬合）は上部構造がフルアーチの固定となるので，臼歯部の最遠心部にひねりモーメントが発生する．これは臼歯部の負荷を低減するよりむしろ増加に働く．同様に，疑問は側方運動についても生まれた．グループファンクションの側方運動時の誘導は犬歯誘導咬合によって犬歯の支台歯に集中させるより，むしろ作業側の支台歯上にほとんど均等に作業側の側方負荷を分散させることだろう．

過剰なトルクの発生を回避するためには平坦な偏心運動時の誘導が好ましい．これはⅡ級傾向の設定で可能となった．増加した垂直被蓋では，これ以上のトルクの負荷が引き起こされているだろう．犬歯と第一小臼歯上の平坦化した前方運動の誘導により，臼歯部接触点の離開咬合が選択された．

クロスアーチ固定と歯冠長が長いクラウンによりひねりモーメントが増加し，作業側に非常に大きな圧縮荷重，非作業則に引張荷重が惹起される．これらのことは，前方運動における反対側の遠心の支台歯と，側方運動における反対側の非作業側の遠心の支台歯のセメント合着に影響を及ぼす（図10-9，10-10）．このケースでは，20年後に右上第一小臼歯が破折し，第一，第二小臼歯がインプラントに置き換えられた．ここで重要なことは，インプラント支持型アバットメントと天然歯を連結するリスクと，天然歯とインプラントアバットメントの異なる変位量による上顎歯列弓の生体力学的な配置の変更である（図10-11）．異なる固定の配置と偏心運動時の誘導の配置が必要となった．

単独歯の考慮事項

修復因子

修復因子は，ダウエルポストを付与した修復歯でフェルール，ダウエルポストの幅，歯根長，テレスコープクラウン，合着，歯とインプラント支台歯の維持力と抵抗力，インプラントアバットメントの寸法と維持力，歯とインプラントの傾き，インプラントの構成等，個々の歯の歯内と歯周支持に関連する特定因子を広範囲に含んでいる．

個々の歯の考慮

個々の歯において考慮すべき因子は，Box10-5に記載しているとおりである．これらには歯槽骨による支持，アタッチメントロス，動揺度，偏心運動時の咬合接触点や咬合干渉，歯冠長，抵抗や維持，そして歯冠 - 歯根比が含まれている．生活歯であるかや歯内状態，ポストやコアの構成は予後や歯根の強さに影響しうる．歯根破折や歯冠と形成面の高さの比や，根の形態，歯根分岐などは考慮すべき追加因子である．各々の組み合わせに関しては，その歯がどのように支台歯として使用されるかについて，また検討している個々の歯の状態や補綴計画の程度によって治療法と結果予測に影響を与えるだろう．これらの因子は，単独かまたは臼歯部咬合支持および偏心運動時の誘導の一部として，機能やパラファンクションの力を支持するための組み合わせにより，その歯の能力にも影響する．

個々の歯の咬合負担について

個々の歯の咬合とパラファンクションにおける負荷の集中は，個々の歯や修復物および歯周組織の支持に重大な影響を与える可能性がある．偏心運動時の接触点が干渉なのか誘導による接触点なのか，もしくは許容可能な偏心運動時の接触点の変形なのかどうかを決定する方法は，決して明確ではない．過大な負荷に耐える能力は，パラファンクションの負荷の程度に影響される．選択的削合または咬合調整によって，単一の偏心運動時の臼歯部咬合接触（SEPOCs）を除去することに関しては，考え方の違う学派が何年間も論争している．これに関しては，本書第6部にて広く議論した．

咬合調整

咬合調整の手順は物議を醸している[9, 43, 44]．TMDの治療や予防のために咬合干渉を除去する有効性に関して，大きく見解の相違があることは明白である．科学ベースの文献の大半は（第6部を参照），この概念に正当性がないことをきっぱりと断言している[9-12, 45-49]．

Table10-1の一覧は，咬合調整が適用となるか容認されるか，もしくは特異的に禁忌とされるさまざまな臨床症状を示している．新たに導入された偏心または後退した咬合接触点とは対照的に，異なる基準は古い長年の偏心または後退した臼歯部咬合接触点に適用される．歯冠補綴または歯周外傷と関連のない長年存在する単一偏心接触点は，自動的に除去されるものではない．歯周組織に対する考慮は，咬合性外傷や増加している動揺度もしくは向上した負荷を減少させるための過度な負担集中を伴う偏心接触点の咬合修正に影響するかもしれない．高い応力集中部位が咬頭や歯根，インプラント，または陶材の破損または他の補綴物を破損しやすいと考えられるように，修復の考察がSEPOCsの削減に必要となる場合がある．重度に偏った接触は，咬頭嵌合と偏心運動時の誘導を付与する補綴的修復より前に減じておくべきかもしれない．もし不調和（ディスクレパンシー）が見つかれば，新しい修復装置の咬合調整が必要となる（図10-12～10-16）．

新しい修復物試適時の咬合調整

新しい修復物を試適する際，咬合調整が必須となる．最大咬頭嵌合（MI）での全歯列同時接触が最初の要件である．続いて，新しい修復物の中心位とMI間のどんな臼歯部接触点や滑走も，MI時の接触点に触れずに削除する必要がある．作業側の誘導を検討する必要もある．新しい修復物が計画された作業側の誘導と干渉する場合は，干渉の接触が除去されなければならず，計画した作業側の誘導を確認する．新しい修復物の非作業側の接触点は削除する必要があり，計画された反対側の作業側を確認する．特定の選択的な誘導が新しい修復物のために計画された場合は，必要な誘導が得られるように，満足いくまで偏心接触点を調整する必要がある．最終的な誘導は，可能ならば成功しているプロビジョナルレストレーションの誘導に基づいている必要がある．同様に，計画された前方運動時の誘導を妨げる前方接触点を削除する必要がある．もし新しい修復物のために特定の前方運動時の誘導が計画されている場合は，必要に応じてこれを調整する必要がある．付与可能な接触点は図10-12～10-16に示されている．図10-13は，新たな臼歯部陶材焼付ブリッジおよび部分床義歯の試適における咬合調整の段階を示している．元の犬歯誘導が復元されるまでMIの接触を維持しながら，不要な作業側および非作業側接触点が同定され，徐々に除去される．

抵抗と維持の考慮事項

単独歯における抵抗と維持の考慮事項は，上部構造の安定性に影響を与えるインプラントの因子である．個々や集団の不適切な抵抗

表10-1 咬合調整の適否に関する理論的解釈

咬合調整の理論的解釈	容認，適応あるいは禁忌	
単一偏心または臼歯部咬合接触の選択的除去	長年の単一偏心または臼歯部咬合接触	新たに導入された偏心または臼歯部咬合接触（咬合干渉）
筋肉や関節のTMD（顎関節症）の兆候や症状の治療	容認しない 禁忌（論争あり）	容認しない
TMDの予防	容認しない 禁忌（論争あり）	容認しない
パラファンクション，ブラキシズムによる損傷の防止	容認しない	損傷防止のため適応
歯ぎしりの予防	容認しない	容認しない
パラファンクションによる咬合性外傷，一次および二次性動揺度，咬合歯周炎（共同破壊）の予防	他の療法と一緒で容認	適応
増加した歯の動揺度	審議中	適応
増加している歯の動揺度	審議中 適応	適応
個々の歯，修復物，支持構造に好ましくない負荷作用の防止	容認	容認された必須事項
計画された選択的な偏心運動時の誘導を達成し，不利なSEPOCsまたはSERPOCsを回避するための新しい修復物の適合	もし適応であるならば旧修復物の負荷を改善	容認された必須事項

抵抗と維持の考慮事項

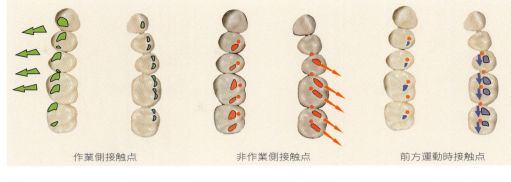

作業側接触点　　　　非作業側接触点　　　　前方運動時接触点

図10-12　付与可能な臼歯部の偏心接触点．作業側の接触点－内斜面に対する咬頭の接触点をサポートする機能外側の側面は，咬頭傾斜を誘導している．非作業側の接触点－支持咬頭に対向する内側傾斜．前方接触－下顎近心傾斜に対する上顎遠心傾斜．

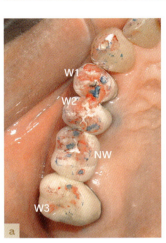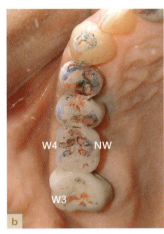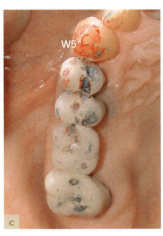

図10-13a〜c　以前の犬歯誘導による4ユニットブリッジの試適．W：作業側の接触点（赤）．NW：非作業側の接触点（赤）．MI：最大咬頭嵌合での接触点（青）．a：W1とW2は長い作業側接触であり，W3は短い作業側接触である．b：W1とW2は削除された．新しく長い作動側の接触点はW4として表示．c：W3，W4，NWは除去された．犬歯W5の作業側の誘導が復元された．

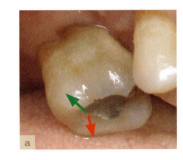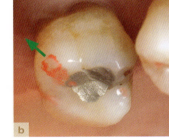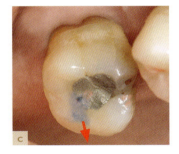

図10-14a〜f　a：動揺を増す上顎右側第二大臼歯（#17）．緑色の矢印が作業側の動きを示している．赤矢印は，非作業側の動きを示している．b：遠心頬側の咬頭の内斜面に導く作業側の誘導（作業側の干渉）．c：非作業側の接触点の遠心頬側咬頭内斜面（非作業側の干渉）．d：エックス線写真．e：右側側方の運動は上顎右側第二大臼歯（#17）によって導かれた．f：左側側方の運動は非作業側の誘導の接触によって導かれた．

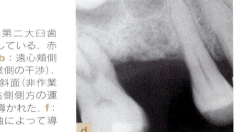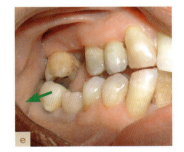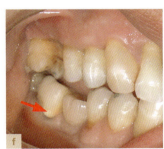

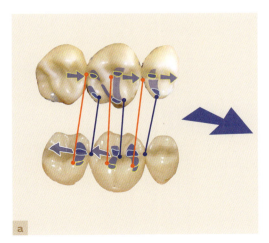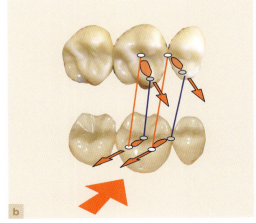

図10-15a, b　a：付与可能な前方運動時の臼歯部咬合接触点は，下顎近心傾斜に対して上顎遠心傾斜である．b：付与可能な臼歯部の非作業側の咬合接触点は，支持咬頭の対向面咬頭内斜面である．小さな矢印は，反対側咬頭の移動経路を示している．

第10部　咬合の回復：修復の考慮事項

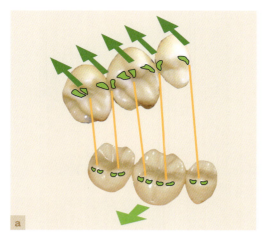
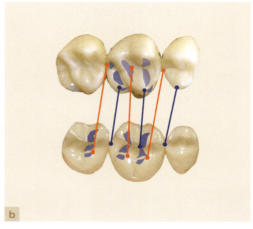

図10-16a, b　a：付与可能な後方作業側の偏心接触点．内斜面に対する下側支持咬頭の外斜面側面は反対側の非作業側に咬頭傾斜している．小さな矢印は，下顎の頬側支持咬頭の移動経路を示している．b：付与可能な臼歯部後方接触，中心位－最大咬頭嵌合位の経路．上顎近心咬頭に対して下顎遠心咬頭は傾斜している．

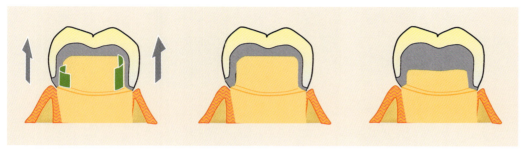

図10-17　維持は，着脱経路に沿って離脱することを防ぐことができる．着脱の単一方向での歯頸部軸方向の長さは最小5mmであり，最適なテーパー6°未満でなければならない．小さな形成軸面の高さと大きな歯冠高径 - 形成面高さの比は，大幅に維持抵抗を減じさせる．

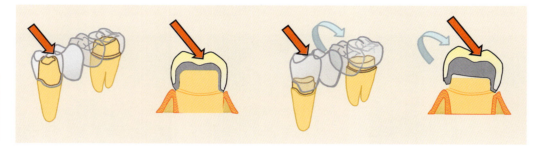

図10-18　非軸方向の力は，支台歯における対側の壁面の抵抗によって阻止されなければならない単独および連結された修復物上に回転力を生じる．臨床的歯冠長が短いクラウンは，長い歯冠のものよりも回転変位が大幅に少なくなるような抵抗力をもたらす．

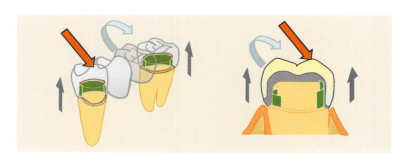

図10-19　非軸方向の力（赤）に対する抵抗は，回転置換（青）を避けるために反対側の軸壁（緑）で提供される．維持（灰色の矢印）．維持と抵抗は分離できない．

および維持を伴う好ましくない負荷が，脱離とセメント力の低下につながる．偏心運動時の誘導は修復物を変位させるほどの，側方力に該当する．固定の配置，垂直被蓋，歯冠長，歯冠形成高，支台歯の配置，咬合面形態およびパラファンクションはすべて，安定性に影響を与え脱離を引き起こすことと相互する因子である．

維持

　歯冠外修復は，抵抗する外部軸面を利用して維持されている．軸方向の形成面および修復物の壁面における滑りは，介在する合着セメントの圧縮および引張強度によって防止される．形成歯と修復物の反対の平行壁面の抵抗は，着脱経路に沿った脱離を防止する維持を生み出す．着脱する経路がわずかに一方向である場合に最大の維持が得られる．維持は修復物を外すことができる経路の数を幾何学的に制限することにより改善される．こうした考え方は，連結された修復物やブリッジにも同様に適用される[50-53]．

　従来のセメントには重要な接着性が含まれていない．現代のセメントは高い接着力を有しているが，歯の最適な維持デザインの不足を補償するものではない．維持の重要な要素は同一歯に対向し，存在する2つの垂直軸面である．テーパー角の増加は，維持力を低下させるため，テーパーの程度は最小限にするべきである．維持は着脱経路に沿って脱落を防止するように作用するが，抵抗は上方または斜め方向への修復物の脱落を防止し，軸方向と軸方向でない咬合力の下で修復物の移動を防止する因子である．維持，抵抗は修復において不可欠な要素である．どちらの要素も適切に形成歯の設計で計画されなければならない．つまり，修復物の軸壁は保持孔やボックス（図10-17～10-19）[50-53]のように可能な限り平行でなければならず，かつ補助的な維持と抵抗要素も含まれるべきである．大きなクロスアーチスプリントの修復では，側方荷重が咬合力の方向に遠心の支台歯をひねるようなてこ作用を生じる．これらの力に十分に抵抗していない場合，セメント層の破壊を引き起こす．平坦な偏心誘導傾斜角は，ねじり力とモーメントを低減させる（図10-10）．

　関係する他の決定因子として，垂直方向の寸法，審美性，骨格関係，水平および垂直被蓋がある．

抵抗と維持の考慮事項

図10-20 ポストとコアは多くの場合，クラウンの抵抗および維持を増大させるために使用される．前歯部鋳造コアは歯根を弱体化するような過度の拡大を避け，十分な強度を含むように計画する必要がある．ガッタパーチャの4～5mmは根尖部に残さなければならない．ポストや合釘は，コアの構成要素を維持するものとして必要である．コアとフェルールの歯頸部象牙質は抵抗と維持を提供するだろう．最小1.5～2mm程度の歯頸部のフェルールが必須となる．

図10-21 歯冠長延長術は，フェルールのために十分な高さを提供し，生物学的幅径を確保するに違いない．

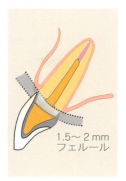
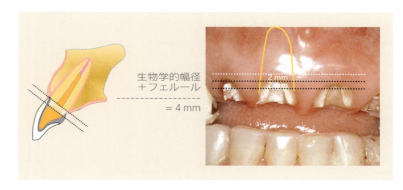

図10-22a, b　a：生物学的幅径は，結合組織性および上皮性付着の特性で構成されている．
b：歯冠長延長術により2mmのフェルールを得るには，4～4.5mmの根尖側移動を必要とする．

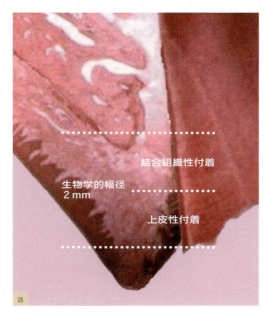
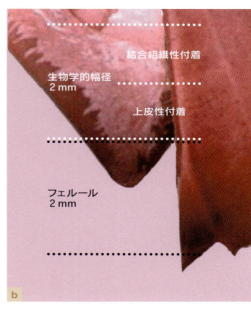

抵抗

　抵抗とは，上方または斜め方向における修復物の回転脱離を防止する要素である．抵抗は修復物の移動を防止する非軸面方向の離脱力に対して，通常，反対側の形成壁面で提供される（図10-18，10-19）．修復物において，回転運動を生じる力は力の方向に対して斜めの面に沿って働き，せん断が結果として不調和（ディスクレパンシー）を生じさせる．複数の連結された支台歯では，支台歯間の相対的なアンダーカットを作ることなく，各形成歯の平行な壁を形成することは不可能かもしれない．個々の修復物の最適な抵抗と維持のためには，適切な抵抗の提供と，荷重力に対する変位の自由度を十分に制限できる完全に垂直な壁面があるべきである．テーパーは10°未満で，歯頸部の軸面の長さが最低限5mm以上なければならない．離脱の1つの経路である相対する壁面は平行にする必要がある．抵抗壁面は偏心時のパラファンクションに抵抗するように形成する必要がある[50-53]．

ヘビーショルダーとシャンファー

　ヘビーショルダーやシャンファー形成による歯頸部での歯質の減少は，支台歯を弱め，最終的には破折につながる可能性もある．この減少は頬側のポーセレンのためには審美上有利であり，テレスコープ症例ではコーピングと上部構造のために十分な厚みが得られるかもしれない．しかし，軸方向および非軸方向の咬合力に耐える能力が損なわれると，支台歯の破折につながってしまう．

ポストとコア修復の考慮事項と原則

　in vitro および in vivo 研究の結論では，金属ポストは歯根の強度を増加させないことが明らかになっている[54-59]．長く太いポストは，歯根を脆弱にする．
　深い根管形成と金属ポストの歯根との維持を改善するための直径は，修復された歯の予後を悪化させる可能性がある．ポストは歯の構造の範囲内で唯一，コアの維持のために使用されるべきである．根尖部ガッタパーチャの4～5mmは保存しなければならない．
　合着型クラウンのマージンは1.5～2mmのフェルールを得るために，コアから根尖方向に延長する必要がある．ポストの幅は，歯根幅径の1/2を超えてはならない．

歯頸部のフェルール

　歯頸部の歯根歯質が十分でない場合，必要なフェルールは歯根長延長術または挺出させることで獲得することができる．歯冠長／歯根長延長術を行うと，十分な高さのフェルールを必ず提供できる．歯頸部を支持する骨の4～4.5mmの減少は，2～2.5mmの生物学的幅径と2mmのフェルールの高さの獲得に必要である．生物学的幅径は結合組織性付着および上皮性付着で構成されている．歯肉溝内の修復処置を始める前に，最低2か月の成熟のための十分な時間が必要である（図10-20～10-22）．

第10部 咬合の回復：修復の考慮事項

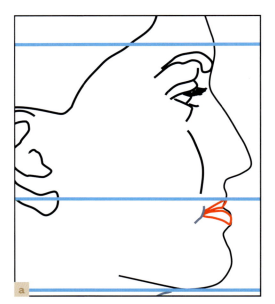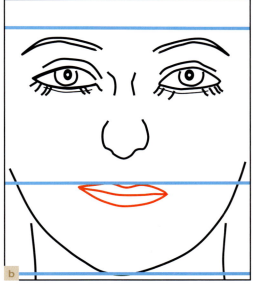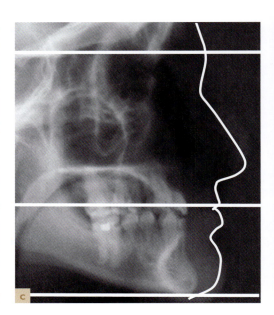

図10-23a〜c 顔面比率．頭部エックス線規格撮影および側貌より骨格性Ⅲ級傾向を示す．

要約

適切な治療計画とは患者中心であり，大きくは個々の患者因子に基づく必要がある．患者の因子は患者との対話から収集される．患者には，審美性・機能性・治療しない場合の持続的な悪化の可能性・広範囲の固定性修復治療をした場合の偶発症やメインテナンスの可能性，以上のすべての面における最低限および最大限の治療の結果を説明しなければならない．異なる治療法の社会歯科学および治療費的な比較も議論される必要がある．

症例提示

治療計画，治療手順，臨床段階のための患者情報の収集と分析，統合プロセスを例証するために臨床例を提示する．診断用サブグループや審美的イメージ，形態の変異の診断評価，歯の予知性，および治療の必要性の分析を示す．症例の決定因子の統合は，患者中心のアウトカムと補綴的な関与に基づいている．フローチャートを使用した分析と治療計画立案は，顎間要因，顎内要因，個々の歯と修復物の考慮すべきことに加え，臼歯部咬合支持，偏心運動時の誘導，顎間距離を検討する．歯列矯正，プロビジョナルレストレーション，クロスマウンティング咬合器トランスファー，補綴ステージが例示される．

患者情報

患者は19歳，女性．主訴は，「自分の歯の外観が気に入らず，食事が困難である」ということだった．2つ目の不満は「笑うと歯と歯の間に隙間が見え，見栄えがよくない」ということだった．

この患者は，先天欠如歯があるため乳歯が残存しており，上顎に可撤性部分床義歯を装着していた．患者は空隙と非審美的な歯の外観について恥ずかしさを感じ，可撤性部分床義歯が同時に彼女の自信と精神面に悪影響を及ぼしていた．患者は固定性による解決を望んでおり，必要となるすべての治療を受けることを望んでいた．治療歴では，医療費は雇用者の全額負担であった．

歯科的既往歴

患者は11歯の先天欠如歯があり，乳歯が残存していた．う蝕および歯周疾患はなかった．子供の頃から可撤性歯列矯正を受け，可撤性部分床義歯を装着していた．頭頸部の障害や病状は存在しなかった．TMDの兆候や症状も認められなかった．

顔貌および審美的評価

顔面分析

患者は中程度の骨格性Ⅲ級傾向があり，下顔面の1/3にわずかな高径の減少を認めた．患者は平坦な顔貌であり，鼻唇角は90°，唇頤角は平坦だった．側方面観において，上唇は下唇よりも遠心に位置していた（図10-23）．

口腔顔面の外観

患者の口腔顔面は左右対称的な外観だった．スマイルラインの上唇線は中間より低位で，約12歯が露出していた．上顎中切歯切縁は不均一で，さらに非対称であり下唇線に沿っていた．下顎切歯切縁は不均一，不規則で，犬歯は前歯部平面よりも高位だった．上顎中切歯正中線は，解剖学的顔面正中線から右側に2mmずれていた．不適切なクラウンの大きさと比率のため，口腔前庭の空間の不足と空隙を認めた．前歯の形態，位置および排列の非対称性も確認された．金属クラスプは明らかに露出していた（図10-23，10-24）．

咬合分析

最大咬頭嵌合における臼歯部咬合接触点の減少を認めた．中心位で1〜1.5mmのスライドインセントリックを伴い，右側の犬歯上に偏心運動時の誘導があり，左側の第二小臼歯および大臼歯において誘導（作業側の干渉）を認めた．

臨床的下顎安静位（CRP）における3mm±1mmの安静時空隙が存在した．最大開口量は47mm，前方垂直被蓋は0mm，水平被蓋は0mmであった．彼女は骨格性のⅢ級関係で，右側犬歯はAngleⅠ級，左側犬歯もAngleⅠ級関係であった（図10-25〜10-27）．

症例提示

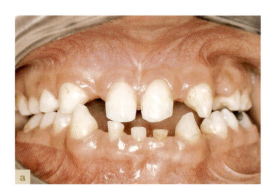
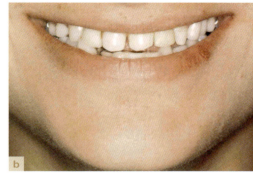

図10-24a, b　口腔顔面の外観．調和に欠ける笑顔．

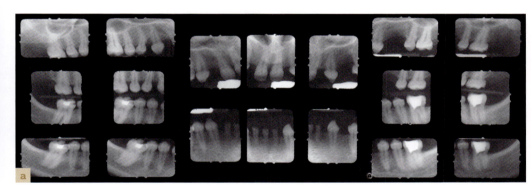
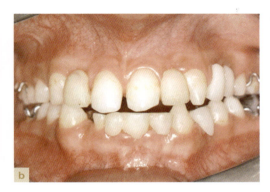

図10-25a, b　a：根尖部の検査．b：可撤性義歯装着時．

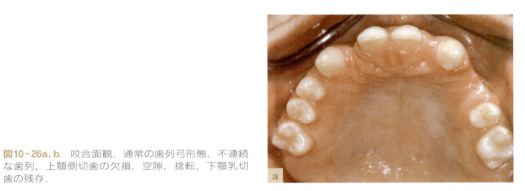
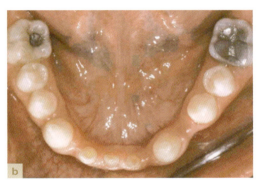

図10-26a, b　咬合面観．通常の歯列弓形態．不連続な歯列，上顎側切歯の欠損，空隙，捻転，下顎乳切歯の残存．

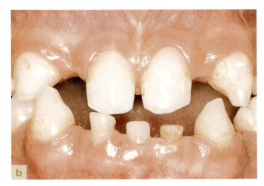
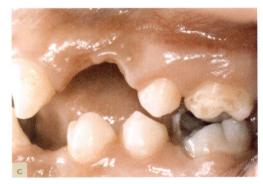

図10-27a〜c　最大咬頭嵌合時の頰側面観および正面観．受動的萌出不全タイプA1が原因で，臨床的歯冠外形は短い[60, 61]．

診断リストサブグループ

　診断リストは形態の変異，病理および障害，患者宿主因子の3つの構成要素に分類，編集された（Box10-6）．

患者要因

　患者は外観に不満をもっており，可撤性義歯を不快に感じていた．患者は欠損歯と乳前歯および空隙のある上顎の歯による見苦しい外観のために，悲観的な精神状態であった．患者は固定性補綴装置での解決を望んでいた．病理学的障害は先天性の遺伝疾患である部分無歯症を含み，欠損歯，受動的萌出不全，欠損部歯槽頂の未発達，乳歯の残存以外の遺伝的発現は認められなかった[60, 61]．

第10部　咬合の回復：修復の考慮事項

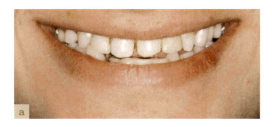 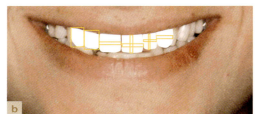 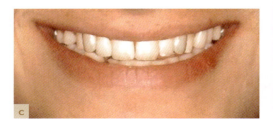

図10-28a〜c　審美的なイメージ．**a**：現在の可撤性部分床義歯装着時の状態．理想的な歯の比率のイメージ．**b**：グラフィック．**c**：コンピューターによる画像合成．上顎歯列の矯正治療を行わずに，この画像のような結果を達成することは不可能である．

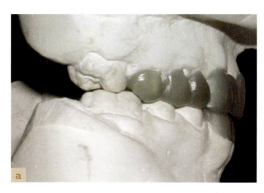 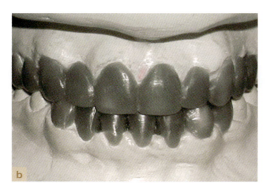 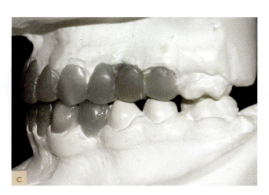

図10-29a〜c　最初の診断用ワックスアップ．最初のイメージの結果から得られた，上顎の前歯部と臼歯部の咬合平面および前歯部の比率．維持された本来の咬合高径．最適なクラウンの高さから得られたクラウンの高径と顎間距離．

Box10-6　形態の変異，病理，障害，主訴

- **形態の変異**：先天的欠損歯，骨格性Ⅲ級不正咬合，審美不良，吸収した無歯顎顎堤，咬合支持の減少，減少した歯列弓長，CR（中心位）と咬頭嵌合（MI）間の咬合干渉，作業側と非作業側における咬合干渉，晩期残存乳歯（下顎左側側切歯，下顎左側切歯，下顎右側側切歯），捻転歯（上顎右側犬歯，上顎左側犬歯，下顎右側犬歯，下顎左側犬歯）
- **病理と障害**：多数歯欠損症（ED：先天性外胚葉異形成症），う蝕（下顎左側第一大臼歯，下顎右側第一大臼歯）．受動的萌出遅延タイプA1の歯肉炎
- **主訴**：部分義歯の審美面，機能面の障害と審美不良

Box10-7　治療を行うにあたっての顎間関係と歯列弓と歯の傾斜の考慮事項

治療に必要なことか？
- **患者の考慮事項**：可撤性部分床義歯による審美面，機能面の障害．固定性補綴を希望
- **顎間関係の考慮事項**：オーバーデンチャーによる修復と前歯部歯冠補綴のための補綴スペースを作ること
- **歯列弓の考慮事項**：上顎の補綴治療前の矯正治療は，ブリッジ修復のための抵抗と維持に関連する誘導の方向性を示した
→はい．すべての形態の変異を治療していく

形態の変異

形態異常は以下を含む．先天的欠損歯，審美不良，骨格性Ⅲ級不正咬合，発育不十分な歯槽堤，減少した咬合支持，減少した顎間距離，CR（中心位）と咬頭嵌合位（MR）間の咬合干渉，作業側と非作業側における咬合干渉，乳歯残存；捻転歯（Box10-6）．

個々の歯の予測

低位の晩期残存乳歯は予後不良だが，他の残存歯の予後は良好であった．

治療に必要なこと

治療に必要なことを決めるために事前検査を行う．機能と審美の改善を望む患者によって治療に必要なことは決定された．Box10-7で示される顎間関係と顎内距離の考慮事項に関して，固定性の修復で解決された．

イメージング

上顎前歯部のイメージングは，前歯の審美性の基準を決定した．グラフィックスとバーチャルイメージング（図10-28）は，上顎歯列の近遠心的位置を矯正により改善して，固定性補綴により審美的になることを示した．前歯部の審美的な咬合平面も，スマイルラインとの関係から下方に修正する必要があった．

診断用ワックスアップ

イメージング処理により決定された前歯部と咬合平面に基づいて診断用ワックスアップが行われた（図10-29）．これらは咬合高径，咬頭嵌合位，その他の偏心運動時の誘導によって製作された．本症例では咬合高径は変化させなかった．前歯部被蓋は合成画像のように上顎前歯部の審美的な平面に合わせ適切に付与された．作業側と前歯部の誘導によって咬合器の顆路調節を行った．この診断用模型は，最終修復物の製作へと進む前に必要なすべての審美的，機能的基準を検査し，そして必要に応じてその変更を試みるためのプロビジョナルレストレーションの母型としての役割を果たす．

個々の臨床的決定因子の統合

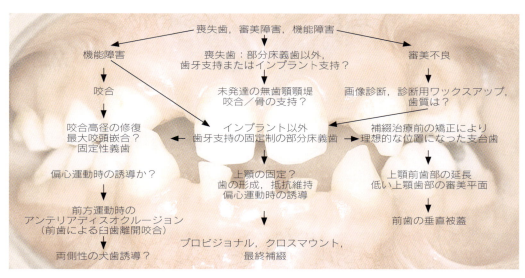

図10-30 治療計画のフローチャート.

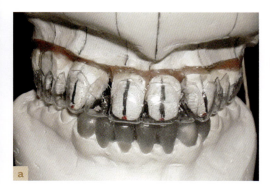
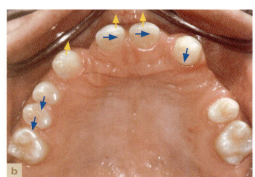
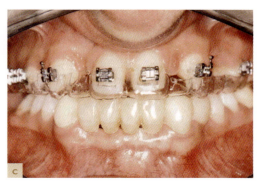

図10-31a〜c 矯正の治療計画. a：矯正のセットアップモデル. 診断用ワックスアップの複製は, 再排列した石膏模型上で透明なスプリントによって製作された. b：矯正治療計画. 黄色線 - 前突, 青線 - 歯体移動. c：ブラケットより上部に装着されたスプリントと下顎前歯抜歯後の暫間的な可撤性部分床義歯.

個々の臨床的決定因子の統合

診断と治療計画

患者

患者は固定性修復を希望しており, それによる効果, コスト, リスクを認識していた.

顎間関係

形態の変異と喪失歯の審美的な修復には, 上顎, 下顎とも固定性補綴または咬合高径を変えずにインプラントによる修復が望まれた. 上顎前歯部の歯冠長は前歯部の審美的な排列関係, 被蓋を考慮して決められた.

歯列弓と歯の状態

上顎歯列弓は補綴前処置と矯正治療を行う必要があり, 生物学的, 生体力学的, パラファンクション時, 咬合を考慮して製作された固定性のスプリントにて治療を進めることとした.

フローチャートによる治療計画

イメージングと審美面の基準に従って上顎の咬合平面を決定後に, 上顎歯列弓は最後方臼歯を形成することなく元の咬合高径によって修復する. 審美的前歯の切縁と上顎前歯および犬歯の前歯部咬合平面には, わずかな垂直被蓋を必要とする. これにより, 前方運動時の誘導と臼歯部の離開を付与することができる. 臼歯部咬合平面は診断用イメージングから導かれた上顎犬歯の長さにより決定された犬歯誘導, あるいは選択的両側性平衡咬合を認める. 抵抗の生体力学的要因と連結された上顎ブリッジのユニットの維持は側方の偏心運動時の誘導を考慮して行う. その状態は, プロビジョナルレストレーションにて分析され, 最終補綴にクロスマウントとトランスファーインデックスを用いて移行される(図10-30).

歯列弓長の考慮

上顎の補綴治療のための矯正治療は, 容認できる支台歯とポンティック間の近遠心的な距離を生み出した. 最初の診断用ワックスアップの指標により, 矯正治療で求める歯の適切な位置と矯正治療後の最終位置を確認することができた(図10-31, 10-32).

支台歯形成, 連結, 偏心運動時の誘導のための考慮事項

支台歯形成と上顎ブリッジの連結固定装置の補綴設計は, 生物学的, 生体力学的および咬合に応じて事前に計画されなければならない. 生物学的な考慮事項は歯質の最大の保存と抜髄の回避である. 生体力学的な考慮事項は着脱方向, 維持力と抵抗, 歯冠高径比を決める形成, 変位とパラファンクションによる接着破壊への抵抗も含んでいる. 上顎連結固定装置の配置の選択は, 歯冠形成に関連して

第10部 咬合の回復：修復の考慮事項

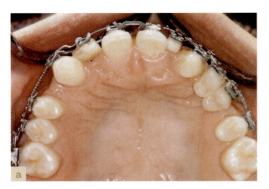
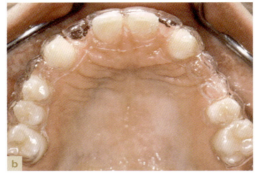
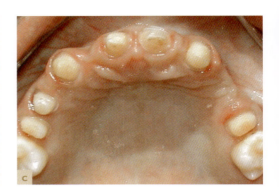

図10-32a～c 矯正治療による歯の動き．b：スプリントによる矯正治療の結果の確認．c：支台歯形成後の状態．

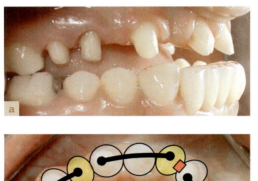
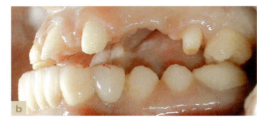

図10-33a, b 上顎形成歯の閉口時の最大咬頭嵌合時．咬合高径を維持するために大臼歯は形成しなかった．

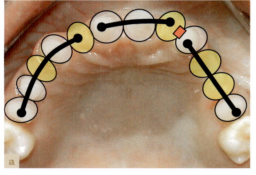
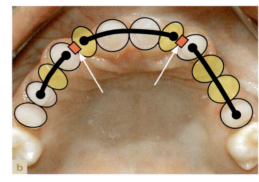
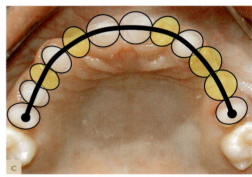

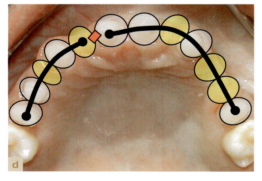
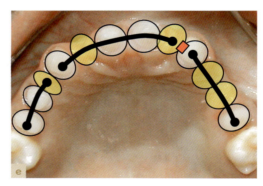
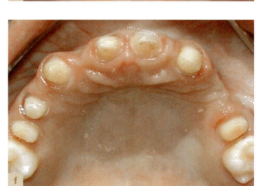

図10-34a～f 連結固定の組み合わせの検討．赤い四角は，隣接する連結固定ユニットと結合する精密アタッチメントの選択．c：前歯と小臼歯の連結固定は歯質の過度の削除を必要とする．b：連結固定の組み合わせはクロスアーチスプリントを可能にし，切歯唇側面と小臼歯の遠心面の過度な削除を回避することができる．

検討される（図10-33，10-34）．

すべての上顎支台歯を1つのユニットで連結固定することは，切歯唇側面と上顎遠心面の過剰な歯の削除を必要とする．テーパーのついた形成は接着面の破壊に対して脆弱になる．

3つに分割したユニットを使用することができるが，これは偏心運動時の誘導を支持するカンチレバーとして残る可能性がある．強固なインターロックアタッチメントを備えたそれぞれのユニットを接合することでこの問題を克服し，この症例の最終的な解決策として利用した（図10-34b）．側切歯（#12，#22）のカンチレバーポンティックは，精密アタッチメントを備えた遠心側のユニットに結合された．インターロックアタッチメントによる上顎右側側切歯（#12）と上顎左側側切歯（#22）の連結によりクロスアーチスプリントにするとともに，中切歯の唇側面歯質を保存し，パラファンクショナルな咬合力に対して高度に抵抗するための小臼歯遠心面の過剰切削を防止する．審美的に最終決定した犬歯と小臼歯の長径が犬歯のみによる側方への偏心運動時の誘導か，小臼歯によるグループファンクションかどうかも決定する．

受動的萌出不全の考慮事項

歯肉がセメントエナメル境の近くか，むしろエナメル質の凸状隆

個々の臨床的決定因子の統合

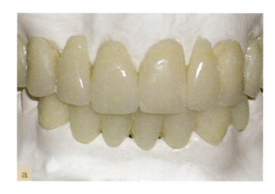
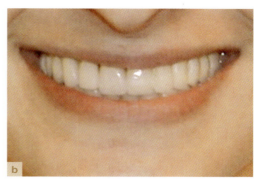

図10-35a, b　a：審美的な前歯部・臼歯部咬合平面を備え，前歯部垂直被蓋を付与したプロビジョナルレストレーションのために修正されたワックスアップ．b：プロビジョナルレストレーションの口腔内装着．審美的な外観を示している．

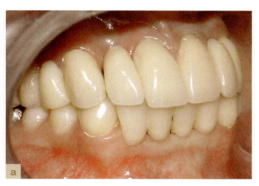
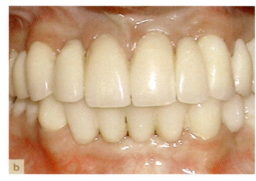
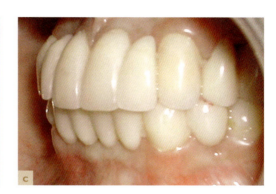

図10-36a～c　口腔内のプロビジョナルレストレーション．

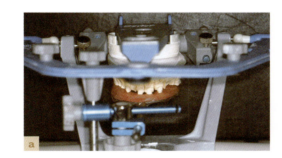
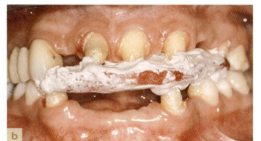
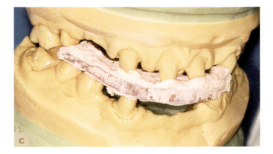
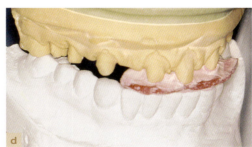

図10-37a～d　a：フェイスボウにより咬合器に装着された上顎作業模型．b：正確な咬合高径における中心位記録．c：中心位でマウントされた作業模型．d：下顎プロビジョナル模型に対して中心位でクロスマウントされた上顎作業模型．

起上に位置する場合，受動的萌出不全が成人に認められる．治療プロトコルは歯周病学的，審美的および補綴学的な検討項目に基づいている．本症例では，通常の形成とクラウンマージンを用いた[60, 61]．

プロビジョナルレストレーション

プロビジョナルレストレーションのための修正ワックスアップを前歯部垂直被蓋を付与して製作した．前方運動時および側方運動時の誘導は，審美的に規定したクラウンの長径と垂直被蓋，前歯部のチェックバイトによって位置づけたコンダイラー型咬合器での誘導に基づいてワックスアップされた（図10-35a）．プロビジョナルレストレーションを製作し，装着した（図10-35, 10-36）．審美や咬合を調整し，患者は数か月間プロビジョナルレストレーションを使用した．審美と機能を患者が満足したため，プロビジョナルレストレーションから最終的な補綴装置へ移行した（図10-37～10-43）．

プロビジョナルレストレーションから最終補綴装置

全顎的な印象が採得され，適切な歯型インデックスとマージンの識別を含んだ最終的な作業模型が製作された．ナジオンを3番目の基準点とし，イヤーピースフェイスボウを用いて上顎模型を半調節性咬合器に装着した．中心位は本来の咬合高径で記録され，下顎作

第10部 咬合の回復：修復の考慮事項

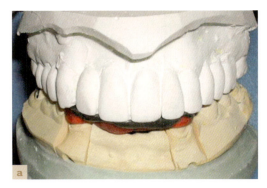
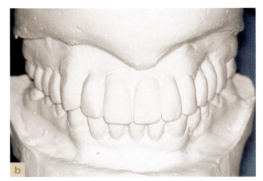
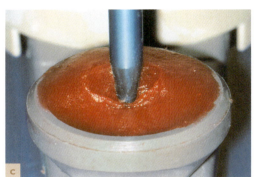
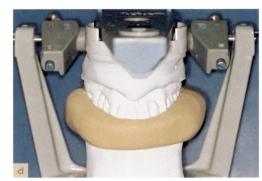

図10-38a〜d　a：上顎プロビジョナル模型に対してクロスマウントされた下顎作業模型．b：上下顎プロビジョナル模型は中心位でマウントされている．c：アクリルレジンのカスタムインサイザルテーブルは，プロビジョナル模型の偏心運動により形成された．d：咬合面のシリコーンインデックスは，上下顎プロビジョナル模型により製作される．

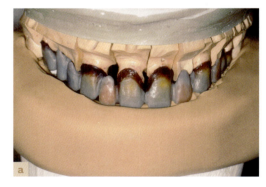
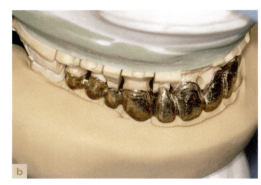
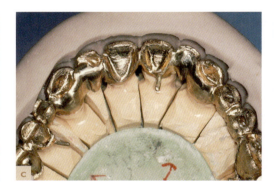

図10-39a〜c　a：上顎模型は下顎プロビジョナル模型と上顎プロビジョナルのシリコーンインデックスを用いてクロスマウントされた．上顎補綴装置のワックスアップは上顎プロビジョナル咬合面のシリコーンインデックスと比較される．b：咬合面のシリコーンインデックスに位置づけられた鋳造体．c：唇側面のシリコーンインデックスに位置づけられた鋳造体．

業模型が上顎作業模型に対して装着された（図10-37）．対合するプロビジョナルレストレーションの模型と作業模型の正しい関係を再現するようクロスマウントが行われた．口腔内の咬合採得は，本来の位置である下顎プロビジョナルレストレーションに対する上顎形成歯が正しい咬合高径の下において中心位で採得された．下顎プロビジョナル模型が上顎作業模型に対して装着された（図10-37d）．さらに上顎プロビジョナルレストレーションと下顎の形成歯の中心位における咬合採得も行われた．下顎作業模型は上顎プロビジョナル模型に対して装着された（図10-38a）．すべてのクロスマウントが正確に実行され，中心位における最大咬頭嵌合でプロビジョナル模型が正確に関係づけられた（図10-38b）．プロビジョナル模型に対して，上下顎作業模型は正しい位置に置き換えられた．プロビジョナル模型を側方，前方側方，前方へと偏心運動させることで咬合器上の上弓に付与したインサイザルガイドピンが移動し，アクリルレジンにカスタムインサイザルテーブルが形成された（図10-38c）．頬側と咬合面のシリコーンインデックスは，装着されたプロビジョナル模型から製作された．頬側インデックスは装着された上下顎プ

ロビジョナル模型の頬側面にシリコーンパテを圧接して採得された．咬合面のインデックスは，下顎プロビジョナル模型の咬合面にロール状のパテを置き，上顎プロビジョナル模型を下顎プロビジョナル模型に対して閉口させることにより採得された（図10-38d）．咬合面のインデックスは上下顎プロビジョナル模型の咬合印象も含み，対合する作業模型と関連づけることが可能である．片顎のプロビジョナル模型は装着した頬側もしくは咬合面のシリコーンインデックスと正しい関係にある作業模型に置き換えられた（図10-39，10-40）．最終補綴装置は，適切なシリコーンインデックスを参考に築盛もしくはカットバックテクニックによりワックスアップされ，それらの鋳造体はポーセレンのスペースと望ましい寸法を確認するために分析された（図10-39）．頬側と咬合のインデックスとクロスマウントされたプロビジョナル模型との咬合により，プロビジョナル模型に対して望ましい顔貌との関係，咬合関係を有する最終的なポーセレンの前装が行われた（図10-40）．審美的な修正と咬合の微調整はビスケットベイク状態にて口腔内で行なわれた．最終補綴装置を図10-41〜10-43に示す．

個々の臨床的決定因子の統合

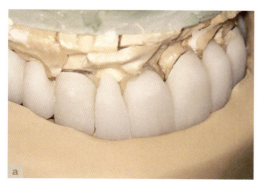
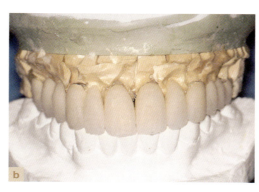
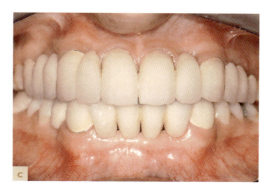

図10-40a〜c　a, b：咬合面のシリコーンインデックスとクロスマウントされたプロビジョナル模型を参考としてポーセレンが築盛された．c：審美面の修正と咬合の微調整は，ポーセレンが素焼きの状態で行われた．

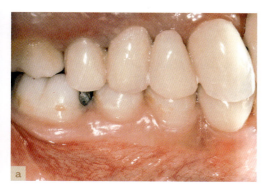
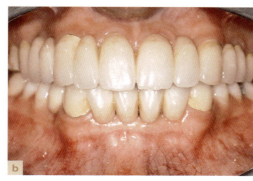
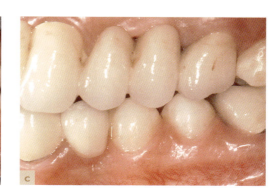

図10-41a〜c　最大咬頭嵌合時のポーセレン製の最終補綴装置．

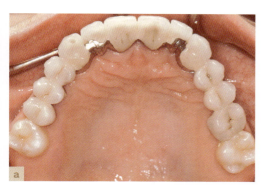
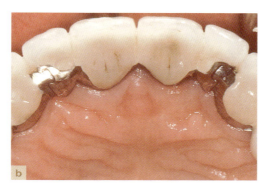
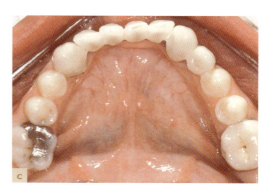

図10-42a〜c　最終補綴装置の咬合面観．上顎側切歯のポンティック遠心には，インターロックアタッチメントが付与された．

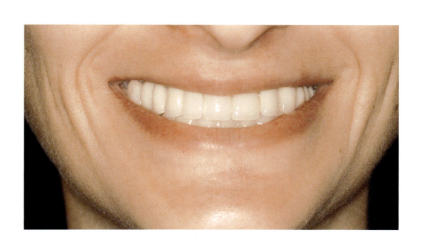

図10-43　最終的な審美性の状態（Dr. O Ghelfan のご厚意による画像）．

参考文献

1. Dunn WJ, Murchison DF, Broome JC. Esthetics: patient's perceptions of dental attractiveness. J Prosthet Dent 1996;5:166–171.
2. Fraedani MD, Barducci G. Esthetic Rehabilitation in Fixed Prosthodontics. Chicago: Quintessence Publishing, 2008.
3. Chiche GJ. Esthetics of Anterior Fixed Prosthodontics. Chicago: Quintessence Publishing, 1994.
4. Goldstien R. Esthetics in Dentistry Volume I: Principles, Communications, Treatment Methods. Hamilton: BC Decker, 1998.
5. Schmidt KL, Cohn JF. Human facial expressions as adaptations: Evolutionary questions in facial expression research. Am J Phys Anthropol 2001;116:[Suppl 33]:3–24.
6. Rich B, Goldstein GR. New paradigms in prosthodontic treatment planning: A literature review. J Prosthet Dent 2002;88:208–214.
7. The glossary of prosthodontic terms. J Prosthet Dent 2005;94:10–92.
8. American College of Prosthodontists. Parameters of care for the specialty of prosthodontics. J Prosthodont 2005;14(Suppl 1):1–103.
9. Stohler CS. Clinical decision-making in occlusion: a paradigm shift. In: McNeill C (ed). Science and Practice of Occlusion. Chicago: Quintessence Publishing, 1997:294–305.
10. Ash MM. Paradigmatic shifts in occlusion and temporomandibular disorders. J Oral Rehabil 2001;28:1–13.
11. Pokorny P, Weins JP, Litvak H. Occlusion for fixed prosthodontics – a historical perspective of the gnathological influence. J Prosthet Dent 2008;99:299–313.
12. Klineberg I, Kingston D, Murray, G. The bases for using a particular occlusal design in tooth and implant-borne reconstructions and complete dentures. Clin Oral Implants Res 2007;18(Suppl 3):151–167.
13. Beyron H. Characteristics of functionally optimal occlusion and principles of occlusal rehabilitation. J Am Dent Assoc 1954;48:648–656.
14. Beyron H. Occlusion: point of significance in planning restorative procedures. J Prosthet Dent 1973;30:641–652.
15. Beyron H. Optimal occlusion. Dent Clin North Am 1969 Jul;13:537–554.
16. Klineberg I, Stohler CS. Study group report and discussion. Int J Prosthodont 2003;16(Suppl):89–90.
17. Milner M. Musculoskeletal disorders and the occlusal interface. Int J Prosthodont 2005;18:297–299.
18. Carlsson GE. Some dogmas related to prosthodontics, temporomandibular disorders and occlusion. Acta Odontol Scand 2010;68:313–322.
19. Mohl ND. Diagnostic rationale: an overview. In: Mohl N, Zarb GA, Carlsson GE, Rugh JD (eds). A Textbook of Occlusion. Chicago, IL: Quintessence; 1988:179–184.
20. Eckert SE, Choi YG, Koka S. Methods for comparing the results of different studies. Int J Oral Maxillofac Implants 2003;18:697–705.
21. Jacob RF, Carr AB. Hierarchy of research design used to categorize the "strength of evidence" in answering clinical dental questions. J Prosthet Dent 2000;83:137–152.
22. Lang NP, Pjetursson BE, Tan K, Bragger U, Egger M, Zwahlen M. A systematic review of the survival and complication rates of fixed partial dentures (FPDs) after an observation period of at least 5 years. II. Combined tooth implant-supported FPDs. Clin Oral Implants Res 2004;15:643–653.
23. Libby G, Arcuri MR, LaVelle WE, Hebl L. Longevity of fixed partial dentures. J Prosthet Dent 1997;78:127–131.
24. Scurria MS, Bader JD, Shugars DA. Meta-analysis of fixed partial denture survival: prostheses and abutments. J Prosthet Dent 1998;79:459–464.
25. Lindquist E, Karlsson S. Success rate and failures for fixed partial dentures after 20 years of service: Part I. Int J Prosthodont 1998;11:133–138.
26. Pjetursson BE, Lang NP. Prosthetic treatment planning on the basis of scientific evidence. J Oral Rehabil 2008;35(Suppl 1):72–79.
27. Torbjörner A, Fransson B. A literature review on the prosthetic treatment of structurally compromised teeth. Int J Prosthodont 2004;17:369–376.
28. de Backer HG, Decock V, van der Berghe L. Long-term survival of complete crowns, fixed dental prostheses, and cantilever fixed dental prostheses with post and cores on root canal-treated teeth. Int J Prosthodont 2007;20:229–234.
29. Walton TR. An up to 15-year longitudinal study of 515 metal-ceramic FPDs: Part 1. Oucome. Int J Prosthodont 2002;15:439–445.
30. Shillingburg HT Jr, Hobo S, Whitsett LD, Jacobi R, Brackett SE. Fundamentals of Fixed Prosthodontics, ed 3. Chicago: Quintessence Publishing, 1997:85–118.
31. Oruc S, Eraslan O, H. Alper Tukay A, Atay A, Stress analysis of effects of non rigid connectors on fixed partial dentures with pier abutments. J Prosthet Dent 2008 Mar;99:185–192.
32. McGuire MK. A long-term survey of 100 treated periodontal patients under maintenance care. J Periodontol 1991;62:51–58.
33. McGuire MK, Nunn ME. Prognosis versus actual outcome II: the effectiveness of commonly taught clinical parameters in developing an accurate prognosis. J Periodontol 1996;67:658–665.
34. McGuire MK, Nunn ME. Prognosis versus actual outcome III: the effectiveness of clinical parameters in accurately predicting tooth survival. J Periodontol 1996;67:666–674.
35. Faggion CM Jr, Petersilka G, Lange DE, Gerss J, Flemmig TF. Prognostic model for tooth survival in patients treated for periodontitis. J Clin Periodontol 2007;34:226–231.
36. Ante IH. The fundamental principles, design and construction of crown and bridge prosthesis. Dent Item Int 1928;50:215–232.
37. Lulic M, Bragger U, Lang NL, Zwahlen M, Salvi M, GE. Ante's (1926) law revisited: a systematic review on survival rates and complications of fixed dental prostheses (FDPs) on severely reduced periodontal tissue support. Clin Oral Implants Res 2007;18(Suppl 3):63–72.
38. Leles CR, Morandini W, Silva ET, Nunes MF, Freire MC. Assessing perceived potential outcomes of prosthodontic treatment in partial and fully edentulous patients. J Oral Rehabil 2008;35:682–689.
39. Libby G, Arcuri MR, LaVelle WE, Hebl L. Longevity of fixed partial dentures. J Prosthet Dent 1997;78:127–131.
40. Scurria MS, Bader JD, Shugars DA. Meta-analysis of fixed partial denture survival: prostheses and abutments. J Prosthet Dent 1998;79:459–464.
41. Lindquist E, Karlsson S. Success rate and failures for fixed partial dentures after 20 years of service: Part I. Int J Prosthodont 1998;11:133–138.
42. Palmqvist S, Soderfeldt B. Multivariate analyses of factors influencing the longevity of fixed partial dentures, retainers, and abutments. J Prosthet Dent 1994;71:245–250.
43. Greene C. Concepts of TMD etiology: effects on diagnosis and treatment. In: Laskin DM, Greene C, Hylander WL (eds). TMDs: An Evidence-based Approach to Diagnosis and Treatment. Chicago: Quintessence Publishing, 2006.
44. Dawson PE. Position paper regarding diagnosis, management, and treatment of temporomandibular disorders. J Prosthet Dent 1999;81:174–178.
45. De Boever JA, Carlsson GE, Klineberg IJ. Need for occlusal therapy and prosthodontic treatment in the management of temporomandibular disorders. Part I. Occlusal interferences and occlusal adjustment. J Oral Rehabil 2000;27:367–379.
46. Svensson P, Jadidi T, Arima L, Baad-Hansen, Sessle B. Relationships between craniofacial pain and bruxism. J Oral Rehabil 2008;35:524–547.
47. Marklund S, Wanman A. A century of controversy regarding the benefit or detriment of occlusal contacts on the mediotrusive side. J Oral Rehabil 2000;27:553–562.
48. Clark GT, Tskiyama Y, Baba K, Watanabe T Sixty-eight years of experimental occlusal interference studies: What have we learned. J Prosthet Dent 1999;82:704–713.
49. Bush F. Occlusal etiology of myofascial pain dysfunction syndrome. In Laskin D: The President's Conference on the Examination, Diagnosis and Management of Temporomandibular Disorders. Michigan: University of Michigan,1982:98–103.
50. Jorgensen KD. The relationship between retention and convergence angle in cemented veneer crowns. Acta Odontol Scand 1955;13:35–40.
51. Wiskott HW, Nicholls JI, Belser UC. The relationship between abutment taper and resistance of cemented crowns to dynamic loading. Int J Prosthodont 1996;9:117–130.
52. Gilboe DB, Teteruck WR. Fundamentals of extracoronal tooth preparation. Part I. Retention and resistance form. J Prosthet Dent 1974;32:651–656.
53. Hegdahl T, Silness J. Preparation areas resisting displacement of artificial crowns. J Oral Rehabil 1977;4:201–207.
54. Barkhordar RA, Radke R, Abbasi J. Effect of metal collars on resistance of endodontically treated teeth to root fracture. J Prosthet Dent 1989;61:676–678.
55. Hemmings KW, King PA, Setchell DJ. Resistance to torsional forces of various post and core designs. J Prosthet Dent 1991;66:325–329.
56. Sorensen JA, Engelman MJ. Ferrule design and fracture resistance of endodontically treated teeth. J Prosthet Dent 1990;63:529–536.
57. Morgano SM. Restoration of pulpless teeth: application of traditional principles in present and future contexts. J Prosthet Dent 1996;75:375–380.
58. Assif D, Gorfil C. Biomechanical considerations in restoring endodontically treated teeth. J Prosthet Dent 1994;71:565–567.
59. Nissan J, Parson A, Barnea E, Shifman A, Assif D. Resistance to fracture of crowned endodontically treated premolars restored with ceramic and metal post systems. Quintessence Int 2007;38:e120–123.
60. Coslet JG, Vanarsdall R, Weisgold A. Diagnosis and classification of delayed passive eruption of the dentogigival junction in the adult. Alpha Omegan 1977;70:24–28.
61. Weinberg MA, Eskow RN. An overview of delayed passive eruption. Compend Contin Educ Dent 2000 Jun;21:511–514, 516, 518.

第11部 II級とIII級および他の不正咬合の修復治療

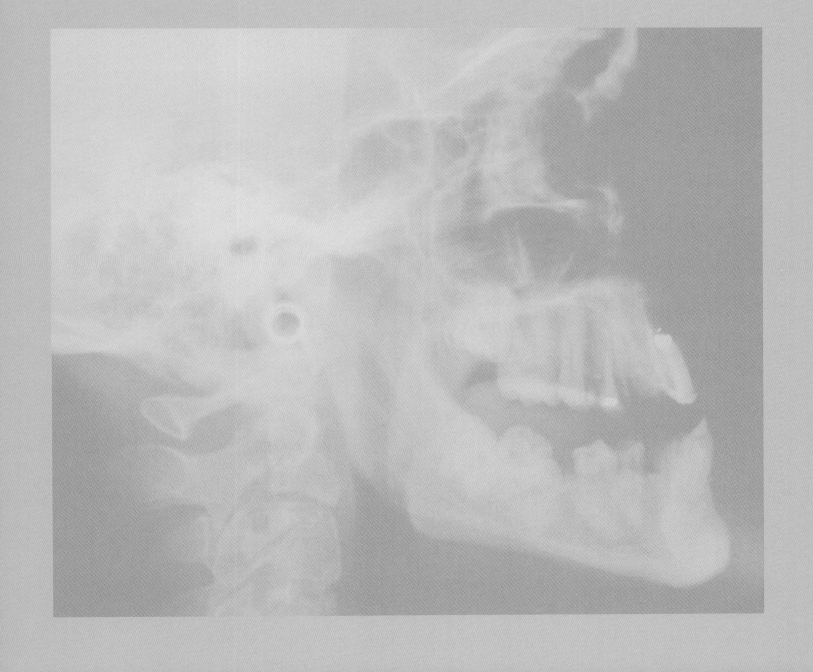

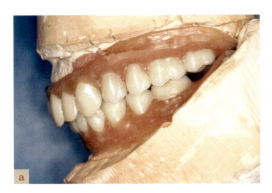
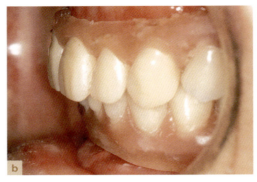
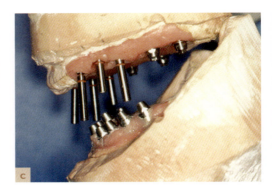

図11-1a〜c　歯列間因子を診断し，その形態の多様性に配慮した修復物を製作しなければならない．

目次

- 正常な形態の多様性
- 修復治療の選択肢
- Ⅱ級の咬合関係
- Ⅲ級の咬合関係
- 垂直的な分布：修復要因と考慮事項
- 垂直的な相互関係，審美性，生体力学的因子

正常な形態の多様性

　形態の多様性は，正常，発育異常，または欠損に分類できる．正常な母集団においても，広範囲にわたる形態学的多様性がある（第3部4章のBox3-4-1〜3-4-5を参照）[1-5]．便宜的に，これら正常咬合の母集団は以前から矯正学的Ⅰ級咬合と比べられてきた．Ⅰ級咬合からの偏差があれば不正咬合だという概念は，だれもそれを好まないし，もはやなんの意味ももたない[6,7]．分散が正常範囲であれば，すべてⅠ級咬合に分類しようとする矯正学的な考え方は，審美というあいまいな観点と比較すれば機能的な根拠に基づいている．
　治療の診断基準として歯列矯正が必要となるのは，一般的に，より重度な機能障害，審美障害である[8,9]．顎関節症（TMD）ならびにパラファンクションが，咬合異常に起因するという論拠は明確でない．ほとんどの総説は咬合が原因ではないとしている一方で，水平被蓋が6〜7mm以上，前歯の開咬，片側性の交叉咬合を伴うⅡ級の咬合異常は，顎関節症のリスクファクターになり得るとしている[10-12]．ある研究は，歯ぎしりを推察させる子どもを20年間観察したところ，AngleⅡ級の異常咬合と幼少期の摩耗から，成人時の異常摩耗が予測できるとしている[13]．このように臨床家は，顎関節症のリスクとなり得る咬合異常の治療または軽減を試みているが，その一方で，さまざまな形態の異常咬合を抱えていたとしても，その大半の者がいかなる傷害をも発症することなく，平穏無事に暮らしているのも事実である．咬合異常の状態をⅠ級の咬合状態に改善するのに要する労力（努力／利益率）が結果に見合わないこともしばしばである．近年では，全顎的なクラウンブリッジ（固定性の）補綴，あるいは矯正治療によってⅠ級の垂直的および水平被蓋を設定することに，顎関節症（TMD）の予防法としてのエビデンスはないとされている[14]．

顎間関係の相違に関する個々の臨床的決定因子

　顎間関係には，前後的なⅠ級，Ⅱ級，Ⅲ級関係，頬舌的な顎間関係，交叉咬合，咬合高径，顎間距離，歯冠高径，歯冠-歯根比などの要素がある．歯の修復とその治療計画の際には，上記は顎間関係の決定に大きくかかわる因子であり，お互いの対合歯列として同時に検討されなければならない（図11-1）．欠損歯の空隙を上述の対合歯列との関係を無視して埋めたとしたら，不都合な結果を招く恐れがある．いうまでもなく，まず咬合器上に対合歯模型を装着して分析をする必要がある．とくにインプラント治療を計画する際には，最終的なインプラントの埋入位置と本数を決定する前に，正確な顎間関係の評価が必要である．現在のトレンドであるコンピュータ支援によるインプラント治療計画を行うには，すべての顎間関係決定因子と審美的要因を包含した適切な診断用テンプレートの使用が必須である．

治療計画

　顎間関係に異常を認める症例では，治療計画立案の際に第9部と第10部で述べたような原則を考慮する必要がある．心理社会的，審美的，機能的，社会経済的観点を踏まえて，最終的な治療計画が立てられ，患者中心の治療が遂行されるべきである．治療計画立案と決定の際に考慮されるべき要因を順序だてて解析するためには，形態異常の各症例において正確な診断がなされる必要がある．

修復治療の選択肢

　修復治療については，片顎のみの単独歯修復または対合歯の調整も含む単独歯修復，矯正治療を含むもの，さらには顎顔面外科手術を含むものに大別される．インプラントの適用および骨造成法も，歯と歯槽骨の欠損および咬合の喪失に対する有用な治療オプションである．臼歯部咬合支持，咬合高径，偏心運動時の誘導の回復という原則は，各症例における顎間関係決定因子に配慮しながら適用される．主な咬合誘導の決定因子は，通常であれば，審美，生体力学と機能である．

アンテリアディスオクルージョン（前歯による臼歯離開咬合）と顎関節症

　水平被蓋が6〜7mm以上のⅡ級関係，頬側クロスバイト，前歯開咬を呈する症例は，顎関節症（TMD）のリスクファクターに挙げられている．しかし，それらはTMDの原因とみなされているわけではない．現時点での見解は，TMDの原因は多岐にわたるもので，局所的な咬合による要因よりも，中枢性に起きる身体症状あるいは心理的要素のほうが大きいとされている[15,16]．したがって，単にTMDの予防だけを目的に，Ⅱ級，Ⅲ級あるいは前歯開咬の症例を，適切と見なされているⅠ級の偏心運動時の咬合関係に変える治療はもはや受け入れがたいものとみなされている[14]．
　それにもかかわらず，前方運動時のポステリアディスオクルージョン（臼歯離開咬合）と側方運動時の非作業側臼歯離開咬合を伴うⅠ級関係は，いまだにもっとも理想的とされる不朽の治療モデルである[17,18]．そしてその理由，合理性，正当性は，とてもではないが明確といえるようなものではなく，第6部で議論されているように，多くの混同しやすい変数があるため複雑である[5,7,17-22]．上記から，

骨格と偏心運動時の咬合

骨格性の咬合関係と前歯被蓋の関係は，偏心運動時の誘導の主な決定因子であり，とくに前方運動時において顕著である．各々の症例が，偏心誘導のメリットが何であるかという観点から評価されなければならない．そして，もともとの歯および骨格から予測される水平・垂直被蓋の程度と個々の臨床的決定因子をどう関連付けて決定されたかが評価されなければならない．

Ⅱ級1類とⅡ級2類の症例に対する治療指針を，表11-1，11-2に示す[22-36]．（図11-2〜11-8）

Ⅰ級とⅡ級2類，即時離開咬合

Ⅰ級とⅡ級2類関係における骨格ならびに切歯の咬合関係は，即時偏心離開咬合（immediate excursive disocclusion）と密接な関係がある．一般的に，ポステリアディスオクルージョン（臼歯離開咬合）をともなった前歯の咬合誘導を構成する従来の方法論は，もし水平被蓋がつねにあるならば適切なものといえたであろう．犬歯誘導かグループファンクションかの選択は，個々の歯列内因子と修復治療決定因子に左右される．前歯の歯冠の位置と垂直・水平被蓋は，安静時の歯の見え方，リップサポート，スマイル時の歯の見え方などの審美的因子によって決定づけられる．とくにⅡ級2類の咬合では，前方運動時または側方運動時の犬歯誘導の勾配が垂直的被蓋が機能するか否かを決定づけるかもしれない．誘導路の傾斜がきつくなることに付随して垂直被蓋が大きくなれば，結果として機能運動時においても不適切なパラファンクション時においても，その垂直方向のベクトルが大きくなる．そして，その垂直ベクトルを小さくするためには，誘導路の傾斜を緩やかにするか歯冠の長さと被蓋を小さくすることになりかねないため，患者にとって受け入れがたい審美的問題となる可能性もある[17, 18]．

一般的には，前歯の誘導による前方運動時の傾斜を緩め，耐久性や維持力に悪影響を及ぼす時間や前歯およびその遠心に連結された支台歯の荷重負担を減少させることを配慮すべきとされている．また，咬合高径を挙上することと偏心運動時の誘導路の平坦化についても配慮すべきかもしれない．上記事項の決定には，歯列矯正にかかる身体的および経済的負担などのマイナス要因についても熟慮されなければならない．また，その診断が個々の歯に対してもっとも的確なものであるかについては，他の要因に左右されることもある．歯槽骨の支持，支台歯の配置，二次的な外傷，連結固定，ポンティックの形態，審美性，歯冠-歯根比，歯冠-インプラント比などの多くの因子が検討されるべきである．

Ⅱ級の咬合関係

Ⅱ級1類

治療を進めるうえで，患者自身の生来の即時離開咬合誘導を伴わない水平被蓋を受け入れるのか，前歯の咬合接触誘導を確立するために最大咬頭嵌合時に上下顎の前歯を近接させるのかを決定しなければならない．

Ⅱ級1類の咬合関係の修復治療を行う際に考慮すべきことは，表11-1に示されるとおりである[23-27]．他の歯列内修復治療決定因子を優先すればよい時は，前方運動時の誘導は上顎犬歯のみあるいは犬歯，小臼歯の遠心の斜面を修復しながら設定する．前方運動時と前側方偏心運動可動域において，第二小臼歯と大臼歯を何とか離開させる程度の，平坦あるいは咬頭傾斜の緩やかな誘導面を残存させることもある（図11-2）．場合によっては，矯正治療によって上下顎の前歯を後方移動させることが必要な症例もあるかもしれない（図11-3a，11-3b）．前歯による前方運動時の誘導を確立するためには，下顎前歯をやや傾斜させるような修復治療を行う必要がある．しかし，前歯部がポンティックの場合は，パラファンクション時または機能運動時に破壊的な咬合力が発揮される瞬間があるため，生体力学的な有効性がより小さいか，または実際にはないものと考えられ

表11-1 Ⅱ級1類の修復治療の考慮事項

	水平被蓋の増加				
骨格と前歯の関連	偏心運動時の誘導	臼歯部咬合支持	咬合高径	個々の臨床的決定因子の影響	
軽度のⅠ級2類．前方運動時，最初に犬歯または小臼歯が接触し，次に前歯が接触する	誘導を平坦に維持	従来どおり．臼歯 Angle Ⅱ級関係-臨床的異常なし．平坦な犬歯-中心位の収束なし	咬合高経を維持	支台歯の配置，骨支持，審美的要求	
即時の前方運動時の誘導なし 水平被蓋が4〜5mmで前方運動時の誘導なし	必要に応じて犬歯と小臼歯による偏心運動時の誘導の付与．犬歯による前方運動時の誘導	咬合接触域の減少．インプラントによる固定性補綴装置による臼歯部咬合支持の追加．アバットメントに対するカンチレバーによるリスク	咬合高経を維持	審美と発音機能に対する配慮	
	上顎前歯と犬歯の口蓋への過剰な豊隆が必要な咬合挙上症例		咬合挙上によるオートローテーションを要因とした下顎前歯の遠心移動	咬合挙上．矯正治療か前歯の固定性補綴による咬合挙上が必要	
水平被蓋が6〜7mm．顎関節症のリスクファクター	小臼歯による誘導．上顎前歯の後方移動のための矯正治療．発音の問題が生じる可能性あり．下顎前歯は挺出に注意しながら経過観察．前歯の連結固定も検討	重度の下顎後退傾向の症例では，"globus"のリスクとなる．中心位では不快症状がでることがあるので，治療的MIを設定する	患者の感覚に応じて治療時の咬合高径を決定	患者の感覚（快適度）	
審美的考慮	前歯の審美平面とクラウンの長径との関連 後退位での顔貌 下唇の巻き込みと翻転		咬合挙上はⅡ級の下顎後退傾向の顔貌を強めるかもしれない	上顎前歯の後方移動下顎のリップサポート	
可撤性装置による治療．上顎可撤性部分床義歯（口蓋金属床）によりわずかな前方運動時の咬合接触と誘導	上顎の咬合平面による誘導を獲得するためには調整が必要．舌側歯周組織の慢性的な炎症を惹起する可能性あり		咬合挙上をする場合には，臼歯部は咬合面を被覆する形態のRPDを採用	上顎前歯口蓋側の炎症の制御	
顎関節症治療とパラファンクションの治療のためのスタビライゼーションスプリントの使用	上顎のスタビライゼーションスプリントは閉口時の歯列の安定を図る．上顎前歯は咬頭嵌合位で下顎と接触する．	平坦な咬合面，わずかな前歯の接触と側方運動時の臼歯離開によって設定される咬合誘導		Sunday Face を避ける	
重度の水平的および垂直的不正咬合	歯科矯正に加え外科矯正も提案する				

表11-2　Ⅱ級2類の修復治療の考慮事項

	垂直被蓋の増大				
骨格と前歯の咬合関係，垂直的被蓋の増大，過蓋咬合	偏心運動時の誘導	臼歯部咬合支持	咬合高径		個々の臨床的決定因子の影響
垂直被蓋の（自然）増加を維持	前歯と犬歯の急こう配な咬合誘導．前歯にかかる大きな負荷に対し，それを十分支えうる歯と歯槽骨が必要．金属による口蓋側被覆，金属のダウエルポストとコア，長いフェルールなど，修復治療の際は注意が必要．Dahlの原則に基づく，より大きな修復スペースの確保[32-35]	従来どおり	もし，すべての歯列を修復する必要がなければ，生来の咬合高径を維持．DahlかHawleyの装置による臼歯の挺出で，前歯の修復スペースを確保[32-35]		適切な骨量．歯冠と歯根の強度．審美的要求
偏心運動時の前歯部の回転モーメントを軽減するために咬合挙上	上顎前歯の平坦な誘導は維持		前歯の垂直被蓋を減少させ，誘導を緩やかにするために咬合挙上		支台の配置　歯槽骨の状態　咬合挙上に対する反応
外傷性の被蓋，Soft Centric，重度の垂直被蓋の増大，下顎前歯の口蓋歯肉，口蓋粘膜のへのわずかな突き上げ	咬耗，修復された上顎の支台には大きな負荷がかかる．歯ぎしりをする患者においては，重度の咬耗を伴う破折のリスク				
	外傷性で，咬合支持のない場合．下顎前歯の口蓋への突き上げ．下顎前歯を短小化，犬歯・小臼歯との連結固定による咬合支持の回復．可撤性の咬合挙上装置（Overlay type）				
軽度．咬合支持がなく，閉口時に下顎前歯が上顎歯肉付近に噛みこむ	安定している場合は，そのまま経過観察．不安定ならば，コンポジットレジンまたは接着修復によって咬合支持を回復	MI（最大咬頭嵌合）の安定性を維持	咬合高径を維持		
中等度．下顎前歯が上顎歯肉に噛みこむ（歯周治療の対象）	下顎前歯を削合，または咬合支持をしている犬歯・小臼歯との連結固定によって挺出を防止	MIの安定性を維持			審美性と発音機能に関する要求，患者側の不快感，睡眠時のナイトガードとしての咬合挙上副子の提供，可撤性の装置が受け入れられるか否か
	上顎の可撤性部分床義歯か金属製の咬合挙上装置を装着	必要に応じて咬合挙上副子	可撤性の装置によるわずかな咬合挙上		
	上顎前歯のクラウンに金属製あるいはジルコニア製の口蓋側面を適用．下顎前歯を削合，あるいはわずかな咬合挙上	従来どおり	DahlあるいはHawleyの装置によるわずかな咬合挙上（臼歯の挺出を期待），または前歯列の歯冠修復		
重度．下顎前歯が口蓋に噛みこむ	咬合挙上を行う場合は，下顎前歯を咬合支持のある犬歯・小臼歯と連結固定		下顎前歯の削合，またはDahlの原則に基づくクリアランスの確保が不可能ならば，全歯列の歯冠修復による咬合挙上		
顎関節症または歯ぎしりの症例では，スタビライゼーションスプリントを使用					装置による咬合挙上に対する馴化
矯正治療の対象．場合によっては外科矯正の対象．矯正によるレベリングは行うべき[18-23]					患者の年齢，健康状態，および承諾

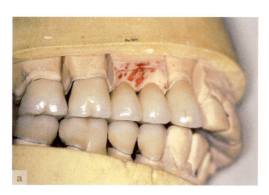
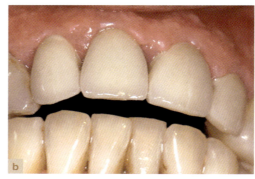

図11-2a, b　Ⅱ級関係における重度の過蓋咬合の場合，前方運動時には犬歯または第一小臼歯，あるいは犬歯と第一小臼歯の両方が接触する．

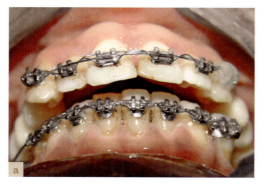
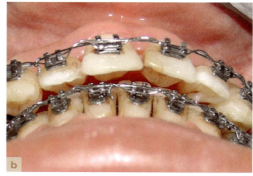
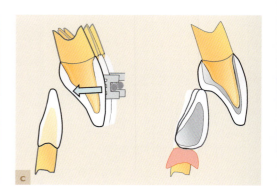

図11-3a〜c　前方運動時にポステリアディスオクルージョン（臼歯離開咬合）するように咬合を付与したⅡ級1類の治療症例．a, b：矯正による前歯の拡大．c：下顎前歯の前方傾斜による前歯部接触と誘導を付与したが，一方で支台歯に対するねじれモーメントは増大することになる．この時，下唇のリップサポートが獲得できるという利点も出てくる．

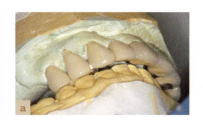 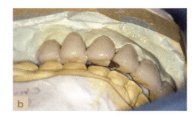 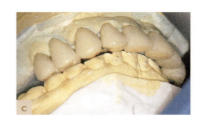 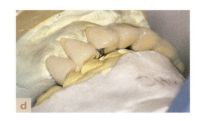

図11-4a〜d　Ⅱ級1類の短縮歯列における小臼歯の咬合状態．a,b：上顎に正常な歯冠の豊隆が付与された水平被蓋の場合，最大咬頭嵌合位では小臼歯がすべての咬合を負担することになる．そして前方あるいは側方への偏心運動時には2〜3mmほど離開する．c,d：咬合挙上し，口蓋側面を舌側方向に膨らませ，上顎の歯列が下顎と咬合接触するように咬合を付与．また，前方と側方への偏心運動時，わずかな誘導を付与．

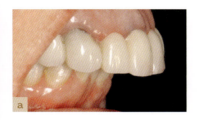 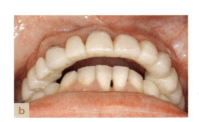 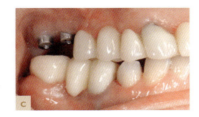 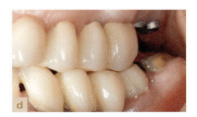

図11-5a〜d　Ⅱ級1類における不十分な咬合接触関係．インプラントによる歯冠修復で臼歯部咬合支持を獲得．偏心運動時の誘導は小臼歯と第一大臼歯に支持される（Dr. E Zenziperのご厚意による画像）．

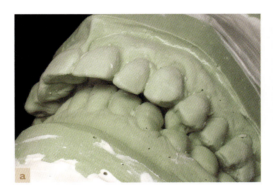 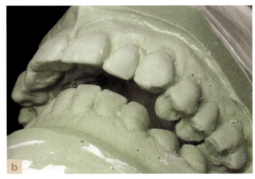

図11-6a,b　Ⅱ級1類における咬合挙上は，対合歯との離開関係を増大させ，下顎前歯は上顎前歯と犬歯に対してさらに後方位となる状況を惹起する（オートローテーション）．a：閉口時，最大咬頭嵌合時．b：開口時，下顎最後方位．

る（図11-3）．

図11-4a〜11-4eに，Ⅱ級1類で臼歯が欠損している症例を示す．歯冠形態は正常で，水平的，垂直被蓋が中等度から重度の場合は，咬頭嵌合接触と側方運動時の小臼歯による誘導となる．

上顎前歯と犬歯の垂直的な咬合挙上と水平的な歯列拡大によって，咬頭嵌合位と偏心咬合時に，前歯，犬歯，小臼歯が同時に接触する状態へと改善が可能である（図11-4c，11-4d）．

図11-5は，重度のⅡ級1類で臼歯欠損の症例を示している．すべての臼歯部の咬合力を第二小臼歯の遠心で負担していることがわかる．また，偏心運動時の誘導もこの部位が負担することになる．この症例では，サイナスリフトを含めたインプラントによる新たな臼歯部咬合支持が必要である．

Ⅱ級症例における咬合挙上

Ⅱ級症例における咬合挙上は，前歯の離開と，下顎前歯が上顎前歯と犬歯に対してさらに後方位となる状況（オートローテーション）を惹起する（図11-6）．最大咬頭嵌合時における前歯の接触および上顎前歯と犬歯の偏心運動時の接触を獲得するためには，上顎前歯と犬歯の歯冠形態には過剰な豊隆を与える（オーバーカントゥアにする）必要がある．これは，図11-4と図11-8に示されるような，オーバーカントゥアの上顎前歯および犬歯の全部冠修復が必要とされる．もし，咬合関係が遠心に寄りすぎていれば，最初の前方運動は，前歯が接触するまでは小臼歯によって誘導されることになる（図11-5）．

図11-7，11-8に示される重度の水平かつ垂直的過蓋咬合の症例では，不整な咬合平面，慢性歯周炎，軽度の前歯の離開，下顎前歯の叢生，下唇の巻き込みと非審美的な容貌を呈している．上顎前歯と犬歯に対しては，歯周ポケットを浅くするための，フラップ手術と根管治療が行われた．上顎の歯列は咬合挙上の際に修復した．下顎の矯正治療によってわずかに咬合挙上されて口蓋側の豊隆が強くなることで，最大咬合嵌合時における前歯および臼歯の接触と上顎前歯部でのアンテリアガイダンスが可能となる．

頰舌的分類

頰舌的な歯列不整は，交叉咬合または反対咬合に分類される[19]．反対咬合とは，「下顎の歯が上顎の歯に対して外側にある咬合状態をいう．すなわち，上顎の頰側咬頭は下顎の歯の中心窩に噛みこむ状態にある」[19]．両側性の交叉咬合は，顎関節症のリスクに挙げられている．このような症例では，頰側に傾斜した下顎の舌側咬頭と，舌側に傾斜した上顎の口蓋側咬頭による側方の偏心運動時の誘導が見られる．側方運動時の誘導を獲得するためには，傾斜歯の補正と作業側の誘導の維持，歯槽骨の支持，個々の補綴装置の耐久性がポイントとなる（図11-9）．

発音要因

前歯部の偏心運動時の誘導を改善するために口蓋側の豊隆を強くすると会話がしづらくなる可能性がある．場合によっては，患者は術前の発音空間を再構築できないかもしれない．舌っ足らずな状態

第11部 Ⅱ級とⅢ級および他の不正咬合の修復治療

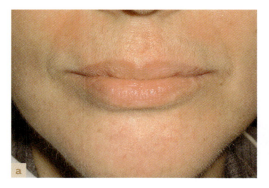
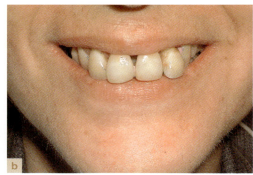
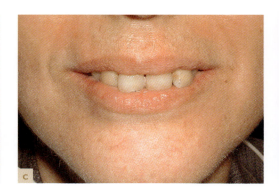

図11-7a～c Ⅱ級2類. a：努力閉口時. b：スマイル時. c：安静時.

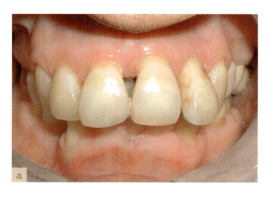
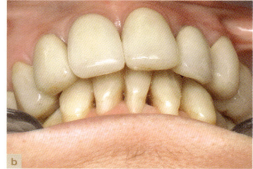

図11-8a, b a：術前上顎前歯の咬合関係. b：口蓋の豊隆を大きく形態修正し，わずかに咬合挙上して，最大咬頭嵌合時に上下顎の歯のほとんどが接触するように咬合を付与. また，前方運動時の誘導は上顎切歯に，右側の誘導は上顎犬歯に，左側の誘導は上顎第一小臼歯によって支持されている．

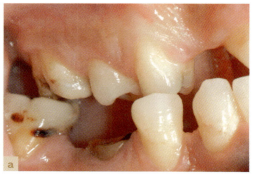
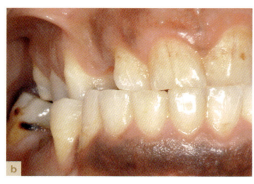

図11-9a, b 右側の片側性交叉咬合．

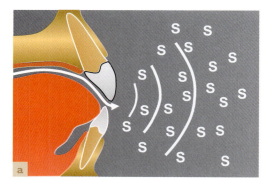
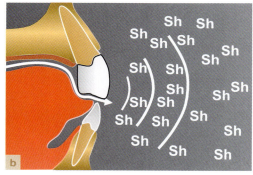

図11-10a, b 前歯部の偏心運動時の誘導を改善することで，口蓋側の豊隆が強くなり，会話がしづらくなる可能性がある．患者は術前の発音空間を再構築できないかもしれない．舌っ足らずな状態になり，「ス」と発音したつもりが「シュ」と聞こえてしまうというたぐいの不満を訴える可能性がある．

になり，「ス」と発音したつもりが「シュ」と聞こえてしまうというたぐいの不満を訴える可能性がある．時には，それに慣れるのに数か月を要し，ある程度は口蓋側の厚みを調整することが必要な場合もある．

他の発音に対しても前歯歯冠形態の変化は影響があり，「フ」と「ヴ」を聞き間違えることがある．上顎前歯の歯冠が長すぎたり，切縁隅角が下顎の口唇に触れると発音に悪影響を及ぼす．

過度の，または急激な上顎前歯の歯間空隙の変化もまた，歯間部からの空気の漏れと「ス」と「シュ」の発音をしづらくする可能性がある（図11-8, 11-10)[19-22]．

Ⅲ級の咬合関係

骨格性と歯性のⅢ級下顎前突は，通常，6～10％みられる[1-5, 36]．前歯切端咬合では，小臼歯と大臼歯が前方および側方運動時に接触する．いくつかの症例では，中心位において最初から切端咬合位にあり，さらに前方に滑走していくこともある．このような症例は，機能的Ⅲ級関係，仮性Ⅲ級関係，または後天性近心咬合がある．用語集の定義によれば，"any occlusion in which the mandibular teeth articulate with the maxillary teeth in a position anterior to normal － syn anterior occlusion."「下顎の歯列が，正常な位置関係よりも前方で，上顎の歯列と接触するすべての咬合関係」とされ

III級の咬合関係

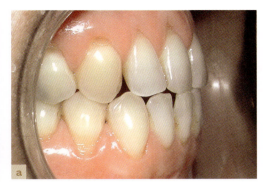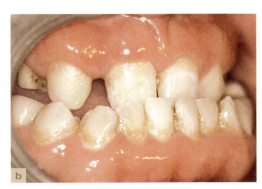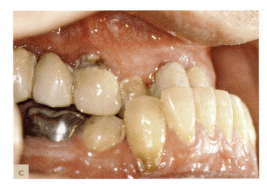

図11-11a〜c　III級咬合関係．a：切端咬合．b：反対咬合．c：前歯機能的III級関係，仮性III級関係，中心位から最大咬頭嵌合への前上方の滑走．

ている[19]．もし幼少時からこの状況にあったとすれば，臼歯はこの前方咬合状態で咬頭嵌合し，後天的な前方咬合の位置で臼歯が萌出していく可能性がある（図11-11c）．

III級切端咬合の修復治療

　III級咬合の歯列に対する歯冠修復の要点を，表11-3と図11-12〜11-16に示す[37-40]．III級関係の治療の際にはまず，前歯を切端位で修復するのか，またはわずかな垂直および水平被蓋を付与して前方運動時に臼歯が離開する咬合を付与するのかを決定しなければならない（図11-12, 11-14, 11-15）．上記について，どちらが良いのかを決定づける明確な根拠はない[17, 18]．どちらの咬合様式を採用してもおそらく，機能，審美，発語に問題は生じない．他の因子が上記の選択を左右する可能性もある．審美の観点からは，前歯の露出量と安静時とスマイル時の審美的咬合平面の位置の決定が重要になる．このことは，図11-12に示されている．前歯の露出量（見え加減）と審美的な咬合平面を決定すると，それに伴い歯冠長が決まり，その結果，本来の咬合高径における水平被蓋の量も決まる．修復歯列の近遠心径とアバットメントの連結位置などの他の要因，支台歯形成後に装着される補綴装置の耐久性と維持安定を獲得するためには，適切な最終補綴装置の形態と咬合付与を想定しておくことが重要であり，注意すべき点である．

　図11-14に示す症例では，審美的要因によって歯冠長を短縮せざるをえないため，咬頭嵌合位で切端咬合を獲得するためには，上顎前歯は前方に傾斜させる必要がある．

　同様に，図11-16においても審美的な配慮から上顎前歯の歯冠延長は困難であったため，可撤性オーバーデンチャーによる歯冠修復によって切端位での咬合を付与した．前方運動時の誘導は犬歯と小臼歯で支持されている．重度の下顎前突の欠損補綴に対する限られた治療オプションの中では，可撤性部分義歯の採用が機能と審美の回復に適している（図11-17）．

機能的III級，仮性III級または後天性近心咬合

　図11-11c, 11-13は，骨格性のIII級咬合（30歳の男性）の症例である．中心位での初期接触は切端位の関係にある．そして閉口時には，下顎は臼歯が咬合するまで前上方へと動いていく．この前方滑走は何年も前に出現したもので，臼歯もこの咬合位へと萌出し続けた結果である．この咬合のことを，後天性近心咬合，機能的III級咬合，または仮性III級咬合という[19, 38]．まっすぐ閉口運動をしたときに前歯がまったく接触しない反対咬合を，発達性または真性III級咬合という．

　後天性近心咬合の場合，前歯の歯冠形態の修正のみで切端位の咬合の関係で安定した咬合を獲得できる場合もある．このような症例においては，咬合高径を変えずに補綴処置を行うか，それとも咬合高径を挙上して中心位で補綴処置を行うべきかを決定することが困難であり，ある種のジレンマに陥る．切端咬合に近づけるためには，顎間距離が大きくなってしまうこともある．このような場合には，

表11-3　III級の修復治療の考慮事項

III級咬合の修復治療における注意点					
骨格と前歯の関係	偏心運動時の誘導	臼歯部咬合支持	咬合高径	個々の臨床的決定因子の影響
III級切端咬合	犬歯と小臼歯の前方運動時の誘導を保てるように切端位を修復あるいは維持	従来どおり		審美性，生体力学，連結，支台の配置，耐久性，維持
	わずかな臼歯離開が起こるように，上顎前歯部の歯冠を延長	従来どおり		
III級切端咬合	わずかなアンテリアディスクルージョン（前歯による臼歯離開）を付与する？上顎前歯，小臼歯部，または第一大臼歯のいずれかの偏心運動時の誘導でも問題はない	従来どおり	咬合挙上が必要となった場合，前歯部の歯冠を長くする必要が生じるが，それが審美的に問題となる可能性あり	支台の配置，審美性
軽度の水平被蓋あり	犬歯と小臼歯部によるアンテリアガイダンス			
下顎は中心位では切端咬合で，前方滑定しながら咬頭嵌合へ向かうIII級切端咬合，機能的III級，仮性III級，または後天性III級咬合[38]	水平的，垂直的な反対咬合の程度に応じて改変が必要	改変または従来どおり		審美性，発語機能
	咬合挙上，平坦な誘導面	臼歯の歯冠長および歯冠-歯根比の増大	咬合挙上の際の，神経筋機構と機能の適応に注意	
骨格性で前歯の逆水平被蓋を伴う反対咬合	小臼歯部あるいは第一大臼歯による偏心運動時の誘導	従来どおり	従来の咬合高径を維持	
重度の水平的水直的不調和（ディスクレパンシー）	矯正治療あるいは外科矯正の対象			

第11部　Ⅱ級とⅢ級および他の不正咬合の修復治療

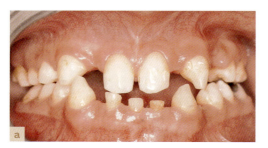
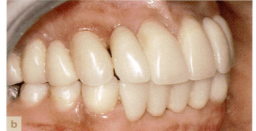
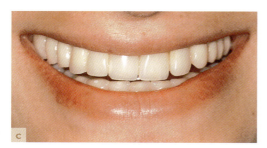
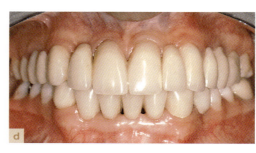

図11-12a〜d　部分先天欠損を伴うⅢ級咬合の症例．前歯の被蓋は審美的要因によって設定された（Dr. O Ghelfan のご厚意による画像）．

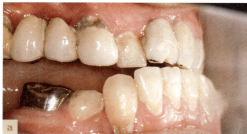
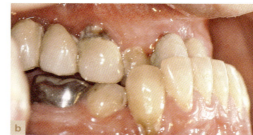
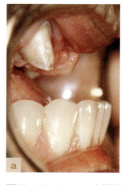
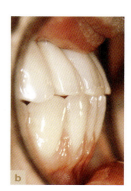

図11-13a, b　30歳男性．骨格性のⅢ級．**a**：中心位における初期接触．**b**：咬頭嵌合する位置への滑走．機能的Ⅲ級，仮性Ⅲ級，または後天的Ⅲ級咬合と定義される．

図11-14a, b　**a**：上顎前歯欠損を伴う骨格性のⅢ級咬合症例．**b**：臨床的歯冠長を短縮し，前方傾斜したクラウンによる切端位での咬合関係の付与．これ以上の歯冠延長と水平被蓋の付与は審美的に受け入れがたく，生体力学的にも好ましくない．

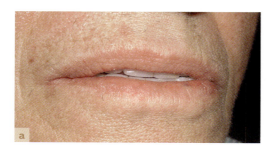
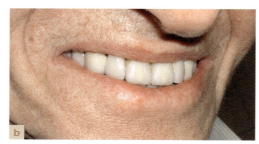
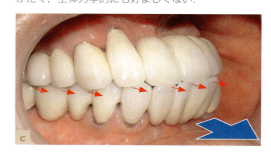

図11-15a〜c　骨格性のⅢ級咬合．上顎前歯を前方に傾斜させて切端位での咬合関係を付与．前方運動時，切歯，犬歯，小臼歯で咬合誘導されている（赤矢印）．さらなる歯冠延長と前方傾斜は，生体力学に反し補綴装置が脱離する可能性を大きくする．また，歯冠の延長は審美的にも受け入れがたい．唇側の豊隆は，安静時とスマイル時において，口唇を支持できる形態が付与されている．

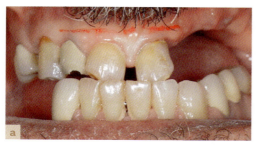
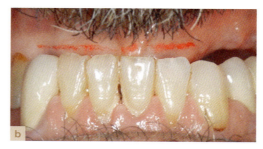
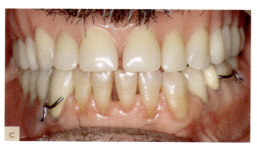
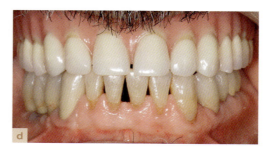

図11-16a〜d　**a, b**：臼歯部咬合支持がない状態での切端位から前上方へ滑走．**c**：可撤性補綴装置による臼歯部咬合支持を得て，切端位での機能的・審美的回復を行った．**d**：患者は上顎にインプラントによる固定性の補綴装置を希望したが，本症例では可撤性のオーバーデンチャーを適用すべきである（Dr. D Gordon のご厚意による画像）．

咬合高径の多様性：修復の要因と考慮事項

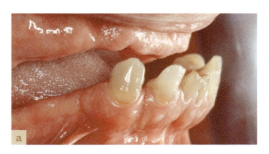
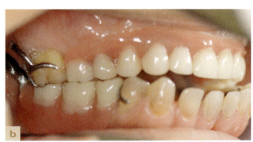
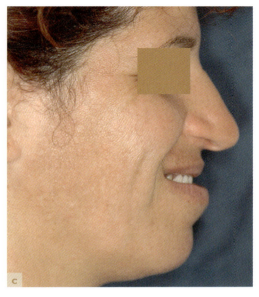
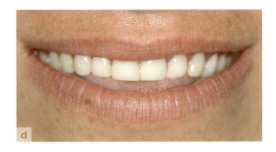

図11-17a〜d　可撤性義歯によって治療された重度のⅢ級症例．臼歯の咬合接触については，妥協しながら審美的要件を優先して機能回復を行った（Dr. G Asafrana のご厚意による画像）．

通常は矯正治療または外科矯正が必要となる．もし，無理に固定性補綴装置による咬合回復を図ろうとすれば，広い空隙を封鎖するために歯冠長の大きいクラウンを製作することになり，合着セメントの崩壊等の歯冠 - 歯根比にかかわる問題を惹起する可能性がある[37]．

可撤性補綴装置による解決法

不調和（ディスクレパンシー）の大きな症例では，可撤性部分床義歯または総義歯も治療の選択肢のひとつとなる．図11-17にあるような重度の下顎前突症例においては，可撤性義歯が唯一の選択肢である．可撤性補綴処置は，いつも適用可能な治療オプションであるが，患者の立場からしても，可撤性補綴が本当に適切であるかどうか熟考して判断すべきである．

咬合高径の多様性：修復の要因と考慮事項

垂直的な顎間関係を考慮することは，咬合再構成の評価と咬合の再構築する治療において重要である（図11-18）．議論のために，用語を明瞭化し誤解を回避する．垂直的顎間関係の変化は，発育に起因するものか，咬耗などの後天的な顎間距離の減少によって生じる．

咬合高径

咬合高径は歯が咬合接触している状態での顔貌を3等分した際の中下部の垂直的距離で，これは軟組織あるいは硬組織の参照点の計

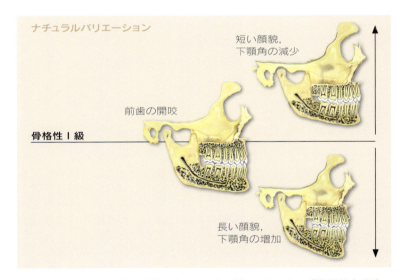

図11-18　垂直的な骨格の変形．ナチュラルバリエーション，遺伝子的な疾患，咬合の変化と不備．

測によって測定され表される．咬耗していない歯列によって構成される咬合高径は，歯冠の形態，大きさ，歯根の長さ，向き（方向）と歯槽部の大きさが変化していないことを表す．

歯冠高径の変化

歯の咬合面がすり減る（「酸蝕」と「咬耗」），もしくは歯質が著しく失われると歯冠の高さが減少する．歯の実質欠損が生じると視覚的に顔と口腔の外観に明らかな変化が生じていることになる．

歯冠高径の減少で代償的な挺出が生じていないとすれば，咬合高径の減少と歯槽堤間距離，または顎間距離の減少が生じる[41-44]．

第11部　Ⅱ級とⅢ級および他の不正咬合の修復治療

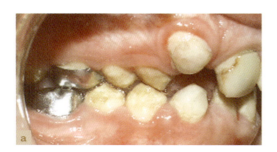
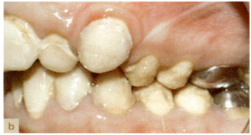

図11-19a, b　エナメル質形成不全，骨格性Ⅱ級関係，垂直的，水平被蓋の増加，垂直的寸法の喪失，歯槽間距離の減少，歯冠高径の減少．

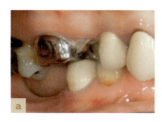
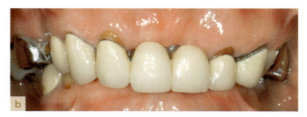
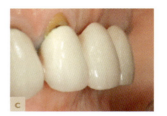
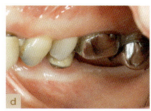

図11-20a〜d　骨格性Ⅱ級2類の臼歯部咬合支持とバーティカルストップの喪失．咬合高径（OVD）の減少．

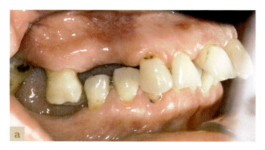
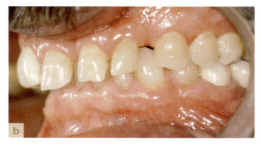
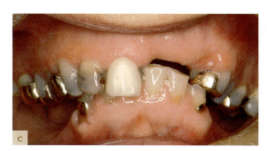

図11-21a〜c　骨格性Ⅱ級と臼歯部咬合の喪失と OVD の減少．

安静空隙の変化

　従来のコンセプトでは，咬合高径（OVD）が減少すると安静空隙は増加すると考えられていた．これらの概念は，もしも垂直的距離が失われたら，機能不全を回避するために咬合高径を回復しなければならないという主張である．これは，もはや真実であると考えられない[45, 46]．そして安静位の概念の変化は，失われた咬合高径と増加した安静空隙という単純な関係を定義するものではない．その根拠としては，安静位には範囲があり，1つのポジションではないからである．臨床的な安静位の範囲とリラックスの程度によって，咬合高径は変化する[44-47]．
　安静位の計測時にリラクゼーションコントロールが欠如すると，安静位の計測の正当性と，失われた咬合高径の指標（の曖昧さ）と同じくらい問題となる．たしかにこれには正当性がなく，固定性の補綴装置による修復で咬合高径を増加する適切な理由がない（第5部参照）．

垂直的距離の減少を引き起こした状態

　咬合の垂直的距離の減少と関連した状況は，発育不良あるいは遺伝的な障害，または成人後の変化の形態的な欠陥が原因で生じるといわれている（図11-18）．
　発育障害には，エナメル質形成不全と部分無歯症，外胚葉異形成症，歯の萌出のないケースと発育不全を含む（図11-19）．成人後の変化は，う蝕，歯周組織，修復の崩壊とパラファンクションによる摩耗や咬耗，酸蝕によって生じる．臼歯部咬合支持の喪失を伴う歯の喪失と，前歯部と臼歯部のバーティカルストップの喪失は，後の「低位咬合」や咬合高径，歯槽間距離および歯冠高径の減少を招く（図11-20, 11-21）．

代償性の萌出（挺出）

　進行性の摩耗と歯質の喪失のある症例では，代償的な萌出（挺出）を生じるかもしれない．歯質が摩耗したとき，多くの症例が代償性の萌出が特定の部位で認められる．部分的な過萌出は，下顎前歯に咬耗が進行し挺出した場合ではっきりわかる症例が多い（図11-22）．
　乾燥骨とエックス線的な観察による研究は，歯列全体の代償性萌出を生じると結論づけるために用いられてきた．結論は以下のように述べられている．歯槽部の代償は，歯の摩耗が生じても咬合高径を維持するために相対的に一定か微増し，この事実は咬合挙上を目的とする咬合再構成が不要であることを意味する[41-43]．水平的な歯列全体の摩耗症例では，歯槽部の代償的な萌出がどの範囲起こっているかどうかを判別することは不可能である．エックス線撮影による歯根尖部は十分な指標ではなく，根端が咬合面方向に移動したかどうかを示すための正確な比較基準マーカーが存在しない（図11-23）．確実に，咬合高径がそれだけのために増加したことを証明するだけの根拠がない．しかしながら，有効な治療目標の一環として，咬合高径を増加する多くの他の理由がある．その理由は，審美性の回復，機能の改善，さらに崩壊を避けるための喪失，破損した歯の構造の復元，または修復の目的のために十分な咬合クリアランス確保のための顎間距離を増加させるために行う（図11-24）．

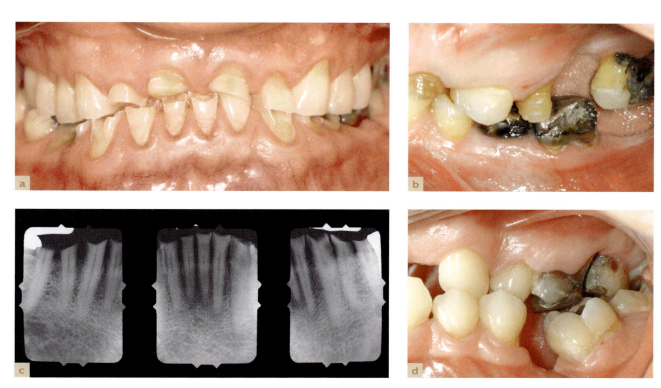

図11-22a～d　a：上顎前歯の摩耗は，対合する下顎前歯の代償性の挺出を招く．c：萌出しない隣在歯に対する（相対的な）下顎前歯の根尖の位置は，代償性の挺出が生じた状態を示す．b, d：臼歯部の過萌出は対合歯の減少，喪失を伴う．

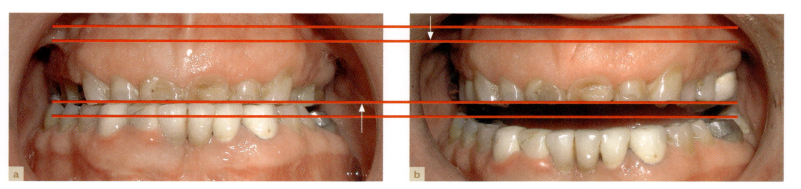

図11-23a, b　歯列全体の摩耗．代償的な歯槽部の挺出が起こったどうか，広さ，程度は判定できない．エックス線所見の根尖の位置は，咬合面方向に動いたかを示すための正確な相対的な基準マークとして十分な所見にはならない．

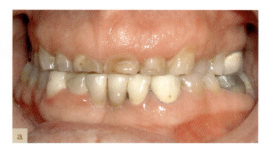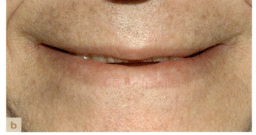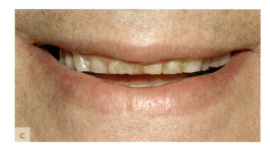

図11-24a～c　上顎歯冠高径の喪失によって，安静位とスマイル時の歯の外観の減少が生じる．

審美性の決定要因と垂直的顎間関係

　上顎と下顎の歯冠高径は徐々に減少し，安静時とスマイル時における歯の外観はそれに応じて減少してしまう（図11-25）．審美性を達成するための歯冠高径の増加量は，上顎の修復によって達成される．許容される咬合高径は，あらかじめ模型や画像から可逆的に決定される．歯の安静時の見え方とスマイル時の表情をもとに，最初に適切な診断手順を経て確立する．歯冠高径を変化させるのに使用されるアクリルの挙上副子は，写真のようなシビアな垂直的な歯の摩耗の症例に使用される（図11-24，11-26，11-27）．適切な抵抗性と維持力を発揮するための十分な歯冠高径さえあれば，咬合高径の増加は審美的な回復の必要性に応じて容易に成し遂げられるはずである．

　しかしながら，十分な維持力が欠如した支台歯形成と，過度の歯冠-支台歯比は，セメント接着の崩壊リスクにつながることになる．審美的な観点から歯冠高径の増加，さらに歯冠-歯根比，またはクラウン-インプラント比を増大させることになる．この他の望ましくない臨床的要因として，とりわけブラキシズムは生物力学的なリスクとなるため，審美的観点で重要な歯冠高径を減じる妥協をすることもある．

第11部　Ⅱ級とⅢ級および他の不正咬合の修復治療

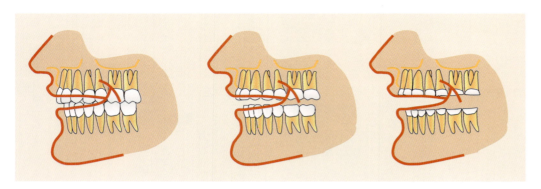

図11-25　歯冠高径は咬合面の減少で徐々に減少する．安静時と笑ったときの歯の見え方は減少し，いつかは見えなくなる．

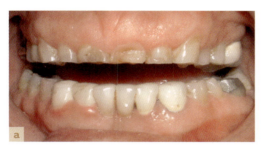
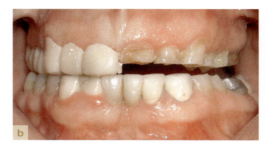
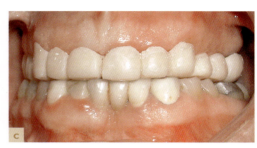

図11-26a〜c　a：審美性を損なう重篤な垂直性の上顎の摩耗は，咬合高径の崩壊につながる．b, c：アクリルレジン製の挙上副子は，審美的な咬合平面の評価のために用いられる．

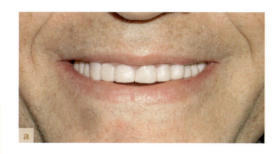
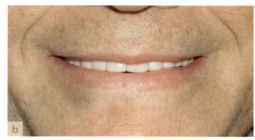

図11-27a, b　審美的な観点から，診断用暫間被覆冠とアクリルレジン製の挙上副子によって前歯部咬合平面を設定する．

Box11-1　垂直的，生体力学的，審美的因子．

垂直的因子
- 咬合高径
- 安静空隙
- 歯槽間距離
- 歯冠高径

生体力学的因子
- 歯冠 - 歯根比
- クラウン - 支台歯比
- 抵抗と保持

審美的因子
- 安静時とスマイル時の歯と歯肉の外観
- 切歯と臼歯の平面

垂直的な相互関係，審美性，生体力学的因子

重篤な咬耗症例を含め，全顎的な修復治療は，審美と生体力学との関連を考慮する必要がある（**Box11-1**）．画像診断，診断用モックアップ，および暫間冠／プロビジョナルレストレーションなどを用い，審美的要因を最初に考慮して治療を開始するが，後に生体力学的な因子を考慮した変更が必要になるかもしれない．

以前に述べたように，歯の形態は生体力学的な条件に起因する咬合高径と歯冠高径に必要なクリアランスの量で決定される．その結果，クラウン - 支台歯比，歯冠 - 歯根比，またはクラウン - インプラント比が過大であると，力学的な加重負担が生じ大きなリスクをもたらす可能性がある．これは修復物へのストレスの集中を著しく高め，支持構造の破損と機械的な失敗のリスク上昇を招く（**図11-28**）．それに対して，修復物の連結固定は非軸方向の側方過重に対するねじれ抵抗を増強することになる．

無歯顎におけるフルマウスのインプラント支持リハビリテーションにおいて相互関係をもつ事項

無歯顎の状態に対する固定式のインプラント支持による修復は，症例に応じた個々の臨床的決定因子の適切な適用と，その個々の要因同士の関連も同時に考慮して診断しなければならないことから難症例ともいえる．これらの要因はあらかじめ考慮され，インプラントの埋入時のテンプレートに包含される．**図11-28**は，このようなケースで計画検討されるすべての相互関係因子である．咬合高径を増加しすぎると，その結果過大な歯槽間距離となり，結局は咬合高径を再度減少せざるをえない状況となる．これは，審美的な咬合平面を上昇させ，安静時とスマイル時に歯が見えない状態を招く．すべての変化に対する注意深い考察は，それぞれの症例で最適な結果を成し遂げるために必要である．

垂直的な相互関係，審美性，生体力学的因子

補綴の相互関係の決定要素		
■ 歯と歯肉の外観	■ 生物力学	■ 支台の配置
■ 歯槽間距離	■ 前歯部咬合平面	■ 臼歯部咬合平面
■ 垂直被蓋	■ 咬合高径	■ 前歯の歯冠高径
■ 機能	■ 偏心運動時の誘導	■ 発音
■ 抵抗と保持	■ クラウン－インプラント比	■ 回転力
		■ 支台歯の支持

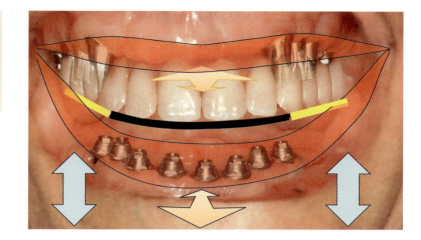

図11-28 全顎的なインプラント支持補綴の相互関係．垂直的な要素は，審美，機能，生物力学的なすべての決定と相互関係をもつ．

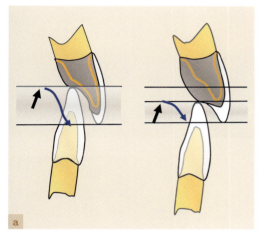
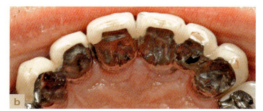
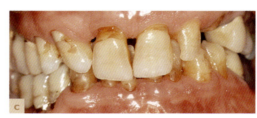
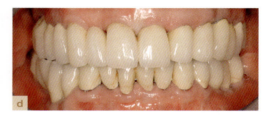

図11-29a〜d 垂直被蓋の増加．Ⅱ級2類．a：元来の咬合高径を採用して回復する際には，誘導面の急傾斜を緩和する．あるいは咬合挙上する場合には，フラットな誘導を付与する．b〜d：咬合挙上は誘導傾斜の平坦化を許容し，回転ベクトルを減少させる．しかしながら，フルアーチの修復に限られる（Dr. O Ghelfan のご厚意による画像）．

重篤な垂直被蓋関係Ⅱ級2類

重篤な垂直被蓋関係Ⅱ級2類の修復における考慮事項を，表11-2に挙げる[28-35]．このような歯列の修復における主たるものの1つは，もともとの咬合高径で回復させるか，または咬合挙上するかどうかである．

元来の咬合高径での回復は，極めて困難な修復治療で，垂直的な力学ベクトルの保持は垂直被蓋の増加に関係する．誘導面の傾斜を丸めることによるアンテリアガイダンスの急峻さの減少（平坦化）は，初期の偏心運動における下顎前歯唇面の負荷を減少させる．歯科矯正治療と可撤式アプライアンスは代替的なオプションであるが，それぞれに相対的な適応と禁忌がある．不快感を伴う軟組織への侵襲は，とくに管理が困難である．短縮化した下顎前歯では，萌出を防止する連結固定を必要とする．固定された部分は遠心に十分延長され，咬合支持が得られるように設計する必要がある．外傷による舌側の軟組織と歯周治療も必要となるだろう．上顎の被覆型金属製のパラタルプレートが有効な場合がある．これらは，しばしば許容するのが難しく，舌側の歯周の状況を悪化させる．固定性義歯（ブリッジ）による咬合挙上は，咬合，機能，審美性などすべての点で満足しうる（図11-29）．しかしながら，費用の関係と対合歯の全歯列の固定性修復の複雑性から患者の意思を尊重するのが原則である．

重度の垂直，側方，前方の骨格性・歯性の不正咬合

重度の骨格性，歯性の不正咬合の治療は，高度な修復治療であり，下顎外科矯正，矯正治療，あるいは固定性，可撤性の補綴装置など，多角的な治療様式を必要とするだろう．

それぞれのケースは，個々の特別な形態的な組み合わせ，患者関連の要因に応じて計画されなければならない．極端な垂直，側方，前方の骨格性，歯性の不調和ケースを図11-30〜11-33に示す．このケースの形態の変異の問題点は，骨格性，歯性の発達障害，上顎の劣成長，相対的な下顎前突，上顎の狭窄型歯列，異常な顎間関係，異常な形態を伴う未萌出歯からなる（図11-30，11-31）．このケースの修復は，矯正治療，外科矯正と全顎的な固定性の補綴治療で，偏心運動時の緩い誘導を有するⅠ級関係による修復を必要とする．治療は数年を要した．図11-34は下顎過成長，高い下顎下縁平面角と開咬に関連する下顎の骨格性Ⅲ級関係を示す．この症例は正しい咬合と審美性の改善のため，顎顔面の外科治療を施されなければならない．上顎骨の前方移動に対するLe-FortⅠ型上顎骨切り術，下顎の再配置と縮小には両側下顎骨矢状分割術，オトガイ形成術の3つの手順が同時に行われた．

第11部　Ⅱ級とⅢ級および他の不正咬合の修復治療

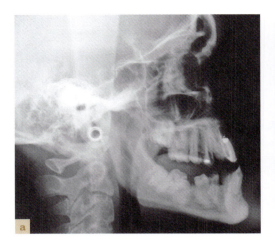
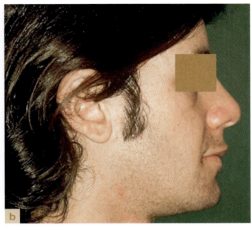

図11-30a, b　異常な前方，垂直，側方の骨格と歯の関係．

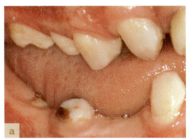
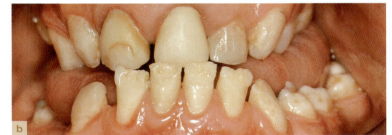
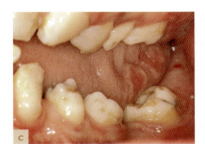

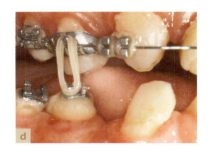
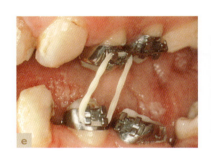

図11-31a〜e　a〜c：異常な顎間関係と矢状方向の異常咬合．臼歯における過度の歯槽間距離（歯列間距離）の垂直的な不調和（ディスクレパンシー），前歯の反対咬合，5歯の対合による咬合接触，狭い上顎歯列弓，広い下顎歯列弓，大きくなった安静空隙，引き伸ばされた臼歯部の歯冠高径．d, e：最初の矯正治療では，骨癒着歯のために不完全な治療結果となった．

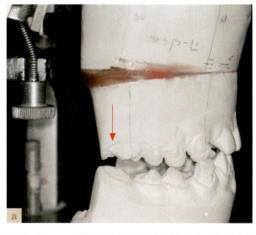
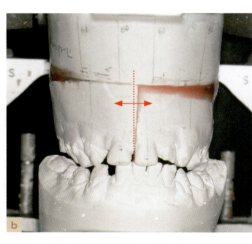

図11-32a〜c　垂直的な切除の予測のための外科診断用の模型，回転と臼歯部の低下，上顎の拡大と前方移動．

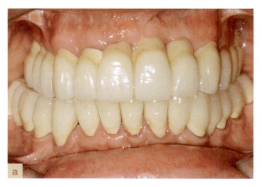
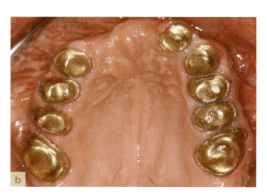
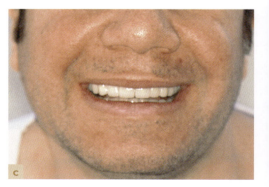

図11-33a〜c　上顎のテレスコープに対する下顎の固定性陶材焼付冠．上顎のテレスコープは，外科処置と矯正に引き続いて生じる歯列弓の距離の増大の対処に用いられた．緩いポステリアディスクルージョン（臼歯離開）のためにわずかな垂直被蓋を付与．右側は側方交叉咬合，左側は咬頭対咬頭になっている（Dr. I Prielのご厚意による画像）．

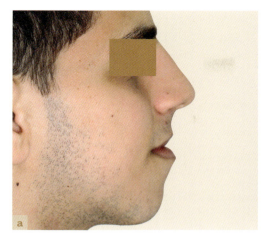
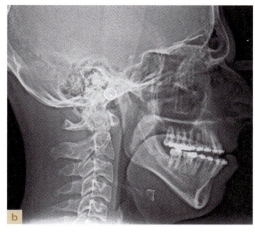
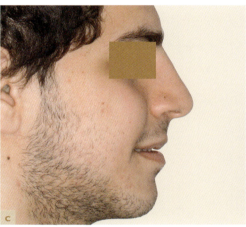
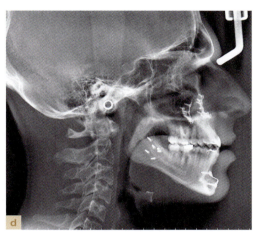

図11-34a～d　a, b：下顎下縁平面角が大きい骨格関係のⅢ級，下顎の垂直的な過成長と前歯の開咬．
c, d：顎顔面外科処置で矯正（修正）された（Prof. S Kalderonのご厚意による画像）．

参考文献

1. Proffit WR, Fields HW Jr, Moray LJ. Prevalence of malocclusion and orthodontic treatment need in the United States: estimates from NHANES III survey. Int J Adult Orthodon Orthognath Surg 1998;13:97–106.
2. Angle EH. Classification of malocclusion. Dental Cosmos 1899;41:248–264.
3. Carlsson GE, Ingervall B. Occlusal variations and problems. In: Mohl N, Zarb G, Carlsson GE, Rugh JD (eds). A Textbook on Occlusion. Chicago: Quintessence Publishing, 1988.
4. Emrich RE, Brodie AG, Blayney JR. Prevalence of class I, class II and class III malocclusions (Angle) in an urban population an epidemiological study. J Den Res 1965;44:947–953.
5. Scaife RR, Holt JE. Natural occurrence of cuspid guidance. J Prosthet Dent 1969;22:225–229.
6. Stohler CS. Clinical decision-making in occlusion: A paradigm shift. In: McNeill C (ed). Science and Practice of Occlusion. Quintessence: Chicago Publishing, 1997:294–305.
7. Ash MM. Paradigmatic shifts in occlusion and temporomandibular disorders. J Oral Rehabil 2001;28:1–13.
8. Borzabadi-Farahani A, Eslamipour F. The relationship between the ICON index and the aesthetic component of the IOTN index. World J Orthod 2010;11:43–48.
9. Jenny J, Cons NC. Comparing and contrasting two orthodontic indices, the Index of orthodontic treatment need and the dental esthetic index. Am J Orthod Dentofacial Orthop 1996;110:410–416.
10. Pullinger AG, Seligman DA, Gornbein JA. A multiple logistic regression analysis of the risk and relative odds of temporomandibular disorders as a function of common occlusal features. J Dent Res 1993;72:968–979.
11. Seligman DA, Pullinger AG. Analysis of occlusal variables, dental attrition, and age for distinguishing healthy controls from female patients with intracapsular temporomandibular disorders. J Prosthet Dent 2000;83:76–82.
12. Svensson P, Jadidi T, Arima L, Baad-Hansen L, Sessle B. Relationships between craniofacial pain and bruxism. J Oral Rehabil 2008;35:524–547.
13. Carlsson GE, Egermark I, Magnusson T. Predictors of bruxism, other oral parafunctions and tooth wear over a 20-year follow-up period. J Orofac Pain 2003;17:50–57.
14. John MT, Hirsch C, Drangsholt MT, Mancl LA, Setz JM. Overbite and overjet are not related to self-report of temporomandibular disorder symptoms. J Dent Res 2002;81:164–169.
15. Drangsholt M, LeResche L. Temporomandibular disorder pain. In: Crombie IK, Croft PR, Linton SJ, LeResche L, Von Korff M (eds). Epidemiology of Pain. Seattle: IASP Press, 1999.
16. Dworkin SF, LeResche L. Research diagnostic criteria for temporomandibular disorders: review, criteria, examinations and specifications, critique. J Craniomandib Disord 1992;6:301–355.
17. Pokorny P, Weins JP, Litvak H. Occlusion for fixed prosthodontics: a historical perspective of the gnathological influence J Prosthet Dent 2008;99:299–313.
18. Klineberg I, Kingston D, Murray, G. The bases for using a particular occlusal design in tooth and implant-borne reconstructions and complete dentures. Clin Oral Implants Res 2007;18(Suppl 3):151–167.
19. The glossary of prosthodontic terms. J Prosthet Dent 2005;94:10–92.
20. Pound E, Murrell GA. An introduction to denture simplification. J Prosthet Dent 1971;39:990–999.
21. Silverman MM. Occlusion in Prosthodontics and in the Natural Dentition. Washington, DC: Mutual Publishing, 1962.
22. Murrell GA. Phonetics, function, and anterior occlusion. J Prosthet Dent 1974;22:23–32.
23. Ambard A, Mueninghoff L. Planning restorative treatment for patients with severe Class II malocclusions J Prosthet Dent 2002;88:200–207.
24. Drago CJ, Caswell CW. Prosthodontic rehabilitation of patients with Class II malocclusions. J Prosthet Dent 1990;64:435–445.
25. Jensen WO. Occlusion for the class II jaw relations patient. J Prosthet Dent 1990;64:432–434.
26. Chung KR, Kim SH, Mo SS, Kook YA, Kang SG. Severe class II-1 malocclusion treated by orthodontic miniplate with tube. Prog Orthod 2005;6:172–186.
27. Kaya B, Arman A, Uçkan S, Yazici AC. Comparison of the zygoma anchorage system with cervical headgear in buccal segment distalization. Eur J Orthod 2009;31:417–424.

28. Akerly WB. Prosthodontic treatment of traumatic overlap of the anterior teeth. J Prosthet Dent 1977;38:26–34.
29. Burstone CR. Deep overbite correction by intrusion. Am J Orthod 1977;72:1–22.
30. Capp NJ, Warren K. Restorative treatment for patients with excessive vertical overlap. Int J Prosthodont 1991;4:353–360.
31. Lee RL, Gregory GG. Gaining vertical dimension for the deep bite restorative patient. Dent Clin North Am 1971;15:743–763.
32. Poyser NJ, Porter RW, Briggs PF, Chana HS, Kelleher MG. The Dahl Concept: past, present and future. Br Dent J 2005;198:669–676.
33. Dahl BL, Krogstad O, Karlsen K. An alternative treatment in cases with advanced localized attrition. J Oral Rehabil 1975;2:209–214.
34. Gough MB, Setchell DJ. A retrospective study of 50 treatments using an appliance to produce localised occlusal space by relative axial tooth movement. Br Dent J 1999;187:134–139.
35. Dahl BL, Krogstad O. Long-term observations of an increased occlusal face height obtained by a combined orthodontic / prosthetic approach. J Oral Rehabil 1985;12:173–176.
36. Drago CJ, Caswell CW. Prosthodontic rehabilitation of patients with Class II malocclusions. J Prosthet Dent 1990;64:435–45.
37. Murray CG. The prosthodontic rehabilitation of selected adults class III malocclusions J Oral Rehabil 1979;6:147–152.
38. Ross IF. Acquired mesio-occlusion in adults: treatment without appliances. J Prosthet Dent 1977; 38(3):274–283.
39. Sakar O, Beyli M, Marsan G. Combined prosthodontic and orthodontic treatment of a patient with a class III skeletal malocclusion: a clinical report. J Prosthet Dent 2004;92:224–228.
40. Saito I, Yamaki M, Hanada K. Nonsurgical treatment of adult open bite using edgewise appliance combined with high-pull headgear and Class III elastics. Angle Orthod 2005;75:277–283.
41. Johansson A, Johansson AK, Omar R, Carlsson GE. Rehabilitation of the worn dentition. J Oral Rehabil 2008;35:548–566.
42. Berry DC, Poole DFG. Attrition: possible mechanisms of compensation. J Oral Rehabil 1976;3:201–206.
43. Murphy TR. Compensatory mechanisms in facial height adjustment to functional tooth attrition. Austr Dent J 1959;4:312–323.
44. Morales R, Mohl N. Relationships of occlusal vertical dimension to the health of the masticatory system. J Prosthet Dent 1991;65:547–553.
45. Ormianer Z, Gross MD. A 2-year follow-up of mandibular posture following an increase in occlusal vertical dimension beyond the clinical rest position with fixed restorations. J Oral Rehabil 1998;25:877–883.
46. Gross MD, Ormianer Z, Moshe K, Gazit E. Integrated electromyography of the masseter on incremental opening and closing with audio biofeedback: a study on mandibular posture. Int J Prosthodont 1999;12:419–425.
47. Rugh JD, Johnson W. Vertical dimension discrepancies and masticatory pain dysfunction. In: Solberg WK, Clark GT (eds). Abnormal Jaw Mechanics. Chicago: Quintessence Publishing, 1984.

第12部 現代の最先端審美歯科治療

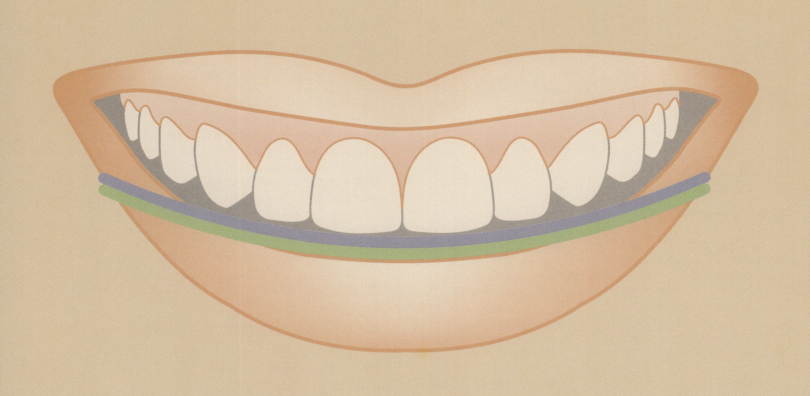

第12部　現代の最先端審美歯科治療

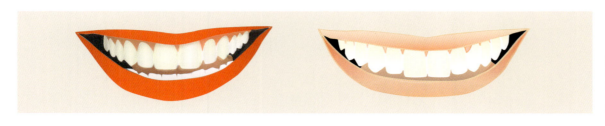

図12-1　アルファスマイル．明るい色の歯と，上顎の歯間乳頭，歯肉ラインが放射状に左右対称なスマイルラインをもち，上下の口唇線と調和を伴う審美的な咬合平面が存在する状態．

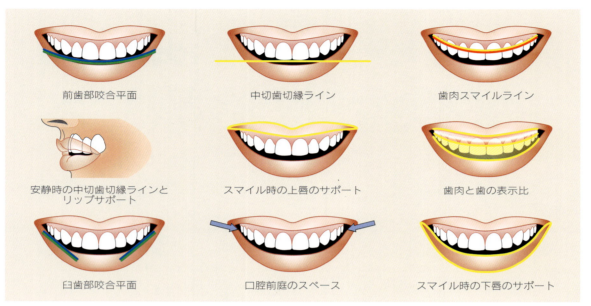

図12-2　9つの審美的決定要素．

目次

- 審美と咬合
- 臨床症例
- 症例1：Dr. Stefano Gracis
- 症例2：Dr. Iñaki Gamborena
- 症例3：Dr. Konrad Meyenberg

審美と咬合

個々の臨床的決定因子における顔貌因子

　オーラルリハビリテーションの治療計画や結果を決定するうえで，顔貌因子は個々の臨床的決定因子の非常に重要な要素となる．それらは，顔面垂直高径，垂直咬合高径，顔貌の審美性の相互の関係によって構成される．顔貌の外観は，顔面形態，対称/非対称，プロポーション，リップサポート，歯の露出量，そして歯肉の露出量などを含んでいる．口腔顔面における歯と歯肉の露出量の歯学的特徴は，スマイル時にもっとも顕著に現れる．スマイル時の歯と歯肉の特徴は審美上の決定要因として重要で，その特徴を図12-1，12-2に示す．
　審美は，オーラルリハビリテーションに関連する個々の臨床的決定因子の相互的関係のなかで不可欠な役割を果たす．オーラルリハビリテーションにおける審美上の考慮事項は非常に主観的であり，地理，文化，容姿，心理社会的な要素，自己像によって決定されるものであるが，その一方で，一定の原理や基準に基づくものでもあるともいえる．審美の見識は，正常の平均値，非対称性の欠如，大きな不均衡の正しい評価が基本となる[1-4]．骨格性Ⅰ級であると感じることは，理想的な統計的基準値やアルファの基準値を具現化している骨格性Ⅰ級の歯科模型と近似しているということである．この人工的な正常基準から乖離する事項は，「審美的変異」として，そ

の多様性を説明する基盤となる（Box12-1）．審美に関する古い成書や講演では，理想的なスマイルの規範が男女間で多少異なる[5-14]．これらのスマイルは，図12-1～12-3にあるような基本的な特徴や決定要素があり，一般的に左右対称で調和のとれた顔貌とともに，理想的な骨格性Ⅰ級正常咬合に関連付けられて存在する．また，アルファスマイルと呼ばれる理想的な骨格性Ⅰ級と歯列に近似するものと考えられている．
　アルファスマイルの特徴を，図12-1～12-3に示す．この規範は，個々の症例に存在する多様な臨床的決定因子との相互関係を考える際の治療目標や治療計画の基準としても活用できる．このアルファスマイルの基準から逸脱していて，その修正を審美の典型例たるアルファスマイルの外観になるように治療を行う必要性があるか否かは，患者の希望，歯科医師の治療コンセプトや能力，歯科技工士の技術，個々の臨床的決定因子，そして心理社会的で社会経済的な環境によって決まる．

Box12-1　9つの審美的決定要素から逸脱した審美的変異の例

- 口腔顔面の非対称．
- リップサポートの不足．
- スマイル時および安静時の過小／過大な歯の露出．
- 歯肉の過大な露出．
- 非対称な歯の形態，色，分布，排列．
- 歯肉ラインと歯軸の水平・垂直的な不調和．
- 臼歯部や口腔前庭スペースの過大／不十分な露出．
- 口唇の不全や不調和．

咬合に関連した歯肉ラインと顔貌平面

　上顎作業側の誘導の傾斜角度の変数と，上顎の頬側咬頭を誘導している距離が，スマイル時の審美的な外観に大きな影響を与える（図

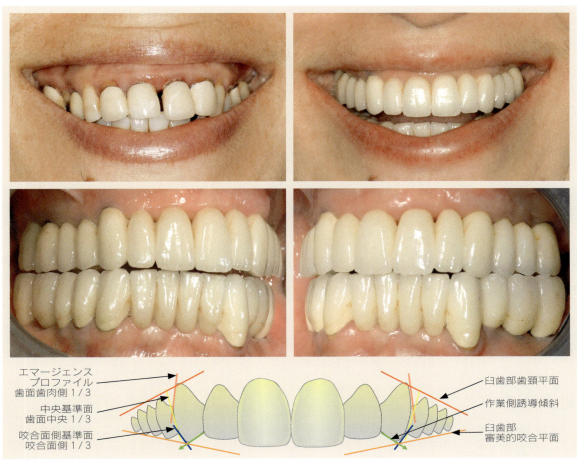

図12-3 理想的な口腔顔面における顔貌と咬合平面．歯肉ラインと口唇線に調和した前歯部および臼歯部の審美的な平面．作業側の誘導と臼歯部頬側咬頭面が，後顔面と咬合平面を確立する．

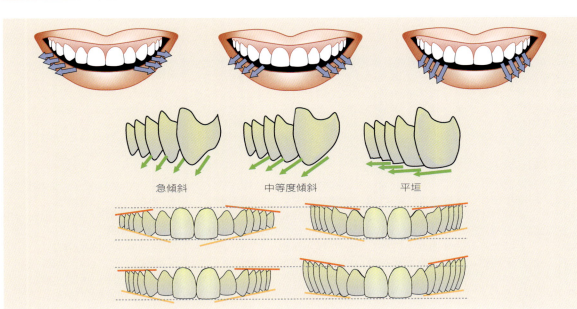

図12-4 咬合誘導平面．臼歯部咬合平面と臼歯部歯肉ライン．

12-4）．臼歯部の審美的平面は，上顎の頬側咬頭頂の排列と水平的な傾斜度合いによって決定され変化するといえる．臼歯部の歯肉ラインの傾斜も，臼歯部の歯槽骨レベルの度合いによって決定され変化する．歯冠長スペース，臼歯部の歯冠高径，上顎の頬側咬頭頂の排列，歯槽骨の高さ，そして臼歯部の歯頚平面の傾きのこれらすべての相互の関係が，口腔顔面の外観に影響している（図12-4）．

綴や審美の分野で高名で，世界中で講演や出版活動を行っており，補綴・修復治療や審美歯科学の分野で活動されている．本項の執筆依頼時には，彼らに本書の目的と内容を理解していただき，臨床的に審美性を表現するうえで適切だと思われる一症例を提示していただくことをお願いした．

臨床的な芸術

症例は個別に提出されたにもかかわらず，共通して臼歯部咬合支持の喪失に対してはインプラントを用い，前歯部は天然歯で補綴処置を行っていることは興味深い．3人の歯科医師の中で，1人は上顎臼歯部のパーシャルデンチャーを骨造成を伴ってインプラント支

臨床症例

本項では，ヨーロッパの異なった地域から，尊敬すべき3人の歯科医師にそれぞれの症例を提示していただく．個々の歯科医師は補

持型の固定性補綴装置へと変更した．各症例の治療計画とそれに基づく治療は，現代の最先端審美歯科治療としての考え方を見事に表現していると思われる．補綴装置の高度な審美的結果は，ポーセレンと歯肉が歯と顔貌に関連した最先端の審美であることを反映している．また，治療計画，咬合デザイン，補綴デザイン，治療順序，そして臨床結果の高度な到達点などが，現代の最先端審美歯科治療を表現している．それぞれの症例において，最先端のインプラント治療，硬・軟組織の造成，審美的な歯肉処置，矯正治療，そして天然歯やインプラントで固定されたポーセレンやラミネートベニアなどの有効な使用法に関しても述べられている．

症例1：Dr. Stefano Gracis

今回の治療に関与した歯科医師

- Dr. Stefano Gracis, DMD, MSD —修復治療と補綴的リハビリ治療
- Matteo Capelli, DMD —歯内療法，歯周治療とインプラント治療
- Luca Vailati, CDT —補綴装置製作

患者詳細

2006年5月の時点において，患者は年齢76歳の女性．健康状態にとくに問題はなく，歯科治療に対する全身的な禁忌症も存在しなかった．薬の服用もない．

主訴

「私は上顎に取り外し式の義歯を装着しているために，物を適切に咀嚼することができず，その義歯は決して受け入れられるものではありません．取り外し式の義歯を止めて，固定式の修復物にしてほしいと思っています．また，下顎の右側と上顎の左側に違和感があります」

歯科既往歴

初診時来院の10年前に，現在装着している補綴装置の処置が終了した．約9年後に，上顎右側の天然歯に装着されていた補綴装置が外れて，部分的にブリッジと取り外し式の義歯を装着した．

患者は，上顎左側にどのくらいの期間痛みが続いていたかを明確にいうことはできなかったが，ここ2週間で痛みが増していると訴えていた．下顎右側の違和感は急を要していなかった．

診断所見

口腔外と顔貌所見

大きな顔貌の非対称はとくに認められなかった．下顔面の1／3は顔貌の2／3と比べてわずかに短かった．患者は，下顎後退位でわずかに突出した顔貌をしていた．両側の顎関節は，自然状態や触診でもクリックと痛みもなく，正常範囲内にあった．開口量は正常範囲内で，触診時の筋肉の不快感や圧痛のいずれもなかった．上顎の正中線は，顔貌の正中線に対して約1mm右側にズレていた．強調して笑った時に，上顎前歯部はスマイルフレーム内で大変低い位置にあった（上顎前歯切端は下唇に触れており，下顎前歯部は見えなかった）．

口腔内所見

臼歯部に限局したプラークの蓄積を認め，プロービング時に広汎性の出血を認めた．#13～16，#18，#26，#35，#36，#38，#47，#48は欠損していた．#12～24は連結されており，#13は延長されている．#24～37，#45と#46もまた連結されていた．初期う蝕が，数々のクラウンマージン部分（#12，#11，#21，#37，#45）と修復処置された部分（#33，#44）に認められた．すべての補綴装置は不適合であった．上顎の左側第二小臼歯は動揺度Ⅱであった．歯列弓は非対称であった．上顎と下顎の正中線は一致していなかった（上顎の正中線が約1mm右側にズレていた）．歯間離開が下顎の左側中切歯と右側中切歯間に認められた．右側の上下歯列弓の間に制限されたスペースを認めた．

エックス線所見

広汎性に歯槽骨支持のわずかな喪失と下顎の右側第一大臼歯の歯根破折を認めた．上顎左側第二小臼歯の歯根周囲に透過像を認め，同時に歯根破折も認められた．#17，#12，#11，#21，#22～#25まで，#27，#37，#34，#44～46までは失活歯であった．#11，#22，#24，#27，#37，#34，そして#45は不完全な歯内療法であった．エックス線診断から左右の上顎洞は広く見えた．

咬合検査

80％の垂直被蓋と5mmの前歯部の水平被蓋があった．中心位（CR）は最大咬頭嵌合位（MIP）と一致していなかった（約1mm前後的にズレを生じていた）．早期接触歯は上顎右側第二小臼歯と下顎右側第一小臼歯の間に認められた．最大咬頭嵌合（MI）において，前歯部を含めて歯は全顎的に接触していた．左右両側への側方偏心運動において，犬歯誘導は有効に働いており，非作業側で歯の完全な離開が生じていた．前方運動において，臼歯部の左右両側に歯の完全な離開を生じた．上顎右側犬歯と側切歯，下顎右側犬歯と側切歯に接触を認めた．逆ウイルソンカーブであり，スピーの彎曲は正常範囲内であった．

口腔衛生の習慣性

患者は手動の歯ブラシで1日に2回のブラッシングを行っていた．フロスは行っていなかった．

診断

- 広汎性にわずかに歯槽骨支持を喪失した辺縁性歯周組織炎を認めた．
- 欠損歯（#13，#14，#15，#16，#18，#26，#28，#35，#36，#38，#47，#48）．
- 歯内療法処置歯（#17，#12，#11，#21，#22，#23，#24，#25，#27，#34，#37，#44，#45，#46）．
- 歯根破折歯：#25，#46．
- 二次う蝕（#12，#11，#21，#33，#37，#44，#45）．
- 不適合修復物：すべて．
- 摩耗と咬耗（#33～#44までの切縁と咬頭）．
- 両側性の犬歯Ⅱ級-Ⅰ級不正咬合，ディープバイト（約80％），そして5mmの水平被蓋．
- 垂直的顎間距離をわずかに喪失している．

予後

全般的

歯が欠損している部位へインプラント埋入を行うには，患者の複雑な再生手術を受けることへの意志と，咬合関係からみたⅡ級不正咬合を改善させる技術力に影響される．

症例1：Dr. Stefano Gracis

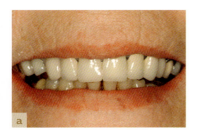 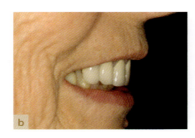 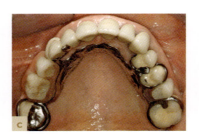 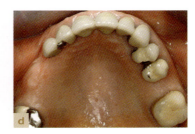

図12-5a〜d **a**：初診時の患者のスマイル．**b**：患者のスマイル時の側貌観．上下顎前歯部の水平的な距離から，骨格性Ⅱ級であることが示唆される．**c**：可撤性の部分床義歯が装着されている上顎咬合面観．**d**：可撤性の部分床義歯を外した状態の上顎咬合面観．#13は#12〜#24までの固定性部分義歯のカンチレバー部となっている．#25は，動揺度Ⅱ度の状態で，患者は痛みを感じている．

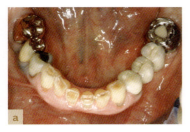 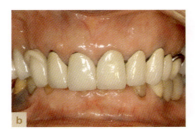 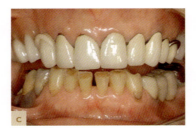 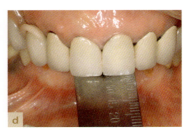

図12-6a〜d **a**：下顎咬合面観．#46に歯根破折を生じている．**b**：正面観での咬合状態．過蓋咬合であることに注目（80％の過蓋咬合）．**c**：少し歯が開いた状態の正面観．下顎の臼歯部咬合面が少し下がっていて，逆ウイルソンカーブの状態を呈していることに注目．**d**：咬合時の前歯部正面観．5mmの水平的なオーバーラップを認める．

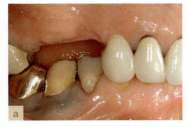 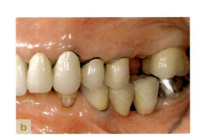 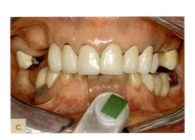 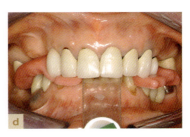

図12-7a〜d **a,b**：可撤性の部分床義歯を外した状態の左右側方面観．下顎右側部の咬合平面と上顎右側部の欠損部の間のスペースが限られていることに注目．**c**：初診時の顎間関係はわずかに咬合高径を上げた状態での中心位で記録された．咬合高径を挙上する際は，これを管理するためにリーフゲージが用いられるとともに，患者が中心位へと滑走できるように，また，筋肉をデプログラミングする試みとしてアンテリアストップを付与した．**d**：リーフゲージを用いての咬合高径を決定し，その顎間関係の記録としてワックスバイトを採得した．

局所的
- 抜歯予定歯：歯根破折が原因の#25，#46．
- 問題のある歯：#23，#24は構造的な問題，#45は不完全な歯内療法と二次う蝕，これらは補綴設計において大きな歯の構造的欠陥を示唆する．
- 予後良好な歯：その他の残存歯．

治療目標
治療目標は歯肉の健康状態を確立し，歯の欠損した部分へ固定性の補綴装置を装着し，審美的に外観を改善し，効率的な咬合状態を確立することにある．

治療内容の要約
治療は2006年5月に開始され，2009年6月に終了した．10本のインプラント埋入を行い，上顎に14本のクラウン，下顎に8本のクラウンを製作した．6本のベニアが接着された（図12-5〜12-23）．

治療解説
この症例の患者は，Ⅱ級1類の複雑な全顎補綴治療で，実行された治療は難易度の高いものであり，治療のさまざまな局面で治療計画の内容が変更された．理想的には，骨格性Ⅱ級不正咬合の上顎前歯部に顎顔面外科手術を介入させ，大きな水平被蓋を少なくすべきであった．しかし顎顔面外科手術は患者に拒否された．矯正治療を単独で用いても大きな改善が示されないという限界と，その認識が現存する前歯部の傾斜が，上下顎間関係の有意な改善を妨げていた，修復処置による改善方法は実行可能な唯一の治療オプションであった．補綴的な治療法で大きな水平被蓋をもったⅡ級の患者の治療を行うことは，下顎歯列弓のレベリング，反対側犬歯の誘導に同調させるために上顎第一小臼歯の口蓋側咬頭を削除して歯冠形態を改善する（上顎犬歯はしばしば偏心運動の終末部でのみ運動を開始するため）；そして会話しづらくならないように，上顎前歯部の結節部分へビルドアップすることは除外して，すべての前歯部対合歯が軽い接触になるようにする．

他に検討されたのは以下の事項である．
- 天然歯が欠損している数と同じ本数のインプラントを埋入．
- 数回のプロビジョナルレストレーションを製作．
- 咬合様式を展開させやすい咬合器の選択とそのセッティング．
- 咬合様式の改善．

インプラント埋入本数
この患者に対して，天然歯を支台歯とするブリッジはリスクがたいへん高いと考えられた（その理由は，欠損部の距離が非常に長いからである）．また，実際にブリッジを製作することは不可能と考えられた（なぜなら，臼歯部に支台歯が存在しないからである）．よって，各欠損部に対してインプラントを適応することになった．本症

第12部　現代の最先端審美歯科治療

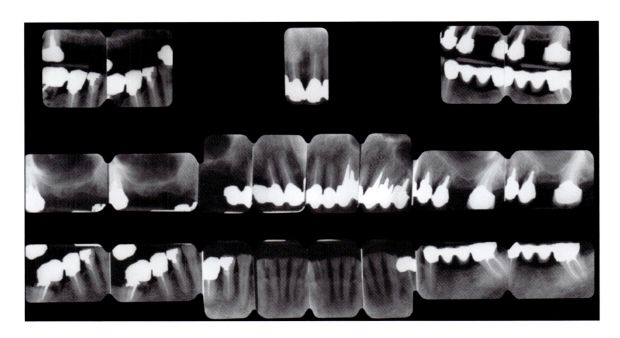

図12-8　初診時の全顎的なエックス線写真．根管治療歯のほとんどは再治療を行う必要があった．#25と46は歯根破折によりホープレスであった．

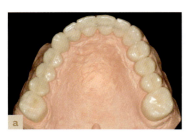 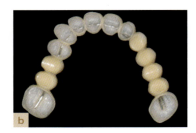 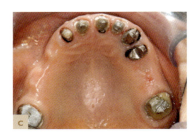 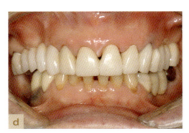

図12-9a〜d　a：ワンピースによる淡黄色のプロビジョナルレストレーションの模型装着時．b：何か所にポンティックがあったため，これらの箇所の破折に備えてステンレスのワイヤで固定し製作した．b：最初の上顎のプロビジョナルレストレーションは，中心位での咬合高径をフェイスボウを用いて記録し，その位置関係を半調節性咬合器に装着した模型上で歯科技工所が製作した．この治療時に垂直的咬合高径に隙間を設けている理由は，右側犬歯-小臼歯間のレジン製のプロビジョナルレストレーションに付加的な厚みを与えるためである．c：術前に存在した固定性部分義歯を除去した直後の咬合面観．#25は，初期治療時に抜歯した．d：アクリルレジンを用いて口腔内で直接リライニングを行い，テンポラリーセメントで装着した直後のプロビジョナルレストレーション．リライニング時は，咬合器およびリーフゲージを用いて設定した咬合高径の状態を保持するように注意した．水平被蓋が術前よりも減少している．

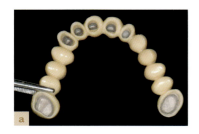 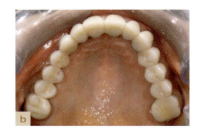 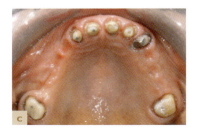

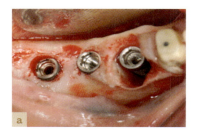 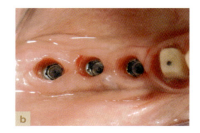

図12-10a〜c　a：最初のプロビジョナルレストレーション装着後まもなく，その欠損部をより頑丈にする目的で，またインプラント埋入後の組織再生を考慮し，2回目のアクリルレジン製のプロビジョナルレストレーションが間接法によって製作された．b：2回目のプロビジョナルレストレーションは，金属で補強されている．写真はその口腔内装着時．c：インプラント埋入および再生治療後の上顎咬合面観．

図12-11a, b　a：下顎は右側臼歯部にのみインプラントが埋入された．#45は構造的にメインテナンスが非常に難しかったため，インプラントとなった．抜歯後はすぐにインプラントが埋入された．b：5か月後，ヒーリングアバットメントを除去した際の，骨と軟組織が成熟した状態．

例で行った治療の長期的な生存のために，埋入したインプラント本数がすべて必要であったかは証明できない．また治療費も高額になることから，この治療をオーバートリートメントと思う人もいるかもしれない．しかしながら，これらのインプラント本数は，以下のさまざまな理由から選択された．第一に，失敗に対する計画的なアプローチとして（1本のインプラントがオッセオインテグレーションせずとも，残りの十分な本数のインプラントによって固定式補綴装置〔FDP〕を製作することが可能となる）．第二に，咬合のストレスを分散して改善するためには，広範囲な支持域を与える必要があるため．とくにすべてのインプラントが咬合力の高い臼歯部に埋入されたことから考えても必要なことである．最後に，とくに多くの高齢者における口腔清掃能力の低下を考慮し，（十分なインプラント本数で）シングルユニットで製作することは，家庭で行う口腔清掃をたいへん容易にする可能性が示唆されたこと．下顎は右側臼歯部にインプラントが3本だけ埋入された．その一方で，上顎のインプラントは#16と#15，#14と#13，#24と#26が固定された．

症例1：Dr. Stefano Gracis

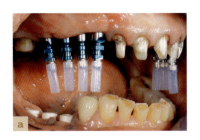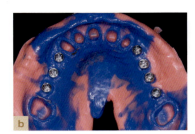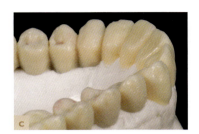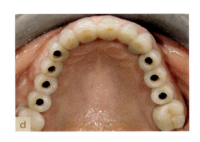

図12-12a〜d　a：外科的にインプラントを露出させてから数週間後，フィクスチャーレベルでの印象が四角形の印象用コーピングを用いて採得された．この印象用コーピングには，これが印象体にはめ込まれてインプラントアナログと連結する際に発生する歪みを少なくする目的で，印象用のアドヒーシブが塗布されていた．**b**：インプレッションコーピングを取りこんで，ポリエーテル印象材で印象採得を行った．**c**：新しい上顎プロビジョナルレストレーションのためのワックスアップ．Ⅱ級関係によって位置づけられている上顎の歯の口蓋側面の形態，とくに大きな口蓋側面にしていること，犬歯のような機能をもたせるために第一小臼歯の口蓋側咬頭を付与していない点に注目．**d**：新しい固定性のレジン製上顎プロビジョナルレストレーションを，中心位で，また修復物材料と補綴装置のコンポーネントに必要なスペースと咬合的観点から上下顎間関係の管理がしやすいことを加味した咬合高径で，直接フィクスチャーに接続した．欠損を生じた部位のすべてにインプラントが埋入されている理由は，患者の機能的な要求が高く，歯槽骨の質が悪い部分に最大限の維持をもたせるためであった．

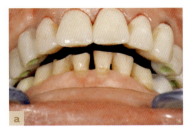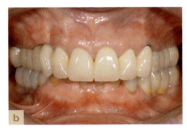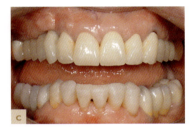

図12-13a〜c　a：新しい上顎プロビジョナルレストレーション装着後の上下顎前歯部の間隙の状態．この間隙は，上顎切縁部と下顎前歯部の唇側面にコンポジットレジンを一時的に充填することで埋めた．**b**：新しい上顎プロビジョナルレストレーション装着後の嵌合時正面観．**c**：新しい上顎プロビジョナルレストレーションが装着され，また下顎切歯も修復されて，上下顎歯列が少し開いた状態の正面観．咬合平面を揃え，そしてⅡ級患者の下顎歯列によく見られる二段階の平面を最小化するように努力したが，まだ理想的な状態だとはいえない．

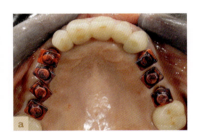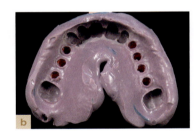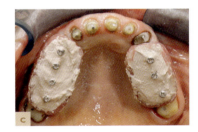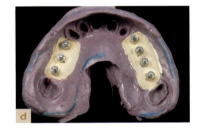

図12-14a〜d　患者に新しい咬合高径と咬合様式が受け入れられたため，プロビジョナルレストレーションおよびコニカルインプラントのインプレッションコーピングが装着された状態で印象採得を行った．**b**：採得された印象体．インプラントにつながり口腔内に残っていた金属性のインプレッションポストは，印象採得時に外されてラボアナログに接続される．そしてプラスチック製のコーピングが，正しい位置を保ってインプレッションポストのあった部位に再度組み入れられる．**c**：2回目の印象採得が，強固な固定を得るために印象用石膏と弾性印象材の双方を用いて採得された．これには，インプラント部位ごとに製作されたオープントレーが用いられた．**d**：インプラントの印象採得用に窓開けされた全顎のカスタムの印象用トレーを用い，ポリエーテルの印象材料で再度，覆い被せる．この印象用トレーを装着した時点で，スクリューの取り外しは容易になった．

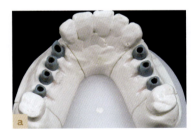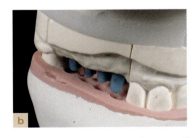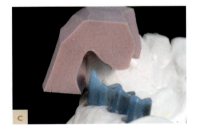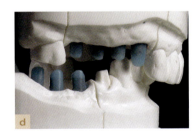

図12-15a〜d　下顎の対向する模型を用いてクロスマウントを行った後，コンポジットレジン製のインプラントアバットメントが装着された模型上でシリコーンマトリックスをガイドにして，プロビジョナルレストレーション製作に必要なスペースを記録する．この模型上には，1回目の印象採得の情報が反映されていて，成形された7つのアバットメントが装着されている．

プロビジョナルレストレーションの製作回数

　本症例で存在した問題点に対処するため，上顎に4回，下顎に3回の固定性のプロビジョナルレストレーションが製作された．

　上顎歯列弓において，最初のプロビジョナルレストレーションは口腔内に残る問題のある修復物の除去時現存する二次う蝕の除去時，および再根管治療時に使用する目的で製作された．ほどなくして，このプロビジョナルレストレーションは，ロングスパンとなる欠損部に使用しても壊れない，また，再生療法によって細胞の治癒と組織が成熟するまでに必要な十分な期間の使用に耐えうる，間接法製作によって製作されたメタル補強のプロビジョナルレストレーションに置き換えられた．しかしながら，上下顎歯列弓のインプラントが使用可能になり，荷重をかけられるようになると，最終補綴装置に向けての模擬的な咬合様式を付与したプロビジョナルレストレーションが装着された（この時点まで，患者は右側第一小臼歯以外の臼歯は咬合していなかった）．3分割されてインプラントに直接スクリュー固定された新しいプロビジョナルレストレーションは，イ

第12部　現代の最先端審美歯科治療

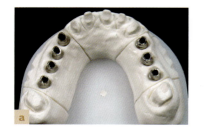
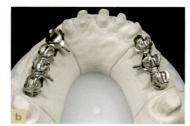
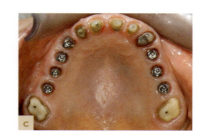
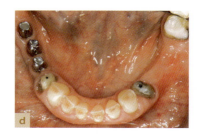

図12-16a〜d　a：コンポジットレジン製のインプラントアバットメントの形態を複製したチタン製アバットメントがCAD/CAMによって製作された．b：2回目の印象採得の情報が反映され，ワンピースで鋳造，製作された最終的なクラウンの金属性の下部構造が装着された主模型．c：上顎のカスタムメイドによる上顎のチタン製アバットメント．d：右側臼歯部のインプラントにカスタムアバットメントが装着された状態．

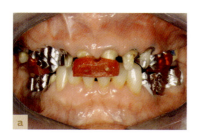
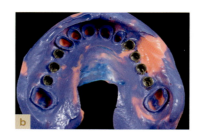
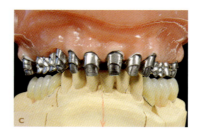
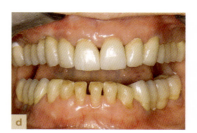

図12-17a〜d　a：決定された咬合高径と中心位の検証を，アクリリックレジン製のジグを用いてメタルの試適とともに行った．b：金属フレームと支台歯形成された天然歯が取りこまれ，印象採得された印象体．c：上顎模型に金属製の下部構造が装着され，下顎には未完成ながらメタルセラミック製の補綴装置が装着され，咬合器に装着された状態．上顎の前歯部は単冠で修復された．d：外観，歯冠色，咬合状態を検証すべく，ポーセレンの補綴装置が素焼きの状態で試適された．この時の患者とのアポイントでは，下顎臼歯部の未完成のメタルセラミック製補綴装置を含んだ状態で，下顎前歯部のポーセレンラミネートベニアのための印象採得が行われた．

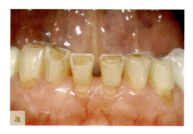
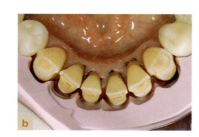
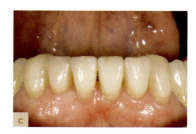
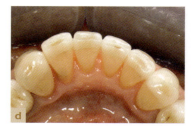

図12-18a〜d　a：治療前の下顎前歯部．b：最初のワックスアップで計画した歯冠外形を模型に起こしてシリコーンマトリックスで記録し，その歯冠外形が得られるように配慮して支台歯形成を行った．c：ラバーダム防湿下で，コンポジットレジンを装着材料に用い，6本のガラスセラミック（ニケイ酸リチウム）製のラミネートベニアが装着された．d：治療後の舌面観．

ンプラントヘッドの部分を仮印象採得した模型上で製作された．露出している上顎インプラントとリライニングしている新しいプロビジョナルレストレーションは，直後に最終的なチタンアバットメントを製作するオプションとして有効な方法である．その理由には，以下の理由が挙げられる．

インプラント周囲の軟組織が成熟する期間中に，アバットメントの金属の縁が露出するような歯肉退縮を生じる可能性が高い．これを防ぐために，より根尖側へアバットメントのフィニッシュラインを移動しなければならないし，またプロビジョナルレストレーションのリラインと最終的なフレームワーク製作のためにアバットメントの印象採得を行わなければならない．

この患者の垂直的咬合高径（OVD）は，とくに右側においては，使用されたインプラントコンポーネントと補綴材料上の理由で，またⅡ級患者の治療によくみられる歯列弓の是正と咬合平面を改善するうえでの余計な工程を減らすべく，十分な垂直的スペースが得られるように，プロビジョナルレストレーションによる誘導で間隙を付与した．これは下顎前歯部の咬耗した歯の修復にも同じように用いた．というのも，アンテリアガイダンスを変更する必要があり，その新しい咬合様式が患者に受け入れられるかを確かめる必要があったからである．もし後に筋肉や顎関節に不快感が生じたら，垂直的咬合高径を減少させたり，前歯部の歯の長さを変更することが必要とされた．

確信はないが，アバットメントの製作時期が早過ぎたと感じた．当然，垂直的咬合高径が試されたのでこれに必要な咬合調整を行わなければならず，最終的なアバットメントと，4回目となるプロビジョナルレストレーションを製作しなければならなかった．

インプラント支持のプロビジョナルレストレーション（すなわち，3回目のプロビジョナル）装着時，咬耗した下顎前歯部に接着性レジンのモックアップを用いた保存的な治療が約1年の評価期間を経て行われた．しかし，この治療が上下顎両側に適切な離開咬合が行えるような誘導の付与を難しくさせ，上顎にその歯列弓によって決定づけられた理想的な咬合平面を満たさないメタルで補強した2回目のプロビジョナルレストレーションの製作を余儀なくさせた．そのため，最近では，咬耗した歯の修復を最初に行うことにしている．

咬合器の選択と調整

最終補綴装置の製作は半調節性咬合器を用いて行われた．顆路傾斜角度，イミディエイトサイドシフト，そしてプログレッシブサイドシフトの決定は，文献から得られた平均値を利用した．それらは，それぞれ20°，1mm，そして10°である．最終印象採得から得られた上顎と下顎の模型は，水平に設置したイヤーボウを用いて，そして口腔内で確定されたOVDにおけるCRで採得されたワックスのバイトレジストレーションを用いて咬合器に装着された．このOVDはプロビジョナルレストレーションで確定された．その後，それらの上下顎模型は，同じOVDと中心位で付加的に製作された2つのプロビジョナルレストレーションから印象採得し製作された模型を用い，クロスマウントが行われた．これらすべての記録には，OVDと前後方向の下顎位の関係を調整するために，同じ固有の前歯部の咬合接触点が使用された．プロビジョナルレストレーションの石膏模型の動的滑走状態は咬合器のインサイザルテーブル上にセルフキュア型のレジンを用いて製作されたカスタムインサイザル

症例1：Dr. Stefano Gracis

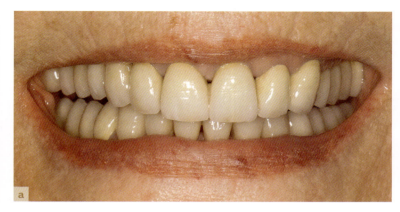
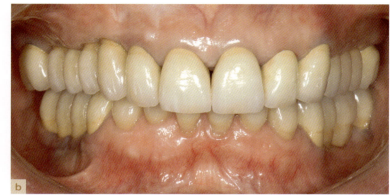
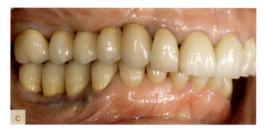
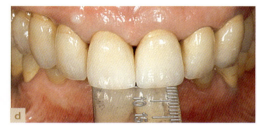
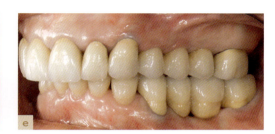
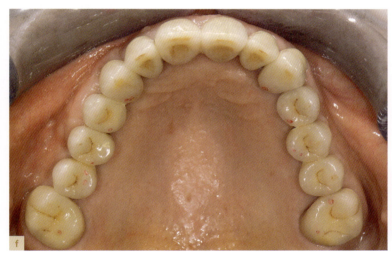
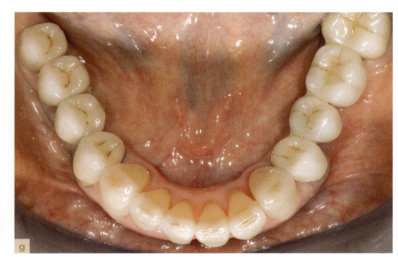

図12-19a〜g 最終補綴装置たるメタルセラミック修復物装着後の状態．天然歯へのクラウン装着には，グラスアイオノマーセメントが使用された．一方で，インプラント修復物には，万が一の場合に除去可能なようにテンポラリーセメントが使用された．

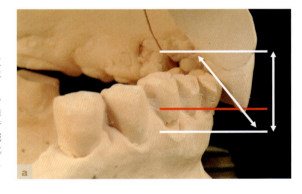
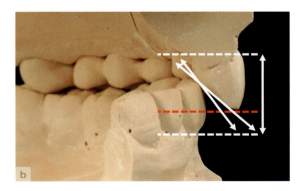

図12-20a, b 初診時と治療終了時の正中部の断面．治療終了時も5mmの水平的なオーバーラップが残っている．前歯部の歯肉マージンは変更しなかったため，14.5mmから17.0mmへと垂直的咬合高径を挙上することが可能であった．過蓋咬合は80%から60%に減少した．アンテリアガイダンスの変化は，上顎が口蓋側に傾斜していることによって理解できる．

テーブルで表現された．

そして順番に，プロビジョナルレストレーションの機能的な情報を，最終補綴装置を製作しているワックスアップへと移行する．経験的に，これが信頼性が高く，効果的な方法である．

咬合様式の立案

咬合様式は，天然歯とインプラントで支持された補綴装置に，犬歯も含めた両側性の同時接触を与えるように付与された．この患者の口腔内は，骨性癒着と歯牙支持が共存した状態なので，歯科医師は咬合接触の存在とその適切な強さを臨床的に決定するために，咬合紙の接触状態を信用するだけでなく，患者が口腔内の上下顎左右あるいは限局した部分に違和感を覚えていないかという意見も取り入れた．

切端レベルで最大咬頭嵌合にかなり近い接触状態にすることができたが，大きな水平被蓋があったために，上顎結節を過剰に大きくしたり，下顎切歯を過剰に長くすることなしには，これをすべての歯に対して成し遂げるのは困難であった．この接触点はすべてに存在せず，口蓋側の結節部だけであった．またこのことが，患者がナイトガードを装着するもう1つの理由でもあった．すなわち，技工

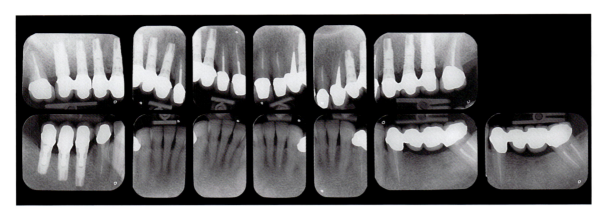

図12-21 治療終了時の全顎デンタルエックス線写真.

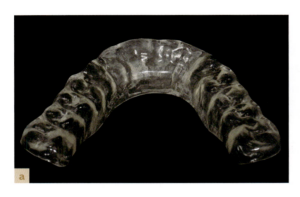
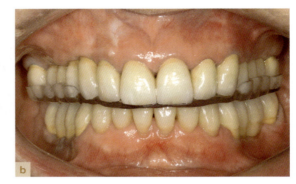

図12-22a, b　a：上顎歯列用にナイトガードが製作された．臼歯部のフラットな表面と，偏心運動時にすべての歯が離開するように犬歯部がわずかに高く製作されていることに注目．b：ナイトガードの口腔内装着時．習慣的閉口運動時に，下顎のすべての歯が接触している．

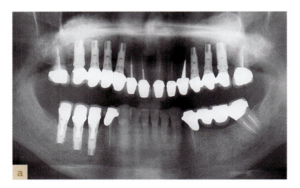
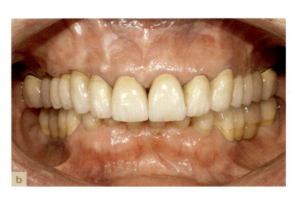

図12-23a, b　治療終了から33か月後のパノラマエックス線写真．b：治療終了から33か月後の正面観．

で製作されたアクリル樹脂のレジンアプライアンスは，最終補綴装置の完成状態を保持するため，またその位置で最終補綴装置を維持することで歯を安定させるという2つの目的で装着された．しかしながら，少なくとも上顎前歯部はスプリント固定するのが安全なオプションであったかもしれず，実際，レジンアプライアンスで固定を行うことは容易なオプションでもある．

左右側方運動の誘導は，第一小臼歯と最終的には犬歯でもされて，前方運動は中切歯で行われた．

症例2：Dr. Iñaki Gamborena

この臨床例では，前医でGBR処置を含む広範囲にわたる審美治療に失敗し，その後に著者のもとに来院した44歳，女性患者の検査，治療計画，治療を解説している（図12-24～12-27）．本症例は機能的および審美的要因において複雑性を有したため，これをインターディシプリナリーアプローチによって解決する必要があった．異なる複数の治療オプションが提示され，その長所と短所が討議された．治療の意思決定と，治療工程の流れは，審美性において満足な結果が得られるように解説されている．

初診時の状態

44歳の女性が，#21と#22間の歯槽骨の修復と，同部位のブラックスペースを埋める目的で行ったGBRの失敗後という複雑な状況下で来院した．患者の主訴は，歯がグラグラであること，前歯部の歯肉退縮，歯肉出血，そして知覚過敏であった．彼女は，当院へ受診前の上述の外科手術後による歯の外観の悪さやブラックスペースの存在を非常に気にしており，笑った時は恥ずかしそうにしていた（図12-25，12-27）．アレルギーはなく，全身的な病歴に特記すべき事項はない健康な状態であった．患者は治療に対して非常に積極的で，一刻も早い治療開始を望んでいた．

初診時の口腔外の検査と写真，そして審美的な顔貌と口唇との関係が評価された．この症例の複雑性を鑑みると，患者が特定の状況下においてロースマイルラインであることは，1つの幸運なポイントであった．

初診時検査とエックス線検査

患者の軟組織は中程度の厚さであり，非常に広範囲な歯肉退縮と歯根露出，そして適切な歯肉のバンド（付着歯肉）が存在していた．歯は#16，#15，#12，#24，#25，#27，#28，#36，#41，そして#48が欠損していた．歯の#18，#17，#14，#23，#38，#35，

症例2：Dr. Iñaki Gamborena

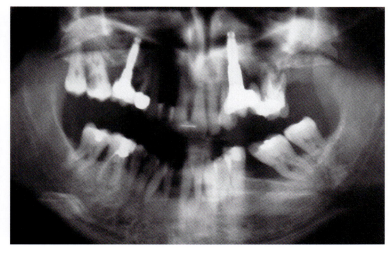

図12-24　初診時パノラマエックス線写真.

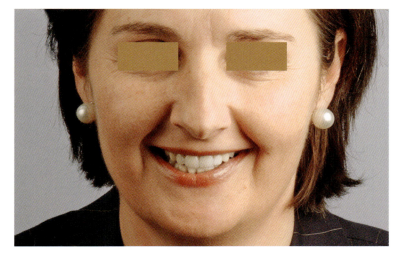

図12-25　初診時正面観.

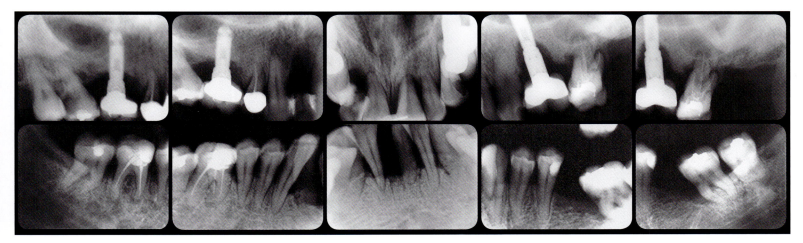

図12-26　初診時デンタルエックス線写真.

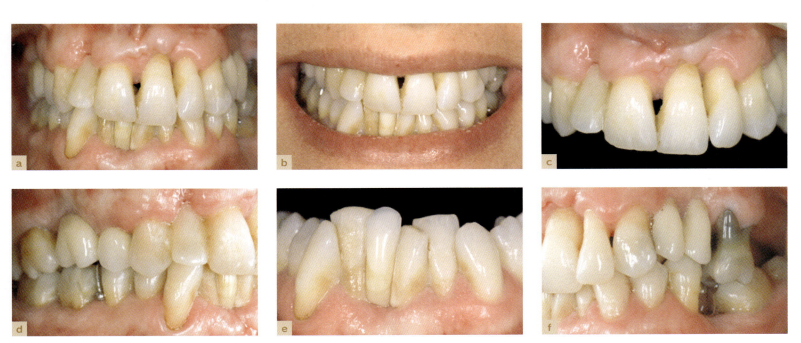

図12-27　初診時の口腔内.

そして＃44と＃48に二次う蝕と漏洩を伴った不適合修復物を認める．歯は三角形をしており，すべてに知覚過敏を認めた．＃35にはスライドインセントリックがあり，＃21〜＃31，そして＃22〜＃33でフレミタスを認めた垂直被蓋は4mmであった．

＃17，＃22，そして＃32は歯の動揺度がⅡ度であり，またそれに加えて＃42，＃31，そして＃35は歯の動揺度がⅢ度であった．左右両側の上顎洞は近接があり，上顎の正中線はセンターに存在していた．

水平的な歯槽骨吸収は60％以上に存在し，＃21，＃22，＃23，＃42，＃31，＃32，そして＃37の周囲に骨欠損を認めた．＃18，＃17，＃26，

#37，#46，そして#47に根分岐部病変を認めた．歯冠-歯根比は2：1を超過していて，下顎前歯部はさらに顕著であった．インプラントが#15と#16，#24と#25の部位に埋入されていた．三角形の歯根形態が#14，#22，#35，#42に認められ，下顎前歯部に歯根近接を認めた．#18，#17，#14，#23，#38，#35，そして#44〜#48に不適合修復物とう蝕による漏洩を認め，#26と#46に慢性根尖性歯周組織炎を認めた．

診断

患者は，咬合性外傷を伴った局所的な慢性進行性歯周組織炎と診断された．

病因

慢性歯周組織炎と咬合性外傷の原因は，細菌からなるプラークと医原性修復物である．

原因となる要因と予後

患者は1日に1箱の煙草を吸っていた．不適当な歯の修復と不成功な過去の歯科治療があった．患者は口腔内の健康に関心がなく，不十分な口腔清掃状態であった．

治療の選択肢

下顎：可撤性部分床義歯

下顎前歯部の抜歯後に，下顎4前歯と下顎左側第一大臼歯に可撤性部分床義歯を装着することが考えられる．この治療の唯一の長所は，治療が早期に終了することと費用である．前歯部にはクラスプを付与せず，ガイディングプレーンは両側の犬歯近心面にコンポジット修復を使用する．第二小臼歯の遠心と傾いた第二大臼歯の近心面にも同様な処置を行い，これにより義歯を安定させ，患者に快適性を与える．

上顎：可撤性部分床義歯

いくつかの状態の良い歯が残っていることが，治療計画をより複雑なものとさせる．多くの歯が要抜去歯である（#18，#17，#14，#21，#22，#26）．すると可撤性部分床義歯というよりもむしろオーバーデンチャーに近くなり，その場合，より複雑な補綴装置のデザインとなる．これら2つの状況から，インプラントのネジを緩めてPFMクラウンを撤去し，テレスコープのUCLAアバットメントに交換することを勧めるだろう．これにより可撤性部分床義歯に安定を与え，残存させた前歯部のストレスが少なくなる．テレスコープのアバットメントにはクラスプは必要なく，これがなくてもその可撤性部分床義歯は各歯の隣接部において，テレスコープの摩擦力と製作されるガイドプレーン（設計上でコンポジットレジン製の修復物と歯軸上への支台歯形成を組み合わせる）によって，維持力と横断的な弾性力を十分に発揮する．そして，望ましい摩擦力となるように，電気的沈着法によるゴールドコーピングをインプラントアバットメント上とパナビアで接着された可撤性上部構造上の双方にデザインする．

現在の残存歯の歯冠形態は三角形である．そのため，前歯部の歯間部の形態が不恰好に見える長方形様に歯冠形態を整えるよりも，コンポジットレジンを用いて歯肉-歯冠軸（歯軸）に対して修復し，四角形様の歯冠形態にするほうが好ましい．

筆者は，よりよい審美性，リップサポート，安定性，快適性という点で，床がないオーバーデンチャータイプの補綴方法は良い選択肢であると思っている．とはいえ，この治療だと根管治療を行ってそれぞれの歯を残す必要があり，またゴールドコーピングを製作するために，それらの費用が他の選択肢と比べて明らかにかさむ．また，設計上の唯一の難しさに，現存するスペースと審美性の高いオーバーデンチャーにするうえで必須のスペースの問題がある．両側の

咬合平面を揃えるためには，とくに現状では臼歯部近心傾斜によってスペースが小さくなっている上下顎左側部にアメロプラスティ（エナメル質内での歯冠形態修正）が必要になる．

下顎：固定性部分義歯

下顎前歯部#43〜#33の犬歯間を修復する目的で，従来のブリッジ（固定性部分義歯）を製作することが治療の選択肢として考えられる．しかしながら，そのためには，いくつかの問題点を考えておく必要がある．まず，問題となる歯を抜歯したり，必要な歯周外科治療を行ったのちにどのような問題が生じるだろうか？　また，#43にみられる唇側の歯肉退縮にどう対処するか？　製作されるブリッジのポンティック側の付与されるピンクセラミックスの量を少なくするため，また，犬歯部が過剰な歯肉退縮を生じ，そこだけ歯冠形態が長くなることでの，形態上の審美的不和を避けるためという2つの目的で歯周外科処置を行う必要があるだろう．下顎左側第一大臼歯の修復に関しては，筆者は第二大臼歯がさらに動くことを避けること，また咬合の安定を確保するという目的で，辺縁隆線にワイヤーのリテーナーでボンディングを行うのみとする．

上顎：固定性部分義歯と可撤性部分床義歯の混合

矯正治療は#21と#22の垂直的な骨欠損を減少させ，また前歯部を安定させて歯冠形態を改善するために理想的な治療法である．

#11を中間の支台歯として，従来型のブリッジを犬歯から犬歯までの6前歯に対して製作する．以前に行われた外科手術や抜歯で生じた骨欠損を治療するために，何か所かへの結合組織外科手術が必要なことは明らかである．また，現状，両側のインプラント上にあるRPDの維持を考慮し，犬歯の遠心に，いくつかのアタッチメントを付与する必要があるだろう．以前に述べたが，可撤性部分床義歯をさらに安定させるには，ヒーリングアバットメントかテレスコープタイプのアバットメントを使用するのがよい．

下顎：インプラント支持型固定性部分義歯

費用的にはもっとも高額になるが，歯周病に不安があり，また咬合の安定を求めれば，インプラント支持型固定性部分義歯の選択がもっとも堅実だろう．

#32と#42へインプラントを埋入し，4ユニットによる従来のスクリュー固定タイプのブリッジを製作する．顎堤の幅を広げる目的で，またポンティックの適合状態をよくする目的で結合組織移植術を行う．#35にインプラントを単独埋入し，そのクラウンと第二大臼歯の間にワイヤーのリテーナーを装着する．下顎左側に残存している臼歯に対して矯正治療によるアップライトを行い，また反対側のクラウンが装着されていない下顎左側犬歯と歯肉レベルを合わせる目的で，右側犬歯に矯正的挺出を行う．保存した下顎の天然歯と色を合わせるために，インターナルブリーチングを過酸化水素と炭酸ナトリウムを用いて行う．

上顎：インプラント支持型固定性部分義歯

矯正治療は垂直的な骨吸収量を減少させるため，そして前歯部に残された#21と#22の歯冠形態を改善するため，さらには骨造成を行う回数を減少させるうえでも理想的な治療法である（図12-28，12-29）．緩徐なエクストルージョンによって，すべての軟組織と骨のレベルを整える．インプラントどうしを近接させると，その間の歯間乳頭がいつも問題になるが，それでも単独歯インプラントを選択する．#13〜#11まではスリーユニットブリッジとするか，あるいは#12と#21相当部に単独歯インプラント，そして#22と#23をつなぐ．そしてすべての前歯部に均等な咬合力がかかるように，グループファンクションの咬合様式を与えることを考える．

この補綴計画は，矯正治療が終了し，これが良好に行われたと判断してはじめて現実可能なものになる（図12-29〜12-31）．臼歯部においては，#17，#18，#27の抜歯後，3か月の治癒期間で経過観察を行い，左右両側にサイナスリフトを行う．インプラントはサイナスエレベーションと同時に#17，#14，#26相当部へ埋入する．

症例2：Dr. Iñaki Gamborena

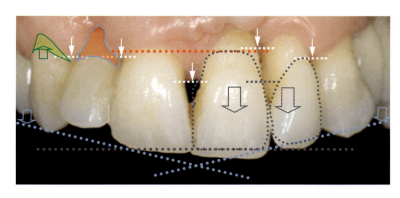

図12-28　前歯部の審美的な歯周組織状態と矯正治療計画．

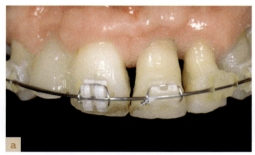
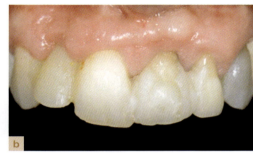
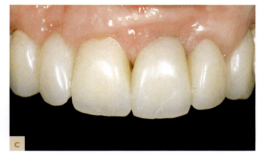

図12-29a〜c　矯正的挺出．テンポラリーとプロビジョナルレストレーション．

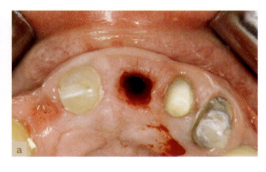
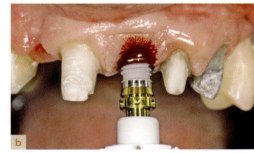
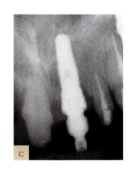
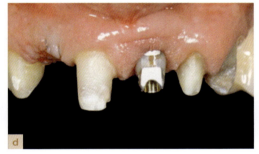
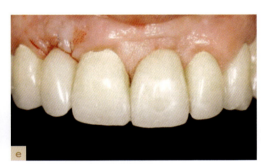
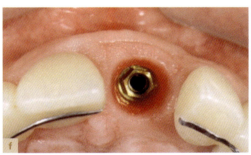
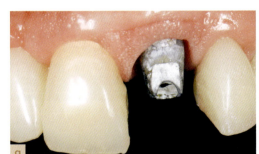
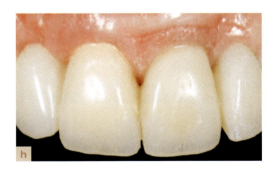

図12-30a〜h　インプラント埋入，ティッシュマネージメントとプロビジョナルレストレーション．

なお，以上これまでに述べてきたすべての治療の選択肢において，術前から口腔内に存在していたインプラントに関しては，そのまま維持させることが前提にあった．

選択された治療計画

1. 中心位において，最大咬頭嵌合で咬合を再調整する．
2. 急性歯周組織炎の問題を解決するために，#42，#31，#32を抜歯する．そして仮の樹脂製可撤性部分床義歯を使用する．
3. 再び動機付けを行い，やる気を引き上げ，口腔清掃指導を行う．

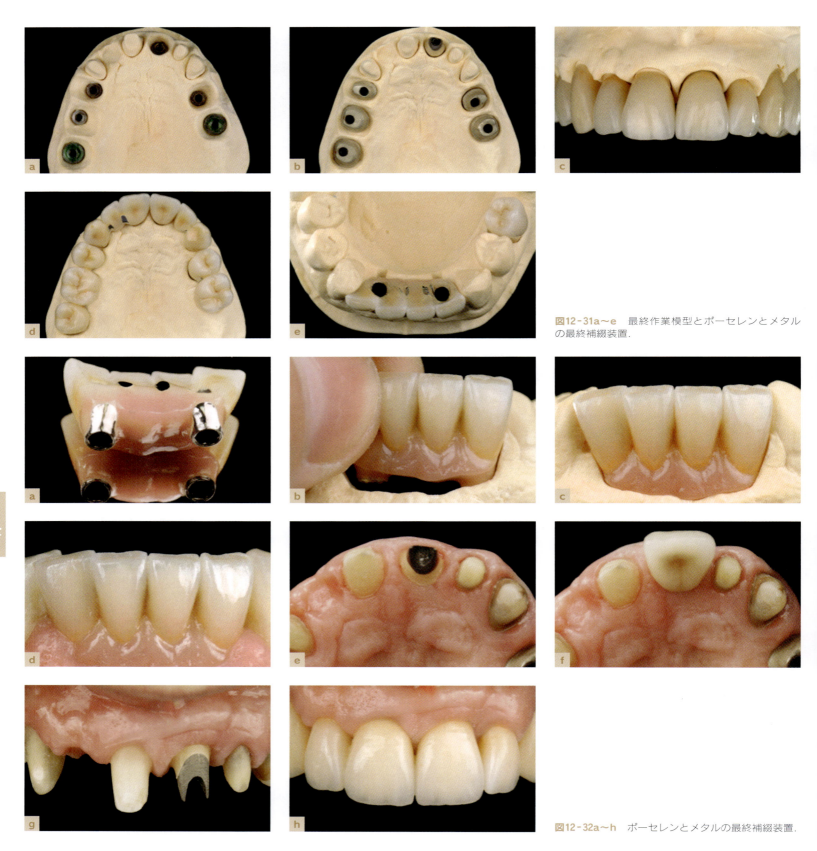

図12-31a〜e　最終作業模型とポーセレンとメタルの最終補綴装置.

図12-32a〜h　ポーセレンとメタルの最終補綴装置.

4．一口腔全体のスケーリング，そして口腔健康状態を改善する．
5．正確な矯正治療（エクストルージョン，アライン，臼歯部のアップライト，空隙の問題の解決）．
6．両側へのサイナスリフトとインプラント埋入を#17，#16，#26，#35，#32，#42相当部に行う．
7．エクストルージョン終了後，#21と#22の再評価を行う．軟組織外科手術．3ユニットブリッジを#13〜#11まで行う．単独歯インプラント支持のクラウンを#21，#22，#23相当部にPFMで固定された状態で製作する．
8．プロビジョナルレストレーションによる固定を，#17と#16に行う（アクリリックレジンのクラウンを使用）．アクリリックレジン製の可撤性プロビジョナルレストレーションを#32〜#42に装着する．
9．メインテナンスは6か月間行う（口腔清掃，毎月の定期検診）．
10．プロビジョナルの再評価を行う．
11．長期的な安定（PFMクラウン）．

症例2：Dr. Iñaki Gamborena

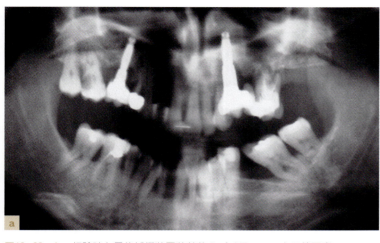
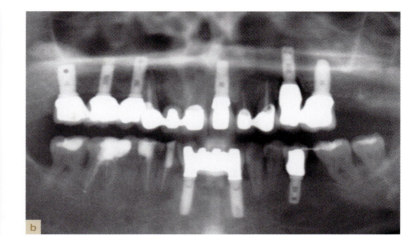

図12-33a, b　初診時と最終補綴装置装着後のパノラマエックス線写真．

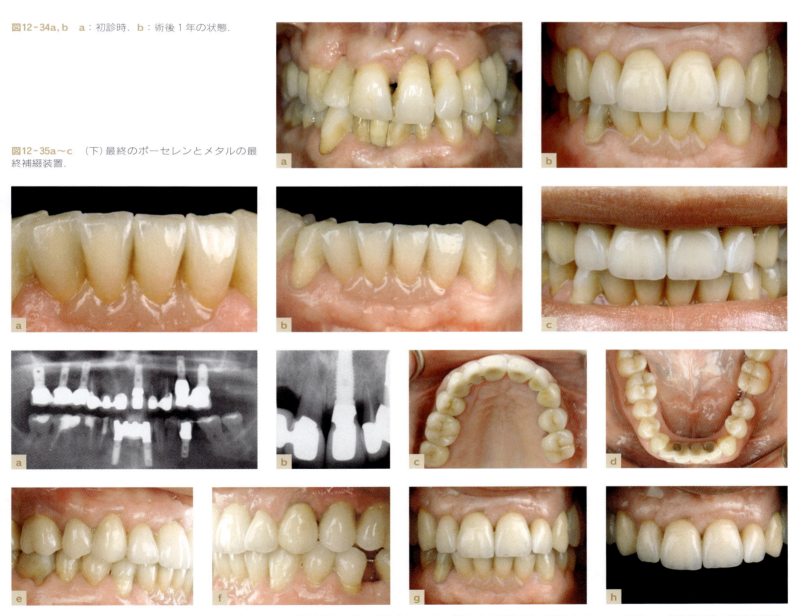

図12-34a, b　a：初診時．b：術後1年の状態．

図12-35a〜c　（下）最終のポーセレンとメタルの最終補綴装置．

図12-36a〜h　a：術後2年のパノラマエックス線写真．b：上顎左側中切歯に埋入されたインプラントの術後6年のデンタルエックス線．c：術後2年の上顎咬合面観．d：術後2年の下顎咬合面観．e：術後2年の最大咬頭嵌合時右側側方面観．f：術後2年の最大咬頭嵌合時左側側方面観．g：術後6年の最大咬頭嵌合時正面観．h：術後6年の上顎前歯部．

第12部　現代の最先端審美歯科治療

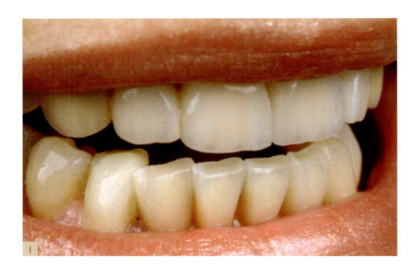
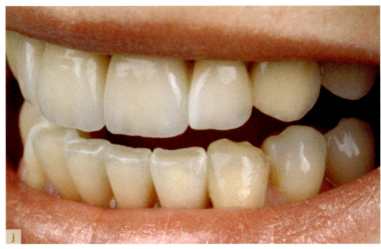
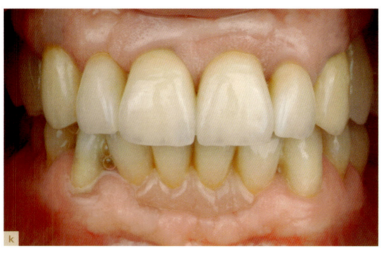

図12-37a～c　最終補綴装置.

臨床写真

初診時、審美と矯正の治療計画を図12-24～12-28までに示す。治療工程と最終結果を図12-19～12-37に示す。

臨床例3：
Dr. Konrad Meyenberg

症例の詳細

患者は、おそらく60歳前後で、上顎にいくつか大きな問題を抱えていた（図12-38）。

左側の歯列弓は短くなっており（第一小臼歯まで残存していた）、右側は古いブリッジが装着されており、＃16、＃15、＃13に支持されて＃14と＃12がポンティックとなっていた。歯周組織と根尖部の問題から、上顎右側第一大臼歯、第二小臼歯、犬歯に、持続性の疼痛と咀嚼時の不快感が認められた。ブリッジにかなりの動揺を認めた（動揺度Ⅲ）。それに加えて、歯の色が個々に異なった状態でもある。

下顎歯列弓に装着されている数々の古い修復物は、即時に再介入する必要性を認めなかった。

上顎歯列弓に対して、患者は、固定性修復物による再構成、審美的に良い状態、快適な咀嚼、長期的に良好な予後という治療ゴールの達成を期待していた。

歯周組織学的にみて、上顎右側第一大臼歯（動揺度Ⅲ）と上顎左側第一小臼歯（動揺度Ⅱ）は、根分岐部病変を伴っていた、またこれらの歯周ポケット測定値は6mm～8mmであった。加えて、上顎右側犬歯は歯周病と根尖病巣が一緒になったために、口蓋側で歯周ポケットが根尖部にまで到達していた。上顎に残存している右側中切歯、そして左側中切歯、側切歯と犬歯は歯周病に罹患していないので歯の動揺はなく、生活反応も認められる。咬合様式はバイラテラルグループファンクションであった。

治療計画は、以下に示す最終ゴールとしての咬合再構成が含まれている。
- ＃16、＃15、＃14、＃13、＃24、＃25、＃26相当部にインプラント埋入を行うことで、臼歯部の咬合支持を再確立する。
- 上顎右側中切歯、そして左側中切歯、側切歯、犬歯は歯周組織と歯髄に問題ないことから、ダイナミックな咬合の力をコントロールするために残存させる。
- 適切な側方運動（純粋な犬歯誘導）と前方運動時の誘導を確立する。適切な機能と十分な審美性を得るために、残存している＃11、＃21、＃22、＃23に対してクラウン修復が計画された。咬合高径は変更しない計画であった。

治療戦略

治療戦略は、複雑な症例に対する典型的な5段階に分けた治療法である。
- 第一段階：この患者に最適化された口腔清掃プログラムの策定、保存不可能な歯の抜歯、歯周初期治療、第一段階としてのプロビジョナルレストレーション。
- 第二段階：外科処置（歯槽堤再建、造成テクニック、インプラント埋入）。
- 第三段階：再評価と最終的な支台歯とインプラントに対する第二段階としてのプロビジョナルレストレーション、機能、審美、そして発音の評価。
- 第四段階：第三段階で評価したプロビジョナルレストレーションに近似した補綴装置に基づく最終治療計画。
- 第五段階：メインテナンス。

臨床例3：Dr. Konrad Meyenberg

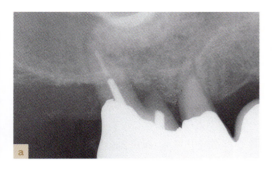
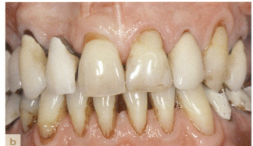
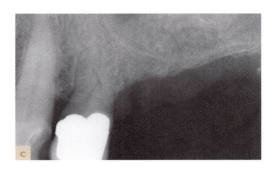
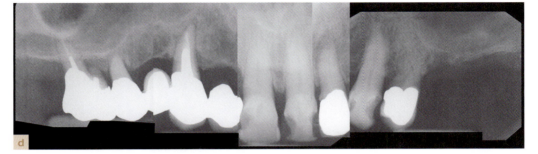

図12-38a～d　a：初診時の上顎右側デンタルエックス線写真．b：初診時最大咬頭嵌合時の正面観．c：初診時の上顎左側デンタルエックス線写真．d：初診時デンタルエックス線写真．

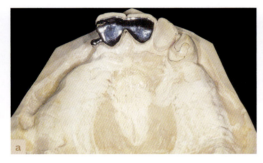
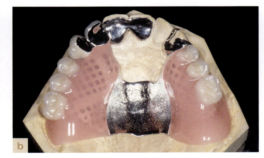
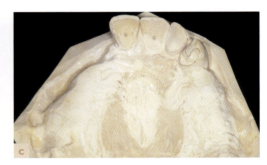

図12-39a～c　a：歯冠外アタッチメントが2歯を連結した鋳造冠に装着された．b：最初の可撤性プロビジョナルレストレーション．c：抜歯後に残存させた歯がある状態の最初の模型．

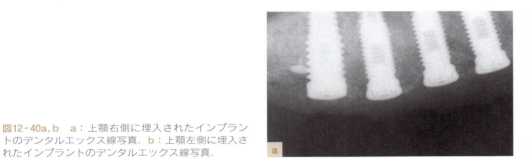
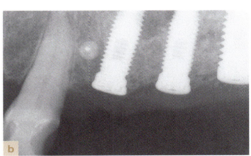

図12-40a,b　a：上顎右側に埋入されたインプラントのデンタルエックス線写真．b：上顎左側に埋入されたインプラントのデンタルエックス線写真．

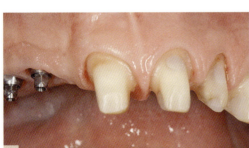
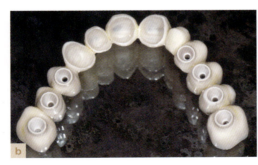
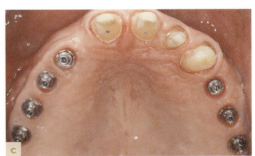

図12-41a～c　a：支台歯とインプラントアバットメントの正面観．b：2番目に製作された固定性プロビジョナルレストレーション．c：支台歯とインプラントアバットメントの咬合面観．

順序立てた治療

#16，#15，#13，#24は抜歯され，鋳造して製作された可撤性部分床義歯が装着された．良い安定と咬合支持を獲得するために，歯冠外アタッチメントが製作され，また#11と#21へ2つの合体した接着性エレメントが接着された（図12-39）．予期せぬ接着の失敗を避けるために，接着性のボンディング材の使用に加え，付加的に機械的維持が得られるように，マイクロプレパレーションを行った．この段階におけるプロビジョナルの不動性と安定性は，抜歯後，外科処置後そしてインプラント後の治癒，またオッセオインテグレーションを促進する．

2か月の治癒期間後に，7個のインプラントが#16，#15，#14，#13，#24，#25，#26に埋入された．同時に行われた歯槽堤増大

第12部　現代の最先端審美歯科治療

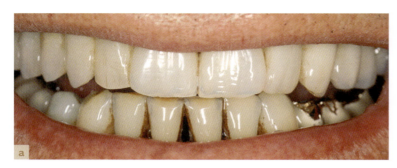
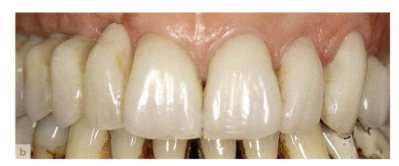

図12-42a,b　a：2番目に製作された固定性プロビジョナルレストレーション．b：2番目に製作されたプロビジョナルレストレーションの拡大像．

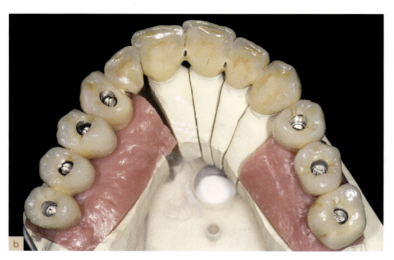
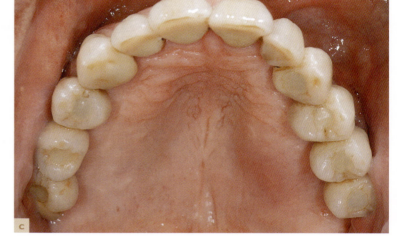

図12-43a,b　a：主模型上の最終補綴装置．b：最終補綴装置が装着された咬合面観．

術とサイナスリフトは，外科的にクローズドヒーリングアプローチで埋入された．この最初の可撤性のプロビジョナルレストレーションの質と安定性は，インプラントの露出や裂開に対するリスクを最小限に抑えるためにとくに重要である（図12-39）．8か月の治癒期間後に，インプラントを露出させ，アバットメントをつなげた（図12-40）．

2番目のプロビジョナルレストレーションが装着された．これはシェル状のもので，すでに存在する咬合誘導を用いて歯科技工室で製作された．シンプルかつ簡単にコントロール可能な咬合の機能を得るべく両側に純粋な犬歯誘導が付与され，また残存する#11と#21で前方運動時の誘導が得られるように設計された．このプロビジョナルレストレーションは，力学的な問題を最小限にするためにワンユニットで製作された．インプラントはスクリュー固定（コニカルアバットメント）で，天然歯はセメント固定であった（図12-41）．6か月の期間で，これらの咬合誘導のコンセプト，審美性，発音などの評価を行なった．この結果は非常に好ましいものであった．

最終補綴装置

プロビジョナルレストレーションによって決定された咬合，機能，審美性にならい，最終補綴装置が製作された（図12-42）．

生体力学的な複雑な問題を回避するために，補綴装置は3つに分けられて製作された（図12-43）．インプラント支台のみによる2つの補綴装置と，天然歯支台のみの1つの補綴装置である．欠損している右側側切歯相当部は，インプラント支台で修復された上顎右側の補綴装置にカンチレバーを付与して製作された．インプラント支台のPFMブリッジがトランスオクルーザルスクリューのスクリュー固定であった一方で，天然歯支台の前歯部PFMブリッジは力学的な問題の発生や歯の移動を回避する目的でワンピースで製作され天然歯支台に装着された．

前歯部の犬歯誘導は，プロビジョナルレストレーションの模型をウイップミックス半調節性咬合器にクイックマウントフェイスボウを使用して装着することで，最終補綴装置へと正確に情報を移行できた．その後に，アクリル樹脂製のレジンで製作された前歯部ブロックを用いて誘導様式が移行された．患者は機能と審美の両方の結果に満足した．治療終了後の6か月メインテナンスを通して，力学的，生物学的な問題は発生しなかった（図12-43～12-45）．

要約

この症例は，歯周組織学的，機能的にリスク因子がないことから「リスクが低い症例」ということができる．選択された治療テクニック（PFMクラウン，ブリッジ）は非常に良い成果を挙げており，審美的にもすばらしく，力学的な点ではオールセラミックスよりも勝っている．リトリバビリティ（再び治療可能な設計であること）を有するインプラント支持型の補綴装置は，万が一，生物学的，技術的な問題を生じた際でも治療介入の難易度を格段に低くしてくれる（図12-45）．

謝辞

著者（Dr. Konrad Meyenberg）は，本症例の治療の一部を受け持ってくれたDr. Marco Imoberdorf（歯周病治療とインプラント外科手術），Walter Gebhard氏（歯科技工）に感謝の意を表する．

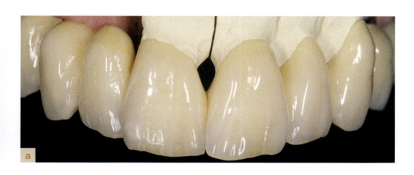
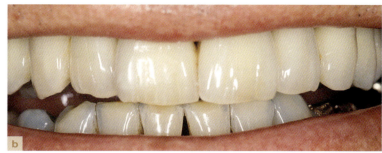
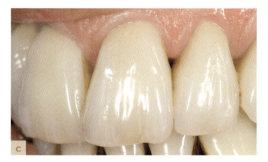
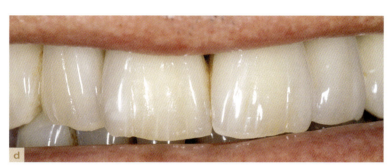

図12-44a〜d　a：主模型上のPFMクラウンによる最終補綴装置の正面観．b：装着された最終補綴装置の上下顎スマイルライン．c：最終的な唇側面と歯肉カントゥア．d：切端平面．

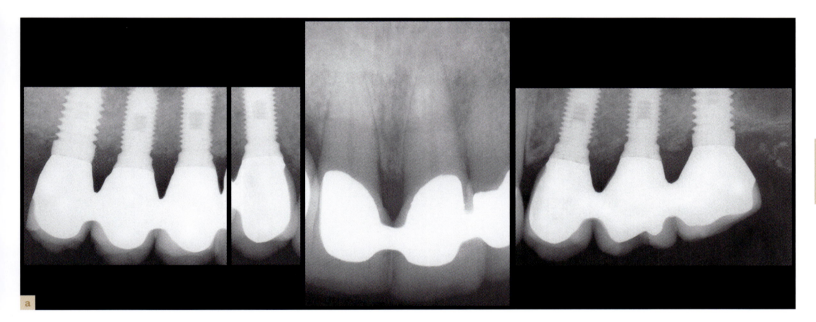
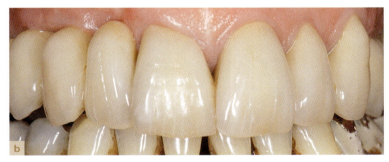
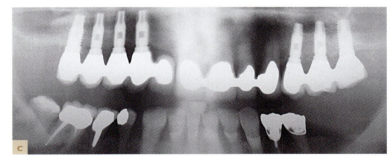

図12-45a〜c　a：インプラント支持部分と天然歯支持部分の補綴装置装着後のエックス線写真．b，c：最終補綴装置装着後の正面観とパノラマエックス線写真．

参考文献

1. Kowner R. Facial asymmetry and attractiveness judgment in developmental perspective. J Exp Psychol Hum Percept Perform 1996;22:662–675.
2. Rhodes G. The evolutionary psychology of facial beauty. Annu Rev Psychol 2006;57:199–226.
3. Rhodes G, Halberstadt J, Jeffery L, Palermo R. The attractiveness of average faces is not a generalized mere exposure effect. Soc Cogn 2005;23:205–217.
4. Chen AC, German C, Zaidel D. Brain asymmetry and facial attractiveness: facial beauty is not simply in the eye of the beholder. Neuropsychologia 1997;35:471–476.
5. Goldstein CE, Goldstein RE, Garber DA. Imaging in Esthetic Dentistry. Chicago: Quintessence Publishing, 1998.
6. Fraedani MD, Barducci G. Esthetic Rehabilitation in Fixed Prosthodontics. Chicago: Quintessence Publishing, 2008.
7. Goldstein R. Esthetics in Dentistry. Vol I. Hamilton: BC Decker, 1998.
8. Chiche GJ. Esthetics of Anterior Fixed Prosthodontics. Chicago: Quintessence Publihsing, 1994.
9. Abrams L. Appendix. In: Goldstein RE (ed). Esthetics in Dentistry, Volume 1, ed 2. Hamilton, Ontario: BC Decker, 1998:454–456
10. Rufenacht CR. Fundamentals of Esthetics. Chicago: Quintess, ence, 1990.
11. Rosensteil SF, Ward DH, Rashid RG. Dentists' preferences of anterior tooth proportion—a web-based study. J Prosthodont 2004;9:123–126.
12. Moskovitz M Nayer A. Determinants of dental esthetics: a rationale for smile analysis and treatment. Compend Contin Educ Dent 1995:16:1164–1166.
13. Akerman MB, Akerman JL. Smile analysis and design in the digital era. J Clin Orthod 2002;36:221–236.
14. Morley J, Eubank J. Macroesthetic elements of smile design. J Am Dent Assoc 2001;132:39–45.

第13部 歯周炎罹患歯の修復

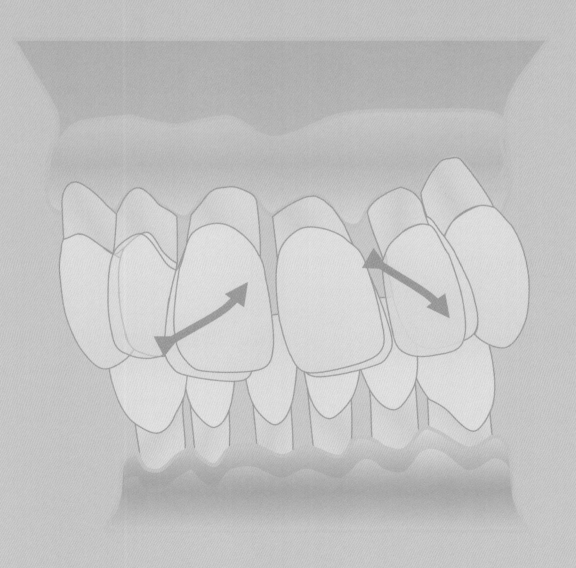

目次

- 歯周炎と治療法のパラダイムの変化
- 咬合性外傷性傷害と慢性歯周炎
- 歯の動揺度と歯周炎
- 動揺度と連結固定
- 前歯の移動と開大
- 変わりゆく治療法，歯周病学およびインプラント
- インプラントオプションの影響
- 併用療法：矯正とインプラント

歯周炎と治療法のパラダイムの変化

歯周炎は，結果として歯の支持歯槽骨の進行性喪失をもたらす．プラーク性歯周疾患は，局所的口腔細菌の比較的特異的な群に関連した混合感染である．これらの疾患に対する感受性は多様であり，歯周病原菌に対する宿主反応に依存する．歯周疾患の進行と臨床的特徴は，個の感染に対する感受性を修正しうる後天性および遺伝的因子により影響を受ける[1]．

プラークコントロールと定期的な歯周ポケット搔爬，スケーリング，ルートプレーニング，そして抗炎症薬および局所的抗菌薬による炎症の除去は，さらなる破壊の回避あるいは最小限化するための治療の柱である．外科的切除によるポケット除去，定期的なプロフェッショナルルートプレーニング，組織再生誘導法，エナメルマトリックスタンパク質，そして抗菌薬および抗炎症薬は，現在の治療法のすべてである．補綴治療計画と治療は，歯周組織および歯周疾患の診断と治療に基づいている．薬理学的，切除的であろうと再生的であろうと，歯周炎治療の性質は修復治療の計画順序とタイミングに大きな影響を及ぼしうる．骨再生，エナメルマトリックスタンパク質，そして局所的抗菌療法などの新しい治療は使用が広がりつつあり，治療計画過程にも段階的に実行されなければならない．

咬合は，歯周組織，そして歯周疾患と密接に関連している．咬合性外傷は，慢性歯周炎の進行と治療に密接に関係した咬合性外傷と咬合性外傷性傷害を伴った歯周組織破壊過程に関与している．

歯周炎の定義

米国歯周病用語集において，歯周炎は「歯の支持組織の炎症．通常，骨および歯根膜喪失に導く進行性破壊変化．歯肉から周囲骨および歯根膜におよぶ炎症の拡大」と定義されている[2]．

慢性歯周炎は，歯の支持組織内の炎症，アタッチメントおよび骨の進行性喪失をもたらす感染性疾患であり，また歯周ポケット形成そして／あるいは歯肉退縮によって特徴づけられると定義されている．それは，もっとも頻繁に発症する歯周炎の型と認識されており，成人に多く見られるが，あらゆる年齢において発症しうる．その疾患は，通常プラークや歯石の存在と関係している．アタッチメントロスの進行は，通常ゆっくりと起こるが，種々の微生物のパターンに関連して急速進行する期間が起こりうる[1-4]．

咬合性外傷性傷害と慢性歯周炎

咬合性外傷と咬合性外傷性傷害は，「咬合力の結果として，付着組織内の組織変化をもたらす外傷である」と歯周病用語集により定義されている[2]．

一次性咬合性外傷は，正常な支持をもつ単独歯または複数歯に過度な咬合力がかかることで引き起こされる組織変化の結果，生じる外傷である[2]．二次性咬合性外傷は，支持が減少した単独歯または複数歯に正常または過度な咬合力がかかることで引き起こされる組織変化の結果，生じる外傷である[2]．咬合性外傷性傷害は，一般的ではないが，歯（例：破折，摩耗）あるいは支持組織に変化をもたらすのに十分な大きさの機能的負荷として定義されている．その変化は一時的または永久的である[2]．

米国補綴用語集では，「咬合性外傷が修復能力を超えることで機能的またはパラファンクショナルな力から起きる歯根膜の付着組織に対するダメージ」であると定義されている[5]．

歯周疾患の進行における咬合の役割

歯周疾患の進行における咬合の役割は数十年に渡り議論され，現在も議論の多い問題である．咬合からの外傷で，歯根膜（PDL）の拡大や動揺が誘発されるであろうが，アタッチメントロスが生じたり加速したりしないことはよく知られている．しかしながら，炎症性歯周疾患に罹患した患者において，加速したアタッチメントロスを引き起こす，進行性に増大する歯の動揺に関係した咬合からの外傷の関連性について，いまだ疑問が残る[6-11]．

咬合性外傷性傷害は，損傷のない歯周組織（一次性外傷）または歯周疾患により減少した歯周組織（二次性外傷）に起きることがある[6]．減少した歯周組織では，咬合力への抵抗性が減少するため，影響は増大するであろう．

咬合治療は，炎症除去および炎症性病変の消退後に行うか，あるいは同時に行うべきである[7]．治療の目標は，病因因子を緩和し，快適で機能的な歯列を得るよう導くべきである．これは，歯の動揺の除去または減少，安定した最大咬頭嵌合位（MIP）の確立や維持，最大咬頭嵌合（MI）を起始および終末点とした偏心運動における自由度の付与，効果的な咀嚼，快適さ，許容範囲の発声，審美性やパラファンクショナルな習癖の改善や除去によって達成されるであろう．治療法は以下を含む[7]．

- 咬合調整
- パラファンクショナルな習癖の管理
- 固定性または可撤性矯正器具による動揺歯の一時的，暫間的，または長期的な安定
- 歯科矯正治療
- 咬合再構成

歯の動揺度と歯周炎

歯の動揺度は，正常，増大した，あるいは増大しつつある動揺度であろう．正常な，もしくは生理的な歯の動揺は，頰舌的な500mgの圧により0.04〜0.018mmの動きとして起きる[12]．歯の動揺度は，歯周組織の破壊に関連している，あるいは関連していないかもしれない[6]．増大した動揺は，次第に拡大することのない，認められた動きの範囲における動揺度である．増大したが安定している歯の動揺度は，歯周疾患に関連した炎症性病変において明白な影響を及ぼすものではない[13-15]．増大しつつある歯の動揺度は，進行性歯周炎の要因と考えられるかもしれない[16,17]．適切な口腔衛生とともに炎症過程がコントロールされれば，安定的に増大した動揺度を示す歯は，長期にわたって維持されることだろう（図13-1）[18-24]．

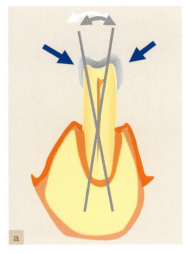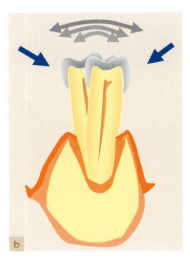

図13-1a, b　a：増大した動揺度．b：増大しつつある動揺度．

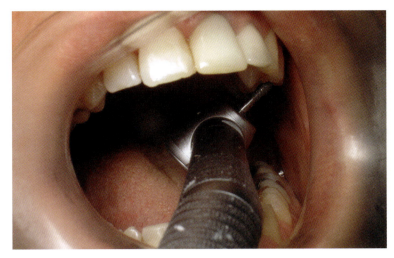

図13-2　咬合調整は，増大しつつある動揺度に対し，そして誘導の傾斜面を平坦化することや偏心運動時の誘導を改善することによって，咬合荷重の分配を改善するために適応される．

検査

治療の検討に先立ち，咬合の検査，天然歯の検査，そして歯周組織の検査は必須である．従来のプロトコルに加え，最大咬頭嵌合，偏心運動時のフレミタス，増大した，あるいは増大しつつある動揺度，咬頭嵌合および可動域における咬合接触，偏向性咬合接触，プロービングおよびアタッチメントロス，そして偏心運動時の誘導に関して，とくに注意を払うべきである．偏心運動の機能を備えた咬合器への模型装着は，診断過程の一部として有用である．

治療目標

慢性歯周炎に罹患した患者における咬合性外傷性傷害の治療指針が，米国歯周病学会の治療要項において提唱されている．咬合性外傷性傷害の治療目標は，病因因子を緩和し，また快適で機能的な口腔内のメインテナンスを容易にするものでなければならない（Box13-1）[7]．

Box13-1　咬合性外傷性傷害の治療における治療対象（米国歯周病学会[7]より改変）

1. 歯の動揺の減少および解消．
2. 安定し，再現可能な咬頭嵌合位の修復あるいは保存．患者にとって生理学的に許容されるように，咬合関係は変更されるべきである．
3. 咬頭嵌合を起始および終末点とした，すべての方向への自由な偏心運動の付与．
4. 効率的な咀嚼機能の維持への試み．
5. 咬合に関する快適性の付与．
6. 許容しうる発音および審美性の確立．
7. パラファンクショナルな習癖の修正あるいは解消の試み．

動揺度と連結固定

連結固定（歯を連結すること）は，従来から動揺歯の治療として提唱されてきた．不快感を伴わず，すでに動揺度が増大してしまっている場合は連結固定は適応されない．連結固定の程度は，骨喪失量および動揺度に依存する．

数歯の同一線上の連結が適切かもしれない，あるいは弧状もしくは歯列弓全体における歯の連結固定による，さらなる安定性が要求されるかもしれない．歯列をまたいで動揺歯が連結固定された場合，支持骨の複合的な抵抗力が，連結固定されたユニットの安定性を増強する．まさに動揺度が増大しつつあり，フレミタスによる歯の移動がある場合，そして患者が動揺歯による不快感がある場合は，連結固定が適応される[21]．研究によると，増大しつつある動揺度，パラファンクション，喫煙，そしてナイトガードの未装着が認められる場合，患者は患歯を喪失する可能性が2倍となることが示されている[24]．クロスアーチスプリントは，同一線上で連結された歯と比較して，連結固定されたユニットをより安定させる[25-27]．矯正的移動後の歯の連結固定はまた，後戻りを回避すると示唆されている．動揺歯の連結固定は，固定が存在している間は動揺度の減少をもたらすが，固定の撤去後において個々の歯の動揺度を減少させなかった[28, 29]．歯周組織の支持が減少しているが健常な動揺歯の連結固定が，安定した咬合機能の確立のため提唱されてきた[30, 31]．動揺歯の連結固定の望ましい治療学的エンドポイントは，咬合の安定と患者の快適性であるが[32]，連結固定される動揺歯の必要な長さと，これらにリジッドなインプラントを加える効果を定義するための客観的基準が不足している．

固定の分類

固定は一時的，暫間的，そして永久的であるかもしれない．連結固定のオプションは，単純な歯冠外側性のワイヤリング，ファイバーと接着性コンポジットレジンのコンビネーション（一時的），歯冠内側を通るワイヤーあるいはバー（暫間的）から，歯冠内側もしくは全部被覆の陶材焼付鋳造冠，あるいはテレスコープメタルおよびポーセレン上部構造（永久的）までさまざまである[33]．

咬合調整

咬合調整は動揺度が増加しつつある，もしくは一次性咬合性外傷の場合に行うことが適切である[7, 29, 33-35]．二次性咬合性外傷の場合，咬合調整は機能的およびパラファンクションによる荷重をより均等に分配するために用いられるであろう（図13-2）．

咬合調整は「上下の歯の間の調和のとれた接触関係を作るため，削合による咬合面の再形成」と定義された[35]．これは，とくに動揺度が増大しつつある場合に，歯の連結固定との併用が考慮されるべきである．

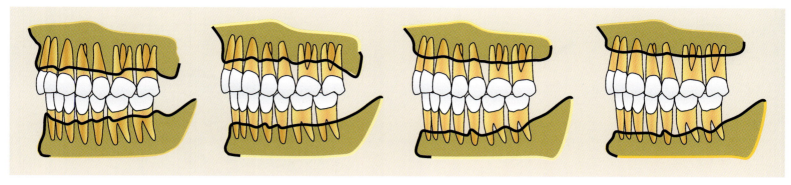

図13-3　進行性水平性骨喪失．軽度から中等度：歯根長の1/4まで，中等度：歯根長の1/4から1/2まで，中等度から重度：歯根長の1/2から3/4まで，重度：歯根長の3/4以上．

側方圧を良好に分配するために，個々の歯の偏心運動時の咬合接触が調整されるかもしれない．グループファンクションあるいは強固な犬歯からの支持は有用であろう．咬頭傾斜の誘導の減少と平坦化，および選択的グループファンクションの付与もまた，支持構造物への荷重を減少する．増大しつつある動揺度に関連した，非作業側の接触の削減が適応される．適応症と禁忌症は，Box13-2で参照される米国歯周病学会の歯周病学ワールドワークショップにおいて提唱された[35]．

Box13-2 米国歯周病学会によって提唱された咬合調整のための適応症と禁忌症[35]

咬合調整の適応症／選択的削合
- 以下のことを引き起こす外傷力を減少させる：
- 増大しつつある動揺度あるいはフレミタスに対し，歯周付着装置における修復を高めるため．
- 閉口時あるいは偏心運動時あるいは機能時の不快感．
- 修復治療，矯正，顎矯正手術に伴って，あるいは顎外傷が示唆された場合に，機能的関係と咀嚼効率を提供するため．
- パラファンクショナルな習癖からの有害な影響を減少させるような補助的療法として．
- 軟組織の損傷にかかわる歯の形態修正のため．
- 食片圧入を引き起こす，辺縁隆線，隣接接触関係および咬頭を最適化するため．

咬合調整の禁忌症
- 注意深い治療前の分析，記録，および患者教育なしの咬合調整．
- 咬合性外傷のいかなる兆候や症状の確証のない予防的調整．
- 微生物によって誘発される炎症性歯周疾患の初期治療として．
- 損傷，病的所見あるいは疼痛の確証なしに患者の既往歴に基づいたブラキシズムの治療として．
- 患者の心理状態と期待が，満足のいく結果を妨げる場合．
- 咬合調整のみでは効果が得られないであろう，重度の挺出，動揺，位置異常歯の症例．

進行性水平性骨喪失

慢性歯周病による歯槽骨喪失が進行するにつれ，歯槽骨レベルは徐々に減少する．このことは，結果として歯根露出，二次性外傷，増大したおよび増大しつつある歯の動揺度，根分岐部病変，歯の移動，そして最終的な歯の喪失につながる（図13-3，13-4）．診断は，初診時のエックス線写真である（図13-4）．臨床診断は，フレミタス，動揺度，咬合接触，プロービング値，そして偏心運動時の接触を含むべきである（図13-5）．

便宜的に，水平性骨喪失のレベルは以下のように分類される：軽度から中等度：歯根長の1/4まで，中等度：歯根長の1/4から1/2まで，中等度から重度：歯根長の1/2から3/4まで，重度：歯根長の3/4以上（高度な破壊 CAL > 4 mm）．個々の歯の予後パラメータについては，第9部を参照されたい．

前歯の移動と開大

前歯部の開大と前歯の移動は，数年かかったであろう進行性骨喪失に共通する続発症である（図13-6～13-8）．便宜的に前歯部の開大と前歯の移動の程度は，軽度，中等度そして重度に分類されるであろう（図13-7）．

前歯部の開大は，前方へのパラファンクション，舌突出および下口唇からの圧の併発による骨支持の進行性喪失に伴って生じるであろう．上顎の歯が動き始めると，下顎が閉じている間，下口唇はさらに前歯を押し始めるであろう．これは，閉じ込められた下口唇と呼ばれている（図13-8）．上顎前歯は通常，開大し，前方に移動する．上顎前歯が唇側に開大するにつれ，下顎前歯は過剰萌出，開大そして最大咬頭嵌合時に上顎前歯と接触するようになり始める．この過程は，臼歯の喪失あるいは臼歯部のバーティカルストップの減少によって，臼歯部咬合支持が失われた，あるいは減少した場合に悪化する．これは咬合高径（OVD）の喪失をもたらす．

臼歯部の咬合崩壊，臼歯部の低位咬合

これはまた，第一大臼歯のような単独臼歯が喪失し，隣在歯や対合歯の傾斜や移動が始まった時に生じる（図13-6a）[36]．前歯部開大やOVDの減少ならびに臼歯部咬合支持の減少，あるいは喪失の併発が臼歯部咬合崩壊と呼ばれた[36]．この用語は，これらの要素のいずれもが独立して生じ，相互依存しないことからもはや適切ではない．前歯の移動はさまざまな程度，あるいは歯槽骨喪失，パラファンクション，臼歯部咬合支持の喪失を伴うあるいは伴わない舌突出，そしてOVDの併発で起こりうる（第3部と第4部参照）．臼歯の移動の結果としてのOVDは，「臼歯部低位咬合」と呼ばれている（図13-6b）[5]．

単独因子のみにより，明らかに病的歯の移動（PTM）に関連したものはない．臼歯部支持の喪失，歯槽骨喪失，舌突出，そして咬合性パラファンクションのすべての因子が，各症例において関連性を考慮されるべきである．主要な関連因子は，骨喪失である．骨喪失が増大するにつれ，歯の喪失や歯肉の炎症のような，PTMを伴う追加的因子の関連性は強まる[37]．

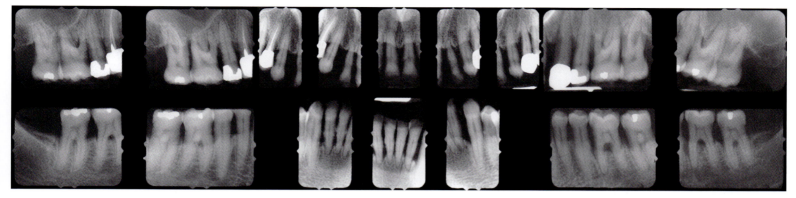

図13-4 進行性水平性骨喪失.

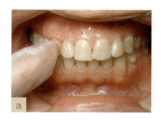 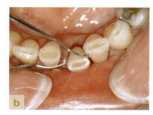 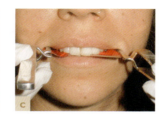 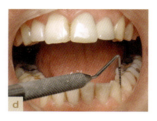 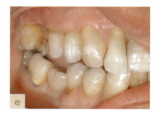

図13-5a〜e 臨床検査. **a**：フレミタス. **b**：動揺度. **c**：咬合接触. **d**：プロービング値. **e**：偏心運動時の接触.

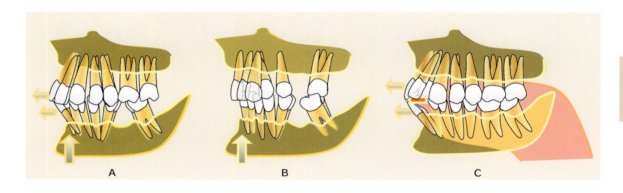

図13-6 **A**：骨喪失，臼歯部咬合支持の減少，OVDの喪失，前歯部開大. **B**：高径の喪失を伴う臼歯部咬合支持の減少（臼歯部低位咬合）. **C**：前歯部開大をもたらす骨喪失と舌突出.

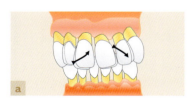 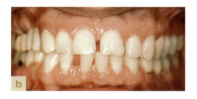 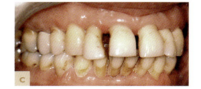 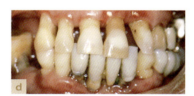

図13-7a〜d **a**：前歯の移動と開大. **b**：軽度. **c**：中等度. **d**：重度.

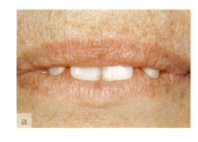 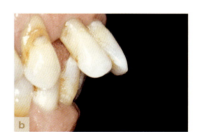

図13-8a, b 唇側傾斜し，開大した上顎前歯の下に閉じ込められた下口唇（Dr. S Marku-Cohen のご厚意による画像）.

多様な治療コンセプト

　切除療法は長年に渡り，歯周治療法の1つであった．ポケットを減少し，骨と歯肉の構造を改善し，メインテナンスにおける改善されたアクセスを提供してはいるが，それらの欠点は認識されている．骨削合，歯根切除，歯内療法の必要性から，これらは，増大した歯根知覚過敏，露出した非審美的な歯根表面，および増大した歯冠長を含むであろう．

　長期的な研究は，ポケットが除去されたとしても，治療後に再発傾向があることを示している[35]．したがって，この治療は，特有のアプローチあるいは好ましい結果を有することが示されてきた，他の治療法に比較検討されうる手段として考慮される．

　これらは，粒子移植と膜を併用した骨造成手術，組織再生誘導法，エナメルマトリックスタンパク質，および通常のスケーリングルー

第13部 歯周炎罹患歯の修復

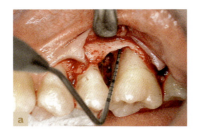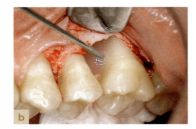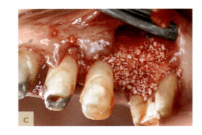

図13-9a〜c 変化する治療選択肢.
a, b：エナメルマトリックスタンパク質（Prof. C Memcovsky のご厚意による画像）. c：骨再生誘導法（Prof. Z Arzi のご厚意による画像）.

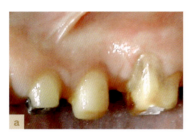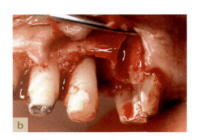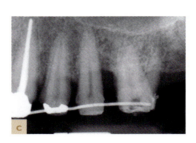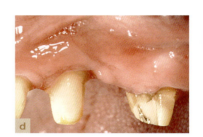

図13-10a〜d 歯根切除．切除された第一大臼歯の近心頰側根（Prof. Z Arzi のご厚意による画像）.

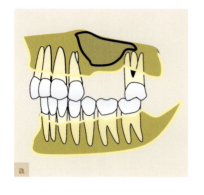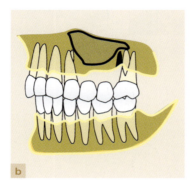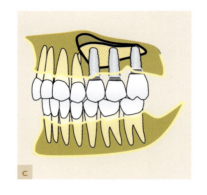

図13-11a〜c a：III度の分岐部病変に罹患した第二大臼歯．固定性補綴装置オプション；b：最終的な支台としての歯根切除された臼歯．c：上顎洞底挙上術とインプラント支持型固定性補綴装置.

トプレーニングや局所抗菌療法を含む（図13-9）.

根分岐部病変

　多様な治療選択肢が，臼歯部の二根分岐部および三根分岐部の炎症や骨喪失の治療に用いられる．それらの結果は，このような臼歯を臼歯部修復物のための支台歯として使用するかどうかを計画する際に重要である．3か月ごとのメンテナンス予防治療を伴う8年間経過観察を行った研究において，根分岐部病変（FI）に罹患した歯はアタッチメントロスのより高いリスクを有し，メンテナンス期間を通してFIに罹患していない歯と比較して，2.54倍喪失する傾向があることが示された．同じ研究の結果は，動揺歯およびFIに罹患した動揺歯が，このような特徴を伴わない歯と比較して，アタッチメントロスのより大きなリスクがあることを示した[38]．

変わりゆく治療法，歯周病学およびインプラント

　新しい歯周治療オプションとインプラントの成功した結果は，さまざまな程度の骨喪失を伴う歯周病に罹患した歯への治療アプローチを変化させてきた．従来の切除術は再生療法で補われてきているが，再生療法の結果は最終補綴装置装着前に安定している必要がある[39, 40]．これらの治療法の予知性は，代替となるインプラント支持のオプションの予知性と比較検討される必要がある．

　著しい骨喪失の場合，歯を保存し経時的なさらなる骨喪失の危険を冒すのか，インプラントのための骨がより少ないままにしておくのか，あるいは抜歯後インプラント即時埋入を行うのか，という中から1つの選択がなされなければならない．上顎洞底挙上術は通常，上顎のオプションを確実なものとする一方，著しい垂直性の骨喪失により，結果として潜在的に好ましくない歯冠長と歯冠-インプラント比をもたらす．下顎臼歯部では，垂直的骨造成の予測不能な特性が，下歯槽神経上の骨が不十分な高さの場合，この治療オプションを制限する．

歯根切除された臼歯支台，あるいはインプラント？

　上顎臼歯部の歯牙支持固定性補綴装置のための最終的な支台として，歯根切除された臼歯の選択にさらなるジレンマが残る．このオプションと，上顎洞底挙上術を伴うあるいは伴わないインプラント支持型補綴装置とを比較検討することは，患者と歯科医師の要因によってかなり影響を受けるであろう．臼歯部のインプラント支持型修復物の結果研究は良好で，臼歯部固定性補綴装置への歯根切除された臼歯支台の使用の予知性を上回るものであろう（図13-10, 13-11）[41-43]．

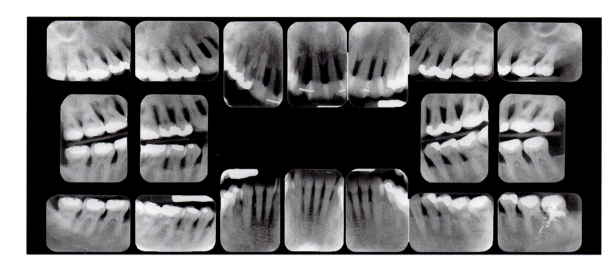

図13-12 上顎歯列に60〜80％以上の骨喪失を伴う進行した慢性歯周炎. 上顎歯列はホープレスであると思われる.

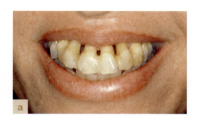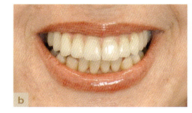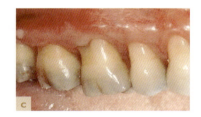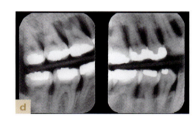
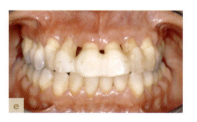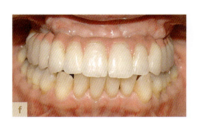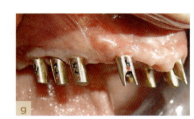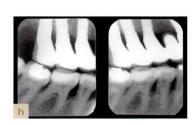

図13-13a〜h 慢性歯周炎により60〜80％以上の骨喪失を伴うホープレスな上顎歯列は, フルアーチのインプラント支持型固定性補綴装置によって修復された (Dr. J. Chernobelsky のご厚意による画像).

根分岐部の治療とジレンマ

臼歯分岐部のスケーリング, ルートプレーニングによる保存療法は, 不確実な結果を示す. 最長22年に及ぶ多くの長期的な研究において, 十分に管理された臼歯のほとんどに15〜20％の喪失がみられるものの, 長年維持されていることを示している. 別の15年研究は, 9年間の平均生存率を伴うものの57％の歯の喪失を示した. その他の研究は, 進行性水平性骨喪失および, 根面う蝕と歯内病変のリスクを示す[35].

最小限と最大限の治療オプションのジレンマ

最小限と最大限の治療オプションの違いは, 審美性と機能の改善, そして予知性という観点において考慮されるべきである. しかしながら, 心理的嗜好という患者要因, そして心理社会的で社会経済的な要因によって最終的な治療方法は選択され決定されなければならない. 終末期の歯周病に罹患した症例に, 両側上顎洞底挙上術を伴うフルアーチのインプラント支持型固定性補綴処置を行うことは, 侵襲が大きくて負担がかかり, また高額にもなることを患者と歯科医師の双方が事前に心得ておくべきである (図13-12, 13-13).

インプラントオプションの影響

インプラント治療結果の成功を示す研究が増加することにより, 中程度の歯周組織破壊および戦略的な歯列配置のための抜歯に対する抵抗感は徐々に薄れてきている. インプラント支持型修復物の結果研究は, 重度歯周炎に罹患した歯列の研究結果を上回る割合を示す[32, 44-49].

歯周病に罹患した歯列の予知性

歯周治療の戦略は, さらなる歯周炎の過程と骨喪失が阻止されるという前提に基づいている. このことは大部分が達成されているが, 継続した破綻が長年にわたって認められる[31, 32, 35]. しかしながら, あるシステマティックレビューは, インプラント生存率が, (歯周病に) 罹患したが15年以上にわたって適切に治療されメンテナンスされた歯の生存率を上回ってはいなかった, と報告した[50].

インプラント

インプラント治療は, 無歯顎そして部分無歯顎患者の両方の多くの研究において評価されている[45-51]. さまざまな科学的妥当性レベルに関する長期研究は, 15年に及ぶ良好な生存率を示してきた. 少なくとも5年経過観察している臨床研究のシステマティックレビューにおいて, インプラント治療は予測可能な予後, 高い生存率をもたらす治療法であると結論づけられた[52]. インプラントの予後において, 慢性そして急性の歯周炎の既往の影響が懸念される. 歯周炎に関連した歯の喪失の既往がある患者とない患者のそれぞれで, インプラント周囲組織の健康状態と同様に, 上部構造そしてインプラントの生存に関するインプラント治療の予後がシステマティックレビューで報告された[44-46].

第13部 歯周炎罹患歯の修復

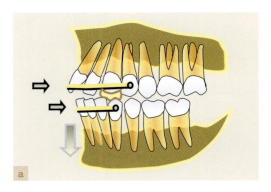
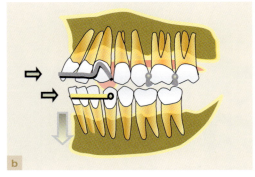
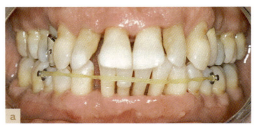
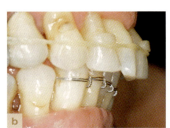

図13-14a, b　a：犬歯プラットフォーム．コンポジットレジンによって接着された犬歯プラットフォームは，前歯が後方移動するような歯の離開が可能となる[53]．b：可撤式アクリル製Hawley矯正装置は，開大した前歯の後方移動を可能にするため臼歯を離開する．受動的萌出が必要な場合，臼歯部の咬合面被覆は不要である．そうでなければ臼歯部咬合面被覆を伴う．

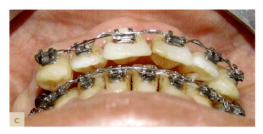
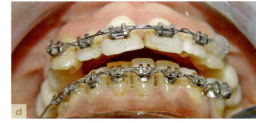

図13-15a〜d　矯正用ゴムと固定性ブラケットによる，開大した上下顎前歯部の後方移動．垂直なスペースは，接着性コンポジットレジンにより覆われた犬歯プラットフォームを製作することによって獲得されるだろう．続いて起こる上顎前歯の後方移動のためのスペースを確保するために，下顎前歯が最初に後方移動され，安定化される（Dr. S Marku-Cohen, Prof. Avinoam Yaffeのご厚意による画像[53]）．

　5年間と10年間の経過観察期間を有する2つの研究で，歯周炎に関連した歯の喪失を伴う33人の患者，歯周炎に関連した歯の喪失を伴わない70人の患者が経過観察された．10年間の経過観察期間において，歯周炎に関連した歯の喪失を伴うグループで，より多くの患者がインプラント周囲炎に有意に罹患した．歯周炎に関連した歯の喪失を伴う患者において，5年後に著しく進行したインプラント周囲骨喪失が認められた[47, 48]．

　あるレビューは，歯周炎に罹患しやすい患者におけるインプラント治療は，適切な感染コントロールが提供されれば禁忌ではなく，個々のメンテナンスプログラムが推進されると結論づけた．しかしながら，インプラント周囲炎の高い発症率は，インプラント治療の寿命を脅かすであろう[45]．

　別の10〜16年の予後研究は，比較的高い長期生存率にもかかわらず，生物学的そして技術的合併症は頻繁に起こると結論づけた．歯周炎の既往のある患者は，歯周炎の既往のない患者よりも低いインプラント生存率を示しており，インプラント周囲粘膜炎やインプラント周囲炎のような生物学的合併症を発症しやすい傾向にあった[49]．

　長期適合に関する必要不可欠な要因を包括するオッセオサフィシェンシーの概念，そしてインプラント周囲炎の概念は，今もなお研究されており，これらは本書第2部5章と第7部に記載されている．

歯周補綴 VS フルアーチインプラント支持型固定性補綴装置

　インプラント支持型補綴装置の出現前，歯槽骨喪失，歯の喪失そして歯の移動が中等度そして重度の症例は，いわゆる「歯周補綴」として矯正と補綴治療によって修復された[31]．これはその時代の最高水準の治療であり，十分に管理されたならば，その症例は長年に渡り維持された[31]．インプラント支持型補綴装置の成功した結果，そして着実に改善しつつある結果の統計により，これら従来の治療法の影はいささか薄くなっている．しかしながら，歯周補綴は今でも歯科医師と患者が選択できる治療オプションである．これらの治療法の応用例が，図13-14〜13-20で示されている．

併用療法：矯正とインプラント

開大した前歯の後方移動

　開大した前歯は，可撤式あるいは固定式矯正装置によって容易に後方移動される．開大した歯を移動させるスペースを得るために，何らかの固定式あるいは可撤式装置を用いて対合歯列の臼歯を離開させなければならない．固定式方法の1つは，犬歯プラットフォームである[53]．プラットフォームを維持する接着性コンポジットレジンは，臼歯を離開し，OVDを2あるいは3mm挙上するために上顎の犬歯に施される．これはHawley装置と呼ばれるアクリル装置，あるいはDahl装置と呼ばれるコバルトクロム合金鋳造装置によっても行われるであろう．これらは臼歯の離開に同じ効果を有する（図13-14〜13-16）．Hawley装置の使用は，臼歯を離開すること，また願わくは，受動的な臼歯の萌出を誘導することを，初期にあるいは同時に目的とする．

　積極的な臼歯の挺出もまた，補助的な矯正用ゴムを臼歯部に用いることで可能となる．前歯部用Hawleyのバイトプレーンを用いた臼歯部の離開とともに，まず前歯部の矯正用ゴムまたはワイヤーに

併用療法：矯正とインプラント

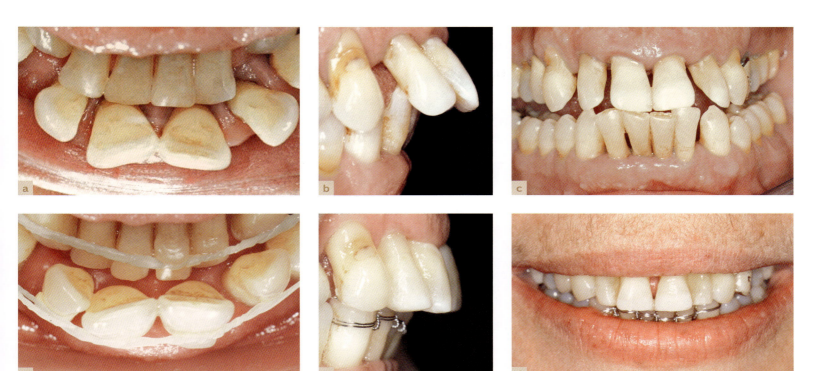

図13-16a〜f　矯正用ゴムを用いた開大した前歯部の後方移動．上顎歯列の後方移動よりも先に下顎前歯部が後方移動される（Dr. S Marku-Cohen, Prof. Avinoam Yaffe のご厚意による画像）．

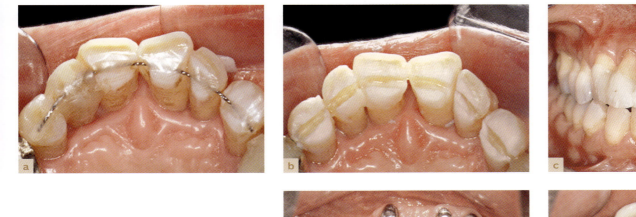
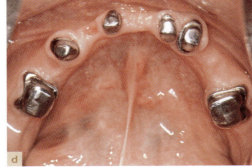
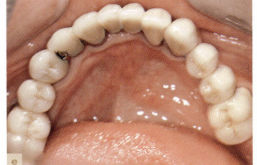

図13-17a〜e　連結固定．a, b：保存的歯冠内側性ワイヤーとコンポジットレジン固定，および接着性コンポジットレジン固定（Dr. S Marku-Cohen, Prof. A Yaffe のご厚意による画像）．c：コンポジットレジン固定．d, e：セメント合着されたテレスコープアバットメント上の可撤性テレスコープフルアーチPFMブリッジ．

よって下顎前歯が後方移動し，その後上顎前歯が歯列弓内の一直線上に戻る．舌側をワイヤーおよびコンポジットレジンによって連結固定することは，後戻りを防止するために必要である（図13-17）．事前に決定される包括的治療計画の一環として，醜悪な審美性を避け，咬合をコントロールし，そして露出した過敏な歯根を被覆するために，後方移動させる前歯は固定性修復物で修復および連結固定されるであろう．歯内治療は一般的に，前歯部の歯冠形成後および異なる歯冠の形成を平行にする歯質切削により必要となる．これは，残存する臼歯あるいはインプラント支持型修復物における，安定した臼歯部の咬頭嵌合関係および臼歯部咬合支持を，維持あるいは回復する目的で計画されなければならない[27, 31, 34, 53, 54]．

連結固定のオプション

さまざまな連結固定の手技が考慮される（図13-17，13-18）[33]．もっとも適切な方法の選択は，各手技の長所および短所に対する潜在的な治療効果を比較検討することである．ファイバーもしくはワイヤーを歯冠外側性にコンポジットレジンで接着する方法は容易ではあるが，外観が悪く，変色し，脱離のための頻繁なメインテナンスが必要となる．歯冠内側性ワイヤー，バー，およびファイバーは有効ではあるが，気づくことができない緩みによる内在するう蝕のリスクを伴う．全部被覆およびテレスコープ修復物は高価で，予知性と社会経済的状況が許す場合のみ有効であろう．ポンティックと

第13部 歯周炎罹患歯の修復

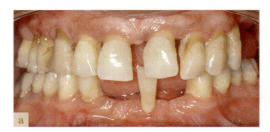
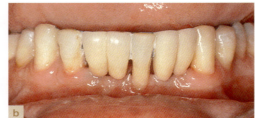
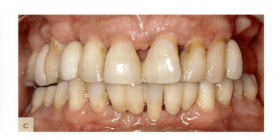
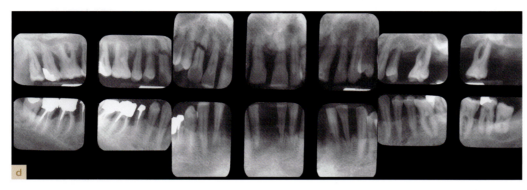
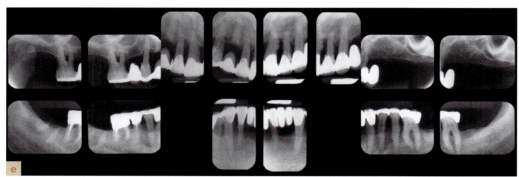

図13-18a〜e 保存的歯冠内側性の鋳造金属およびセラミック固定.進行した歯槽骨喪失および歯の喪失を伴う歯列の安定化のために使用された.d:初診時エックス線写真.e:14年間メンテナンスされた症例のエックス線写真(Prof. Ervin Weiss のご厚意による画像).

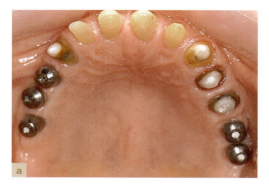
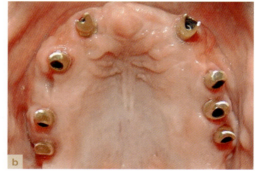

図13-19a, b a:歯周組織支持の減少を伴う上顎前歯を後方移動そして固定する,あるいは,b:すべての前歯を抜歯し,フルアーチインプラント支持型固定性補綴装置で修復するかどうかのジレンマ.

連結した歯冠内側性バーは,代替的で低コストな選択肢として役立つ(図13-18).

上顎前歯部支持の修復物および臼歯部インプラント支持の治療法

　進行した歯周組織破壊症例の修復において,臼歯部インプラント支持型固定性補綴装置の予知性向上のための現実的な補綴オプションは,臼歯部はインプラント支持型固定性補綴装置,前歯部は陶材焼付鋳造冠(PFM)による歯牙支持の固定性修復物となる.切除術,矯正的再排列,および前歯部の固定性連結修復物といった治療法のすべての組み合わせは,このアプローチに適している.臼歯部のインプラント支持修復物によって,臼歯部咬合支持および OVD を支持する咬頭嵌合が与えられる.前歯部の歯牙支持によって,前歯部の審美性,発音,偏心運動時の誘導が与えられる.側方運動時の誘導は,歯そして／あるいは歯およびインプラント支持修復物の個々の決定因子によって,選択されるであろう.

前歯の保定あるいはフルアーチインプラント支持修復物?

　一般に遭遇する付加的なジレンマは,臼歯部のインプラント支持修復物を伴い前歯を保定するか,あるいは前歯を抜歯しフルアーチのインプラント支持固定性補綴装置を計画するかどうかである(図13-19).歯周組織支持の減少によりフレアアウトした歯周炎罹患前歯は,矯正治療,ポケット除去のための切除療法,そして歯内療法など,治療にあたり大きな尽力が求められる(図13-20).臼歯部のインプラントが成功した場合は,審美性および発音の管理の準備ができた状態で,犬歯部における前歯部インプラントは前歯部のインプラント支持ポンティックを可能にする.自己受容性感覚および審美性,補綴装置の利便性,もしくは存続可能な歯を抜歯しないという欲求は,いずれにするかの決定に影響を与えるであろう.

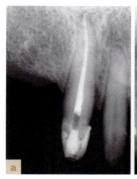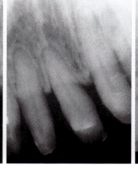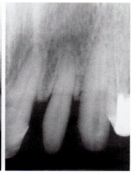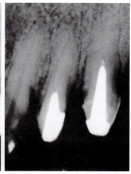

図13-20a〜h 矯正後，後方移動および固定された前歯．インプラントおよび歯牙支持 FPDs によって供給された臼歯部咬合支持．固定された歯およびインプラントに施された選択的な偏心運動時の誘導（Dr. Sharon Marku-Cohen, Prof. Avinoam Yaffe のご厚意による画像）．

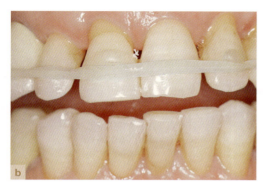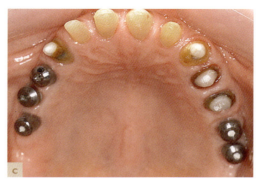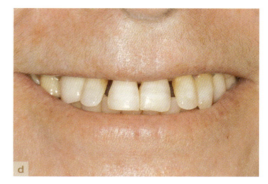
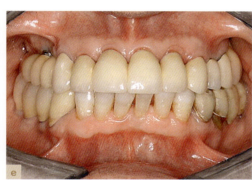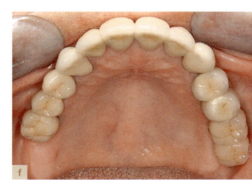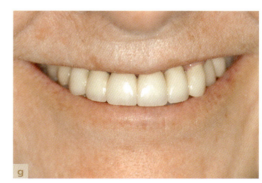
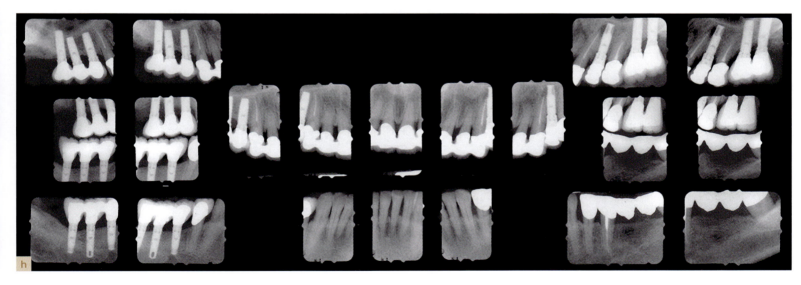

参考文献

1. Position Paper Diagnosis of Periodontal Diseases Research, Science and Therapy Committee and approved by the Board of Trustees of the American Academy of Periodontology in May 2003. J Periodontol 2003;74:1237–1247.
2. The American Academy of Periodontology. Glossary of Periodontal Terms, ed 4. Chicago: The American Academy of Periodontology, 2001.
3. Armitage GC. Development of a classification system for periodontal diseases and conditions. Ann Periodontol 1999;4:1–6.
4. American Academy of Periodontology. Proceedings of the World Workshop in Clinical Periodontics. Chicago: The American Academy of Periodontology, 1989;I-23–I-31.
5. The glossary of prosthodontic terms. J Prosthet Dent 2005;94:10–92.
6. Giargia M, Lindhe J. Tooth mobility and periodontal disease. J Clin Periodontol 1997;24:785–795.
7. The American Academy of Periodontology. Parameter on occlusal traumatism in patients with chronic periodontitis. Parameters of care. J Periodontol 2000;71(Suppl 5):873–875.
8. Polson AM, Kennedy JE, Zander HA. Trauma and progression of marginal periodontitis in squirrel monkeys. II. Co-destructive factors of periodontitis and mechanically produced injury. J Periodont Res 1974;9:108–113.
9. Lindhe J, Nyman S. Trauma from occlusion. In: Lindhe J, Karring T, Lang NP (eds). Clinical Periodontology and Implant Dentistry. Copenhagen: Munksgaard. 1998:279–295.
10. Lindhe J, Svanberg G. Influence of Trauma from occlusion on progression of experimental periodontitis in the beagle dog. J Clin Periodontol 1974;1:3–14.
11. Hallmon WW. Occlusal trauma: effect and impact on the periodontium. Ann Periodontol 1999 Dec;4:102–108.
12. Muhleman HR. Tooth mobility the measuring method. Initial and secondary tooth mobility. J Periodontol 1954;25:22–29.
13. Ericsson L, Lindhe, J. Lack of effect of trauma from occlusion on the recurrence of experimental periodontitis. J Clin Periodontol 1977;4:115–127.
14. Ericsson I, Lindhe, J. Effect of longstanding jiggling on experimental marginal periodontitis in the beagle dog. J Clin Periodontol 1982;9:497–503.
15. Lindhe J, Ericsson I. The effect of elimination of jiggling forces on periodontally exposed teeth in the dog. J Periodontol 1982;53:562–567.
16. Nyman S, Lindhe J, Ericsson L. The effect of progressive tooth mobility on destructive periodontitis in the dog. J Clin Periodontol 1978;5:213–225.
17. Lindhe J, Nyman S. The role of occlusion in periodontal disease and the biological rationale for splinting in treatment of periodontitis. Oral Sci Rev 1977;10:11–42.
18. Polison AM, Adams RA, Zander HA. Osseous repair in the presence of active tooth hypermobility. J Clin Periodontol 1983;10:370–379.
19. Polson AM, Heijl LC. Osseous repair in infrabony periodontal defects. J Clin Periodontol 1978;15:13–23.
20. Rosling B, Nyman S, Lindhe J. The effect of systematic plaque control on bone regeneration in infrabony pockets. J Clin Periodontol 1976;3:38–53.
21. Lindhe J, Nyman S. The role of occlusion in periodontal disease and the biological rationale for splinting in treatment of periodontitis. Oral Sci Rev 1977;10:11–42.
22. Parfitt GJ. Measurement of the physiologic mobility of individual teeth in an axial direction. J Dent Res 1960;39:608–618.
23. Parfitt GJ. The dynamics of a tooth in function. J Periodontol 1961;32:102–107.
24. McGuire MK, Nunn ME. Prognosis versus actual outcome IV. The effectiveness of clinical parameters and IL-1 genotype in accurately predicting prognosis and tooth survival. J Periodontol 1999;70:49–56.
25. Laufer B, Gross MD. Splinting osseointegrated implants and natural teeth in rehabilitation of partially edentulous patients. Part II: principles and applications. J Oral Rehabil 1998;25:69–80.
26. Nyman SR, Lang NP. Tooth mobility and the biological rationale for splinting teeth. Periodontolgy 2000 1994;4:15–22.
27. Shluger S, Yuodelis K, Page R, Johnson RH. Periodontal Diseases, ed 2. Philadelphia: Lea & Febiger 1990.
28. Renggli HH. Splinting of teeth, an objective assessment. Helv Odontol Acta 1971;15:129–131.
29. Renggli HH, Allet B, Spanau AJ. Splinting of teeth with fixed bridges: biological effect. J Oral Rehabil 1984;11:535–537.
30. Cohen DW, Chacker F. Criteria for the selection of one treatment plan over another. Dent Clin North Am 1964;8:3–8.
31. Amsterdam M. Periodontal prosthesis. Alpha Omegan 1974;67:8–51.
32. Nevins M, Becker W, Kornman K (eds). Proceedings of the World Workshop in Clinical Periodontics, III. Princeton: American Academy of Periodontology, 1989.
33. Wank GS, Kroll YJ. Occlusal trauma. An evaluation of its relationship to periodontal prostheses. Dent Clin North Am 1981;25:511–532.
34. Abrams L. Occlusal adjustment. In: Goldman HM, Cohen DW (eds). Periodontal Therapy, ed 6. St Louis: Mosby, 1980.
35. The American Academy of Periodontology. Proceedings of the World Workshop in Clinical Periodontics. Consensus report. Chicago: The American Academy of Periodontology, 1989.
36. Shifman A, Laufer B, Chweiden H. Posterior bite collapse revisited. J Oral Rehabil 1998;25:376–385.
37. Martinez-Canut, Carrasquer A, Magán R, Lorca A. A study on factors associated with pathologic tooth migration. J Clin Perio 1977;24:492–497.
38. Wang HL, Burgett FG, Shyr Yu, Ramjford S. The influence of molar furcation involvement and mobility on future clinical periodontal attachment loss. J Periodontol 1994;65:25–29.
39. Parameter on chronic periodontitis with advanced loss of periodontal support. Parameters of care supplement. J Periodontol 2000;71:856–858.
40. Hamp SE, Nyman S, Lindhe, J. Periodontal treatment of multirooted teeth. Results after 5 years. J Clin Periodontol 1975;2:126–135.
41. Haney JM, Leknes KN, Wikesjo UME. Recurrence of mandibular molar furcation defects following citric acid root treatment and coronally advanced flap procedures. Int J Periodontics Restorative Dent 1997;17:529–535.
42. Carnevale G, Pontoriero R, di Febo G. Long-term effects of root-resective therapy in furcation-involved molars. A 10-year longitudinal study. J Clin Periodontol 1998;25:209–214.
43. Langer B, Stein SD, Wagenberg B. An evaluation of root resections. A ten-year study. J Periodontol 1981;52:719–722.
44. van der Weijden GA, van Bemmel KM, Renvert S. Implant therapy in partially edentulous, periodontally compromised patients: a review. J Clin Periodontol 2005;32:506– 511.
45. Schou S, Holmstrup P, Worthington HV, Esposito M. Outcome of implant therapy in patients with previous tooth loss due to periodontitis. Clin Oral Implants Res 2006;17(Suppl 2):104–123.
46. Klokkevold PR, Han TJ. How do smoking, diabetes, and periodontitis affect outcomes of implant treatment? Int J Oral Maxillofac Implants 2007;22(Suppl):173–198.
47. Hardt CRE, Grondahl K, Lekholm U, Wennstrom JL. Outcome of implant therapy in relation to experienced loss of periodontal bone support. A retrospective 5-year study. Clin Oral Implants Res 2002;13:488–494.
48. Karoussis IK, Salvi GE, Heitz-Mayfield LJA, Brägger U, Hämmerle CHF, Lang NP. Long-term implant prognosis in patients with and without a history of chronic periodontitis: a 10-year prospective cohort study of the ITI Dental Implant System. Clin Oral Implants Res 2003;14:329–339.
49. Simonis P, Dufour T, Tenenbaum H. Long-term implant survival and success: a 10-16-year follow-up of non-submerged dental implants.Clin Oral Implants Res. 2010;21:772-7.
50. Levin L, Halperin-Sternfeld M. Tooth preservation or implant placement: a systematic review of long-term tooth and implant survival rates. J Am Dent Assoc. 2013;144:1119-33.
51. Del Fabbro M, Testori T, Francetti L, Weinstein R. Systematic review of survival rates for implants placed in the grafted maxillary sinus. Int J Periodontics Restorative Dent 2004;24:565–577.
52. Esposito M, Hirsch J-M, Lekholm U, Thomsen P. Biological factors contributing to failures of osseointegrated oral implants. (I). Success criteria and epidemiology. Eur J Oral Sci 1998;106:527–551.
53. Yaffe A, Ehrlich J. The canine platform, a modified method for posterior tooth eruption. Compend Contin Educ Dent 1985;5:382–387.
54. Gough MB, Setchell DJ. A retrospective study of 50 treatments using an appliance to produce localised occlusal space by relative axial tooth movement. Br Dent J 1999;187:134–139.

第14部 重篤な摩耗とブラキシズム

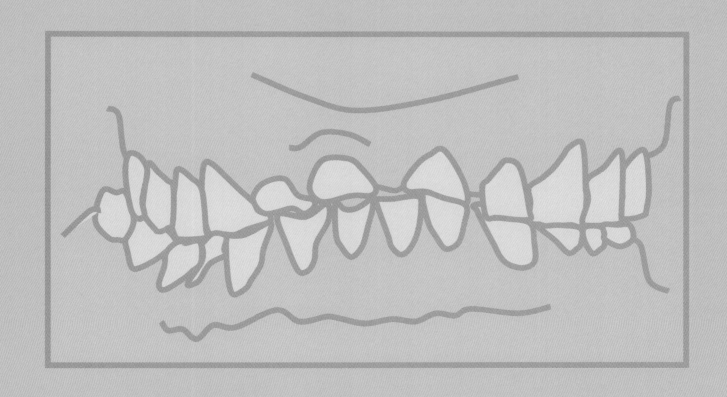

第14部　重篤な摩耗とブラキシズム

目次

- パラファンクションとブラキシズム
- 咬耗，酸蝕症，摩滅
- ブラキシズム患者の歯列を固定性補綴装置で修復した際の合併症と失敗
- マネジメントと治療
- 摩耗に対する補綴治療
- 片顎の補綴処置に際しての考慮事項
- 摩耗した歯列に対する固定性補綴治療
- 固定性補綴装置による対合歯列の治療ステージ
- 顎間関係，その垂直的顎間距離に関しての考慮事項

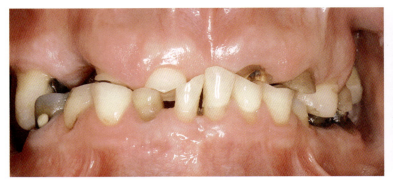

図14-1　パラファンクション，ブラキシズム，酸蝕症による歯の重篤な実質欠損．

パラファンクションとブラキシズム

パラファンクションとは，意識下もしくは無意識下で行われる歯のクレンチングやグラインディングを示す．パラファンクションは程度の差こそあれ，ほとんどの人が行っており，日中または夜間に観察される[1]．これまで，文献的にはパラファンクションとブラキシズムは同義とされてきた．米国補綴用語集第8版では，ブラキシズムは「パラファンクショナルなグラインディング」，「咀嚼運動以外の，不随意性の律動的あるいは断続的なパラファンクショナルな歯ぎしり，グラインディング，クレンチングからなる口腔習癖であり，咬合性外傷を惹起する可能性があり，歯の頬舌面にまで影響を及ぼす」[2]と定義されている．夜間のパラファンクションと日中のパラファンクションは区別されており[2,3]，これらは本質的に異なると考えられている．近年では，睡眠時ブラキシズムや日中のブラキシズムという用語がそれぞれ一般的に用いられるようになった[1,4,5]．

パラファンクションであるブラキシズム，酸蝕症（エロージョン）は，歯質咬合面に損傷をもたらす可能性がある（図14-1～14-3）．

睡眠時ブラキシズム

現在，睡眠障害に分類される睡眠時ブラキシズムは，微小覚醒に対する過剰反応とされている．微小覚醒は，睡眠中に大脳皮質が活性化する3～15秒間で一過性に生じる生理学的現象であり，交感神経活動の亢進と関連して発生する．睡眠時ブラキシズムエピソードの80%近くが微小覚醒を伴って生じている．グラインディング発生までのカスケードはすでに示されており[4,5]，4分前に交感神経活動の亢進，1分前に大脳皮質の活性化が生じ，1秒前に心拍数の上昇と筋緊張が生じる[1,4,5]．睡眠時ブラキシズムは，もっとも有害なパラファンクションとされている．

咬合性外傷

咬合性外傷は「歯周組織の適応能力や修復能力を超える過大な機能的またはパラファンクショナルな咬合力によって生じる，歯周組織の付着器官の損傷をきたす歯周組織の外傷であり，自然治癒性あるいは進行性である」と定義されている[2]．用語集の定義では「咬合性外傷」は歯周組織への外傷性影響とのみ言及されている．この定義は，もともと細菌性プラークとパラファンクションによる骨吸収が初めて明確に分けられた頃に行われたものである．用語の定義について混乱が生じたのは，当時は咬合性外傷という用語が歯の摩耗や修復物破損など，歯周組織以外への破壊的あるいは外傷性の影響を包括していなかったからである（図14-1, 14-2）．

病因

パラファンクションの主たる病因は中枢性にある[1,4,5]．パラファンクションによって生じる力は非常に大きく，30～80kg程度の力が生じる．多くの人びとが日中あるいは夜間にグラインディングやクレンチングを行っている可能性がある．どの程度の力で，どの程度の時間行っているかについては個人差があり，また同一個体においても必ずしも一定ではない．ブラキシズムが発生すると，これらの潜在的に有害な力が歯や修復物，支持組織に伝達される．

心理的ストレスのかかる出来事や心理的ストレスへの反応が，リスクファクターの1つとして考えられている．しかし，心理学的なプロファイルであれ，環境因子であれ，重篤なブラキシズムの原因とされる単一因子はいまだ同定されていない．パラファンクションが現在進行形でアクティブかどうかの診断は，下顎偏心運動によって陶材や金属とその対合歯に生じた，光沢のあるファセットの有無で診断される．いわゆる咬合異常は，重要な病因であると過去には考えられていたが[6-9]，現在では否定的に捉えられている[3,10-13]．

咬合干渉

偏心運動時の接触である「干渉」が新たに生じると，初期には咬合の不快感をきたし，当該部の咬合接触を回避するような下顎運動，あるいはグラインディングを引き起こし，ときにはTMD（顎関節症）を生じる可能性がある[14-17]が，通常これらは一時的なものである．咬合干渉や急峻な垂直被蓋などがパラファンクションの直接の原因となることはないが，パラファンクションが生じた際の応力集中には深く関連している．このような咬合因子があるときにグラインディングが行われると，メカニカルストレスの集中により，顕著な摩耗を生じたり，歯や修復物，支持組織に損傷を生じたりする．実験的な咬合干渉が一時的なグラインディングを引き起こすとの報告がある[14,15]が，そのような反応は認められないとの報告もある[16]．対照研究では，実験的な咬合干渉と睡眠時ブラキシズムとの関連は否定されている[17]．

咬耗，酸蝕症，摩滅

多くの著者は，Wear（摩耗）とErosion（酸蝕症）という用語を区別せず使用している．厳密にいえば，それぞれの定義は異なる．「Wear：摩耗」は，酸蝕症，咬耗，摩滅を含む一般的な用語であり，「歯質の損傷」とも呼ぶことができる．一般的には「Erosion：酸蝕症」は歯に対する非細菌性の酸の影響であり，「Attrition：咬耗」は歯と歯の接触による摩擦の結果であり，「Abrasion：摩滅」は歯以外からの機械的刺激によるものである[18-30]．

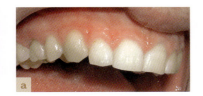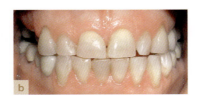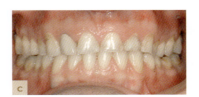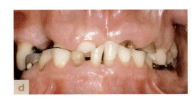

図14-2a, b 咬合による摩耗. a, b：軽度：初期段階の歯冠長の減少. c：中等度：1/3～1/2程度の歯冠長の減少. d：重度：1/2以上の歯冠長の減少.

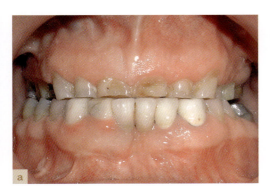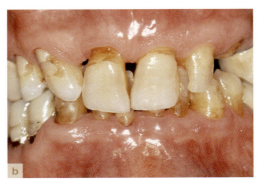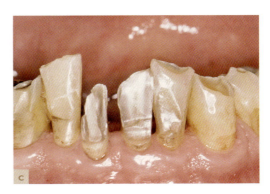

図14-3a, b a：水平的な摩耗（重度）. 垂直被蓋がグラインディングにより減少し, 臼歯部および前歯部が水平的に摩耗し始めている. b, c：垂直的な摩耗（中等度から重度）. 垂直被蓋により前歯が臼歯より先に摩耗した状態.

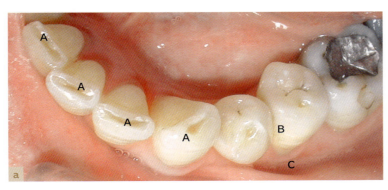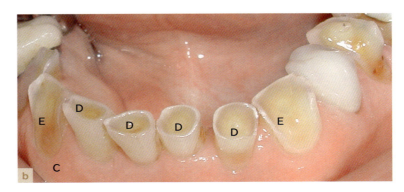

図14-4a, b パラファンクショナルなエナメル質の摩耗（A）. 歯頸部のアブフラクション（B）. 歯肉退縮（C）. 酸蝕症による象牙質の皿状変化（D）. 酸蝕症を伴う象牙質の摩耗（E）.

酸蝕症とパラファンクション

歯質の損傷のうち大部分は酸蝕症が大きく関連している. エナメル質がグラインディングにより咬耗した後, 象牙質が露出し酸性の飲食物と接触することにより酸蝕症の影響を受け失われていく. 酸蝕症とパラファンクションによる摩耗の相対的寄与度は個人で異なり, 両者を識別することは困難で, 食習慣やパラファンクションの程度に依存して異なると考えられる. ここでいうパラファンクションとは異常機能的（パラファンクショナル）なグラインディングやクレンチング（ブラキシングあるいはブラキシズムとも呼ぶ）のことである. 露出した象牙質はまた, う蝕になりやすく酸蝕もされやすくなる（図14-4）[18-24]. 象牙質の酸蝕症は飲食物に含有される酸性成分により引き起こされる. 重度の酸蝕症の原因は酸性飲料の大量摂取などの習慣が原因となって起こり, その他には食欲不振, 過食症, 反芻症, 胃食道逆流症などのような胃液の逆流によっても生じる（図14-5）[25-30]. 本項では軽度, 中等度, 重度というシンプルな分類を用いる.

パラファンクションと酸蝕症による臼歯と前歯の摩耗

慢性的なブラキシズムがあると, 臼歯, 前歯ともに摩耗し, 顎間距離が減少していく. 偏心運動を伴うグラインディングでは, 摩耗が咬合面の内斜面や切縁に生じる. 前方あるいは側方運動を誘導する垂直被蓋が存在していても, グラインディングにより誘導部位の咬合接触部分が摩耗していき, やがて臼歯部の咬合面に偏心位接触が生じるようになって, これらはさらに進行する（図14-2～14-4）[3-39]. 重度の症例では, 進行性の咬頭の平坦化を伴って, バランシングコンタクトを有する咬合関係やアンチモンソンカーブを呈する咬合関係となることがある. 最初は切縁や頬側辺縁隆線のエナメル質のチッピングが生じ, それが徐々に進行していき, 歯頸部のアブフラクションも高頻度で認められるようになる[39, 40]. 慢性的なパラファンクションでは, 象牙質の酸蝕症と咀嚼の影響も相まって, 前歯の摩耗が進行していく. 臼歯が喪失した場合には, 前歯だけに機能的またはパラファンクショナルな負荷がかかり, 前歯の摩耗は加速度的に進行する. このような場合, 一般に歯槽骨は健全に保たれていることがほとんどで, 顕著に肥厚することもよくある（図14-1～14-3）. 進行性の咬合面歯質の損傷は, 進行性の顎間距離の減少, 咬合高径の低下, 下顎骨の前上方への回転などを引き起こす結果となる.

歯の摩耗の分類

歯の摩耗の程度はさまざまな分類を用いて評価されてきた[30-35]. 摩耗または歯質の損傷の程度を, 軽度, 中等度, 重度の3つに分類するのがもっともシンプルな方法である（Box14-1, 図14-2）. 診断において重要なことは歯冠長の減少の度合いであり, 補綴学的な評価においても有用である.

軽度の摩耗

軽度に分類されるのは, 早期のエナメル質のファセット, 初期段階での象牙質のくぼみ, 歯頸部のアブフラクション, そして初期の歯冠長の減少が認められるものである. 摩耗はまずエナメル質に生じる. 象牙質が露出すると酸蝕が始まり, 象牙質にくぼみが見られるようになる. その後の咬耗や酸蝕症はパラファンクションや摂取される飲食物の種類に依存して進行していく（図14-2a, 14-2b, 14-4）.

第14部　重篤な摩耗とブラキシズム

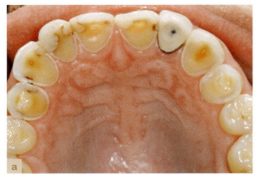
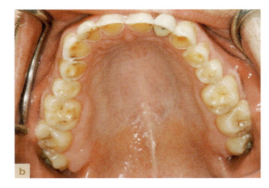
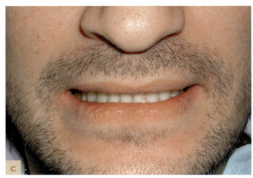
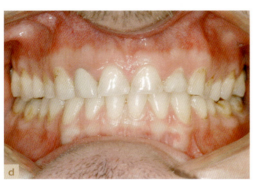
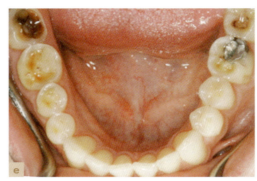
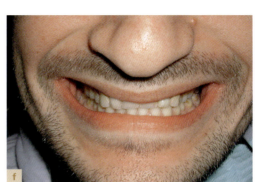

図14-5a〜f　上顎前歯部，下顎臼歯部舌側面の酸蝕症．胃酸逆流の既往がある．胃酸が逆流した際に舌によって保護される下顎前歯部は酸蝕されていない．上顎前歯部の歯冠長の減少によって審美性が損なわれ，前歯部の彎曲は上向きの逆のカーブを呈している．

中等度の摩耗

中等度には，歯冠長の1/3〜1/2程度までの減少が含まれる．歯列弓全体あるいは歯列弓の一部で歯冠長の減少を生じる．誘導様式はグループファンクションへと移行し，さらに摩耗が進行すると平衡側のバランシングコンタクトが生じるようになる．代償性挺出が部分的に起こる場合もある．摩耗が歯列弓全体に及ぶと，咬合高径の低下が生じるが，ここまでくると，酸蝕症による影響なのかパラファンクションによる影響なのかの区別はもはや困難である．光沢のあるファセットと滑沢な咬耗面は現在進行形のパラファンクションの兆候である．エナメル質に取り囲まれ，光沢のない象牙質が，小さくぼみや広い陥凹を生じている部分には，進行性の酸蝕が認められる．咬合面全体の平坦化は，酸蝕症とパラファンクションによる摩耗の相乗効果によると考えられる（図14-2b, 14-5）．

Box14-1　歯の摩耗の分類

軽度の摩耗

エナメル質内の初期のファセット，初期の象牙質のくぼみ，初期の歯頸部アブフラクション，初期の歯冠長の減少．摩耗は，最初エナメル質に生じ，その後，象牙質が露出すると酸蝕が始まり，象牙質のくぼみが認められるようになる．パラファンクショナルな力による咬耗と酸蝕症がともに進行するが，その進行度はパラファンクションの大きさや飲食物に依存する．

中等度の摩耗

歯冠長の1/3〜1/2程度の減少．歯列全体あるいは部分的に歯冠長の減少が生じる．摩耗の進行に伴い誘導様式はグループファンクションとなり，さらに進行するとバランシングコンタクトが生じてくる．代償性挺出が部分的に生じることもある．歯列弓全体に摩耗が生じると咬合高径は低下する．原因が酸蝕症によるのか，パラファンクショナルな力によるのかを区別することは困難である．

重度の摩耗

歯冠長の1/2以上の減少を伴う状態である．咬合高径の低下，審美障害，機能障害，歯髄の露出．

重度の摩耗

重度の摩耗は歯冠長の1/2以上の減少を伴う．一般に咬合高径の低下，審美障害，機能障害，歯髄の露出を伴う（図14-1, 14-2d, 14-3, 14-6）．

水平的および垂直的な歯の摩耗

歯の摩耗の程度は，しばしば同一歯列内あるいは対合歯列間で異なる．このような差異を説明する仮説や理論はいくつか存在する．支持組織や補綴装置に生じる力の分布を理解することは，治療計画立案において非常に重要である．咀嚼については主咀嚼側が存在することがわかっているが，パラファンクションに同様の偏向があるか否かについては不明である．摩耗の初期段階で見たときに，左右の犬歯の尖頭対尖頭位まで下顎が偏心運動して両側とも犬歯尖頭が平坦化する者もいれば，片側のみに向かうようなパラファンクションによって歯や修復物の破折や重度の摩耗が特定の片側に集中する者もいる（図14-3, 14-6）．

象牙質の露出度の評価

SmithとKnightの分類では，象牙質の露出度を，0（摩耗の兆候なし），1（エナメル質に限局した露出），2（象牙質の露出），3（重度の象牙質露出）の4段階で評価している[34, 35]．

摩耗の重症度評価と進行度評価

その他の分類も存在する．Johanssonらによる分類では，0〜4までの5段階で摩耗の重症度を評価している[31]．

- 0：摩耗なしあるいはわずかなエナメル質の摩耗（正常な咬合面／切縁形態）
- 1：エナメル質にファセットあり（咬合面／切縁形態の変化）
- 2：象牙質に及ぶ摩耗（象牙質の露出が咬合面／切縁あるいは隣在歯表面に及んだ状態．咬合面／切縁の形態の変化と歯冠長の減少）
- 3：象牙質の広範囲に及ぶ摩耗（2mm²以上の咬合面／切縁また

図14-6a, b 代償性挺出．歯と歯槽突起の代償性挺出は，重度の摩耗が生じている前歯部に高頻度で認められる．その結果，下顎前歯部の歯頸線をつなぐと上向きのアーチ状の曲線になる．

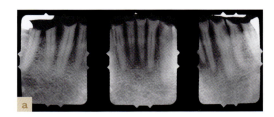
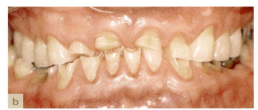

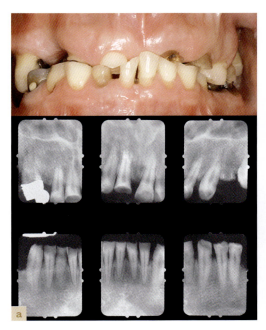
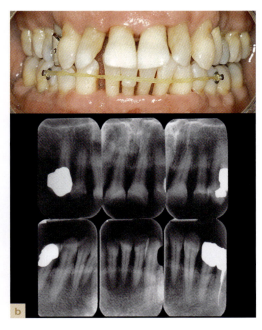

図14-7a, b 荷重に対する多様な歯槽骨の反応．a：支持歯槽骨に問題のない重度ブラキサーでは，肥厚した支持骨は健全に維持されたまま歯肉付近まで歯の摩耗が進む．b：歯周炎の傾向があってグラインディングやクレンチングを行う患者では，支持歯槽骨の破壊が進み，歯の動揺と病的移動を引き起こす．

は隣在歯表面の象牙質の露出，局所的あるいは歯列全体に及ぶ咬合面／切縁形態の変化，歯冠長の大幅な減少）
- 4：第二象牙質に及ぶ摩耗（画像診断による確認が必要）

Johanssonらは，摩耗の進行度を評価する基準も併せて分類した[31]．
- 0：以前の記録と比較して大きな変化なし
- 1：以前の記録と比較して，歯冠長の明らかな減少はないがファセットの範囲の明確な増加や，咬合面／切縁形態の形態変化が視診にて確認可能
- 2：1mm 未満の歯冠長の減少
- 3：1mm 以上の顕著な歯冠長の減少

咬合高径と顎堤間距離／顎間距離の分類

TurnerとMissirlianの分類では，さらに3つの治療グループに分けられている[36]．
1. 咬合高径の低下を伴う過度の摩耗
2. 咬合高径の低下を伴わず補綴空隙が存在する過度の摩耗
3. 咬合高径の低下は伴わないが補綴空隙が限られる過度の摩耗

この分類は摩耗によって変化する咬合高径の一過程を評価するものである．咬合高径低下の判定は主観に基づいており，すべての咬合高径低下が補綴治療の対象となるわけではない．言い換えれば，咬合高径の低下があっても，審美的，機能的，補綴的問題がないかぎり補綴治療は不要である．最終的な治療計画を立案するうえでは，固定性あるいは可撤性補綴装置を製作するために必要な垂直的なスペースについての評価を行う必要がある．さらに，ほとんどの症例で，咬合高径の挙上に対する患者の適応能力の範囲内であれば，臨床的評価による下顎安静位にかかわらず咬合挙上を行っても問題になることはないと考えられている．

代償性挺出

多くの症例において，咬合面の摩耗に伴って代償性挺出が生じる[41,42]．咬合接触が保たれた状態で歯と歯槽骨の挺出が部分的に起こっている場合には，代償性挺出の確認は容易である．挺出した歯の咬頭頂は摩耗していない隣在歯や挺出してない隣在歯よりも明らかに広い面積で咬合接触する（図14-6）．歯列弓全体に生じている場合には，挺出が生じているかどうかを確認することは困難である．オーストラリア先住民の頭蓋骨を用いて水平的な歯の摩耗を調査した研究において，Murphyは歯の摩耗の50％以上は歯と歯槽骨の挺出によって代償されると結論付けた[42]．この研究では，4.9mmの代償性挺出のうち4mmが歯の挺出で0.9mmが歯槽骨の挺出であることが示された[41,42]．

支持組織とパラファンクション

咀嚼，嚥下，パラファンクションによる正常なあるいは過剰な負荷に対して，支持組織は多様な反応を示す．咀嚼時の咬合負荷は生じる力は大きくても持続時間が短いため，微小破壊の原因となり得るが，支持組織が健全であれば短期間で修復や再生が起こり，為害作用をきたすことはない．健康な成人の一過性のパラファンクションであれ，重度のブラキサーのパラファンクションであれ，支持組織が健全であれば歯槽骨吸収の原因とはならない．一般に，重度のブラキサーは厚みのある健全な支持骨をもち合わせている（図14-1，14-6，14-7）．このような現象には「骨の要因」が関与していると考えられているが，そのメカニズムについては十分に解明されていない．歯周組織に細菌性の炎症があると，慢性的なクレンチングとグラインディングは，歯周炎に伴う骨吸収を促進する．歯周炎の傾向にある患者と歯周炎に罹患していない典型的な「ブラキサー」のあいだでは，長期予後ならびに臨床像が著しく異なっている．重度の慢性ブラキサーの場合には歯の摩耗が健全で肥厚した支持骨に支えられた歯肉にまで達することがある．歯周炎の傾向があり，グラインディングやクレンチングを併せもつ患者は，歯周疾患によって支持

第14部　重篤な摩耗とブラキシズム

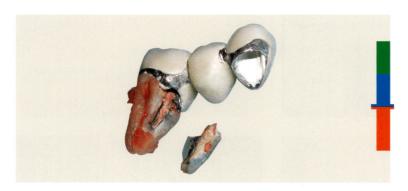

図14-8　固定性補綴装置によって治療を受けたブラキサーは中等度から高度のリスクを含んでいるが，この主張を裏付ける科学的根拠はない．重篤な合併症として補綴装置の脱離や破損や支持組織の損傷などが予測される．（リスクとエビデンスレベルの評価は第9部を参照）．

歯槽骨の吸収が進行するため，歯の動揺，移動，前歯のフレアアウトを伴う臼歯部低位咬合等が生じやすい（図14-7）．

ブラキシズム患者の歯列を固定性補綴装置で修復した際の合併症と失敗

　ブラキサーを固定性補綴装置にて治療を行うことには，中等度から高度のリスクが伴う．この分野の研究はあまりなされておらず，リスクのレベルと治療結果の予知性の関係についての系統立った研究は驚くほどわずかしか存在しない．臨床家，患者の双方は，慢性的で重度のブラキサーにおける，パラファンクションの過剰な力によるリスク，治療の予知性，予後についての参照可能な科学的根拠がないことを理解すべきである．しかし，ブラキサーでは補綴装置の脱離や破損や，支持組織の損傷等の重篤な合併症を生じることが予想される（図14-8）．

　合併症として，脱離，う蝕，支台歯・歯根・インプラント・インプラント構成要素などの破折，ポーセレンのチッピング，破損，インプラント周囲における疲労性微小損傷，上部構造の破損，そして歯周組織に対する咬合性外傷等が挙げられる[51-55]．重度のブラキサーは一般にブラキシズムを行い続け，結果として補綴装置を摩耗または破損させる．グラインディングは偏心位で行われる．したがって，偏心運動を伴うグラインディング中に接触する咬合面形態は重要であり，個々の臨床的決定因子最適な形態に設定すべきである．

マネジメントと治療

　睡眠時ブラキシズムのマネジメントは，行動医学的，予防的あるいは補綴的な対応となる．現時点では睡眠時ブラキシズムに対する特異的かつ決定的な治療法はない．日中，夜間に行われるブラキシズムへの対応策としては，ストレスマネジメントを含む行動医学的アプローチ，オクルーザルスプリント，痛みを伴う急性症状がある場合にはベンゾジアゼピン系薬物や抗うつ薬などの薬物療法などがある．文献的には，ブラキシズムの原因は末梢ではなく中枢にあることが明らかとなっている．口腔内装置を用いた治療，行動学的療法，薬物療法によって，日中や睡眠時のブラキシズムを完全に制御することができるという明確な根拠はない[57]．しかし，これらの治療に対して，ブラキシズムの破壊的な影響の抑制やTMD症状の緩和を期待することはできる[54-57]．歯質の損傷が患者にとって問題となった場合には，失われた歯質の修復を行うための補綴治療が行われる．

行動変容療法

　ブラキシズム患者に対する治療やマネジメントには細心の注意を

Box14-2　マネジメントと治療

- 行動医学的
- 予防的
- コンテインメント（治療装置）
- 修復
- 単独歯
- 片顎もしくは両顎
- 咬合高径
- コンポジットレジン修復
- 可撤性補綴装置
- 固定性補綴装置

Box14-3　重度の摩耗を伴う症例の補綴治療にかかわる，歯，歯列，顎間関係の要因

歯の要因
- 抵抗性／保持力
- ポスト／コア
- 歯根破折
- 脱離
- 根分岐部
- 酸蝕象牙質

歯列の要因
- 歯列弓長
- 一次固定
- カンチレバー
- 偏心運動時の誘導
- 咬合面を構成する材料

顎間関係の要因
- 垂直的顎間距離
- 顎堤間距離
- 安静空隙
- 歯冠長の設定スペース
- 歯冠 - 歯根比
- 審美性
- 咬合平面の傾き
- 臼歯部咬合支持
- 咬合

払う必要があり，またそれぞれの症例の特性や臨床的決定因子を十分に加味する必要がある．どの患者も異なった行動学的・心理学的・社会心理学的側面をもっている．したがって，個人のニーズに合わせて適切な方法を選択して対応すべきである．マネジメント法として，ストレスのマネジメントのような行動変容療法の指導を行うこともあれば，日中のクレンチングやグラインディングへの自覚に焦点を当てた患者教育によってパラファンクションのレベルを減少させる認知行動療法を行うこともある[54]．驚くべきことに，長年にわたって徐々に進行した歯の摩耗を有する患者は，歯が擦り減っていることを自覚していないことも多い．同様に，酸性飲料や炭酸飲料を多く摂取する習慣が，みずからの歯の酸蝕症を助長させていることに気づいていないことも珍しくはない．グラインディングや飲食物による歯の影響を認識させることは，患者がそのような悪影響を及ぼす行動を控えようと考える契機となる．つまり，これらの悪習癖を認知させることにより，日中のクレンチングやグラインディングを減少させることが可能である．また，ストレスが強い時期には，ストレスとなる事柄や行動，思考に対してのみ意識が集中してしまって，クレンチングやグラインディングを無意識に行っている可能性があることを，患者に忠告する必要がある．しかしながら，顕著に歯が摩耗している慢性的なブラキサーでは，心理的に安定した状態であっても歯の摩耗が生じるため，必ずしも心理的ストレスや日常のストレス要因への反応としてグラインディングを行っているとはかぎらない．このような症例では，睡眠時ブラキシズムが関与していることはほぼ間違いない．夜間のグラインディングやクレンチングは，パラファンクションのなかでもっとも破壊的作用が大きいと考えられている．過去の研究でグラインディングが生じ

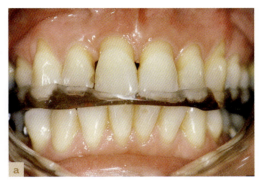 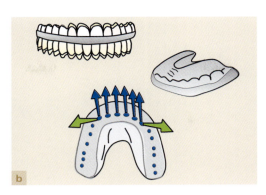 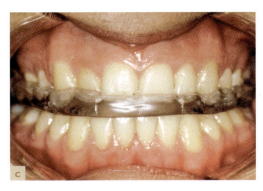

図14-9a〜c　全歯列被覆型のオクルーザルスプリント（ナイトガード）．硬質のアクリリックレジンを使用した上顎のオクルーザルスプリントがもっとも一般的に用いられており，中心位において最大面積で多点同時に咬頭嵌合させて，咬頭嵌合した状態からすぐに離開させ，緩やかなアンテリアガイダンスを付与するように調整する．

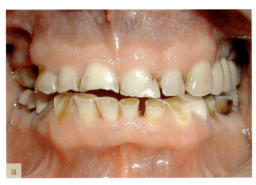 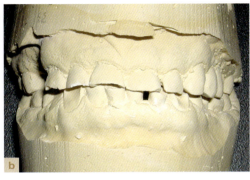 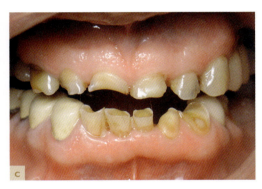

図14-10a〜c　介入かあるいは経過観察かの判断．摩耗の進行速度が遅く見える場合であっても，歯髄を保存して，歯内治療やメタルコアによる築造，歯冠長延長術などを行わず，経過観察しているうちに，摩耗が進行し固定性補綴装置による治療が著しく困難な状態になることがある．写真は3年も経たずに急速に破壊が進行した症例である．この患者は，ナイトガードを製作したものの装着していなかった．研究用模型は，摩耗の進行度を観察するのに有用である．

た際に患者を覚醒させるようなバイオフィードバック装置が睡眠時ブラキシズムの抑制に有効であるとの報告があるが，その効果についての追試は長らく行われてない[3]．現時点で，夜間のブラキシズムの予防や緩和を目的としたときにもっとも効果が期待できる選択肢は，オクルーザルスプリントを夜間に使用させるか，ナイトガードを使用させることである．

オクルーザルスプリント

オクルーザルスプリントやナイトガードは，睡眠時ブラキシズムによる歯のダメージを軽減させるために最初に用いられる．オクルーザルスプリントは外観も悪く，装着中は会話や食事も困難になるため，日中に使用させることは難しい．ブラキシズムに対応した補綴治療は，歯の摩耗の程度と喪失歯数によって異なるが，補綴治療後にはオクルーザルスプリントを用いるべきである．しかし，オクルーザルスプリントによって，グラインディングやクレンチングそのものを止めることはできない[53,56,57]．オクルーザルスプリントは硬質のアクリリックレジン，もしくは軟質で弾性を有し，モールド成形可能なエチレン・酢酸ビニル共重合樹脂などで作られ，パラファンクショナルなグラインディングやクレンチングによる破壊的作用を制御するために用いられる．上顎に装着されるオクルーザルスプリントは，下顎に装着されるものよりも閉口終末位や偏心運動の誘導時の咬合接触の調整がしやすい．硬質のアクリリックレジンを使用した上顎のオクルーザルスプリントがもっとも一般的に用いられており，中心位において多点同時接触で咬頭嵌合させ，咬頭嵌合した位置からすぐに離開させ，なおかつ緩やかなアンテリアガイダンスを付与する（図14-9）．

厚さの薄いオクルーザルスプリントのほうが，一般的に効果的で患者の許容性も高いが，一部の臨床家には咬合面が厚いタイプを好む者もいる（図14-9）．通常は緩やかなアンテリアガイダンスを付与するが，垂直被蓋が深い場合には，アンテリアガイダンスが急峻になりやすく，誘導を緩やかにしてフラットにしようとすると咬合高径の挙上量を大きくせざるをえない．ほとんどの患者はオクルーザルスプリントによる咬合高径の変化に適応できるが，咬合高径の

増加量が少ないほど適応はしやすい．一部の臨床家は偏心運動時の離開のみでなく，臼歯の接触をすべて削除したオクルーザルスプリントを使用しているようだが，このようなスプリントには臼歯部を挺出させる可能性があることに注意を払うべきである[57]．

摩耗に対する補綴治療

摩耗した歯列の補綴的介入にあたって，とくに考慮することは，修復の対象とするのが単独歯なのか，上下顎のいずれかであるのか，もしくは対顎の歯列弓をも含めて行うのかである．対顎まで介入するにあたっては，歯冠長や顎間距離にかかわる審美的，生体力学的，補綴学的な相互関係や，咬合挙上がもたらす変化についても考慮する必要がある[56-58]．摩耗による変化は進行性であり，研究用模型を用いて経時的に経過観察を行っていくことも検討すべきかもしれない（図14-10）．

どのタイミングで介入するか，いつまで経過観察とするのか

多くの場合，患者も担当医も進行性に歯が摩耗していくことを認識しながらも，歯冠を切断し歯髄処置を行ってまで固定性補綴装置による歯冠修復をすることに対しては消極的である．摩耗によって歯冠長が10%程度減少するには数十年かかるにもかかわらず，固定性補綴装置で歯冠修復を行うためにわずか1〜2回の来院で歯科医師は残存歯質をさらに20〜30%程度を削合することになる（図14-11）．また，積極的介入に踏み切らないもう1つの理由として，固定性補綴装置を用いた治療にはさまざまなリスクが伴うことが挙げられる．摩耗の進行度を観察していくには，6か月ごとに研究用模型を製作するとよい．これにより摩耗の進行過程の実態を観察することができる（図14-10）．夜間の，場合によっては日中の，オクルーザルスプリントの使用を義務づける必要があるが，患者のコンプライアンスが必ずしも保証されているわけではない．また，摩耗の進

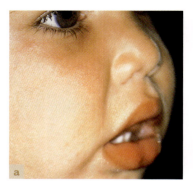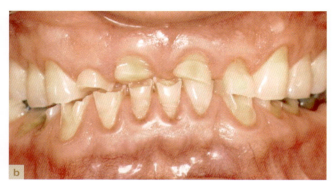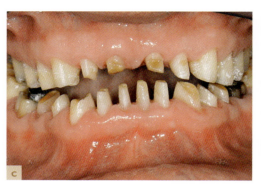

図14-11a〜c　固定性補綴装置による歯冠修復を行う決断は非常に難しい．重度の摩耗のケースでは，摩耗と酸蝕症が原因で歯冠長が30〜50％減少するのには約60年を要する．グラインディングや酸蝕症によるさらなる歯の損傷を防ぐという目的を達成するには，固定性補綴装置のための支台歯形成では，歯冠のさらに20〜30％程度を1回で（医原的に）切削しなければならない．このような症例ではさまざまな合併症が生じることも予測されるが，予後についての科学的根拠が不足しているために，介入の時期や方法に関して確信をもって決定することは難しい．

行を定期的に観察したとしても，固定性補綴装置を製作するタイミングを決定することは容易ではない．それどころか，摩耗によって徐々に歯冠長が短くなるにつれて補綴的介入はより困難になる（図14-10）．

単独歯の補綴治療に留めるか，全顎的な補綴治療に踏み切るか

　単独歯の破折や喪失に対する補綴処置であっても，摩耗により咬合高径が低下した症例の場合，その治療の難度は高い．一方，もう1つの選択肢である全顎的な介入は，より侵襲が大きく時間も費用もかかり，非常に難度の高い治療となる．

介入決断の要因

　介入を行うか否か，どのタイミングで介入するかを決定するにあたって，いくつか影響力の大きい要因がある．患者が関心をもつのは，短くなった歯冠長による審美不良や，進行性の咀嚼機能の低下，時折生じ得る発音障害に対してである．これらの症状は患者にとって受け入れ難いことである．加えて，温度変化に対して過敏になったり疼痛を生じたり，歯髄の露出が生じたりすると，歯髄の保存的処置はもはや困難になる．管理下にない摩耗は咬合高径の低下を引き起こし，将来，固定性補綴装置による治療を行う際に，その難度が高くなるのは明らかであり，歯冠長延長術，歯内療法，ポスト保持による支台築造，あるいは矯正治療などが必要となる[59, 60]．

歯，歯列，顎間関係の考慮事項

　著しいパラファンクションの兆候がある場合，臨床家は，ブラキサーが補綴治療後もブラキシズムを行い続けるという想定の下に治療にあたらなければならない．ブラキサーの摩耗した歯を補綴治療したからといって，その後のブラキシズムを防ぐことができるわけではない．歯の摩耗や光沢のあるファセット，反復的な補綴治療の合併症や失敗などの臨床兆候や，患者自身あるいは配偶者からのブラキシズムの報告など，これらはすべて，ブラキシズムが継続しているリスクが高いことを示唆している．このような場合には，歯，歯列，顎間関係のそれぞれについて，十分注意を払わなければならない．固定性補綴装置を製作する場合にもその種類にかかわらず，治療後にグラインディングやクレンチングが予測される場合には注意が必要である（Box14-3）[56-58]．

単独歯の治療における考慮事項

　摩耗の初期段階においては，摩耗のマネジメントは露出象牙質に対するコンポジットレジン修復やその他の歯冠修復材料による処置が主となる．摩耗が進行するにつれて，エナメル質のチッピングやさらなる酸蝕症が進行して，歯冠長の回復に全部被覆冠の製作が必

要になるほどまで，著しく歯質を減少させてしまう．全部被覆冠によって歯冠全体を被覆することや，象牙質が露出し脆弱化した歯冠歯軸面を保護することはできるが，歯質の削除量が多くなるため，コンポジットレジンやその他の歯冠修復材料による露出象牙質や酸蝕象牙質の修復を優先して行う．過度に摩耗した歯を便宜抜髄せずに生活歯のまま全部被覆冠で補綴することは容易ではない．歯冠長はすでに減少している状態で，金属冠や陶材焼付冠，ジルコニアフレームのオールセラミッククラウンを製作するためのクリアランスを確保するためには，さらに歯冠長を減じるように支台歯形成せざるをえない．加えて，短くなった支台歯に対してクラウンに必要な抵抗性と保持力を与えるために残存歯質をさらに切削する必要がある場合も多い（図14-12，14-13）．

コンポジットレジンや接着による修復

　一部の臨床家は，摩耗で失った歯質の修復にコンポジットレジンを用いることを推奨している．一般的には，このような方法は，経済的あるいは時間的な制限から，高価で時間を要する固定性補綴装置による治療ができない場合に選択される．一定の臨床的成果が得られるうえに，再治療も安価で簡便に行うことが可能である．このコンポジットレジンを接着する方法は，Dahlの装置（前歯に装着する可撤性のスプリントで，臼歯の挺出を促し前歯での補綴スペースを確保する装置）とともに，補綴スペースを確保する手段として用いられることもあり，また，暫間的処置としても有用である[61-64]．さらに，咬合高径を徐々に挙上する手段としても用いられることもある．コンポジットレジンを接着・添加することによる咬合挙上は，全顎にわたる支台歯形成を必要とせず簡便かつ有効な方法である[65]．しかしながら，長期的には摩耗に対して脆弱であることは明白である．

臨床的歯冠長が短縮した生活歯における抵抗性と保持力

　進行性の咬耗や酸蝕症によって，摩耗して歯冠長の短くなった小臼歯には全部被覆冠による処置が必要となる．便宜抜髄をせずに生活歯のまま歯冠修復を行うことで，歯内療法後の，ポストを用いた治療に伴う歯根破折のリスクは減少する．歯冠長の短い歯を生活歯のまま形成することは非常に難しい．陶材焼付冠，ジルコニアフレームのオールセラミッククラウンを用いる場合には，十分なクリアランスが必要となる．金属修復物は審美的に小臼歯や犬歯，切歯には受け入れられない．歯冠長の短い支台歯に適切な抵抗性や保持力を与えることも容易ではない（図14-13）．

　多くの場合，支台歯の高さを確保するためには，歯冠長延長術，もしくは矯正的挺出が必要となる．歯内療法後に鋳造ポストやコアを用いた支台築造を行うという選択肢を検討することもある．歯内治療後の歯根破折のリスクを減らすため，フェルールが確保されていることが必須である．歯内療法を行って歯冠修復を行った歯の歯根破折は，重度のブラキシズム症例において頻度の高い合併症である．

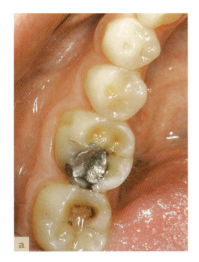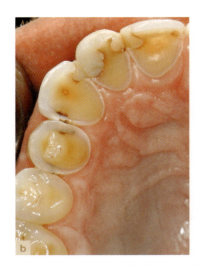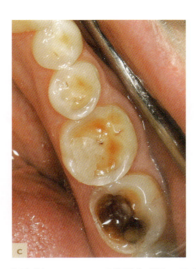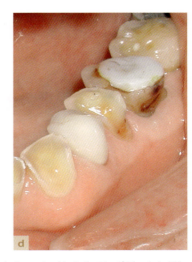

図14-12a〜d　摩耗のある咬合面は，一般的に光沢のある健全象牙質が露出して陥凹を形成している．この陥凹をグラスアイオノマーセメントやコンポジットレジンで充填するのは，暫間的処置としては効果的である．歯や補綴装置は，治療後も摩耗し続けるであろう．重度の咬耗や酸蝕症の場合，充填やインレー修復などの処置は適応ではない．

クラウンブリッジ補綴における合併症

　根管内にダウエルポストやコアを用いて歯冠修復を行った失活歯は合併症を起こす可能性が高まる（図14-14）．ある予後調査によれば，鋳造ポスト，既成ポストを用いた治療のいずれにおいても，脱離による失敗がもっとも頻度が高く，歯根破折を生じた歯はすべて抜歯に至るという深刻な結果を招いていた．また，失敗の割合や重篤度に関して，鋳造ポストよりも，刻みのあるストレートタイプの既成ポストの成功率のほうが著しく高かったが，いずれかの方法が優れているという確たる証拠は示されなかった[59]．ファイバー強化型レジンポストは，象牙質に近似の弾性係数を有することから，近年，金属ポストよりも推奨されている．鋳造ポストやコアはファイバーポストよりはるかに高い破壊閾値を有している．実験室におけるシミュレーションで，臨床的にはまれな過大な負荷を加えたときに，鋳造ポストを用いて修復された歯は典型的な歯根破折を生じた[60,66]．フェルールの高さとその帯環効果が破折の予防には重要である[60]．

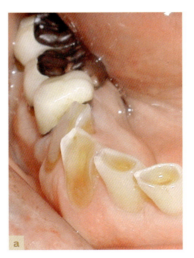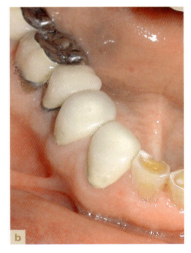

図14-13a,b　60歳の重度のブラキサーの下顎右側犬歯・小臼歯の重度の摩耗と酸蝕症．臨床的歯冠長が短くなった歯への補綴処置は非常に困難である．

歯冠長延長術

　歯冠長延長術は，2mmのフェルールに加え，結合組織性付着と上皮性付着の約2mmの生物学的幅径を確保するように計画する．そのため，フェルールが確保されていない部分では，支持歯槽骨の高さを残存歯質から4mm減じる．治癒過程における歯周組織の反動を考慮して，さらに多くの骨を削除する外科医もいる．歯槽骨を削除するということは，支台歯を機能時に支持する歯槽骨を失うことになるため，両者の兼ね合いをよく検討すべきである．一般には，重度のブラキサーの支持歯槽骨は十分に存在している．代償性挺出が生じている場合には，歯根の表面積が減少していることも考慮する必要がある．上顎では摩耗の方向性から口蓋側のフェルールが不足していることが多く，口蓋側の歯槽骨を削除することで，口蓋側のフェルールが確保され，頬側の歯槽骨による支持の割合が増加する．適切に治癒し，歯周組織が成熟して，新たな生物学的幅径と上皮性付着を獲得するまでには，術後に十分な時間が必要である．

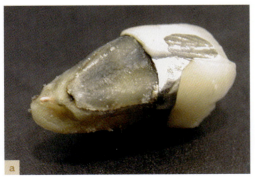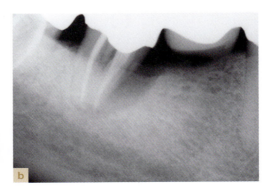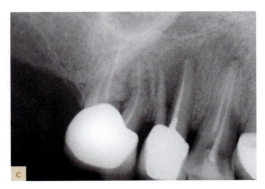

図14-14a〜c　ブラキシズム患者における歯根破折．a,b：7年前に製作したブリッジの支台歯の歯根破折．c：歯内治療後にクラウンが装着されていた小臼歯の歯根破折．

第14部 重篤な摩耗とブラキシズム

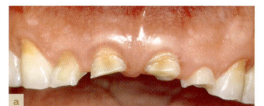
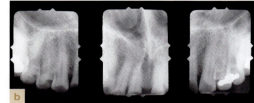
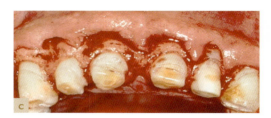
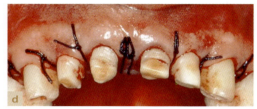
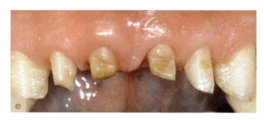

図14-15a～e 歯冠長延長術は，支台歯の高さを増加させることで歯冠修復物の保持力や抵抗性を改善できる．審美的な歯肉形態や，口唇の位置，安静時やスマイル時の前歯部と臼歯部の咬合平面のラインなどを考慮に入れて処置を行う必要がある．

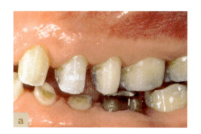
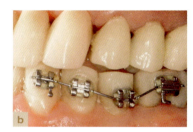
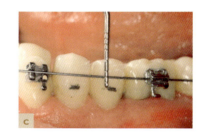
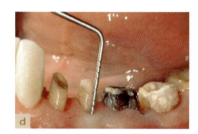

図14-16a～d 歯冠長の短い下顎小臼歯に対して行った矯正的挺出．挺出後には歯冠長延長術を行っている．

術後の治癒期間が不十分で，成熟していないサルカス内にマージンを設定して形成を行うと，歯肉退縮を引き起こす可能性がある（図14-15，14-27）．

矯正的挺出

臨床的歯冠長が短い支台歯に対して矯正的挺出を行うことにより，臨床的歯冠長，抵抗性，保持力を増大することができる．挺出には2～4か月を要する．支台歯周囲の歯根膜線維を切断することで，支持歯槽骨の骨頂が挺出に伴って移動してくることを防止できる．反対に，歯根膜線維を切断しなければ，骨頂は挺出に伴って歯冠側に向かって増大する．矯正的挺出を行った歯の後戻りを防ぐためには，隣在歯と連結固定する（図14-16）．

隣在歯との連結とするか，非連結で単冠の補綴装置とするか

ブラキサーでは，支台歯形成を行った場合，短い臨床的歯冠長により軸面の高さを十分に確保できないことがよくあるが，いくつかの連続した歯に対して補綴処置を行う際に，隣在歯を連結するか否かという選択に直面することがある．

連結しない場合には，とくに失活歯では歯冠破折や歯根破折のリスクが増加する．ポストやコアを用いて補綴されている単根の失活歯の歯根破折のリスクには留意すべきである．また，単冠で歯冠修復を行った場合には十分な保持力を付与しても，歯軸方向を逸脱したパラファンクショナルな力が加われば，歯が動揺する可能性がある．このような動揺が生じたとしても自然に治まってきて動揺度の増大が認められなければ，これは生理的適応範囲内での動揺であり，臨床的な問題とはならない．また，連結によって抵抗性と保持力が増強されるかどうかに関しては意見が分かれるところである．臨床家の多くは，歯冠長の短い歯を連結すると抵抗性と保持力が向上するため，短い歯は連結した方が良いと考えている．しかし，連結すべきかどうかについてのコンセンサスはいまだ得られておらず，そ

の判断は症例によって担当医に委ねられている．連結を行った場合の欠点は，脱離やポーセレンの破折が起こりやすい点である．連結冠の端の支台歯では脱離やセメントの溶出を起こしやすい．連結補綴装置に対する側方力は最後方の支台歯が梃子の力点となるように作用し，当該歯は咬合面方向への補綴装置が離脱するような力を受けることになる．臨床的にさまざまな要因の影響を受ける連結補綴装置のリスクレベルについて，科学的な根拠は示されていない．連結か否かの判断は，個々の臨床的決定因子によって最終決定されるべきである．徐々に動揺度が増加している支台歯がある場合で，とくに不快症状の訴えがある際には，連結補綴装置による一次固定を検討する必要がある．一次固定は，重度ブラキサーで十分な支持歯槽骨のある場合には適応症とはならないが，歯周炎により骨吸収が進行して動揺が生じているような症例に適用されることが多い．矯正治療を行った支台歯は，後戻りを防止するために必ず，連結処置の対象とすべきである．

生活歯か失活歯かにかかわらず，歯冠長の短くなった上顎側切歯や下顎の切歯に対する補綴処置では，とくに問題が生じやすい．これらの歯はとくに破折リスクも高い．上顎側切歯の歯冠修復の際には，パラファンクションによる脱離のリスクを避けるため，隣在歯である犬歯あるいは中切歯への連結も検討した方がよい．そうすることで，側方運動による負荷は犬歯に，前方運動による負荷は中切歯に分散させることができる．偏心運動時の応力集中や破折のリスクを回避するために，上顎側切歯の歯冠長を短く設定する症例は多い．下顎の切歯についても同様である．

連結を行わなかった場合には，図14-17に示すように，歯根破折を生じやすい．これらの補綴装置は連結されていなかった．右側側切歯が破折したのち，右側犬歯から右側中切歯の3ユニットのブリッジが製作された．その後に，左側中切歯も破折したため，左側側切歯，左側犬歯を支台歯として，ポンティックを設定した左側中切歯までのカンチレバーブリッジが製作された．最初から下顎のすべての犬歯と切歯を連結していれば破折のリスクは減少したであろうが，近遠心的な支台歯の方向を揃えるように，少ない残存歯質をさらに形成しないと，適切な鼓形空隙の設定が不可能である．加えて，上部構造のポーセレンのチッピングや破折が生じる可能性も否定できない．補綴装置を合着した場合には，これらの問題が生じた

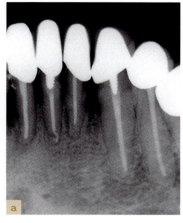
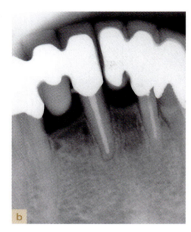
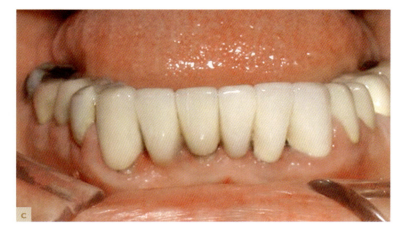

図14-17a～c　失活歯の下顎切歯は，単冠で修復されていた．それぞれの歯根破折は3～5年のあいだで生じ，ブリッジで置換せざるをえなくなった．

場合に再製作することなく完全な修理を行うことは不可能ではないにしても非常に難しい．補綴装置を仮着したままで経過を見た場合には，気付かぬうちにセメントが溶出してしまい，支台歯にう蝕が生じる可能性がある．

脱離に影響を及ぼす要因

　個々の臨床的決定因子によって補綴装置の保持力を向上し，脱離を防ぐための方策は異なる．臨床的要因として挙げられるのは，それぞれの支台歯形成により付与される保持力と抵抗性，支台歯の強度，歯軸傾斜，力の配分，連結の長さ，咬合様式（犬歯誘導，グループファンクション）などである．パラファンクションの強さは主要な要因の1つであり，これらのなかに，夜間のパラファンクションの影響を最小限に抑えるために，夜間用のオクルーザルスプリント（ナイトガード）を患者がきちんと使っているかどうかといった患者のコンプライアンスも含まれる．このような臨床的に多様な要因と，失敗に至った機序や補綴装置の寿命との関連性を特定できるような臨床の予後を評価した科学的根拠は十分に蓄積されておらず，とくに重度のブラキシズム患者に関連する科学的根拠は明らかに不足している．

片顎の補綴処置に際しての考慮事項

　片顎のみに行われる補綴処置において最初に決定すべき点は，固定性あるいは可撤性のどちらの補綴装置を選択するかである．診断や治療計画は系統立てて行う必要があり，これらに関する詳細については第9部を参照されたい．形態学的な要素，歯科疾患や歯科関連の障害の有無，患者要因等のすべてについて，各々の症例において明らかにし，考慮する必要がある．これらの臨床情報を収集することにより，患者を主体とした最適な治療計画を立案することができる．摩耗で失った歯質や喪失歯の補綴治療を固定性か可撤性いずれの補綴装置を用いて行うのかによって，必要な検査項目が決まる．上顎か下顎かあるいは両顎を治療するのかといった要素は，治療計画立案と治療の遂行に大きな影響を及ぼす．

重篤な摩耗を有する症例の診断

　どのような条件であっても，3つの基礎的な臨床的決定因子に基づいて治療計画を立案しなければならない．その決定要因とは，患者要因，歯科関連疾患，症例ごとの形態の変異である．さらに，顎間関係，歯列，個々の歯などすべての要因を考慮する必要がある．

患者要因

　患者要因に関しては，医療面接で，患者自身に話してもらうか誘導的に聴取する．心理学的状態，過去のストレスを生じた出来事，ブラキシズムの既往，食習慣などの評価や概要を含めて聴取を行う．過食症，胃食道逆流症，問題のある食習慣などの関連疾患についても確認すべきである．患者の訴えや不安を十分に理解する必要がある．一般的に患者が不安に思うのは，審美不良，機能障害，知覚過敏，過度の歯質の損傷などに関する事項である．歯科的既往歴としては，摩耗や酸蝕の進行速度，歯科治療の既往を含めて聴取する必要がある．破折や脱離などのような，補綴装置の失敗を繰り返し経験しているといった情報は非常に有用であり，将来起こり得るトラブルの発生リスクを予測するうえで重要視される．
　歯の摩耗の原因や進行速度についての検証には，とくに注意して取り組む必要がある．パラファンクショナルな運動がグラインディングなのかクレンチングなのかその両者であるのか，また，活動期なのか退行期なのか？　酸蝕症が認められた場合，それが摩耗に対する原発性の病因なのか続発性の病因なのか？　酸蝕症の進行に過食症や胃食道逆流症のような機能障害が寄与しているのか，それとも食習慣が寄与しているのか？　これらの寄与因子が今なお作用しているのか，すでに消失しているのか？　このような事項について入念に調査していく．

歯の摩耗が生じた後の形態的診断

　形態的診断は必要不可欠であり，歯列弓における歯質の欠損の度合いを検証する必要がある．咬合高径の評価は，咬合高径の低下が生じているのか，低下がどの程度まで進行しているのかを決定するのに必須であり，顎間距離，顎堤間距離，前歯部および臼歯部の歯冠長を基に決定される．客観的な評価基準や，患者自身の外観の感じ方，セルフイメージや理想像などの主観的評価に従って，安静時やスマイル時の歯列の審美性についての客観的評価を行う．

固定性で補綴するか，可撤性で補綴するか，それとも経過観察とするか：その利点と欠点

　固定性で補綴するか，可撤性で補綴するか，もしくは介入せずに経過観察とするか，その決定を下すのは容易ではない．固定性補綴装置，可撤性補綴装置の利点・欠点の一部をBox14-4に示す．積極的介入をせずにオクルーザルスプリントで経過観察していくという選択肢は十分にあり得る．摩耗や酸蝕の進行が最小限に抑制でき，また，審美性，咀嚼機能，発音機能，快適性を患者が許容することができれば，治療の選択肢となり得るだろう．しかしながら，もし患者が現状に不満を持ち，補綴的な解決を求めるならば，固定性と可撤性補綴装置の特性を比較検討したうえで，患者主体の決定をしなくてはならない．
　固定性補綴装置のデメリットとして，歯の切削量が多いこと，治療が広範囲にわたり複雑になること，治療費が高額となりやすいこ

Box14-4 重度の摩耗の治療における可撤性補綴装置および固定性補綴装置の利点と欠点.

可撤性補綴装置

利点
- 歯の切削量が少ない
- 広範囲にわたる治療が少ない
- 失敗に対するメインテナンスが少ない
- メインテナンスが容易
- 治療が困難であることが少ない
- 予知性がある
- 費用が比較的安い

欠点
- 違和感が強い
- 審美的に劣る
- う蝕リスクが高い

固定性補綴装置

利点
- 快適である
- 審美性を改善しやすい
- 天然歯のような良好な感覚

欠点
- 歯の切削量が多い
- 広範囲にわたり複雑な治療が長期にわたる
- 合併症のリスクが高い
- 脱離,う蝕,破折(ポーセレン・上部構造・歯根・インプラント体など)のリスク
- 費用が比較的高い
- 修理が困難
- ナイトガードの必要性
- 再製作や修理に費用がかかる
- 予後の科学的根拠が乏しい

と,合併症のリスク,トラブルが生じた場合に再製作の必要性があることなどが挙げられる.固定性による補綴治療のトラブルには,力学的問題による合併症,ポーセレンの破折,フレームワークの破折,脱離,支台歯の破折などが含まれる.固定性補綴装置を用いた治療の予知性に関する研究のデータは乏しい.治療に伴う合併症やコストと予知性との関連性についての臨床的科学的根拠がないことは,臨床家,患者の双方の悩みの種である.固定性補綴装置の利点は,非常に快適であり優れた審美性を有しており,可撤性のオーバーデンチャーのメインテナンスの難しさに比べれば,ブラシやフロスで容易にメインテナンスを行うことができる点である.一方,可撤性補綴装置は厄介な合併症が生じにくく,支台歯の問題も少ない.ただし,オーバーデンチャーにかぎっていえば支台歯のう蝕リスクは高い.しかし,義歯床下の残存歯にう蝕が生じたり,抜歯が必要になったとしても,補綴装置の修理は比較的簡便に行うことができる.

可撤性のオーバーデンチャー

可撤性のオーバーデンチャーは,重篤な摩耗をもった患者に対する対応として有効な選択肢である.前述のとおり,この治療には利点もあれば欠点もある.利点は,すでに歯質を損傷している歯に対して,さらなる切削をすることなく補綴可能という点である.介入範囲は限局的であり,長い治療期間を必要とせず,コストも抑えることができる.メインテナンスの問題を生じることも少ないし,追加コストのかかる再製作を要するような破折や失敗の可能性も少ない.破損や摩耗が生じたとしても容易に修理可能である.術者,患者双方にとって問題となるトラブルは,固定性補綴治療と比較して圧倒的に少ない.欠点としては,可撤性装置の装着感は快適とはほど遠く,患者によっては許容できないこともある.また,可撤性装置には審美的な問題もしばしば認められる.患者にとって可撤性装置のメインテナンスは比較的容易であるが,残存歯ならびに辺縁歯肉を被覆するオーバーデンチャーには特有のリスクがあり,メインテナンスがうまくできないとう蝕や辺縁性歯周炎を繰り返す結果となる.フッ化物による洗口や歯面塗布による厳重な口腔衛生管理が必要である(図14-18,14-19)[67-70].

摩耗した歯列に対する固定性補綴治療

全顎的な固定性補綴治療に関する疑問

全顎的な固定性補綴治療を行う際には,多くの要素を考慮する必要があり,さまざまな疑問に直面する(図14-20).臨床的歯冠長が短い支台歯では,抵抗性や保持力の低下という問題を生じる.もし,臨床的歯冠長が不適切であると判断されるならば,歯冠長延長術,矯正的挺出,咬合挙上を考慮すべきか? 隣在歯と連結すべきか,単冠とするべきか? 適正なフェルールがあったとしても,ポストとコアを用いた根管処置歯はリスクが大きいのか? 失活歯を隣在歯と連結することで破折リスクは減るのか? 咬合面にポーセレンと金属のどちらを使用すべきか? 欠損歯をブリッジで修復すべきか,あるいは連結の補綴装置の支台とするのか,単冠とするのか? 支台歯間の欠損の距離が大きい場合にはインプラントを検討すべきなのか? ブラキサーに対するインプラント治療の予知性はどうか? 臼歯部咬合支持の喪失に対しては必ず補綴すべきか? 短縮歯列のリスクは高いのか? 遠心カンチレバーのリスクは高いのか? 臼歯部のインプラントのリスクは高いのか? 上顎洞底挙上術や歯槽堤増大術により造成した骨に対するインプラントのリスクは高いのか? 遊離端欠損に対する部分床義歯は適切な臼歯部咬合支持となり得るのか? このような疑問について,臨床研究結果を参照することで,大抵は解決することも多い[56].

歯列に関する考慮事項

長期間にわたるパラファンクショナルなクレンチング,グラインディングによる高い咬合負荷環境で,歯列全体や補綴装置,支持組織がどのような挙動を示すのか,歯列レベルで考慮する必要がある.修復物の耐久性,支台歯に対する保持力の永続性,支台歯やその支持歯槽骨の耐久性に注目していく.歯やインプラントアバットメントには,特有の骨に対する生物学的な付着メカニズムや,骨への負荷・過負荷の差異,生体力学的・構造的差異があり,それぞれの特徴を考慮する必要がある.どの症例に関しても,治療計画の立案に際しての検討事項は類似しているが,重篤なパラファンクションによる負荷やクレンチングを予測したうえで検討する必要がある.歯列の要因は,歯列弓形態,歯の位置,支台歯の分布状態,歯列弓長,臼歯部咬合支持,偏心運動による咬合支持,歯冠長,連結固定効果を含めて考察する必要がある.このようなさまざまな因子の組み合わせや構成は,それぞれの症例によって異なる.これらの因子の相互作用は,固定性か可撤性かの点において大いに異なる.固定性補綴治療においてはこの相互作用は生体力学的な負荷に影響を及ぼし,それに応じて治療計画の立案を行わねばならない.欠損部をすべて補綴する必要のある症例では,支台歯の分布状態とともに,歯列弓の幅径が補綴装置の設計に影響を与える(図14-20).臼歯部咬合支持,補綴装置の長さ,支台歯との連結,連結固定についての治療戦略はそれぞれの症例で異なる.

ブリッジの長さについては,ポンティック数が2つを上回る症例では,上部構造や支台歯の合併症が生じる可能性が顕著に高まる.

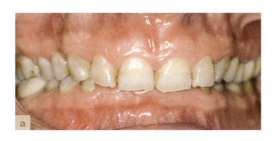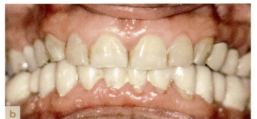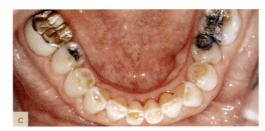
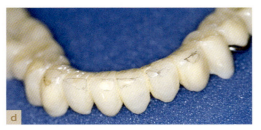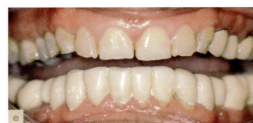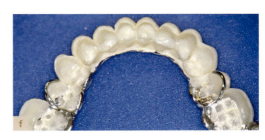

図14-18a〜f　垂直被蓋が増加し，前歯部に中等度の摩耗を認める症例における可撤性のオーバーデンチャー．オーバーデンチャーは20年以上使用された結果，咬合面に摩耗が生じている．

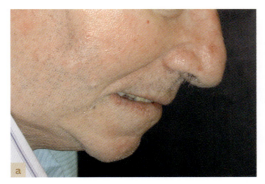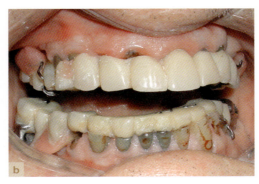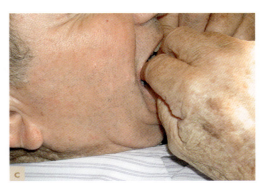

図14-19a〜c　18年間使用されているオーバーデンチャー．アクリリックレジンの咬合面は3〜4年ごとに交換されている．残根の反復性の脱灰に対しては定期的なメインテナンスがなされている．オーバーデンチャーは85歳の時点でも使用されている．

上部構造や支台歯の破折は決して珍しくなく，インプラントを用いた欠損部の補綴が推奨される[71]．

咬合面に用いる材料

歯の摩耗を起こしている重度のブラキサーは，適切な咬合回復を行って夜間のオクルーザルスプリント（ナイトガード）を使用していたとしても，高頻度でグラインディングやクレンチングを続ける傾向にある．近年ではセラミックスが進歩し，最新世代のオールセラミックスおよびジルコニア修復物の適用が現在増加しているにもかかわらず，このような症例における補綴装置咬合面のセラミックの破損やチッピングのリスクは依然として高い．このテーマに関する十分な治療予後データは，従来用いられてきた陶材焼付冠やオールセラミックス修復物を含めても非常に乏しい．

対合歯の咬合面に用いる材料として，物性が類似していることを理由に，ポーセレンにはポーセレンを，金属には金属を，という選択を好む臨床家もいる．しかしながら，治療予後に関して，このような主張を支持する科学的根拠も，否定する科学的根拠も認められない．多くの症例において材料選択の決定要因は，患者の審美的要求の度合いであり，ポーセレンの審美性と破損やチッピングを生じるリスクとのバランスである（図14-21）．陶材の機械的物性が持続的に向上している一方で，重篤なブラキシズムがある場合には，金属やジルコニアに接着した陶材，あるいは二ケイ酸リチウム修復物のチッピングや破損などが依然として存在する．

重篤なブラキサーでは，偏心運動路上の金属修復物の咬合接触部に，光沢のあるファセットや摩耗が認められ，同時に対合のポーセレンの咬合接触部には擦過痕や摩耗が認められる（図14-22）．ポーセレンの破折リスクを減少させる方法の1つは，審美領域ではない

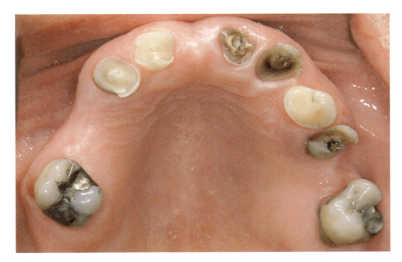

図14-20　どのような歯列に対しても，個々の状況に応じた検討が必要であり，考慮すべき事項がさまざまある．

上顎臼歯部や下顎大臼歯の咬合面に金属を使用することである．審美性に劣る金属が人目に触れるのを避けるためには，上顎の頬側面・頬側咬頭頂・切縁，下顎の小臼歯・犬歯・前歯にはポーセレンが必要である（図14-21）．これらの領域に金属が見えるのを許容する患者はほとんどいないであろう．すべての症例において，ポーセレンは，適切な設計がなされた金属により基底面で支持されていることが必要である．上顎頬側面，前歯部の切縁の設計では問題が生じやすい．これらは側方運動時の切端位における激しい粉砕応力や

第14部 重篤な摩耗とブラキシズム

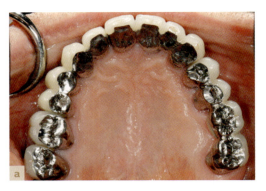 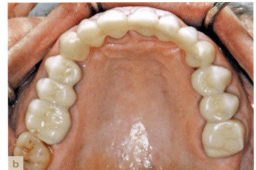 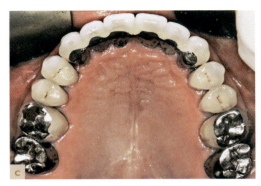
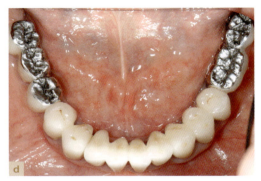 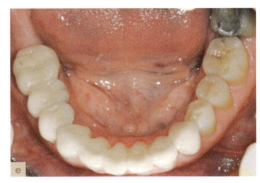 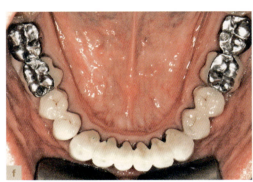

図14-21a～f 補綴装置の非審美領域に設定された金属部．頬側面や切縁のポーセレンは，パラファンクションに伴う側方運動時の切端位での接触関係が生じると破折しやすい．誘導を平坦化すること，表面をグレーズ仕上げをして丸みをもたせること，金属フレームに適切なサポート形態を付与すること，グループファンクションの咬合様式を付与することで，合併症のリスクを軽減させることができる．アクリリックレジンを用いたオクルーザルスプリント（ナイトガード）を使用することによって夜間のパラファンクションからポーセレンを守ることができる．ブラキシズム患者におけるジルコニアやオールセラミック修復物の長期予後については，不明な点が多い．

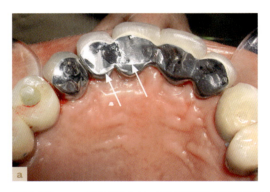 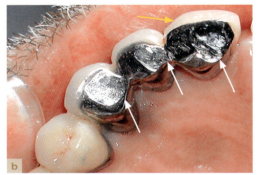 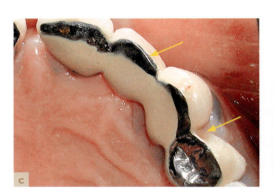

図14-22a～c 重度ブラキサーでは前歯部の補綴装置さえも摩耗し，垂直被蓋が著しく減少していく．金属の光沢が生じている舌側のファセットはアクティブなグラインディングを示唆する（白矢印）．切端位でグラインディングが行われると，最終的にポーセレン表面のチッピングや破損を生じる（黄色矢印）．ポーセレンによる被蓋の程度や，切縁や口蓋側のポーセレンの被覆度を状況に応じて変えることが推奨されるが，治療予後に関する科学的根拠はなく，症例に依存して予後は多様であり，こういった臨床的な問題を予測することは著しく困難である．

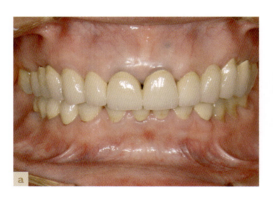 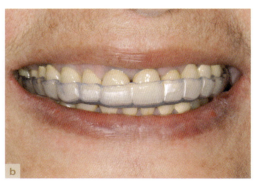

図14-23a, b 重度ブラキサーではオクルーザルスプリントの使用は必須であり，すべての患者に対して推奨されるが，コンプライアンスが問題となる．

剪断応力を受ける部分である．
　平坦化させた誘導，グレーズ仕上げをして丸みをもたせた表面，焼付用合金による適切な支持，グループファンクションとした咬合関係，平衡側の咬合関係，ポーセレンの接触状態などを考慮することによって，合併症のリスクを軽減することができる．垂直被蓋を減らすことによって，垂直方向のベクトル成分や剪断応力を減じることができる．垂直被蓋が大きいディープバイトの症例では，平坦化した誘導を付与するために咬合挙上を検討することもあり得る．アクリリックレジンで製作したオクルーザルスプリントを積極的に使用することで，夜間のパラファンクションからポーセレンを守ることができる．オクルーザルスプリント治療は患者のコンプライアンスが重要であり，経過観察によってオクルーザルスプリントを継続して使用しているかどうかを確認していく必要がある（図14-23）．

固定性補綴装置による対合歯列の治療ステージ

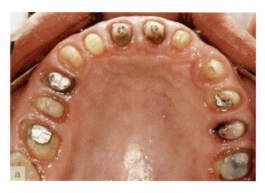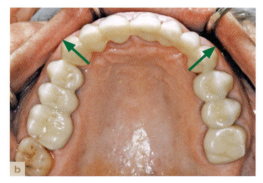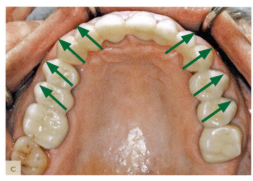
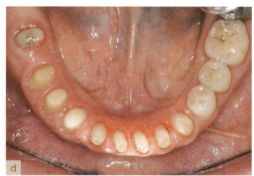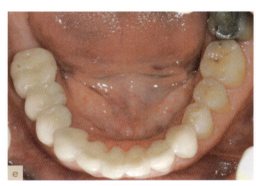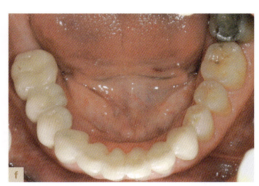

図14-24a〜f　偏心運動時の誘導は，個々の臨床的決定因子に応じて決定される．パラファンクションによって生じる潜在的で破壊的な力が補綴装置や支持構造に加わる際に，その力を最小限にするように選択的な誘導を付与する必要がある．

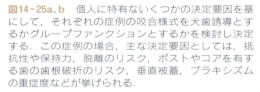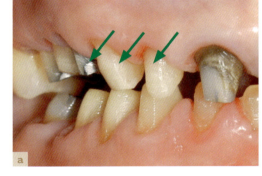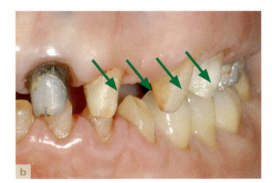

図14-25a, b　個人に特有ないくつかの決定要因を基にして，それぞれの症例の咬合様式を犬歯誘導とするかグループファンクションとするかを検討し決定する．この症例の場合，主な決定要因としては，抵抗性や保持力，脱離のリスク，ポストやコアを有する歯の歯根破折のリスク，垂直被蓋，ブラキシズムの重症度などが挙げられる．

選択的な偏心運動時の誘導や臼歯離開咬合

　著しい摩耗の症例（すべての症例においても）では偏心運動時の誘導は，個々の臨床的決定因子に従って付与されるべきである．付与の目的は，補綴治療を行った歯列やその支持構造に対して，パラファンクショナルなクレンチングやグラインディングの力を最適に分散することである（図14-24, 14-25）．誘導の本来の性質やその力の配分は，顎間関係，歯列，個々の歯の要因に影響を受けている．これらは臨床的歯冠長，支台歯の抵抗性と保持力，歯冠-歯根比，歯髄の状態，支台歯の高さと歯冠修復物の高さの比率，支台歯の分布状態，顎間距離，咬合平面の審美性などが含まれる．どのような咬合様式を付与するかという決定の一助となり得る明確な臨床的なガイドラインや臨床予後評価を行った研究はない（第6部参照）．ブラキシズム患者における誘導の付与の方針としては，できるかぎり平坦もしくは緩やかとすべきであり，誘導を担う歯は強固に支持されている必要がある．天然の犬歯はもともと力への抵抗性が強いため，作業側や平衡側を離開させるような側方運動時の誘導を付与するのに適している．犬歯をすでに喪失した場合や，支台歯が歯列弓内で離れて分布しているような場合には，平衡側が咬合接触しないようなグループファンクションを付与するのが望ましい．連結固定を行った歯列やクロスアーチでの補綴治療を行った症例において，反対側や最後方の支台歯における垂直的に咬合面方向に向かうトルク効果は考慮に入れるべきである．最後方の支台歯では脱離を避けるための抵抗面に十分な抵抗性，保持力を与えるように注意しなければならない．

　同様に前方運動時の誘導も同じ原理に基づいて付与する．Angle I級の咬合関係では，臼歯が離開するような緩やかなアンテリアガイダンスを付与する．歯列弓間の咬合関係を考慮することが重要であり，もし骨格性のAngle II級ならば，前方運動時の誘導は犬歯や小臼歯にも接触させるように付与する．垂直被蓋と審美性，顎間距離，歯冠長と支台歯の高さの比率，咬合高径等，その他の要因についても考慮が必要である．

固定性補綴装置による対合歯列の治療ステージ

　固定性補綴装置を用いた対合歯列の治療ステージと臨床的考察は，図14-26〜14-37の症例写真に示すとおりである．形態的な診断項目としては，不揃いな咬合平面，不調和な歯肉のエステティックライン，短い臨床的歯冠長，パラファンクションや酸蝕による摩耗，咬合高径の低下，顎堤間距離の減少と，審美性の問題などが含まれ

第14部 重篤な摩耗とブラキシズム

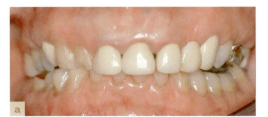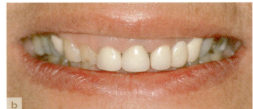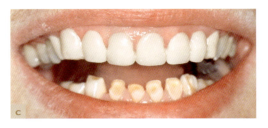

図14-26a～c **a, b**：現在の状態．不揃いな咬合平面，不調和な歯肉のエステティックライン，短い臨床的歯冠長，パラファンクションと酸蝕による摩耗，咬合高径の減少，辺縁隆線間の距離の減少，審美不良が認められる．**c**：上顎前歯部と歯肉のコンポジットレジン被覆によって，審美的な前歯部咬合平面，審美的なスマイルライン，審美性，審美的な歯冠長と縦横比が確立されている．

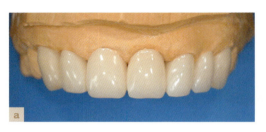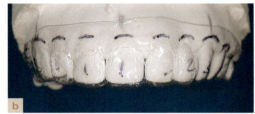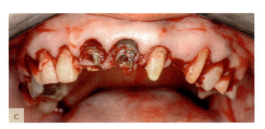
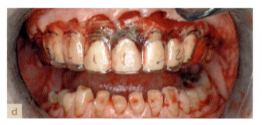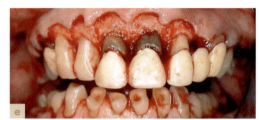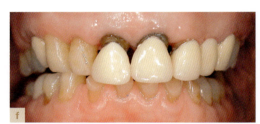

図14-27a～f 審美的基準に則って行われた歯冠長延長術．**a**：診断用のコンポジットレジン被覆を基にしたモックアップ（図14-26c 参照）．**b**：モックアップを基にバキュームプレスタイプで製作したサージカルガイド．**c**：切開線．**d**：骨削除の位置でのサージカルガイド．**e**：フェルールとなる歯頸部残存歯質を2～2.5mm，さらに生物学的幅径を2mm確保し，理想的な状態となるように十分に骨を削合した．**f**：治癒後の状態．歯頸部の距離が増加したことがわかる．

る（図14-26a, b）．

最初の検査によって咬合挙上の必要性が明らかになった．診断用模型によって，審美的でない上顎の歯肉ラインを歯冠長延長術によって高さを揃える必要性が示唆された．また，画像診断によって審美的な歯冠の大きさ，咬合平面の傾きと咬合挙上させた場合の評価が確認された．診断用に上顎前歯と歯肉部をコンポジットレジンにて被覆することによって，審美的な前歯部咬合平面，審美的な歯肉を有するスマイルライン，審美的な歯冠の大きさや形態が確立された（図14-26c）．その結果，歯冠長延長術が必要であると判断された．

歯冠長延長術とそのサージカルガイド

診断用のコンポジットレジン被覆によって確立した理想的な前歯部および臼歯部歯肉形態を再現するためにサージカルガイドが製作される（図14-26c）．

まず，理想的な歯肉ラインと歯冠形態を診断用模型上でワックスアップする（図14-27a）．この模型上で透明なバキュームプレスタイプのサージカルガイドを製作する（図14-27b）．サージカルガイドによって，術者は術中に骨の削除量や適切な骨の形態，生物学的幅径，計画した歯肉のカントゥアやスマイルラインを視覚的に確認できる．フェルールの確保に理想的とされる，2～2.5mmの歯頸部歯質の高さと2mmの生物学的幅径を得るために十分な骨の削除を行う．

テンポラリーとプロビジョナルレストレーション

プロビジョナルレストレーションは一般的にアクリリックレジンにて製作される．臨床家によってはテンポラリーレストレーションとプロビジョナルレストレーションとの意味を区別して用いるものがある．つまり，いわゆる「テンポラリー」という用語には暫間的という意味合いしかなく，診断用ワックスアップを用いて製作されたプロビジョナルレストレーションと比較してさまざまな点で異なるという考え方である．しばしば，舌側にワイヤーを組み込んだり，支台歯を取り囲むような鋳造体などを用いた補強を行うこともある[72]．最終補綴に先だって，プロビジョナルレストレーションの試行錯誤的な修正が行われる．プロビジョナルレストレーションは診断用ワックスアップを基にして製作されるが，理想的で最終的な咬合高径において，適切な誘導が付与され，必要な範囲で連結され，審美的要件も満たす形態を与える必要がある（図14-28）．プロビジョナルレストレーションを用いて，咀嚼機能，審美性，発音，接着，摩耗，破折そしてTMD症状などを十分な期間をかけて評価する（図14-29）[72-74]．この評価期間中に問題がないことが明らかになれば，最終的な印象採得と模型の製作が行われる．クロスマウントテクニックとプロビジョナルレストレーションの模型を用いて，プロビジョナルレストレーションの形態を最終補綴装置に反映させることができる．

作業用模型の装着

上顎の作業用模型はフェイスボウを用いて咬合器の上弓に装着される．上顎の作業用模型に対して下顎の作業用模型は，中心位で決定された最終的な咬合高径の顎間記録を用いて装着される．この作業は，決められた垂直的な顎位で採得されたバーティカルストップガイドと呼ばれる補助的な顎間関係記録を用いて行われる（図14-30）．

固定性補綴装置による対合歯列の治療ステージ

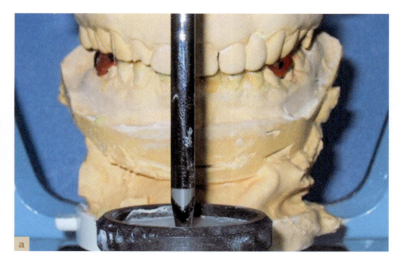
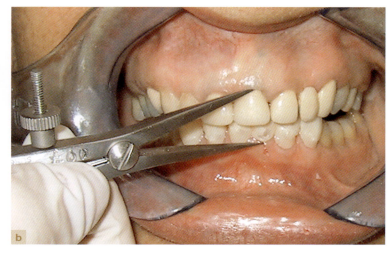

図14-28a, b　診断用模型における前歯と臼歯の歯冠長の評価と顎間距離と安静空隙の測定によって，新たに確立された垂直的顎間関係の評価を行う．

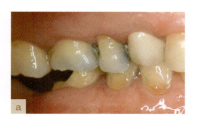
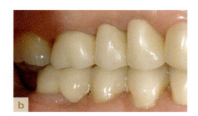
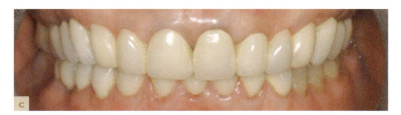

図14-29a～c　a：術前の咬合高径．治療計画に則って咬合挙上装置を製作し，十分な咬合面でのクリアランスを確保するように咬合挙上を行った．b, c：審美性，機能性，セメントの接着性，摩耗の程度，破折の確率，筋や顎関節症状については，プロビジョナルレストレーション装着期間で評価を行う．咬合高径をさらに増加させれば，上下顎ともに歯冠長を増加させることが可能であるし，また，咬合平面の審美性もより改善し得る．

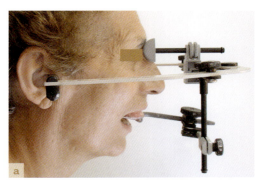
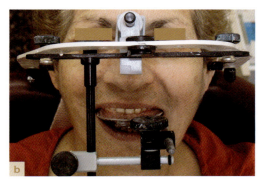

図14-30a～d　フェイスボウトランスファーを用いて上顎模型を装着した．適切な咬合高径での中心位記録を基に下顎模型を装着した．

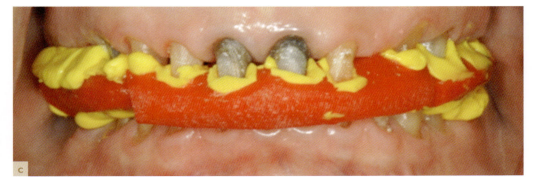
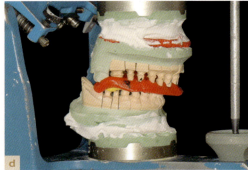

クロスマウントによる作業用模型とプロビジョナルレストレーションの模型

プロビジョナルレストレーションの形態を最終補綴装置に反映させるためにはクロスマウントを行う．クロスマウントにより，作業用模型とプロビジョナルレストレーションの模型の交換が可能になる．下顎のプロビジョナルの研究用模型は上顎の最終的な作業用模型に対咬するようにし，上顎のプロビジョナルの研究用模型は下顎の最終的な作業用模型に対咬するように装着し，さらに上顎の研究用模型は下顎の研究用模型に対咬するように装着する（図14-31）．作業用模型と研究用模型は互換性がある状態となり，最終補綴装置のワックスアップのための頬側面・咬合面のシリコーンインデックスを製作する（図14-32）．

第14部　重篤な摩耗とブラキシズム

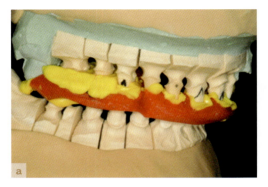
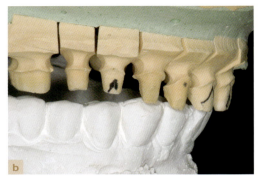
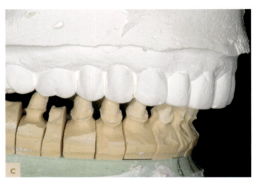
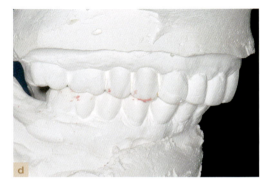

図14-31a〜d　クロスマウント．**a**：上下顎の作業用模型．**b**：下顎のプロビジョナルの模型と対咬する上顎の作業用模型．**c**：上顎のプロビジョナルの模型と対咬する下顎の作業用模型．**d**：上下顎のプロビジョナルの模型．すべての模型は相互での交換が可能となる．

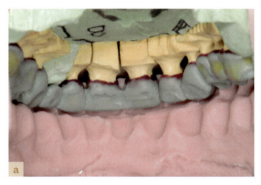
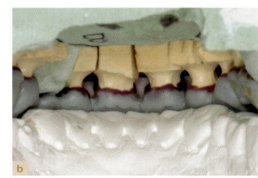
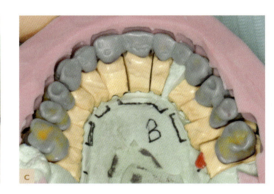

図14-32a〜c　最終補綴装置のためのワックスアップ．頰側面・咬合面のシリコーンインデックスは，対顎の作業用模型に対咬させた状態の，クロスマウントされたプロビジョナルレストレーションの模型から製作する．ワックスアップのカットバックやビルドアップテクニックを用いることで，意図した咬合面形態を付与しつつ適切な咬合関係を確立することができ，また，陶材焼付冠に必要とされる十分な厚みを確保することができる．

最終補綴装置のワックスアップ

　頰側面・咬合面のシリコーンインデックスは，クロスマウントしたプロビジョナルレストレーションの模型と，それに対咬する作業用模型から製作される．ワックスアップのカットバックやビルドアップテクニックを用いることで，意図した咬合面形態を付与しつつ適切な咬合関係を確立することができ，また，陶材焼付冠に必要とされる十分な厚みを確保することができる（図14-32）．

偏心運動に対する抵抗性と支台歯の連結

　偏心運動に対する抵抗とは，前方運動時や側方運動時に生じる力に対する抵抗性であり，支台歯とその支持機構によってもたらされる．クロスアーチの固定性補綴装置の，作業側と平衡側の双方に抵抗性は必要である．隣在歯と連結固定するか否かという決定に対して影響を及ぼす要因は多く存在する．審美性，顎間距離，抵抗性と保持力，咬合高径，対合歯とのクリアランス，支台歯と歯の耐久性，偏心運動時の誘導，偏心運動に対する抵抗など，関連する要因のすべてを考慮する必要がある．パラファンクショナルな側方力が生じたときには，作業側の支台歯舌側軸面と平衡側の支台歯の頰側軸面が複合して，作業側で補綴装置を傾斜させるような力に抵抗する．これは同様に，前方運動時の接触やパラファンクションが生じた時にも当てはまり，支台歯の遠心軸面の傾斜は，回転モーメントに抵抗する．

　図14-33に，偏心運動に対する抵抗性と支台歯の連結を検討するために考慮すべき事項を示す．上顎左側犬歯欠損に対して，まずは隣在歯である左側側切歯と左側第一小臼歯を支台歯とした，シンプルな3ユニットのブリッジを検討する．左側側切歯の強度は十分ではないことを考慮すると，左側中切歯を支台歯に加えることも可能であるが，この左側中切歯は太い鋳造ポストで築造されていることから，歯根の脆弱さが危惧される．ここで，失活歯で鋳造ポストを有する右側中切歯まで連結することで，両側中切歯の脆弱化した歯根の破折リスクを減らし，誘導に関係する犬歯の欠損補綴に伴って必要とされる抵抗性や保持力を増強することができる．したがって，1つの選択肢として考えられるのは，前歯部を2つの部位に分けて，上顎右側中切歯から上顎左側第一小臼歯までをブリッジとし，上顎右側犬歯と上顎右側側切歯を連結冠とすることである．

　代替案としては，右側犬歯から左側第一小臼歯までの7歯をワンピースの補綴装置とすることも考えられる．側方運動で作業側での誘導が生じたときのクロスアーチのトルクを最小化することを考慮して，最初の選択肢が採用された．2歯を連結冠とすることで脱離しにくくなるため，右側犬歯と右側側切歯を連結固定すると側切歯には有利に働く．根管治療により脆弱化している小臼歯やトライセクションが施された第一大臼歯の，潜在的な歯根破折のリスクを減らすために，右側の小臼歯2歯と左側の第二小臼歯と第一大臼歯も併せて連結した．

　下顎歯列においては，前歯部は連結せず単冠とし，右側臼歯部においてはヘミセクションが施された第一大臼歯を支えるために，小臼歯2歯と第一大臼歯を連結した．

固定性補綴装置による対合歯列の治療ステージ

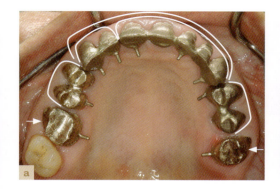
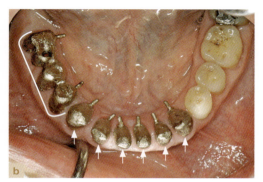
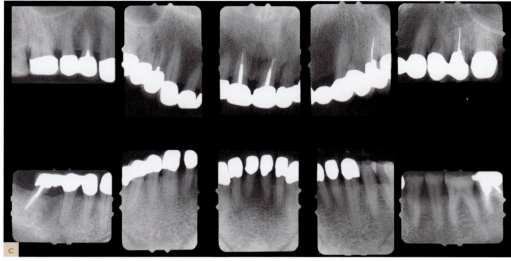

図14-33a〜c　支台歯の連結に対するストラテジー．側方運動に対する抵抗性やパラファンクションによる力の望ましい分散などに関する，個々の臨床的決定因子に基づいて，隣在歯と連結するか否かの決定を下す必要がある．

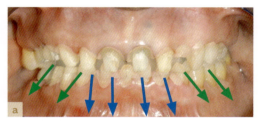
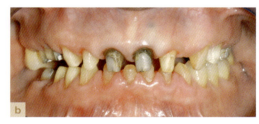
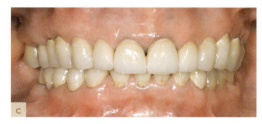

図14-34a〜c　最終的な咬合様式．左側方への偏心運動時の誘導は犬歯と側切歯に，右側方運動時の誘導は犬歯と第一小臼歯に，前方運動時の誘導は中切歯と側切歯に与えている．

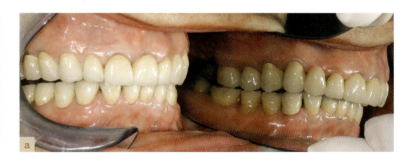
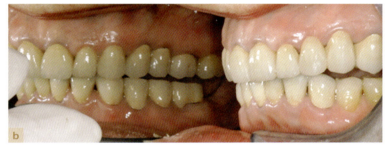
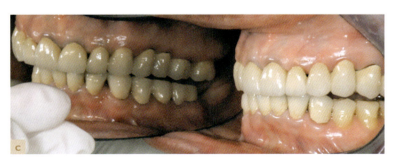

図14-35a〜c　a：左側方運動時のグループファンクション．平衡側は離開している．b：前方運動時の誘導．臼歯部は離開している．c：右側方運動時の作業側の犬歯と側切歯．平衡側は離開している．

セメント合着とメインテナンス

　セメント合着の判断も重要である．セメント合着を行ってしまうと，やり直しはできない．連結歯のいずれかが脱離したり，ポーセレンが破折したりしても，取り外すことができなくなる．仮着としていたら，メインテナンス時に外すことが可能である．ただし，メインテナンス間隔を短くして定期的に管理しなければ，脱離や支台歯のう蝕のリスクが大きくなる．

最終補綴装置

　合着前に審美性と患者満足度，最終的な誘導の設定，咬頭嵌合位での多点同時接触のそれぞれを確認し，ポーセレンの最終研磨を行

第14部　重篤な摩耗とブラキシズム

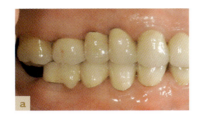
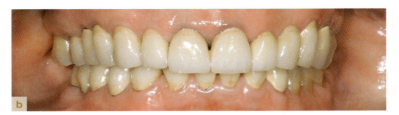
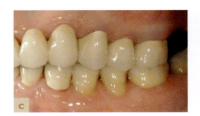

図14-36a〜c　咬頭嵌合位．中心咬合位において最大面積で咬頭嵌合している．

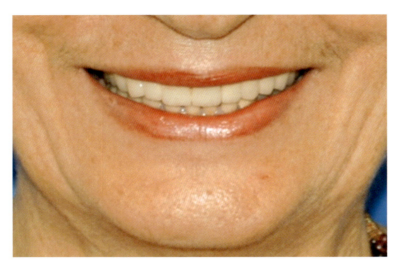

図14-37　最終的な外観．補綴担当医：Dr. Gil Asafrana，外科担当医：Prof. Avital Koslovsky，歯科技工士：Mr. Barch Indig．

う（図14-34〜14-37）．最終補綴装置の装着後には継続的なメインテナンスとリコールが必要である．オクルーザルスプリントの使用は必須であり，患者のコンプライアンスを管理していく必要がある．

顎間関係，その垂直的顎間距離に関する考慮事項

　軽度から中等度の摩耗は，臨床的にはよくある状況であり，その場合，個々の歯を修復する必要が生じる．さまざまな理由により，臨床家も患者も，全顎的な全部被覆冠による補綴処置に対しては消極的である．この治療法では，歯列のすべての歯を切削しなければならないし，治療に要する時間も膨大で労力も要し，広範な補綴治療にコストもかかることが躊躇の要因である．夜間に口腔内装置を使用しているとしても，進行性の摩耗や継続的な酸蝕症とパラファンクションは，依然として進行し続け，さらなる摩耗，歯冠崩壊や破損をもたらす．前歯部のエナメル質は進行性にチッピングや破折を生じる．露髄が生じて，根管治療が必要になることもある．根管処置歯の歯根破折や露出象牙質の酸蝕の進行，古い修復物のポーセレンの破折が生じる可能性もある（図14-38〜14-40）．このような歯の修復はますます難度が高くなっていく．症例によって，どのような臨床的対応をすべきかの決定要因は異なる．コンプライアンスが良好で，なおかつ，夜間，さらには日中であっても，歯列保護のためのオクルーザルスプリントを忠実に使用している場合，長期的安定が確保できる症例もある．一方で，進行性に崩壊が生じていき，ある時点で全顎的な補綴的介入や可撤性補綴装置による治療を検討せざるをえない症例もある．
　図14-38，図14-39に，55歳男性のブラキシズム患者で，進行性の摩耗を認めた症例を示す．摩耗によって低下した咬合高径と歯冠長を保持したまま補綴治療がなされていた．この患者は，嘔吐反射があり，夜間のオクルーザルスプリントの使用を許容できなかった．

上顎前歯部の補綴治療に際して，最終補綴の審美性と補綴方法を考慮すると，補綴装置の抵抗性と保持力を担保し得る垂直的な高さを増加し，患者に受け入れられる前歯の形態と口蓋側にメタルオクルーザルを設定するためには，歯冠長延長術が必要であった．
　図14-40に歯根破折，摩耗やポーセレン破折が進行性に生じた重度ブラキシズム患者の症例を示す．（夜間のオクルーザルスプリント装着にもかかわらず）歯根破折によってブリッジの遠心支台歯を喪失したため，インプラントあるいは部分床義歯を用いた計画を含めて，上顎歯列全体の補綴治療に関する検討が必要になった．

全顎的な補綴治療に対する臨床的な選択肢

　摩耗によって減少した垂直的顎間距離で，歯冠長の短いクラウンによる補綴処置が困難となった場合には，他の選択肢を考慮する必要がある（Box14-5）．1つの選択肢としては歯冠長延長術と併せて咬合挙上を行って，全顎的に補綴処置を行う方法が挙げられる．歯冠長延長術を用いることで支台歯の高さを増加させることができ，それによって適切な抵抗性と保持力を与えることができる．また，支台歯の高さをさらに減じるような，補綴クリアランス確保のための咬合面の切削を避けることもできる．他の選択肢としては，臼歯の能動的・受動的挺出を促すような，矯正学的な方法もある（図14-41）．

Box14-5　全顎的な固定性補綴治療における短い歯冠長のジレンマ

- 短い臨床的歯冠長
- 抵抗性と保持力の付与困難
- 咬合挙上を行うかどうか
- 咬合面をポーセレンとするか金属とするか
- 元の低い咬合高径で製作された金属の咬合面
- 歯内治療，ポストとコア
- 歯根破折リスクの増大
- 歯冠長延長術
- 受動的挺出
- 矯正的挺出

臼歯の受動的挺出

　咬合誘導による能動的・受動的な臼歯の挺出によって，咬合高径を増加させることができ，また，補綴処置を考慮したうえでの前歯部の離開を生じさせることができる．受動的挺出は，前歯の「バイトプレーン」，アクリリックレジンを用いたHawleyの装置[75]による咬合挙上床，コバルトクロム合金を用いたDahlの装置[76-79]による咬合挙上床などを用いて行われる（図14-41〜14-43）．いずれも可撤性であり，臼歯部のクラスプに維持を求める．Hawleyの装置は，もともと，歯周炎による支持歯槽骨の吸収に伴って生じたフレアアウトに対して，その前歯を復位させるための前歯の咬合面スペースを作る目的で，臼歯の離開を促す装置である（第13部参照）．Dahlの装置を用いた後，2年間のフォローアップ期間中に一定の後戻りが報告されている[79]．この治療法においては，後戻りの可能性，長期的な安定性，そして歯槽頂の移動をコントロールするための歯根膜線維の切断の必要性に関してはよく考慮すべきである．臼歯の受

顎間関係，その垂直的顎間距離に関する考慮事項

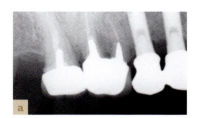 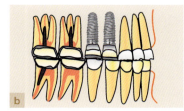 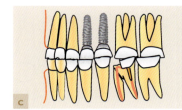 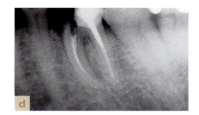

図14-38a〜d　減少した顎間距離．垂直的に摩耗が進行して歯冠長も減少した状態での歯冠修復は，非常に難度が高い．全顎的な補綴治療を行うという決定を下すのが難しいことは，まれなことではない．全顎的な介入を行わないと，その後，長年にわたって個々の歯の補綴治療が行われていき，技術的な難度はますます高くなっていく．この患者は嘔吐反射があり，夜間のオクルーザルスプリントの使用を許容できなかった．

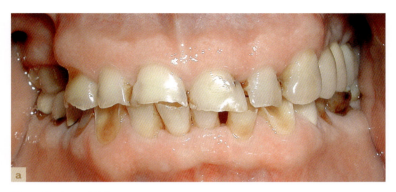 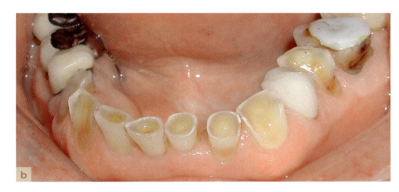

図14-39a, b　正面観．

図14-40a, b　減少した顎間距離と歯冠長．進行性の摩耗，上部構造やポーセレンの破折，歯根破折が経年的に生じた．患者は夜間にはオクルーザルスプリントを使用していた．広範囲にわたる歯冠長延長術を行わないことには，元の咬合高径での上顎歯列の修復は不可能な状態であった．

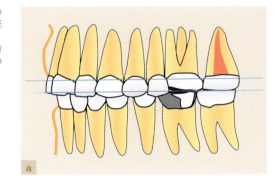 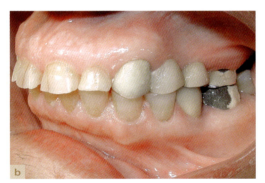

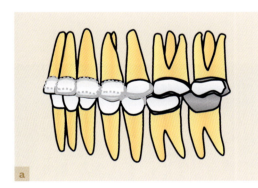 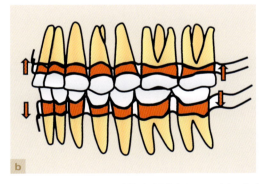 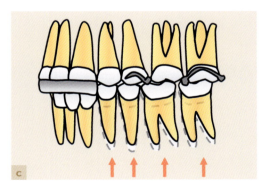

図14-41a〜c　短い臨床的歯冠長での補綴処置の試み．a：元の咬合高径のままで補綴処置を行うのであれば，補綴装置はメタルオクルーザルとする必要があり，また，十分な抵抗性と保持力を得るのが難しい．b：歯冠長延長術によって，支台歯軸面の高さを確保することができる．c：臼歯部の受動的挺出によって，前歯の咬合面のクリアランスを増加させることができる．

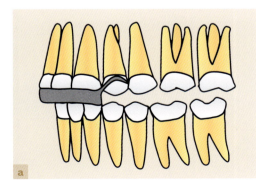 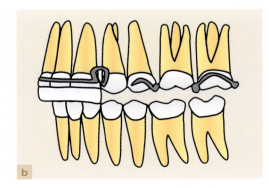 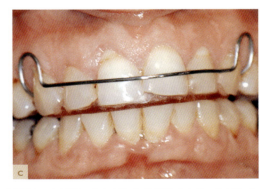

図14-42a〜c　a：Dahlの装置．b, c：Hawleyの装置．Dahlの装置はコバルトクロムから製作され，Hawleyの装置はアクリリックレジンから製作される．いずれも可撤性でクラスプ維持であり，前歯部の咬合挙上床を伴う．いずれも咬合高径を増加させて，上下顎臼歯部咬合面間の距離を確保して，咬合平面に向かっての臼歯部の受動的挺出を促す．

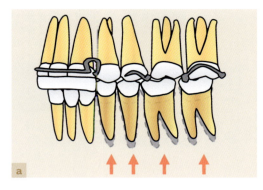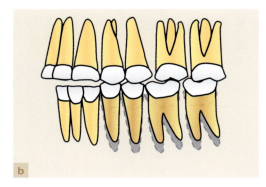

図14-43a, b　a：臼歯は咬合平面へ受動的に挺出してくる．b：新たな垂直的顎間関係を確立する位置まで臼歯が挺出すると，前歯部の補綴処置のための補綴クリアランスが確保される．

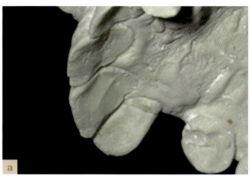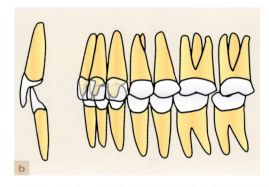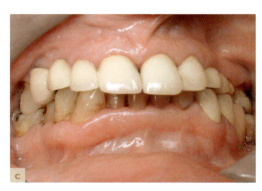

図14-44a〜c　元の咬合高径における補綴処置．重度の口蓋側の摩耗と，上顎前歯部の頰舌的な歯質の減少を伴う過蓋咬合の症例．隣在歯との連結固定は強度と抵抗性を増強させることができる．クリアランスがないために，口蓋側がメタルオクルーザルとなっている．

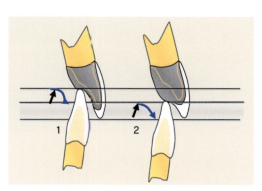

図14-45　過蓋咬合の修復オプション．1：前方運動時の誘導の接触が生じる前に，前歯にわずかなプラットフォームを有する確実なアンテリアストップを作る．2：咬合挙上を行うかアンテリアガイダンスを平坦化するかによって，垂直的なベクトル成分を減少させる．

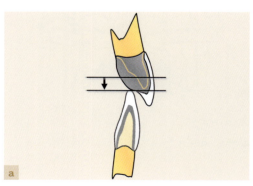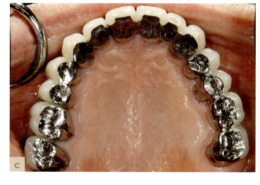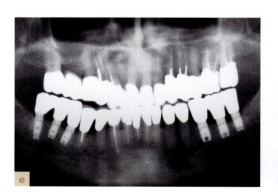
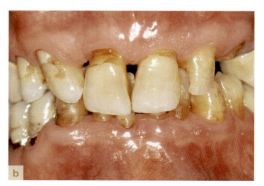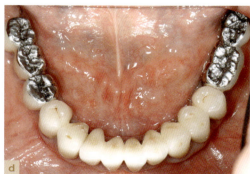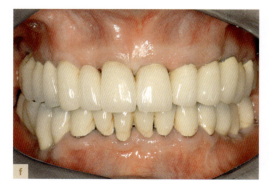

図14-46a〜f　中等度から重度の摩耗によって過蓋咬合が進行した症例．垂直的な距離はアンテリアガイダンスを平坦化させることにより増加させた（補綴担当医：Dr. O Ghelfan，外科担当医：Prof. Z Artzi）．

動的挺出には2〜3か月以上を要する．舌癖がある場合など，もし受動的挺出が生じないようであれば，クロスアーチの矯正ゴムによる能動的挺出を検討する必要がある．

重度の垂直過蓋咬合

過蓋咬合の症例の補綴治療は，通常でも非常に難しく，また，パラファンクションによる摩耗の存在下ではなおのこと困難である．進行性の摩耗のある状態で，前歯の垂直被蓋が深い場合，前歯の頬舌的厚みは非常に薄くなり，破折しやすくなる（図14-44）．歯冠修復のために前歯を切削すると，歯がますます脆弱化する．根管治療を行って金属のポストとコアにより築造することは1つの選択肢ではあるが，一方で歯根を脆弱にし，将来的に歯根破折を引き起こすリスク要因となる．これらの症例においては，十分な歯頸部のフェルールが非常に重要である．薄く弱い支台歯を連結することで相互の支持や強度を与えるようにすることも検討すべきである．過蓋咬合の症例において，側方に向かう力のベクトル成分が強い場合には，上顎側切歯や下顎前歯はとくに破折に対して脆弱であり，補強が必要である．過蓋咬合の補綴治療を元の垂直的顎間関係を保ったままで行う場合の対応法は，誘導する前に咬合接触させるような，前歯部にわずかなプラットフォームを有する確実なアンテリアストップを作ることである（図14-5）．あるいは，咬合高径を挙上するかアンテリアガイダンスを平坦化するかによって，垂直的なベクトル成分を減らす必要がある（図14-45）．

参考文献

1. Lavigne GJ, Khoury S, Abe S, Yamaguchi T, Raphael K. Bruxism physiology and pathology: an overview for clinicians. J Oral Rehabil 2008;35: 476–494.
2. The glossary of prosthodontic terms. J Prosthet Dent 2005;94:10–92.
3. Mohl ND, Zarb GA, Carlsson GE, Rugh JD. A Textbook of Occlusion. Chicago: Quintessence Publishing, 1988.
4. Lavigne GJ, Khoury S, Abe S, Yamaguchi T, Raphael K. Bruxism physiology and pathology: an overview for clinicians. J Oral Rehabil 2008;35:476-494.
5. de Siqueira JTT, Barros Schutz TC, Anderson M, Tufik S. Sleep physiology and bruxism. In: Paesani D (ed). Bruxism Theory and Practice. Chicago: Quintessence Publishing, 2010.
6. Shore NA. Occlusal equilibration and temporomandibular joint dysfunction. Philadelphia: Lippincott, 1959.
7. Krough-Pousen WG, Olssen A. Occlusal disharmonies and dysfunction of the stomatognathic system. Dent Clin North Am 1966;627–635.
8. Ramfjord S. Bruxism, a clinical and electromyographic study. J Am Dent Assoc 1961;62:21–44.
9. Dawson PE. Evaluation, Diagnosis and Treatment of Occlusal Problems. St Louis: Mosby, 1974.
10. Bush F. Occlusal etiology of myofascial pain dysfunction syndrome. In: Laskin D (ed) The President's Conference on the Examination, Diagnosis and Management of Temporomandibular Disorders. Chicago: American Dental Association, 1982.
11. Stohler CS. Clinical decision-making in occlusion: a paradigm shift. In: McNeill C (ed). Science and Practice of Occlusion. Chicago: Quintessence, 1997:294–305.
12. Ash MM. Paradigmatic shifts in occlusion and temporomandibular disorders. J Oral Rehabil 2001;28:1–13.
13. Pokorny P, Weins JP, Litvak H. Occlusion for fixed prosthodontics: a historical perspective of the gnathological influence. J Prosthet Dent 2008;99:299–313.
14. Clark GT, Tsukiyama Y, Baba K, Watanabe T. Sixty-eight years of experimental occlusal interference studies: what have we learned? J Prosthet Dent 1999;82:704–713.
15. Li J, Jiang T, Feng H, Wang K, Zhang Z, Ishikawa T. The electromyographic activity of masseter and anterior temporalis during orofacial symptoms. J Oral Rehabil 2008;35:79–87.
16. Michelotti A, Farella M, Gallo LM, Velri A, Maritina R. Effect of occlusal interferences on habitual activity of human masseter. J Dent Res 2005;84:644–648.
17. Rugh JD, Baarghi N, Drago CJ. Experimental occlusal discrepancies and nocturnal bruxism. J Prosthet Dent 1984;51:548–553.
18. Pavone BW. Bruxism and its effects on the natural teeth. J Prosthet Dent 1985;53:692–696.
19. Litonjua LA. Andreana S, Bush PJ, Cohen RE. Tooth wear: attrition, erosion and abrasion. Quintessence Int 2003;34:435–436.
20. Tsiggos N, Tortopidis D, Hatzikyriakos A, Menexes G. Association between self-reported bruxism activity and occurrence of dental attrition, abfraction and occlusal pits on natural teeth. J Prosthet Dent 2008;100:41–46.
21. Bartlett D, Phillips K, Smith B. A difference in perspective – the North American and European interpretations of tooth wear. Int J Prosthodont 1999;12:401–408.
22. Van't Spijker A, Rodriguez JM, Kreulen CM, Bronkhorst EM, Bartlett DW. Prevalence of tooth wear in adults. Int J Prosthodont 2009;22:35–42.
23. Dahl BL, Carlsson GE, Ekfeldt A. Occlusal wear of teeth and restorative materials. A review of classification, etiology, mechanisms of wear, and some aspects of restorative procedures. Acta Odontol Scand 1993;51:299–311.
24. Lavigne G, Kato T. Usual and unusual orofacial motor activities associated with tooth wear. Int J Prosthodont 2005;18:291–292.
25. Bartlett DW. The role of erosion in tooth wear: aetiology, prevention and management. Int Dent J 2005;55(Suppl 1):277–284.
26. Johansson AK. On dental erosion and associated factors. Swed Dent J Suppl 2002;156:1–77.
27. Jaeggi T, Lussi A. Prevalence, incidence and distribution of erosion. Monogr Oral Sci 2006;20:44–65.
28. Carlsson GE, Johansson A, Lundqvist S. Occlusal wear. A follow-up study of 18 subjects with extremely worn dentitions. Acta Odontol Scand 1985;43:83–90.
29. Johansson A, Haraldson T, Omar R, Kiliaridis S, Carlsson GE. An investigation of some factors associated with occlusal tooth wear in a selected high-wear sample. Scand J Dent Res 1993;101:407–415.
30. Khan F, Young WG, Daley TJ. Dental erosion and bruxism. A tooth wear analysis from south east Queensland. Aust Dent J 1998;43:117–127.
31. Johansson A, Haraldson T, Omar R, Kiliaridis S, Carlsson GE. A system for assessing the severity and progression of occlusal tooth wear. J Oral Rehabil 1993;20:125–131.
32. Johansson A, Omar R. Identification and management of tooth wear. Int J Prosthodont 1994;7:506–516.
33. Lobbezoo F, Naeije M. A reliability study of clinical tooth wear measurements. J Prosthet Dent 2001;86:597–602.
34. Smith BGN, Knight JK. An index for measuring the wear of teeth. Br Dent J 1984;156:435–438.
35. Smith BGN, Knight JK. A comparison of patterns of teeth wear with aetiological factors. Br Dent J 1984;157:16–19.
36. Turner KA, Missirlian DM. Restoration of the extremely worn dentition. J Prosthet Dent 1984;52:467–474.
37. Rees J. A review of the biomechanics of abfraction. Eur J Prosthodont Restor Dent 2000;8:139–44.
38. Abrahamsen TC. The worn dentition pathognomonic patterns of abrasion and erosion. Int Dent J 2005;55(Suppl 1):268–276.
39. Rees JS, Jagger DC. Abfraction lesions: myth or reality? J Esthet Restor Dent 2003;15:263-271.
40. Bernhardt O, Gesch D, Schwahn C, Mack F, Meyer G, John U, et al. Epidemiological evaluation of the multifactorial aetiology of abfractions. J Oral Rehabil 2006;33:17–25.
41. Berry DC, Poole DFG. Attrition: possible mechanisms of compensation J Oral Rehabil 1976;3:201–206.
42. Murphy TR. Compensatory mechanisms in facial height adjustment to functional tooth attrition. Aust Dent J;1959;4:312–323.
43. Kaifu Y, Kasai K, Townsend GC, Richards LC. Tooth wear and the "design" of the human dentition: a perspective from evolutionary medicine. Am J Phys Anthropol 2003; Suppl 37:47-61.
44. Giargia M, Lindhe J. Tooth mobility and periodontal disease. J Clin Periodontol 1997;24:785–795.
45. Polson AM. The relative importance of plaque and occlusion in periodontal disease. J Clin Periodontol 1986;13:923–927.
46. Hallmon WW. Occlusal trauma: effect and impact on the periodontium. Ann Periodontol 1999;4:102–108.
47. Parameter on occlusal traumatism in patients with chronic periodontitis. Parameters of care. J Periodontol 2000;71:873–875.
48. Lindhe J, Svanberg G. Influence of trauma from occlusion on progression of experimental periodontitis in the beagle dog. J Clin Periodontol 1974;1:3–14.
49. The American Academy of Periodontology. Glossary of Periodontal Terms, ed 3. Chicago: The American Academy of Periodontology, 1992.
50. Shifman A, Laufer B, Chweiden H. Posterior bite collapse revisited. J Oral Rehabil 1998;25:376–385.
51. Esposito M, Hirsch J-M, Lekholm U, Thomsen P. Biological factors contributing to failures of osseointegrated oral implants. (I). Success criteria and epidemiology. Eur J Oral Sci 1998;106:527–551.
52. Berglundh T, Persson L, Klinge B. A systematic review of the incidence of biological and technical complications in implant dentistry reported in prospective longitudinal studies of at least 5 years. J Clin Periodontol 2002;29(Suppl 3):197–212.
53. Huynh N, Manzini C, Rompré PH, Lavigne GJ. Weighing the potential effectiveness of various treatments for sleep bruxism. J Can Dent Assoc 2007;73:727–30.
54. Ohrbach R. Biobehavioral therapy. In: Laskin DM, Greene CS, Hylander WL (eds). TMDs: An Evidence-based Approach to Diagnosis and Treatment. Quintessence Publishing, 2006:391–402.

55. Holmgren K. Effect of a full-arch maxillary occlusal splint on parafunctional activity during sleep. I. Patients with nocturnal bruxism and signs and symptoms of CMD. J Prosthet Dent 1993;89:293–297.
56. Johansson A, Johansson AK, Omar R, Carlsson GE. Rehabilitation of the worn dentition. J Oral Rehabil 2008;35:548–566.
57. Lobesoo F, Van der Zaag, Van Selms MKA, Hamburger HL, Naeije MN. Principles for the management of bruxism. J Oral Rehabil 2008;35:509–523.
58. Johansson A, Johansson AK, Omar R, Carlsson GE. Restoration of the worn dentition. In: Paesani DA (ed). Bruxism Theory and Practice. Chicago: Quintessence Publishing, 2010.
59. Martinez-Insua A, Da Silva L, Rilo B, Santana U. Comparison of the fracture resistances of pulpless teeth restored with a cast post and core or carbon-fiber post with a composite core. J Prosthet Dent 1998;80:527–532.
60. Assif D, Gorfil C. Biomechanical consideration in restoring endodontically treated teeth. J Prosthet Dent 1994;71:565–567.
61. Bartlett DW. Clinical Problem Solving in Prosthodontics. Oxford: Churchill Livingstone, 2004.
62. Redman CD, Hemmings KW, Good JA. The survival and clinical performance of resin-based composite restorations used to treat localised anterior tooth wear. Br Dent J 2003;194:566–572.
63. Bartlett DW. Three patient reports illustrating the use of dentin adhesives to cement crowns to severely worn teeth. Int J Prosthodont 2005;18:214–218.
64. Hemmings KW, Darbar UR, Vaughan S. Tooth wear treated with direct composite restorations at an increased vertical dimension: results at 30 months. J Prosthet Dent 2000;83:287–293.
65. Creugers NH, van't Spijker A. Tooth wear and occlusion: friends or foes? Int J Prosthodont 2007;20:348–350.
66. Fitzpatrick B. Evidence-based dentistry – it subdivided: accepted truths, once divided, may lack validity. Int J Prothet Dent 2008;21:358–362.
67. Budtz-Jorgensen E. Progonsis of overdenture abutments in elderly patients with controlled oral hygiene. A 5 year study. J Oral Rehabil 1995;22:3–9.
68. Keltjens HM, Schaeken MJ, van der Hoeven JS, Hendriks JC. Caries control and chlorhexidine therapies. Caries Res 1990;24:371–375.
69. Bassi F. Overdenture therapy and worst-case scenarios: alternative management strategies Int J Prosthodont 2007;20:350–353.
70. Pjetursson BE, Bragger U, Lang NP, Zwahlen M. Comparison of survival and complication rates of tooth supported fixed partial dentures and implant supported fixed partial dentures and single crowns. Clin Oral Implants Res 2007;18 (Suppl 3):97–113.
71. Pjetursson BE, Tan K, Lang NP, Brägger U, Egger M, Zwahlen M. A systematic review of the survival and complication rates of fixed partial dentures (FDPs) after an observation period of at least 5 years – IV. Cantilever or extensions FDPs. Clin Oral Implants Res 2004;15:667–676.
72. Fraedani M, Barducci G. Esthetic Rehabilitation in Fixed Prosthodontics. Prosthetic Teatment: A Systematic Approach to Esthetic Biologic and Functional Integrations. Chicago: Quintessence Publishing, 2008.
73. Donovan TE, Cho GC. Diagnostic provisional restorations: the blueprint for success. J Can Dent Assoc 1999;65:272–275.
74. Burns DR, Beck DA, Nelson SK. A review of selected dental literature on contemporary provisional fixed prosthodontic treatment: report of the Committee on Research in Fixed Prosthodontics of the Academy of Fixed Prosthodontics. J Prosthet Dent 2003;90:474–497.
75. Goldman HM, Genco RJ, Cohen DW. Contemporary periodontics. St. Louis: Mosby, 1990.
76. Poyser NJ, Porter RW, Briggs PF, Chana HS, Kelleher MG. The Dahl Concept: past, present and future. Br Dent J 2005;198:669–676.
77. Dahl BL, Krogstad O, Karlsen K. An alternative treatment in cases with advanced localized attrition. J Oral Rehabil 1975;2:209–214.
78. Gough MB, Setchell DJ. A retrospective study of 50 treatments using an appliance to produce localised occlusal space by relative axial tooth movement. Br Dent J 1999;187:134–139.
79. Dahl BL, Krogstad O. Long-term observations of an increased occlusal face height obtained by a combined orthodontic/prosthetic approach. J Oral Rehabil 1985;12:173–176.

第15部 インプラント支持型補綴装置

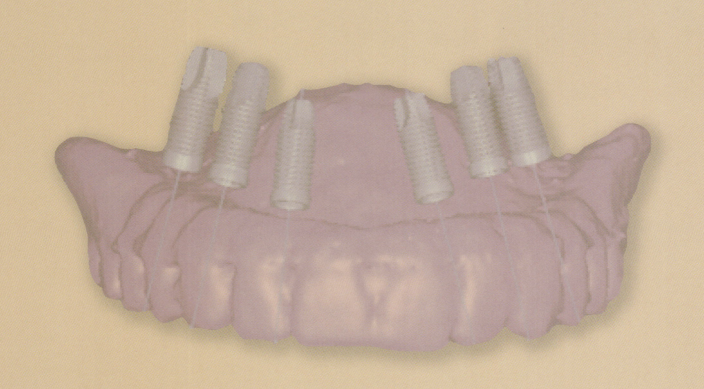

第15部　インプラント支持型補綴装置

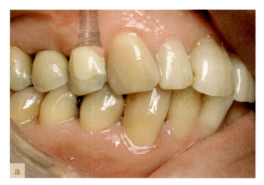
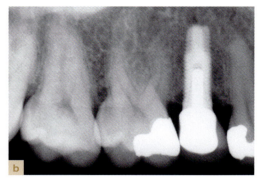

図15-1a, b　小臼歯部の単独インプラント．適切な接触．連続性のある全歯列の接触．中心にあるインプラント部の接触．

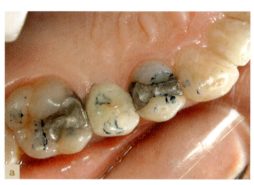
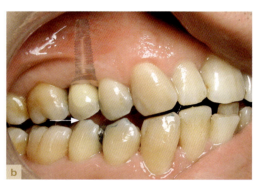

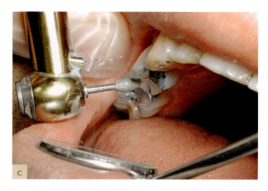
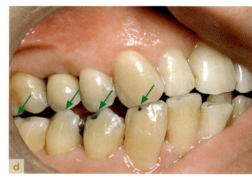

図15-2a〜d　a, b：第二小臼歯部に埋入されたインプラント上部構造の頰側咬頭内斜面における作業側の接触（白矢印）．c, d：インプラント部の接触が干渉していると考えられたため，もともとの作業側の誘導が可能となるまで咬合調整を行った（緑矢印）．

目次

- 診断と治療計画
- 部分欠損歯列に対する修復
- 単独歯欠損に対する修復
- 混合した部分欠損
- 無歯顎に対するインプラント支持型補綴装置による修復
- オーバーデンチャーの考慮事項
- 補綴主導型，コンピュータ支援型の治療計画，誘導および補綴装置

診断と治療計画

　インプラント支持型あるいは歯牙支持型の補綴装置を使用した歯列修復は，部分欠損および無歯顎に対するその計画および実際の治療においていくつかの基本的な違いがある[1-3]．
　歯牙支持型の補綴装置においては，歯およびその支持組織は，一般的にはその場所に存在し，あるいは矯正治療により歯の位置やその向きを修正する．一般的には，補綴装置は支持する歯槽骨と歯科の基本から咬合を計画する．インプラント支持型の補綴修復においては，支持する構造物と修復する歯列を同時に計画する必要がある．まず始めに，症例に応じた適切な審美的，生体力学的基準および咬合の基準に従って，ワックスあるいはアクリリックレジンを用いたモデルを製作する．このワックスモデルは，インプラント部の支持あるいは骨支持に対する原型となる．

部分欠損歯列に対する修復

　部分無歯顎に対するインプラント支持型補綴装置の計画においては，第9部および第10部で考察した治療計画と同様の基準が適応できる．個々の臨床的決定因子のパラメータをすべて考慮したのちに，インプラントおよび天然歯支持型の補綴装置が，メインテナンスの必要性，適切な機能を付与する咬合，審美性，長期性に基づいて計画される．臨床的な咬合誘導のパラメータが適切な臼歯部咬合支持，偏心運動時の誘導，垂直的な咬合高径（OVD）を維持あるいは修復するかはまだ明らかになってはいない．

単独歯欠損に対する修復

　単独歯欠損に対する補綴修復は，天然歯における補綴修復と同様の咬合原則に従って行われる．
　いくつかのパラメータが，他の治療と比較してより広く周知されており，またエビデンスに基づいていることから，ガイドラインが提示されている[4-6]．中心側での接触，狭い咬合面（可能であれ

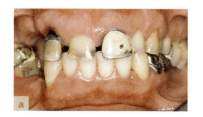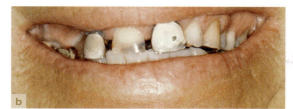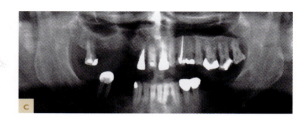
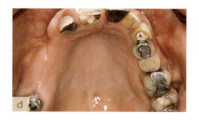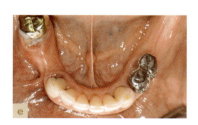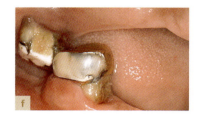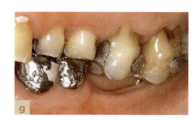

図15-3a〜g　部分無歯顎，審美障害，欠損歯，臼歯部咬合支持の喪失，部分的な歯の挺出，中等度の咬合高径（OVD）の喪失（Dr. O Ghelfan のご厚意による画像）．

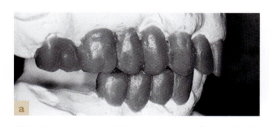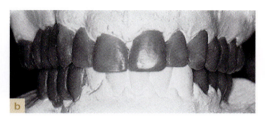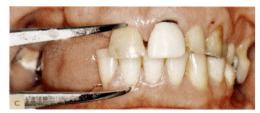

図15-4a〜c　a,b：診断ワックスアップ．c：審美性，生体力学およびクラウン高径の基準に従った計画．

ば），平坦な咬頭（可能であれば），最大咬頭嵌合時における全歯列同時の咬合接触が，臨床的，生体力学的観点からも良好な結果となるようである．単独歯補綴装置は側方運動時に干渉させるべきではないが，もし適切であるのであれば，選択的な偏心運動時の誘導の一部として利用すべきである（図15-1，15-2）．インプラントの傾斜度，長さや直径，近遠心側や頬舌側へのカンチレバーや咬合時の接触は，まだ問題として残っている．示唆されているガイドラインでは，30°以上の傾斜は好ましくないとされている．犬歯より遠心側では，直径3.75mm以下は好ましくない．長さが10mm以上であることについては，まだ議論の余地がある．しかしながら，大きな直径を有したショートインプラントが有用なオプションの1つとして提唱されてきている（第7部 Box7-1参照）[7-12]．

混合した部分欠損

この治療計画には，インプラントの埋入位置と支持の予測，ならびに十分な咬合支持，適切な咬合高径そして合理的な選択的な偏心運動時の誘導によって，咬合における機能時ならびにパラファンクション時の咬合力に対する臼歯部での支持能力を評価することが必要である．そして，そのためには，診断用模型，審美的なイメージ，ラジオグラフィックガイドならびにサージカルガイドの製作が必要である．

ケースプレゼンテーション：部分欠損歯列

図15-3〜15-10に示された症例は，機能障害ならびに審美障害を有する部分欠損症例である．形態学的な欠落に関する診断として，歯の欠損，臼歯部咬合支持の減少，中等度の咬合高径（OVD）の低下，審美的・機能的障害，不良補綴装置が挙げられた．歯科疾患および障害には，二次う蝕，関節円板の位置異常，二次性外傷および30％以上の部位に5mm以上のアタッチメントロスを呈する重度の慢性歯周炎が挙げられた[13]．医学的既往歴はとくにない．患者は固定性の補綴装置を希望した．最終の治療計画と治療の流れを図15-5に示す．

治療の流れ

- 初期治療として，う蝕および不良補綴装置の除去，#11および#22の根管治療．
- 保存不可の歯の抜歯．
- 上顎の咬合平面のイメージとその確立．
- 診断ワックスアップ（図15-4）．
- 左側の短縮した歯列に対するプロビジョナルレストレーションによる臼歯部咬合支持の確立，わずかなOVDの挙上と平坦な咬合平面．
- 両側犬歯による天然歯の選択的な偏心運動時の誘導．
- 診断ワックスアップのコピー，一時的な修復処置とラジオグラフィックガイド（図15-6）．
- #18〜26，#35および#34のプロビジョナルレストレーションの装着，歯および歯列の予後に関する再評価．
- 下顎右側へのインプラント埋入．
- 上顎右側部の上顎洞挙上術およびインプラント埋入（図15-7，15-8）．
- 左側の短縮歯列における治療計画と機能に対する再評価と検証．
- プロビジョナルレストレーションの審美性および機能の最終評価．
- クロスマウントを利用したプロビジョナルレストレーションの最終補綴装置への移行（図15-9）．

第15部　インプラント支持型補綴装置

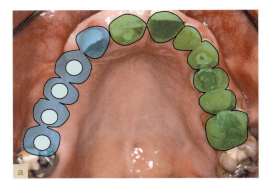
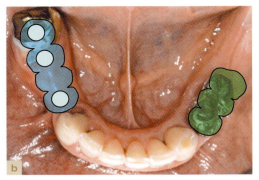
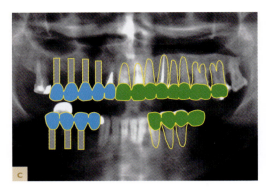

図15-5a～c　治療計画．臼歯部咬合支持：右側はインプラントどうしによる支持．左側は歯牙支持による短縮歯列．若干の咬合高径（OVD）の増加と両側犬歯の偏心運動時の誘導．

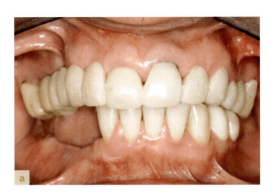
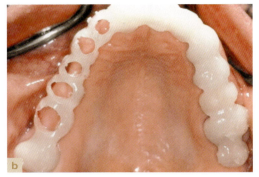

図15-6a～e　a：暫間補綴修復．b：レジンおよびバリウムを使用して暫間補綴装置の複製を製作し，ラジオグラフィックガイドとして利用．c～e：ラジオグラフィックガイドに造影性を有した歯を組み込んだコンピュータトモグラフィー（CT）画像．

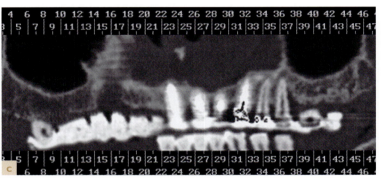
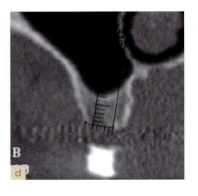
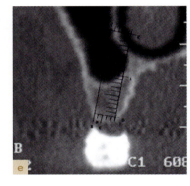

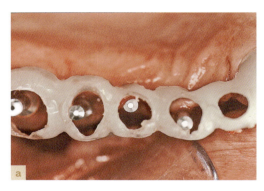
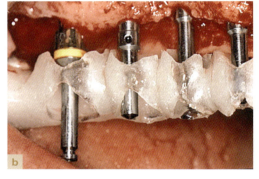

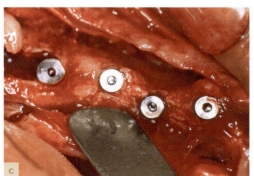
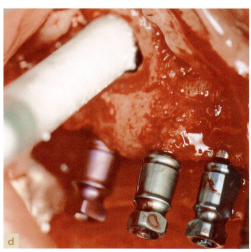

図15-7a～d　ラジオグラフィックガイドを，インプラントの埋入と上顎洞挙上術の開洞の方向付けのためのサージカルガイドとして使用した．

混合した部分欠損

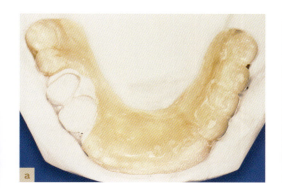
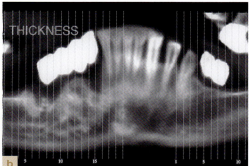
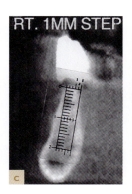
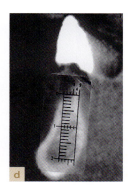
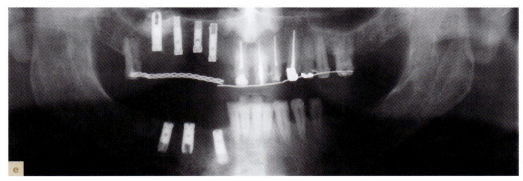

図15-8a〜e a：下顎におけるラジオグラフィックおよびサージカルガイド．b〜d：下顎CT画像における埋入ポジションでのラジオグラフィック画像．e：インプラント体埋入後のパノラマエックス線画像．

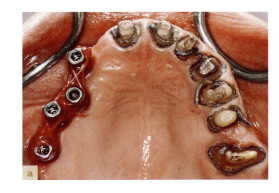
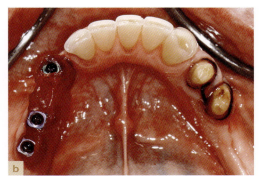
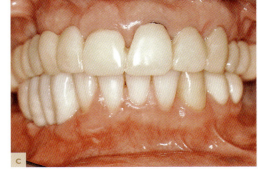
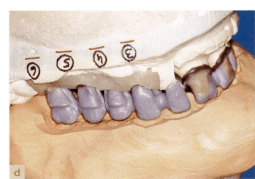

図15-9a〜d a, b：インプラントアバットメントと天然歯の支台歯形成．c：機能に対する満足度，審美性および安定性を再評価した後のプロビジョナルレストレーション．d：クロスマウントで咬合器に装着後，シリコーンインデックスにてプロビジョナルレストレーションをコピーしたものをカットバックした最終補綴装置のためのワックスアップ．

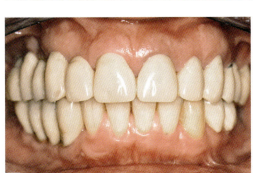
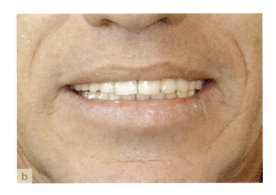

図15-10a, b 最終補綴装置（補綴専門医のDr. O Gelfan, Prof. Z Artzi, Mr. B Indigのご厚意による画像）．

第15部　インプラント支持型補綴装置

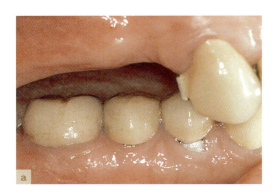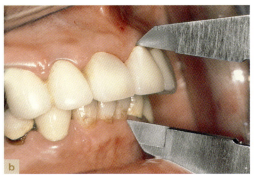
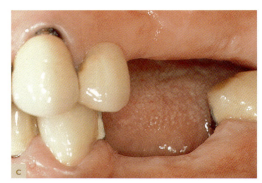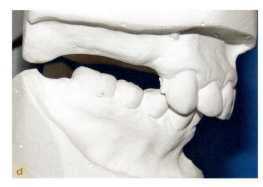

図15-11a, b　主訴は審美障害, 可撤性義歯への不満, 咀嚼障害. 形態学的因子として臼歯部の低位咬合, 臼歯部の欠損, 咬合高径（OVD）の減少による臼歯部の咬合支持の喪失と顎間スペースの減少, 臼歯部歯槽骨の欠如, 骨格性Ⅱ級咬合および前歯部の垂直被蓋の増加, 顎間距離の減少, 咬合平面の不整.

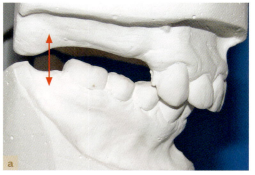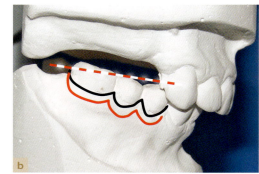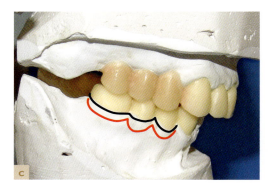

図15-12a〜c　垂直的距離に対する解決策. a：咬合高径（OVD）の増加. b：咬合平面のレベリング（赤と白の点線）と歯冠長延長術（赤線）. c：診断用ワックスアップ.

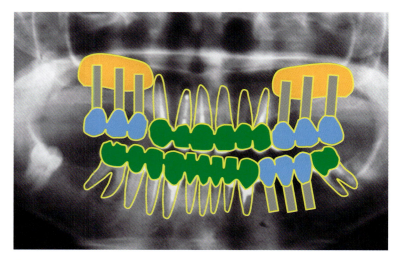

図15-13　天然歯の固定性補綴装置（FDPs）と上顎洞挙上術を併用した臼歯部におけるインプラント支持補綴装置の最終治療計画.

臼歯部咬合支持の修復

インプラントを利用した臼歯部咬合支持の獲得における原則とガイドラインは, 第7部（Box7-2）で述べている. 各症例は, 臨床的決定因子がそれぞれ存在し, これらに沿って計画が立てられる必要がある. Ⅰ級, Ⅱ級およびⅢ級症例を以下に分けて示す.

ケースプレゼンテーション：Ⅱ級1類の部分欠損歯列

患者（図15-11）は, 機能および審美性の改善のために固定性の補綴装置を希望した. インプラントと天然歯による補綴装置を用いた臼歯部咬合支持の確立は, いくつかの形態学的な特徴に影響を受けた. 左右上顎臼歯部には歯槽骨が不足しており, 両側にわたる上顎洞挙上術を必要とした.

形態学的因子として, 上下顎間スペースの低下, 咬合平面の不整, 咬合高径（OVD）の減少および骨格性Ⅱ級咬合と前歯の関係が挙げられた（図15-11, 15-12）. オプションとしては, OVDの挙上, 咬合平面の是正のための歯冠長延長術, 矯正治療の介入, 臼歯部顎堤の削除, 下顎矯正手術が考えられた（図15-12）. 選択した治療計画は, OVDの挙上, 歯冠長延長術および下顎臼歯部の歯冠長を減少させることによる咬合平面の是正であった（図15-12）. 上顎臼歯部咬合支持は, 上顎洞挙上術ならびにインプラントにより確立された（図15-13）.

混合した部分欠損

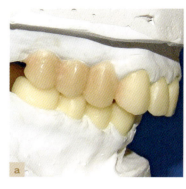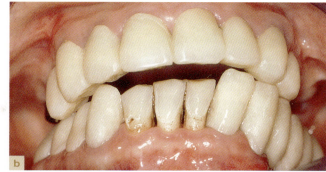
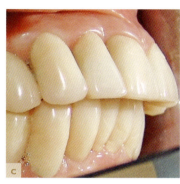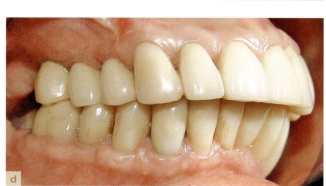

図15-14a〜d　垂直的咬合高径の挙上による前歯部における垂直的，水平的スペースの増加を，上顎前歯部の口蓋側の形態と下顎切歯および犬歯の歯冠長の増加ならびに唇側面の修正により閉じる必要がある．**a**：挙上した咬合高径におけるワックスアップ．**b**：下顎前歯部と上顎口蓋側の水平面における関係．**c**：上顎前歯部の口蓋側の豊隆の増加と下顎切歯の歯冠長延長と若干の唇側への突出を行うことで前歯部のスペースを閉鎖した．**d**：OVDを増加させた状態でのプロビジョナルレストレーションは，口蓋側の豊隆を増加させ，最大咬頭嵌合(MI)時に全歯列を接触させ，前歯部に偏心運動時の誘導を付与している．プロビジョナルレストレーションにて軟組織の適応と健康状態，口腔清掃状態，審美性ならびに機能を評価した後，最終補綴装置の製作を開始する．

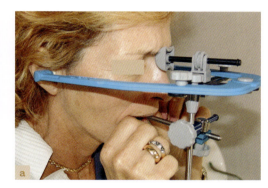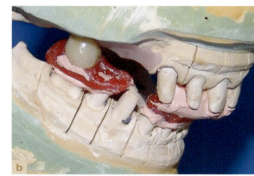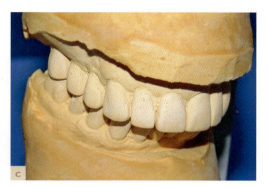
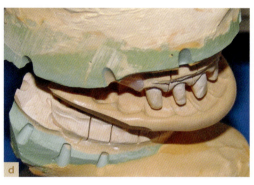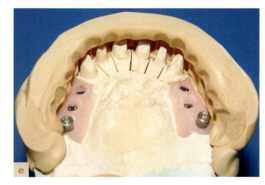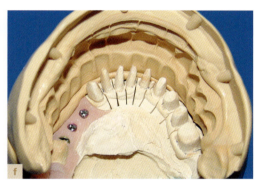

図15-15a〜f　作業模型およびプロビジョナルレストレーション模型の記録とクロスマウント．**a**：フェイスボウ記録．**b**：中心位における作業模型の装着．**c**：プロビジョナルレストレーション模型も同様に，クロスマウントにて装着する．**d**：上顎補綴装置のための咬合面を印記したシリコーンインデックス．**e, f**：プロビジョナルレストレーション模型から得られた最終ワックスアップのための頬側シリコーンインデックス．

　OVDの挙上により，上下顎切歯と犬歯部も垂直および水平被蓋が増加した(オートローテーション)．このことは，前歯による偏心運動時の誘導の確立を阻害する(図15-14b)．前歯による偏心運動時の誘導の確立のために，下顎前歯および犬歯に対してフルクラウンを装着し，上顎切歯部は口蓋側にオーバーカントゥアとなる形態が必要となった(図15-14c, 15-14d)．6か月後，インプラントプロビジョナルレストレーションにて機能，審美性，快適性を再評価し，最終印象を行った．作業模型はプロビジョナルレストレーションを利用してクロスマウントを行い，最終の陶材焼付鋳造冠はプロビジョナルクラウンを参考に製作した(図15-15〜15-18)．

第15部 インプラント支持型補綴装置

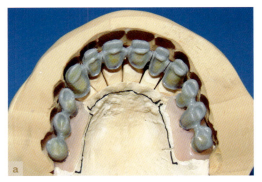
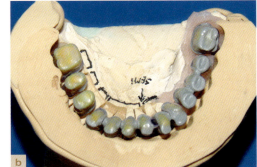
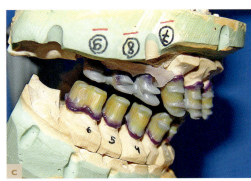
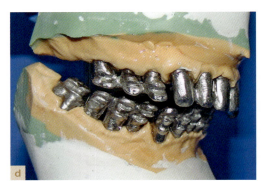
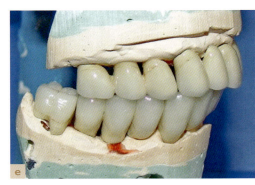
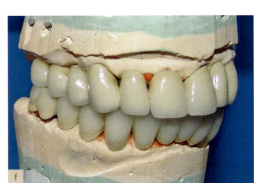

図15-16a〜f a,b：シリコーンインデックスからカットバックしたワックス．c：咬合器に装着された最終補綴装置のワックスアップ．d：鋳造された金属の装着状態．e,f：陶材焼付鋳造冠による最終補綴装置の装着状態．

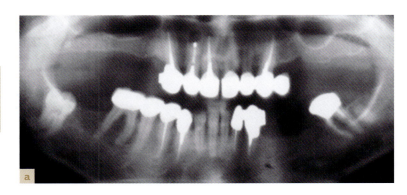
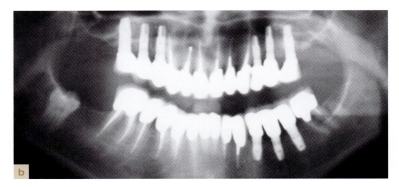
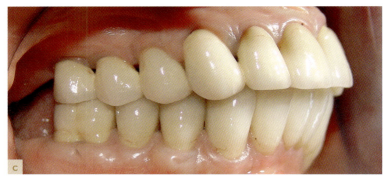
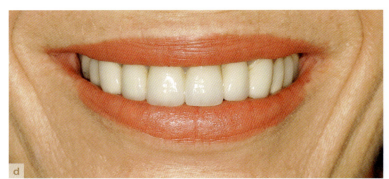

図15-17a〜d a,b：治療前後のパノラマエックス線画像．c,d：最終補綴装置．

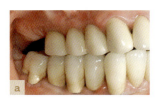
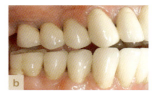
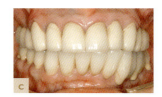
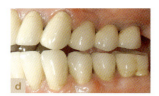
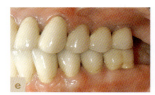

図15-18a〜e 左右の作業側における犬歯誘導が，臼歯部の作業側，非作業側を離開させる．わずかな前歯部の被蓋が，前方ならびに側方運動時のポステリアディスオクルージョン（臼歯離開咬合）を可能にした（Dr. J Chernobelsky，Prof. Z Artzi，Mr. B Indig のご厚意による画像）．

混合した部分欠損

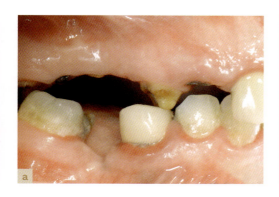
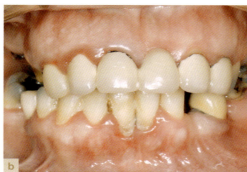
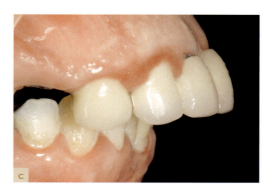
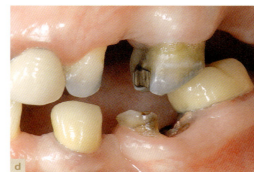
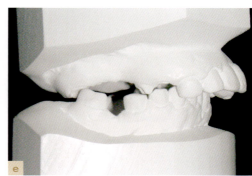

図15-19a〜e 骨格性Ⅱ級咬合，前歯部のⅡ級1類の関係，大臼歯部の咬合支持の低下，重度の水平被蓋，若干の咬合高径（OVD）の喪失，大臼歯部の部分的な挺出，審美障害．

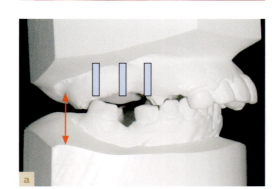
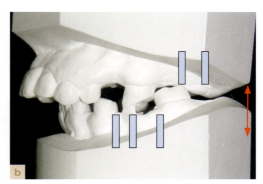
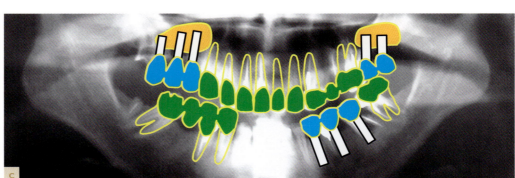

図15-20a〜c 大臼歯部におけるインプラント支持補綴装置ならびに天然歯による補綴装置のスペース確保のために咬合高径（OVD）の挙上が必要である．さらに，両側の上顎洞挙上術も必要である．

ケースプレゼンテーション：Ⅱ級1類の重度の水平被蓋

　37歳の健康な女性が，審美障害ならびに歯の欠損を訴えていた．顎位は骨格性Ⅱ級1類で，前歯に極度の水平被蓋が存在し，若干の咬合高径（OVD）の低下を伴う臼歯部咬合支持の減少と診断された．臼歯部の一部には挺出があり，上下顎間の距離が減少していた．患者は，歯の欠損が審美的障害を引き起こしていると考えていた．装着されている補綴装置は不良であった．さらに歯の位置異常と開咬を呈していた．

　患者の口唇は習慣的に開いており，この結果，口呼吸となっていた．口腔内には，う蝕，機能障害，中等度の慢性歯周炎ならびに14，#34，#37に根尖病巣が存在していた．患者は，インプラントならびに歯による固定性補綴装置を希望した（図15-19〜15-23）．

治療経過

　インプラントならびに歯による臼歯部補綴装置のために，OVDの挙上が必要であった．上顎両側の上顎洞挙上術が必要であった（図15-20）．極度の水平被蓋のため，最大咬頭嵌合時（MI）における上顎前歯部の接触は不可能であった．水平的な不調和は，結果として臼歯部における最小限の接触とインプラントによる臼歯部咬合支持を必要とする（図15-21）．

　極度の水平被蓋による前歯部の接触の欠如により，偏心運動時の誘導は臼歯部の歯ならびにインプラントによって支持されている．両側性のグループファンクションとし，非作業側は接触させていない．前方運動時の誘導は第一小臼歯により確立した（図15-22）．

第15部　インプラント支持型補綴装置

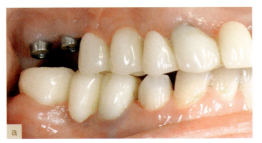
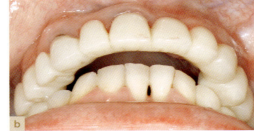
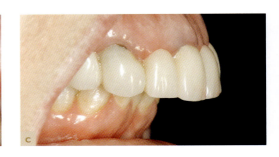
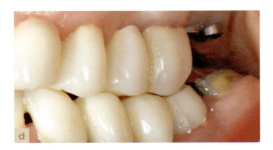
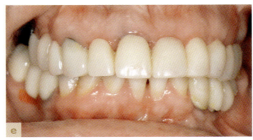

図15-21a〜e　挙上した咬合高径におけるプロビジョナルレストレーション．前歯部の重度の水平被蓋のため，前歯部における咬合接触は不可能である．水平的な不調和（ディスクレパンシー）により，臼歯部による最小限の接触となり，大臼歯部に対してインプラント支持の補綴修復を行い，追加的な臼歯部咬合支持が必要である．

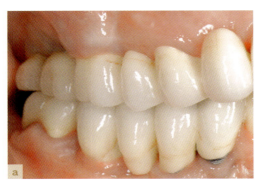
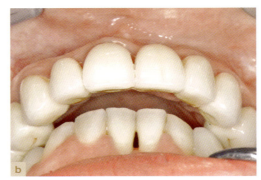
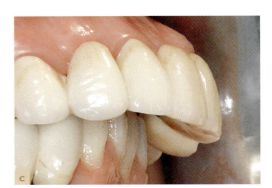
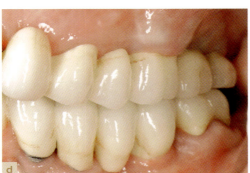
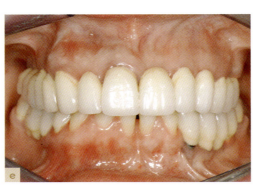

図15-22a〜e　最大咬頭嵌合時における臼歯部の咬合支持が得られた最終補綴装置．重度の水平被蓋により，前歯部の咬合接触は欠如しており，偏心運動時の誘導は臼歯およびインプラントによりなされている．両側性のグループファンクションにより非作業側は接触していない．前方運動時は，第一小臼歯は接触する．

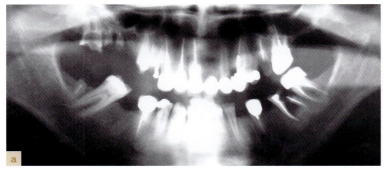
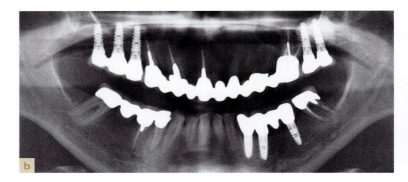

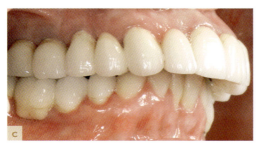
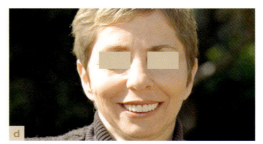
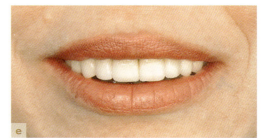

図15-23a〜e　機能および審美性を回復した最終補綴装置（Dr. E Zensiperのご厚意による画像）．

混合した部分欠損

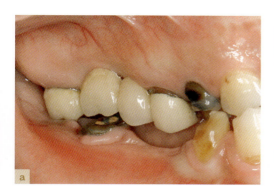
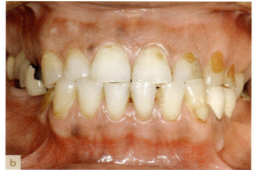
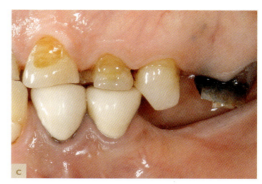
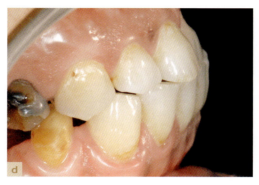
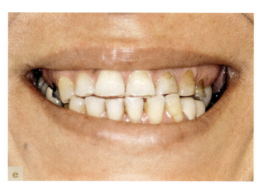

図15-24a〜e　臼歯部咬合支持の欠如，臼歯部の挺出，顎間スペースの減少．前歯部の切端咬合，中等度の咬耗，咬合高径(OVD)の喪失，審美障害．

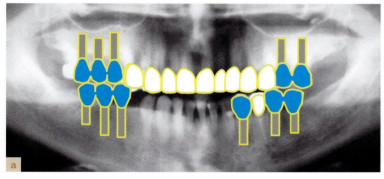
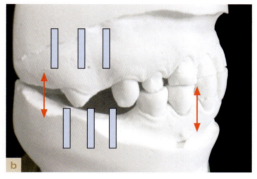

図15-25a, b　インプラント支持の補綴装置による臼歯部咬合支持の回復のための治療計画．臼歯部の適切な歯冠長の確保のために咬合高径(OVD)の増加が必要である．

ケースプレゼンテーション：Ⅲ級前歯部切端咬合—臼歯部咬合支持の喪失

43歳の健康な女性が，審美障害ならびに機能障害を訴え，固定性補綴装置による治療を希望した．骨格性Ⅲ級，切端咬合，中等度の咬耗，審美障害，臼歯部咬合支持の減少，咬合高径(OVD)の喪失，臼歯部の部分的な挺出，顎間距離の減少，歯の欠損，不良補綴装置ありと診断された．彼女は重度の喫煙者で，夜間のブラキシズム，う蝕，慢性歯周炎を有していた（図15-24）．

治療経過

臼歯部インプラントによる臼歯部咬合支持の確立を計画した．適切な臼歯部の歯冠長を確保するためにOVDの挙上が必要であった（図15-25）．外観写真より，前歯部の歯冠長の増加と前歯部および臼歯部の歯肉ラインの連続性を伴った調和が必要であると考えられた（図15-24，15-26）．前歯部の歯冠長は，診断用ワックスアップおよびプロビジョナルレストレーションにより，臼歯部の歯冠長の確保のためのOVDの挙上に調和させた（図15-26）．臼歯部の歯肉レベルは歯冠長延長術により調整し，臼歯部のインプラントは歯槽骨ならびに歯肉レベルに沿って埋入した．審美性，機能および咬合平面は，中心位における最大咬頭嵌合時においてのプロビジョナルレストレーションにて確認し，前歯部は最小限の被蓋を有した切端咬合とした．前方運動時の誘導は切歯，犬歯ならびに第一小臼歯を利用した．両側とも犬歯および小臼歯に平坦な作業側の誘導を付与し，非作業側は離開させた．上顎前歯部の補綴装置はセラミックスにて修復した．臼歯部は陶材焼付鋳造冠にて修復した（図15-27，15-28）．

第15部 インプラント支持型補綴装置

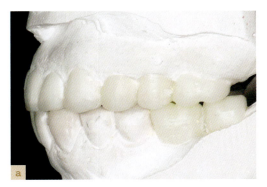
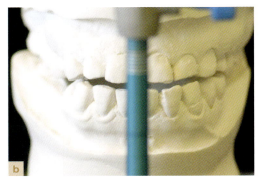
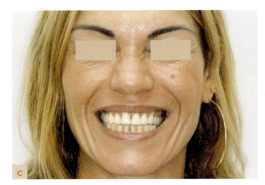
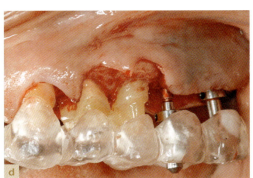
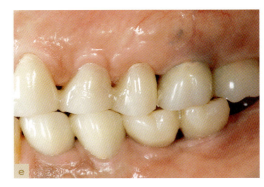

図15-26a〜e　a：増加させた咬合高径(OVD)におけるワックスアップ．b：新しいOVDにおける必要となる前歯部の歯冠長．c：前歯の外観写真．d：歯冠長延長術および歯肉ラインに合わせたインプラント埋入．e：正しい歯肉ライン，審美的な咬合平面，新しく機能しているOVDにおけるプロビジョナルレストレーション．

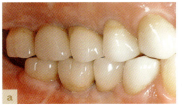
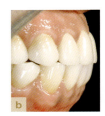
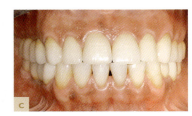
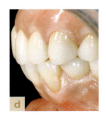
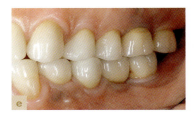

図15-27a〜e　最終補綴装置．臼歯部咬合支持が回復された．前歯部はごくわずかに被蓋を付与したセラミック修復による切端咬合．前方運動時の誘導は切歯，犬歯および第一小臼歯で確立している．左右ともグループファンクションを付与している．

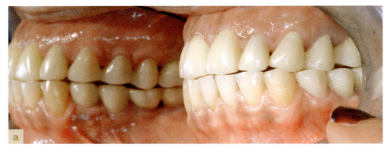
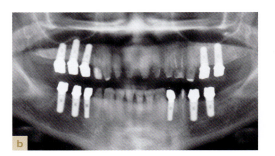
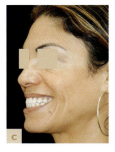

図15-28a〜c　a：左側の作業側における誘導により反対側の非作業側は離開している．b：最終補綴装置のパノラマエックス線画像．c：最終補綴装置の外観(Dr. E Zensiperのご厚意による画像)．

無歯顎に対するインプラント支持型補綴装置による修復

無歯顎の治療計画を立案し，治療を行うことは，補綴，外科を担当する歯科医師ならびに歯科技工士にとって大きな挑戦である．計画した最終補綴は，あらかじめ「予測のモデル化」を行うことによってインプラントの計画，位置づけ，必要があれば骨造成のテンプレートの役割を果たす．想定した最終補綴には，一般的な補綴の要件に加え，症例個別の要件に対する考慮が必要になる．個別の要件には，顎骨の関係，顎堤の関係，咬合高径，支持組織の解剖，顎堤間距離，審美的要素，咬合平面の位置，歯の露出，リップサポート，埋入可能なインプラントの数，寸法，位置が含まれる（図15-29）．これらは，すべて上述の予測のモデル化に統合される．これらの因子を考慮することを怠ると，インプラントが埋入され，最終補綴あるいは暫間補綴を製作する段階で，はじめて大きな補綴的，生体力学的，審美的な問題が明らかになる可能性がある．

予測のモデル化

このテンプレートは先行して製作し，インプラントを用いるべきか，どこに埋入すべきか，どのように配置するか，どのようにして機能時ならびにパラファンクション時に負担させるかを決定しておく必要がある．このテンプレートまたは診断用模型を用いて，エックス線撮影用のテンプレートと外科処置用テンプレートを作ることができる．診断用模型は，顎堤上に装着した診断用蝋堤あるいは人工歯を排列したものとして製作することができる．それが適切と考えられる場合には，テンポラリーブリッジや良好に使用されている義歯の複製を修正して使用し，必要があればさらに修正することも

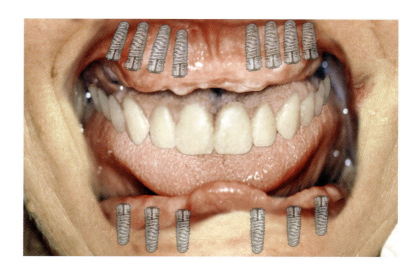

図15-29 個々の症例における各条件の相互の関係が，無歯顎の補綴処置に影響を与える．これには上下顎骨の関係，上下顎堤の関係，咬合高径，支持組織の解剖，顎堤間距離，審美的要素，咬合平面の位置，歯の露出，リップサポート，埋入可能なインプラントの数，寸法，位置が含まれる．

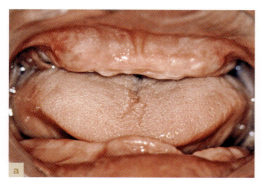
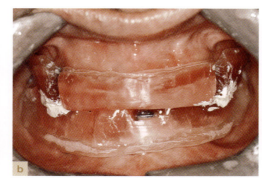
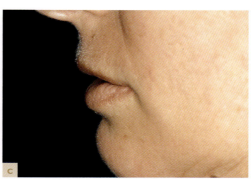

図15-30a〜c 通法の全部床義歯を，インプラント支持型補綴装置の咬合高径と，上下顎堤の関係を最初に決定する際に用いる．

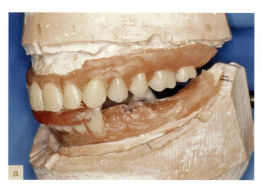
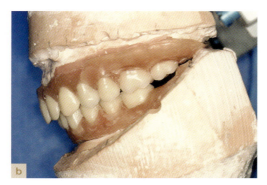
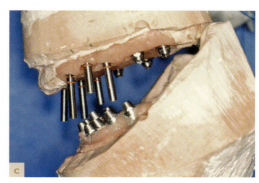

図15-31a〜c 咬合高径の範疇は，生体力学的な要因で修正することもある（Dr. I Zandelのご厚意による画像）．

できる．旧義歯をインプラント支持の固定性上部構造のテンプレートに用いることは必ずしも適切ではない．なぜなら，義歯の歯として外見上は良くとも，人工歯を適切に支持する顎堤ならびに将来のインプラントの立ち上がりと位置付けられない場合がある．また，固定性補綴装置を計画しているのであれば，義歯のフレンジによるリップサポートは再現されなくなる．したがって，診断用テンプレートには頬側のフレンジを与えない状態で，インプラントを埋入しオッセオインテグレーションする前にリップサポートの効果をあらかじめ評価しておく必要がある．この診断用テンプレートをエックス線造影性のレジンで複製してコンピュータによる診断用とするとともにさらにこれを適合させるか複製してサージカルガイドを製作する．

咬合高径と審美性の決定要件

試適用床の上に診断用セットアップができたら，仮の咬合高径と顎間関係の決定を新しく義歯を製作する時のように実施する（図15-30，15-31）．蝋堤の豊隆を調整し，顎顔面における審美基準に沿って人工歯を排列する（図15-32〜15-34）[14-16]．歯は臨床的な安静位により導かれた垂直的咬合高径における審美基準に沿って排列する[17-21]．上顎前歯部咬合平面は安静時の口唇から決定し，切縁がちょうど2mm見えるようにする．臼歯部咬合平面は，前庭部のスペースと審美的な歯列弓の幅が獲得できるようにする．下顎の平面はレトロモラーパッドの2/3の高さとなるように設定する[18]．また，下顎の咬合平面は安静時あるいはスマイル時に下顎前歯部が見えるようにし，安静時の舌の平面の関係を考慮して設定する．試適用の床を咬合器から取り外した際に，上下顎間の距離を評価する．多くの症例においては中等度から重度の骨吸収が存在するため上下顎間の距離は過剰であり，距離を縮める必要がある（図15-32，15-35）．理想的なインプラント周囲組織のエマージェンスは，顎堤およびこれら適切な近遠心的，頬舌的な位置関係から製作された診断用の人工歯あるいはワックスアップに表現される（図15-32）．

第15部　インプラント支持型補綴装置

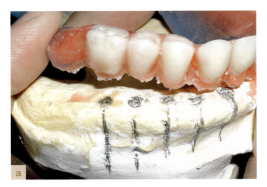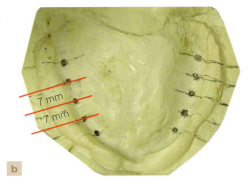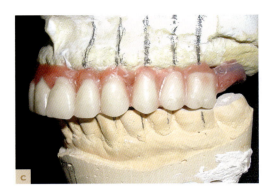

図15-32a〜c　人工歯は，埋入予定部位のインプラントの中心から7mm離した位置に排列する．インプラントの頬舌的ならびに近遠心位置は，顎間関係と上下の歯の関係で考慮する．

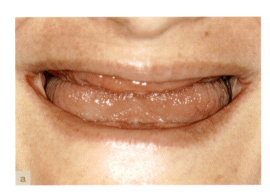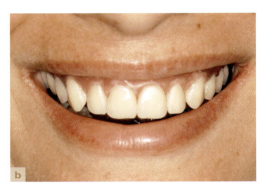

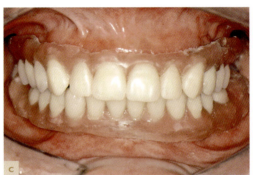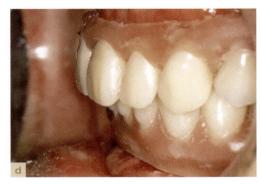

図15-33a〜d　従来の義歯の考え方でのセットアップ．審美的要件：咬合高径，上下顎堤の関係，咬頭嵌合位の関係．固定性上部構造には，頬側のフレンジは不要である（Dr. I Zandelのご厚意による画像）．

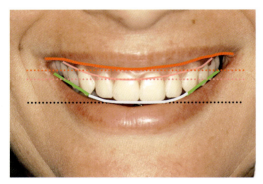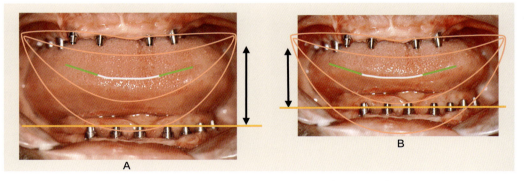

図15-34　審美的要件．顔面の平面，咬合平面，歯肉のラインを審美的なクライテリアに従って調整する[14-16]．

図15-35　顎間距離が大きいと歯冠高径が過剰になり，歯冠−インプラント比が不良になる（A）．咬合高径（OVD）を低くすることは生体力学的な要因を改善できるが，審美的には悪影響を与える可能性がある（B）．臼歯部咬合平面（緑線），前歯部咬合平面（白線）．

審美的ならびに生体力学的要因

　顎間距離が過剰になることは，従来の義歯製作の方法で臨床的な安静位と審美的な上顎の咬合平面の位置から安静位での高径（RVD）と咬合高径（OVD）を求めることから生じている可能性がある．これは不適切な歯冠−インプラント比と過剰な歯冠高径を生むことにつながる．OVDを低くすることは生体力学的な要因を改善できるが，審美的には歯の露出を少なくして悪影響を与える可能性がある．上下顎を補綴する場合には，咬合平面を上または下に移動させて上下顎での歯冠−インプラント比を改善し，歯冠高径を低くすることができる（図15-34，15-35）[22]．審美性と生体力学的な因子の相互関係は，臼歯部における水平面における側方的，前後的な歯とインプラントとの関係にジレンマを生じさせることがある．

　理想的な大臼歯，小臼歯の審美的な頬側面の歯の位置は舌側に位置し，傾斜しているインプラントにとっては好ましくない負荷を与える可能性がある．この頬舌的な食い違いを避けるために歯冠を舌側に移動するとリップサポートが少なくなり，頬側に過剰なスペースを生み歯列弓の幅が狭く見える．インプラントへの不適切な負荷

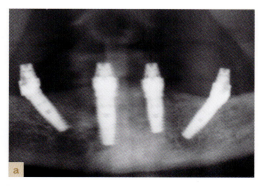
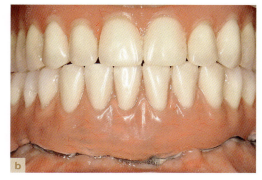
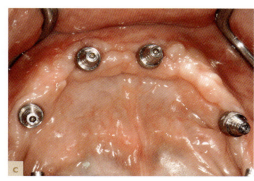
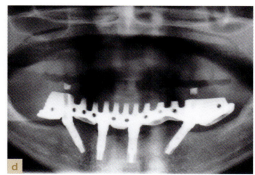
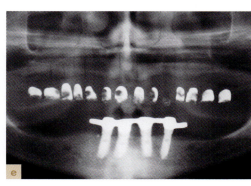
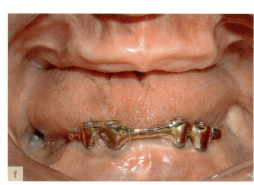

図15-36a～f 下顎の治療の選択肢．a～d：固定性の「オールオン4」では，遠心の傾斜したインプラントを使用する（Dr. B. Marshak のご厚意による画像）．e, f：4本のインプラントを連結したバーに支持された下顎のオーバーデンチャー（25年経過後）．

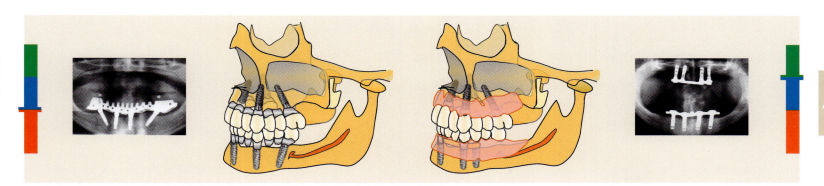

図15-37 傾斜埋入された4本のインプラントに支持された固定性補綴装置とオーバーデンチャー．「オールオン4」は広まっているが，より明解な治療成績のエビデンスが求められている（Dr. Barry Marshak のご厚意による画像）．

を減らすために，前歯の歯冠をより舌側に位置させることは前歯部のリップサポートを減らし，窪んだような顔面にみえることにもなる．理想的には，これらの問題は事前に計画の段階で理想的な審美性の得られる歯冠の関係を含んだエックス線撮影用ガイドを用いて得られたデータを，CTの二次元像と三次元のソフトで解析した画像で予測することができる．

固定性のインプラント支持の上部構造か，可撤性のオーバーデンチャーか

無歯顎のアーチを固定性の上部構造，可撤性のオーバーデンチャーのいずれで補綴するかの決定は，患者に関する多くの要因と個々の臨床的決定因子に左右される．心理学的，経済的要因は重要な決定因子である．臨床成績は固定性と可撤性の上部構造の生存率の間に大きな差がないことを示している．上顎でのオーバーデンチャーと固定性上部構造でのインプラントの生存率に差があるのは，オーバーデンチャーの症例の骨質がより劣っている可能性がある[23, 24]．異なる治療のパラメータを比較した場合，インプラント支持による固定性の上部構造で部分的にあるいは全顎の欠損を補綴した方が，欠損部の顎骨を保全するうえでより良好であると結論されている[25]．

残存骨の客観的な解剖学的支持要因が，全顎にインプラントを埋入すべきかを決定する．上顎では，上顎洞の骨造成が一般的な選択肢ではあるが，過剰な歯冠高径と不利な歯冠－インプラント比を生じる可能性がある．「オールオン4」と呼ばれる選択肢は，4本のインプラントに支持された固定性上部構造であり，それを支持する者とそれに懐疑的な者が長期の臨床成績に関する研究の結果を待っている（図15-36, 15-37）[26, 27]．下顎臼歯部のインプラントの位置は，顎堤の高さ，幅ならびに垂直的な骨造成術の予知性の低さによって制限を受ける．5年までの臨床成績の研究では，インプラントの生存率あるいは成功率は補綴のタイプによって影響を受けないことを示唆している[28]．

オーバーデンチャーの考慮事項

患者は上顎洞への骨造成手術には同意しないが，上顎前歯部に2または4本のインプラントをオーバーデンチャーのために埋入することには同意する場合がある．インプラントの数の選択はさまざまである．システマティックレビューの結果では，コンセンサスとして最少4本のインプラントが無口蓋のオーバーデンチャーに適してると結論付けている[29]．また，上顎のインプラントオーバーデンチャーに関する設計と選択に関するエビデンスに基づいたガイドラインがほとんどないとも結論づけている．上顎のバーもスタッドも

第15部　インプラント支持型補綴装置

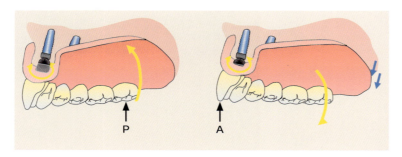

図15-38　前歯部にアタッチメントを有する上顎のオーバーデンチャー．前歯部が固定源となって臼歯部での咬合力が臼歯部の義歯床を適合させる（P）．前歯部での咬合力は，前歯部のアタッチメントを中心にして臼歯部の義歯床を下方に回転させる（A）．

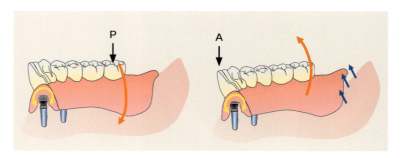

図15-39　前歯部にアタッチメントを有する下顎のオーバーデンチャー．前歯部が固定源となって臼歯部での咬合力が臼歯部の義歯床を適合させる（P）．前歯部での咬合力は，前歯部のアタッチメントを中心にして臼歯部の義歯床を上方に回転させる（A）．

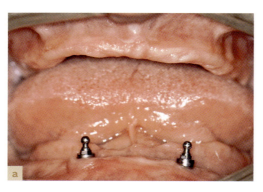
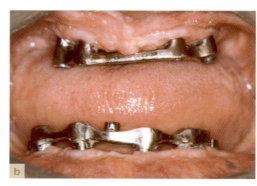
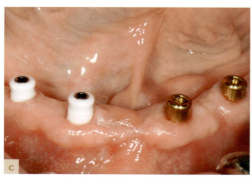
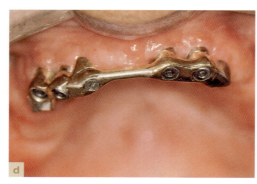

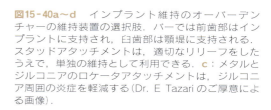

図15-40a〜d　インプラント維持のオーバーデンチャーの維持装置の選択肢．バーでは前歯部はインプラントに支持され，臼歯部は顎堤に支持される．スタッドアタッチメントは，適切なリリーフをしたうえで，単独の維持として利用できる．c：メタルとジルコニアのロケータアタッチメントは，ジルコニア周囲の炎症を軽減する（Dr. E Tazari のご厚意による画像）．

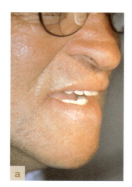
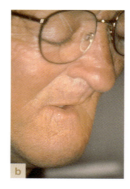
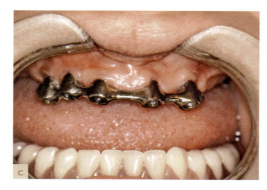
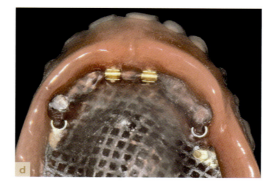

図15-41a〜d　頬側にしっかりしたフレンジを伴うオーバーデンチャーと前歯部人工歯と顎堤頂との関係．固定性上部構造では，必要なリップサポートは得られないと思われる（Mr. O Koenig のご厚意による画像）．

オーバーデンチャーの考慮事項

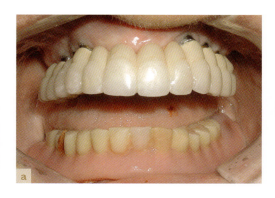
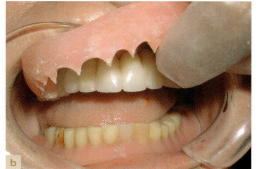
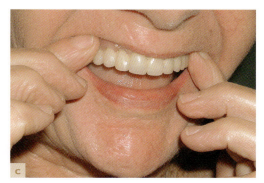
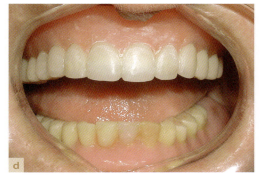
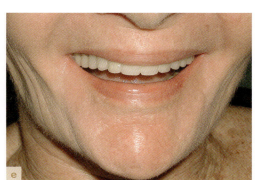

図15-42a〜e　固定性上部構造．頬側のリップサポートの欠如はシリコーン製の可撤性のフレンジの使用で補うが，患者には日常的に清掃のために着脱してもらう（Mr. O Koenig のご厚意による画像）．

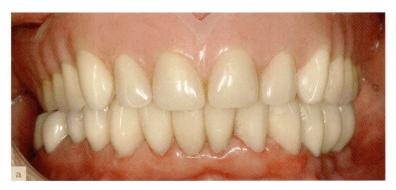
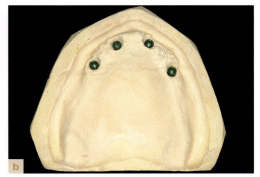
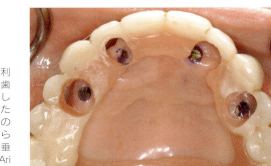
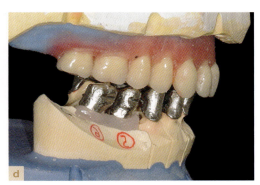

図15-43a〜d　4本のスタッドアタッチメントを利用した上顎のオーバーデンチャー．対合する天然歯とバランスドオクルージョンを構成することは難しい．コンダイラーガイダンス（顆頭誘導）の設定のために前歯部チェックバイトを採得した．作業側でのグループファンクションと非作業側での離開が得られた．前方運動時でのバランスが得られるかは，垂直的ならびに水平的な被蓋の量による（Dr. B Oz Ari のご厚意による画像）．

十分な効果があり骨吸収にも差はないように思われる[29]．バーには，より垂直的なスペースが必要で，よりメインテナンスが難しい．スタッドアタッチメントは単独で維持でき，適切なリリーフを行えば負荷を与えないようにできる．臼歯部は顎堤で支持されるのが一般的である．前歯部にバーシステムを用いる場合，前歯部はインプラント支持となり，臼歯部は顎堤支持になる（図15-38〜15-40）．負荷7年経過において，バーとスタッドの成績に違いは見られなかった[30]．前歯部の歯の上方でのリップサポートは，可撤性のオーバーデンチャーのフレンジ部分によってのみ提供できる（図15-41）．可撤性のシリコーンによるフレンジを固定性上部構造の上に設置し，清掃のために患者に着脱してもらうこともできる（図15-42）．

オーバーデンチャーの咬合

バランスドオクルージョンがオーバーデンチャーには適した咬合様式であるとされてきた[5,31]．粘膜支持が完全に得られた義歯へのバランスドオクルージョンの本来の目的は，前方運動時に臼歯部が，また側方運動時に非作業側が回転することを防ぐことにあった．つねに完全なバランスドオクルージョンを達成することは容易なことではなく，とくに前歯部に垂直被蓋があると難しい．

側方のバランスもまた審美的要素により制限されることがあり，グループファンクションで単一のバランシングコンタクトを得ることのほうが容易である．「食塊が入り，バランスで出て行く」という格言は当たっていて，義歯で食塊の上に閉口しようとすると反対側の歯が接触するまで回転しやすい．しかし，最初の偏心運動時の接触がバランシングコンタクトであると，それには回転した義歯を安定させる効果がある．スタッドアタッチメントやバーアタッチメントによる付加的な維持力は，非作業側での回転を抑制する傾向にある．前歯部での維持は影響を受けることは少ないが，前歯部で閉口すると臼歯部が回転することがある（図15-38，15-39）．このことは，前歯部のアタッチメントのハウジング部分やバーによる間接的な維

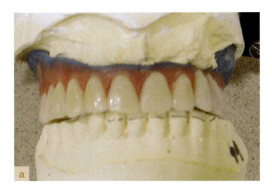
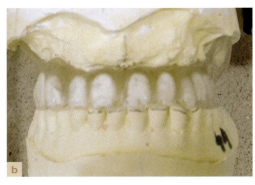
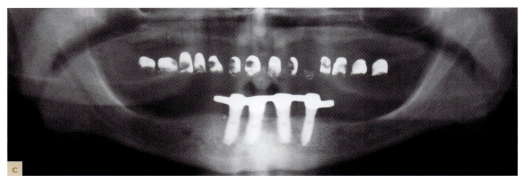
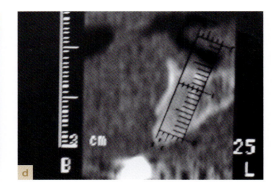

図15-44a～d　頰側のフレンジをもたない診断用セットアップを複製したエックス線撮影用ガイドと矢状面，ならびに上下方向で骨とエックス線不透過性の歯の像との関係がわかるCT画像．

持で緩和されることにはなるが，同時に前歯部のインプラントにはより大きな回転力を負荷するというマイナスの効果も有する．臨床家のなかには，臼歯部に単独のインプラントを埋入して維持を求めてこの回転力を抑制することを提唱する者もいる．天然歯列あるいは固定性補綴装置と対合するシングルデンチャーにバランスドオクルージョンを与えるのは不可能ではないにしても難しいことが多く，その要因は前歯部の垂直被蓋，臼歯部の咬頭の高さ，咬頭傾斜，咬合平面の位置である．このような場合には，グループファンクションを作業側に与え，前歯部は垂直被蓋を最小限度にする前方部での緩やかなアンテリアガイダンスで対応できる（図15-43）[32]．

インプラントの数とアンカーのタイプ

インプラント支持のオーバーデンチャーは，有効な治療の選択肢として長年，利用されてきた[29, 31]．

上顎のオーバーデンチャーでは，一般的に4本の前歯部のインプラントにバーまたはスタッドアタッチメントを使用し，下顎のオーバーデンチャーでは2本のインプラントにスタッドアタッチメント，または連結のバーを用いる．10年以上での生存率は80～95％を示す[29, 31]．問題事象の発生率は上顎でより高い．バーアタッチメントはインプラントを連結する効果があるが，その部位はインプラント支持になる．前歯部が閉口する際に臼歯部が回転するので回転軸を設定することは難しい．スタッドアタッチメントは維持のみを求め，支持を無歯顎顎堤から求めるようにすれば，問題事象は軽くできる．

実体ならびに仮想のモデリング

予知性をもってインプラントの埋入を行うためには，診断用模型セットアップの情報をエックス線撮影用ガイドならびにサージカルガイドに転送しなければならない．このことは，実体としてのモデル化あるいは実体のモデルと組み合わせたデジタルテクノロジーでの仮想のモデルで可能になる．実体モデルは診断用セットアップ，ワックスアップ，プロビジョナルレストレーションや旧義歯を複製することで製作する（図15-44～15-49）．エックス線不透過性の材料，たとえば硫酸バリウムを混ぜたアクリル，あるいは金属箔やガッタパーチャをエックス線撮影用ガイドに組み込む．CTは診断用セットアップモデルとの関係で支持骨の三次元的なイメージを与えてくれる．エックス線撮影用ガイドは，そのままサージカルガイドに変換できる場合と，同じ考え方で新しくサージカルガイドを製作する場合がある（図15-45，15-46，15-55）．アクリル製のサージカルガイドには頰側からの孔または溝が設けられ，手術の自由度を増している．これらのガイドは十分に削除して，垂直方向のアクセスとフラップの反転と注水のためのスペースを与える（図15-45，15-46）．

補綴主導，コンピュータ支援によるインプラント治療の計画，ガイドならびに修復

仮想デジタルテクノロジーは，仮想による診断的計画とサージカルガイドを用いたインプラントの埋入を達成するためのいくつかの選択肢を提供している（図15-47～15-88）[38-41]．これらの多くは，まだ前述した考えに沿った臨床的な診断用模型によるセットアップに頼るところが多いが，これをエックス線不透過性の撮影ガイドとして仮想のインプラント治療計画と，コンピュータによるサージカルガイドの製作を可能にする（図15-53～15-70）．

非常に正確なステレオリソグラフの技法を用いたモデル化と，コンピュータ支援での設計ならびに製作（CAD/CAM）によって，現在では正確な骨と軟組織の再現が可能であり，それとともに正確なサージカルガイダンスモデル，補綴のパーツならびに上部構造を作り出すことができる（図15-47，15-66，15-70，15-82，15-84）．

デジタル，仮想そしてアナログシステム

歯科におけるデジタルシステムの発達は，光学的またはエックス線による三次元スキャニングに基づいた仮想のイメージやモデルを作り出すことを可能にしている．仮想モデルとアナログあるいは実際のモデルの区別は明確である．三次元の仮想モデルは種々のプラスチック材料でアナログモデルに変換することが可能である．もっとも精密なのはレーザー光による重合法でのステレオリソグラフィである．これは3Dプリンティングと呼ばれる．レーザー重合によるモデリングは国際的な製作センターで行われている．これらのセンターにデジタルファイルを送り，そこで重合し顎骨と歯のアナログモデル，サージカルガイド，さらに補綴装置に変換する[38-43]．

補綴主導,コンピュータ支援によるインプラント治療の計画,ガイドならびに修復

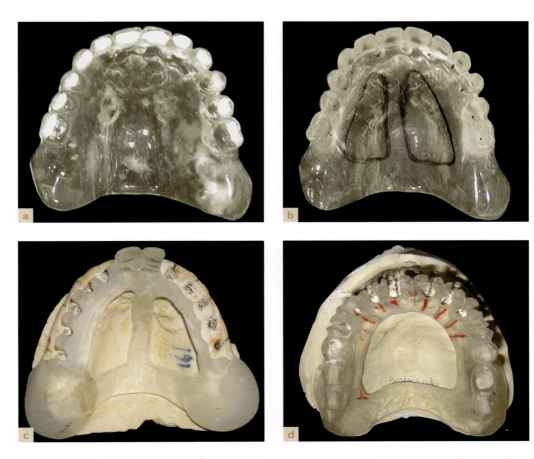

図15-45a～d　ラジオグラフィックガイドを複製し削除して,外科手術用のアクセスを作り,かつフラップをコントロールする.

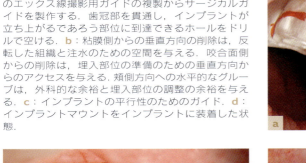

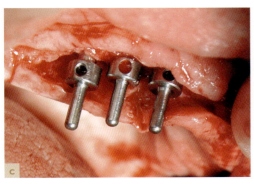

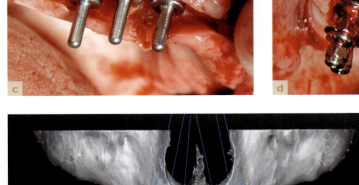

図15-46a～d　a:アクリル製の診断用セットアップのエックス線撮影用ガイドの複製からサージカルガイドを製作する.歯冠部を貫通し,インプラントが立ち上がるであろう部位に到達できるホールをドリルで空ける.b:粘膜側からの垂直方向の削除は,反転した組織と注水のための空間を与える.咬合面側からの削除は,埋入部位の準備のための垂直方向からのアクセスを与える.頬側方向への水平的なグルーブは,外科的な余裕と埋入部位の調整の余裕を与える.c:インプラントの平行性のためのガイド.d:インプラントマウントをインプラントに装着した状態.

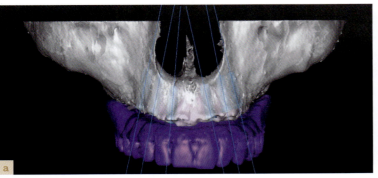

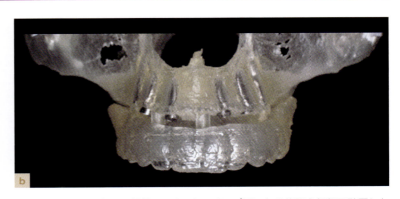

図15-47a,b　a:上顎に計画したインプラント,アバットメント,エックス線撮影用ガイドを伴った三次元の仮想モデル.b:インプラントの位置を仮想で計画したものに基づいた立体モデル上顎のサージカルガイドおよび想定したインプラント.

第15部 インプラント支持型補綴装置

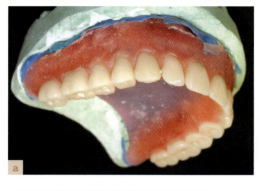
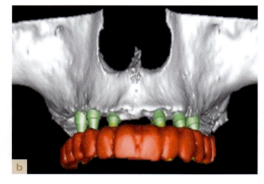
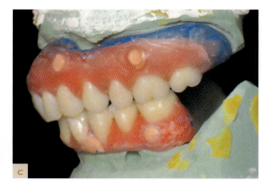
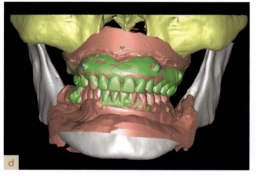
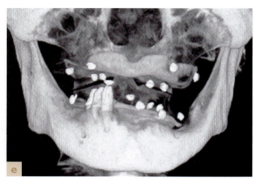

図15-48a〜e 方法1；**a**：上顎の人工歯を排列する．**b**：排列した歯を複製してエックス線不透過性のエックス線撮影用ガイドにして口腔内に装着した状態でCT撮影．排列した歯との関係を保ってこれを三次元表示に変換し，上顎骨と歯の三次元の仮想モデルを製作する．方法2；**c**：上下顎のセットアップとエックス線撮影用マーカー．セットアップを伴った義歯床はCTで別々に撮影し，さらに口腔内に装着した状態で撮影する．**d**：三次元の仮想モデルを変換し，顎骨，セットアップを載せた義歯床を重ね合わせ，さらに石膏模型上においた上下のセットアップを光学的にスキャンする．**e**：口腔内に上下のセットアップと撮影用マーカーを伴った義歯床を入れて撮影したCT像．

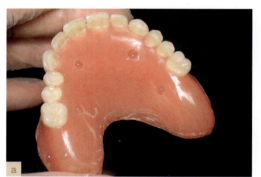
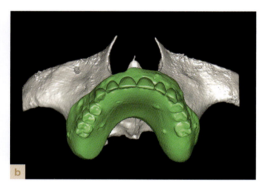

図15-49a, b 現義歯の複製．良好に適合した現義歯．エックス線造影性のレファレンスマーカーを取り付けて装着させ，CBCTで別個に撮影する．義歯を装着しない状態でも撮影する（デュアルスキャン）．バーチャルの義歯をバーチャルの顎骨に重ね合わせる．

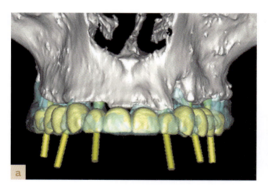
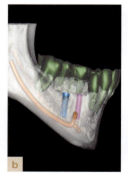
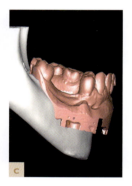
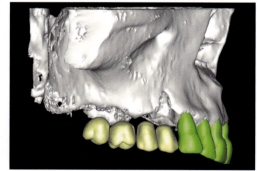

図15-50a〜c **a**：バーチャルによる現存歯あるいは固定性補綴装置．バーチャルな歯（黄色）を現存する歯冠のバーチャルイメージ（緑色）の上に重ね合わせる．**b**：バーチャルな下顎，現存歯，計画したインプラント．**c**：顎骨の三次元のバーチャルモデル上にバーチャルの石膏による人工歯を重ね合わせたもの．

図15-51 バーチャルクラウン（黄色）を，インプラントの計画と埋入手術のレファレンスとして製作する．また，これはCAD/CAMによってプロビジョナルレストレーションの製作にも利用される．

　最近のコンピュータ支援のナビゲーションシステムでは，三次元でのインプラントのプランニングが，それを支持する解剖学的構造との関係で行うことができる．最終的なインプラントのヘックスの方向とアバットメントとの関係から支台の位置を正確に計画することができる．これによって，インプラント埋入時に即時補綴を行うための装置を製作することが可能になる．

　CAD/CAM法でレジン製のプロビジョナルレストレーションや最終的な補綴装置の金属構造を製作する．

　インプラントの位置は，予測する最終的な補綴のゴールに従って計画するが，それはその概要を前述したように，個々の症例に特有な咬合，機能，生体力学的ならびに審美的要件に関連したものになる（図15-29，15-34）．これを達成するにはいくつかの方法がある（図15-48〜15-88）．

補綴主導システム

　いくつかの方法は，個々の症例の要件と補綴的要件を仮想の顎モデルに入れ込むことができる．それには以下のものが含まれる．

■ セットアップかワックスアップ

補綴主導，コンピュータ支援によるインプラント治療の計画，ガイドならびに修復

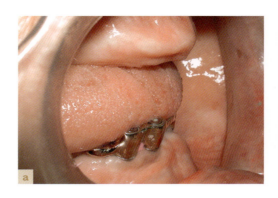
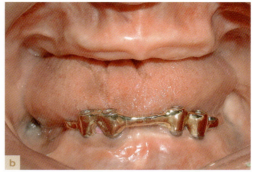
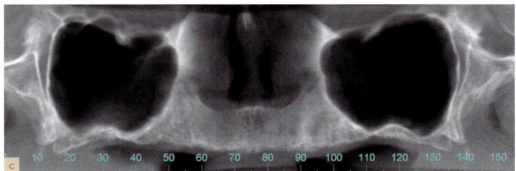

図15-52a〜c　73歳の無歯顎の女性．

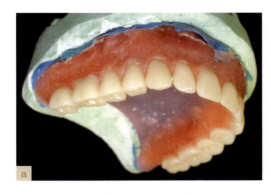
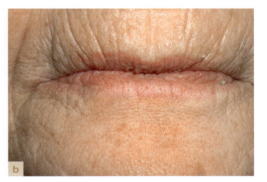
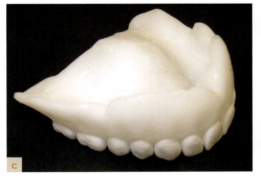
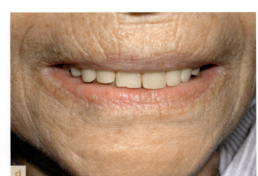

図15-53a〜d　a：適合良好な試適用床上の人工歯のセットアップ．b,c：人工歯の排列は，審美性，発音，機能的な考えに基づく．c：試適用義歯床とセットアップを複製して，エックス線不透過性のエックス線撮影用ガイドを製作する．

- 現義歯
- 現存する歯と補綴装置に仮想の歯を加えたもの
- 光学的にスキャンした石膏模型のデータを顎骨のCTモデルに合体させたもの
- 仮想のセットアップ

これら個々については，図15-48〜15-88に提示している．

義歯用人工歯の試適用義歯床への排列

73歳の健康な女性が上顎のインプラントによる固定性補綴を求めて来院した（図15-52）．上顎洞への骨造成を行わないで，6本のインプラントをフラップレスで埋入し，固定性上部構造で即時荷重する計画を立てた．義歯用人工歯を適合の良い試適用義歯床に排列し，審美性，咬合高径，機能的な面からの排列位置を修正した．このセットアップの複製を，エックス線造影性のある硫酸バリウムを30％含んだアクリルレジンと10％含んだ人工歯で製作した（図15-53）．エックス線撮影用ガイドを装着し，しっかりと咬合させた状態でコーンビームCT（CBCT）を撮影した．医科用CTの画像と情報共有用のイメージ（DICOM）をソフトウェア上で製作し，上顎骨，義歯，義歯床，人工歯の別個の三次元イメージをデジタル変換して製作した（図15-53，15-54）．インプラントの埋入は，Simplantを用いて上顎の三次元のバーチャルモデル上で予定している補綴装置との関係で計画した．完成した計画を加工センターに転送し，仮想の計画ならびに位置にしたがって立体リソグラフによるモデルならびに立体リソグラフによるサージカルガイドを製作した（図15-55）．手術時に即時荷重できるように，サージカルガイドからプロビジョナルレストレーションをリバースエンジニアリングによって製作した

第15部　インプラント支持型補綴装置

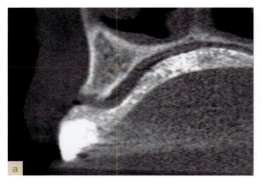
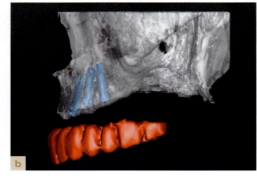
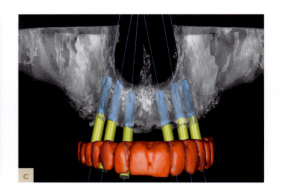
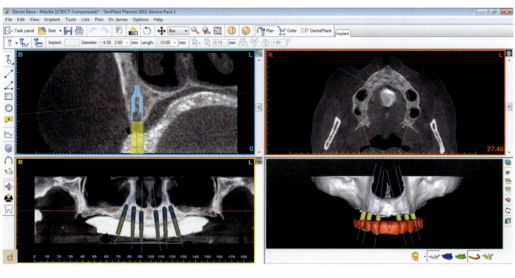

図15-54a〜d　a：上顎骨断面のエックス線画像とエックス線不透過性撮影用ガイド．b〜d：上顎骨と歯の断面と三次元のイメージ．歯はデジタルデータとして義歯床から分離されたマスク（赤色）としてインプラントの位置，補綴のためのスペース，アバットメントの位置づけの計画が可能となっている．d：Simplantのソフトにおける補綴計画の画面．

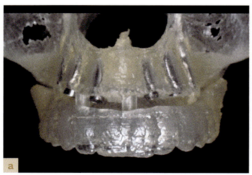
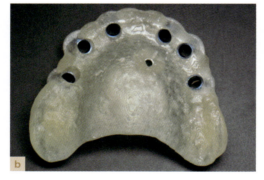
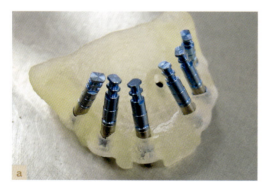

図15-55a〜d　a：上顎の立体リソグラフモデルとエックス線撮影用ガイド．b：粘膜支持型のサージカルガイド．c：口腔内に装着したサージカルガイド．

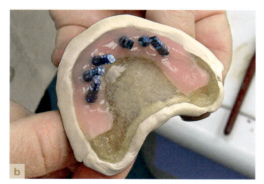
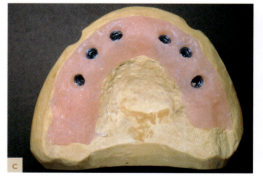

図15-56a〜c　a：サージカルガイドに取り付けたインプラントのアナログ．b：リバースエンジニアリング法で作業模型のためにサージカルガイドに石膏を注入．c：作業模型．

（図15-56，15-57）．外科，補綴，臨床ならびに技工の各段階を図15-55〜15-64に示すが，それらは個々の審美的，補綴的要件によるセットアップ，エックス線撮影用ガイドの製作，バーチャルモデルの製作，計画からプロビジョナルレストレーションならびに最終的な補綴装置の製作へと進む．

骨支持型サージカルガイド

三次元のエックス線撮影用顎モデルに光学的にスキャンしたセットアップを重ね合わせて個々の要件を盛り込む．仮想の顎モデルのマスク（層）において，インプラントの位置は解剖学的な構造と仮想の人工歯の位置との関係から計画する（図15-65d）．立体リソグラ

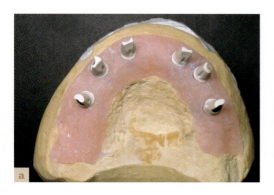
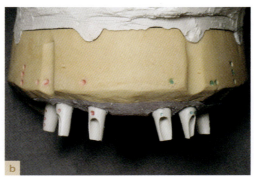
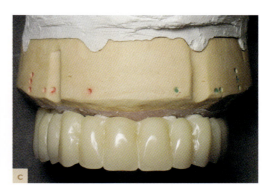

図15-57a～c　a,b：マウントされた模型上のテンポラリーアバットメント．c：当初のセットアップを基にしたプロビジョナルレストレーション．

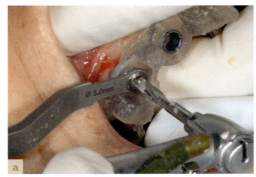
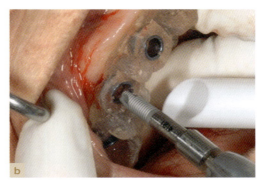

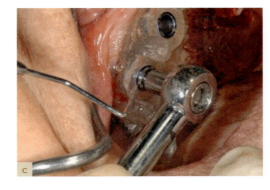
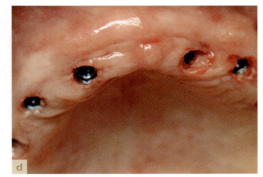

図15-58a～d　外科のステップ．a：粘膜支持のサージカルガイドを通しての術野の準備．b：サージカルガイドを介してのインプラントの埋入．c：ガイドリング中にグルーブを設定することと，インプラントマウントにより予定している即時のプロビジョナルレストレーションとの関係で，正確なヘックスとアバットメントの位置づけができる．d：サージカルガイドを撤去した直後のインプラントの位置．

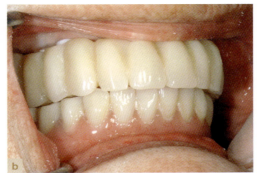
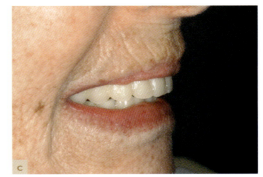

図15-59a～c　a：テンポラリーアバットメント．b,c：即時のプロビジョナルのブリッジで咬合関係，垂直的高径，審美性を確認する．

フによる骨支持型サージカルガイドを，立体リソグラフによる顎骨に適合するように製作する（図15-66a）．サージカルガイドが顎骨の立体リソグラフに適合した状態，ならびに手術時に口腔内に適合した状態を示す（図15-66b, 15-66c）．即時のプロビジョナルレストレーションをインプラント埋入後に装着した．

現義歯

現義歯の適合が良好であれば，これを顎堤の支持軟組織の形態を表現したものとして仮想の人工歯の排列と粘膜面に利用できる．これには，エックス線不透過性の材料を用いて現義歯のレプリカを製作し，口腔内に装着してCBCTで1回でスキャニングを行う方法がある．別の方法としては，義歯にレファレンスのマーカーをつけて別のスキャニングを行う．義歯にとりつけたレファレンスマーカーは，顎骨の三次元のエックス線イメージに三次元の義歯のイメージを正確に重ね合わせることに用いる（図15-49）．粘膜支持型のフラップレス用のサージカルガイドは，1回または2回のスキャニングを行い，複製したあるいは元の義歯の粘膜面を正確にサージカルガイドに再現する（図15-55，15-70）．骨支持型のサージカルガイドを計画した場合には，顎骨の三次元の解剖学的モデルデータから製作する（図15-66）．

適合の良好な現義歯をエックス線不透過性材料で複製すると，その義歯に含まれる補綴学的要件をマスキングソフトで利用でき，イ

第15部　インプラント支持型補綴装置

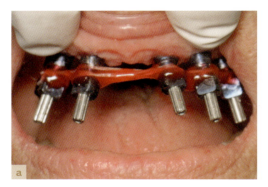
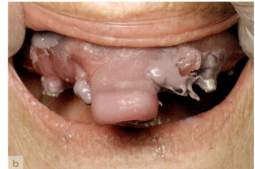
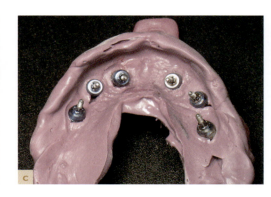
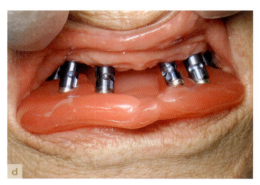
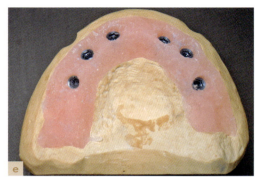

図15-60a〜e　印象と最大咬頭嵌合時（MI）の記録で，インプラントのアナログを含んだ作業模型をマウントする（6か月後）．

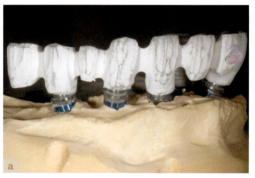
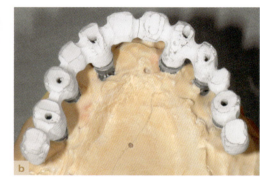
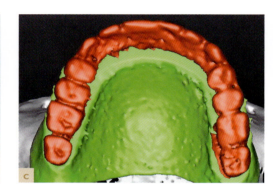
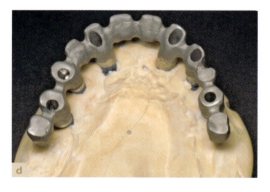
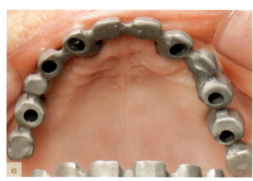

図15-61a〜e　a,b：インデックスを採得したプロビジョナルのアクリルレジン部分をカットバック．c：仮想の咬合面のイメージ．d,e：CAD/CAMによる金属製上部構造．

ンプラントを希望する位置へ正確に埋入する計画を立てることができる．図15-67〜15-71に，複製からソフトによる設計，外科処置，補綴処置，最終上部構造装着までのすべての工程を示す．

現存する固定性ブリッジに重ね合わせた仮想の歯

抜歯して即時にインプラントを埋入する治療計画を立案している症例の場合，現存する歯の仮想イメージも利用できる（図15-72〜15-74）．熟練した技術者が適切なソフトウェアを用いれば，現存歯をデジタルデータとして切り離し，マスク部分に組み込むことは可能である．天然歯で，口腔内にアーチファクトを生じる金属がなければ，明確な歯冠と歯根の三次元のマスクができる（図15-76）．口腔内のクラウンやブリッジに金属が含まれていれば，エックス線像のアーチファクトを生じ，ソフトウェアによるクラウンを明確に作ることはできない．このような場合，仮想のクラウンを重ね合わせて仮想のセットアップを行い，正確なインプラントならびにアバットメントの位置づけを計画する．バーチャルの歯もまた，CAD/CAM法によってアクリル製のプロビジョナルレストレーションとして再現できる（図15-72，15-74）．

補綴主導，コンピュータ支援によるインプラント治療の計画，ガイドならびに修復

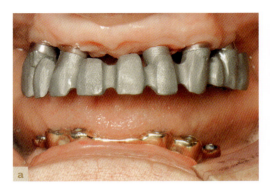
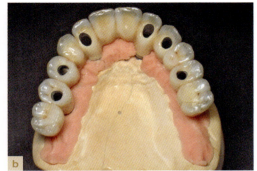
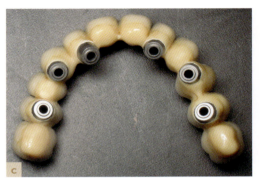
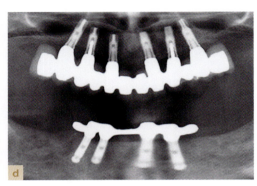

図15-62a～d　CAD/CAMによる金属製上部構造とポーセレン，完成した上部構造のパノラマエックス線像．

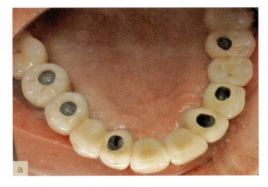
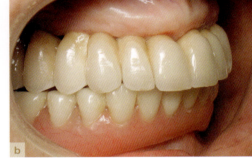
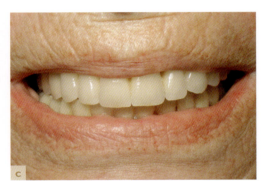

図15-63a～c　完成した上部構造．

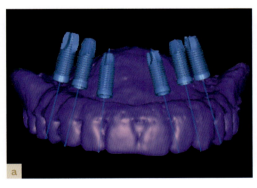
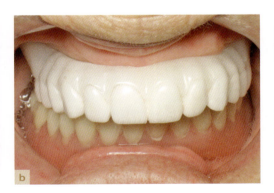
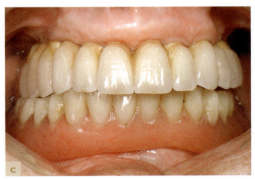

図15-64a～c　個々の症例の審美的，機能的な補綴学的要件をセットアップ，エックス線撮影用ガイド，バーチャルプランニングから最終の補綴装置に移行させる（Mr. R Krauzeのご厚意による画像）．

光学的にスキャンした口腔内のバーチャルモデルの顎骨のバーチャルCTモデルへの重ね合わせ

　光学的に石膏模型をスキャンしたデータから，歯と軟組織の三次元のバーチャルモデルが製作できる．これらは正確に対応する三次元のエックス線データモデルに重ね合わせることができる（図15-75）．バーチャルのインプラントを，バーチャルモデルに対して，顎骨の解剖学的構造，隣在歯欠損部の軟組織との関係で位置づけることができる（図15-76，15-77）．図15-77～15-79に，適切なサージカルガイド，外科手術時のエックス線，技工操作ならびに最終的な臨床的ステップを示す．

バーチャルモデルセットアップ

　ソフトウェア上でバーチャルの歯を位置づけたり移動して，インプラントの位置，寸法，傾斜などをアバットメントの寸法や傾斜などと関係させて操作することができる．歯を咬合させた状態で

第15部　インプラント支持型補綴装置

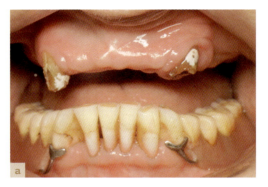
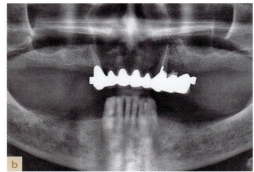
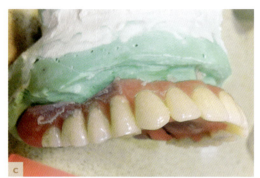
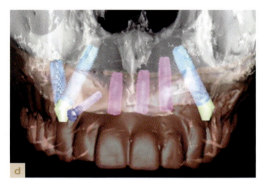

図16-65a〜d　a：上顎無歯顎症例で固定性上部構造を計画．b：初診時のパノラマエックス線像．c：試適用床の人工歯によるセットアップ．d：バーチャルの三次元の顎モデルと計画したインプラントを光学的にスキャンした試適用床のセットアップに重ね合わせる．

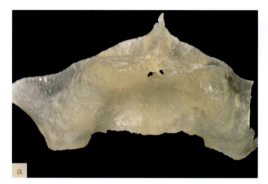
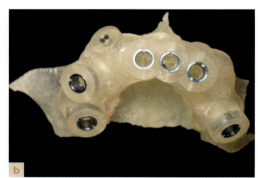
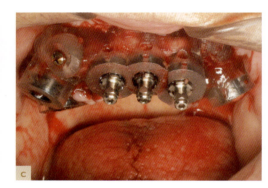
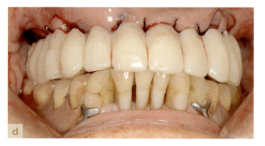
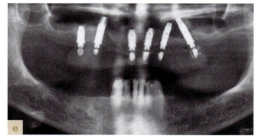

図16-66a〜e　a：上顎骨の立体リソグラフモデル．b：骨モデル上に設置したサージカルガイド．c：骨に固定用スクリューで固定したサージカルガイドと埋入したインプラントのインプラントマウント．d：上顎のプロビジョナルレストレーション．e：インプラント後のパノラマエックス線像．

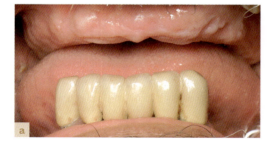
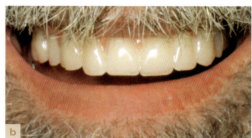

図15-67a〜d　a：上顎の無歯顎症例で5本のインプラントによる固定性上部構造を計画．b：使用中の全部床義歯．c：初診時のパノラマエックス線画像．d：エックス線撮影用ガイド．現義歯を，エックス線不透過性のアクリルレジンで複製した．

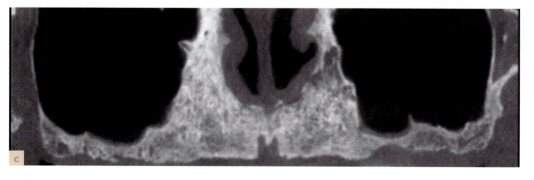
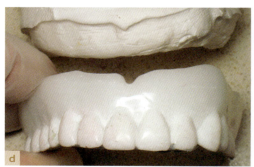

補綴主導,コンピュータ支援によるインプラント治療の計画,ガイドならびに修復

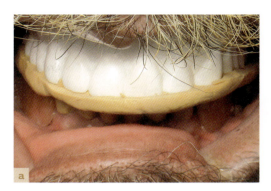
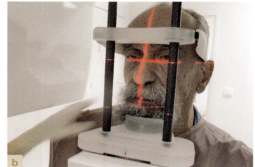
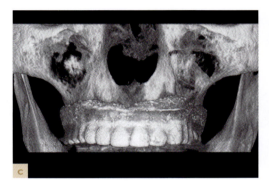
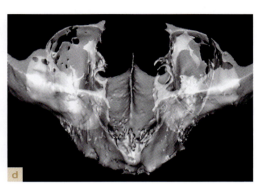

図15-68a〜d　a,b：CBCTでスキャンした現義歯のデータから複製したエックス線撮影用ガイドを完全に適合させた．c：シングルスキャンで製作した上顎の三次元バーチャルモデルとエックス線撮影用ガイド．d：エックス線撮影用ガイドのデータから分離した透明な上顎の三次元マスク像．

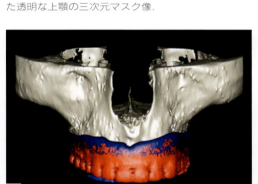
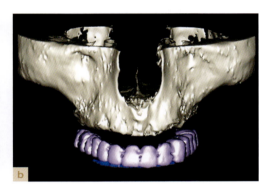
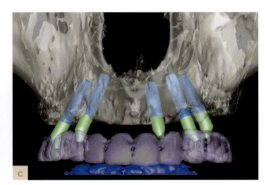

図15-69a〜c　a：上顎骨に人工歯（赤）と義歯床（青）とを色分けしたマスク像．b：人工歯と上顎骨のマスク像．c：義歯の人工歯（紫）と対合歯（青）との関係で計画したインプラント，固定用スクリュー，アバットメント．

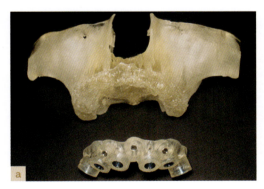
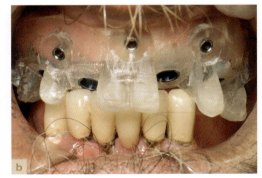
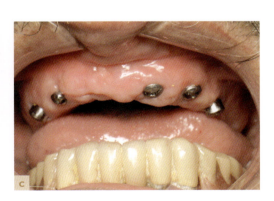

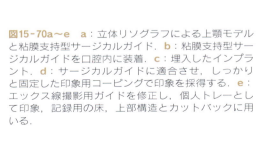
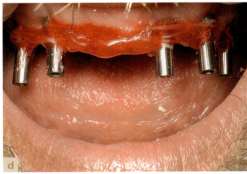
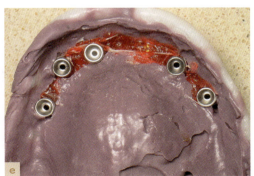

図15-70a〜e　a：立体リソグラフによる上顎モデルと粘膜支持型サージカルガイド．b：粘膜支持型サージカルガイドを口腔内に装着．c：埋入したインプラント．d：サージカルガイドに適合させ，しっかりと固定した印象用コーピングで印象を採得する．e：エックス線撮影用ガイドを修正し，個人トレーとして印象，記録用の床，上部構造とカットバックに用いる．

第15部　インプラント支持型補綴装置

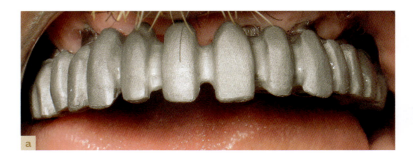
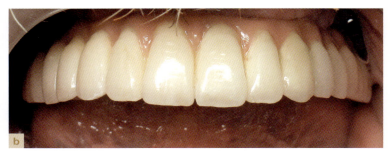
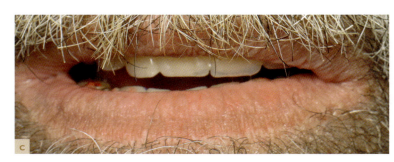
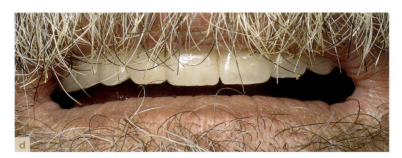

図15-71a～d　CAD/CAMによるスクリュー固定のメタルフレームを試適し，ポーセレンを焼成して完成した（Mr. R Krauzeのご厚意による画像）．

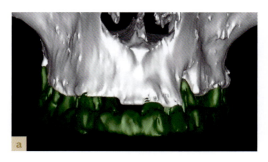
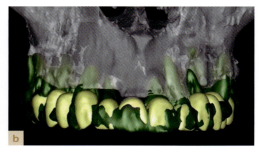
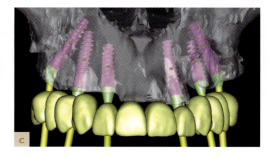

図15-72a～c　**a**：残存歯の緑のマスク像は，クラウンの中にある金属床によるアーチファクトの影響で不明確である．**b**：黄色のバーチャルの歯を残存クラウンの緑のマスク像に重ね合わせた．金属を伴わない残存歯のマスクはもっと明確である．**c**：黄色のバーチャルの歯で正確なインプラントの埋入位置，アバットメント（緑），ならびに補綴のためのスペースの計画ができる．

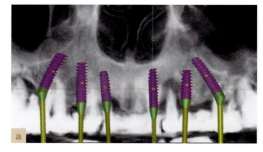
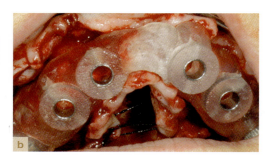
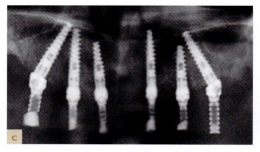

図15-73a～c　**a**：Simplantのパノラマビューで計画したバーチャルのインプラント．**b**：骨上の立体リソグラフによるサージカルガイド．**c**：プロビジョナルレストレーションにより負荷を受ける埋入を行ったインプラント．

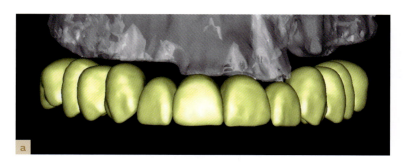
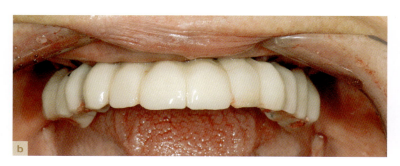

図15-74a, b　黄色のバーチャルの歯をCAD/CAMによりアクリルブロックから加工センターで削り出し，アクリル製プロビジョナルレストレーションに変換した．これはインプラントの埋入後に即時のプロビジョナルレストレーションとして装着した．

補綴主導,コンピュータ支援によるインプラント治療の計画,ガイドならびに修復

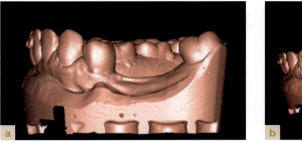
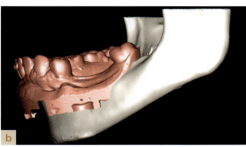

図15-75a, b　a:光学的にスキャンした石膏模型のデータ.　b:石膏模型のデータをCBCTで撮影した下顎のデータから得られた下顎のバーチャルモデルと重ね合わせた.

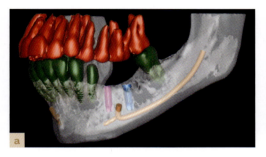
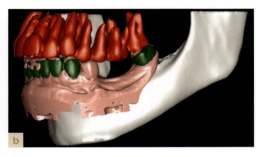
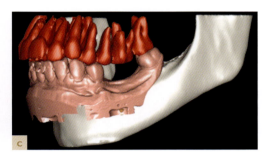

図15-76a〜c　a:上下顎の残存歯のマスク(赤,緑),下顎神経,半透明の下顎骨と計画したインプラント.　b:光学的にスキャンした石膏模型のデータをバーチャルのエックス線画像モデルに統合する.　c:バーチャルの石膏模型を対合する上顎のマスクの歯と咬合させる.モデル化は,下顎骨の解剖学的構造,下顎と対合歯,下顎の軟組織の表面を参考にして行った.

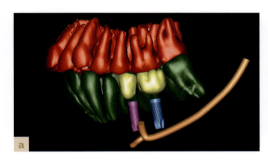
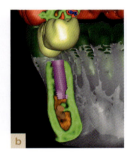
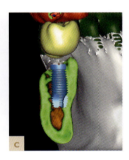
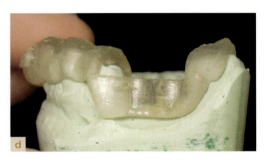

図15-77a〜d　a〜c:下顎神経と下顎骨との関係による最終的なインプラントの埋入計画.　d:石膏模型上の立体リソグラフによるサージカルガイド.

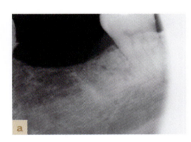
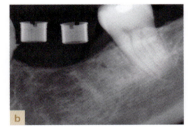
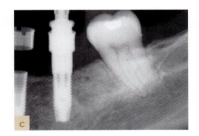
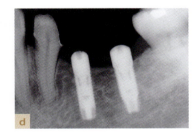

図15-78a〜d　a:欠損顎堤部位.　b:ガイドリングを伴った所定の位置のサージカルガイド.　c:サージカルガイドでの最終的なインプラントの位置.　d:埋入されたインプラント.

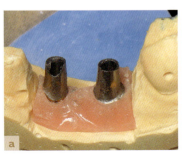
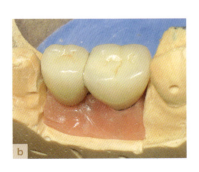
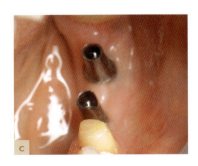
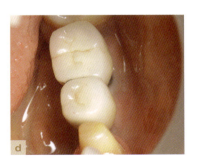

図15-79a〜d　最終補綴装置.

第15部　インプラント支持型補綴装置

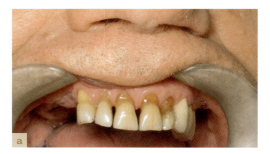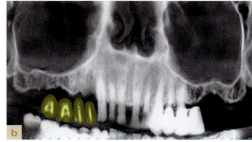

図15-80a, b　健康な69歳の男性が上顎右側の臼歯部に固定性のインプラント補綴を希望したが，上顎洞挙上術は拒絶した．

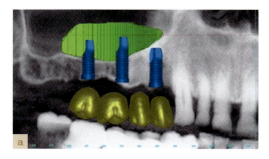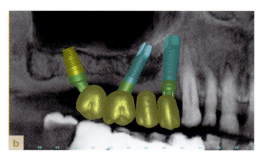

図15-81a, b　2つの治療の選択肢．a：上顎洞挙上術とインプラントの垂直埋入．b：上顎洞挙上術の必要性を避けたインプラントの傾斜埋入．

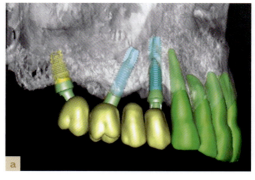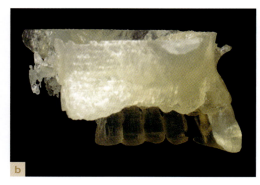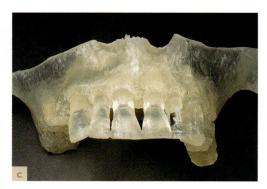

図15-82a〜c　a：透明の上顎の三次元のバーチャルモデルには，計画したインプラントと残存歯とバーチャルの歯がある．b, c：立体リソグラフによる上顎骨．

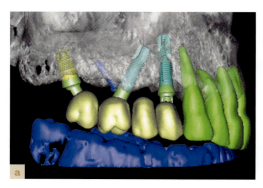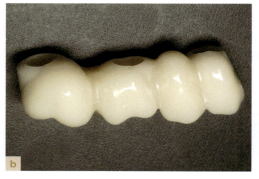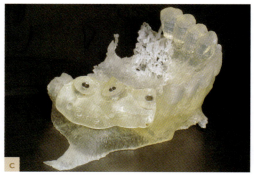

図15-83a〜c　a：バーチャルの歯を隣接歯と対合歯，ならびに軟組織の外形に合わせて位置づけした．インプラントは，解剖学的構造と骨密度との関係でバーチャルの上顎モデルで位置を決めた．b：バーチャルの歯からCAD/CAMによって製作したブリッジ．c：立体リソグラフによる顎骨のモデルとサージカルガイド．

CBCTを撮影することで，バーチャルの歯を対合歯列との適切な関係に位置づけることが可能になる．三次元のバーチャルの歯は，ミリングセンターで補綴スペースに対応したアクセスホールをつけて削り出すことができる（図15-74）．他の選択肢としては，これらを2〜3か月後に遅延荷重の方法によって適応，適合させることがある（図15-86）．

傾斜インプラントか上顎洞挙上術か？

上顎の症例で骨量が十分にない場合，代替案としては上顎洞挙上術かインプラントの傾斜埋入が考えられる．臼歯部のインプラント上部構造を支える上顎洞挙上術については報告が多く，通法となってきている（図15-81）[44]．傾斜したインプラントの利用には議論が多いが，それを支持する臨床結果がより多く報告されるにつれて受け入れられるようになってきている[25, 27]．最近のソフトウェアとナビゲーションシステムによる三次元での計画と傾斜インプラント用のガイドの位置づけ．これらのシステムを使用しないで計画，傾斜インプラントを埋入すると問題を生みやすい．

バーチャルプランニング，ガイデッドサージェリー，CAD/CAMによる補綴装置

健康な69歳の男性が上顎右側臼歯部にインプラント支持の補綴を希望したが，上顎洞挙上術の選択肢は拒絶した（図15-80）．CBCTデータをSimplantのソフトウェアで上顎骨，周囲の歯，対合歯のマスクで分けて，代替案としての傾斜インプラント埋入を計画した（図15-81〜15-83）．バーチャルクラウンを対合歯と軟組織の外形に合わせて位置づけた（図15-83a）．インプラントの位置，寸法ならびに傾きは，バーチャルモデルのなかでの他の解剖学的構造と上顎洞との関係で決定した．傾斜インプラントを上顎洞挙上術を不要

補綴主導，コンピュータ支援によるインプラント治療の計画，ガイドならびに修復

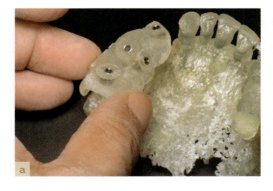
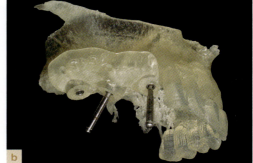
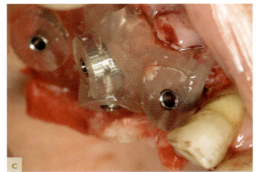
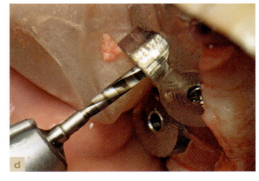

図15-84a〜d　a, b：上顎のモデルに適合させたサージカルガイド．c：上顎骨上のサージカルガイド．d：サージカルガイドを通してのパイロットドリルによる埋入窩の準備．

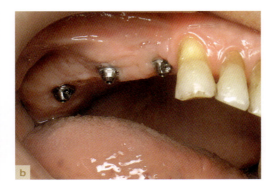
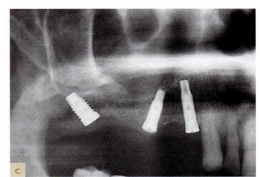

図15-85a〜c　バーチャルプランニングとガイドを用いた手術のとおりにインプラントが埋入されている．

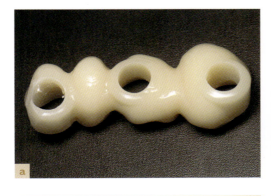
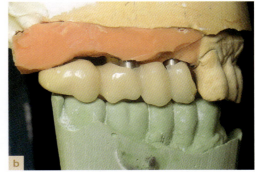
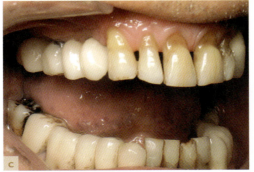
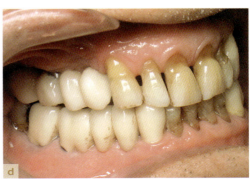

図15-86a〜d　CAD/CAMで削り出されたアクリル製プロビジョナルブリッジ．

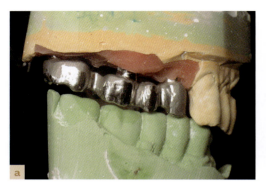 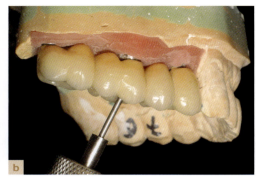 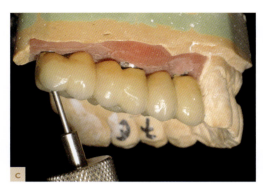

図15-87a～c 最終のブリッジのインデックス付きのプロビジョナルからアクリルをカットバックし，CAD/CAMにより金属で削り出した．高径の低い角度付きアバットメント上のスクリュー固定のブリッジ．スクリューヘッドのデザインとドライバーは，角度付きアバットメントスクリューの封鎖が可能である．

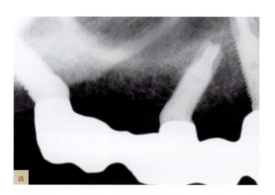 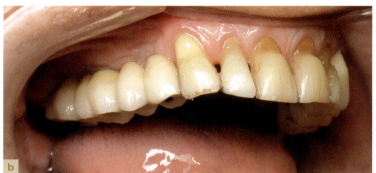 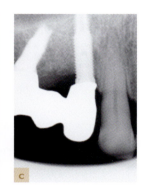

図15-88a～c 所定の位置の最終的なスクリュー固定によるブリッジ．

とするように設定した．骨支持型の立体リソグラフによるサージカルガイドをバーチャルのインプラントの位置に応じて製作し，これをもとにインプラントを埋入した（**図15-83，15-84**）．4か月後にバーチャルの歯のデータからCAD/CAMによってアクリルレジンから削り出したブリッジを製作して装着した（**図15-85～15-87**）．

プロビジョナルレストレーションのアクリル製の複製をカットバックして光学スキャナーでスキャンした．加工センターで金属製の固定性上部構造をCAD/CAMによって製作し，歯科技工所でポーセレンを築盛し，仕上げた．この症例は，現在利用可能な多数のバーチャルテクノロジーの利用例を示している（**図15-87，15-88**）．

参考文献

1. Wood MR, Vermilyea SG, Committee on Research in Fixed Prosthodontics of the Academy of Fixed Prosthodontics. A review of selected dental literature on evidence-based treatment planning for dental implants: report of the Committee on Research in Fixed Prosthodontics of the Academy of Fixed Prosthodontics. J Prosthet Dent 2004;92:447–462.
2. Taylor TD, Wiens J, Carr A. Evidence-based considerations for removable prosthodontic and dental implant occlusion: a literature review. J Prosthet Dent 2005;94:555–560.
3. Taylor TD, Agar JR. Twenty years of progress in implant prosthodontics. J Prosthet Dent 2002;88:89–95.
4. Gross MD. Occlusion in implant dentistry. A review of the literature of prosthetic determinants and current concepts. Aust Dent J 2008;53:(Suppl 1): S60–S68.
5. Kim Y, Oh T-J, Misch CE, Wang H-L. Occlusal considerations in implant therapy: clinical guidelines with biomechanical rationale. Clin Oral Implants Res 2005;16:26–35.
6. Misch CE, Bidez MW. Implant protected occlusion: a biomechanical rationale. Compend Contin Educ Dent 1994;15:1330–1343.
7. Balshi TJ, Hernandez RE, Pryszlak MC, Rangert B. A comparative study of one implant versus two replacing a single molar. Int J Oral Maxillofac Implants 1996;11:372–378.
8. Vigolo P, Givani A, Majzoub Z, Cordioli G. Clinical evaluation of small-diameter implants in single-tooth and multiple-implant restorations: a 7-year retrospective study. Int J Oral Maxillofac Implants 2004;19:703–709.
9. Kinsel R, Lamb R, Ho D. The treatment dilemma of the furcated molar: root resection versus single tooth implant restoration. A literature review. Int J Oral Maxillofac Implants 1998;13:322–332.
10. Oesterle LJ, Cronin RJ Jr. Adult growth, aging, and the single-tooth Implant. Int J Oral Maxillofac Implants 2000;15:252–260.
11. Fugazzotto PA, Beagle JR, Ganeles J, Jaffin R, Vlassis J, Kumar A. Success and failure rates of 9 mm or shorter implants in the replacement of missing maxillary molars when restored with individual crowns: preliminary results 0 to 84 months in function. A retrospective study. J Periodontol 2004 75:327–332.
12. Blanes RJ, Bernard JP, Blanes ZM, Belser UC. A 10-year prospective study of ITI dental implants placed in the posterior region. II: Influence of the crown-to-implant ratio and different prosthetic treatment modalities on crestal bone loss. Clin Oral Implants Res 2007;18:707–714.
13. Armitage GC. Development of a classification system for periodontal diseases and conditions. Ann Periodontol 1999;4:1–6.
14. Lombardi RE. The principles of visual perception and their clinical application to denture esthetics. J Prosthet Dent 1973;29:358–382.
15. Chiche GJ, Pinault A. Esthetics of Anterior Fixed Prosthodontics. Chicago: Quintessence Publishing, 1993.
16. Pound E. Esthetic dentures and their phonetic values. J Prosthet Dent 1977;38:482–489.
17. Rufenacht CR. Fundamentals of Esthetics. Chicago: Quintessence Publishing, 1990.
18. Boucher CO. Complete denture impressions based upon the anatomy of the mouth. J Am Dent Assoc 1944;31:1174–1181.
19. Turell AJW. Clinical assessment of vertical dimension. J Prosthet Dent 2006;96:79–83.
20. Langer A, Michman J. Intraoral Technique for Recording Vertical and Horizontal Maxillomandibular Relations in Complete Dentures. J Prosthet Dent 1969;21:599–606.
21. Swenson MG. Complete Dentures, ed 4. St Louis: The CV Mosby Company, 1959:125.
22. Blanes RJ. To what extent does the crown-implant ratio affect the survival and complications of implant-supported reconstructions? A systematic review. Clin Oral Implants Res 2009;20(Suppl 4):67–72.
23. Bergendal T, Enquist B. Implant-supported overdentures: A longitudinal prospective study. Int J Oral Maxilofac Implants 1998;13:253–262.
24. Mericske-Stern RD, Taylor TD, Belser U. Management of the edentulous patient. Clin Oral Implants Res 2000;11(Suppl 1):108–125.
25. Wyatt CCL. The effect of prosthodontic treatment on alveolar bone loss: a review of the literature. J Prosthet Dent 1998;80:362–366.
26. Maló P, Rangert B, Nobre M. All-on-4 immediate-function concept with Brånemark System implants for completely edentulous maxillae: A 1-year retrospective clinical study. Clin Implant Dent Relat Res 2005;7(Suppl 1):1–7.
27. Menini M, Signori A, Tealdo T, Bevilacqua M, Pera F, Ravera G, et al. Tilted implants in the immediate loading rehabilitation of the maxilla: a systematic review. J Dent Res 2012;91:821–827.
28. Bryant R, McDonald-Jankowski D, Kwonski K. Does the type of implant prosthesis affect outcomes for the completely edentulous arch? Int J Oral Maxilofac Implants 2007;22:117–139.
29. Sadowsky SJ. Treatment considerations for maxillary implant overdentures: a systematic review. J Prosthet Dent 2007;97:340–348.
30. Trakas T, Michalakis K, Kang K, Hirayama H. Attachment systems for implant retained overdentures: a literature review. Implant Dent 2006;15:24–34.
31. Bergendal T, Engquist B. Implant-supported overdentures: a longitudinal prospective study. Int J Oral Maxillofac Implants1998;13:253–262.
32. Peroz I, Leuenberg A, Haustein, I, Lange, KP. Comparison between balanced occlusion and canine guidance in complete denture wearers – a clinical, randomized trial. Quintessence International 2003;34:607–612.
33. Stanford C, Oates T, Beirnee R. Overdenture implant therapy. Int J Oral Maxillofac Implants 2007;27:25–28.
34. Schwartz-Arad D, Kidron N, Dolev EA. A long-term study of implant supported overdentures as a model for implant success. J Periodontol 2005;76:1431–1435.
35. Fitzpatrick B. Standard of care for the edentulous mandible: a systematic review. J Prosthet Dent 2006;95:71–78.
36. Feine JS, Carlsson GE, Awad MA, Chehade A, Duncan WJ, Gizani S, et al. The McGill consensus statement on overdentures. Mandibular two-implant overdentures as first choice standard of care for edentulous patients. In J Prosthodont 2002;15:413–414.
37. Mericske-Stern R. Treatment outcomes with implant-supported overdentures: clinical considerations. J Prosthet Dent 1998;79:66–73.
38. Rosenfeld AL, Mandelaris GA, Tardieu PB. Prosthetically directed implant placement using computer software to ensure precise placement and predictable prosthetic outcomes. Part 3: stereo lithographic drilling guides that do not require bone exposure and the immediate delivery of teeth. Int J Periodontics Restorative Dent 2006;26:493–499.
39. Van de Velde T, Glor F, De Bruyn H. A model study on flapless implant placement by clinicians with a different experience level in implant surgery. Clin Oral Implants Res 2008;19:66–72.
40. Tardieu PB, Vrielinck L, Escolano E, Henne M, Tardieu AL. Computer-assisted implant placement: scan template, simplant, surgiguide, and SAFE system. Int J Periodontics Restorative Dent 2007;27:141–149.
41. Yong LT, Moy PK. Complications of computer-aided design/computer-aided-machining-guided (NobelGuide) surgical implant placement: an evaluation of early clinical results. Clin Implant Dent Relat Res 2008;10:123–127.
42. Rosenfeld AL, Mandelaris GA, Tardieu PB. Prosthetically directed implant placement using computer software to ensure precise placement and predicable prosthetic outcomes. Part 1: diagnostics, imaging and collaborative accountability. Int J Periodontics Restorative Dent 2006;26:215–219.
43. Rosenfeld AL, Mandelaris GA, Tardieu PB. Prosthetically directed implant placement using computer software to ensure precise placement and predictable prosthetic outcomes. Part 2: rapid-prototype medical modeling and stereo lithographic drilling guides requiring bone exposure. Int J Periodontics Restorative Dent 2006;26:347–353.
44. Del Fabbro M, Testori T, Francetti L, Weinstein R. Systematic review of survival rates for implants placed in the grafted maxillary sinus. Int J Periodontics Restorative Dent 2004;24:565–577.

第16部 顎関節症の管理

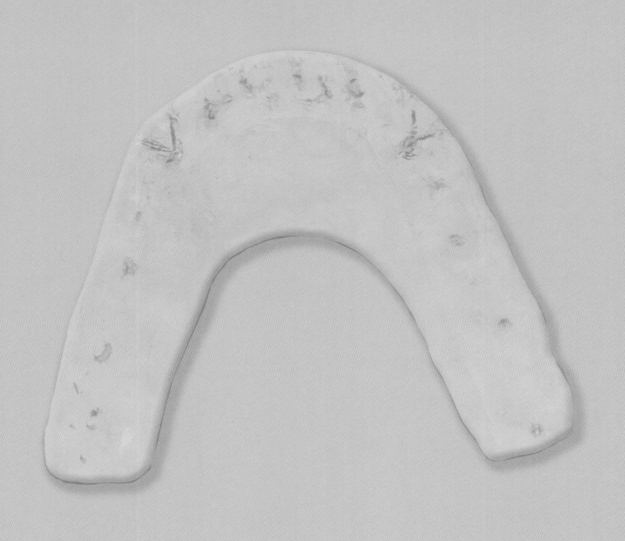

第16部　顎関節症の管理

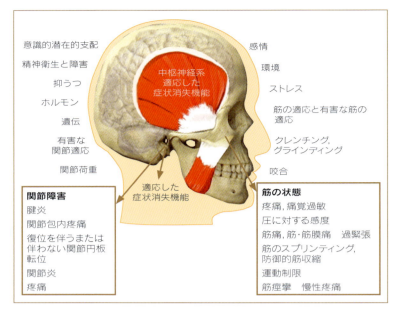

図16-1　関節障害と筋障害.

Box16-1　TMDの分類, 病因, 管理. 管理オプションは, 診断と側頭部の兆候と症状の種類に基づいている.

分類と診断[1-5]
- TMD I 軸, II 軸
- I 軸 筋骨格系
- II 軸 疼痛関連障害, 心因性
- TMD
- 咀嚼筋障害
- 頭痛
- 関連組織

病因
- 多因子危険因子：素因, 発症因子, 増悪因子
- 生物心理社会的
- 精神
- ストレス
- 神経筋
- ホルモン
- 遺伝性因子
- パラファンクション, 顎関節
- 咬合

管理
- カウンセリング
- 行動療法
- 理学療法
- プラシーボ
- 口腔内装置
- 投薬
- 補綴処置
- 手術

目次
- 顎関節症
- 診断
- TMD の管理
- 顎関節障害の治療と管理
- 補綴的修復と TMD
- 結論

顎関節症

　顎関節症（TMD）は, 顎関節（TMJ）, 咀嚼筋群およびすべての関連組織を含む一連の筋骨格および神経筋の状況により生じる. これらの障害における兆候や症状は多様であり, 咀嚼, 会話およびその他の口腔顔面機能に対する困難が生じる. いくつかの障害は, 一般に急性あるいは持続的疼痛と関係している[1].

　TMD は, 関節障害と筋障害に分類される（図16-1, Box16-1, 第 2 部 6 章の表2-6-1）. TMD は, 疼痛と機能障害の症状によって特徴づけられる一連の障害である. 鑑別診断は, 管理のストラテジーを計画するために重要となる[1-5]. 2014年の DC/TMD によれば[3], TMD の頻度の高い12項目には, 関節痛, 筋痛, 局所筋痛, 筋・筋膜痛, 関連痛を伴う筋・筋膜痛, 4 種の関節円板転位障害, 変形性関節症, 亜脱臼と TMD による頭痛が含まれる.

TMD の一般的兆候と症状

TMD の一般的兆候と症状は以下のとおりである.
- 筋および／または顎関節の疼痛
- 触診による圧痛
- 関節雑音（クリック音, 摩擦音）
- 顎運動制限または非対称性顎運動
- 筋活動亢進
- 頭痛

　これらの症状は, 健康と生活の質に深い影響を及ぼす. 有病率に関する研究では, 正規母集団の75％以上は, 顎運動異常, 関節雑音, 圧痛などの咀嚼筋障害または関節障害の少なくとも 1 つを有しており, また約33％は顔面痛や関節痛などの兆候の少なくとも 1 つを有している[6-8]. この値は, 小児, 若年者, 成人, 男女, 高齢者などの集団により大きく異なる[6-8].

疼痛の特徴

　筋, 関節, 頭痛により生じた TMD の疼痛であるか, あるいは顎, 耳領域, 側頭および関連領域に局在する疼痛なのかを確認するために診察と診断が必要である（表16-1）[4]. 疼痛は, 限局または区域かもしれない. また, 顎運動, 顎機能またはパラファンクションによって変化するかもしれない. 筋痛は局所性筋痛, 局所の筋における筋・筋膜痛あるいは区域における疼痛の関連痛であるかもしれない. 顎関節における疼痛は関節痛と呼ばれ, 局所痛または放散痛である. TMD からの頭痛は, 側頭領域に生じる. すべての疼痛関連障害は, 片側性または両側性に生じたり, 独立して生じたり, 同時に生じるかもしれない. それらは, 一定期間生じるものから持続するものまでさまざまである. 疼痛は, 炎症性疼痛, 神経障害性疼痛, 筋・筋膜痛, または血管由来疼痛である（図16-1, Box16-1；第 2 部 6 章参照）[9-10].

慢性疼痛

　3 か月〜 6 か月間持続した慢性疼痛を有する患者の75％〜85％は, 適用した治療にかかわらず改善または治癒している. 積極的な治療は, 治療しないよりもわずかに良い. 関節内の解剖的状態が改善していないままであるにもかかわらず, 顎関節内障あるいは変

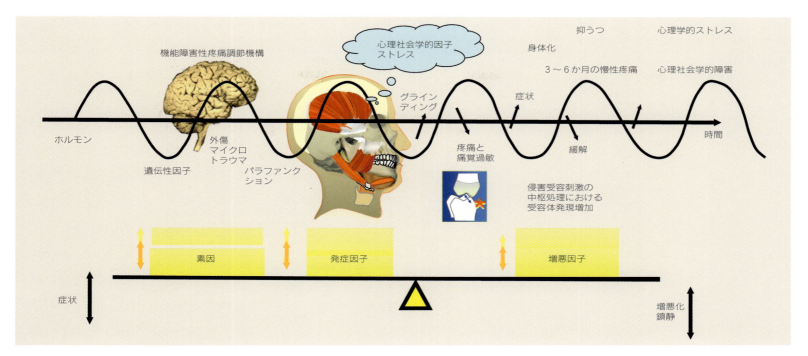

図16-2 TMDの兆候と症状の周期 - 素因，発症因子，増悪因子．

形性関節症を有する患者においては疼痛が減少する[11]．疫学的研究で示されているように，大多数のTMD患者にとってこの予測は都合が良い．治療は，せいぜい自然治癒を加速する程度である[11-13]．TMD患者は，慢性疼痛の苦痛がなければ種々の単純な非侵襲性療法で治療できる．3か月〜6か月間持続する障害は，高度の精神的苦痛を伴う場合には慢性であると確定すべきである．これは，明確な精神的苦痛がなく再発する症状と区別される[11]．

この疼痛によって障害を有するTMD患者の慢性疼痛の有病率は15〜20%であり，難治性で失敗に終わる治療結果の数字と同等である[11]．

筋痛，関節痛および筋障害と関節障害が重複した場合の有病率

筋障害と関節障害は，TMDのタイプの中でもっとも有病率が高いが，TMD患者が筋障害と関節障害の両方を呈することは一般的である．咀嚼筋痛は，緊張性頭痛や頚部痛のように部分的に他の疼痛と重複するように思える．時間とともに，症状は部位と主観的疼痛強度の両方が変化するかもしれない．症状は，長期間にわたって変動するかもしれない．これは，個々の素因と発症時期および特定期間における永続因子に依存する（**図16-1，16-2**）．これは，治療方法の選択に影響する[15]．時間とともに変化する筋や関節症状の発現を単純に記録することは，価値があるかもしれない[1-5,16]．

診断

診断のための「ゴールドスタンダード」は，主訴ならびに医科および歯科既往歴などの客観的評価と直接的な臨床検査に基づいている[1]．これらの原則に基づいたいくつかの診断的手法は有用であるが，複雑さはさまざまである（第6部参照）[2-5]．もっとも理解しやすいものは，顎関節症の研究診断基準（RDC/TMD）であった．これはもともと国際歯科研究学会米国部会（AADR）に承認されたTMDの国際的コンソーシアム[3]によって開発された[1]．これは，異なる診療所や研究プロジェクトからの診断データがより正確に比較できるように，診断プロトコル，診断基準および臨床診断を標準化するために作られた[3,14]．

TMDの新しい診断基準

新たに開発され，研究され，妥当性が検討されたRDC/TMDのバージョンである『TMDの診断基準（DC/TMD）』は，2013年にオンラインで利用可能となり[3]，2014年に出版された[4]．これは，拡大TMD分類とともに開発された[4,5]（第2部6章を参照）．

もっとも頻度の高い疼痛関連TMDおよび関節内TMDのための診断基準とアルゴリズムについて，**表16-1，16-2**に示す．筋骨格系評価のⅠ軸と心理社会的評価のⅡ軸のための詳細な書式とプロトコル（「インストゥルメンツ」と呼ばれる）は，RDC/TMD[3]から利用可能である．症状と兆候は時とともに変化し，種々の組合せで出現するため，これらの診断法は，検査前30日間の症状と兆候の履歴がある場合に適用できる．

検査後の診断

診断は，兆候と症状に基づかなければならない[1,5,17,18]．検査はある特定の時間における状態を診るため，診断では**表16-1**と**16-2**における12の基本的TMDの中から1つまたはそれ以上を選択する．

臨床検査に基づく診断に到達するための鑑別診断の効果的方法は，疼痛関連TMD，頭痛，関節内障害のためのDC/TMD診断決定樹で示されるように，段階を追ったアルゴリズムを使用することによってなされる[3]．これは，**図16-3**のClarkのアルゴリズム[19]の決定樹の中でも示されている．

病因を定義することの困難

素因，発症因子，増悪因子をそれぞれ独立させて特定の病因を定

第16部　顎関節症の管理

表16-1　もっとも頻度の高い疼痛関連TMDのDC/TMD[4]診断基準．ICD：国際疾病分類．感度と特異度は，過去30日に生じている基準のために有効である

疼痛関連TMD	診断基準			コメント
	概要	病歴	検査	
筋痛 ICD-9 729.1; ICD-10 M79.1 感度0.84 特異度0.95	筋原性疼痛は顎運動時，顎機能時またはパラファンクション時に惹起される 咀嚼筋の誘発テストにより再現される	1. 顎，側頭部，耳前部の疼痛 2. 顎運動時，顎機能時またはパラファンクション時の疼痛の変化	1. 顎，側頭部，耳前部の疼痛 2. 側頭筋あるいは咬筋のいつもの疼痛*の申告 　a. 筋触診時 　b. 最大開口時	他の疼痛診断ではうまく説明できない
局所性筋痛	筋痛の項に記載した筋原性疼痛．筋筋膜検査プロトコルを適用した際に触診部位のみに疼痛が限局する	1. 顎，側頭部，耳前部の疼痛 2. 顎運動時，顎機能時またはパラファンクション時の疼痛の変化	1. 側頭筋あるいは咬筋に疼痛部位を確認 2. 側頭筋あるいは咬筋の触診によるいつもの疼痛の申告 3. 触診部位に限局した疼痛	他の疼痛診断ではうまく説明できない
筋・筋膜痛	筋痛の項に記載した筋原性疼痛であり，筋筋膜診察プロトコルを適用した際に触診部位を超えて疼痛が拡散するが，被験筋の境界内にとどまる	1. 顎，側頭部，耳前部の疼痛 2. 顎運動時，顎機能時またはパラファンクション時の疼痛の変化	1. 側頭筋あるいは咬筋に疼痛部位を確認 2. 側頭筋あるいは咬筋の触診によるいつもの疼痛の申告 3. 触診部位を超えて疼痛が拡散するが，被験筋の境界内にとどまる	他の疼痛診断ではうまく説明できない
関連痛を伴う筋・筋膜痛 感度0.86 特異度0.98	筋痛の項に記載した筋原性疼痛であり，筋筋膜診察プロトコルを適用した際に被験筋の境界を超えて関連痛が生じる	1. 顎，側頭部，耳前部の疼痛 2. 顎運動時，顎機能時またはパラファンクション時の疼痛の変化	1. 側頭筋あるいは咬筋に疼痛部位を確認 2. 側頭筋あるいは咬筋の触診によるいつもの疼痛の申告 3. 触診により被験筋の境界を超えた部位の疼痛の申告	他の疼痛診断ではうまく説明できない
関節痛 （ICD-9 524.621; ICD-10 M26.62） 感度0.89 特異度0.98	顎運動時，顎機能時またはパラファンクション時に惹起される関節原性の疼痛であり，顎関節の誘発テストにより再現される	1. 顎，側頭部，耳前部の疼痛 2. 顎運動時，顎機能時またはパラファンクション時の疼痛の変化	1. 顎関節部に限局した疼痛の確認 2. 次の誘発テストの少なくとも1つで顎関節にいつもの疼痛の申告 　a. 外側極あるいは外側極周囲の触診 　b. 自力最大開口あるいは強制最大開口，左右側方あるいは前方運動	他の疼痛診断ではうまく説明できない
TMDによる頭痛 感度0.89 特異度0.87	顎運動時，パラファンクション時に惹起される疼痛関連TMDで二次的に生じる側頭部の頭痛であり，咀嚼システムの誘発テストにより再現される	1. あらゆるタイプの側頭部の頭痛 2. 顎運動時，顎機能時またはパラファンクション時の頭痛の変化	1. 側頭部における頭痛の確認 2. 次の誘発テストの少なくとも1つで側頭部にいつもの頭痛の申告 　a. 側頭筋の触診 　b. 自力最大開口あるいは強制最大開口，左右側方あるいは前方運動	他の頭痛診断ではうまく説明できない 疼痛関連TMD（たとえば筋痛または顎関節痛）の診断は，妥当性のある診断基準で確証されなければならない

*「いつもの疼痛」あるいは「いつもの頭痛」は，特定の誘発テストによって惹起された疼痛が，関心のある時間枠（通常過去30日間）の間に経験した疼痛と同様であることを意味する．
訳者註：表16-1は，DC/TMDの原文に倣い，本書原文を一部改変して翻訳した．

義することはしばしば困難であり，非常に主観的である．しかしながら，ケース特有の病因を分類し決定することは困難であるが，兆候と症状の収集およびTMDとして知られている状態をグループ化した診断分類は，鑑別診断のためには妥当性のあるグループ化である．症状による診断の後，結果として十分なエビデンスがある症状に基づいて治療が行われる[8, 9, 21]．

病歴をスクリーニングするための医療面接

医療面接では，患者の不満とそれに関連した兆候と症状の詳細を明らかにしなければならない．機能障害，筋および関節痛，不快症状について患者が申告しないのであれば，直接質問することによって引き出されなければならない．必要な情報としては，主観的な筋や顎関節の疼痛，不快症状，疲労，障害あるいは咀嚼痛が含まれる．必要な他の情報としては，疼痛の種類とその変化および朝方，日中または夕方に生じるかどうかが含まれる．ブラキシズムの評価は，患者自身の申告または夜間のグラインディングに関するパートナーの申告から得られるかもしれない．関節関連疼痛，関節雑音のほか，耳鳴りやめまいのような症状は，二次的な考慮として存在するかもしれない．個人面接は，患者の心因性要素および感情的状態を含むため，繊細に導かれなければならない．ここでは，症状の心理社会的，自己認識，主観的描写および苦痛の程度と評価を引き出さなければならない．これは，優位な要素が構造上や身体的であるか（Ⅰ軸），心因性や心理社会的であるか（Ⅱ軸）を示す．DC/TMDには，患者の精神的，心理社会的状態を評価するのに用いることができるいく

表16-2 30日の時間枠におけるもっとも頻度の高い関節内TMDのDC/TMD診断基準．感度と特異度は，過去30日間に生じている基準のために有効である[4]

顎関節障害	基準．			
	概要	病歴	検査	コメント
復位性関節円板転位 (ICD-9 524.63；ICD-10 M26.63) 画像検査なしでの感度0.34，特異度0.92 画像診断が本診断の参照標準（確定診断）である	下顎頭-円板複合体を含むバイオメカニカルな顎関節内障．閉口位において関節円板は下顎頭の前方に位置し，開口時に復位する．関節円板の内方あるいは外方転位の場合もある．円板復位の際にクリック音（クリッキング，ポッピング，スナッピング）が生じる．以前閉口位で顎がロックしたことが病歴としてある場合には，この診断は当てはまらない	次のうち少なくとも1つを認める． 1．過去30日間に顎運動時あるいは顎機能時の顎関節部の雑音；または 2．診察時雑音が生じたという患者の申告	1．3回の連続した開閉口運動時のうち少なくとも1回，開口時および閉口時のクリック音を触診で触知する；または 2a．3回の連続した開閉口運動時のうち少なくとも1回，開口時あるいは閉口時のクリック音が触診で触知される；かつ 2b．3回の連続した左右側方あるいは前方運動時のクリック音が触診で触知される	確定診断が必要な場合，顎関節MRIにおいて次の両方を認める 1．最大咬頭嵌合位において関節円板後方肥厚部が11:30の位置より前方にあり，関節円板中央狭窄部が下顎頭の前方に位置する；かつ 2．最大関口時に，関節円板中央狭窄部が下顎頭と関節結節の間に位置する
間欠ロックを伴う復位性関節円板転位 (ICD-9 524.63；ICD-10 M26.63) 画像検査なしでの感度0.38，特異度0.98 画像診断が本診断の参照標準（確定診断）である	下顎頭-円板複合体を含むバイオメカニカルな顎関節内障．閉口位において関節円板は下顎頭の前方に位置し開口時に間欠的に復位する．開口時に関節円板が復位しない場合，間欠的な開口制限が生じる間欠的な開口制限が生じた場合，顎関節をアンロックするために処置が必要かもしれない．関節円板の内方あるいは外方転位の場合もある．円板復位の際にクリック音（クリックキング，ポッピング，スナッピング）が生じるかもしれない	次の両方を認める 1a．過去30日間に顎運動時あるいは顎機能時の顎関節部の雑音；または 1b．診察時に雑音が生じたという患者からの申告；かつ 2．過去30日間にたとえ一瞬でも顎がロックして開口制限が生じ，その後アンロックした	次のうち少なくとも1つを認める 1．3回の連続した開閉口運動時のうち少なくとも1回，開口時および閉口時のクリック音が触診で触知される；または 2a．3回の連続した開閉口運動時のうち少なくとも1回，開口時あるいは閉口時のクリック音が触診で触知される；かつ 2b．3回の連続した左右側方あるいは前方運動時のクリック音が触診で触知される	必要ではないが，臨床上この障害がみられる場合，臨床医あるいは患者自身がロックを解除する処置を行わなければ，たとえ一瞬であっても正常な開口距離まで開口できない状態が診察時に認められる
開口制限のある非復位性関節円板転位 (ICD-9 524.63；ICD-10 M26.63) 画像検査なしでの感度0.80，特異度0.97 画像診断が本診断の参照標準（確定診断）である	下顎頭-円板複合体を含むバイオメカニカルな顎関節内障．閉口位において関節円板は下顎頭の前方に位置し，開口時に復位しない．関節円板の内方あるいは外方転位の場合もある．この障害は，臨床医あるいは患者自身がマニピュレーションを行っても改善しない持続的な開口制限を伴う．この状態はクローズドロックとも呼ばれる．この障害は開口制限を伴う	次の両方を認める 1．顎がロックしているため口を完全には開けられない；かつ 2．開口が制限されて食事に支障があるほどの著明な開口制限がある	次を認める 切歯部の垂直被蓋を含めて強制最大開口距離（受動開口）が40mm未満である	顎関節雑音（たとえば，開口時のクリック）があることでは，この診断を除外できない． 顎関節MRIで次の両方を認める 1．最大咬頭嵌合位において関節円板後方肥厚部が11:30の位置より前方にあり，関節円板中央狭窄部が下顎頭の前方に位置する；かつ 2．最大開口時に，関節円板中央狭窄部が下顎頭の前方に位置する
開口制限のない非復位性関節円板転位 (ICD-9 524.63；ICD-10 M26.63) 画像検査なしでの感度0.54，特異度0.79 画像診断が本診断の参照標準（確定診断）である	下顎頭-円板複合体を含むバイオメカニカルな顎関節内障．閉口位において関節円板は下顎頭の前方に位置し，開口時に復位しない．関節円板の内方あるいは外方転位の場合もある．この障害は，現在は開口制限を伴わない	次の両方を過去に認める 1．顎がロックしているため口を完全には開けられなかった；かつ 2．開口が制限されて食事に支障があるほどの著明な開口制限があった	次を認める 切歯部のオーバーバイトを含めて強制最大開口距離（受動開口）が40mm以上である	関節雑音（たとえば，開口時のクリック）があることでは，この診断を除外できない
変形性顎関節症（DJD） (ICD-9 715.18；ICD-10 M19.91) 画像検査なしでの感度0.55，特異度0.61 画像診断が本診断の参照標準（確定診断）である	下顎頭および/あるいは関節結節の骨変化を伴う関節組織の破壊を特徴とする退行性障害	次のうち少なくとも1つを認める 1．過去30日間に，顎運動時あるいは顎機能時の顎関節部の雑音；または 2．診察時に雑音が生じたという患者からの申告	次を認める 次の運動時に少なくとも1回クレピタスが触診で触知される；開口時，閉口時，右側方，左側方あるいは前方運動時	確定診断が必要な場合，顎関節CTで次のうち少なくとも1つを認める 軟骨下嚢胞，エロージョン，全体的な骨硬化，あるいは骨棘．平坦化と皮質骨の硬化は変形性顎関節症（DJD）の決定的所見とはみなさず，正常のバリエーション，加齢変化，リモデリングあるいはDJDの前段階とみなす
亜脱臼 (ICD-9 830, 1；ICD-10 S03.3XXA) 画像検査なしで病歴のみに基づく感度0.98，特異度1.00	下顎頭-円板複合体および関節結節を含む過可動性（過剰運動性）障害：開口位において下顎頭は関節結節の前方に位置し，マニピュレーションなしには正常な閉口位に戻ることができない．脱臼の持続時間は瞬間あるいは長時間かもしれない．患者自身が自力で脱臼を整復できる場合には，亜脱臼と呼ばれる．臨床医が脱臼を整復し顎運動を正常に戻す必要がある場合には，脱臼と呼ばれる．この障害は「オープンロック」とも呼ばれる．亜脱臼についてのみ感度と特異度が検証されている	次の両方を認める 1．過去30日間に，開口位においてたとえ一瞬でも顎がロックあるいは引っかかり，大開口位から閉口できなかった；かつ 2．自力の処置なしでは大開口位から口を閉じることができない	開口位におけるロックおよびマニピュレーションを行わなければ正常な閉口位に戻すことができない	

訳者註：表16-2は，DC/TMDの原文に倣い，本書原文を一部改変して翻訳した．

第16部 顎関節症の管理

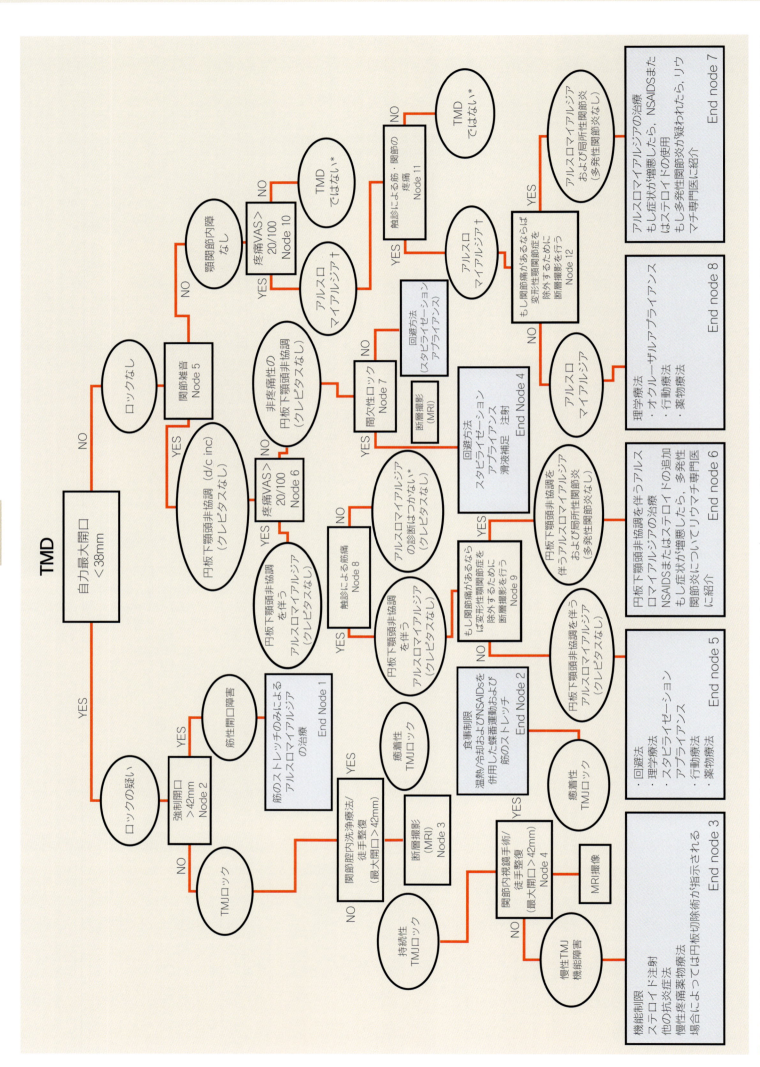

図16-3 TMD治療のためのClarkの治療アルゴリズム[19,43]。[診療分岐点(Nodes)]は、適切な管理ストラテジーに向けて診断テストへの結果が陽性か陰性かによって方向付けられる症状を基本としていることを示している。[最後診療分岐点(End Node)は管理ストラテジーである。グレーの長方形]。*継続して触診するために顎関節炎を除外する、十音関節炎が増悪したら触診により確認する。VAS＝ビジュアルアナログスケール；MRI＝磁気共鳴画像；NSAIDS＝非ステロイド性抗炎症薬；d/c inc＝円板下顎頭非協調。1996年のClarkの報告[9,19,43]の後、日本補綴歯科学会の許可のもと再掲した。関節痛および筋痛が組み合ったアルスロマイアルジアは局所解剖学により確認できる。

つかの書式がある．これらは，rdc-tmdinternational.org ウェブサイトからダウンロード可能であり，完全版 DC/TMD インストゥルメント，TMD 疼痛スクリーニング，DC/TMD 症状質問票，診察用紙，診察者プロトコル，DC/TMD 診断樹，DC/TMD 診断基準，疼痛描記，段階的慢性疼痛スケール，顎機能制限スケール，患者健康質問票（PHQ-4，PHQ-9），一般的な不安障害評価と口腔行動チェックリストが含まれる[3]．

I 軸と II 軸の筋骨格的，心理社会的考慮事項

支配的な要素が II 軸であるならば，適切なサポートと非侵襲性治療ストラテジーを考慮する．3 か月以上 6 か月間症状が持続している，あるいは，病歴から重大な影響を及ぼす心因性や苦痛の構成要素を有しており，難治性の可能性が認められる場合には，保存的なアプローチによるサポートを考慮しなければならない．場合によっては，専門的な精神衛生的サポートを求めるよう優しくアドバイスするほうが適切である．ただちに心理学者あるいは精神科医のサポートをアドバイスするのは逆効果となりうる．歯科医師は，患者が理学療法士，眼科医，耳鼻咽喉科医，神経科医その他の医者を訪ねた後の，患者の問題を理解できる最初の人かもしれない．すべて心の問題であり，精神科医を必要とする患者に話をすることは，欲求不満と怒りを引き起こす可能性がある．最初の感情移入，説明，安心は，もっとも適切なアプローチであり，ストレス関連症状およびそれに関連する心因性や不安関連の影響に対する受容と減少のプロセスが始まるかもしれない．症状の 75〜87％は，治療しなくても良くなる[11]．感情的苦痛が重度ならば，補助的に専門家のサポートを考慮すべきである．これを患者に勧める良い方法は，自分のストレスの減少を手助けできる誰かに出会ったならば，大いに得をするだろうと話すことである．

DC/TMD アルゴリズムとプロトコル：身体検査

I 軸評価の一部として，兆候と症状を決定する身体検査が必要である．これには，顔貌対称性，開口パターン，可動範囲，顎関節触診，筋触診，関節雑音および口腔内検査が含まれる．これは，筋と関節のかかわりの程度と性質を決定する．受診のたびに兆候と症状の動的性質を記録するためにチャートを作成する（表16-1，16-2）[16, 18, 19]．

筋触診

顎，側頭部，耳内，耳前部の疼痛歴は，表16-1および16-2に掲げる DC/TMD 基準のいくつかの特有症候である．触診する主要な筋は，咬筋と側頭筋である．上顎結節上方の溝に対する外側翼突筋の触診は，困難であり，偽陽性を作る確率が高く，信頼性がない．咬筋の触診部位は，上方は頬骨，下方は腱付着を含む範囲の上部，中央部，下部である．側頭筋の触診部位は，腱および筋膜付着を含む前方，中央，後方である．直接圧により，当該筋の異なる領域に疼痛が拡散するかもしれないし，他の部位に疼痛が生じるかもしれない．触診により，特定の感度領域としてトリガーポイントが確認されるかもしれない．その疼痛は，過去に経験したのと同様の疼痛であると患者が確認できる，いつもの痛みかもしれない．局所筋痛を誘発する触診圧は 1 kg で 2 秒間である．疼痛が当該筋内で拡散するか，あるいは，他の部位に関連痛が生じるかを誘発する触診圧は 1 kg で 5 秒間である．これは，筋・筋膜痛を示す（表16-1）．触診圧が計測可能な装置が有用である[3]．

顎関節の触診

下顎頭の外側極を軽い圧で触診することにより，開口，閉口，左右側方，前方運動時に疼痛，クリッキング，ポッピング，スナッピング，クレピタスがわかるかもしれない（表16-2）．

機能的制限

開口制限について記録しなければならない．左右側方，前方運動距離とともに強制最大開口距離を計測する．もし開口制限が認められたら，その終点が硬いか軟らかいかを確認する．下顎前歯に下方への加圧を行って疼痛を誘発し，それよりさらに下方に加圧（受動的ストレッチ）した時に開口量が増加した場合には，この開口制限は筋のスプリンティングあるいは共収縮による筋原性の開口制限であると診断される．触診により特定感度領域としてのトリガーポイントがわかるかもしれない．エンドポイントが硬い場合には，非復位性円板障害を示している．関節内円板転位障害の診断基準については，表16-2に示す[3]．

心理社会的および行動の評価

心理社会的および生物学的行動については，口腔習癖，機能的制限のほか，とくに疼痛が 3 か月以上 6 か月継続した場合には，苦痛，うつ，不安および身体化が合併した状態などを評価する．

TMD の病因と病態生理学のメカニズム

他の筋骨格系の疼痛問題と同様，TMD の病因と病態生理学的メカニズムは，完全には理解されていない．早期接触，水平被蓋あるいは臼歯部咬合支持の喪失のような 1 つの要因の病因論的概念は，もはや原因としては受け入れられない（表16-3）[9, 15, 21-30]．これらのいくつかは危険因子として含まれるが，それらは特定の時間枠の各々の症例に特有な多因子カクテルの一部である（第 2 部 6 章図2-6-17，2-6-18および図16-1，16-2）．誘発し，罹患し，永続する生体力学的，神経筋的および心理社会的要因などの多因子によって，兆候と症状は暫間的に影響を受ける[15, 31, 32]．明確なエビデンス不足のために，臨床医の病因概念によって選択する治療のタイプがしばしば決定されている（表16-1，16-3，16-4）[15]．

病因の概念とパラダイムは変化した．以前重要であると考えられた咬合因子はもはや原因であるとは考えられておらず，危険因子としても的確でない（表16-3）．いくつかの咬合因子は，TMD に関連して生じる疫学的研究で発見されており，それらは危険因子とみなされている[9, 15, 21-30]．危険因子は原因ではない．それゆえ TMD の予防としてあるいは TMD の治療として，これらの咬合性危険因子を除去するための無差別な治療は不当である[15, 23, 31]．個々の病因を個々の患者のために独立させることは非常に困難であるため，病因を基盤とした治療の妥当性は疑わしい[15, 23, 31, 32]．現在の支配的な意見は，非侵襲的で可逆的なエビデンスに基づく治療が必要とされる唯一の効果的治療である[1, 17, 24-27]．もはや咬合調整や補綴修復が単なる TMD の治療，あるいは潜在的関節障害症状や筋障害症状の予防的治療としてみなされることはない[15, 21, 23, 31-36]．

表16-3 TMDの危険因子．危険因子は関連を示しており，原因と結果ではない

TMDの危険因子	咬合危険因子	危険因子として的確でない咬合の不備
性的因子，ホルモン因子	前歯部開咬	早期接触
うつ，身体化	片側性クロスバイト	咬合干渉
複合性疼痛，広範囲疼痛	水平被蓋6～7mm以上	過度の咬合高径
ブラキシズム，パラファンクション ブラキシズムの自己申告	5～6歯以上の臼歯喪失	低位咬合
外傷	2mm以上のRCP－ICP間の滑走	臼歯部咬合支持の欠如 関係なし
脆弱な遺伝子型	摩耗	垂直被蓋／過剰被蓋 関係なし
	臼歯部咬合支持の喪失	
	最大咬頭嵌合位における下顎の不安定	

表16-4 治療の本質に影響を及ぼす病因の概念（Green2006より引用[15]）

病因の概念	治療	現在のパラダイム
TMDを引き起こす干渉	治療としての咬合調整 TMDの予防として咬合調整	数人により支持されているが，ほとんど受け入れられない
TMDを引き起こさない干渉	行動療法 ひどい場合は投薬 Ⅱ軸の場合，行動療法または適切なセラピストに紹介	許容できる
ロックや変形性関節症の前兆がある円板障害	予防的手段としての臼歯部咬合支持の修正	エビデンスがないので受け入れられない
関節障害の前兆である臼歯部咬合支持の欠如	前方整位型スプリントの適用	エビデンスがないので受け入れられない
臼歯部咬合支持の欠如は現在は前兆とはみなされていない	短縮歯列 機能，快適，審美のための臼歯の修復 患者主導	許容できる

TMDの管理

TMDのフィールドが不確実であるにもかかわらず，管理に対していくつかの一般的ガイドラインが提供されている．TMDは，筋骨格障害のひとつとして，治療するというよりはむしろ管理することができる障害とみなすべきであると議論されている．診療ガイドラインでは，個々の症状と患者の特徴に合わせた可逆的治療を勧めている[1, 17, 37-42]．管理療法は診断された障害，障害の程度と慢性化，および療法を支持する効果とエビデンスに合うように考案すべきである（表16-1）．患者主導型の結果は，病因のおよび結果不確実性と将来の長期的効果を考慮した許容できる基準と考えられる[9, 14, 31, 38]．

治療目的

以下のような処置目的がなければならない．
- 対症的，非侵襲的，保存的療法による疼痛と症状の治療．高度な技術を用いずに非常に慎重に[1, 38]．
- 可能な場合，誘発因子および永続因子あるいは補助因子によって障害を受けた機能の改善．
- 病理学的後遺症の処置[9, 26]．

治療法の選択

保存的療法の高い治療成功率と特定の時間における特定の患者の特定の病因に関する不確実性のために，症状の重症度に基づいて管理する患者中心的アプローチが主張されている[38]．初期治療は，症状に合わせて治療しなければならない．初期治療が不成功ならば，さらなる治療は図16-3に例示している「治療の用心深い段階的拡大」アプローチ[43]を試みる．

治療方法

TMDの治療オプションは，以下のとおりである．
- 患者教育
- 単純な元気づけ
- 疼痛緩和在宅療養
- 行動修正
- 物療医学治療，理学療法（たとえばTENS，超音波，メガパルス，鍼，短波ジアテルミーレーザー，温熱，エクササイズ，バイオフィードバック）
- オクルーザルアプライアンス療法
- 薬物療法
- 外科的介入
- 併用療法

（図16-1，16-3，表16-1，16-5，16-6参照）[32, 37, 40]

推奨される保存的可逆的療法

臨床試験のエビデンスに基づいて，反対するための特定で正当な理由がないならば，治療は保存的可逆的療法に基づかなければならない．特定の治療が一様に効果的であることが証明されない時，保存的療法の多くは危害を与えることなく，少なくとも症状を一時的に軽減する[1, 15]．

患者教育

患者の疼痛の問題や助けを求めていることに心を通わせることができるセラピストからの元気づけは，必須の主要な治療である．もし患者が色々なところを回って，堅実な診断をしなかった専門家やセラピストのことを口にするのであれば，問題を理解して説明する

TMDの管理

表16-5 筋痛の治療オプション（Clark 2006[17]より）

状態	治療オプション
開口障害を伴う外傷性局所筋痛のオンセット	安静，冷却，NSAIDs 症状が減弱したら開口訓練
パラファンクションの自己申告を伴う二次的局所筋痛	局所状態の管理
パラファンクションの自己申告を伴う二次的局所筋痛	オクルーザルアプライアンス
日常ストレスを伴う非外傷性筋痛	エアロビックエクササイズ 疼痛領域へのホットパック 行動療法（生活様式の変更，自律訓練，ヨガ，瞑想，ストレス緩和プログラム） 筋弛緩剤（急性痛） 三環系抗うつ薬（低投薬量）
筋・筋膜痛とトリガーポイント	マッサージ 鍼 局所麻酔注射（控えめに）
不安，抑うつのある重度のストレス患者（疼痛6か月以上）	精神的治療 専門家によるメンタルヘルスケア

ことは，とくに管理への効果的なスタートである．ほとんどの場合，元気づけと説明により，患者の恐れを和らげ心配を落ちつかせることで，症状は一時的でその状態は深刻ではなくなる．良い医者 – 患者の関係は強いプラシーボ効果を生み，それはいかなる治療でもその一部を担うものである．

高度な技術を用いない可逆的療法

厳正な科学的エビデンスによって証明されていない間，機械的，行動的あるいは身体的可逆的療法の応用は，患者がもっとも利益を被るための治療フレームワークを提供する．それゆえ，種々のフォームのうち「科学」がTMDの特定の原因を決定するまで，開業医に対しては，有効性を支持できるエビデンスと各々の療法が提案している支持する役割のレベルとが一致しているオクルーザルアプライアンス療法を含む，保存的で高度な技術を必要としない療法を利用することがもっとも勧められる[1, 2, 10, 15, 31, 38]．

行動修正

行動修正には以下が含まれる．習慣反転プログラム，生活様式カウンセリング，プログレッシブ緩和療法，催眠療法，バイオフィードバック．バイオフィードバックの有無にかかわらず，緩和プロトコルは有効である．これには，自立緩和，ヨガ，その他の技術が含まれる．規則正しいエクササイズも有用である．包括的なストレス管理とカウンセリングプログラムは価値がある．これらは，EMGバイオフィードバック，プログレッシブ緩和療法，生活様式の自発的変化と組み合わせて使用されるかもしれない．日中ブラキシズムの認識は，この破壊的な習癖を修正する試みに使われることがある．ほとんどのパラファンクションは潜在的に存在しているが，増加した認識と環境ストレッサーの減少は，習癖を減少する助けになる．

睡眠時ブラキシズムは認知により修正されることはできない．しかし，オクルーザルアプライアンスの使用と心理社会的ストレッサーの減少は，有益な効果をもたらすかもしれない．また，オクルーザルアプライアンスは，習癖を修正する働きがあると考えられている．抑うつと慢性不安または他の気分障害と診断された慢性疼痛の場合には，患者に対して適切なケア環境について話さなければならない[10, 17, 41]．

薬物療法

筋・筋膜痛や筋線維症のために使用される薬剤としては，非ステロイド性抗炎症薬（NSAIDs），オピオイド系鎮痛薬，三環系抗うつ薬，選択的セロトニン取り込み阻害薬，ベンゾジアゼピン，筋弛緩薬，睡眠を変化させる薬剤などの抗うつ薬が含まれる．各々の症例に応じてその適用を考慮し，ケアとしては習慣性を避けるよう薬剤を取り扱わなければならない．NSAIDsは，関節周囲の炎症状態により薬剤を選択（2週間）する．慢性で難治性の疼痛の場合は，用心してアプローチしなければならない．そして，経験豊富な慢性疼痛センターへの照会を考慮しなければならない[44, 45]．

慢性筋骨格系の疼痛治療として，局所に対するNSAIDsの2週間投与は安全で効果的であると考えられる[17]．システマティックレビューにおいて，顎関節痛を有する患者に対する非選択的シクロオキシゲナーゼ（COX）抑制剤であるナプロキセンの6週間投与は，選択的COX-2抑制剤であるセレコキシブよりもわずかに良好な口腔健康関連QoL（OHQoL）を示したと，1つの無作為抽出試験（RCT）が報告している．1つのコントロールスタディについて報告している他の2文献では，精神的治療として用いた選択的セロトニン取り込み阻害薬が，顎関節痛を有する患者のOHQoLを改善したと述べている[46]．

理学療法

いくつかの理学療法は，局所性筋痛，筋・筋膜痛，筋線維症の治療に有用である．これらには，トリガーポイント注射，徒手的マッサージ療法，筋筋膜リリース療法，指圧，鍼，整骨療法，カイロプラクティックが含まれる．サリチル酸塩含有の局所外用薬は，急性痛には効果的かもしれないが，慢性疼痛にはさほど効果はない[11, 17]．

電子的，診断用，治療的機器

電子的ハイテク装置がTMDの診断や処置の目的のために製造され販売されている．これらは，通常複雑で高価であり，診断と治療の両方への用途については，一般に容認されていない[1, 47-51]．

診断機器

診断のために提唱されている機器には，主にEMG，顎運動計測，ソノグラフが含まれる．表面電極は，閉口時，安静時および運動時における上昇するEMGレベルを測定するために推奨される．顎運動計測装置は，開閉口，側方運動，咀嚼時における下顎運動を追跡し記録するために推奨される．ソノグラフは，顎運動時における関節雑音を発見し記録するために推奨される．

診断用装置の問題点

これらは，従来の方法でゴールドスタンダードとされているものと比較され，診断としての感度，特異度，陽性適中率，陰性適中率のために評価されている[47-53]．

主張されている利点と有効性

客観的計測が可能な筋電図記録法と顎運動計測機器は，治療の評価用としていくらか推奨されている．これらの装置の使用は，その治療によって効果があるという仮定があり，要求される基準に到達するよう直接的な治療を行う場合に推奨される．このことは，以下のような主張を導く．すなわち「これらの装置は，『神経筋調節機構による咬合』を提供し，これらの装置を用いたコントロールされていない研究では，『咬合は TMD の病因と管理において主要な役割をもつ』という仮説を支持している．電子機器を用いた神経筋調節機構による咬合の確立は，非常に多くの TMD 患者において症状が有意に解決したことと関係している」[54]．この主張は，従来の意見とパラダイムに逆行するものである[47-53]．新しいパラメータの可能性のある情報を提供しているとはいえ，いわゆる「機能分析」の有効性と臨床的重要性は解決されないままである[55]．

表面筋電図記録

表面筋電図記録による診断のためのバイオエレクトロニクス装置は，米国歯科医師協会（ADA）の学術委員会によって承認された[56]．これらは，臨床医が安静時の筋肉活動を評価し，筋の過緊張や攣縮が存在するかどうかを決定するためにその使用が認められている．とくに EMG 機器は，安静時における筋攣縮の計測能力を基準に，TMD を診断する目的で姿勢の過緊張や持続性筋収縮を含む静的あるいは機能的な筋活動を計測する[56]．安静時および機能時における筋活動を客観的に計測するこれらの機器を容認しているものの，ADA の委員会は EMG だけで TMD を診断することができないと指摘している．そして，「これらの機器は，単独では咀嚼系筋骨格システムのいかなる障害も診断することはできないと強調されなければならない．これらの障害は，患者の主訴，医科および歯科既往歴，身体検査，診断テストの解釈などの診断法を使用することによってのみ正確に決定される」と指摘している[56]．

正常範囲

これらの装置は，EMG 値，顎運動および超音波の特徴と基準値の特徴とを比較することができる．これらは，健康であるか障害があるかを決定するための基準として使用される．しかしながら，EMG の基準値は個人間と両者間の重複を含む TMD および TMD 以外の集団との間で大きく変化する[53]．方法論的な問題は，個々の EMG 計測のための変数を作ることである[2, 53]．TMD 患者は兆候と不満によって分類されるのであり，そして，EMG 微小電圧や顎運動あるいはソノグラフの測定値によって分類されるのではない[1, 4, 38, 50-53]．

いわゆる基準値より高い数値を示すが，症状も不満もない人は，TMD 症例ではない．これらの数値の使用は，TMD 障害を有するとして偽陽性患者を作る大きな危険性があり，それは不必要な治療に導いてしまう．

感度，特異度，陰性結果

感度は，その状態を正しく検出する能力をテストするものであり（真陽性），特異度は，ある状態が欠落していることを正しく確認するものである（真陰性）．これらの EMG システムは低い感度と特性であり，偽陽性を作る危険性が高い[1, 51]．

効果に関するレビュー

過去にこれらのシステムについては論争があったが，現在も同様に続いている．大部分のレビューは，それらは診断的価値が欠落していると結論づけている[1, 47-59]．

1/3 のレビューは，「現時点では，顎運動計測装置は TMD のための診断価値があるという主張は，科学的エビデンスによって十分支えられるものではない」[47]，そして「TMD の評価や診断のための表面筋電図やサイレントピリオド持続時間を使用することを支持するエビデンスはない．さらに，有用なエビデンスからは，ソノグラフとドップラー超音波検査は，従来の聴診器または直接の聴診に勝る特別な利点はない」と結論づけている[48]．

診断機器としての EMG に関する別のレビューは以下のように述べている．「多くのテストは理論的妥当性が不足しており，測定の妥当性が劣っている傾向があり，偽陽性診断率のパーセンテージが高いため，その診断能力は見込んだよりもさらに悪くなることがありえる．これらの結果に基づき，これらの機器の臨床での使用は現段階では不適当であり，多くの障害を有さない被験者を治療に導くかもしれない」[52]．これらの結論と意見は広く支持されている[53]．そして，これらの機器の使用は臨床的価値が非常に高いと感じている「神経筋機構に基づいた歯科」の支持者によって，とくに活発に論議されている[54]．

治療に使用される機器

超音波，電気刺激および EMG バイオフィードバックによる緩和トレーニングは，TMD 治療のために推奨される機器である．ADA に委託された委員会のレビューの 1/3 は，「超音波のみによる治療 TMD の処置に役立つというエビデンスは不足しており，電気刺激により良好な結果が得られたとしても，その特定の治療効果によるものなのかはわからない．そして，電気刺激装置の使用により，診断的あるいは治療的に重要な下顎位を得ることができるということは疑わしい．しかしながら，EMG バイオフィードバックによる緩和トレーニングは，日中の筋活動を減少できるというエビデンスがある」と結論づけている[49]．この結論もまた，矯正装置を製作するための治療の基準として使用される TES により誘導されたリラックスした下顎安静位の設定のために低周波の TENS を使用することが，「神経筋機構に基づいた歯科」の支持者によって活発に論議されている[54]．

バイオフィードバック

表面電極による EMG 装置を使用したバイオフィードバックは，緩和療法として有効かもしれない．これは，筋の緊張を減少する方法を患者に教えることができる．聴覚的または視覚的フィードバックにおける同様のプロセスは，一般的な緩和プロトコルのエクササイズにおいて使用されるかもしれない．

経皮的神経電気刺激

経皮的神経電気刺激（TENS）または筋刺激装置は，筋緊張を減少させ，筋をリラックスさせるために推奨される．メカニズムは明白ではないが，表面筋活動を刺激し，筋の攣縮を生じさせることによるとされている．これは，TMD の治療および神経筋機構に基づいた咬頭嵌合位の設定のために有益であると「神経筋機構に基づいた歯科の集団」によって支持されており[54, 55]，他の集団からは疑問視されている[49, 51, 52]．

表16-6 TMDの治療法

治療法	障害	障害の程度と慢性化	治療法のタイプ	有効性
TMDの管理治療				
カウンセリング	Ⅰ軸 Ⅱ軸	Ⅱ軸は慢性で扱いにくい疼痛障害である	説明 元気づけ 助言 メンタルヘルスの専門家	重要な危険因子について提示する. 社会心理的, 生活ストレス, 対処法
行動療法	Ⅰ軸 Ⅱ軸	慢性	緩和トレーニング バイオフィードバック	非侵襲的自律訓練が役立つ
プラシーボ	Ⅰ軸 Ⅱ軸	慢性	カウンセリング アプライアンス療法 優しい可逆的療法	何らかの保存的可逆的療法と同じくらい効果的かもしれない
理学療法	筋痛, 攣縮, 運動制限(筋による)	重症の急性		温熱 安静
		急性 または慢性で再発する症状	温熱 マッサージ エクササイズ バイオフィードバック 超音波 メガパルス 鍼 短波ジアテルミーレーザー	症状が緩解するかもしれない
オクルーザルアプライアンス	筋障害, 筋・筋膜痛, スプリンティング, 攣縮	急性および慢性	わずかなアンテリアディスクルージョン(前歯による臼歯離開)を付与したフラットで硬い上顎型アプライアンス	上顎型アプライアンスは症状を緩解するかもしれない
	復位性円板転位, 間欠ロック	疼痛を伴う復位性円板転位. 整位型アプライアンス「円板復位」	前方整位型	前方整位型：短期間の効果. 臼歯部オープンバイトと不可逆性咬合変化の危険. 除去すると再発する
	非復位性円板転位	フラットなアプライアンスは推奨されない[63]		
	変形性顎関節症 リウマチ性顎関節症		フラットで硬い上顎型アプライアンス	関節にかかる荷重を減少する機構. 役立つかもしれない
薬物療法	筋痛	急性および慢性		有用である. 依存の危険. 「原因となる」危険因子について示さない
	関節痛	急性および慢性	鎮痛薬	
	慢性疼痛を伴う変形性顎関節炎	急性症状の発現	非ステロイド性抗炎症薬	
咬合調整	筋障害	治療および予防としてほとんど推奨されない. 多くの議論がある. この療法が禁忌である科学的コンセンサス	咬合干渉の除去	多くの科学的レビューによって断定的に禁忌とされている. 一部臨床的方向性により擁護するグループがある
補綴修復	Ⅰ軸で保存的療法が成功した後. 不安定な咬合の安定. 例：臼歯部咬合支持, クロスアーチコンタクト	保存的療法が成功した後の不安定な咬合の安定. 機能改善	(TMDの治療として議論がある) 臼歯部咬合支持の修復 必要ならば咬合高径の変更 偏心運動時の誘導の修復(補綴的理由で必要ならば)	予防的および治療的役割は科学的に支持されていない. 不当な過剰治療の危険性. 不安定な咬合の安定化は正当化されるかもしれない
外科治療	非復位性円板障害 円板癒着性ロック		関節包内注射 円板再付着, 円板修復, 円板切除	関節接合術(arthrosynthesis)は役立つかもしれない. 他の外科的治療は最後の手段である

顎関節障害の治療と管理

　治療の決定につながる診断過程は, とくに筋障害と関節障害を確認する症状と兆候に基づかなければならない. この過程は, 開口制限という最初の兆候から始まるClarkの治療アルゴリズムが良い例である(図16-3)[19].

　段階を追ったアルゴリズムのアプローチは, 適用されるであろう. そして, それは症状と兆候および診断の特定の組合せである他の症例に基づくかもしれない. これらは, DC/TMD診断決定樹を用いて評価されるかもしれない[3].

筋痛と関節痛

　顎関節痛や機能障害をまったく伴わないかわずかに有する筋痛は, 理学療法, オクルーザルアプライアンス, 行動療法, 薬物療法により治療される.

復位性円板転位

　この障害を抑えるための効果的な治療は示されていない. ほとんどの場合, 治療の必要はないと考えられている. 患者が間欠的ロックに関連のあるクレンチングやグラインディングを有する疑いがある場合には, スタビライゼーションアプライアンスが推奨される[60].

　前方位における開閉口により, クリックは消失する. これは「関節円板復位」と呼ばれる. これはとくに関連痛が軽減され, 通常のスタビライゼーションアプライアンスでは関節痛が減少しない場合に一時的に推奨されてきた. 長期間の整位型アプライアンスの使用は, 歯列矯正または固定性部分床義歯による修正を必要とする臼歯部のオープンバイトを導いてしまう. 本来の遠心最大咬頭嵌合位(MI)よりも後方におけるさらなる閉口は, 通常開閉口時にクリックの再発を伴う[60-62].

非復位性円板転位

関節原性の間欠的および永久的ロック（クローズドロック）は管理するのが困難かもしれない（表16-2）．初期のアプローチとしては，何もしないか，一時しのぎの疼痛療法で経過観察することにより，時間とともに解決するかもしれない[63,64]．フラットなオクルーザルアプライアンスは，いくつかの症例において症状が悪化して装着1年後に除去することがあり，何もしないよりも効果が劣っていた[63]．非復位性円板転位を有する52症例（57関節）について，治療介入なしに1年間自然経過を観察したところ，若年者群の症例の60%で良好な結果が認められた．高齢者群においてはより少ない結果を示した．関節接合術（arthrosynthesis）は有益かもしれない．そして，症状に基づく種々の養生法を図16-3で示す[19,43]．手術は最後の手段であり，結果はさまざまである．

顎関節内障

保存的療法としては，温熱や冷却およびNSAIDsを併用した食事制限，頻繁な蝶番運動とストレッチ運動が含まれる．関節内視鏡による上関節腔の剥離と洗浄（関節腔内洗浄療法）は，癒着が原因である障害の場合には有意にロックを減少させることができる．障害を解決するために行った保存的療法が失敗した時は，最後の手段として外科的な円板の修復と整位を試み，十分な開口を得るよう修復する[65,66]．

円板下顎頭非協調による関節痛（クレピタスなし）

治療オプションとしては，回避療法（avoidance treatment），理学療法，スタビライゼーションアプライアンス，行動療法，薬物療法が含まれる．関節痛に対してNSAIDsやステロイドが使用されるかもしれない．症状が繰り返されるならば，多発性関節炎を疑い，患者にリウマチ専門医を紹介する[19,43]．

間欠性ロック

間欠性ロックのための治療オプションには，回避療法，スタビライゼーションアプライアンス，滑液供給，注射，関節腔内洗浄療法が含まれる[19,43]．

慢性顎関節痛

機能制限プロトコル，ステロイド注射，その他の抗炎症過程，慢性疼痛薬剤で管理する．スタビライゼーションアプライアンスが試みられることもある．

退行性関節疾患

疼痛については，症状に合わせて鎮痛薬，NSAIDS，スタビライゼーションアプライアンスで治療する．変形性関節症の咬合への関係は明白ではない．臼歯部咬合支持の消失または減少に対して対処することは，関節への圧縮減を支持することになると考えられる．症状は，一般的に何も処置をしないでも2年間以上で減少すると述べられている．

それゆえ，臼歯部咬合支持の回復や不安定な咬合の修復のような補綴的対応の有効性を評価することは困難である[67]．

臼歯部支持の喪失については，ほとんどあるいはまったく病因的重要性はないとみなされている[68]．予防的価値もまったくないと考えられているが，欠損臼歯の修復は，骨関節症の治療に付加的役割をもつかもしれない．関節への荷重軽減と咬合の安定の向上を目的としたアプライアンス療法により，全体的な治療が行われるかもしれない[68]．臼歯部支持の消失は，変形性関節症の存在と重症度に関連していると，他のレビューに述べられている[69,70]．

変形性顎関節症の管理

管理は，症状を軽減することを主体とし，関節の荷重を減少することを目的とすべきである．考慮すべき重要な点は，変形性顎関節症の予後は一般的に良好であることである．それゆえ，管理は患者の元気づけ，薬物療法，理学療法を併用すべきである．この疾患の性質の説明，可能性がある多因子病因論，および意図する治療法の説明が必要である．変形性顎関節症が診断されたならば，多くの場合，関節はやがて「治癒」または回復するが，改善する前に症状が悪化するかもしれないことを説明しなければならない[67]．

薬物療法

薬物療法には，鎮痛薬，抗炎症薬剤，およびより重症の場合には関節内注射が含まれる．

理学療法

理学療法には，安静，固定法，温熱療法および筋のエクササイズが含まれる．筋に関連する疼痛も，関節痛として表れるかもしれない．

素因の減少

歯科治療と同様に，関節に対する荷重を軽減することと，過度の開口を避けることが必要である．スタビライゼーションアプライアンスは，閉口時における臼歯部に加わる圧を均等化することにより，関節への荷重を軽減するように作用する．咬合高径（OVD）を増加することは，多少は関節炎を軽減するかもしれない．そのメカニズムは，咬合高径を挙上することによって，非対称性の顆頭は開口する方向に回転するため，関節に接触する荷重が変化することによると考えられている[10,67]．

補綴的修復とTMD

TMDの補綴的リハビリテーションの問題は，あいまいでまだ論争の的である．TMDの後に歯を修復して改善したという報告はあるが，多くの場合，初期の保存的治療の後であり，科学的な妥当性は最高レベルではない[68]．TMDの治療として，広範囲な歯の修復やリハビリテーションを正当化する十分なエビデンスはない[7,21,31,34,58,68]．

これに反対の意見もある．何人かは，TMDは保存的療法のみで管理すべきであると主張している．補綴的リハビリテーションは，通常の補綴処置として，欠損歯および喪失した歯の構造を機能的，審美的，長期的に回復するために設計されなければならない[21,23,31,34,58,68]．臼歯部支持の喪失は，現在では，関節障害の進展に関係はないと信じられている[68]．関節障害の治療あるいは予防として，欠損歯に対して固定性あるいは可撤性補綴装置による修復を行うことは，現在正当性がないとみなされている[68]．臼歯部咬合支持のためのオプションとして，短縮歯列は容認される補綴処置である．5〜6歯の欠損は，咬合的危険因子とみなされてきたが，TMDと関係があるという原因-結果が証明されていない[69-72]．

何人かは，初期保存的治療による問題解決の後に，不安定な咬合の安定や重度の不正咬合の治療が必要であると主張している．初期保存的治療はphase Iと呼ばれ，咬合を「安定」するためのその後の補綴処置はphase IIと呼ばれている[10]．「不安定な咬合の安定」という語句は，明確に定義されていない．他の大多数は，TMDは保存的療法による治療で十分であり，再発は優勢な永続化因子に関係していることから，この概念に異議を唱えている．不安定な咬合は，多くのことを意味する．安定は，不安定が有害であることを意

補綴的修復とTMD

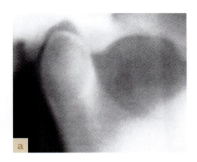
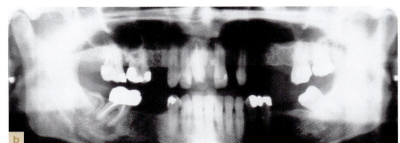
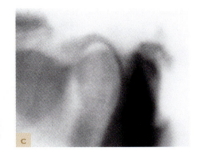
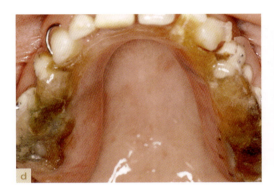
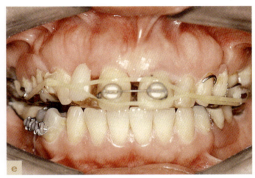
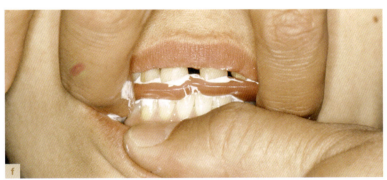
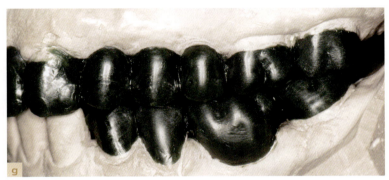
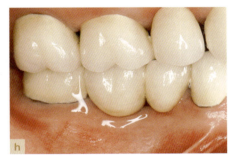
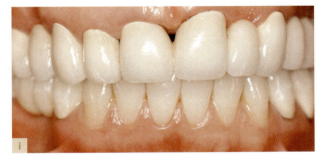
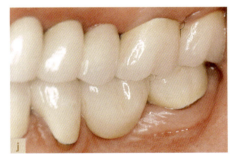

図16-4 補綴学的リハビリテーションを必要とした慢性TMD症例（Dr. R Himelのご厚意による画像）．

味し，将来的な咬合崩壊や，長期的には悪化する可能性があることを意味する．両側性同時接触を有する最大咬頭嵌合位での全歯列接触は，形態学的安定のためには必要条件であるかもしれない[10]．この点から，咬合の安定化は，患者が受け入れた咬合高径での両側性同時接触と，快適かつ合理的な選択的な偏心運動時の誘導を伴う安定した臼歯部咬合支持の維持あるいは提供であると解釈することができる．機能的およびパラファンクショナルな荷重を支持するために，可撤性のリジッドサポートにするかまたは固定性の歯あるいはインプラントサポートにするかなどの付加的な修復オプションもまた，この目的の一部と考えられている．

症例

31才の女性，数年間TMDクリニックで治療していた．彼女は，臼歯部咬合支持が減少したため，アクリル性の臼歯部可撤性部分床義歯（RPD）を装着した．その後，関節痛および両側顎関節のクリックと間欠性ロックに6年間苦しんだ．このストレスの期間中，彼女は咬筋および側頭筋の圧迫感を伴う激しい筋痛に対する不満があり，スタビライゼーションアプライアンスにより疼痛が緩和した．上顎のRPDは，可撤性スタビライゼーションアプライアンスに変更した．その後，彼女はスタビライゼーションアプライアンスでは解決しないひどい関節痛を呈した．関節痛を緩和するために上顎前方整位型アプライアンスを装着した．彼女は固定性補綴装置で修復することを決断し，通法に従って補綴処置が行われた．力が加わらないリラックスした咬頭嵌合位における矯正治療の後，臼歯部は，固定性部分床義歯（FPDs）で修復された（図16-4）．

第16部　顎関節症の管理

表16-7　TMD症例の修復における咬合の基準と考慮事項

咬合決定要因			
臼歯部咬合支持	短縮歯列は容認できる		臼歯部支持の喪失は顎関節内障を導かない
	オクルーザルアプライアンスは変形性顎関節症において顆頭に対する荷重を軽減することができる．臼歯の修復も同様の効果を有する		
	満足度，機能的，審美的理由による患者中心の臼歯部修復　支持装置増加の必要性	通常の補綴の基準による支持装置の組合せ	症状軽減を伴うphase I 治療の後，不安定な臼歯部咬合支持と咬頭嵌合位を安定させるために考慮されるかもしれない
咬頭嵌合関係	力が加わっていない中心位(CR)における修復	両側性の同時接触	
	選択的咬頭嵌合関係（ロングセントリック）	もし，後退位が不快ならば，快適な関係（治療的咬合）をみつける	
	時折，class II をCRで修復すると"globus"な息苦しい不快感を呈するかもしれない	CRとMI間の均等接触を有する快適な前歯部の関係をみつける（治療的咬合）	
咬合高径	通常の補綴の基準によるOVDの回復	特定のOVDへの適合が不良の場合には，不快やTMD（概して筋症状）を引き起こすかもしれない．患者の反応にしたがって，容認できる快適な「治療的」OVDをみつける	
	過小または過剰なOVDは必ずしもTMDを引き起こすことはない	TMDの筋や関節の治療や予防のための一つの「正しい」OVDはない．スタビライゼーションアプライアンスは，たとえ臨床的下顎安静位における安静空隙量を上回るとしても種々のOVDで効果的である	
偏心運動時の誘導	選択的な偏心運動時の誘導の修復は，個々の臨床的決定因子(ICDs)による	犬歯誘導にするかグループファンクションにするかという厳格な規則はない．ICDが許容するならば，一般的には緩やかなアンテリアガイダンスを保持する．作業側の誘導は，なるべく非作業側の接触がないようにする	
	水平被蓋が大である重度のclass II において，スタビライゼーションアプライアンスは最大咬頭嵌合位における全歯列接触と均一な偏心運動時の接触を供給する	アンテリアガイダンスを作る努力は，筋や関節の兆候や症状の軽減や予防を保証するものではない	

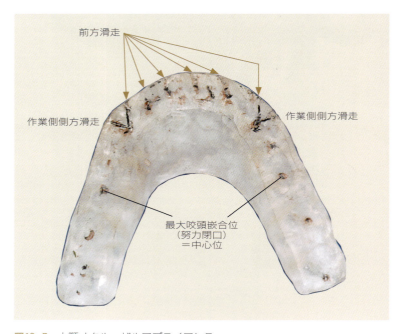

図16-5　上顎オクルーザルアプライアンス．

本来のOVDは保持され，偏心運動時の誘導が選択された．当初，いくらかの症状の緩和が得られた．症状は，最初は減少し，間欠的に再発し，症状に応じて治療された．

結論：補綴とTMD

臼歯部咬合支持，咬頭嵌合関係，OVD，偏心運動時の誘導の回復に対する考えは，一般的に通常の患者中心の補綴原則に基づく．アンテリアディスオクルージョン（前歯による臼歯離開）または特定のOVDにおける咬頭嵌合位や顆頭位を作るための努力は，関節や筋の症状軽減や予防を保証するものではない．いくつかの基準と考察

について表16-7に示す．従来の患者中心の歯科補綴学的原則に従う回復の後，あるいは，「高度な技術を用いない」で治療したTMDの兆候や症状の再発や継続を考慮して，オクルーザルアプライアンスが必要である．

咬合調整

咬合調整は，筋あるいは関節障害のTMD治療の一部として，正当に認められる治療とはもはや考えられていない[9, 21, 23, 31-36]．ましてや，将来の筋または関節に関連した兆候や症状を避けるための予防としても正当と認められていない[9, 15, 21, 23, 31-36]．少数派は，これは容認できる方法であるといまだに確信しているが[73]，大多数の科学的文献は無条件に反対している[9, 15, 21, 23, 31]．

オーラルアプライアンス

上顎スタビライゼーションアプライアンス（MSAs）は，数十年間可逆的な効果的治療法として使われてきた．硬い上顎のアクリルレジンのアプライアンスが，もっとも一般的に使用され推奨された．原則は全歯列を被覆し，アンダーカットあるいはワイヤークラスプで維持する．一般的に均一な咬合面上で，多数の同時接触で閉口し，ただちに中心位に一致するようになる．通常，歯列全体が閉口時に同時接触するように調整することにより筋の失調が生じ，その結果中心位と一致した最大咬頭嵌合位で最終的に全歯列が咬合接触する．通常は，前歯部の傾斜（アンテリアランプ）が前方運動での誘導を可能にして臼歯部を離開させ，そして作業側の側方運動時の誘導が両側の他のすべての接触を離開させる（図16-5，16-6）．

前方運動は，アンテリアランプに対向するすべての下顎前歯または左右の上顎犬歯上に挙上された犬歯のプラットホームで行われる．通常，MSAsは切歯間で最低2〜3 mm挙上する．垂直被蓋が大きい場合には，4〜6 mm咬合高径を挙上し，平坦な偏心運動時の誘導とする．どの程度の傾斜の誘導が良いか，あるいはどのような咬合高径が良いかというような明確なガイドラインやエビデンスはない[17, 60]．上顎前歯部のバイトプレーンまたはランプおよび臼歯部非接触型の斜面板もまた，主に筋関連症状の軽減があるということでいくらか推奨されている[58, 74, 75, 85, 86]．しかしながら，これらはア

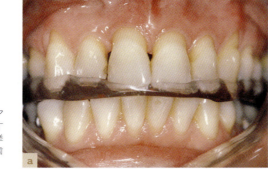
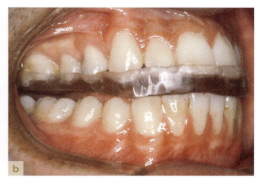
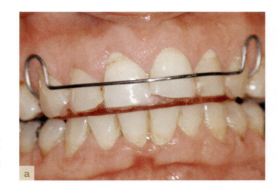
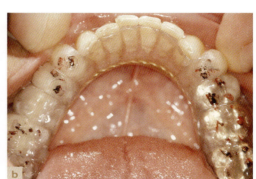

図16-6a, b　上顎スタビライゼーションアプライアンス．a：切歯間で最低2～3mmはOVDを挙上する．b：4～6mmOVDを挙上した例．わずかに挙上した平坦なアンテリアディスオクルージョン（前歯による臼歯離開咬合）は好ましいオプションである．

図16-7a, b　Hawleyのアンテリアガイドプレーン．a：上顎のアプライアンスは，筋筋膜症状の治療としていくらか推奨されており，多くの臨床医によって使用されている．臼歯の過剰挺出の危険性．b：下顎スタビライゼーションアプライアンス．

プライアンスに接触していない対合臼歯の過剰挺出の危険性がある（図16-7）．

TMD治療に関する研究

　TMDの多くの治療は，臨床的に成功していると主張されているが，よくデザインされた無作為コントロール試験（RCT）や強いシステマティックレビューに支えられたものはほとんどない[17]．治療が通常セラピストのサポートと説明，ポジティブな歯科医師-患者関係および時間経過の組合せであるため，どれが効果的な治療であるかを結論づけることは困難である．これらにいくつかの理学療法やオクルーザルアプライアンスが加わると，どのようにして患者が良くなるのか（それが本当であるならば）という理由を知ることが困難となる[58]．

オクルーザルアプライアンス療法の効果に関する研究

　オクルーザルアプライアンスの効果を評価した研究の結論は，エビデンスとなる科学的なレベルの程度に依存する．いくつかのRCTとシステマティックレビューは，オクルーザルアプライアンスの効果を評価するために現在利用できる．しかしながら，異なるアプローチは，臨床関連のさまざまな結論をもたらす．

　RCTのシステマティックレビューによると，筋筋膜顔面痛のためのスタビライゼーションスプリントは，スプリント療法の効果について確定的な結論には至っていない[34, 58, 74]．しかしながら，多くの他の文献では，スプリント単独使用または他の治療との併用によっていくつかのレベルで有益な場合があると主張している[10, 19, 32, 60, 74]．それらの作用に関する同意はない．1つの主張されている作用は，これらのアプライアンスは行動変容として作用する[17]．作用に関する他の可能性のある理論としては以下が含まれる：

- 咬合の解放
- 咬合の安定
- 咀嚼システムの神経生理学的効果
- 咬合高径の変更
- 下顎頭-下顎窩関係の変更
- 認知的認識（Cognitive awareness）
- 機械的ストレスの吸収
- プラシーボ効果[58, 74]

　TMDの治療として，データはこれらが弱い有効性を有していることを示唆している．しかしながら，痛みがあるまたは摩耗している歯を保護するため，あるいは，患者に破壊的行動をより認識させるための管理法として，オクルーザルアプライアンスは明確な長所を有している[17, 58]．

オーソシス（TENSを利用したマイオセントリックスプリント），侵害受容性三叉神経抑制スプリント

　いくらか通常とは異なる筋関連TMDの治療概念について論争がある．従来のアプローチは，アンテリアガイダンスの有無にかかわらず平坦な上顎オクルーザルアプライアンスを含む保存的可逆的療法を勧めている一方で，他の2つのアプライアンスと治療概念が推奨されている．それは，TENSを用いたマイオセントリックオーソシス（MO）と『侵害受容性三叉神経抑制スプリント』（NTI）である．MOの概念は，TENS，表面筋電図，運動生理学，ソノグラフ電子装置の併用に基づいている[77, 78]．

　神経筋関連症状や頭痛を有すると考えられる患者には，まず最初に低周波のTENSで治療される．これは，いわゆるTENSによる安静位と弛緩した筋として確立されている．それから，TENSを利用してマイオセントリックの位置で閉口する．この位置は，EMGモニターによると下顎安静位よりも1～2mm前上方であるといわれている[78]．下顎のアクリルまたはアセタール製のアプライアンスは，このマイオセントリックの位置での咬頭嵌合位で約2mmOVDを挙上して製作される[78]．下顎臼歯部の咬頭は，対合上顎咬頭と咬合させるが，下顎前歯部は舌側面のみを被覆する[77, 78]．患者は，オルソーシスと呼ばれるこの装置を，清掃時以外は日夜3か月間装着することが勧められる．疼痛緩和治療を行った313名のTMD症例の長期的な成功について報告されている[77, 78]．MOアプライアンスと平坦なオクルーザルアプライアンスとの比較を行った1つの研究は，MOグループのための改善された疼痛減少スコアを用いて検討したところ，両群間に症状消失の有意差は認められなかったと報告している[79]．もう1つの報告では，症状改善と表面筋電図データの

変化との間には有意な相関は認められなかったとしている[80]．

表面筋電図は，TMD 患者の臨床的管理に使用されている[77-80]．一部の研究者は，咀嚼筋の両側対称的な収縮と同様に，安静時筋活動，最大筋活動，種々の荷重下における周波数スペクトルの有用性を主張している[81]．他の包括的なレビューでは，TMD の診断やモニタリングの方法として再現性や妥当性があるとは考えられないと主張している[53, 59, 82-84]．

NTI は，臼歯接触のない上顎前方バイトプレーンである．NTI と平坦なオクルーザルスプリント（OS）について比較されている[85]．この短期的な研究では，NTI では睡眠時の下顎閉口筋 EMG 活動に強い抑制効果が認められ，OS では認められなかった．しかしながら，EMG 活動は臨床結果に直接関連はなかったと報告している[85]．もう 1 つの研究は，ミシガンタイプのスプリントと NTI は同様の治療効果があると報告している[86]．1 つのレビューにおいて，長期使用における悪影響の可能性としては，臼歯の挺出，前歯の圧下または動揺およびこれらの装置なしでは困ると思う気持ちが含まれると指摘されている[87]．

最後に，いくつかの TMD の効果的治療法としての OA の有効性は，どんな特定の治療メカニズムよりもむしろ精巧なプラシーボとして作用するための潜在能力によるかもしれないと推測されている．

システマティックレビューと RCT

システマティックレビューと RCT の妥当性は，症例報告よりも大きいが[88, 89]，これらの解釈はさまざまであり，異なる結論に導くかもしれない[34]．

厳格なエビデンスに基づくシステマティックレビューは，筋・筋膜痛[89-92]と関節痛[92]に対するオクルーザルアプライアンスの有効性についていくつかの RCT を分析した[34]．著者らは，もっとも研究されている領域である筋・筋膜痛のためのスタビライゼーションスプリント療法でさえ，結果的にこの療法の有効性を正当化するような決定的な結論はなかったと結論づけている[34]．大部分のスタビライゼーションスプリント療法では，犬歯誘導を有する平坦な上顎オクルーザルスプリントであると報告されている．

他のスプリントの効果に関する研究では，筋原性疼痛の緩和におけるスタビライゼーションアプライアンス療法の利点は，咬合接触のないプラシーボパラタルスプリントや他の疼痛治療法より効果的であると確認することはできなかったと述べている[90, 93]．

RCT からの批判的注釈では，関節原性および筋原性 TMD で苦しんでいる患者によるスタビライゼーションスプリントの夜間使用は適切であると結論づけている[89]．筋・筋膜痛に対するスタビライゼーションスプリントの終夜連続使用は，コントロールのアプライアンスほど効果がないことも認められた[34, 89, 91, 94]．ソフトスプリントの有効性を支持するエビデンスレベルが低いことも報告されている．

咬合調整に関する研究

コクラン協同のアプローチを用いた 6 つの RCT システマティックレビューは，TMD の治療と予防としての咬合調整の影響を評価している．この治療法を支持するエビデンスを提供する咬合調整の研究はない[33]．このレビューの結論は，レビューを行った 6 つの RCT の有用なデータからは TMD の治療あるいは予防における咬合調整，プラシーボ，元気づけおよび無治療の間に有意差は認められなかったとしている[33]．これらのデータに基づいて，咬合調整は TMD の治療や予防として勧められないと結論づけられた[33, 36, 89]．

結論

複雑な多因子，さまざまな構成要素および TMD の時間依存的な性質のために，TMD の咬合スプリント療法や咬合調整の妥当性と効果を効果的に評価することは非常に困難である．程度の異なる科学的エビデンスを有する他の異なる方法は，TMD の治療の成功を主張する．結論としては，各々の患者の要求にしたがって，可逆的である単純で同意が得られた高度技術を必要としない管理療法で症状を管理することを目的とすべきである[43, 89]．オクルーザルアプライアンスは，TMD 問題の治療として証明されていないが，一部の選択的な TMD 患者に対して援助と保護と供給する合理的な方法と思われるかもしれない[95]．

2010年の米国歯科研究学会（AADR）による政策論では，以下のように結論づけた．
- TMD の鑑別診断は，患者の病歴，臨床検査，必要ならば画像検査に基づかなければならない．
- TMD 患者の治療は，保存的可逆的でエビデンスに基づいた治療法を使用すべきである．
- 専門的治療は，在宅療養プログラムによって増大されなければならない．

参考文献

1. American Association for Dental Research. Policy statements. Temporomandibular disorders. Revised 2010. www.aadronline.org/i4a/pages/index.cfm?page-id=3465. Accessed April 2014.
2. Dworkin SF, LeResche L. Research diagnostic criteria for temporomandibular disorders: review, criteria, examinations and specifications, critique. J Craniomandib Disord 1992;6:301–355.
3. The International RDC/TMD Consortium. www.rdc-tmdinternational.org. Accessed April 2014.
4. Schiffman E, Ohrbach R, Truelove E, Look J, Anderson G, Goulet JP, et al. Diagnostic Criteria for Temporomandibular Disorders (DC/TMD) for Clinical and Research Applications: Recommendations of the International RDC/TMD Consortium Network and Orofacial Pain Special Interest Group. J Oral Facial Pain Headache 2014;28:6–27.
5. Peck CC, Goulet JP, Lobbezoo F, Schiffman EL, Alstergren P, Anderson GC, et al. Expanding the taxonomy of the diagnostic criteria for temporomandibular disorders. J Oral Rehabil 2014;41:2–23.
6. Ohrbach R, Gross A. Summary of the workshop on temporomandibular disorders sponsored by the American Dental Association. J Periodontol 1989;60:222–224.
7. Carlsson GE, Le Resche L. Epidmiology of temporomandibular disorders. In: Sessle BJ, Bryant PS, Dionne RA (eds). Temporomandibular Disorders and Related Pain. Seatle: IASP Press, 1995.
8. Carlsson GE. Epidemiology and treatment need for temporomandibular disorders. J Orofac Pain 1999;13:232–237.
9. Greene C. The etiology of temporomandibular disorders: implications for treatment. J Orofac Pain 2001;15:93–105.
10. Mohl N, Zarb G, Carlsson, Rugh J. A Textbook of Occlusion. Chicago: Quintessence Publishing, 1982.
11. Palla S. A need to redefine chronic pain? J Orofac Pain 2006;20:265–266.
12. Egermark I, Carlsson GE, Magnusson T. A 20-year longitudinal study of subjective symptoms of temporomandibular disorders from childhood to adulthood. Acta Odont Scan 2001;59:40–48.
13. Egermark I, Carlsson GE, Magnusson T. A 20-year follow-up of signs and symptoms of temporomandibular disorders and malocclusion in subjects with and without orthodontic treatment in childhood. Angle Orthod 2003;73:209–115.
14. Dworkin SF. Psychological and psychosocial assessment. In: Laskin DM, Greene C, Hylander WL (eds). TMDs: An Evidence-based Approach to Diagnosis and Treatment. Chicago: Quintessence Publishing, 2006:203–217.
15. Greene C. Concepts of TMD etiology: effects on diagnosis and treatment. In: Laskin D, Greene C, Hylander WL (eds). TMDs: An Evidence-based Approach to Diagnosis and Treatment. Chicago: Quintessence Publishing, 2006:219–228.
16. Shifman A, Gross MD. Diagnostic targeting of temporomandibular disorders. J Oral Rehabil 2001;28:1056–1063.
17. Clark GC. Treatment of myogenous pain and dysfunction. In: Laskin DM, Greene C, Hylander WL (eds). TMDs: An Evidence-based Approach to Diagnosis and Treatment. Chicago: Quintessence Publishing, 2006:483–500.
18. Gonzalez YM, Mohl ND. Masticatory muscle pain and dysfunction. In: Laskin D, Greene C, Hylander WL (eds). TMDs: An Evidence-based Approach to Diagnosis and Treatment. Chicago: Quintessence, 2006:255–269.
19. Clark GT. A diagnosis and treatment algorithm for TM disorders. J Jpn Prosthodont Soc 1996;40:1029–1043.
20. Ohrbach R, List T, Goulet JP, Svensson P. Recommendations from the international consensus workshop: convergence on an orofacial pain taxonomy. J Oral Rehabil 2010;37:807–812.
21. Turp JC, Greene CS, Strub JR. Dental occlusion: a critical reflection on past, present and future concepts. J Oral Rehabil 2008;35:446–453.

22. Manfredini D. Current Concepts on Temporomandibular Disorders. London: Quintessence Publishing, 2010.
23. Stohler C. Management of dental occlusion. In: Laskin DM, Greene C, Hylander WL (eds). TMDs: An Evidence-based Approach to Diagnosis and Treatment. Chicago: Quintessence, 2006:403–411.
24. Pullinger AG, Seligman DA, Gornbein JA. A multiple logistic regression analysis of the risk and relative odds of temporomandibular disorders as a function of common occlusal features. J Dent Res. 1993;72:968–979.
25. Seligman DA, Pullinger AG. Analysis of occlusal variables, dental attrition, and age for distinguishing healthy controls from female patients with intracapsular temporomandibular disorders. J Prosthet Dent 2000;83:76–82.
26. Huang GJ, LeResche L, Critchlow CW, Martin MD, Drangsholt MT. Risk factors for diagnostic subgroups of painful temporomandibular disorders (TMD). J Dent Res 2002;81:284–288.
27. Johansson A, Unell L, Carlsson GE, Soderfeldt B, Halling A. Risk factors associated with symptoms of temporomandibular disorders in a population of 50- and 60-year-old subjects. J Oral Rehabil 2006;33:473–481.
28. Seligman DA, Pullinger AG. The role of functional occlusal relationships in temporomandibular disorders: a review. J Craniomandib Disord 1991;5:265–279.
29. Gesch D, Bernhardt, Kirscus A. Association of malocclusion and functional occlusion with temporomandibular disorders (TMD) in adults: a systematic review of population-based studies. Qunitessence Int 2004;35:211–221.
30. Selaiman CM, Jernym JC, Brilhante DP, Lima EM, Grossi PK, Grossi MI. Occlusal risk factors for temporomandibular disorders. Angle Orthod 2007;77:471–477.
31. Ash MM. Paradigmatic shifts in occlusion and temporomandibular disorders. J Oral Rehabil 2001;28:1–13.
32. Okeson JP. Management of Temporomandibular Disorders and Occlusion, ed 3. Chicago: Quintessence Publishing,1993.
33. Koh H, Robinson PG. Occlusal adjustment for treating and preventing temporomandibular joint disorders. J Oral Rehabil 2004;31:287–292.
34. Forssell H, Kalso E. Application of principles of evidence-based medicine to occlusal treatment for temporomandibular disorders: are there lessons to be learned? J Orofacial Pain 2004;18:9–22.
35. Randow K, Carlsson K, Edlund J, Oberg T. The effect of an occlusal interference on the masticatory system. An experimental investigation. Odontol Revy 1976;27:245–256.
36. De Boever JA, Carlsson GE, Klineberg IJ. Need for occlusal therapy and prosthodontic treatment in the management of temporomandibular disorders. Part I. Occlusal interferences and occlusal adjustment. J Oral Rehabil 2000;27:367–379.
37. Management of temporomandibular disorders. National Institutes of Health Technology Assessment Conference Statement. J Am Dent Assoc 1996;127:1595–1606.
38. Stohler CS, Zarb GA. On the management of temporomandibular disorders: a plea for a low-tech, high-prudence therapeutic approach. J Orofac Pain 1999;13:255–261.
39. Okeson JP (ed). Orofacial Pain. Guidelines for Assessment, Diagnosis, and Management. Chicago: Quintessence, Publishing, 1996.
40. Zarb GA, Carlsson GE, Rugh JD. Clinical management. In: Zarb GA, Carlsson GE, Sessle BJ, Mohl ND (eds). Temporomandibular Joint and Masticatory Muscle Disorders. Copenhagen: Munkgaard, 1994:529–548.
41. Dworkin SF. Behavioral and educational modalities. Oral Surg Oral Med Oral Pathol Oral Radiol Endod 1997;83:123–133.
42. Turk DC. Psychosocial and behavioral assessment of patients with temporomandibular disorders: Diagnostic and treatment implications. Oral Surg Oral Med Oral Pathol Oral Radiol Endod 1997;83:65–71.
43. Clark GT. Critical commentary 2. The etiology of temporomandibular disorders: implications for treatment. J Orofac Pain 2001;15:109–111.
44. Winocur E, Gavish A, Voikovitch M, Emodi-Perlman A, Eli I. Drugs and bruxism: a critical review. J Orofac Pain 2003;17:99–111.
45. Dionne RA. Pharmacological approaches. In: Laskin DM, Greene C, Hylander WL (eds). TMDs: An Evidence-based Approach to Diagnosis and Treatment. Cicago: Quintessence Publishing, 2006:347–357.
46. Turp JC, Motschall E, Schindler HJ, Heydecke G. In patients with temporomandibular disorders, do particular interventions influence oral health-related quality of life? A qualitative systematic review of the literature. Clin Oral Impl Res 2007;18(Suppl 3):127–137.
47. Mohl ND, McCall WD Jr, Lund JP, Plesh O. Devices for the diagnosis and treatment of temporomandibular disorders. Part I: introduction, scientific evidence, and jaw tracking. J Prosthet Dent 1990;63:198–201.
48. Mohl ND, Lund JP, Widmer CG, McCall WD Jr. Devices for the diagnosis and treatment of temporomandibular disorders. Part II: electromyography and sonography. J Prosthet Dent 1990;63:332–336.
49. Mohl ND, Ohrbach RK, Crow HC Gross AJ. Devices for the diagnosis and treatment of temporomandibular disorders. Part III: thermography, ultrasound, electrical stimulation, and lectromyographic biofeedback. J Prosthet Dent 1990;63:472–477.
50. Laskin DM, Greene CS. Technological methods in the diagnosis of temporomandibular disorders. Quintessence Int 1992;23:95–102.
51. Lund JP, Widmer CG. An evaluation of the use of surface electromyography in the diagnosis, documentation, and treatment of dental patients. J Craniomandib Disord Facial Oral Pain 1989;3:125–137.
52. Lund JP, Widmer CG, Feine JS. Validity of diagnostic and monitoring tests used for temporomandibular disorders. J Dent Res 1995;74:1133–1143.
53. Greene CS. The role of technology in TMD diagnosis. In: Laskin DM, Greene C, Hylander WL (eds). TMDs: An Evidence-based Approach to Diagnosis and Treatment. Chicago: Quintessence Publishing, 2006:193–202.
54. Cooper BC. The role of bioelectronic instruments in the documenting and managing of temporomandibular disorders. J Am Dent Assoc 1996;127;1611–1614.
55. Hugger A, Kordass B, Lange M, Ahlers MO. Statement by the German society for function diagnostics and therapy (DGFDT) on HTA report 101. J Craniomandib Func 2011;3:97–101.
56. Report on acceptance of TMD devices. ADA Council on Scientific Affairs. J Am Dent Assoc 1996;127:1615–1616.
57. Management of temporomandibular disorders. NIH Technology Assessment Conference Statement. J Am Dent Assoc 1996;127:1595–1603.
58. Carlsson GE. Some dogmas related to prosthodontics, temporomandibular disorders and occlusion. Acta Odontol Scand 2010;68:313–322.
59. Suvinen TI, Kemppainen P. Review of clinical EMG studies related to muscle and occlusal factors in healthy and TMD subjects. J Oral Rehabil 2007;34:631–644.
60. Clark GT, Minakuchi H. Oral appliances. In: Laskin DM, Greene C, Hylander WL. TMDs: An Evidence-based Approach to Diagnosis and Treatment. Chicago: Quintessence Publishing, 2006:377–390.
61. Clark GT. Treatment of jaw clicking with temporomandibular repositioning: analysis of 25 cases. J Craniomandib Pract 1984;2:263–270.
62. Zamburlini I, Austin D. Long-term results of appliance therapies in anterior disk displacement with reduction: a review of the literature. Cranio 1991;9:361–368.
63. Lundh T, Westesson PL, Erikkson L, Brooks S. Temporomandibular joint disk displacement without reduction. Treatment with flat occlusal splint versus no treatment. Oral Surg Oral Med Oral Pathol 1992;73:655-658.
64. Sato S, Goto S, Kawamura H, Motegi K. The natural course of non reducing disc displacement of the TMJ. Relationship of clinical findings at initial visit to outcome after 12 months without treatment. J Orofac Pain 1997;11:315–320.
65. Nitzan DW, Etsion I. Adhesive force: the underlying cause of the disc anchorage to the fossa and/or eminence in the temporomandibular joint – a new concept. Int J Oral Mailifac Surg 2002;31:94–99.
66. Nitzan DW, Dolwick MF, Martinez GA. Temporomandibular joint arthrocentesis: a simplified treatment for severe, limited mouth opening. J Oral Maxillofac Surg 49.1163-1167, 1991
67. Zarb GA, Carlsson GE. Temporomandibular disorders: osteoarthritis. J Orofac Pain 1999;13:295–306.
68. De Boever JA, Carlsson GE, Klineberg IJ. Need for occlusal therapy and prosthodontic treatment in the management of temporomandibular disorders. Part II. Tooth loss and prosthodontic treatment. J Oral Rehabil 2000;27:647–659.
69. Seligman DA, Pullinger AG. The role of intercuspal occlusal relationships in temporomandibular disorders: a review. J Craniomandib Disord 1991;5:96–106.
70. Budtz-Jørgensen R, Gensen E, Luan WM, Holm-Pederson P. Mandibular dysfunction related to dental, occlusal and prosthetic conditions in selected elderly population. Geriodontics 1985;1:28–33.
71. Kanno T, Carlsson GE. A review of the shortened dental arch concept focusing on the work of the Kayser/Nijmegen group. J Oral Rehabil 2006:33;850-862.
72. Svensson P, Jadidi T, Arima L, Baad-Hansen, Sessle B. Relationships between craniofacial pain and bruxism. J Oral Rehabil 2008;35:524–547.
73. Dawson P. Position paper regarding diagnosis, management and treatment of temporomandibular disorders. The American Eqilibration Society. J Prosthet Dent 1999;81:174–178.
74. Dao TT, Lavigne GJ. Oral splints: the crutches for temporomandibular disorders and bruxism? Crit Rev Oral Biol Med 1998;9:345–361.
75. Becker I, Tarantola G, Zambrano J, Spitzer S, Oquendo D. Effect of a prefabricated anterior bite stop on electromyographic activity of masticatory muscles. J Prothet Dent 1999;82:22–26.
76. Visser A, Naeije M, Hansson TL. The temporal/masseter co-contraction: an electromyographic and clinical evaluation of short-term stabilization splint therapy in myogenous CMD patients. J Oral Rehabil 1995;22:387–389.
77. Cooper BC. Temporomandibular disorders: A position paper of the International College of Cranio-Mandibular Orthopedics (ICCMO). Cranio 2011;29:237–44.
78. Cooper BC, Kleinberg I. Establishment of a Temporomandibular Physiological State with Neuromuscular Orthosis Treatment Affects Reduction of TMD Symptoms in 313 Patients. Cranio 2008;26:104–117.
79. Weggen T, Schindler HJ, Hugger A. Effects of myocentric vs. manual methods of jaw position recording in occlusal splint therapy – a pilot study. Journal of Craniomandibular function 2011;3:177–203.
80. Weggen T, Schindler HJ, Kordass B , Hugger A. Clinical and electromyographic follow-up of myofascial pain patients treated with two types of oral splint: a randomized controlled pilot study.Int J Comput Dent 2013;16:209–224.

81. Hugger A, Hugger S, Schindler HJ. Surface electromyography of the masticatory muscles for application in dental practice. Current evidence and future developments Int J Comput Dent 2008;11:81–106.
82. Schindler HJ, Türp JC, Nilges P, Hugger Am. Clinical management of masticatory muscle pain: an update of the recommendations. Schmerz 2013;27:243–252.
83. Klasser GD, Okeson JP. The clinical usefulness of surface electromyography in the diagnosis and treatment of temporomandibular disorders. J Am Dent Assoc 2006;137:763–771.
84. Monaco A, Sgolastra F, Ciarrocchi I, Cattaneo R. Effects of transcutaneous electrical nervous stimulation on electromyographic and kinesiographic activity of patients with temporomandibular disorders: a placebo-controlled study. J Electromyogr Kinesiol 2012;22(3):463–468.
85. Baad-Hansen L , Jadidi F, Castrillon E, Thomsen PB, Svensson P. Effect of a nociceptive trigeminal inhibitory splint on electromyographic activity in jaw closing muscles during sleep. J Oral Rehabil 2007;34:105–111.
86. Jokstad A, Mo A, Krogstad BS. Clinical comparison between two different splint designs for temporomandibular disorder therapy. Acta Odontol Scand 2005;63(4):218–226.
87. Klasser GD, Greene CS. Oral appliances in the management of temporomandibular disorders. Oral Surg Oral Med Oral Pathol Oral Radiol Endod 2009;107(2):212–223.
88. Mohl ND. The anecdotal tradition and the need for evidence-based care for temporomandibular disorders. J Orofac Pain 1999;13:227–231.
89. Milner M. Critical commentary 3. Application of principles of evidence-based medicine to occlusal treatment for temporomandibular disorders: are there lessons to be learned? J Orofacial Pain 2004;18:27–30.
90. Dao TT, Lavigne GJ, Charbonneau A, Feine JS, Lund JP. The efficacy of oral splints in the treatment of myofascial pain of the jaw muscles: a controlled clinical trial. Pain 1994;56:85–94.
91. Ekberg EC, Vallon D, Nilner M. The efficacy of appliance therapy in patients with temporomandibular disorders of mainly myogenous origin. A randomized, controlled, short-term trial. J Orofac Pain 2003;17:133–139.
92. Rubinoff MS, Gross A, McCall WD. Conventional and nonoccluding splint therapy compared for patients with myofascial pain dysfunction syndrome. Gen Dent 1987;35:502–506.
93. Raphael KG, Marbach JJ. Widespread pain and the effectiveness of oral splints in myofascial face pain. J Am Dent Assoc 2001;132:305–316.
94. Ekberg EC, Vallon D, Nilner M. Occlusal appliance therapy in patients with temporomandibular disorders. A double-blind controlled study in a short-term perspective. Acta Odontol Scand 1998;56:122–128.
95. Clark G. Critical Commentary 1. Application of principles of evidence-based medicine to occlusal treatment for temporomandibular disorders: are there lessons to be learned? J Orofacial Pain 2004;18:23–24.
96. Woda A, Tubert-Jeannin S, Bouhassira D, Attal N, Fleitner B, Goulet JP, et al. Towards a new taxonomy of idiopathic orofacial pain. Pain 2005;116:396–406.
97. Clark GT. A diagnosis and treatment algorithm for common TM disorders. J Jpn Prosthodont Soc 1996;40:1029-1043.

索引

あ

曖昧な理論　369
アウトカム研究
　臼歯部咬合支持　221
　修復の考慮事項　389
　総説　371
アキシオグラフによる機械的，電気的記録システム　356
悪循環概念，顎関節症／TMD　100
アクチン　54-5
新しい（新しく付与された）臼歯の接触／干渉の塑さ　287
新しい補綴装置の適合，咬合調整　392
新たな偏心運動時の臼歯の接触／干渉の長さ　287
圧力，侵害受容　65
アデノシン三リン酸（ATP）　54-5, 102
アデノシン二リン酸（ADP）　54
後戻り，咬合高径　250
アバットメントとインプラント界面での微細漏洩　310
新たな偏心運動時の臼歯の接触／干渉の傾斜　287
アルギニンバソプレシン（AVP）　72
アルゴリズム　92, 372, 517
アルコン型半調節性咬合器　350
アルファスマイル　179-80
アローポイント　147
アロディニア（異痛症）　64
アンカー，オーバーデンチャー　494
アングルの分類，偏心運動時の誘導　284
安静位
　Ⅰ級咬合の基礎　153
　下顎運動　143
　咬合高径　240-2, 254
　生理　249-50
安静空隙量　153
　下顎運動　144
　咬合高径　241, 248
　修復の要因（因子）／考慮事項　414
安静時顎間距離　242, 256
安静時筋トーヌス／安静時の筋緊張（トーヌス）　60, 282
安静時の姿勢の咬合高径　173-4
Anteの法則　389-90
アンテリアガイダンス
　Ⅰ級咬合　161-2
　咬合器　356, 358
　偏心運動時の誘導　265-6, 268-9, 273, 294-6
アンテリアディスオクルージョン（前歯による臼歯離開咬合）
　Ⅰ級咬合　265-6, 268-9, 273, 294
　修復治療　406-7
　偏心運動時の誘導　161-2
アンテリアディスクルージョン（前歯による臼歯離開）
　インプラントの咬合　305, 321
　臼歯部咬合支持　213

い

イアピースの位置，咬合器　348
イオンチャネル　48
維持
　咬合面のクリアランス　259
　修復の考慮事項　392, 394
　臨床的歯冠長が短縮した生活歯　460
意志決定システム　366-9
　段階的な　373-4
　バイアス　368
　モデル　368-9
意思決定における認知および個人的バイアス　368

意志決定時における認知バイアス　368
意思決定における個人的バイアス　368
意思決定の共有　368-9
意思決定モデル　368-9
異常
　形態の変異　186-7
　成長の正常範囲　40-1
異常な顎骨の治療　405-20
異所痛　68
遺体解剖　231
遺体解剖所見　231
遺体を用いた研究　219
痛み／痛／疼痛
　顎関節症／TMD　92, 95, 99-102, 103, 512-13, 522
　ゲートコントロール説　68
　口腔顔面　63-73
　骨関節炎　99
　スケール　92
　中枢性感作　72
痛みの機序に基づいた分類　64
痛みの持続時間　64
痛みの主観的な解釈　63
痛みの強さ　64
Ⅰa／Ⅱ群の求心性神経　57
一次求心性ニューロン，末梢性感作 65-6
Ⅰ軸とⅡ軸の筋骨格的心理社会的考慮事項　517
一次性咬合性外傷　81
一次性骨関節炎　98
Ⅰ級咬合の基礎　151-67
Ⅰ級静的咬合関係　151
Ⅰ級のアルファスマイル　179-80
Ⅰ級の動的咬合接触　159-60
遺伝性因子，TMD　106-7
移動　16
移動，前歯　444-6
イナーキ・ガンボレナ（Iñaki Gamborena）　529
イヌ，顎関節　23
イヌ科の動物（イヌ）　23
異常反応　306
イメージ，修復の考慮事項　398
因果関係　8
因果関係，偏心運動時の誘導　292
インサイザルガイダンス（切歯誘導） 160-1
　下顎運動　144
　咬合器　356
インプラント　303-41, 446-8
　オーバーデンチャー　491-4
　オプションの影響　447-8
　荷重（負荷）　85-6
　傾斜　506
　辺縁骨の吸収　86-7
　補綴主導型，コンピュータ支援型のインプラント　494-508
　本数　324, 494
　連結固定　84-5
インプラント支持型固定性補綴装置 448
インプラント支持型補綴　477-509
　オーバーデンチャー　478
　診断　491-4
　治療　478
インプラント支持型補綴装置による治療　477-509
インプラント支持のオーバーデンチャー　491
インプラント支持の単独冠　225
インプラント周囲炎　85-6, 311-4
インプラントの形状　308
インプラントの咬合　303-41, 446-8
　インテグレーション（骨結合） 309-11
　インプラント周囲炎　311-14
　FEAモデル　334
　解析モデル　328-9
　荷重（負荷）応答　307-9

過重負担／オーバーロード　311
咬合力の分散　305-7
近年のコンセプト　314-15
ストレインゲージ　329-30, 333, 334, 336-7
生体力学　327-8
生体力学モデル　328-30, 335, 339
力の分散　303, 305-7
治癒期間　309-11
頭蓋荷重（負荷）　330-9
光弾性モデル　329, 330, 334, 336-7
疲労性微小外傷　311
ブラキシズム　322-3
辺縁骨の吸収　309-11
偏心運動時の誘導　320-3
無歯顎における考慮事項　323-7
臨床パラダイム　314-15

う

Wolffの原理　80
う蝕　370
美しさ，顔貌の審美性　169-72
運動
　下顎　141-8
　顆頭　138-41
　咬合器　361
　咬合性外傷　81, 84
　咀嚼システム　149
　連結　443-4
運動ニューロン　57
運動の限界位，咬合器　361

え

永続化因子，偏心運動時の誘導 292
疫学，臼歯部咬合支持　220
S型運動単位　58
エックス線学的関節病変の発現率，骨関節炎　99
エビデンスに基づく意志決定モデル 368
エビデンスの階層　5
F型運動単位　58
嚥下　16, 46-7, 75-7
嚥下の咽頭期　77
嚥下の口腔移送期　77
嚥下の食道期　77
炎症
　インプラント周囲炎　313
　顎関節症／TMD　95
　神経筋の生理　71
遠心カンチレバー　225
遠心性ニューロン　45
延髄　44
円板関係／内障，顎関節症／TMD 93-6
円板後部組織，顎関節症／TMD 136-7

お

オーバーデンチャーの咬合　493-4
横断研究　7
オートローテーション　216-17
オーバージェット，最大咬頭嵌合 157
オーバーデンチャー　491-4
オーバーバイト，最大咬頭嵌合 157
OHIP（口腔健康指標のプロファイル）　221
オーラルアプライアンス／スプリント，顎関節症／TMD　524-5
オクルーザルガイダンス
　咀嚼時　283
　偏心運動時の誘導　284
オステオパーセプション，インプラントの咬合　306

オッズ比　6
オッセオインテグレーション，インプラントの咬合　86
オルソパントモグラフ画像，咬合器 355

か

開口
　下顎　133, 144-5
　顎関節症／TMD　96
　咬合器　345-50
外傷
　インプラントの咬合　311
　顎関節症／TMD　94
　咬合　80-5
　ブラキシズム　454
　偏心運動時の誘導　289-90
　慢性歯周炎　442
解析モデル
　インプラントの咬合　328-9
　頭蓋荷重（負荷）　118
外側翼突筋　133-5
開大／前歯　444-6
開大した前歯の後方移動　448-9
ガイデッドサージェリー　506-7
回転
　下顎骨の成長経路　37-8
　下顎運動　142, 148
　顆頭運動　140-1
　臼歯部咬合支持　231-2
　臼歯部咬合支持の喪失　216-17
　咬合器　346-7
　中心位　159
概念的な咬合接触点の分布　226-7
下顎　129-31
　オートローテーション　216-17
　形態変化　34
　咬合高径　244
　頭蓋荷重（負荷）　114
下顎安静位　60, 240-7
下顎運動　141-8
下顎運動の三次元的範囲　337
下顎運動の矢状エンベロープ 141
下顎骨の成長経路　37-8
下顎骨のたわみ　320
下顎側方運動　145-7
顆頭　37-8
　運動経路　148
　顎関節症／TMD　522
　関節結節　37-8
　中心位　159
下顎頭の圧縮　123
下顎頭変位
　臼歯部咬合支持　219
　頭蓋荷重（負荷）　123-4
下顎突起　33
可逆的療法　518, 519
顎
　安静時振戦　60
　形態変化　17-19
　光学的にスキャンした口腔内のバーチャルモデル　501
　修復　405-20
顎間関係／顎間距離の要因
　臼歯部咬合支持　223
　修復の考慮事項　387, 399
　垂直的顎間距離の考慮事項 472-5
顎間関係，個々の臨床的決定因子 406
顎間関係と補綴装置　460
顎間記録，臼歯部　234
顎関節　135-8
　解剖　135
　顎関節症／TMD　95
　関節円板後部組織　136-7
　関節靭帯　135-6
　関節包　135-6
　臼歯部咬合支持　218-20
　進化　17-18, 23, 34, 37, 135

索引

生後の成長 37
前頭面観 137-8
草食動物 24
咀嚼 135-8
頭蓋荷重（負荷） 114, 117, 123
肉食動物 23
バイラミナゾーン（関節円板後部組織二層部） 136-7
慢性顎関節痛 522
顎関節症／TMD 89-111
　痛み／疼痛 64, 72
　一般的徴候と症状 512
　疫学 92
　関節 90, 93
　機能的負荷／持続的な負担過重 93-6
　共存症 92
　筋障害治療 60
　筋電図 60
　筋 90
　形態の変異 193
　咬合高径 247-50
　骨関節炎 98-9
　自然罹患率 92
　修復物 406-7
　症状 93, 248
　診断 513-17
　生体自己制御 60
　咀嚼筋障害 99-100
　治療 521-2, 525
　兆候 93, 248
　管理 511-28
　定義 89-90
　パラファンクション 79, 92, 93
　非復位性関節円板転位 96, 98
　病因 92, 104-8
　復位性関節円板転位 96
　ブラキシズム 79, 92, 93
　分類 89, 90
　偏心運動時の誘導 286, 291, 292-3
　補綴的修復 522-6
　リスク因子 106-8
　療法 60
顎関節症／TMD 症状の繰り返し発現する性質 107
顎関節内障 522
顎関節の圧縮，頭蓋荷重（負荷） 123
顎関節への負荷，偏心運動時の誘導 282, 286-7
覚醒時ブラキシズム 77
顎堤間距離，臼歯部咬合支持の喪失 215-16
顎堤間距離／顎間距離の分類，咬合高径 457
顎二腹筋 132-3
下行性神経路，脳幹 46
重ね合わせた仮想の歯 500
荷重（負荷）
　インプラントの咬合 306, 311
　顎関節症／TMD 94-5
　顔面骨格 118-20
　歯／インプラント 85-7
　偏心運動時の誘導 282, 286-7
荷重された二次元の光弾性モデル 330
荷重（負荷）に対する反応 307-9
過重負担／オーバーロード
　インプラントの咬合 311, 320
　顎関節症／TMD 94-5
　臼歯部咬合支持 218-20
　臼歯部咬合支持の喪失 214-18
仮性II級咬合 411-13
仮想システム，補綴主導，コンピュータ支援によるインプラント治療 494-508
仮想の歯，重ね合わせ 500
仮想のモデリング 494
滑沢なカラー「ダイバック」 310
活動電位 49-50, 53-6
活動電位の下降相（再分極相） 50
活動電位の伝導 49-50
活動電位のピークと再分極相 50
活動電位の不応期 50
可撤性での補綴 463-4
可撤性のオーバーデンチャー 491
可撤性部分床義歯 223
可撤性補綴装置による解決法 413

顎頭運動の動力学 138-41
顎頭 - 下顎窩の関係 230-6
顎頭の遠心変位 219
顎路決定要素 358
顎路の記録，咬合器 358, 360-1
顎頭誘導の不確実性，咬合器 354
変わりゆく治療法 446-7, 518, 519
考え方とパラダイム 4-5
感覚受容器 43, 64
含気化 36
含気化発生 36
間歇性ロック 522
感作
　顎関節症／TMD 100, 103
　中枢性 69-72, 100, 103
　末梢性 65-7, 100
観察研究 5-6
患者因子／患者要因
　臼歯部咬合支持 223
　修復の考慮事項 386, 397
　片顎の補綴処置に際しての考慮事項 463
　偏心運動時の誘導 273
患者関連因子 370
患者教育，顎関節症 518-19
患者主導による治療 368-9
患者主導による治療の選択肢 378-9
患者主導の意思決定，偏心運動時の誘導 273
患者情報 372
患者情報，修復の考慮事項 396
患者の詳細な情報 375
緩徐痛 68
関節
　臼歯部咬合支持 219, 234
　形態変化 17-19
　咬合高径 247
　頭蓋荷重（負荷） 122-4
　潤滑 98
　触診 517
関節円板 135-6
関節結節，下顎頭 37-8
関節弛緩，顎関節症／TMD 94
関節痛 513, 521, 522
関節包 135-6
乾燥頭蓋骨モデル，インプラントの咬合 332-3, 336
カンチレバー，インプラントの咬合 336, 338
顔貌因子
　修復の考慮事項 386
　審美 422
顔貌の特徴 174
顔貌の表情 177-9
γ運動ニューロン 57
顔面基準線 174-6
顔面基準平面と比率 154
顔面高径 152-4, 172-3
　咬合高径 240-1, 250-4, 256-8
　修復の考慮事項 386-7
顔面高径の低下，咬合高径 250
顔面高径と顔面の割合 154-6
顔面溝と隆線 176
顔面高径の喪失，咬合高径 254
顔面骨格
　筋力ベクトル 116
　咬合荷重（負荷）（咬合力） 118-20
　咬合力の分散 303
　構造 129-31
　領域 34-5
　要素 113
顔面骨構造，インプラントの咬合 327
顔面成長様式と成長中心 38
顔面突起 33
顔面の大きさ，Class I 咬合の基礎 151
顔面の形態，審美性 169-73
顔面の隆線と溝 176
顔面発達 33
顔面比率 152-4, 172-3, 396-7
関連する異所痛 70-1
関連 vs 因果関係 8, 292

き

既往歴
　歯科的な 396

面接，スクリーニング 514, 517
義歯
　オーバーデンチャー 279
　現義歯 491-4
　試適用義歯床 499-500
　偏心運動時の誘導 497-8
記述 372
基準線 174-6
基準面（基準平面）
　I 級咬合の基礎 151
　咬合器 348
奇蹄目（ウマ目） 22
機能解剖，咀嚼系 129-50
機能的考慮事項
　臼歯部咬合支持 224
　咬合高径 254
　神経筋の生理学 43
　統合した修復 3
　偏心運動時の誘導 266
機能的III級の修復 411-13
機能的咀嚼運動と歯の接触，偏心運動時の誘導 265-6
機能的負荷，顎関節症／TMD 94-5
機能的不正咬合 187
機能不全（障害）
　咬合高径 254
　痛みの調節 72
キノドン類 18
CAD/CAM による補綴装置 506-8
臼歯
　形態変化 20
　酸蝕 455
　進化 19-21
　審美的影響 182
　接触 162
　喪失 252
　パラファンクション 455
　離開咬合 161
　誘導 271
臼歯の受動的挺出，顎間関係 472-5
臼歯の接触，偏心運動時の誘導 287
臼歯部インプラント支持の治療法 450
臼歯部咬合支持の減少 195-6, 315
臼歯部咬合平面
　咬合高径 256
　スマイル（笑顔） 182
臼歯部（の咬合）支持
　インプラントの咬合 315, 317
　顎頭位に関する考え方 230-6
　顎関節症／TMD 95-6, 218-20
　機能 210
　欠如／喪失 197
　減少 210-12
　構成要素 210
　咬頭嵌合位での接触 226-30
　修復 220-6, 388, 482
　主要要素 9
　前歯部との関連 212-14
　喪失 214-18
　中心位 230-6
　定義 210-12
　診断 212
　不調和 196-204
　偏心運動時の誘導 265-6
　ミューチュアルプロテクション（相互保護） 213
　誘導法に関する研究 234
臼歯部咬合支持の喪失，診断 211
臼歯部の咬合崩壊 217, 444
小臼歯の進化 20
臼歯部の低位咬合
　臼歯部咬合支持の喪失 215-16
　臼歯部の咬合崩壊 217, 444
　咬合高径 252
吸収，定義 80, 81
臼歯離開咬合 161-2, 267, 268-9
求心性神経 57
求心性ニューロン 45, 65-6
急性痛，顎関節症／TMD 103
旧世界ザル，顎骨の進化 24
橋 44
教育，顎関節症／TMD 518-19
矯正，治療 448-51
頬舌方向の差異 224
共存症，顎関節症／TMD 92

局所性低灌流 102
筋
　安静時筋トーヌス／安静時の筋緊張（トーヌス） 60
　痛みのコンセプト 100
　インプラントの咬合 307-8
　顎関節症／TMD 90-1, 93, 513
　痛み／痛／疼痛 95
　触診 517
　咀嚼 99-101
　治療 60
　連結 102
筋線維
　解剖 52
　活動電位 53-6
　錘外筋の 57
　錘内筋の 57
　収縮 51-2
筋紡錘 56
　咬合高径 250
　頭蓋荷重（負荷） 116
　収縮 51-2, 54-8, 71, 130
　早期接触 291
　連結 71, 102
　偏心運動時の誘導 266
筋・筋膜痛，咀嚼筋痛障害 101
筋骨格的心理社会的考慮事項 517
筋収縮
　神経筋の生理 51-2, 54-8
　中枢性感作（感受性亢進） 71
筋小胞体 53
近心咬合 411-13
筋スプリンティング 71, 102
筋の短縮 54
筋線維，線維の方向，羽状構造 50-1
筋線維の方向 50-1
緊張亢進 282
筋痛 513, 521
筋電図 59-61
　顎関節症／TMD 520
　咬合高径 242-7
　偏心運動時の誘導 277-9
筋電図の正常値 61
筋内の神経支配 58-9
筋内の神経分布 58-9
筋内部の筋線維の方向 51
筋周囲組織による位置決定，咬合高径 242, 244
筋の関連痛 95
筋フィラメント 53

く

空間シェル構造の挙動 120
苦悩 63
クラウン
　維持 460
　インプラントの咬合 337-8
　臼歯部咬合支持 225
　咬合高径 258
　歯冠長延長術 461-2, 468
　修復の要因／考慮事項 413
　抵抗性 460
　ブリッジ 461
クラウン，歯冠 337-8
グループガイダンス，偏心運動時の誘導 284
グループファンクション
　インプラントの咬合 276
　偏心運動時の誘導 321-2
グループファンクションと犬歯誘導，エクスカーシブガイダンス 268
クロスマウントによる作業用模型 469

け

経験的な問題事象（失敗） 335
傾斜インプラント 318, 506
計測技術，神経筋の生理 59-61
形態，機能，審美を統合した修復 3
形態，統合した修復 3
形態的診断，歯の摩耗 463
形態的な問題
　修復の考慮事項 384
　フローチャート 377-8

形態の変異 185-207, 370-1
　臼歯部咬合支持 223-6
　咬合概念 185-93
　修復の考慮事項 398
　正常 406
　ナチュラルバリエーション 185
軽度の摩耗 455-6
経皮的神経電気刺激 (TENS)
　顎関節症／TMD 520, 525-6
　ゲートコントロール説 67
頚部ストレインゲージモデル 336-7
頚部の幾何学，インプラントの咬合 309
ゲート，イオンチャネル 48
ゲートコントロール説 67-9
結紮糸により誘発されたインプラント周囲炎 313
血流，咀嚼障害 102
血流低下，咀嚼筋障害 102
現義歯 499-500
研究の種類 5-7
検査，歯周炎 443
犬歯
　インプラントの咬合 321-2
　形態変化 25
　特殊化 25
　偏心運動時の誘導 268, 275-6, 284
　誘導 165, 167-8, 268, 275-6, 284
原始的 33
減少
　顎関節症／TMD 522
　顎堤間および顎間距離 197-9, 215-16
　臼歯部咬合支持 210-12
　咬合高径 197, 252-4
減少した顎堤間距離 215-16

こ

固定性ブリッジ，仮想人工歯の重ね合わせ 500
コア修復 395
高位咬合，咬合高径 247
口蓋の発達 34
後角受容部位 66-7
光学的にスキャンした口腔内のバーチャルモデル 501
咬筋 132
口腔顔面痛 63-73
口腔顔面領域，修復の考慮事項 386-7, 396
口腔関連の生活の質 221
口腔健康指標のプロファイル (OHIP) 221
口腔前庭スペース，スマイル（笑顔） 182
口腔内装置（アプライアンス／スプリント）
　可撤性 464
　咬合高径 248
　ブラキシズム 459
口腔内レコードの厚さ，咬合器 346
口腔の発生 33
咬合因子 108
咬合ガイドラインのエビデンス 386
咬合干渉 193
　形態の変異 186, 193
　ブラキシズム 454
　偏心運動時の誘導 267, 271, 284-92, 293, 295
咬合器 343-63
　概念的考慮事項 358-61
　下顎の閉口と開口 345-50
　選択 361
　タイプ（型） 344-5
　中心位 350-7
　模型の装着 350-7
　理論 345
　臨床的考慮事項 358-61
咬合高径 173-4, 239-61
　安静位 240-2
　安静時の姿勢 240-7
　インプラントの咬合 320
　下顎安静位 240-2
　顎関節症／TMD 247-50

顎堤間距離／顎間距離の分類 457
顔面高径 250-4, 256-8
筋電図ベースライン 242-7
臼歯部咬合支持 215-16, 217
　減少 197
　修復 254, 413
　成長と発達 240
　喪失 197
　治療計画 254-5
　Ⅱ級症例 409
　臨床指針 255-60
咬合高径の喪失 197, 252, 254
咬合高径の多様性，修復要因と考慮事項 413-15
咬合構造，顎関節症／TMD 108
咬合構造学的理論，顎関節症／TMD 104
咬合調整
　顎関節症／TMD 524, 526
　修復の考慮事項 392
　偏心運動時の誘導 295
　連結 443-4
咬合と安静空隙 152
咬合に関連した顔貌平面，審美 422-3
咬合に関連した歯肉ライン，審美 422-3
咬合の異常機能，ブラキシズム 77
咬合の基本 127-207
　Ⅰ級咬合 151-67
　形態の変異 185-207
　審美 169-83
　咀嚼システム 129-50
咬合の欠陥 188
咬合の垂直的距離の減少 414
咬合の側方水平的要素，咬合器 358
咬合の変化に関する歯科矯正学的分類 186
咬合不全 370-1
咬合分析，修復の考慮事項 396
咬合平面
　Ⅰ級咬合 154
　臼歯部咬合支持の喪失 216
　咬合高径 256, 259
　頭蓋荷重（負荷） 114-16
　不調和 199-200
　偏心運動時の誘導 284
咬合崩壊 217, 444
咬合面間クリアランス，咬合高径 258, 259
咬合様式 164-5
咬合力 75
咬合力，頭蓋荷重（負荷） 116-17
咬合力と咀嚼力 327
咬合彎曲 154
口唇
　安静時のリップサポート 181
　負荷の集中 295
　平衡理論 39
　リップサポートと長さ 176
構造化予知モデル 372-3
構造欠陥，歯列と咬合 193-5
構造的意思決定 366-7
構造的 PIP，顎関節症／TMD 105
硬組織，咬合高径 250
光弾性プレート，インプラントの咬合 332-3
光弾性モデル
　インプラントの咬合 329, 330, 334, 336-7
　矢状面内の荷重（負荷） 121
後天性近心咬合 411-13
咬頭
　臼歯部咬合支持 227-9
　最大咬頭嵌合 157
咬頭嵌合 156-7
　咬合器 351-2
　実験的咬合干渉 290
咬頭嵌合位での印記 229-30

咬頭嵌合位での接触，臼歯部咬合支持 226-30
高度な技術を用いない可逆的療法，顎関節症／TMD 519
広汎性侵害抑制調節 (DNIC) 72
興奮の伝導 50
後方形態，咬合器 358
咬耗 79, 454-8
膠様質 67
声を出す笑い 177
個々の形態学的な診断リスト 206
個々の症例で考慮される因子 223-6
個々の歯，実験的咬合干渉 288-9
個々の歯の咬合負担，修復の考慮事項 392
個々の歯の予測 372, 398
個々の臨床的決定因子
　顎間関係の相違 406
　顔貌因子 421
　臼歯部咬合支持 214, 223-6
　咬合高径 254-5
　修復の考慮事項 384, 386-9, 399-403
　統合 373-4
ゴシックアーチ／アローポイント描記 147
ゴシックアーチ記録，咬合器 351
コステン症候群 219
骨格筋の解剖 50-1
骨格性・歯科的不正咬合 417
骨格と偏心咬合 407
骨格の関係
　Ⅰ級咬合 151, 152
　咬合器 355
骨格のバリエーション 190-1
骨関節炎
　顎関節症／TMD 98-9
　臨床的徴候 98-9
骨吸収（骨の喪失） 309-11, 313-15, 328
　インプラントの咬合 86-7, 309-11, 313-15, 328
　歯槽 195
　連結固定 444
骨支持型サージカルガイド 498-9
骨密度，インプラントの咬合 307
固定／連結固定 84-5, 319-20, 399-400, 443, 449-50
固定性インプラント，治療 448-51
固定性補綴，修復の考慮事項 389
固定性補綴，偏心運動時の誘導 272
固定性補綴装置 221-3, 448, 463-4
　歯の摩耗 464-7
　ブラキシズム 458
ゴニアルアングル 174
コホート研究 6
固有感覚 56
固有受容 56
固有の前方誘導，咬合器 356
混合した部分欠損 479-87
コンセンサスグループ 7
コンダイラーガイダンス（顆頭誘導） 139-40, 160-1, 165, 167
　下顎運動 144
　咬合器 352-6
コンピュータ支援による設計と製作 (CAD/CAM) 506-8
コンピュータ支援によるインプラント治療 494-508
根分岐部の治療／ジレンマ 447
根分岐部病変 446
コンポジットレジン修復 460
コンラッド・メイエンバーグ (Konrad Meyenberg) 529

さ

サーボ制御（自動制御），咬合高径 242
鰓弓 32
細菌による炎症，インプラント周囲炎 313
サイクリックアルタナティングパターン (cyclic alternating pattern ; CAP)，パラファンクション／ブラキシズム 78
最終治療計画 379-80

最終補綴装置 401-2, 470, 471-2
最小筋電図安静位，咬合高径 244
最小筋電図範囲 244-5
最小限の治療の選択肢 371, 447
最小発音空隙
　Ⅰ級咬合の基礎 154
　咬合高径 242
最大開口 144-5
最大咬頭嵌合 156-7
　咬合器 351-2
　実験的咬合干渉 291
最大咬頭嵌合位
　下顎運動 144
　顎運動 138
細胞膜の分極と脱分極 48-9
魚 17-18
作業側という用語の注意点，咀嚼系 149
作業側の犬歯誘導 165, 167
作業側の咬合接触 162
作業側誘導傾斜 182-3
作業模型，咬合器装着 350-7, 468-9
作業用模型の装着 350-7, 468-9
左側の筋の動員，頭蓋荷重（負荷） 122
サル，顎骨の進化 24
Ⅲ級前歯部切端咬合 487
三結節歯（トリボスフェニック型臼歯） 19-20
三叉神経尾側亜核 68-9
酸蝕／酸蝕症 454-8
　臼歯 455
　前歯 217-18, 455
　ブラキシズム 79
残存歯槽骨による臼歯部咬合支持 224-5
3 番目のポイントと基準平面，咬合器 349-50

し

仕上げ，インプラントの咬合 308-9
歯学および補綴歯科学の診断サブグループ 205-6
歯の高径の喪失の分類 253
歯科的既往歴，修復の考慮事項 396
歯冠修復物 80
歯冠長延長術 461-2, 468
軸方向の荷重（負荷），頭蓋 114-16
歯頚部のフェルール 395
歯根切除された臼歯支台 446
歯軸の傾斜，臼歯部咬合支持 227-9
支持咬頭，最大咬頭嵌合 157
支持組織／支持構造
　臼歯部との関連 212-14
　パラファンクション 80, 457-8
支持組織／支持構造，実験的咬合干渉 290
歯周炎
　咬合性外傷 84
　治療 442
　定義 442
　歯の動揺度 442-3
　パラダイム 442
歯周病 370
歯周病学 446-7
歯周病に罹患した歯列
　修復物 441-52
　予知性 447
歯冠補綴 VS フルアーチインプラント支持型固定性補綴装置 448
視床下部 47
視床下部 - 下垂体 - 副腎皮質系 (HPA 系) 72
矢状（的）決定要素，咬合器 358
矢状面前方描記，咬合器 356
システマティックレビュー 7
　顎関節症／TMD 526
　臼歯部咬合支持 221-2
姿勢安静時の上下顎間関係 244
姿勢順応 248
姿勢の研究 244
自然界における選択 16
自然罹患率，顎関節症 92
歯槽骨支持 388-9

索引

歯槽骨の喪失 85-6, 328
歯槽部の決定要素，スマイル時 180
支台歯
　修復の考慮事項 388, 389-90
　偏心運動に対する抵抗性 470
実験的研究 5
実験的咬合干渉 288-91
実体のモデリング，オーバーデンチャー 494
室傍核（PVN） 72
シナプス伝達と脱分極 49
歯肉 - 歯冠露出比 182
歯肉スマイルライン 181
歯肉ライン，咬合高径 256
社会歯科学的要因 371
シャンファー，修復の考慮事項 395
収縮時の筋フィラメントの滑走 54
縦断研究 6
重篤な垂直的被蓋関係 417, 475
重篤の不正咬合，修復治療 417
重度の水平被蓋 485
重度の歯の摩耗
　診断 463
　治療 453-76
　分類 456
十分な研究，インプラントの咬合 318
終末蝶番回転 231-2
従来の咬合の不調和の概念 187
出生後の成長と発達 35-6
受動的挺出
　顎間関係 472-3
　修復の考慮事項 400-1
受動的萌出遅延 400-1
受動輸送，イオンチャネル 48
受容側 66-7
潤滑の変化，TMD 94
消化 16
障害された咀嚼適応，偏心運動時の誘導 282
上顎 36, 117, 129, 130-1
上顎インプラントのハウジング 334-5
上顎インプラントのハウジングの変形性 334-5
上顎洞拳上術 506
上顎洞の成長と形態変化 36-7, 118
上顎突起 334-5
上顎模型，咬合器 348
上下顎間関係，咬合高径，筋電図による研究 244
上下顎間関係の採得，咬合器 350-1
上行性神経路，脳幹 46
上行路，尾側亜核 67
小脳 47
症例シリーズ研究 6
症例対照研究 6-7
症例報告 7, 374-80, 423-38
　Iñaki Gamborena（イナーキ・ガンボレナ） 430-6
　Konrad Meyenberg（コンラッド・メイエンバーグ） 436-8
　Stefano Gracis（ステファノ・グラシス） 424-30
　臨床的な芸術 423-4
ショート，ワイドインプラント 318
食餌／食性
　頭蓋荷重（負荷） 113
　特殊化 21
触診，顎関節症／TMD 517
食物の獲得 16
食物の粘稠度 284
歯列
　構造的欠陥 193-5
　固定性補綴装置 464-7
　混合した部分欠損 479-87
　歯周病に罹患した修復物 441-52
　修復の考慮事項 464-7
　脊椎動物 15-16
　部分無歯顎 479-87
　偏心運動時の誘導 275, 293
　ホモサピエンス 28
　予知性 447
歯列弓
　臼歯部咬合支持 220

修復物（補綴装置） 387-8, 399, 460, 467-72
歯列弓内の要因
　臼歯部咬合支持 224
　修復 387, 399, 464-5
進化 15-29
　顔貌の美しさ 171-2
　咬合器 344
　咬合の概念 3-4
　頭蓋荷重（負荷） 113-4
　偏心運動時の誘導 271, 275-6
侵害受容 95
侵害受容性 64-5
侵害受容性三叉神経抑制スプリント（NTI） 525-6
侵害受容伝達，神経化学的過程 68-9
神経
　解剖 47
　脊髄 45
神経化学的過程
　侵害受容伝達 68-9
　ストレス 72
神経可塑性 69-70
神経感覚器官 34-5
神経筋機構 43, 53-6
　咬合高径 255, 256
　生理学 43-62
　偏心運動時の誘導 268-9, 277-9
神経原性炎症，中枢性感作 71
神経細胞膜 47
神経シナプス 50
神経伝達 47-9
進行性水平性骨喪失 444
唇舌側の不調和 202
振戦
　下顎安静位 61
　咬合高径 244
靭帯，顎関節症／TMD 135-6
身体化，顎関節症／TMD 92, 104
身体検査，顎関節症／TMD 517
身体的苦痛 63
身体表現性障害 104
診断
　意思決定 369
　インプラント支持型補綴装置 478
　インプラント周囲炎 312
　顎関節症／TMD 513-17
　臼歯部咬合支持 212
　形態の変異 204-5
　骨関節炎 98
　重度の歯の摩耗 463
診断機器，顎関節症／TMD 519
診断基準，顎関節症／TMD 92, 101
診断装置，筋電図 60
診断分類
　形態の変異 188, 204-5
　修復の考慮事項 384
　補綴歯科のための骨格歯科学的なバリエーション 187
診断用機器，顎関節症／TMD 519
診断用ワックスアップ，修復の考慮事項 398
診断リスト 377, 396, 397
伸張反射 58
真の蝶番軸（トゥルーヒンジ），咬合器 348
審美的ではない外観 183
審美的要因／審美的因子 183, 204, 421-40
　インプラントの咬合 324
　顔貌の決定要素 174-7
　基本 169-83
　臼歯 182
　咬合高径 254-6
　垂直的顎間関係 415
　垂直的相互関係 416-17
　修復の考慮事項 384, 386-7, 396-7, 489-91
　スマイル（笑顔） 180
　統合した修復 3
　無歯顎に対するインプラント支持型による補綴装置 489, 490-1
審美と咬合 422-3
審美の基本 169-83
深部痛刺激 70
心理学，顔貌の美しさ 171-2

心理学的因子，顎関節症／TMD 107
心理学的状態，顎関節症／TMD 92
心理学的素因・初発因子・増悪因子，TMD 105
心理学的理論，顎関節症／TMD 104
心理社会的因子 371
　顎関節症／TMD 107, 517
　パラファンクション／ブラキシズム 79
心理障害 92
心理障害，顎関節症／TMD 107
心理的要因 43
人類学的研究，偏心運動時の誘導 276-7

す

錘外筋線維 57
垂直軸，下顎運動 148
垂直矢状的決定要素 358
垂直的，水平的顎堤関係のジレンマ 315
垂直的回転軸，咬合器 346-7
垂直的顎間距離 258
垂直的顎間距離に関して考慮事項 472-5
垂直的顎堤関係のジレンマ 315
垂直的咬合高経の決定要素 215-16
垂直的因子（要素）
　臼歯部咬合支持 224
　咬合器 358
　垂直的相互関係，審美性，生体力学的因子 416-17
垂直的な歯の摩耗 456
垂直なインプラントアバットメント，咬合高径 258
垂直の不正咬合 417
垂直被蓋
　臼歯部咬合支持 214
　最大咬頭嵌合 157
　修復 417, 475
　偏心運動時の誘導 292-3
錘内筋線維 57
水平性骨喪失の連結固定 443
水平的回転軸，咬合器 346
水平的顎堤関係のジレンマ，インプラントの咬合 315
水平的基準面，咬合器 348
水平的咬合要因，咬合器 358
水平的な歯の摩耗 456
水平的な被蓋量，最大咬頭嵌合 157
水平被蓋
　重篤なアングルのⅡ級１類 485
　偏心運動時の誘導 292-3
水平面，下顎運動 147, 148
睡眠時ブラキシズム 78, 454
睡眠周期 78
睡眠随伴症 78
睡眠ポリグラフ（PSG） 61
睡眠ポリグラフ検査 61
スタビリゼーションアプライアンス／スプリント，偏心運動時の誘導 293
ステファノ・グラシス（Stefano Gracis） 529
ストレインゲージ，インプラントの咬合 329-30, 333, 334, 336-7
ストレス
　神経化学 72
　パラファンクション／ブラキシズム 79
スパンの長さ
　臼歯部咬合支持 225
　修復の考慮事項 389
スプリント 277-9, 525-6
スプリント／アプライアンス
　咬合高径 248
　ブラキシズム 459
スプリント／アプライアンス療法
　顎関節症 525
　偏心運動時の誘導 295
スマイル（笑顔） 177-83, 256
スマイル時の下唇のサポート 182
スマイル時の上口唇のサポート 181

スライドインセントリック
　下顎運動 143
　最大咬頭嵌合 157
　歯の接触 164
　偏心運動時の誘導 285-6

せ

整形外科的安定，顎関節症／TMD 94
性差，顎関節症／TMD 106
静止膜電位 48
正常な下顎運動と干渉 288
正常な関節の適応変化，骨関節炎 99
正常な咀嚼適応，偏心運動時の誘導 282
正常な歯の萌出過程 39
正常な形態の多様性 406
成人期の成長 40
成人期の歯の萌出 40
生体力学
　インプラントの咬合 327-30, 335, 339
　咬合高径 254, 255, 258
　垂直的な相互関係，審美性 416-17
　頭蓋荷重（負荷） 113-25
　偏心運動時の誘導 268, 281-2
　無歯顎へのインプラント支持型上部構造 490-1
成長と発達 31-42, 240
成長の正常範囲，成長と発達 40-1
静的荷重（負荷） 311
静的咬合関係 151
生物学的幅径，インプラントの咬合 310
生物心理社会的モデル
　口腔顔面痛 72-3
　顎関節症／TMD 91, 103, 104
生理学的咬合 187-8
生理的安静位 249-50
脊髄 44-5
脊髄神経 45
脊椎動物，鰓弓 32
脊椎動物と脊椎動物の歯の分類 15-16
脊椎動物の発生学と系統発生 32
切歯関係 192
　最大咬頭嵌合 157
　Ⅲ級切端咬合 487
切歯の特殊化 25
舌，平衡理論 39
切歯誘導（インサイザルガイダンス） 160-1
　下顎運動 144
　咬合器 356
摂食 16
接触
　Ⅰ級咬合 157, 159-60, 162-4
　臼歯部咬合支持 214, 229-30
　筋の反応 291
　形態の変異 186
　最大咬頭嵌合 157
　頭蓋負荷 123-4
　偏心運動時の誘導 265-6, 284-6
　偏心運動時の臼歯部咬合接触（SEPOCs） 267, 287
切端咬合
　Ⅲ級の修復 411
　切歯 487
接着による修復 460
絶滅 16
セメント合着，メインテナンス 471
線維筋痛症 104
全顎的な補綴治療 460, 464, 472
前後調節彎曲 156
潜在的な臼歯の咬合接触 162
潜在的な作業側の咬合接触 162
前歯
　臼歯部の支持 214-18, 450
　臼歯部咬合支持の喪失 217
　後方移動 448-9
　最大咬頭嵌合 157
　酸蝕・酸蝕症 455
　前歯の移動と開大 444-6
　パラファンクション 455
　保定 450

前歯臼歯の咬合支持のばらつき 223
前歯指導板 356
前歯の矢状関係，最大咬頭嵌合 157
前歯部関係の不調和 202-3
前歯部咬合平面
　咬合高径 256
　スマイル（笑顔） 180-1
前歯部の安定性，臼歯部咬合支持の喪失 217
前歯部の支持，臼歯部との関連 212-14
選択的な偏心運動時の誘導 273
　インプラントの咬合 321-2, 324
　修復の考慮事項 390-1
　離開咬合 467
全調節性咬合器 357
前頭面内解析，頭蓋荷重（負荷） 122-4
前方位への閉口，偏心運動時の誘導 281
前方運動 160-1
　下顎運動 144
　顆頭運動 139-40
前方運動，顆頭運動 141
前方運動時の口腔内記録，咬合器 353
前方滑走時の咬合接触 162
前方顆路角，咬合器 352
前方咬合位，偏心運動時の誘導 281-2
前方成分の力 41
前方側方運動時の歯の誘導 161

そ
素因，偏心運動時の誘導 295
早期接触
　筋の反応 291
　咬合干渉 284-6
象牙質の露出度 456
象牙質の露出度の評価 456
草食動物 21-2, 24, 113
叢生 41
相同性，ヒト胚の発生 32
速痛（早い痛み），一次痛 68
側頭筋 132
側方運動
　顆頭運動 141
　咀嚼システム 149
側方運動時の歯の誘導 161
側方運動時の誘導
　咬合器 358, 360-1
　偏心運動時の誘導 269-71
側方歯群の咬合接触と下顎頭変位，頭蓋 123-4
側方の不正咬合／修復 417
組織
　顎関節 136-7
　咬合高径 242, 244, 250
　実験的咬合干渉 288-91
組織学 52-3
組織の受動的弾性（粘弾性効果），咬合高径 242, 244
咀嚼 75-7
　インプラントの咬合 327
　オクルーザルガイダンス 283
　顎関節症／TMD 93, 99-100
　パターン発生器 46
　偏心運動時の誘導 266, 282-4
咀嚼系／咀嚼システム
　下顎運動 141-8
　顎関節 135-8
　顆頭運動の動力学 138-41
　機能解剖 129-50
　筋肉 130, 132-5
　動力学 129-50
　用語の注意点 149
咀嚼サイクル，偏心運動時の誘導 283, 284
ソフトエンドフィール 102-3

た
対合歯列の固定性補綴装置 467-72
退行性関節疾患 99, 552
胎児頭蓋骨の成長 34-5
代償性萌出
　咬合高径 240
　修復の要因／考慮事項 414
　成人期の歯 40
　摩耗 457
大脳 47
平らな足指をもつ有蹄動物 22
多因子性理論，顎関節症／TMD 104-5
脱分極，神経伝達 48-9
脱離 463
段階的決断のためのシステム 373-4
段階的分析 377
段階的慢性疼痛スケール，顎関節症／TMD 92
短縮歯列，臼歯部咬合支持 220
単純な咬合器，咬合器 345
単独歯／単独冠
　臼歯部咬合支持 225
　ブリッジ 460
単独歯の修復 391-2, 460, 478-9

ち
遅延性のインプラント周囲骨の吸収 313-14
力による変位 229
力の消散，インプラントの咬合 327
力の伝達，インプラントの咬合 327
力の分散
　インプラントの咬合 303, 305-307
　臼歯部咬合支持 227-9
遅発性筋痛 102
中咽頭の発達 33
中間支台 388
中間の疼痛，顎関節症／TMD 103
中顔面と疑似頭蓋の二次元モデル 331
中耳 18-9
中心位（CR）
　下顎運動 142
　顆頭運動 138-9
　臼歯部咬合支持 230-6
　咬合器 345-57
　最大咬頭嵌合 157
　偏心運動時の誘導 285-6
　用語の注意点 159
中心位における回転軸 159
中枢性感作 69-72, 100, 103
中枢神経系
　痛み／痛／疼痛 63
　構造 43-7
中枢性パターン発生器（CPG） 46
中切歯切縁ライン，スマイル（笑顔） 181
中等度の摩耗 456
治癒期間，インプラントの咬合 309-11
治癒期間段階，インプラントの咬合 309-11
治癒と適応の理論，インプラントの咬合 312-13
長期経過症例における後戻り，咬合高径 250
超高温 65
長軸に対して30°傾斜した負荷 337
蝶番軸での回転，臼歯部咬合支持 231-2
張力の方向 51-2
張力の調節 58
直接侵害受容刺激 65
直感的意思決定 366-7, 369
直感的発見モデル 372
治療 365-81
　インプラント支持型補綴装置 478
　顎関節症／TMD 60, 518, 521-2, 525
　筋障害 60
　計画の分析 373
　咬合高径 254-5
　混合した部分欠損 479
　Ⅲ級前歯部切端咬合 487
　歯科矯正学的分類 187
　歯周炎 442

重篤な摩耗 453-76
　修復の考慮事項 384-5, 398, 399
　選択肢 378
　対合歯列の固定性補綴装置 467-72
　Ⅱ級-1類 重度の水平被蓋 485
　歯の摩耗 453-76
　部分欠損歯列 479
　ブラキシズム 458-9
治療計画と診断 365-81
治療コンセプト，前歯の移動と開大 445-6
治療ツール，筋電記録法 60
治療的咬合 190
治療に必要な歯科矯正学的分類 187
治療目標
　臼歯部咬合支持 214
　歯周炎 443
治療モデル，偏心運動時の誘導 268
チンパンジー 27-8
チンパンジーからホモ・サピエンス 27-8

つ
痛覚過敏 64, 71

て
ディアミコ（D'Amico, A） 276
低位咬合
　臼歯 444
　臼歯部咬合支持の喪失 215-16, 217
　咬合高径 247, 252, 254
DC/TMD アルゴリズムとプロトコル 517
DC/TMD 二軸の評価とプロトコル 92
低温 65
低灌流 101, 102
抵抗（抵抗性）
　咬合高径 259
　修復の考慮事項 392, 395
　臨床的歯冠長が短縮した生活歯 460
挺出，臼歯部咬合支持 216
ディストレス，神経化学 72
定説（ドグマ），修復の考慮事項 384-5
適応
　インプラントの咬合 312-13
　偏心運動時の誘導 282-83
　顎関節症／TMD 94, 100
　咬合高径 248-50
適応能力 256
　顎関節症／TMD 106
　臼歯部サポート 219
　咬合高径 259
挺子，頭蓋荷重（負荷） 121
てこの理論 219
デジタルシステム，補綴主導，コンピュータ支援によるインプラント 494-508
デュシェンヌスマイル 177
電子機器，顎関節症／TMD 519
伝統的な（修復法の）概念 385
天然歯，偏心運動時の誘導 279
テンポラリーレストレーション 468

と
頭蓋顔面筋膜（CFMAS） 38
頭蓋顔面成長の腱膜張力モデル 38
頭蓋顔面痛 63
頭蓋顔面複合体
　生後発達 37-8
　成長 37-8
頭蓋計測によるⅠ級骨格関係 152
頭部計測のトレース 191-2
頭蓋計測法の基準点と平面
　咬合器 349-50
　セファロ基準点 152
頭蓋骨
　荷重（負荷）
　バイオメカニクス 113-25

　インプラントの咬合 330-9
　構造 129
　頭蓋冠 35
　頭蓋底 5-6
　出生後の発達 35
　肉食動物 21
頭蓋骨格，領域 34-5
頭蓋底 35-6
頭蓋の構造，副鼻腔 36
瞳孔間線，咬合器 349
疼痛知覚／痛みの知覚，中枢性感作 72
疼痛の部位 64
動的荷重（負荷），インプラントの咬合 311
動的咬合接触，Ⅰ級 159-60
動的な矢状面前方描記，咬合器 356
道徳的な因子 371
洞の成り立ち，頭蓋荷重（負荷） 118
動物実験 7
　インプラントの咬合 311, 313
　咬合高径 248-9
　偏心運動時の誘導 289-90
トートバンド，顎関節症／TMD 102
特殊化 25, 21, 17
　犬歯 25
　食物 21
　切歯 25
特発性理論，顎関節症／TMD 106
トリガーポイント
　顎関節症／TMD 102
　中枢性感作 71

な
内側運動時の干渉，偏心運動時の誘導 286
内側翼突筋 132
ナチュラルバリエーション 370
　形態の変異 185
　偏心運動時の誘導 269-71
軟組織，咬合高径 250

に
Ⅱ級1類 重度の水平被蓋 485
Ⅱ級1類の部分欠損症例 482-3
Ⅱ級咬合／Ⅲ級咬合の修復 405-20
肉食動物
　顎関節 23
　顎骨の進化 20
　頭蓋の形態 21
　頭蓋負荷 113
　目 20-1
二次求心性神経，末梢性感作 66
Ⅱ軸の判定プロトコル，顎関節症／TMD 92
二次性咬合性外傷 81
二次性骨関節炎 99
二次性痛覚過敏，中枢性感作（感受性亢進） 71
二層部 136-7
ニューロン 45, 57
　神経解剖 47
　末梢性感作 65-6
任意の蝶番軸，咬合器 348, 349

ね
熱（温度） 65
粘弾性効果 242, 244

の
脳
　脳幹 46
　構造 44
脳波 61, 78

は
歯／インプラントの異常負荷 85-7
歯／インプラントの正常負荷 85-7
歯／歯牙
　Ⅰ級咬合の基礎 154

索引

インプラントの咬合 305, 319, 320
 各歯種の予後評価 373
 荷重（負荷） 85-7
 臼歯部咬合支持の喪失 216
 グラインディング 78
 現存する固定性ブリッジに重ね合わせた仮想の歯 500
 咬合高径 252, 253, 256
 歯周炎 442-3
 試適用義歯床 497-8
 実験的咬合干渉 288-9
 修復の考慮事項 391-2, 398, 399-400
 成人期の萌出 40
 接触 162-4
 喪失 194-5, 252
 咀嚼筋痛 100
 単独歯 460
 パラファンクション 78, 80
 スマイル（笑顔） 177
 ブラキシズム 79-80
 ブリッジ 389
 偏心運動時の誘導 266, 279
 摩耗
  分類 455-6
  重篤な症例の診断 463
  水平的な摩耗 456
  形態的診断 463
  進行度評価 456-7
  補綴治療 459-63
  重度 456-7
  治療 453-76
  垂直的な摩耗 456
ハードエンドフィール，顎関節症／TMD 103
バイオフィードバック，顎関節症／TMD 60, 520
背景にある知識体系 8
背側嚥下ニューロン群（DSG） 46
胚発生 31-2
ハウジングの因子 307
白亜紀‐第三紀大量絶滅 16
発音要因 255, 258, 409-10
発見的なモデル 372, 377
発症因子，偏心運動時の誘導 295
発達障害 188, 370
歯並び 154
歯の状態，統合 373-4
歯の挺出 216
パラファンクション
 インプラントの咬合 305
 臼歯 219-20, 455
 グラインディング 80
 骨関節炎 99
 支持組織／支持構造 80, 219-20, 457-8
 神経筋の生理学 43
 前歯 455
 前歯の摩耗 217-18
 治療 338
 ブラキシズム 75, 77-9, 92, 93, 454
 偏心運動時の誘導 293-4, 296
パラファンクション／ブラキシズムの持続時間 77
パラファンクション／ブラキシズムの強さ 77
パラファンクションによる非機能的な歯の接触，偏心運動時の誘導 265
パラファンクションの歯ぎしりの方向 80
バランスドオクルージョン
 インプラントの咬合 324
 偏心運動時の誘導 272
反射 45
反射弓 45
半調節性咬合器，咬合器 350
パントグラフ描記，咬合器 357

ひ

非アルコン型半調節性咬合器 350
PIPコンセプト，顎関節症／TMD 105
被蓋
 臼歯部咬合支持 214
 最大咬頭嵌合位 157
 修復 417
 II級1類の重度の水平被蓋 485
 偏心運動時の誘導 292-3
 補綴治療 475
非活動性侵害受容器 65
非作業側顆路角／平衡側顆路角
 咬合器 353
 下顎運動 147
非作業側という用語の注意点 149
非作業側の下顎頭変位，頭蓋荷重（負荷） 123-4
非作業側の顆頭誘導 165, 167, 352
非作業側の干渉，偏心運動時の誘導 286-7
非作業側の咬合接触 162
微小外傷（マイクロトラウマ）
 インプラントの咬合 311
 顎関節症／TMD 94
微小覚醒 78
微小損傷 327-8
微小漏洩 310
尾側亜核，上行路 67
鼻中隔の発生 34
非デュシェンヌスマイル 177
ヒト亜科
 頭蓋荷重（負荷） 113-14
 系統樹 28
ヒト科（の動物）
 顎関節 24-5
 系統樹 28
 犬歯 275-6
 歯列 28, 275
 進化 25
ヒト犬歯の形態変化 25
ヒトの咀嚼系 13-125
 嚥下 75-7
 顎関節症／TMD 89-111
 口腔顔面痛 63-73
 進化 15-29
 成長と発達 31-42
 咀嚼 75-7
 中枢性感作（感受性亢進） 43-62
 頭蓋荷重（負荷） 113-25
 パラファンクション／ブラキシズム 75, 77-9
 比較解剖 15-29
ヒト胚の発生 31-2
非復位性円板転位，顎関節症／TMD 96, 98, 521, 522
被覆型のアプライアンス／スプリント，可撤性 462-4
病因
 インプラント周囲炎 313
 顎関節症／TMD 92, 98, 104-8, 513-14, 517
 形態の変異の宿主との相互作用 371
 痛み／痛／疼痛 64
 パラファンクション／ブラキシズム 78-9
 ブラキシズム 454
表在性筋膜（SMAS） 38
表情 177-9
表情に関連する文化教養的要素 177
病態生理学のメカニズム 517
病変，咬合性外傷 81
表面筋電図，顎関節症／TMD 520
表面性状，インプラントの咬合 308-9
表面に光弾性プレートを伴った乾燥頭蓋骨モデル 332-3
病歴をスクリーニングするための医療面接 514, 517
病歴をスクリーニングするための医療面接，顎関節症／TMD 514
昼間のパラファンクション 294
非連結冠 338
疲労性微小外傷（マイクロトラウマ），インプラントの咬合 311
疲労性微小損傷，インプラントの咬合 327-8

ふ

フェイスボー，咬合器 347-50
不確実性 7-8
 定量化 7-8
 補綴治療計画立案と診断 367

不活性侵害受容器 65
復位性円板転位，顎関節症／TMD 96, 521
複雑な問題の解決策（折衷的） 9
複雑な問題の単純な解決策 8-9
副腎皮質刺激ホルモン 47, 72
副腎皮質刺激ホルモン放出ホルモン 47, 72
腹側嚥下ニューロン群（VSG） 46
副鼻腔 36-7, 117-18
副鼻腔，頭部構造 36
不十分な研究，インプラントの咬合 318
不正咬合 185, 186, 187
不揃いな咬合平面
 臼歯部咬合支持の喪失 216
 咬合高径 258
不確実性の定量化 367
部分欠損歯列 479-87
部分欠損歯列の修復 320-1, 478-81
部分的な挺出 200, 216
ブラキシズム
 インプラントの咬合 322-3
 臼歯部咬合支持 219-20
 固定性補綴装置 458
 睡眠 454
 治療 453-76
 パラファンクション 454
 偏心運動時の誘導 293-4, 295
 マネージメント 458-9
プラットフォームスウィッチング 310
ブリッジ 389-90, 461
ブリッジ，修復の考慮事項 389
フルアーチインプラント支持型固定性補綴物 448
フルアーチインプラント支持修復物 450
フルマウスのインプラント支持リハビリテーション 416
フローチャート
 形態の欠陥 377-8
 修復の考慮事項 399
Frostの静力学モデル 80, 310-11
ブロックによる光弾性モデル 336-7
プロビジョナルレストレーション 401-2, 468, 469
分極，神経伝達 48-9

へ

平均的顆路角でのセッティング 354
閉口，顆頭運動 138
閉口／開口 133, 345-50
閉口円弧 346
平衡側顆路角 148
平衡側の干渉，偏心運動時の誘導 286
平衡理論 39
閉口路
 下顎 133
 顎関節症／TMD 96
 咬合器 345-50
 中心位 159
 偏心運動時の誘導 281-2
並進，顆頭運動 140-1
平線咬合器 345
ベイロン 276
ベネット角
 下顎運動 147
 咬合器 353
ベネットサイドシフト，咬合器 358
ヘビーショルダー，修復の考慮事項 395
偏位での誘導（エクセントリックガイダンス） 268
辺縁骨の吸収，インプラントの咬合 309-11
片顎の補綴処置に際しての考慮事項 463-4
変化した受動挺出 200
変化した神経処理 70
偏心運動時の臼歯部咬合接触（SEP-OCs） 267, 287
偏心運動時の咬合接触，形態の変異 186

偏心運動時の動的な歯の接触 214
偏心運動時の誘導
 アンテリアガイダンス 265-6, 268-9, 294-6
 I級の動的な歯の接触 159-60
 インプラントの咬合 320-3
 永続化因子 295
 顎関節症／TMD 292-3
 患者因子 273
 臼歯部咬合支持 265-6
 臼歯離開咬合 268-9
 教育的視点 275-98
  顎関節症／TMD 292-3
  咬合干渉 284-92
  修復（治療）モデルとしてのアンテリアガイダンス 294-6
  人類学的研究 276-7
  進化論的視点 275-6
  神経筋保護 282-4
  垂直被蓋 292-3
  水平被蓋 292-3
  咀嚼筋の相互関係 282-4
  生体力学的考慮事項 281-2
  ブラキシズム 293-4, 295
  筋との相互関係 282-4
 形態の変異 193
 咬合干渉 284-92
 コメント 267-8
 修復 271-3
 修復の考慮事項 390-1, 399-400
 主要要素 9
 進化論的保護 275-6
 神経筋の保護 277-9
 生体力学的考慮事項 281-2
 素因 273
 治療モデルとしてのアンテリアガイダンス 294-6
 定義 266-7
 ナチュラルバリエーション 269-71
 ブラキシズム 293-4, 295
 ミューチュアルプロテクション（相互保護） 162
 有害な負荷の集中 295
 用語集の定義 267-8
 用語の注意点 266-7
 離開 46
 リスクファクター 292
偏心運動に対する抵抗性，支台歯の連結 470
偏心咬合，骨格性 407
ベンチ研究 7
変調，中枢性感作 70

ほ

防御的（防御性）筋スプリンティング
 顎関節症／TMD 102
 中枢性感作 71
方形骨‐関節骨による顎関節 18
方形骨‐歯骨関節 18
萌出／挺出
 顎間関係の考慮事項 472-5
 臼歯部咬合支持の喪失 216
 矯正的 462
 咬合高径 240
 修復の考慮事項 400-1, 414
 成人期の歯 40
 歯の摩耗 457
萌出過程 39
保護
 臼歯部咬合支持 214
 偏心運動時の誘導 268, 277-9
ポストとコア修復 395
補綴／修復 3, 383-404
 維持 392, 394
 一般的ガイドライン 385-6
 インプラント支持型 477-509
 インプラントの咬合 315, 317-20
 顎関節症／TMD 522-6
 顎間関係の考慮事項 472-5
 可撤性 463-4
 臼歯部咬合支持 220-6, 482
 形態，機能，審美 3
 咬合高径 254, 258, 413
 個々の臨床的決定因子 386-9, 399-403
 固定 463-72
 コンポジットレジン 460

Ⅲ級 405-20
歯周炎罹患歯 441-52
支台歯の評価 389-90
歯列に関する考慮事項 464-5
症例提示 396-8
接着 460
選択肢 406-10
全顎的な固定性補綴治療に関する疑問 464
単独歯 391-2, 478-9
抵抗 392, 395
テンポラリー 468
Ⅱ級 405-20
パラファンクション 80
非連結 462-3
プロビジョナル 468, 469
不正咬合 405-20
ブラキシズム 458
部分無歯顎 478-81
片顎 463-4
偏心運動時の誘導 271-3, 293-6, 390-1, 399-400
補綴主導型，コンピュータ支援型のインプラント 494-508
摩耗 459-63
摩耗した歯列 464-7
無歯顎におけるフルマウスのインプラント支持 488-91
隣在歯との連結 462-3
補綴学
意思決定 366, 369
診断サブグループ 205-6
補綴学分野の研究，筋電図 60
補綴歯科学的咬合の概念 188-90
補綴歯科のための骨格歯科学的なバリエーション 187
補綴主導によるインプラント治療 494-508
補綴装置／修復物 448
CAD/CAM 506-8
臼歯部咬合支持 221-3
歯周補綴 vs 固定性 448
補綴治療計画立案，意思決定 366-7
補綴的な因子，インプラントの咬合 335
補綴的な決定要素の相互作用 305
補綴的な決定要素
インプラントの咬合 305
咬合高径 258
哺乳類 16, 18
哺乳類以前 18
骨のハウジングの因子 307
本来の前歯部，臼歯部咬合支持の喪失 214-15

ま

マイオセントリックスプリント，顎関節症（TMD） 525-6
前歯の移動，臼歯部咬合支持 217
膜電位 47-8
マクロトラウマ，顎関節症／TMD 94
曲げのオーバーロード，インプラントの咬合 320
末梢性感作 65-7, 100
摩滅 454-8
摩耗
前歯 217-18
パラファンクション 217-18
評価 456-7
分類 79
隣接面 41
摩耗した歯列 464-7
摩耗の分類，ブラキシズム 79
摩耗発生率，ブラキシズム 79
慢性歯周炎 442
慢性痛，慢性疼痛
顎関節症／TMD 92, 103, 512-513, 522
調節 72

み

ミオシン頭部 54-5
右側の筋の動員，頭蓋荷重（負荷） 122

ミューチュアルプロテクション（相互保護） 162
インプラントの咬合 267-8, 272-3, 275-6, 281
臼歯部咬合支持 305, 321
偏心運動時の誘導 213

む

無作為化比較対照試験（無作為コントロール試験） 6, 7, 526
無歯顎におけるフルマウスのインプラント支持リハビリテーション 416
無歯顎に対するインプラント支持型補綴の予測のモデル化 488-9
無歯顎におけるインプラントの咬合の考慮事項 323-7

め

メタアナリシス 7
メッケル軟骨 33
面内荷重（負荷） 118-20

も

モーメント解析，頭蓋荷重（負荷） 122
模型，咬合器装着 350-7, 468-9
モデル化／モデリング
顎関節症／TMD 94
仮想 494
定義 80, 81
頭蓋荷重（負荷） 118
問題事象
インプラント周囲炎 312
顎関節症／TMD 92, 99
形態の変異 185
ブラキシズム 78
偏心運動時の誘導 269-71

や

夜間のパラファンクション 294
薬物療法，顎関節症／TMD 519, 522
矢状面内の荷重（負荷），頭蓋荷重（負荷） 121-2

ゆ

有限要素分析／有限要素解析 118-20, 334
ユーストレス，神経化学 72
有蹄類 21-2
誘導
臼歯部咬合支持 214
形態の変異 186
補綴主導型，コンピュータ支援型のインプラント 494-508
誘導咬頭，最大咬頭嵌合 157
癒着と関節潤滑 98

よ

用語に関する注意点 2-3
Ⅰ級の動的な歯の接触 160
顎関節症／TMD 93
臼歯部咬合支持 214
最大咬頭嵌合 156-7
前歯による臼歯離開 161-2
咀嚼システム 149
中心位 159
偏心運動時の誘導 266-7
抑うつレベル，顎関節症／TMD 92
抑制性介在ニューロン 67
翼突筋 132-5
予知性のスケール 7-8

ら

ラテラルサイドシフト，下顎運動 148

り

離開
インプラントの咬合 305, 321

臼歯部咬合支持 213
離開咬合
臼歯 161
咬合の要素 164-7
前歯 161-2
選択的な偏心運動時の誘導 467
偏心運動時の誘導 267, 268-9, 272, 273, 294
補綴装置 406-7
リスク 6, 7-8
アウトカム研究のレビュー 371
インプラントの咬合 335
顎関節症／TMD 106-8
臼歯部咬合支持 225
歯牙支持型ブリッジ 389
偏心運動時の誘導 292
補綴治療計画立案と診断 366
リスクと不確実性の定量化 7-8, 367
律動性咀嚼筋活動（RMMA） 78
リハビリテーション
偏心運動時の誘導 272
無歯顎におけるフルマウスのインプラント支持 416
リモデリング
顎関節症／TMD 94
定義 80, 81
隆線と溝 176
療法／治療
インプラント支持固定性補綴装置 448-51
顎関節症／TMD 60, 519, 520, 522, 525
矯正 448-51
咬合高径 248
偏心運動時の誘導 295
隣在歯との連結補綴装置 462-3
隣在歯との連結 462-3
臨床指針，咬合高径 255-260
臨床データ 372
臨床的安静位 242, 249-50
臨床的決定因子
アート 9-10
インプラントの咬合 323
顎間関係の相違 406
顔貌因子 421
臼歯部咬合支持 214, 223-6
咬合高径 254-5
質問 10
修復の考慮事項 384, 386-9, 399-403
統合 373-4
臨床的歯冠長が短縮した生活歯 460
臨床的兆候，骨関節炎 98, 99
臨床的な疑問，インプラントの咬合 335-6
臨床的な記録システム 232-4
臨床的な選択肢，全顎的な補綴治療 472
臨床的通則，インプラントの咬合 324
臨床的考慮事項，臼歯部咬合支持 220-6
臨床パラダイム，インプラントの咬合 314-15
隣接するインプラント 320, 338
隣接面の摩耗 41
倫理的因子 371

る

類人猿，顎骨の進化 24

れ

霊長類 22-4
霊長類の顎骨の進化 24-5
連結冠，インプラントの咬合 338

ろ

ロックした非復位性関節円板転位による癒着と関節潤滑 98

わ

ワイドインプラント 318

ワックスアップ，最終補綴装置 470

クインテッセンス出版の書籍・雑誌は，歯学書専用通販サイト『歯学書.COM』にてご購入いただけます．

PCからのアクセスは…
歯学書 検索

携帯電話からのアクセスは…
QRコードからモバイルサイトへ

咬合のサイエンスとアート

2016年8月10日　第1版第1刷発行

著　者　Martin Gross（マーティン グロス）

監訳者　古谷野　潔（こやの きよし）

発行人　北峯康充

発行所　クインテッセンス出版株式会社
　　　　東京都文京区本郷3丁目2番6号　〒113-0033
　　　　クイントハウスビル　電話(03)5842-2270（代表）
　　　　　　　　　　　　　　　(03)5842-2272（営業部）
　　　　　　　　　　　　　　　(03)5842-2275（編集部）
　　　　web page address　http://www.quint-j.co.jp/

印刷・製本　サン美術印刷株式会社

Ⓒ2016　クインテッセンス出版株式会社　　禁無断転載・複写
Printed in Japan　　　　　　　　　　　　　落丁本・乱丁本はお取り替えします
ISBN978-4-7812-0506-9　C3047　　　　　　定価は表紙に表示してあります